VERHANDLUNGSBERICHT DER DEUTSCHEN GESELLSCHAFT FÜR UROLOGIE

23. TAGUNG

VOM 27. BIS 31. OKTOBER 1970 IN BADEN-BADEN

TAGUNGSLEITUNG

W. STAEHLER

TÜBINGEN

REDIGIERT DURCH DEN ERSTEN SCHRIFTFÜHRER
DER DEUTSCHEN GESELLSCHAFT FÜR UROLOGIE

H.-K. BÜSCHER

HANNOVER

MIT 238 ABBILDUNGEN UND 117 TABELLEN IM TEXT

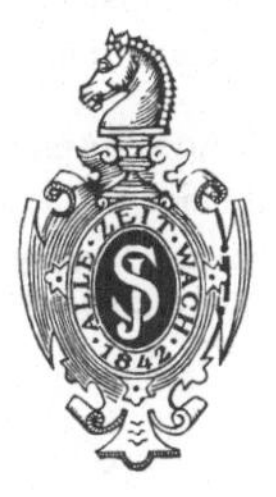

SPRINGER-VERLAG
BERLIN · HEIDELBERG · NEW YORK
1971

ISBN 978-3-540-05457-3 ISBN 978-3-642-80618-6 (eBook)
DOI 10.1007/ 978-3-642-80618-6

Inhaltsverzeichnis

Erster Sitzungstag

Mittwoch, den 28. Oktober 1970

I. Hauptthema: Hochdruck und Niere

Vorträge

Zweiter Sitzungstag

Donnerstag, den 29. Oktober 1970

II. Hauptthema: Aktuelle Informationen

1. Das Prostatacarcinom

2. Der derzeitige Stand der Nierentransplantation

3. Laserstrahlen in der Urologie

4. Kryo-Urologie

Vorträge

5. Anästhesie

6. Diagnostik

7. Cytostatica

8. Elektrische Steinzertrümmerung

Dritter Sitzungstag

Freitag, den 30. Oktober 1970

9. Harninfekt

10. Sonstiges

III. Hauptthema: Freie Themen

IV. Hauptthema: Andrologische Probleme

1. Referate und Übersichten

2. Operative Maßnahmen und Ergebnisse bei Infertilität

3. Diagnostische Maßnahmen und Ergebnisse

4. Entzündung

5. Endokrine und enzymatische Aspekte

6. Insemination

7. Operationen am äußeren Genitale

Vierter Sitzungstag

Samstag, den 31. Oktober 1970

V. Hauptthema: Experimentelle Urologie

Vorträge

Begrüßungsansprache des Vorsitzenden

Meine sehr verehrten Damen und Herren!

Zur Eröffnung der XXIII. Tagung der Deutschen Gesellschaft für Urologie möchte ich Sie alle auf das herzlichste hier in Baden-Baden begrüßen.

Obwohl gerade erst der internationale Urologenkongreß in Tokio stattgefunden hat, haben sich eine ganze Anzahl von Kollegen aus dem Ausland hier eingefunden, denen ich ebenfalls meine besten Willkommensgrüße entbiete. Leider kann ich keine Kollegen aus der DDR begrüßen; es war ihnen nicht möglich, nach Baden-Baden zu kommen, nur Herr Nette aus Leipzig, der in treuer Anhänglichkeit uns regelmäßig besucht, sei herzlich begrüßt.

Daß diese Tagung hier und nicht, wie ursprünglich vorgesehen, in Tübingen stattfindet, was viele Kollegen und ich selbst sehr bedauern mögen, hat seinen Grund darin, daß es in Tübingen nicht möglich gewesen wäre, die zahlreichen Teilnehmer, Referenten und Gäste dieser Kongreßveranstaltung zufriedenstellend unterzubringen. Damit ein Hauch des Tübinger Geistes auch hier spürbar wäre, wollte der Rektor der Universität Tübingen, Magnifizenz Prof. Peiffer, einige Worte an uns richten. Leider konnte er von seiner Reise in die Türkei nicht rechtzeitig zurückkommen. Die Bundes-Ärztekammer und das Land Baden-Württemberg wird durch den Herrn Präsidenten der Landesärztekammer und stellvertretenden Bundesärztekammerpräsidenten vertreten; ich begrüße hiermit Herrn Präsidenten Dr. Degenhardt aus der Tübinger Nachbarschaft. Es ist mir eine große Freude, einige Präsidenten von deutschen und ausländischen Gesellschaften hier zu begrüßen: Herrn Prof. Gütgemann, den Präsidenten der Deutschen Gesellschaft für Chirurgie, Herrn Prof. Rummelhardt, den Präsidenten der österreichischen Gesellschaft für Urologie, und den Vertreter der Ungarischen Gesellschaft für Urologie, Herrn Prof. Balogh, sowie Herrn Ljunggren aus Schweden, der bei den deutschen Urologenkongressen seit Jahren anwesend ist.

Nun zu Baden-Baden; ich habe diese Stadt gewählt, weil sie für Kongresse wie geschaffen ist. Die Schönheit der Stadt und der Umgebung bezaubert in der vorgeschrittenen Jahreszeit immer noch. Baden-Baden, eine Stadt, in der schon Kaiser Caracalla Badeanlagen bauen ließ, verfügt heute über hervorragende Einrichtungen, vor allem, was für eine Tagung besonders wichtig ist, über ein Kongreßhaus; aber auch über beste Voraussetzungen in bezug auf die Unterbringung im Rahmen internationaler Maßstäbe; so daß man sagen darf, daß es jedem in jeder Hinsicht alles verspricht und — wie ich glaube — auch halten wird. Herrn Kurdirektor Dr. Meier to Bernd, der uns hier beehrt, und den ich herzlich begrüßen darf, sowie der Kurverwaltung, möchte ich meinen Dank für die vorzüglichen und umfassenden Vorbereitungen, die diese Tagung erforderte, aussprechen. Kurhaus und Kongreßhaus liegen dicht beieinander; das Kongreßhaus bietet Gelegenheit, an mehreren Stellen gleichzeitig Sitzungen abzuhalten. Leider ist es notwendig geworden, auf dieser Tagung Parallelveranstaltungen im wissenschaftlichen Programm ablaufen zu lassen. Die Zahl der Vorträge ist im Vergleich zu den letzten Tagungen so enorm angestiegen, daß sie zwar noch nicht ganz die des Chirurgenkongresses in München erreicht hat, doch immerhin mit 133 Vorträgen, ohne die Filmvorführungen, trotz zahlreicher Absagen, die ich erteilen mußte, einen bisherigen Rekord darstellt. Dadurch wird ein ruhiger Ablauf des wissenschaftlichen

Programms sehr schwierig. Eine natürliche Folgerung ist, daß die Diskussionen damit sehr eingeschränkt und die angegebenen Zeiten für die Vorträge auf das Genaueste eingehalten werden *müssen.* Es wird die Aufgabe der regionalen Gesellschaften sein, auf ihren Tagungen die Diskussion zwischen Wissenschaftlern und Klinikern einerseits und den praktizierenden Urologen andererseits auf eine breitere Basis zu stellen. Den großen Kongressen fällt immer mehr die Aufgabe zu, dem sich laufend erweiternden Gebiet der Urologie die aktuellen Informationen zu geben, die Ergebnisse also der klinischen- und Grundlagenforschung, die Sie so sehr für Ihre Praxis benötigen, und die im persönlichen Meinungsaustausch lebendigeren Ausdruck finden als es nur duich das Studium der Fachliteratur möglich ist. Und so haben wir auf dieser Tagung erstmalig das Thema: *Aktuelle Informationen* auf den Tisch gelegt. Hierbei soll der neueste Stand der gerade anstehenden Probleme vorgebracht, gleichzeitig sollen aber auch neue Aspekte eröffnet werden.

Ein neuer grundsätzlicher Aspekt erhebt sich beispielsweise für die Urologie in den Forderungen der neuen Approbationsordnung. Die neue, vorwiegend auf das Praktische ausgerichtete Studienplanung, fordert für den Lehrbetrieb eine gewaltige Umwandlung, von der auch Städtische Urologische Kliniken, soweit sie als Lehrkrankenhäuser geeignet und zugelassen sind, betroffen werden. Ich möchte nur ein Beispiel nennen: die rectale Palpation der Prostata. Erlernbar ist dieses technisch einfache Verfahren wohl, jedoch gehört hierzu Erfahrung, die z. B. ein Lehrbuchintellektueller nicht hat; d. h. um eine einigermaßen glaubwürdige Aussage über die Wertigkeit eines Tastbefundes zu machen, genügt nicht eine einmalige Untersuchung, die der Student macht. Wenn wir bescheinigen sollen, daß das Urologische Praktikum mit Erfolg bestanden ist, müßte jeder Kandidat wenigstens fünf verschiedenartig konfigurierte Prostaten am Patienten getastet haben, d. h. er muß lernen, ob das Gewebe hart oder weich oder prall ist, wie groß eine normale und eine vergrößerte Prostata sich anfühlt. Bei einem Durchlauf von 240 Studenten im Jahr müßten unter Verwendung aller 50 Wochen 5 Studenten in der Woche rectale Untersuchungen machen. Pro Patient kann außer dem Lehrer nur noch zweimal eine Palpation gemacht werden, das sind auf 2 Studenten 5 Patienten bzw. auf 5 Studenten 12 bis 13 Patienten pro Woche. Das Krankengut, z. B. operierte Patienten, ist nicht gleichartig palpationsbereit. Man kann also den praktischen Anforderungen nur dann gerecht werden, wenn an den Lehrstellen eine genügend große Bettenanzahl und genügend Ambulanz vorhanden ist. Die Notwendigkeit der Erlernung der rectalen Palpation ist durch den aktuellen Aspekt der Vorbeugeuntersuchung eine hochwichtige Untersuchungsmethode. Die Frage der Vorbeugeuntersuchung stellt auch eines unserer Themen im Rahmen der „Aktuellen Informationen" dar.

Ein weiteres Problem entsteht durch die stark anwachsende Zahl von Arbeiten aus der experimentellen Urologie. Die jungen Kollegen in den zahlreicher werdenden wissenschaftlichen und klinischen Instituten befassen sich mit den anfallenden Problemen bezüglich biochemischer, chemisch-physikalischer, technischer und operativer Untersuchungsverfahren in immer größerem Umfang, so daß dieses Gebiet, die experimentelle Urologie, einen breiteren Rahmen finden muß.

Den Raum, den die gesamte Urologie heute einnimmt, hat sie nicht zugewiesen bekommen, sondern sie hat ihn sich erkämpfen müssen. Das zähe Ringen um die ihr zustehende Position hat dazu geführt, daß die Urologie als selbständiges Lehrfach heute an sehr vielen Hochschulen besteht und nur noch einige Ausnahmen zu konstatieren sind. Sobald die neue Approbationsordnung in Kraft tritt, ist jedoch an jeder medizinischen Ausbildungsstätte ein Lehrstuhl für Urologie zwangsläufig erforderlich, weil die Urologie Prüfungsfach geworden ist. Die Zukunft der Urologie ist damit stabilisiert.

Das Verhältnis der Urologie zu ihren Nachbargebieten ist immer mehr dadurch charakterisiert, daß die oft komplexen Fragestellungen nur durch wissenschaftlich und klinisch teamartige Arbeitsgruppen verschiedener Fachgebiete bearbeitet werden können. Abgrenzungsfragen müssen laufend überprüft und ausgehandelt werden. Kontaktgespräche z. B. mit Vertretern der Deutschen Gesellschaft für Chirurgie sind geführt worden und sollen auch weiterhin beibehalten werden.

Die Urologie selbst verfügt klinisch über ein weites Arbeitsfeld; sie umfaßt einerseits die konservativen, andererseits die operativen Maßnahmen, und außerdem steht ihr noch die instrumentelle Methodik zur Verfügung. Die Entscheidung oder Indikation, welche Maßnahmen in die jeweiligen Gruppen einzuordnen sind, also ob konservativ, instrumentell oder operativ, halte ich für einen der hauptsächlichsten Vorzüge in der Urologie und sehe hierin die individuelle urologische Verantwortung, die jedem von uns bei seiner täglichen Berufsausübung zufällt. Mit dieser Verantwortung verbindet sich das Bewußtsein um die Gewissenhaftigkeit, Sorgfalt, Umsicht und Voraussicht als wesentlichem Bestandteil für die Verläßlichkeit und Bewährung inmitten unserer kritischen Umwelt.

Für die junge Generation erhebt sich das Gebot einer Wandlung, indem durch die modernen Errungenschaften das Profil der heutigen Medizin, wie H. E. Bock sagt, noch technischer wird. Der Computer darf beispielsweise nicht zur Selbstbedienung führen, er muß als Vorfeld und in der Eigenschaft eines Hilfsmittels betrachtet werden. Große technische Befähigung und enorme Informationsverarbeitung werden von der jungen Generation gefordert werden. Wir Lehrer müssen aber immer wieder darauf hinweisen, daß das Persönliche, das Menschliche, der Kontakt mit dem Kranken, das Tastgefühl, das kein Computer herbeizaubern kann, also der Umgang mit dem kranken Menschen, das Eingehen auf die Person des Kranken ein wesentliches Moment der Heilbehandlung bedeuten.

Für den forschenden jungen Arzt ist der Erwerb der Kenntnis über den jeweiligen Stand der wissenschaftlichen Leistung oberstes Gebot. Denn die moderne Bildung erfordert (nach Valendas) einerseits die Beherrschung einer bestimmten Technik, sich spezielle Informationen rasch zu beschaffen, und andererseits einen Überblick über die geistige Struktur des Wissens der Zeit überhaupt zu gewinnen.

Von der Vitalität der jungen Forscher und Kliniker hängt es nun ab, wie sich die Urologie weiterentwickelt. Die innere Struktur in der Bundesrepublik bringt es mit sich, daß die einzelnen Interessengruppen, so die Deutsche Urologie, in ihrer Einheit gestärkt werden müssen, um ihren berechtigten Forderungen gebührend Nachdruck verleihen zu können. So konnte in der abgelaufenen Zeit meines Vorsitzes erstmalig eine Gemeinschaftssitzung von allen maßgeblichen urologischen Gremien, wie Vorstand der Deutschen Gesellschaft für Urologie, des Berufsverbandes der Deutschen Urologie und auch der Lehrstuhlinhaber, abgehalten werden, um alle anstehenden Fragen zu koordinieren. Es besteht der allgemeine Wunsch, aber auch eine Notwendigkeit, diese Gemeinschaftssitzungen beizubehalten. Hierdurch wird die Einheit der Urologie manifestiert, so daß ihr ein hohes Maß an Wertigkeit verliehen wird. Ich kann Ihnen versichern, daß wir alle jetzt an einem Strang ziehen.

Ich wünsche Ihnen allen, daß die Teilnahme an diesem Kongreß in dem so schönen Baden-Baden Sie in jeder Hinsicht anregt und befriedigt und Sie sich gerne an die Tage hier erinnern werden. Es sei mir gestattet, allen, die mir an der Vorbereitung der Tagung in selbstloser Hingabe geholfen haben, meinen herzlichen und aufrichtigen Dank im Namen der Gesellschaft auszusprechen; dies gilt nicht nur den Kollegen in Baden-Baden, sondern auch den Firmen, die in großzügiger Weise unser Treffen unterstützt haben. Herrn Dr. Blanke von der Firma Boehringer, Mannheim, danke ich für die Unterstützung und den persönlichen Einsatz, den er zum Gelingen der Tagung beigetragen hat, ganz besonders; nicht zuletzt danke ich auch Herrn Direktor Wüstenberger von der Kurdirektion und seinen Mitarbeitern, der mir mit Umsicht und verständnisvoller Ratgebung in allen Fragen für den glatten Ablauf zur Seite stand.

In dem Bewußtsein, daß die Urologie nunmehr eine gefestigte Position innehat, und Forschung, Klinik und innere Struktur auf unserem Gebiet gewährleistet sind, eröffne ich die XXIII. Tagung der Deutschen Gesellschaft für Urologie.

Der Tradition folgend, möchte ich nunmehr in ehrender Erinnerung und in Trauer derjenigen Kollegen gedenken, die nicht mehr unter uns weilen, als Ausdruck kollegialer Treue und Verbundenheit; es sind dies:

Dr. F. Busch, Berlin
Dr. E. Damm, Wiesbaden
Dr. H.-J. Dammermann, Kiel
Dr. E. Gebhardt, Cuxhaven
Dr. G. Herrmann, Würzburg
San.-Rat Dr. J. Keller, Dresden
Dr. K. Köster, Wuppertal-Elberfeld
Dr. C. Mennicken, Krefeld
Dr. R. Merget
Prof. Dr. E. Mingazzini, Rom
Dr. W. Mühlich, Berlin
Dr. H. Paehler, Lüdenscheid
Dr. G. Reimann-Hunziker, Basel
Dr. W. H. Richter, Pinneberg
Dr. A. R. Santaella, Valenzia
Dr. W. Siepermann, Wuppertal-Elberfeld
Prof. Dr. E. Wehner, Stuttgart

Sie haben sich zum Gedenken von den Sitzen erhoben; ich danke Ihnen.

Der Vorstand der Deutschen Gesellschaft für Urologie hat beschlossen, Persönlichkeiten, die sich um die Urologie verdient gemacht haben, die Ehrenmitgliedschaft zu verleihen. Es ist uns daher eine große Freude, hier Herrn Prof. Dr. Egon Wildbolz aus Bern die Ehrenmitgliedschaft antragen zu können. Wir alle kennen und schätzen ihn, er hat sich seit Jahrzehnten um die Entwicklung der Urologie bemüht. Wir danken ihm für sein reges und aktives Interesse, das er stets unseren Kongressen und den deutschen Tagungen erwiesen hat. Es ist mir eine große Freude und Ehre, ihm die Urkunde heute überreichen zu dürfen.

Als zweites Ehrenmitglied wurde Herr Babics aus Budapest vorgeschlagen, der vielen von uns bekannt ist; er hat große Verdienste in der Urologie des deutschsprachigen Raumes aufzuweisen und hat sich um die kulturellen und wissenschaftlichen Beziehungen zwischen Deutschland und Ungarn verdient gemacht. Ich freue mich, ihm die Ehrenurkunde zusenden zu können.

Als korrespondierendes Mitglied wurde Herr Balogh, Pecs, ernannt.

Traditionsgemäß gedenkt der Vorsitzende seiner urologischen Lehrer. Meine urologische Grundausbildung verdanke ich vor allem dem längst verstorbenen Eugen Joseph, durch seine Herkunft aus dem urologischen Stamm Voelcker-von Lichtenberg allen bekannt. Drei Jahre hatte ich das Glück, an der Chirurgischen Klinik Breslau unter Prof. K. H. Bauer arbeiten zu können, dessen sinngemäße Operationsweise ich stets bewundert habe, und die mir bis heute Leitbild geblieben ist.

Ich muß hier aber auch eines Lehrers gedenken, dem ich verdanke, daß er mein geistiges Interesse an der Urologie, den wissenschaftlichen, literarischen und experimentellen Anreiz geweckt und beflügelt hat, bei dem ich persönlich niemals selbst als Assistent oder Schüler gearbeitet habe, der mir seinerzeit als urologisches Vorbild für Wissenschaft und Klinik vorschwebte, der meine jugendlichen Vorstellungen außerordentlich beeindruckte und indirekt meinen urologischen Lebensweg beeinflußte. Das ist — er weiß es selbst vielleicht gar nicht — unser uns allen bekannter und verehrter Hans Boeminghaus. Ich freue mich, ihn heute unter uns begrüßen und ihm hier meinen Dank aussprechen zu dürfen.

Professor Dr. W. Staehler
Lehrstuhl für Urologie der Univ.-Kliniken
D-7400 Tübingen
Calwer Straße

Begrüßungsansprache

Prof. Dr. med. A. GÜTGEMANN (Bonn)

Herr Vorsitzender, meine sehr verehrten Damen und Herren!

Auch bei solchen Anlässen soll man im allgemeinen nur reden, wenn man gebeten wird und wirklich etwas zu sagen hat. Zumal in der heutigen Zeit allzu viel deklamiert und zu wenig Echtes gesagt wird. Trotzdem glaube ich, daß ich eine besondere Veranlassung habe, Ihnen, Herr Kollege Staehler, wie Ihnen allen, meine sehr verehrten Kolleginnen und Kollegen, die Sie sich heute hier versammelt haben, um über urologische Themen zu sprechen, in ganz besonderer und herzlicher Weise die Grüße und Wünsche der *Deutschen Gesellschaft für Chirurgie* zum Gelingen Ihrer Tagung auszusprechen.

Wie Sie wissen, habe ich selber über lange Jahre die Urologie als ein bevorzugtes Arbeitsfeld betrieben; und insofern sowohl über die letzten 35 Jahre die Entwicklung der Urologie zu einer selbständigen Disziplin, wie Sie, Herr Kollege Staehler, dies dargestellt haben, mit verfolgt und — vielleicht ist es nicht zu anspruchsvoll, dies zu sagen — auch mitgetragen. Zwar ist die Urologie heute wohl in den meisten Fakultäten als selbständiges Lehrfach vertreten; wenn auch nicht immer in einem Lehrstuhl. Das hängt leider nicht nur von uns Professoren ab. Wenn Sie, Herr Kollege Degenhard, eben die beiden Begriffe Freiwilligkeit und Toleranz in bezug auf das allgemeine Verhalten unter uns Ärzten gebraucht haben, so trifft dies ebenso aber auch in der Hinsicht zu, als es offenbar nicht genügt, Freiwilligkeit und Toleranz in der Weiterentwicklung neuer Arbeitsbereiche und der Förderung hierin interessierter jüngerer Mitarbeiter zu zeigen; vielmehr vermisse ich manchmal eine entsprechende Einstellung bei den Männern, die die Geschicke unserer Fakultäten regeln sollen, wenn sie dem sachkundigen Verständnis und der langjährigen Erfahrung des in der Materie selbst engagierten Wissenschaftlers und Arztes nicht zu folgen bereit sind oder doch scheinen.

Es ist leicht, Programme zu entwerfen, schwer sie in die Wirklichkeit umzusetzen. So wenn, wie Sie ganz richtig betont haben, viele neue Aufgaben im Rahmen der Internatsausbildung auch außerhalb der Universitäten, d. h. an Lehrkrankenhäusern und Allgemeinen Krankenanstalten, auf uns zukommen. Hier ist vieles noch nicht zu Ende gedacht, wenn — worauf Sie auch hingewiesen haben — der angehende junge Arzt hier ja in zahlreiche ärztliche Maßnahmen und Handgriffe eingeführt werden soll, wie z. B. Rectaluntersuchung bei Erkrankung der Prostata, auch des Rectumcarcinoms, und sich auch gefallen lassen muß, daß der junge angehende Arzt das Kathetern, das Bougieren und die Instrumentation, im speziellen die Cystoskopie am kranken Menschen erlernen soll. Es ist völlig ausgeschlossen, wenn wir eine praktische Vertiefung und Intensivierung schon innerhalb der Studienzeit wünschen, dies nur auf der Basis des Krankengutes von Universitätskliniken zu tun. Wenn man hier einmal zahlenmäßige Überlegungen anstellt, was der Patient auf sich nehmen muß, um eine solche Ausbildung zu ermöglichen, daß eine Überforderung vermieden werden muß, dann wird klar, daß diese Aufgabe nur auf einer breiten Basis gelöst werden kann, also auf viele Schultern verteilt werden muß, auch außerhalb der Universität und im Rahmen der praktischtätigen Kollegen.

Im übrigen, die Urologie hat ein vielfältiges und ihr besonders eigenes Gesicht. Ihre besondere Stellung ergab sich aus den Möglichkeiten der Inspektion des Blaseninnern, aus dem genialen Gedanken Nitzes, das kleine Lämpchen Edisons zur Ausleuchtung in die Blase einzuführen und es zugleich mit einem optischen System, wie es vor allem von Abbé bei Zeiss berechnet und entwickelt worden ist, zu kombinieren. Dies war der eigentliche Anfang der Urologie, wie wir sie heute sehen. In einer Zeit der Fiberglasoptiken und des sog. Kaltlichtes mag an die großen Schwierigkeiten der eigentlichen Entwicklungszeit erinnert werden; auch die der ersten photographischen und kinomatographischen Aufnahmen aus der menschlichen Blase, wofür Osram besondere Lampen, Wolf besonders lichtstarke Optiken konstruierten.

Daß Urologie heute weitaus mehr bedeutet als nur die endoskopische oder auch operative Korrektur von Fehlbildungen und Erkrankungen, geht aus Ihrer Kongreßthematik hervor; die Betrachtung des Hypertonieproblems aus der Sicht der Urologie bzw. der renalen und renovasculären Hypertonie; aus der Stellungnahme zur Nierentransplantation beim definitiven irreversiblen Nierenversagen.

So sehr die Urologie ein festes Gefüge geworden ist, so sehr zeigt sich in Ihrer Kongreßthematik aber auch die Breite und Verbindung zu allen Nachbarsdiziplinen, was mich zum Abschluß zu einer Bemerkung veranlaßt; nämlich daß neben den heute so gängigen Schlagworten des Teamworks und der Spezialisierung mehr und mehr eine dritte Aufgabe sichtbar wird, die der interdisziplinären Zusammenarbeit, ohne die wir die auf uns zukommenden jetzigen Probleme nicht mehr meistern können.

Herzliches Glück-auf zu Ihrer Tagung!

Professor Dr. A. Gütgemann
Direktor der Chirurg. Univ.-Klinik
D-5300 Bonn
Ippendorfer Weg 17

Begrüßungsansprache des Präsidenten der Landesärztekammer Baden-Württemberg

Dr. med. B. Degenhard

Die heutige Urologie umfaßt 15% aller Krankheitsbilder

Herr Präsident, meine Damen und Herren, liebe Kolleginnen und Kollegen!

Erlauben Sie mir, Ihnen zu Beginn der 23. Tagung der Deutschen Gesellschaft für Urologie freundliche Grüße der Landesärztekammer Baden-Württemberg zu übermitteln. Ich verbinde mit diesen Grüßen herzliche Wünsche für einen lang nachwirkenden, erregenden und anregenden Verlauf des Kongresses.

Ihre Zusammenkunft dient dem wissenschaftlichen Gedankenaustausch und dem Überblick über das auf Ihrem Fachgebiet Erreichte; sie will modernes Wissen vorantreiben und um Erkenntnisse ringen, die unseren Kranken von Nutzen werden sollen.

Solche Vorhaben decken sich genau mit den den Ärztekammern gesetzlich gesteckten Zielen. Sie helfen uns also mit Ihren Tagungen, und darum möchte ich neben die Grüße und Wünsche noch den Dank setzen, den ich für alle 115000 Ärzte in der Bundesrepublik auszusprechen die Ehre habe.

Ihr Fach hat in jüngster Entwicklung namhafte Ausdehnung erfahren. Die von der Chirurgie mitgegebene Basis hat sich verbreitert; dazu sind jetzt Gebiete gekommen, die früher Domäne der inneren Medizin, der Laboratoriumswissenschaft, der Röntgenologie und der Kinderheilkunde waren. Die Urologie hat sich damit aus dem mehr handwerklichen Tätigkeitsbereich der Medizin in die „denkenden" Fächer hineingemausert. Sie umfaßt heute 15% aller in der Praxis anfallenden Krankheitsbilder und verdient wertungsmäßig einen Platz wie die Frauenheilkunde, deren Gesichtsfeld allerdings von je durch den Blick ausschließlich auf das weibliche Genitale eingeengt war. In dem großen Rahmen der Chirurgie nimmt die Urologie, so meine ich, dank der hier offenkundig förderlichen technischen Entwicklung einen Sonderplatz ein. Ich erwähne die Tatsache, daß beim Prostataadenom statt der dem Aspekt nach brutalen Schnittmethode mit nachfolgender digitaler Ausräumung, in mindestens 50% der ausgesprochen elegante transurethrale Eingriff bevorzugt wird. Das beruhigt alle Männer über 60, deren Bächlein nicht mehr mit jugendlicher Munterkeit und Forsche davonrollt.

Das Krankenversicherungsänderungsgesetz wird die vorsorgliche Untersuchung der Männer über 45 Jahre auf Prostatacarcinom in den Leistungskatalog der RVO-Kassen aufnehmen. Das entspricht einem von Ihnen vorgetragenen und auf dem letzten Ärztetag in Stuttgart von der gesamten Deutschen Ärzteschaft übernommenen Anliegen.

Als Berufsverband haben Sie sich mit Recht gegen die einschränkende Bestimmung „abgesehen von den internen Parenchymerkrankungen der Nieren" in der Definition Ihres Fachgebietes, in der Weiterbildungsordnung gewandt. In Baden-Württemberg ist dieser Passus ersatzlos gestrichen worden.

Die von Ihnen zuletzt angestrebte Definitionsform: „Die Urologie umfaßt die Erkennung, Behandlung, Prävention und Rehabilitation der Erkrankungen, Mißbildungen und Verletzungen des männlichen Urogenitalsystems und der weiblichen Harnorgane einschließlich der Uro-Tuberkulose und der Andrologie" hat prima facie unsere Sympathie. Wir hoffen, daß Sie nicht in einen männermordenden Streit mit den Dermatologen kommen, die sich natürlich nach ohnehin erheblichen Volumenseinbußen durch Penicillin und Hydrocortison — sie nähern sich dem idealen Zielpunkt aller ärztlichen Tätigkeit, nämlich der Auslöschung der Krankheiten — wehren müssen! Die Definitionen der Fachgebiete sollen Richtlinien abgeben, also eine Gesetzesform, die kein klagbares Recht schafft und etwa dazu führt, daß sich die Chirurgen vor Gericht mit den Gynäkologen um den Griff nach der Brust der Frau streiten oder die Röntgenologen den Internisten den Blick auf die Osteochondrose und Spondylose der Wirbelsäule verbieten. Solche Fragen werden als Grenzfragen in die Obhut der Toleranz verwiesen, und darin sollte der Arzt als Mensch, der alles versteht und alles verzeiht, ganz groß sein.

Wir brauchen den inneren Frieden — das ergibt sich als Existenzfrage unseres Berufes aus der gegenwärtigen Arztsituation in Bundesdeutschland. Wir haben die verbindlichen Erklärungen des Bundeskanzlers vom Oktober 1969, der mitsamt der Bundesgesundheitsministerin für die freie Arztwahl und die freie Ausübung des ärztlichen Berufes eintritt. Aber wir haben auch die Presse, den Rundfunk und das Fernsehen, die wie ein gut abgestimmter Gesangverein ein höchstens in extremen Ausnahmefällen existentes Bild des Chefarztes als Prototyp aufgebaut haben, um es wie wütende Fanatiker zu zerreißen. Sie stehen damit der durch mehrere meinungsforschende Unternehmen unabhängig voneinander erarbeiteten Anschauung des Volkes entgegen, die den Ärzten in der Wertungsskala einen Platz ganz oben vor Politikern, Journalisten, Pfarrern und Generalen anweist. Man könnte achselzuckend sagen: Da liegt der Hund begraben.

Aber ein namhafter, durchaus nicht arztfeindlicher Bundesverfassungsrichter hat uns eine nüchterne Zusammenstellung von verfassungskonformen, möglichen Einschränkungen der ärztlichen Freiheit gegeben. Wir sind erstaunt, wie viel Bewegungsraum die Ärzte noch zum Wegnehmen haben.

Wir erkennen ein Sicherheitsstreben in der jungen Generation, das für Gehalt, Pension und 42-Stundenwoche der ärztlichen Freiheit Abtrag tut, als ob diese ein Linsengericht wäre.

Wir sehen mit Kummer, daß die ärztliche Versorgung unserer Bevölkerung ernsthaft bedroht ist, wenn bei ständig wachsendem Bedarf an ärztlicher Leistung und gleichbleibender Arztzahl der Zukunftsmedicus halb so viel wie heute arbeitet.

Wir murren und protestieren, wenn im neuen Bildungsplan auf dem Umweg über die berufsbegleitenden Prüfungen an Stelle des vorzüglich funktionierenden, weit effizienteren, freiwilligen Fortbildungswesens der Fortbildungszwang tritt. Wer will eigentlich wen dauernd prüfen? Der Professor den Praktiker? Oder der Praktiker den Professor? Dann bleibt von beiden nicht viel. In der Fortbildung kommen auch unterschiedliche Welten zu Tage, aber hier ist in der Freiwilligkeit die größtmögliche Anpassung gegeben, die im Zwang entfallen kann.

Wir werden wachsam sein müssen. Dazu möchte ich Sie aufrufen.

Lassen Sie mich meine guten Wünsche für Ihre Tagung wiederholen. Erlauben Sie mir noch darauf hinzuweisen, daß Sie sich in einem der schönsten Winkel unseres Deutschen Vaterlandes befinden. Gleich nebenan wächst ein köstlicher Wein, Mauerwein, der in Bocksbeuteln abgezapft ist, der den Geist beschwingt und die Vitalität ostensibel und prüfbar macht.

Dr. med. B. Degenhard
D-7000 Stuttgart-Degerloch
Felix Dahn-Str. 41

Herr Professor Rummelhardt, Österreich:

Sehr geehrter Herr Präsident, meine sehr verehrten Damen und Herren!

Als derzeitiger Vorsitzender der österreichischen Gesellschaft für Urologie möchte ich Ihnen auch von den Mitgliedern dieser Gesellschaft die besten Grüße und Wünsche bestellen. Ich persönlich möchte mich für die Einladung bedanken und Ihnen guten Erfolg wünschen. Gleichzeitig hoffe ich, daß dieser Kongreß in Kürze wieder einmal in Wien tagen wird.

Professor Dr. S. Rummelhardt
A-1190 Wien
Kaasgrabengasse 17

Herr Professor Balogh, Ungarn:

Sehr geehrter Herr Präsident, meine Damen und Herren!

Ich erlaube mir, Sie im Namen der Ungarischen Gesellschaft für Urologie und Nephrologie anläßlich Ihrer Tagung bestens zu begrüßen und für die Einladung zu danken.

Die Spitzen der ungarischen Urologie sind große Anhänger der wissenschaftlichen Zusammenarbeit und wahren Freundschaft. Eine Kollaboration und Freundschaft ist für alle Länder förderlich und wirkt sich für die Krankenfürsorge besonders vorteilhaft aus. Ich wünsche der Tagung im Namen der Ungarischen Gesellschaft für Urologie und Nephrologie weitere gute Arbeit und guten Erfolg.

Professor Dr. F. Balogh
Clinica Urol. Univ.
Pecs

Herr Professor LJUNGGREN, Schweden:

Herr Vorsitzender, liebe Kollegen!

Ich möchte einen herzlichen Gruß von den schwedischen Gesellschaften für Urologie überbringen. Die schwedische Urologie hat immer einen engen und freundschaftlichen Kontakt mit der deutschen Urologie gehabt. Ich habe sämtliche Kongresse der Deutschen Gesellschaft für Urologie, die seit dem Jahre 1928 abgehalten wurden, besucht.

(Beifall)

Ich wünsche Ihnen für diesen Kongreß ein gutes Gelingen!

Professor Dr. E. Ljunggren
Sahlgrenska Sjukhuset
S-41345 Göteborg

Kurdirektor Dr. MEIER TO BERND:

Sehr geehrter Herr Präsident, meine Damen und Herren!

Ich habe die angenehme Aufgabe, Sie von Herrn Oberbürgermeister Dr. Karlein zu grüßen. Er in seiner Eigenschaft als Vorstand der Kurverwaltung und ich selbst dürfen Ihnen ein herzliches Willkommen sagen in unserer schönen Stadt Baden-Baden. Der Herr Präsident und meine verehrten Herren Vorredner hatten bereits die Liebenswürdigkeit, die Lieblichkeit und die Vorzüge unserer Stadt darzustellen, so daß ich mich darauf beschränken darf, daß nach einem alten Rezept eine Begrüßungsrede kurz sein soll; ich beglückwünsche Sie zu Ihrem Entschluß, Ihre XXIII. Tagung hier durchzuführen, und hoffe, daß Sie uns bald wieder besuchen; ich wünsche Ihnen einen angenehmen Verlauf Ihrer Tagung und viele schöne Stunden. Herzlich willkommen noch einmal und — auf Wiedersehen!

Pathologisch-anatomische Grundlagen der renalen Hypertonie

D. Meyer

Der Begriff „renale Hypertonie“ beinhaltet einen Kausalzusammenhang, dessen Existenz zwar sehr lange schon empirisch erfaßt worden ist, der aber erst während der vergangenen 4 Jahrzehnte in seinen physiologischen, morphologischen und biochemischen Einzelheiten weitgehend aufgeklärt werden konnte.

So finden sich in der medizinischen Literatur Chinas aus der Zeit um 200 v. Chr. bereits Angaben über das Zusammentreffen von Nierenerkrankungen und einem harten Puls (Zit. nach Wakerling, 1962). Die ersten, auf pathologisch-anatomischen Befunden basierenden Beobachtungen über das Vorkommen eines Bluthochdrucks bei Krankheiten der Niere wurden 1826 von Bright veröffentlicht.

Etwa 60 Jahre später berichteten Tigerstedt u. Bergman (1898) über eine Substanz, die sie aus Rindenextrakten der Kaninchenniere gewonnen hatten und die, anderen Tieren injiziert, einen Blutdruckanstieg hervorrief. Sie bezeichneten diese Substanz als Renin. Wir wissen heute, daß es sich dabei nicht um den eigentlichen blutdruckwirksamen Stoff handelt, sondern um ein Enzym, das aus dem in der Leber gebildeten und in der α_2-Globulinfraktion des Plasma enthaltenden Angiotensinogen, das nur gering aktive Angiotensin I freisetzt, aus dem erst nach einer weiteren enzymatischen Spaltung durch das converting enzyme das hochaktive Angiotensin II entsteht, das offenbar polyvalente Eigenschaften besitzt: Auf Grund seiner vasoconstrictorischen Wirkung beeinflußt es die glomeruläre Filtration und den arteriellen Blutdruck, ferner stimuliert es die Aldosteronsekretion der Nebennierenrinde und wirkt indirekt über diese, möglicherweise aber auch direkt auf die tubuläre Natriumrückresorption (Lit. bei Gross, 1969). Somit nimmt das Renin-Angiotensinsystem eine zentrale Rolle für die Regulation des Flüssigkeitsvolumens und Natriumhaushaltes, also der Homoiostase, sowie des Blutdrucks ein.

Nach allen bisherigen Untersuchungen ist anzunehmen, daß das renale Renin in einer Gruppe von Zellen des juxtaglomerulären Apparates (JGA) der Niere gebildet wird. Dieser JGA besteht aus Vas afferens, Vas efferens und den am glomerulären Gefäßpol gelegenen Goormaghtigh-Zellen. Mit ihm zu einer funktionellen Einheit verbunden ist die Macula densa, jener Teil des zugehörigen distalen Harnkanälchens, der zumindest in der Säugerniere stets in unmittelbarem Kontakt mit den Goormaghtigh-Zellen, häufig auch mit dem Vas afferens und/oder Vas efferens steht und der sich durch besonders ausdifferenzierte Tubulusepithelien vom übrigen Mittelstück unterscheidet. Licht- und elektronenmikroskopische sowie biochemische Untersuchungen sprechen dafür, daß das Renin in transformierten glatten Muskelzellen der Arteriolenwände und in den Goormaghtigh-Zellen synthetisiert wird. Ausdruck einer derartigen Enzymproduktion in den juxtaglomerulären Zellkomplexen (JGZ-Komplex) ist die Umwandlung dieser Zellen in sog. epitheloide Zellen, in denen mittels Spezialfärbungen und Elektronenmikroskop intracytoplasmatische Sekretgranula nachzuweisen sind. Diese Granula sollen das wahrscheinlich an ein Glykoproteid (Harada, 1966; Gomba u. Mitarb., 1966) gebundene Renin enthalten (Chandra u. Mitarb., 1964). Eine Änderung der Aktivität der reninbildenden JGZ-Komplexe läßt sich vor allem bei tierexperimentellen Untersuchungen durch Bestimmung des Granulationsindex für die Niere (Hartroft,

1952) erfassen, da zumindest im chronischen Versuch eine gute Korrelation zwischen Granulationsindex, Reningehalt des Nierenrindengewebes und Plasma-Reninaktivität besteht (Helmchen, Kirchertz u. Kneissler, 1970). Diese Methode eignet sich jedoch für menschliche Nieren weniger, weil lichtmikroskopisch zwischen den echten Sekretgranula und gleichfalls granulären intracytoplasmatischen Lipofuscineinlagerungen nicht differenziert werden kann, wodurch falsch-positive Ergebnisse entstehen (Biava u. West, 1965).

Beim Menschen konnten wir bessere Resultate durch Vermessung der JGZ-Komplexe in histologischen Schnittpräparaten von der Niere gewinnen (Meyer, 1969). An teils autoptisch, teils bioptisch gewonnenem Nierengewebe ohne pathologisch-anatomische Veränderungen von Patienten, die akut an einer Lungenembolie oder einem Herzinfarkt verstorben waren, ergibt sich eine mittlere Anschnittfläche der JGZ-Komplexe von $920\,\mu^2$. Eine Aktivierung der Reninbildung geht mit einer Hypertrophie der Zellen des JGZ-Komplexes sowie mit einer Zunahme der zu epitheloiden Zellen transformierten glatten Muskelzellen in der Wand der Gefäßpolarteriolen einher, so daß die mittlere Anschnittfläche zunimmt. Entsprechend führt eine sekretorische Inaktivität dieser Zellen zur planimetrisch erfaßbaren Atrophie der JGZ-Komplexe.

Aus Messungen an Serienschnitten berechneten wir das Volumen eines JGZ-Komplexes in einer normalen menschlichen Niere auf annähernd $26\,500\,\mu^3$, was etwa dem Volumen von 300 bis 350 Erythrocyten entspricht. Daraus resultiert, daß alle JGZ-Komplexe einer Niere mit ca. 1 bis 1,5 Millionen Nierenkörperchen ein Gesamtvolumen von etwa 27 bis 40 mm^3 haben, was einem Würfel mit einer Kantenlänge von 3 bis 3,4 mm gleichkommt.

Während über die Genese der spezifischen Granula in den epitheloiden Zellen einige elektronenmikroskopische Untersuchungen vorliegen (Chandra u. Mitarb., 1966; Barajas, 1966), ist über den Sekretionsmechanismus dieses Enzyms aus der Zelle in das Angiotensinogen enthaltende Blut, das das Glomerulum durchströmt, bisher nichts bekannt. Wir wissen lediglich, daß im akuten Versuch, z. B. nach experimenteller Nierenarteriendrosselung, die Reninkonzentration im Nierenvenenblut ansteigt (Brown u. Mitarb., 1970), es also zu einer Reninsekretion gekommen sein muß.

Im wesentlichen werden drei Mechanismen diskutiert, die das renale Renin-Angiotensinsystem stimulieren können. Im Tierexperiment erstmals durch Goldblatt u. Mitarb 1934 nachgewiesen und seitdem in zahllosen Modellversuchen und klinischen Beobachtungen bestätigt, hat die Drosselung einer Nierenarterie die Erhöhung des arteriellen Blutdrucks zur Folge. Untersucht man die gedrosselten Nieren histologisch, so findet sich beim Tier eine Zunahme des juxtaglomerulären Granulationsindex und beim Menschen eine Hypertrophie bzw. Hyperplasie der JGZ-Komplexe. Die Plasma-Reninaktivität bzw. Plasma-Reninkonzentration ist erhöht. Skinner, McCubbin u. Page (1964) konnten zeigen, daß bereits 1 min nach Verminderung des renalen Perfusionsdruckes um nur 5 bis 10 mmHg im Blut der Vena renalis eine gesteigerte Plasma-Reninaktivität auftritt. Diese Untersuchungen scheinen die von Tobian (1960, 1967) entwickelte Vorstellung zu unterstützen, wonach die Wand der Vasa afferentia als Dehnungsreceptor wirksam ist, d. h. bei Nachlassen der Wandspannung unter vermindertem präglomerulärem Druck bzw. Volumen in den epitheloiden Zellen vermehrt Renin gebildet, bei erhöhter Wandspannung dagegen die Reninproduktion gehemmt wird.

Andere Autoren sehen in einer Natriumverarmung des Organismus den Stimulus für eine erhöhte Reninabgabe (Hartroft u. Hartroft, 1953; Fisher u. Klein, 1966), während besonders von einigen Physiologen die Natriumkonzentration bzw. das Natriumload des Harnkanälcheninhaltes im Bereich der Macula densa des distalen Tubulus für die Reninfreisetzung aus den epitheloiden Zellen verantwortlich gemacht wird (Thurau u. Schnermann, 1967; Vander, 1967; Schnermann

u. Mitarb., 1970). Da aber ein Natriumentzug mit einer Hämatokriterhöhung (Meyer u. Mittmeyer, 1967), d. h. einer Abnahme des intravasalen Flüssigkeitsvolumens einhergeht und andererseits eine Hypovolämie zur Einschränkung der glomerulären Filtration führt, die einen Anstieg des distalen intratubulären Natriumloads bzw. der Natriumkonzentration zur Folge hat (Schnermann u. Mitarb., 1970), stehen diese beiden Theorien über die Bedeutung des Natriums für die Reninproduktion und -freisetzung nicht im grundsätzlichen Widerspruch zu der Auffassung Tobians über die Funktion der Vasa afferentia als Druck- bzw. Volumenreceptoren, sondern unterstreichen die enge Koppelung von glomerulärer und tubulärer Funktion mit dem Ziel, die wichtigste Nierenfunktion, nämlich die glomeruläre Filtration und damit die Ausscheidung harnpflichtiger Substanzen aufrechtzuerhalten, unter Umständen selbst auf Kosten eines erhöhten angiotensinbedingten Systemblutdruckes.

Aus der Kenntnis dieser kausalgenetischen Faktoren für die Aktivierung des Renin-Angiotensinsystems in der Niere lassen sich die Bedingungen ableiten, die zu einer renalen Hypertonie führen. Dazu gehören alle prä- oder intrarenalen vasculären Prozesse sowie jene parenchymatösen Nierenerkrankungen, die zu einer Verminderung des renalen Perfusionsdruckes bzw. der tubulären Natriumreabsorption führen.

Als gleichsam „natürliches" Analogon zum experimentellen Goldblatt-Mechanismus sind zunächst die Stenosen der Arteria renalis zu erwähnen, die bei älteren Patienten zumeist durch arteriosklerotische Plaques, bei jüngeren Menschen überwiegend durch eine Intimafibrose oder fibro-muskuläre Mediahyperplasie bedingt sind. Die hierdurch minderdurchblutete Niere zeigt eine unterschiedlich starke Schrumpfung des Rindenparenchyms mit einer Vermehrung des interstitiellen Bindegewebes bei entsprechender Atrophie der Harnkanälchen, deren typische Haupt- und Mittelstückstrukturen entdifferenzieren können, so daß morphologisch das Bild der sog. „endokrinen Niere" Selyes (1946) entsteht. In derartigen „Drosselnieren" fanden wir eine ausgeprägte Hyperplasie und Hypertrophie der JGZ-Komplexe mit einer mittleren Anschnittfläche von 1700 μ^2 gegenüber 920 μ^2 in Normalnieren (Meyer, 1969).

Auch Kompressionen der Nierenarterie von außen etwa durch Tumorgewebe, Muskelfaserstränge des M. psoas minor bzw. des Diaphragma oder Narbenstränge sowie angeborene oder traumatische arteriovenöse Shunts am Nierenhilus sind imstande, die arterielle Nierendurchblutung zu reduzieren und somit bei genügender funktioneller Wirksamkeit Ursache einer renalen Hypertonie zu sein. Im Gegensatz dazu wird bei genetisch bedingter primärer Hypoplasie einer Niere, sofern diese nicht durch sekundäre entzündliche Parenchymerkrankungen kompliziert wird, kein erhöhter Blutdruck beobachtet (Zollinger, 1966), da selbst bei gleichzeitig bestehender Hypoplasie der Art. renalis die Blutzufuhr der verminderten Parenchymmenge derartiger Nieren angepaßt ist. Thrombotisch oder embolisch bedingte totale oder partielle Niereninfarkte führen nur dann zu einer renalen Hypertonie, wenn der Gefäßverschluß nicht vollständig war und das betroffene arterielle Versorgungsgebiet in der Nierenrinde gleichen Veränderungen unterworfen ist wie bei einer Nierenarterienstenose, d. h. wenn es infolge Minderdurchblutung zur Ausbildung sog. Subinfarkte mit Tubulusatrophie und interstitieller Fibrose kommt. Ist der thromb-embolische Gefäßverschluß hingegen komplett, so entsteht eine ischämische Rindennekrose, in der auch die reagiblen Strukturen der JGA zugrunde gehen.

Intrarenale vasculäre Prozesse als Ursache einer renalen Hypertonie sind vor allem Erkrankungen aus dem Formenkreis der sog. Kollagenosen, sofern eine Mitbeteiligung der Nieren vorliegt. Durch stenosierende Intimafibrosen besonders in den Arteriae arcuatae und interlobulares bei Sklerodermie oder durch herdförmige entzündliche Infiltrate in den Gefäßwänden vor allem kleinerer Nierenarterien mit sog. fibrinoiden Gefäßwandnekrosen und nachfolgenden Narbenbildungen bei Panarteriitis nodosa wird die präglomeruläre Durchblutung herabgesetzt, so daß in den befallenen Gefäßprovinzen die JGZ-Komplexe aktiviert werden und mit einer gesteigerten Renin-Angiotensinbildung reagieren.

Hinsichtlich der Kausalität zwischen Arteriolosklerose der Nieren und Hypertonus sind sich die meisten Autoren heute darüber einig, daß die Arteriolosklerose Folge eines erhöhten Blutdrucks ist (Lit. bei Zollinger, 1966) und zumeist bei essentieller Hypertonie mit normalen Plasma-Reninwerten (Genest u. Mitarb., 1966) beobachtet wird. Das schließt andererseits jedoch nicht aus, daß derartige Veränderungen an den Nierenarteriolen auch dann gefunden werden, wenn der Hypertonus primär renal bedingt ist. Das typische Beispiel hierfür ist das Entstehen einer Arteriolosklerose in der kontralateralen Niere bei unilateraler Nierenarterienstenose. Die nicht gedrosselte, dem hohen Blutdruck sozusagen ungeschützt ausgelieferte Niere reagiert mit einer derartigen hypertensiven Vasculopathie und einer Atrophie der reninbildenden JGZ-Komplexe.

Von besonderem Interesse ist in diesem Zusammenhang das Auftreten einer malignen Hypertonie, der als morphologisches Substrat die maligne Nephrosklerose Fahr (1916) mit ihren charakteristischen Veränderungen an den Nierenarteriolen zugrunde liegen kann. Diese bestehen entweder in einer zwiebelschalenartigen Intimaproliferation mit Einengung der Gefäßlichtung oder in sog. fibrinoiden Gefäßwandnekrosen, die auch auf die Hilusregion der Glomerula übergreifen können. In etwa der Hälfte der Fälle geht die maligne Nephrosklerose aus einer essentiellen Hypertonie hervor (Kincaid-Smith u. Mitarb., 1958: 41,9%; Heptinstall, 1953: 50%). Andere Ursachen sind Pyelonephritiden mit renaler Hypertonie, Glomerulonephritiden, Cystennieren oder eine Panarteriitis nodosa (Heptinstall, 1955). Nicht ohne Bedeutung für den Übergang in eine maligne Hypertension dürfte sein, daß sich in diesem, durch stenosierende Gefäßprozesse an den präglomerulären Arteriolen gekennzeichnetem Stadium klinisch zumeist eine erhöhte Plasma-Reninaktivität nachweisen läßt (Veyrat u. Mitarb., 1965). Wir fanden in den von uns untersuchten Fällen von maligner Nephrosklerose eine erhebliche, z. T. tumorartig anmutende Hyperplasie und Hypertrophie der JGZ-Komplexe (Meyer, 1969), was den Schluß erlaubt, daß die maligne Hypertonie auf einem echten, wenn auch z.T. sekundären renalen Hochdruck infolge Aktivierung des Renin-Angiotensinsystems beruht.

Es bleiben nunmehr noch die sog. parenchymatösen Nierenerkrankungen zu erwähnen, in deren Gefolge eine Hypertonie auftritt. Aus den vorangegangenen Erörterungen zur kausalen Genese und den bisher gegebenen Beispielen der formalen Genese der renalen Hypertonie läßt sich folgern, daß auch bei den parenchymatösen Erkrankungen der Niere den Veränderungen am intrarenalen Gefäßsystem eine entscheidende Rolle für das Auftreten eines erhöhten Systemblutdruckes zukommt. Während die akute interstitielle Nephritis bzw. Pyelonephritis bis auf wenige Fälle, die mit intrarenaler Zirkulationsstörung infolge einer sehr starken Schwellung der Niere einhergehen (Saphir u. Taylor, 1952), im allgemeinen ohne Blutdruckerhöhung abläuft, liegt die Hypertonierate bei ein- oder doppelseitiger chronischer Pyelonephritis zwischen 40 bis 75% (Lit. s. Heptinstall, 1966; Zollinger, 1966). Bei chronischen interstitiellen Entzündungen kommt es zu einer Mitreaktion an den Gefäßen, die sich in einer das Gefäßlumen stenosierenden Intimafibrose manifestieren kann, oder zur Einengung der arteriellen Strombahn in Bezirken mit stärkerer Vernarbung, wodurch wiederum die präglomeruläre Durchblutung herabgesetzt und die Reninbildung in den JGZ-Komplexen gefördert wird. Wahrscheinlich kommt hier wie bei anderen von einer interstitiellen Fibrose begleiteten Nierenveränderungen hinzu, daß infolge einer dadurch bedingten mangelhaften tubulären Natriumrückresorption die Natriumkonzentration im Bereich der Macula densa erhöht ist, was einen zusätzlichen stimulierenden

Faktor auf das Renin-Angiotensinsystem darstellen könnte (Thurau u. Schnermann, 1965). Demgegenüber dürfte eine vollständige Zerstörung und narbige Umwandlung des Nierenparenchyms und damit auch der JGA die Erklärung dafür sein, daß bei fortgeschrittenen pyelonephritischen Schrumpfnieren keine Hypertonie beobachtet wird.

In gleicher Weise resultiert eine Hypertonie bei Cystennieren, intrarenalen Tumoren oder extrarenalen, das Nierengewebe von außen komprimierenden Prozessen wie Tumoren, Hämatome oder perirenale Narbenbildungen mit der ihnen eigenen Schrumpfungstendenz aus Störungen der Nierenrindendurchblutung mit den sich daraus ergebenden Folgen am reninbildenden JGA.

Per definitionem ebenfalls renal bedingt, in ihrer Pathogenese jedoch offenbar komplexer, ist die Blutdruckerhöhung bei Glomerulonephritiden, da hierbei ja nicht primär die präglomeruläre, für die Regulation der Reninproduktion maßgebliche Gefäßstrecke betroffen ist, sondern das nachgeschaltete glomeruläre Capillarkonvolut. Auch ist ein erhöhter Blutdruck keineswegs ein konstantes Symptom der verschiedenen Glomerulonephritisformen. Wie Bohle u. Mitarb. (1969) und Wehner u. Mitarb. (1969) an einem großen Untersuchungsmaterial bioptisch gesicherter Glomerulonephritiden zeigen konnten, geht lediglich die akute proliferative Glomerulonephritis regelmäßig mit hypertonen Blutdruckwerten einher. Hierbei dürfte es sich am ehesten um einen Volumenhochdruck handeln, da in dieser Phase infolge Wasser- und Salzretention das intravasale und extracelluläre Flüssigkeitsvolumen zunimmt (Stein, 1969), aber nur in Ausnahmefällen eine erhöhte Plasma-Reninaktivität nachgewiesen wurde (Dexter u. Haynes, 1944). Wenn bei der postakuten proliferierenden Glomerulonephritis nur in 52% und bei der chronischen sklerosierenden Glomerulonephritis in 80% der Fälle ein Hypertonus zu beobachten ist, so könnte dies vor allem vom Ausmaß und Schweregrad der intraglomerulären Vernarbungen abhängen, wodurch der Widerstand im glomerulären Capillarbett der Nieren, das normalerweise von ca. 25% des Herz-Minutenvolumens durchströmt wird (Eigler u. Mitarb., 1970), gegebenenfalls so stark ansteigt, daß es zur Ausbildung eines Widerstandshochdruckes kommt.

Bei Glomerulonephritiden mit einem nephrotischen Syndrom, also vorwiegend bei der akuten und postakuten membranösen sowie der chronischen perimembranösen Glomerulonephritis, die in einem Drittel bzw. in zwei Dritteln der Fälle einen Hypertonus zeigen, wird klinischerseits häufig eine erhöhte Plasma-Reninaktivität gefunden. Ursache für die Stimulation des Renin-Angiotensinsystems ist vermutlich die Abnahme des intravasalen Flüssigkeitsvolumens bei der bestehenden Hypoproteinämie mit Ödembildung.

Meine Damen und Herren, ich habe versucht, einen kurzen Überblick über Pathogenese und Morphologie der renalen Hypertonie zu geben. Ich möchte aber nicht schließen, insbesonder im Hinblick auf die von Herrn Prof. Kaufmann noch zu erörterden klinisch-differentialdiagnostischen Aspekte, ohne zu betonen, daß eine morphologisch erfaßbare Hyperplasie und Hypertrophie der JGZ-Komplexe mit einer entsprechenden Steigerung der Plasma-Reninaktivität nicht grundsätzlich mit einer Hypertonie verbunden ist. So finden wir gerade bei jenen Krankheiten und Zuständen, die mit einer Normotonie oder Hypotonie bei renalem bzw. enteralem Natriumverlust und/oder intravasalem Volumenmangel einhergehen, wie etwa beim Morbus Addison, Bartter- und Pseudo-Bartter-Syndrom, nach größeren Blutverlusten sowie teils bei Lebercirrhosen mit Ascites oder hydropischer Herzinsuffizienz, deutlich vergrößerte JGZ-Komplexe. Dagegen sind diese beim Conn-Syndrom mit primärem Aldosteronismus, Hypervolämie, Hypernatriämie, Hypokaliämie und arterieller Hypertension zumeist atrophisch und enthalten bei elektronenmikroskopischer Untersuchung nur vereinzelte typische Sekretgranula (Bohle u. Mitarb., 1967). Diese Befunde sprechen dafür, daß das Renin-Angiotensinsystem primär über die Regulation des Glomerulumfiltrates und der

Aldosteronsekretion der Aufrechterhaltung der Homoiostase dient und offenbar nur unter bestimmten Voraussetzungen zur Entstehung eines erhöhten Systemblutdrucks beiträgt, nämlich dann, wenn bei ausgeglichenem Natrium- und Wasserhaushalt oder bei Natrium- und Wasserretention die Reninbildung stimuliert wird.

Literatur

Barajas, L.: The development and ultrastructure of the juxtaglomerular cell granule. J. Ultrastruct. Res. **15**, 400 (1966). — Biava, C., West, M.: Lipofuscin-like granules in vascular smooth muscle and juxtaglomerular cells of human kidneys. Amer. J. Path. **47**, 287 (1965). — Bohle, A., Buchborn, E., Edel, H. H., Renner, E., Wehner, H.: Zur pathologischen Anatomie und Klinik der Glomerulonephritis. I. Die akuten und perakuten Glomerulonephritiden. Klin. Wschr. **47**, 733 (1969). — Bohle, A., Helber, A., Meyer, D., Schürholz, J., Wolff, H. P.: A light and electron microscopic investigation of the juxtaglomerular apparatus of the kidneys of patients with Conn's syndrom. In: Peters, G., Roch-Ramel, F., Progress in Nephrology. V. Symp. Ges. Nephrologie, Lausanne 1967. Berlin-Heidelberg-New York: Springer 1969. — Bright, R.: Reports of medical cases selected with a view of illustrating the symptoms of diseases by a reference to morbid anatomy, Vol. I. London: Longman, Rees, Orne, Brown, Green 1827. — Brown, J. J.: To be published 1970; Zit. nach Brown, J. J., Gleadle, R. J., Lawson, D. H., Lever, A. F., Linton, A. L., Macadam, R. F., Prentice, E., Robertson, J. I. S., Tree, M.: Renin and acute renal failure: Studies in man. Brit. med. J. **1**, 253 (1970). — Chandra, S., Hubbard, J., Skelton, F. R., Bernardis, L. L., Kamura, S.: Genesis of juxtaglomerular cell granules. A physiologic, light and electron microscopic study concerning experimental hypertension. Lab. Invest. **14**, 1834 (1965). — Chandra, S., Skelton, F. R., Bernardis, L. L.: Separation of renal pressure activity by ultracentrifugation. Lab. Invest. **13**, 1192 (1964). — Dexter, L., Haynes, F. W.: Relation of renin to human hypertension with particular reference to eclampsia, preeclampsia and acute glomerulonephritis. Proc. Soc. exp. Biol. (N.Y.) **45**, 288 (1944). — Eigler, J., Buchborn, E., Deetjen, P.: Niere und ableitende Harnwege. In: Siegenthaler, W., Klinische Pathophysiologie. Stuttgart: Thieme 1970. — Fahr, Th.: Über maligne Nierensklerose (Kombinationsform). Zbl. allg. Path. path. Anat. **27**, 181 (1916). — Fisher, E. R., Klein, H. Z.: Effect of sodium state on reactivity of renal juxtaglomerular cells and adrenal zona glomerulosa. Proc. Soc. exp. Biol. (N.Y.) **121**, 142 (1966). — Genest, J., De Champlain, J., Veyrat, R., Koiw, E., Boucher, R.: The activity of renin-angiotensin-aldosterone system in hypertensive and hydropic diseases. In: Wolff, H. P., Krück, F., Aktuelle Probleme der Nephrologie, B. 152. Berlin-Heidelberg-New York: Springer 1966. — Goldblatt, H., Lynch, B., Hanzal, R. F., Summerville, W. W.: Studies on experimental hypertension. J. exp. Med. **59**, 347 (1934). — Gomba, Sz., Soltesz, M., Szokoly, V.: Die Glykoproteid-Natur der Zellgranula des juxtaglomerulären Apparates. Acta histochem. (Jena) **24**, 355 (1966). — Gross, F.: Physiologie und Pathologie des Renin-Angiotensin-Systems. In: Schwiegk, H., Handbuch der inneren Medizin, VIII/2. Berlin-Heidelberg-New York: Springer 1968. — Harada, K.: Fixative-stain-sequences for selective demonstration of juxtaglomerular cells. Stain Technol. **41**, 83 (1966). — Hartroft, P. M.: Juxtaglomerular granulation index. Anat. Rec. **112**, 450 (1952). — Hartroft, P. M., Hartroft, W. S.: Studies on renal juxtaglomerular cells. I. Variations produced by sodium chloride and desoxycorticosterone acetate. J. exp. Med. **97**, 415 (1953). — Heintz, R., Losse, H.: Arterielle Hypertonie. Pathogenese, Klinik-Therapie. Stuttgart: Thieme 1969. — Helmchen, U., Kirchertz, E. J., Kneissler, U.: Round-table-Gespräch anläßl. VII. Symp. Ges. Nephrologie, Tübingen 1970 (im Druck). — Heptinstall, R. H.: Malignant hypertension: A study of fifty-one cases. J. Path. Bact. **65**, 423 (1953); — Pathology of the kidney. Boston: Little, Brown and Company 1966.— Kincaid-Smith, P., McMichael, J., Murphy, E. A.: The clinical course and pathology of hypertension with papilloedema (malignant hypertension). Quart. J. Med. **27**, 117 (1958). — Meyer, D.: Morphometrische Untersuchungen an juxtaglomerulärem Apparat und Macula densa menschlicher Nieren bei verschiedenen Erkrankungen. Habil.-Schrift, Tübingen 1969. — Meyer, D., Mittmeyer, P.-J.: Relationship between serum-sodium concentration, hematocrit and juxtaglomerular granulation index of the mouse kidney. In: Peters, G., Roch-Ramel, F., Progress in Nephrology. V. Symp. Ges. Nephrologie, S. 322, Lausanne 1967. Berlin-Heidelberg-New York: Springer 1969. — Saphir, O., Taylor, B.: Pyelonephritis lenta. Ann. intern. Med. **36**, 1017 (1952). — Schnermann, J., Wright, F. S., Davis, J. M., Stackelberg, W. v., Grill, G.: Regulation of superficial nephron filtration rate by tubulo-glomerular feedback. Pflügers Arch. **318**, 147 (1970). — Skinner, S. L., McCubbin, J. W., Page, I. H.: Control of renin secretion. Circulat. Res. **15**, 64 (1964). — Stein, E.: Herz- und Kreislaufdynamik bei Hypertonie. In: Heintz, R., Losse, H., Arterielle Hypertonie, S. 139. Stuttgart: Thieme 1969. — Thurau, K., Schnermann, J.: Die Natriumkonzentration an den Macula-densa-Zellen als regulierender Faktor für das Glomerulumfiltrat. Klin. Wschr. **43**, 410 (1965). — Tigerstedt, R., Bergman, P. G.: Niere und Kreislauf. Skand. Arch. Physiol. 8, 223 (1898). — Tobian, L.: Physiology of the juxtaglomerular cells. Ann. intern. Med. **52**, 395 (1960); — Renin release and its role in renal function and the control of salt balance and arterial pressure. Fed. Proc. **26**, 48 (1967). —

Vander, A. J.: Control of renin release. Physiol. Rev. 47, 359 (1967). — Veyrat, R., Champlain, J. de, Boucher, R., Genest, J.: Measurement of human arterial renin activity in some physiological and pathological states. Canad. med. Ass. J. 90, 215 (1964). — Wakerlin, G. E.: From Bright toward light: The story of hypertension research. Circulation 26, 1 (1962). — Wehner, H., Renner, E., Edel, H. H., Buchborn, E., Bohle, A.: Zur pathologischen Anatomie und Klinik der Glomerulonephritis. II. Die postakuten und chronischen Glomerulonephritiden. Klin. Wschr. 47, 742 (1969). — Zollinger, H.: Niere und ableitende Harnwege. In: Doerr, W., Uehlinger, E., Spezielle pathologische Anatomie, Bd. 3. Berlin-Heidelberg-New York: Springer 1966.

Dozent Dr. D. Meyer
Patholog. Inst. d. Universität
D-7400 Tübingen

Pathophysiologie der renalen Hypertonie

M. Ziegler

Die Abhängigkeit des Blutdrucks von vielen untereinander in Beziehung stehenden Faktoren findet ihren Ausdruck in der von Page [39] entwickelten Mosaiktheorie (Abb. 1). Alle Komponenten der Blutdruckkontrolle stehen zueinander in Beziehung, die Konstanterhaltung des Systems erfolgt über neurale und chemische Faktoren. Bei Änderung einer Komponente wird durch Änderungen anderer Komponenten das Gleichgewicht des Systems erhalten. Dominiert zeitweilig ein Faktor, so bedeutet dies nicht, daß alle anderen Faktoren zu wirken aufhören, sie sind lediglich auf einem anderen Niveau wirksam. So betrachtet, muß man die arterielle Hypertonie als eine „Regulationskrankheit" bezeichnen.

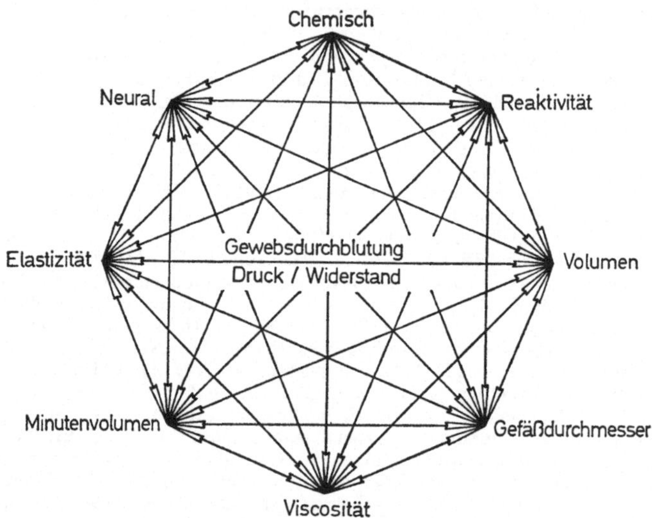

Abb. 1. Die Mosaiktheorie der Hypertonie (I. H. Page)

Als Hypertonie ist jede Blutdrucksteigerung über 140 bis 150 mmHg systolisch und 90 bis 100 mmHg diastolisch zu bezeichnen, die nicht nur kurzfristig reaktiv auftritt [58].

Man unterscheidet die primäre oder essentielle Hypertonie mit bisher unbekannter Ursache von der sekundären Hypertonie mit bekannter Ursache. Zur sekundären nicht renal bedingten Hypertonie zählen die adrenale (Phäochromocytom), adrenocorticale (Conn-Syndrom), kardiovasculäre (z. B. Aortenisthmusstenose) und neurogene (Entzügelungshochdruck) Hypertonie. Bei der renalen

Hypertonie sind prärenale, renale oder postrenale Veränderungen als Ursache nachweisbar. Alle Erkrankungen der Nierenarterien, des Nierenparenchyms sowie der perinephritischen Gewebe und der harnableitenden Wege können mit einer Hypertonie einhergehen. Im Experiment ist es möglich, durch ähnliche Veränderungen — wie Verengung der Nierenarterien, Masugi-Nephritis, Cellophan-Perinephritis oder Ureterverschluß — eine arterielle Hypertonie zu erzeugen [18].

Während die Pathogenese der nicht renalen Hypertonieformen weitgehend bekannt ist und durch entsprechende Eingriffe — wie z. B. beim Phäochromocytom — der Blutdruck einfach normalisiert werden kann, ist die Genese der renalen Hypertonie außerordentlich komplex und nur teilweise geklärt. Die Niere ist nicht nur ein exkretorisches Organ, sondern auch über humorale Wirkstoffe sowohl an der Erythropoese als auch an der Homoöstase des Natriumhaushalts und des Blutvolumens sowie des Blutdrucks beteiligt. Es ist daher nicht anzunehmen, daß die renale Hypertonie einfach Folge einer Ausscheidungsinsuffizienz für blutdrucksteigernde Substanzen, Wasser und Elektrolyte ist. Wesentlichen Anteil haben mit Sicherheit in der Niere gebildete vasopressive und vasodepressive Substanzen und deren Inhibitoren oder Aktivatoren, d. h. die Niere kann über mehrere Faktoren an der Genese einer Hypertonie beteiligt sein. Die bisher bekannten ätiologischen Faktoren der renalen Hypertonie sollen näher betrachtet werden.

Mehr als 50 Jahre stand das 1898 von Tigerstedt u. Bergmann [48] erstmals beschriebene Renin im Mittelpunkt der Hochdruckforschung. Unter dem Einfluß von Volhard, der bei seiner klinischen Einteilung in roten und blassen Hochdruck als Ursache für letzteren ein humorales Agens renalen Ursprungs (Renin?) annahm, gelang es 1930 Hartwich [19] und 1934 Goldbladt [14] bei Hunden durch Drosselung der Blutzufuhr zu einer Niere eine Blutdrucksteigerung zu erzeugen. Weitere Untersuchungen führten zum Nachweis, daß Renin nicht selbst blutdrucksteigernd, sondern als Enzym wirkt [3, 38] (Schema):

Schema. *Das Renin-Angiotensinsystem* (Gross, F., 1963)

Angiotensinogen	Asp	Arg	Val	Tyr	Val	His	Pro	Phe	His	Leu ↓	Leu	Val	Tyr	Ser
(α_2-Globulin)	1	2	3	4	5	6	7	8	9	10	11	12	13	14
										Renin				

Angiotensin I: H · Asp(OH) Arg Val Tyr Val His Pro Phe ↓ His Leu
[Converting enzyme + Cl′]

Angiotensin II: H · Asp(OH) ↓ Arg Val Tyr Val His Pro ↓ Phe
[α-Aminopeptidase] [Endopeptidasen] [Carboxypeptidase]

Inaktive Polypeptide:
- Val Tyr Val His Pro Phe
- Tyr Val His Pro Phe
- Tyr Val His Pro

Renin ist eine Proteinase, die aus dem Substrat Angiotensinogen, einem Protein der α_2-Plasmaglobulinfraktion, das Dekapeptid I freisetzt. In Gegenwart von Chlorionen werden durch ein Converting enzyme 2 C-terminale Aminosäuren von Angiotensin I abgespalten, es entsteht das blutdrucksteigernde Oktapeptid Angiotensin II. Dieses wird durch ubiquitäre Endo- und Ektopeptidasen (Angiotensinase) sofort in inaktive Polypeptide zerlegt [16].

Nachdem Gross [10] durch seine Untersuchungen an Ratten gezeigt hatte, daß dem in normalen Nieren vorkommenden Renin eine physiologische Bedeutung zukommt, konnten mehrere physiologische Funktionen für das Renin-Angiotensinsystem nachgewiesen werden [17].

Renin-Angiotensin ist sowohl an der Regulation des Blutdrucks und des intravasalen Blutvolumens als auch an der Aufrechterhaltung der Natriumhomöostase beteiligt. An der Regulation des Natriumhaushaltes ist das Renin-Angiotensinsystem sowohl über eine Beeinflussung des intrarenalen Gefäßwiderstandes und damit des Glomerulusfiltrats als auch durch Einwirkung auf die Natriumrückresorption in den Nierentubuli sowie durch die Stimulation der Aldosteronsekretion beteiligt. Der Sympathicustonus wird durch Renin-Angiotensin erhöht.

Unklaıheit besteht noch immer über den Stimulus der Reninsekretion, die durch verschiedene Mechanismen beeinflußt werden kann. In akuten und subakuten Versuchen an Ratten wurde gezeigt, daß sowohl eine indirekte Korrelation zwischen zirkulierendem Blutvolumen und der Reninkonzentration im Blut als auch eine indirekte Korrelation zwischen Natriumaufnahme und Reninkonzentration im Blut besteht. In akuten Hundeversuchen wurde bei Herabsetzung des Nierenperfusionsdrucks eine Zunahme der Reninsekretion beobachtet [60]. Diese Versuche gaben auch einen Hinweis dafür, daß Renin über die Bildung von Angiotensin auf das Vas efferens constrictorisch wirkt. Andererseits wurde gezeigt, daß bei Änderung der Nierenfunktion durch Diuretica oder bei einer osmotischen Diurese die Herabsetzung des Nierenperfusionsdruckes ohne Zunahme der Reninsekretion einhergeht [52]. Es ist daher anzunehmen, daß die bei Änderung des zirkulierenden Blutvolumens zu beobachtende Zunahme der Reninsekretion nicht durch eine Änderung des Nierenperfusionsdrucks an sich bedingt ist. Dafür spricht eine weitere Beobachtung. Wird nach akutem Natriumentzug der Verlust des intravasalen Volumens durch Albumin ohne Natrium substituiert, so wird die im Blut erhöhte Reninkonzentration nicht normalisiert, sie fällt jedoch in den Normbereich, wenn gleichzeitig Natrium zugeführt wird [24]. Diskutiert wird eine Receptorfunktion der am Anfang des distalen Tubulus gelegenen Macula densa für die dort anlangende Natriummenge, über welche die Reninsekretion gesteuert werden soll [17, 47]. Die Befunde von Thurau [49], der mittels Mikropunktion die Natriumkonzentration an der Macula densa erhöhte und dadurch das Glomerulusfiltrat beeinflußte, deuten in diese Richtung.

Daß eine Stimulierung der Reninsekretion sowohl durch eine Änderung des zirkulierenden Blutvolumens als auch durch eine Änderung der Natriumzufuhr möglich ist, würde in folgender Hypothese eine Erklärung finden (Abb. 2):

Ein Blutdruckabfall im Vas afferens (1) führt zu einer Herabsetzung des Glomerulusfiltrats (2) und damit zu einer Abnahme des zur Macula densa gelangenden Natriums (3). Dies bewirkt eine Zunahme der Reninsekretion (4) mit Bildung von Angiotensin (5), das sowohl über eine Constriction des Vas efferens (6) zu einer Erhöhung des Glomerulusfiltrats führt als auch über eine Stimulierung der Aldosteronsekretion (7) die Natriumrückresorption im Nierentubulus (8) vermehrt. Die Stimulierung der Reninsekretion über den Receptor Macula densa würde in jedem Fall durch Natrium erfolgen.

Untersuchungen an Hunden gaben einen Hinweis dafür, daß die Sekretion von Renin auch nerval über intrathorakal gelegene Volumenreceptoren gesteuert wird [61].

Unklarheit besteht noch über die Bedeutung des Renin-Angiotensinsystems für die Pathogenese der renalen Hypertonie. Am meisten untersucht wurde die Bedeutung des Renin-Angiotensinsystems für die Pathogenese der renovasculären Hypertonie.

In Analogie zum Hochdruck beim Menschen infolge Nierenarterienstenose kann beim Hund, besser jedoch bei der Ratte, die in dieser Beziehung dem Menschen ähnlicher ist, durch Drosselung der Blutzufuhr zu einer Niere bei intakter kontralateraler Niere ein Hochdruck erzeugt werden.

Bei Ratten steigt der Blutdruck 4 Tage nach Drosselung einer Nierenarterie, hat nach 6 Tagen bereits hypertonische Werte erreicht und steigt in den folgenden 2 bis 4 Wochen weiter an [59]. 3 Tage nach Anlegen einer Klammer an einer Nierenarterie nimmt der Reningehalt der minderdurchbluteten Niere zu und erreicht das Doppelte des Normalwertes. Der Reningehalt der kontralateralen intakten Niere beginnt am 5. Tag abzunehmen und erreicht zwischen dem 14. und 21. Tag nicht meßbare Werte.

Zwischen dem Reningehalt der minderdurchbluteten Niere und der Reninkonzentration im Blut besteht eine direkte Korrelation. 3 Tage nach Drosselung der Blutzufuhr zu einer Niere bei intakter kontralateraler Niere ist die Konzentration von Renin im Blut erhöht und beträgt bereits am 4. Tag das drei- bis vierfache der von Normaltieren. Der Anstieg der Konzentration von Renin im Blut läuft

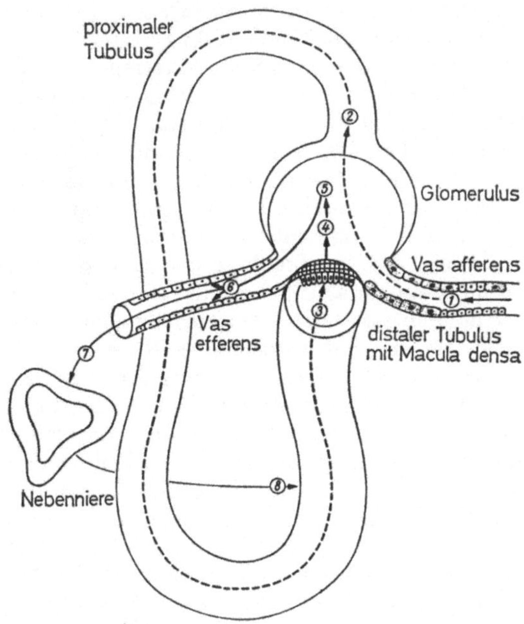

Abb. 2. Regulation der Reninsekretion (s. Text)

somit mit dem Anstieg des Reningehalts in der gedrosselten Niere zeitlich parallel.

Es besteht zwar eine direkte Korrelation zwischen dem Reningehalt der minderdurchbluteten Niere und der Konzentration von Renin im Blut, es besteht jedoch keine Beziehung zwischen der Konzentration von Renin im Blut und dem Verhalten des Blutdrucks. Der Blutdruck beginnt zwar nach dem 4. Tag zu steigen, erreicht aber erst nach 3 bis 4 Wochen seinen Maximalwert. Die vor allem früher geäußerte Auffassung [53], daß das Renin-Angiotensinsystem für die Entstehung des renalen Hochdrucks verantwortlich ist, nicht dagegen für dessen Erhaltung, findet durch diese Befunde keine Stütze. Dagegen spricht auch, daß bei Ratten die Drosselung der Blutzufuhr zu einer Niere nach Exstirpation der kontralateralen Niere auch zu einem Hochdruck führt, jedoch ohne Änderung des Reningehalts der Niere und der Plasmareninaktivität [17].

Bei den meisten Patienten mit Hypertonie liegt — unabhängig von der Art des Hochdrucks — die Konzentration für Renin oder Angiotensin im Blut im Normbereich [1, 9, 13, 33, 37, 40, 42]. Dies gilt auch für den renalen Hochdruck sowohl bei Veränderungen der Nierenarterien als auch bei Erkrankungen des Nierenparenchyms, wie Glomerulonephritis, Pyelonephritis, Niereninfarkte, Hydronephrose oder Perinephritis [2, 9, 50, 51]. Nur bei Patienten mit funktionell wirksamer Nierenarterienstenose ist die Plasmareninaktivität häufiger erhöht als bei Patienten mit nicht renal bedingtem Hochdruck; es wurden aber auch dabei normale und subnormale Werte für die Plasmareninaktivität gefunden [9]. Eine erhöhte Plasmareninaktivität wurde regelmäßig bei Patienten mit maligner Hypertonie infolge Nierenarterienstenose, die mit Retinopathie einherging [4], gefunden. Bei seitengetrennter Bestimmung der Reninaktivität im Nierenvenenblut wurde auf der minderdurchbluteten Seite häufiger eine erhöhte Plasmareninaktivität nachgewiesen [34].

Beim renalen Hochdruck konnte zwar keine Beziehung zwischen Plasmareninaktivität und Blutdruckhöhe, jedoch eine enge Beziehung zwischen der Sekretion von Renin und der Aldosteronsekretionsrate nachgewiesen werden. B. Singer [46] fand bei Ratten nach Drosselung der Blutzufuhr zu einer Niere bei intakter kontralateraler Niere eine Zunahme der Aldosteronsekretion, während Drosselung einer Nierenarterie nach Exstirpation der kontralateralen Niere ohne Zunahme der Aldosteronsekretion einherging. Die Sekretion von Aldosteron läuft somit mit der Plasmareninaktivität parallel. Da es als sicher gilt, daß Angiotensin die Aldosteronsekretionsrate stimuliert, ist die Zunahme der Aldosteronsekretion nach Drosselung einer Nierenarterie bei intakter kontralateraler Niere durch eine Zunahme von Renin-Angiotensin im Blut zu erklären.

Die bedeutende Rolle, die der Zunahme der Aldosteronsekretion und damit der Nebenniere für die Entstehung des Hochdrucks nach Drosselung einer Nierenarterie zukommt, geht auch aus anderen Untersuchungen hervor [23]. Bei adrenalektomierten Ratten, die zur Substitution der Nebennieren kleine Dosen von Cortison erhalten, kann durch Drosselung einer Nierenarterie kein Hochdruck erzeugt werden, obwohl der Reningehalt in der minderdurchbluteten Niere höhere Werte erreicht als bei Ratten mit intakten Nebennieren. Wegen fehlender endogener Aldosteronbildung fällt unter diesen Versuchsbedingungen der Reningehalt in der kontralateralen Niere weniger ab. In anderen Versuchen ließ sich zeigen, daß bei Ratten mit Hochdruck infolge Einengung einer Nierenarterie die Adrenalektomie zu einer Normalisierung des Blutdrucks führt. Dieser Blutdruckabfall kann durch alleinige Substitution mit Aldosteron nicht, dagegen bei gleichzeitiger Applikation von Natrium bzw. Kochsalz verhindert werden.

Hinweise für die Bedeutung des Renin-Angiotensinsystems für die Genese der renovasculären Hypertonie hat man auch aus anderen Untersuchungen zu erhalten versucht. So wurde versucht durch spezifische Blockung mit Antirenin den Blutdruck bei experimenteller renovasculärer Hypertonie zu senken. Die dabei erzielten widersprechenden Ergebnisse sind wahrscheinlich darauf zurückzuführen, daß bisher keine gereinigten Reninpräparate, sondern Nierenextrakte zur Herstellung von „Antirenin" verwendet wurden [7, 10, 56].

Bessere Hinweise für die Rolle des Renin-Angiotensinsystems bei der renovasculären Hypertonie wurden daher von Untersuchungen mit Antiangiotensin erwartet. Kaninchen, die gegen Angiotensin II immunisiert werden, reagieren im Gegensatz zu normalen Kaninchen auf Infusion von Angiotensin II mit keiner Blutdrucksteigerung. Die Ergebnisse über Untersuchungen an Ratten mit renovasculärer Hypertonie, bei denen versucht wurde, den Blutdruck mit Antiangiotensin zu senken, sind jedoch widersprüchlich [5, 8, 20].

Die Bedeutung der minderdurchbluteten Niere für die Entwicklung und Aufrechterhaltung einer renovasculären Hypertonie geht aus anderen Untersuchungen an Ratten hervor [18]. Wird die minderdurchblutete Niere exstirpiert, so fällt der Blutdruck innerhalb einer oder weniger Stunden auf normale Werte ab, unabhängig davon, ob der Hochdruck erst einige Wochen oder bereits mehrere Monate besteht. Allerdings war bei Tieren mit kontralateraler Niere zunächst nur ein partieller Druckabfall und erst nach Exstirpation auch der kontralateralen Niere eine Normalisierung des Blutdrucks zu beobachten. Von manchen Autoren wurde nach Exstirpation der minderdurchbluteten Niere kein Druckabfall beobachtet, wenn die kontralaterale Niere noch vorhanden war. Dabei wurden in der kontralateralen Niere schwere Gefäßveränderungen nachgewiesen, die für die Aufrechterhaltung des Hochdrucks verantwortlich gemacht wurden.

Ähnliche Befunde wurden in der Klinik erhoben. So blieb in vereinzelten Fällen nach Beseitigung einer Nierenarterienstenose der Blutdruck erhöht. Dabei wurden in der kontralateralen Niere Gefäßveränderungen als Folge des Hochdrucks nachgewiesen. Der Blutdruck normalisierte sich erst nach Entfernung der kontralateralen Niere [47].

Interessant ist in diesem Zusammenhang die Beobachtung, daß Nierentumoren mit Hochdruck einhergehen können [58]. F. Linder [28] beobachtete in zwei Fällen den Rückgang einer Hypertonie nach Entfernung von Nierentumoren, die ihrer Lokalisation nach kaum eine Ischämie der Nieren hervorrufen konnten. Er hielt es daher für wahrscheinlich, daß die Blutdrucksteigerung durch pressorische, von den Tumoren produzierte Stoffe hervorgerufen sein könnte.

Wir beobachteten vor 5 Jahren bei einer Patientin mit Hypertonie nach Exstirpation eines Hypernephroms eine Blutdrucknormalisierung, die bis heute anhielt. Sowohl im Tumor als auch im normalen Nierengewebe konnte Renin nachgewiesen werden. In weiteren Untersuchungen mit Zellkulturen von Nierentumoren konnte gezeigt werden, daß die Tumorzellen selbst fähig sind, Renin zu bilden, das möglicherweise an der Entstehung des Hochdrucks bei Nierentumoren beteiligt ist [62].

Es gelang zwar bisher nicht beim renalen Hochdruck eine Korrelation zwischen Plasmareninaktivität und der Blutdruckhöhe nachzuweisen. Alle vorliegenden Befunde sprechen jedoch dafür, daß durch verschiedene Veränderungen an den Nierenarterien bzw. am Nierenparenchym regulatorische Mechanismen gestört werden, woraus ein Hochdruck resultiert. Unter anderem wurde aus verschiedenen Befunden geschlossen, daß die Niere ein drucksenkendes Prinzip enthält, das für die Erhaltung des normalen Blutdrucks erforderlich ist. Dafür sprechen folgende Befunde:

1. Bei Abwesenheit von normalem Nierengewebe entsteht eine Hypertonie, die sog. renoprive Hypertonie.
2. Bei renopriver Hypertonie kann der Blutdruck durch Transplantation von normalem Nierengewebe oder durch Applikation bestimmter Nierenextrakte normalisiert werden.
3. Transplantation einer normalen Niere führt bei Ratten mit renovasculärer Hypertonie und bei hypertonen Patienten zu einer Blutdrucknormalisierung.
4. Exstirpation einer intakten Niere führt bei Hypertonie infolge Nierenarterienstenose oder Perinephritis der kontralateralen Niere zu einer Zunahme der bestehenden Hypertonie.

Tatsächlich gelang es im Experiment mit Extrakten aus medullärem Nierengewebe den Blutdruck bei renopriver Hypertonie sowie bei renovasculärer Hypertonie zu senken [25, 26, 27, 35]. Aus den Extrakten wurden mit den Prostaglandinen A_1 und A_2 identische, saure Lipide mit starker vasodepressiver Wirkung gewonnen.

Ein antihypertensiver Effekt wurde auch mit einem aus der Nierenrinde isolierten Renininhibitor erzielt. Dabei handelt es sich um ein Phospholipid, dessen Struktur noch nicht gänzlich aufgedeckt ist [43, 44, 45]. Mit dieser Substanz konnte sowohl in vitro als auch in vivo die Aktivität von Renin gehemmt werden. Bei Ratten mit renovasculärer Hypertonie infolge Drosselung einer Nierenarterie bei intakter kontralateraler Niere konnte der Blutdruck durch tägliche intramuskuläre Injektion um durchschnittlich 42 mmHg gesenkt werden. Die maximale Wirkung wurde nach 2 bis 4 Tagen erreicht. Nach Unterbrechung der Injektionen steigt der Blutdruck wieder auf den Ausgangswert. Bei normalen Ratten konnte keine Wirkung auf den Blutdruck nachgewiesen werden.

Die Bedeutung von normalem Nierengewebe für die Blutdruckregulation geht daraus hervor, daß die bilaterale Nephrektomie mit der Bildung einer renopriven Hypertonie [41] einhergeht, deren volle Entwicklung durch exogene Faktoren, in der Hauptsache durch Natrium- und Proteinzufuhr, begünstigt wird. Die Beziehung zwischen Natrium und Hypertonie beim renalen Hochdruck ist auch in der Klinik zu beobachten.

Bei einem Teil der Patienten mit Hypertonie im Endstadium der Niereninsuffizienz, die intermittierend hämodialysiert werden, kann allein durch Kochsalz- und Wasserentzug der Blutdruck im Normbereich gehalten werden. Vertes et al. [54] bezeichnen diese Hochdruckform als „Salz-Wasser-abhängige-Hypertonie". Im Gegensatz dazu stehen die Fälle, bei denen trotz Salz-Wasserentzug der Blutdruck auf maligner Höhe bleibt. Dabei ist regelmäßig ein erhöhter Reningehalt der Nieren und eine erhöhte Plasmareninaktivität nachzuweisen; der Blutdruck kann nur durch bilaterale Nephrektomie gesenkt werden. Diese Hochdruckform wurde als „Renin-abhängige-Hypertonie" bezeichnet, wobei angenommen wird, daß die Nierenkrankheit einen Zustand erreicht hat, bei dem die richtige Kombination von Nierenarterien-Nierenparenchymerkrankung erreicht wurde, die den gleichen noch ungeklärten Mechanismus auslöst, wie bei renovasculärer Hypertonie.

Auf die indirekte Beziehung zwischen Natriumzufuhr und Plasmareninaktivität wurde bereits hingewiesen. Diese Beziehung ließ sich auch noch bei Niereninsuffizienz nachweisen, wobei auch bei hochgradiger Verminderung des Nierenparenchyms die Reninproduktion noch beträchtlich sein kann. Es ist daher anzunehmen, daß bei den Patienten mit „Salz-Wasser-abhängiger-Hypertonie" der Natriumentzug während der Blutdrucknormalisierung mit einem Anstieg der Plasmareninaktivität einhergeht. Danach müssen Schwankungen der Plasmareninaktivität beim renalen Hochdruck eher die Folge von Änderungen im Natriumhaushalt sein.

Für die Bedeutung von Natrium für alle Formen der Hypertonie liegen viele Hinweise vor [29, 30, 31, 32]. Zahlreiche Befunde aus Untersuchungen am Menschen und aus Tierversuchen deuten auf einen Einfluß des extra-intracellulären Natriumkonzentrationsgradienten auf die Kontraktion der glatten Gefäßmuskulatur hin [11, 12, 21]. Dabei scheint für die Entstehung einer arteriellen Hypertonie weniger das gesamte Körpernatrium als dessen Verteilung im Körper bedeutungsvoll. Die Verteilung von Natrium zwischen extra- und intracellulärem Raum und damit die Blutdruckregulation ist abhängig von Niere, Nebenniere und diätetischer Zufuhr von Natrium. Auf die Bedeutung der diätetischen Zufuhr von Natrium für den Blutdruck weisen auch die Untersuchungen von Dahl [6], der in epidemiologischen Untersuchungen eindeutig eine direkte Beziehung zwischen Kochsalzeinnahme und der an Hochdruck erkrankten Menschen fand.

Die Bedeutung von Natrium bzw. Kochsalz für den renovasculären Hochdruck geht daraus hervor, daß bei Ratten mit renovasculärer Hypertonie der Blutdruck durch Kochsalzentzug gesenkt werden kann, während die Reninkonzentration im Blut weiter ansteigt [35]. Bei renal hypertonen Hunden ließ sich durch Zufuhr oder Entzug von Natrium die Reninkonzentration im Plasma senken oder steigern, ohne daß dadurch der Hochdruck beeinflußt wurde. Diese Befunde wurden in der Klinik bestätigt [4, 66].

Dies ist ein Hinweis dafür, daß das Renin-Angiotensinsystem bei der Entstehung und Aufrechterhaltung der renovasculären Hypertonie nur indirekt beteiligt ist, wahrscheinlich über die Stimulierung der Aldosteronsekretion, die eine Zunahme der Natriumrückresorption bewirkt. Über einen Anstieg des Natriumgehalts der Arterien nimmt die Reaktivität der Arterien gegenüber vasopressiven

Substanzen zu. Dafür spricht die bei natriumverarmten Ratten abgeschwächte Blutdruckwirkung von Angiotensin, Renin und in geringem Maße von Noradrenalin [21]. Bei normotonen Personen mit familiärer Hochdruckbelastung und bereits nachgewiesener Erhöhung der Natriumkonzentration in den Erythrocyten konnte eine gesteigerte Reagibilität des Gefäßsystems auf Noradrenalin und Angiotensin nachgewiesen werden [57].

Zusammenfassung und Schlußfolgerung

Der Blutdruck ist eine außerordentlich komplexe Größe, an dessen Regulation die Niere über mehrere Faktoren beteiligt sein kann. Die Bedeutung von Renin hinsichtlich der über Angiotensin vasopressiven Funktion und der vasodepressiven Substanzen ist noch unklar. Mit Sicherheit besteht nicht nur ein Antagonismus zwischen blutdrucksteigernden Substanzen und deren Inhibitoren oder blutdrucksenkenden Substanzen. Vielmehr scheint auch bei der Pathogenese der renalen Hypertonie die Regulation der Natriumverteilung im Körper im Vordergrund zu stehen, an der die Niere nicht nur durch ihre exkretorische Funktion sondern auch über das Renin-Angiotensinsystem beteiligt ist.

Literatur

1. Barbour, B. H., Hill, J., Barbour, A.: Clin. Res Proc. **13**, 201 (1965). — 2. Blaufaux, M. D., Birbari, A. E., Hickler, R. B., Merrill, J. P.: Clin. Res Proc. **14**, 371 (1966). — 3. Braun-Menendez, E., Fasciolo, J. C., Leloir, L. F., Munoz, J. M.: J. Physiol. (Lond.) **98**, 283 (1940). — 4. Brown, J. J., Davies, D. L., Lever, A. F., Robertson, J. I. S.: Brit. med. J. **1965 II**, 1215. — 5. Christlieb, A. R., Biber, T. U. L., Hickler, R. B.: J. clin. Invest. **48**, 1506 (1969). — 6. Dahl, L. K.: In: Essentielle Hypertonie. Berlin-Göttingen-Heidelberg: Springer 1960. — 7. Deodhar, S. D., Haas, E., Goldblatt, H.: J. exp. Med. **119**, 425 (1964). — 8. Eide, J., Aars, H.: Nature (Lond.) **222**, 571 (1969). — 9. Fritz, A. E., Armstrong, M. L.: Circulation **29**, 409 (1964). — 10. Frank, M. H.: Circulat. Res. **12**, 241 (1963). — 11. Friedman, S. M., Jamieson, J. D., Friedman, C. L.: Circulat. Res. **7**, 44 (1959). — 12. Friedman, S. M., Allardyse, D. B.: Circulat. Res. **11**, 84 (1962). — 13. Genest, J., de Champlain, J., Strong, C., Boucher, R.: In: L'Expansion Scientifique Française 1966. — 14. Goldblatt, H., Lynch, J., Hanzal, R. F., Summerville, W. W.: J. exp. Med. **59**, 347 (1934). — 15. Gross, F.: Klin. Wschr. **36**, 693 (1958). — 16. Gross, F.: Naunyn-Schmiedebergs Arch. exp. Path. Pharmak. **245**, 196 (1963). — 17. Gross, F., Brunner, H., Ziegler, M.: Recent Progr. Hormone Res. **21**, 119 (1965). — 18. Gross, F.: Experimentelle Hypertonic: In: Arterielle Hypertonie. Stuttgart: Thieme 1969. — 19. Hartwich, A.: Z. ges. exp. Med. **69**, 462 (1930). — 20. Hedwall, P. R.: Brit. J. Pharmacol. **34**, 623 (1968). — 21. Heizmann, A., Klaus, D.: Klin. Wschr. **45**, 659 (1967). — 22. Hollenberg, N. K., Epstein, M., Basch, R. J., Couch, N. P., Hickler, R. B., Merrill, J. P.: Amer. J. Med. **47**, 855 (1969). — 23. Johnston, C. J., Kaiser, P., Gross, F.: J. Lab. clin. Med. **71**, 1013 (1968). — 24. Klaus, D., Bocskor, A.: Med. Welt (Stuttg.) **42**, 2259 (1968). — 25. Lee, J. B., Hickler, R. B., Saravis, C. A., Thorni, G. W.: Circulat. Res. **13**, 359 (1963). — 26. Lee, J. B., Covino, B. G., Takman, B. H., Smith, E. R.: Circulat. Res. **17**, 57 (1965). — 27. Lee, J. B., Gougoutas, J. Z., Takman, B. H., Daniels, E. G., Grostic, M. F., Pike, J. E.: J. clin. Invest. **45**, 1036 (1966). — 28. Linder, F.: Klin. Wschr. **31/32**, 498 (1946). — 29. Mertz, D. P.: Verh. dtsch. Ges. Kreisl.-Forsch. **28**, 42 (1962). — 30. Mertz, D. P.: Die extrazelluläre Flüssigkeit (Biochemie und Klinik). Stuttgart: Thieme 1962. — 31. Mertz, D. P.: Z. klin. Med. **157**, 529 (1963). — 32. Mertz, D. P.: Klin. Wschr. **48**, 187 (1970). — 33. Meyer, P., Lorain, M. F., Milin, J. Y., Methot, A. L., Lagrue, G., Milliez, P.: Rev. franç. Etud. clin. biol. **9**, 862 (1964). — 34. Meyer, P., Milliez, P., Alexandre, J. M., Devaux, C.: Lancet **1966 I**, 1429. — 35. Miksche, L., Gross, F.: Pers. Mitteilung (1969). — 36. Muirhead, E. E., Jones, F., Stirman, J. A.: J. Lab. clin. Med. **56**, 167 (1960). — 37. Mulrow, P. J., Lytton, B., Stansel, H. C.: In: L'hypertension artérielle, p. 296 (Milliez, P., Tcherdakoff, P., Eds.). Paris: L'Expansion Scientifique Française 1966. — 38. Page, J. H., Hellmer, O. M.: J. exp. Med. **71**, 29 (1940). — 39. Page, J. H.: Die Mosaik-Theorie der Hypertonie. In: Essentielle Hypertonie. Berlin-Göttingen-Heidelberg: Springer 1960. — 40. Peart, W. S.: Verh. dtsch. Ges. Kreisl.-Forsch. **28**, 1 (1962). — 41. Renoprival Hypertension: In: Renal Hypertension (Page, J. H., McCubbin, J. W., Eds.). Chicago: Year book medical publishers, Inc. 1969. — 42. Schwartz, J., Bloch, R., Velly, J., Imbs, J. L.: In: L'hypertension artérielle, p. 33 (Milliez, P., Tcherdakoff, P., Eds.). Paris: L'Expansion Scientifique Française 1966. — 43. Sen, S., Smeby, R. R., Bumpus, F. M.: Biochemistry **6**, 1572 (1967). — 44. Sen, S., Smeby, R. R., Bumpus, F. M.: Amer. J. Physiol. **214**, 337 (1968). — 45. Sen, S., Smeby, R. R., Bumpus, F. M.: Amer. J. Physiol. **216**, 499 (1969). — 46. Singer, B., Losito, C., Salmon, S.: Acta endocr. (Kbh.) **44**, 505 (1963). — 47. Stamey, A. T.: In: Renovascular hypertension. Baltimore, Maryland: Williams and Wilkins 1963. — 48. Tigerstedt, R., Bergmann, P. G.: Skand. Arch. Physiol. 8, 223 (1898). — 49. Thuran, K., Schnermann, J.: Klin. Wschr. **43**, 410 (1965). — 50. Tu, W. H.: Circulation **31**, 686 (1965). — 51. Tucker, R. M., Hunt, J. C., Maher, F. C., Sheps, S. G., Greene, L. F.: Circulation **32**, II/209 (1965). —

52. Vander, A. J., Miller, R.: Amer. J. Physiol. 207, 537 (1964). — 53. Verniery, A.: Med. T. Geneesk 97, 1496 (1953). — 54. Vertes, V., Cangiano, J. L., Berman, L. B., Gould, A.: New Engl. J. Med. 280, 978 (1969). — 55. Veyrat, R., de Champlain, J., Boucher, R., Genest, J., Muller, A. F.: Canad. med. Ass. J. 90, 215 (1964). — 56. Wakerlin, G. E., Bird, R. B., Brennan, B. B., Frank, M. H., Kremen, S., Kuperman, I., Skom, J. H.: J. Lab. clin. Med. 41, 708 (1953). — 57. Wessels, F., Losse, H.: Klin. Wschr. 45, 850 (1967). — 58. Wollheim, E., Moeller, J.: In: Hypertonie. Hdb. Innere Medizin. Berlin-Göttingen-Heidelberg: Springer 1960. — 59. Ziegler, M., Schaechtelin, G.: Verh. dtsch. Ges. Urol. 21, 225 (1966). — 60. Ziegler, M., Janzik, W.: Urologe 7, 115 (1968). — 61. Ziegler, M., Miksche, L., Möhring, H., Weigand, W.: In Vorbereitung. — 62. Ziegler, M., Miksche, L., Möhring, K., Möhring, H.: In Vorbereitung.

Privat-Dozent Dr. M. Ziegler
Abt. f. Urologie d. Chirurg. Univ.-Klinik
D-6900 Heidelberg

Klinik und Differentialdiagnose der renalen Hypertonie

W. Kaufmann

Allen klinisch relevanten arteriellen Hypertonieformen ist gemeinsam, daß sie durch eine sog. diastolische Hypertonie gekennzeichnet sind. Dieser auch als Widerstandshochdruck bezeichnete Zustand des vasculären Systems läßt sich mit Hilfe hämodynamischer Parameter definieren.

Zwischen peripherem Gefäßwiderstand und Herzzeitvolumen besteht normalerweise ein mathematisch formulierbarer funktioneller Zusammenhang, der sich im Sinne einer exponentiellen Funktion beschreiben läßt (Conway). Bei Kranken mit diastolischer Hypertonie wird diese Beziehung in der Weise abgewandelt, daß der Gefäßwiderstand bei gleichem Herzzeitvolumen in allen Bereichen eindeutig höher liegt. Die Ursachen für diese Widerstandszunahme sind vielschichtig. Ihre hämodynamischen Folgen bestehen in cerebraler, kardialer und renaler Minderdurchblutung.

Die renale Hypertonie ist weder in pathogenetischer noch in ätiologischer Hinsicht eine Einheit. Abb. 1 zeigt, daß sowohl parenchymatöse und vasculäre Nephropathien als auch obstruktive Uropathien mit einer arteriellen Drucksteigerung einhergehen können.

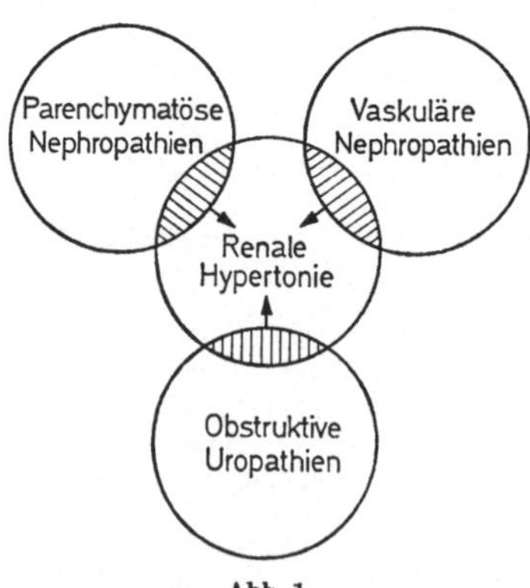

Abb. 1

1. Renal-parenchymatöse Hypertonie [10, 11, 12, 15]

Renal-parenchymatöse Hypertonien werden bei doppelseitigen und einseitigen Nierenaffektionen beobachtet (Tabelle 1). Unter den doppelseitigen Nephropathien kommt insbesondere den Glomerulo- und Pyelonephritiden, den Cystennieren, der

Glomerulosklerose, den Nierenaffektionen bei Kollagenosen und der Schwangerschaftsnephropathie die größte klinische Bedeutung zu. Eine zur Hypertonie führende einseitige Nephropathie stellt nicht selten die Nierenhypoplasie mit aufgepfropfter chronischer Pyelonephritis dar.

Die Häufigkeit der Hypertonie bei parenchymatösen Nierenkrankheiten ist sehr unterschiedlich: Sie beträgt bei chronischen Glomerulonephritiden etwa 85%, bei cystischer Nierendegeneration 75%, bei akuter bzw. subakuter Glomerulonephritis etwa 60%, bei chronischer Pyelonephritis und unilateraler Hypoplasie und Atrophie sowie Ektopie etwa 40%. LE, diabetische Glomerulosklerose, multiples Myelom und Amyloidose weisen nur eine Hypertoniehäufigkeit von um bzw. unter 25% auf. Über die Ursachen dieses Verhaltens sind bislang keine eindeutigen Aussagen möglich.

Für die Beurteilung der Nierenfunktion können verschiedene Parameter herangezogen werden. Da parenchymatöse Nephropathien mit Veränderung der Nierenhämodynamik einhergehen, gelingt die verläßlichste Quantifizierung der Funktionsstörung durch Messung von Durchblutungsgröße und Glomerulumfiltration in Beziehung zur Azotämie.

Tabelle 1. *Ursachen der renal-parenchymatösen Hypertonie*

A. *Doppelseitige Nephropathien*
1. Akute Glomerulonephritis
2. Chronische Glomerulonephritis
3. Chronische Pyelonephritis
4. Cystennieren
5. Glomerulosklerose (Kimmelstiel-Wilson)
6. LE-Nieren
7. Sklerodermienieren
8. Schwangerschaftsnephropathien
9. Nierenamyloidose
10. Plasmocytomnieren

B. *Einseitige Nephropathien*
1. Chronische Pyelonephritis
2. Nierentuberkulose
3. Nierenhypoplasie
4. Nierencysten
5. Nierentumoren

Zwischen Filtratgröße und Kreatininkonzentration im Serum besteht ein funktioneller Zusammenhang: Bis zu einer Abnahme des Glomerulumfiltrates von etwa 40 ml/min/1,73 m^2 kann die Kreatininkonzentration des Serums im Normbereich liegen. Erst unterhalb dieser Werte steigt die Kreatininkonzentration des Serums als Parameter der Azotämie in exponentieller Weise an (Mertz, Sarre u. Kremer). Seitendifferenzen der nierenhämodynamischen Größen lassen sich durch separate Harnuntersuchungen feststellen.

Ein weiteres Charakteristikum parenchymatöser Nephropathien besteht in der Beeinflussung von Wasser- und Elektrolythaushalt sowie des Säurebasengleichgewichtes.

Mit zunehmender Niereninsuffizienz entwickelt sich eine Wasserretention mit Expansion des extra- und intracellulären Flüssigkeitsvolumens. Die Volumina dieser Flüssigkeitsräume sind mit Hilfe von Verdünnungsmethoden eruierbar. Für klinisch-praktische Belange hat sich die Bestimmung des zirkulierenden Blutvolumens bewährt. Mit Hilfe dieser Methode läßt sich die vorliegende Hypervolämie am raschesten feststellen.

Die Veränderungen der Serumelektrolyte und des Säurebasengleichgewichtes bei chronischer Glomerulonephritis und Pyelonephritis in Vergleich zu den entsprechenden Veränderungen bei nephrotischem Syndrom und akutem Nierenversagen gehen aus den Abb. 2a bis c hervor, denen eine Untersuchung von 115 Fällen zugrunde liegt. Auf der Abszisse dieser Abbildungen sind fünf verschiedene Azotämiegrade aufgetragen (nach Kaufmann u. Ilg).

Bei allen untersuchten Krankheitsgruppen ist die Natriumkonzentration des Serums bis zu einer Kreatininkonzentration von 7,0 mg-% normal, erst oberhalb

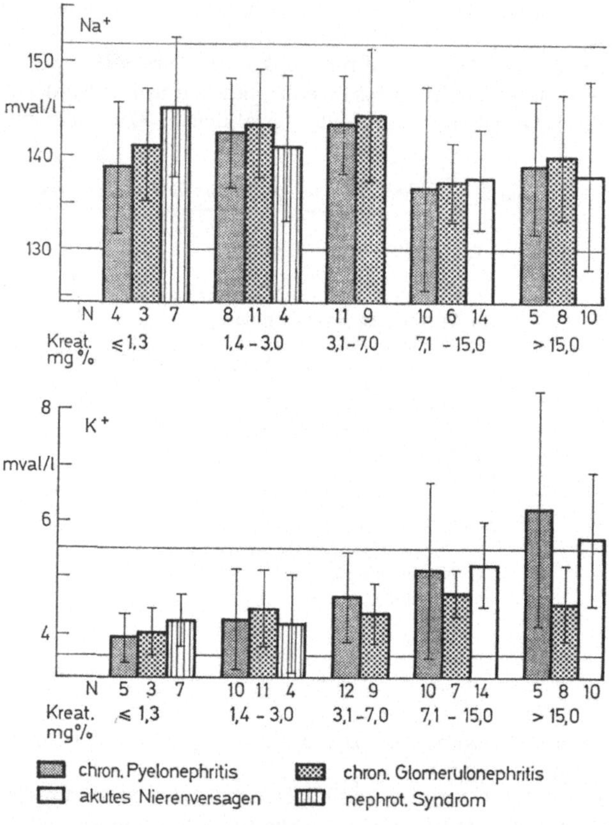

Abb. 2a

dieses Retentionsgrades fällt sie eindeutig ab, ohne allerdings im Mittel unter den unteren Normbereich abzufallen (Abb. 2a). Die Kaliumkonzentration zeigt dagegen mit zunehmender Azotämie eine ansteigende Tendenz. Hyperkaliämische Werte werden regelmäßig aber erst bei Kreatininkonzentrationen oberhalb 15 mg-% beobachtet (Abb. 2a).

Bei den gleichen Graden der Azotämie sinken die Calciumkonzentrationen des Serums unter den Normbereich ab, während ceteris paribus ein ausgeprägter Phosphatstau beobachtet wird, der bereits bei Kreatininkonzentrationen zwischen 7,1 bis 15 mg-% deutlich ist (Abb. 2b).

Eine bei 115 Fällen durchgeführte vergleichende Analyse ergab, daß die HCO_3-Konzentration des Serums mit zunehmender Azotämie abfällt, ohne daß eine ausreichende respiratorische Kompensation möglich ist (Abb. 2c). (Aus Gründen der

Übersichtlichkeit wurde die PCO_2-Konzentration hier nicht dargestellt). Als Folge dieser Störung besteht eine metabolische Acidose, die bei hohen Retentionsgraden dekompensiert ist. Bemerkenswerterweise ist diese Störung des Säurebasengleichgewichtes bei Kranken mit chronischer Pyelonephritis statistisch signifikant stärker ausgeprägt als bei chronischer Glomerulonephritis (Kaufmann u. Ilg).

Es ist besonders hervorzuheben, daß eine Abnahme der HCO_3-Konzentration bereits bei einer relativ geringen Azotämie (Kreatininkonzentration zwischen 1,4 bis 3,0 mg-%) vorhanden sein kann.

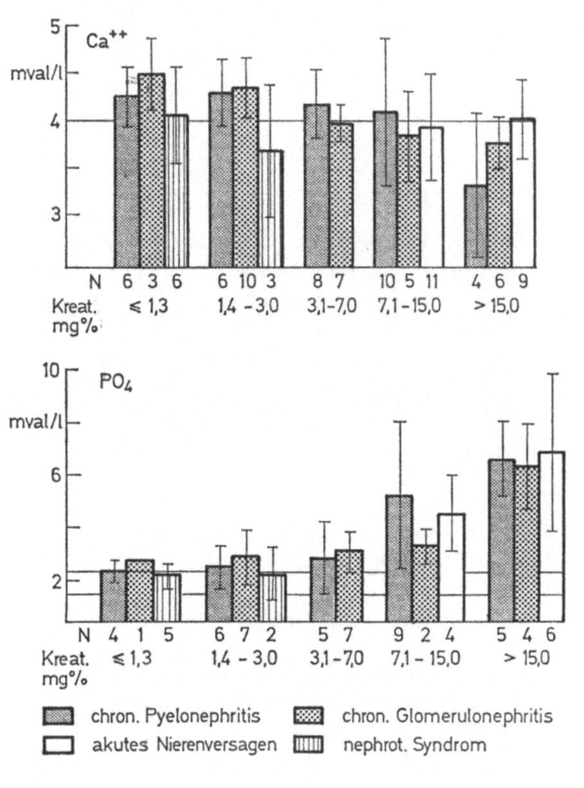

Abb. 2b

Unter den Leitsymptomen der renal-parenchymatösen Hypertonie (Tabelle 2) kommt daher der metabolischen Acidose neben der Widerstandshypertonie eine wesentliche Bedeutung zu. Hyperkaliämie, Hypocalcämie und Hyperphosphatämie sind in der Regel erst bei fortgeschrittener Niereninsuffizienz nachweisbar.

2. Hypertonie bei obstruktiver Uropathie [1, 8, 11]

Die Abtrennung einer renalen *Hypertonie bei obstruktiver Uropathie* ist lediglich aus formaldiagnostischen Gründen gerechtfertigt. Die in Tabelle 3 aufgeführten Ursachen wie Prostatahypertrophie bzw. Carcinom, Genitalneoplasmen, Strikturen im Bereich der ableitenden Harnwege, Urolithiasis, retroperitoneale Fibrose und (in seltenen Fällen) Aortenaneurysmen führen über eine Hydro- oder Pyonephrose bzw. eine chronische Pyelonephritis zu pathologischen Veränderungen des Nierenparenchyms, so daß vom pathophysiologischen Standpunkt eine Subsummierung der aufgeführten ätiologischen Faktoren unter dem Begriff der renal-parenchymatösen Hypertonie adäquater wäre.

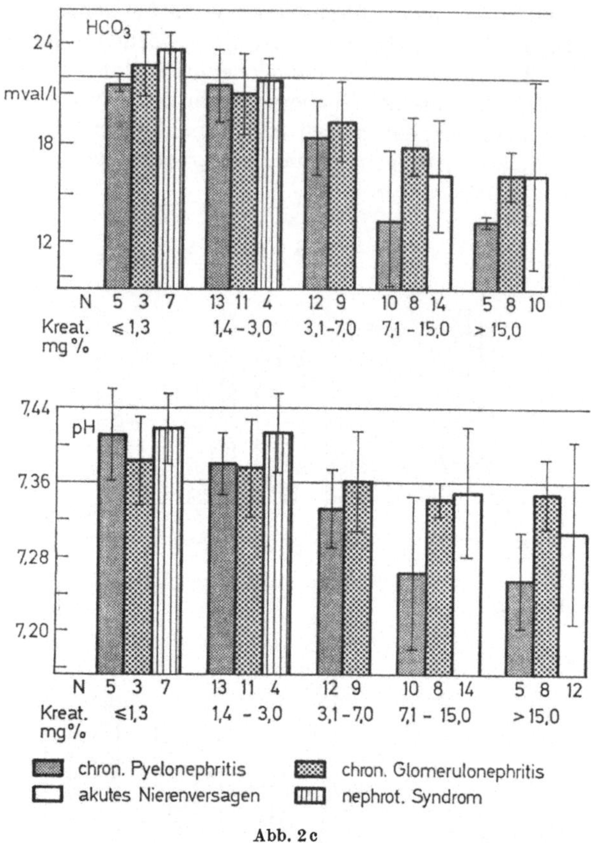

Abb. 2c

Tabelle 2. *Leitsymptome bei renal-parenchymatöser Hypertonie*

Widerstandshochdruck („diastolic hypertension“)
Azotämie
Metabolische Acidose
Hyperkaliämie
Hypocalcämie
Hyperphosphatämie

Tabelle 3. *Hypertonie bei obstruktiver Uropathie*

Prostatahypertrophie (bzw. Ca.)
Genitalneoplasma
Strikturen
Urolithiasis
Retroperitoneale Fibrose
Aortenaneurysma
Hydronephrose-Pyonephrose

Pathogenetisch dürfte dabei eine Verminderung von renaler Durchblutungsgröße und glomerulärer Filtration wesentlich sein.

Die klinische Symptomatologie wird einmal vom Lokalbefund und zum anderen vom Grad der bestehenden renalen Funktionsstörung bestimmt. Bei unilateraler obstruktiver Uropathie mit normaler kontralateraler Nierenfunktion entwickelt sich eine Hypertonie seltener als bei bilateraler Obstruktion. Diagnostisch führen hier Abdomenübersichtsaufnahmen, i. v. Pyelographie, Isotopennephrographie, Cystoskopie und/oder retrograde Pyelographie auf die richtige Fährte (s. bei Vahlensiek).

3. Renovasculäre Hypertonie [3, 4, 5, 6, 8, 12, 14, 15]

Unter den durch Nierenaffektionen bedingten Blutdrucksteigerungen beansprucht die sog. *renovasculäre Hypertonie* gegenwärtig sowohl vom wissenschaftlichen als auch vom klinischen Standpunkt das größte Interesse. Hierzu haben einmal die klassischen Experimente von Hartwich u. Goldblatt, ferner unsere neuen Erkenntnisse über das Renin-Angiotensin-Aldosteronsystem und schließlich im Laufe der letzten Jahre entwickelte Operationsverfahren beigetragen. Auf eine einfache Formel gebracht, stellt die renovasculäre Hypertonie das klinische Äquivalent der tierexperimentell durch Klammerung einer Nierenarterie erzeugbaren Blutdruckerhöhung dar.

Tabelle 4. *Ursachen der renovasculären Hypertonie*
(modifiziert nach Brest u. Bower, 1966)

A. *Erworben*
  1. Arteriosklerose
    a) der Arteria renalis
    b) Aorta (mit ansteigender thrombotisch bedingter Okklusion)
  2. Thrombose oder Embolie der Arteria renalis
  3. Renale Arteriitis (Endangiitis obliterans, Periarteriitis nodosa)
  4. Trauma der Arteria renalis (mit Thrombose, perirenalem Hämatom, Aneurysma, arteriovenöser Fistel, Verschluß durch Fremdkörper)
  5. Tumor oder Fibromatose der Arteria renalis

B. *Kongenital*
  1. Fibroplasie der Arteria renalis
    a) fibröse Intimastenose
    b) fibromuskuläre Mediastenose
    c) periarterielle fibröse Stenose
  2. Stenose der Aorta abdominalis
  3. Nierenarterienaneurysma
  4. Renale arteriovenöse Fistel

Beim Menschen können ursächlich sowohl erworbene als auch angeborene Gefäßveränderungen zugrunde liegen (Tabelle 4). Mit einer Incidenzrate von etwa 75% ist die arteriosklerotisch bedingte Nierenarterienstenose am häufigsten. Knapp 20% der Fälle werden durch eine Fibroplasie der Arteria renalis hervorgerufen, während der Rest von 5 bis 7% durch Thrombosen, Embolien, Arteriitis, Traumen, Tumoren, Nierenarterienaneurysmen und arteriovenöse Fisteln bedingt ist. Für die sichere Verifizierung ist die Angiographie eine conditio sine qua non.

Zur Beurteilung der Frage, ob der angiographisch festgestellte Gefäßprozeß die Ursache der Hypertonie ist, sind verschiedene Testverfahren wie Howard-, Steamey- und Rapoport-Test angegeben worden. Auf Einzelheiten kann hier nicht eingegangen werden.

Angeregt durch die tierexperimentellen Befunde von Davis et al., haben in den letzten Jahren Analysen des Renin-Angiotensin-Aldosteronsystems für die Funktionsdiagnostik eine Bedeutung erlangt. Es besteht Übereinstimmung darüber, daß funktionell wirksame Nierenarterienstenosen des Menschen in etwa 70 bis 90% der Fälle eine gesteigerte Reninaktivität des peripheren- und Nierenvenenblutes aufweisen. Hieraus folgt jedoch, daß es im Einzelfall mit Sicherheit funktionell wirksame Nierenarterienstenosen gibt, die mit einer normalen Reninaktivität des Venenblutes einhergehen. Unter Stimulationsbedingungen (Salzrestriktionen +

Orthostase) tritt in der Mehrzahl der Fälle eine ausgeprägte Zunahme der Reninaktivität ein, die diejenige bei essentieller Hypertonie im Mittel eindeutig übertrifft. Im Einzelfall kann allerdings die Stimulation ausbleiben, sodaß die Aussage auch dieser Methode limitiert ist.

Nach Kaufman, Lupu u. Maxwell (1969) besteht das verläßlichste funktionelle Kriterium in der Bestimmung des Quotienten aus ipsilateraler und kontralateraler Reninaktivität des Nierenvenenblutes. Unabhängig von den gemessenen Absolutwerten ist nach Ansicht dieser Autoren ein Quotient von größer als 2,2 für die ursächliche Bedeutung der betreffenden Niere für die Hochdruckentwicklung beweisend. Nach Gefäßrekonstruktion oder Nephrektomie kann somit mit einer Normalisierung des Blutdruckes gerechnet werden. Unter den von Kaufman, Lupu u. Maxwell beobachteten Fällen trat bei Quotienten über 2,2 in allen Fällen postoperativ eine Normalisierung des Blutdruckes ein.

Bei schwerer funktionell wirksamer Nierenarterienstenose kann es nicht nur zu Hyperreninämie, sondern auch zu einem induzierten Aldosteronismus kommen. Die erhöhte Aldosteronaktivität führt ihrerseits zu Natriumretention und zusätzlich zu einer gesteigerten Elimination von Kalium- und Wasserstoffionen. Die gelegentlich bei schwerer funktionell wirksamer Nierenarterienstenose beobachtete Hyponatriämie kommt wahrscheinlich dadurch zustande, daß eine gleichzeitig bestehende Erhöhung des Angiotensin-II-Spiegels im Blut unter den Bedingungen der Hypertonie zu Natriurese führt (Peart u. Brown).

Aus dem Verhalten des Renin-Angiotensin-Aldosteronsystems ergibt sich ein wesentliches Unterscheidungsmerkmal (Tabelle 5):

Tabelle 5. *Leitsymptome bei renovasculärer Hypertonie*

Leitsymptome
Widerstandshochdruck („diastolic hypertension")
Hypokaliämie
Metabolische Alkalose
(Hyponatriämie)

Während — wie betont — bei der renal-parenchymatösen Hypertonie frühzeitig eine Tendenz zur metabolischen Acidose und mit steigender Niereninsuffizienz eine solche zur Hyperkaliämie erkennbar wird, bestehen bei der renovasculären Hypertonie — erklärbar durch den vorliegenden Hyperaldosteronismus — eine Kaliummangelsituation (Hypokaliämie) mit metabolischer Alkalose. Bei typischen Fällen ist somit allein auf Grund der biochemischen Symptome eine Differenzierung in renal-parenchymatöse und renovasculäre Hypertonie möglich.

Ergänzend ist hier zu betonen, daß eine Hypertonie mit kaliopenischer metabolischer Alkalose auch bei maligner Nephroangiosklerose, salzverlierender Nephropathie und Morbus-Liddle bestehen kann.

Wie der in Abb. 3 demonstrierte Einzelfall zeigt, ist eine Umkehr der biochemischen Symptomatologie durchaus möglich.

Bei dem 39jährigen Mann lag eine maligne Nephroangiosklerose mit stark erhöhten diastolischen Druckwerten, gesteigerter Reninaktivität und eindeutig erhöhter Aldosteronsekretionsrate sowie Exkretionsrate vor. Als Folge des sekundären Aldosteronismus bestand eine Hypokaliämie mit metabolischer Alkalose, d. h. das auch für renovasculäre Hypertonie charakteristische Leitsymptom.

Innerhalb von 6 Wochen kam es zu progressiver Niereninsuffizienz, sichtbar an dem Anstieg der Kreatininwerte. Parallel mit der zunehmenden Azotämie entwickelte sich schließlich mit zunehmender Schädigung des Nierenparenchyms eine Hyperkaliämie mit schwerer dekompensierter metabolischer Acidose, in der der Patient schließlich ad exitum kam.

Zu Beginn der Erkrankung hatte offensichtlich die renale Durchblutungsdrosselung zu einer Aktivitätssteigerung des RAA-Systems geführt, die für die anfängliche kaliopenische metabolische Alkalose verantwortlich war. Die meta-

Eis. B. ♂ 2. 6. 29 Maligne Nephroangiosklerose
Peritonealdialysen
RR
mmHg
Blutdruck
Kalium
mval/l
unterer
Normbereich
K⁺
Natrium: 150 134 148 133 146 136 144 130 139 144 148 154 164 159
mval/l
pH pCO2 HCO3
pCO2
pH
HCO3
Eiweiß
Kreat. mg
12 g
Kreatinin
Proteinurie
PRA ng/AT/l/min
Reninaktivität i.P.
Aldo.-SR : 460 680 γ/24 Std
Aldo.-E : 16 20 γ/24 Std
Penicillin-G
8 Mill. E
Chloramphenicol
3g
α-Methyl-Dopa
0,75 g
Prednison
150 mg
Amilorid-HCl
15 mg
80 mg
Guanethidin
12.3. 14. 16. 18. 20. 22. 24. 26. 28. 30. 1.4. 3. 5. 7. 9. 11. 13. 15. 17. 19. 21. 23. 25. 27. 29.
1968

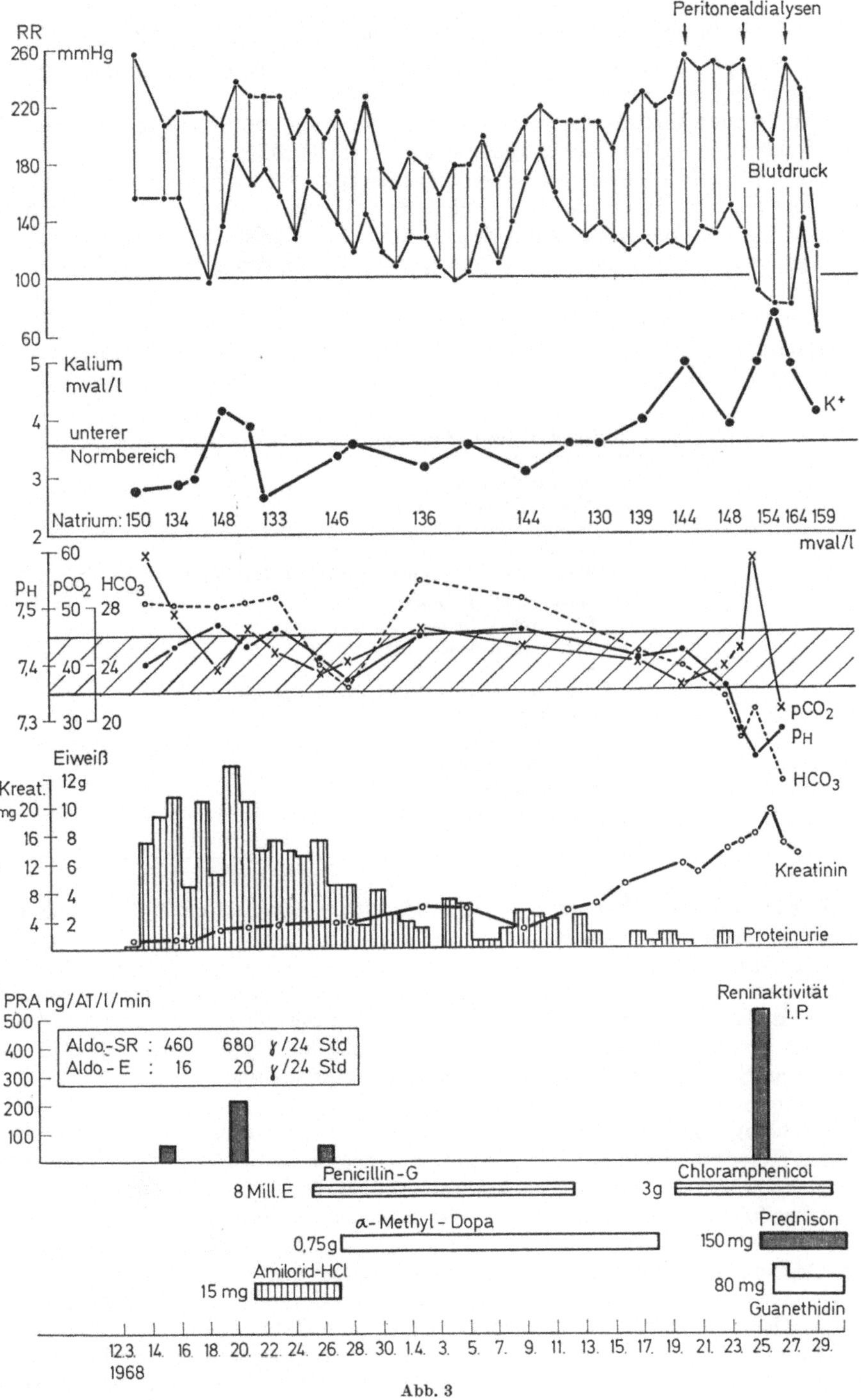

Abb. 3

bolische Acidose wurde zweifellos durch Parenchymzerstörung der Niere mit Insuffizienz der Wasserstoffionensekretion hervorgerufen.

4. Differentialdiagnostische Gesichtspunkte [2, 4, 5, 9, 13, 15]

Die Symptomenkombination Hypertonie—Hypokaliämie beinhaltet ein weites Spektrum *differentialdiagnostischer Möglichkeiten*. Neben (1) den abgehandelten renalen Formen sind insbesondere (2) adrenocorticale und (3) exogene Formen der hypokaliämischen Hypertonie abzugrenzen (Tabelle 6).

Die wichtigsten adrenocorticalen Formen sind der primäre Aldosteronismus und das Cushing-Syndrom. Die wichtigsten exogenen Formen finden sich bei Thiazidtherapie, Behandlung mit Succus-liquritiae, Carbenoxolon und Doca.

Häufigste Ursache des *Conn-Syndroms* stellt ein Aldosteron produzierendes Adenom der Nebennierenrinde dar. Die biochemischen Symptome sind auf die gesteigerte Mineralcorticoidaktivität zurückzuführen. Folglich besteht eine Hypokaliämie mit Erhöhung von HCO_3^- und pH-Werten, mithin eine dekompensierte metabolische Alkalose.

Tabelle 6. *Differentialdiagnose der hypokaliämischen Hypertonien*

1. *Renale Formen*
   Nierenarterienstenose
   Maligne Nephroangiosklerose
   Salzverlierende Nephropathie
   Tubuläre Ionentransportstörung (Liddle)
2. *Adrenocorticale Formen*
   Primärer Aldosteronismus (Conn)
   Tertiärer Aldosteronismus
   Mineralocorticoidsyndrom
   bei 17-Hydroxylasedefekt (Biglieri)
   Cushing-Syndrom
3. *Exogene Formen*
   Thiazidtherapie
   Succus-liquritiae Abusus
   Carbenoxolontherapie
   DOCA-Therapie

Hinsichtlich der Abgrenzung gegenüber einem sekundären Aldosteronismus sind folgende Befunde wesentlich:

1. Hyporeninämie.

Die Reninaktivität ist beim primären Aldosteronismus initial erniedrigt und nicht stimulierbar. Unter Orthostase und Natriumrestriktion nimmt die Reninaktivität in der Mehrzahl der Fälle von essentieller Hypertonie eindeutig zu. Beim Conn-Syndrom gehört dieses Verhalten zur Ausnahme.

2. Autonom gesteigerte Aldosteronsekretion.

Dies besagt, daß die erhöhte Aldosteronsekretionsrate unter Suppressionsmaßnahmen (Natriumbelastung) nicht in den Normbereich gesenkt werden kann. Ein sekundärer Aldosteronismus wird unter diesen Bedingungen normalisiert.

Unter Zugrundelegung dieser Befunde läßt sich die Symptomatologie des primären Aldosteronismus in folgender Weise charakterisieren: Die autonom gesteigerte Aldosteronproduktion führt zu Kaliummangel und metabolischer Alkalose, zugleich aber zu Natrium- und Wasserretention mit dem Effekt der Hypervolämie, die einen hemmenden Effekt auf den JGA ausübt und damit eine Atrophie dieser Strukturen mit nachfolgender Verminderung der Reninsekretion zur Folge hat. Demgegenüber besteht infolge renaler Durchblutungsdrosselung bei Nierenarterienstenose eine Hyperplasie des JGA und somit in der Regel eine Hyperreninämie.

Die kaliopenische metabolische Alkalose bei *Cushing-Syndrom* läßt sich in der Regel leicht dem zugrunde liegenden Krankheitsbild zuordnen. Schwierigkeiten können allerdings beim sog. paraneoplastischen (ektopischen) Cushing-Syndrom auftreten, da dabei die klassische klinische Symptomatologie des Hypercorticismus fehlen kann.

Aus differentialdiagnostischen Gründen muß schließlich noch erwähnt werden, daß eine diastolische Hypertonie auch durch gesteigerte Katecholaminaktivität erzeugt werden kann (Tabelle 7). Abgrenzung gegenüber der renalen Hypertonie muß insbesondere dann erfolgen, wenn eine durch kontinuierliche Freisetzung von Katecholaminen bedingte persistierende Hypertonie vorliegt. Häufig liegt dieser Erkrankung ein *Phäochromocytom* zugrunde, das aus allen Bereichen des sympathoadrenalen Systems hervorgehen kann, mit Schwerpunkt jedoch im Nebennierenmark oder in der Gegend der Nebennieren lokalisiert ist.

Crout hat gefunden, daß das Ausscheidungsmuster der Katecholamine verschieden ist. Offensichtlich in Abhängigkeit vom Ausreifungsgrad des zugrunde liegenden chromaffinen Tumors besteht entweder eine vorwiegende Erhöhung der

Tabelle 7. *Ursachen einer Hypertonie infolge erhöhter Katecholaminproduktion*

Phäochromocytom- bzw. Blastom
Neuroblastoma sympathicum
Pseudo-Phäochromocytom
Nebennierenmarkhyperplasie
Erhöhter Sympathicotonus
Polyneuritiden/Polyneuropathien
Akute Porphyrie
Thalliumintoxikation
Nicotinabusus
Polyradikulitis Guillain-Barré
Feer-Syndrom
Cheese-Disease
Therapie mit Monoaminooxidasehemmern

nach A. Sturm Jr., 1970

Metabolitexkretion, wobei insbesondere eine erheblich gesteigerte Ausscheidung von Metanephrin oder Normetanephrin im Vordergrund steht oder eine vorwiegend erhöhte Ausscheidung von Adrenalin und Noradrenalin, ein Befund der bei Phäochromocytom am häufigsten erhoben wird. Es muß allerdings betont werden, daß es einzelne Fälle von Phäochromocytom gibt, bei denen keine erhöhte Brenzkatecholaminexkretion faßbar ist.

Die Feststellung einer erhöhten Brenzkatecholaminaktivität ist andererseits nicht gleichbedeutend mit dem Vorhandensein seines chromaffinen Tumors. Untersuchungen der letzten Jahre (s. bei Sturm et al.) haben nämlich ergeben, daß eine erhöhte Katecholaminaktivität auch für die Hypertonie bei verschiedenen pathogenetisch differenten Krankheitsbildern verantwortlich zu machen ist. Hierzu gehören unter anderem das sog. *Pseudo-Phäochromocytom*, ein Krankheitsbild durch mechanische Irritation der Nebenniere bei Vorliegen von Geschwülsten in der unmittelbaren Nachbarschaft (Lipome, Pankreasschwanztumoren, Nierencysten) zustande kommt sowie die Nebennierenmarkhyperplasie. Als weitere Ursachen sind Polyneuropathien, Polyradiculoneuritis, Thalliumvergiftung und die akute hepatische Porphyrie zu nennen (weitere Ursachen s. Tabelle 7).

Damit sollen die differentialdiagnostischen Erörterungen abgeschlossen werden. Es war das Ziel des Referates, insbesondere die Ergebnisse neuerer klinisch-experimenteller Forschungsergebnisse in den Vordergrund zu stellen. Angesichts der Stoffülle konnten dabei nur einige Gesichtspunkte Erwähnung finden. Wenn es gelungen ist, einen Einblick in die Differenziertheit der Klinik und Differentialdiagnose der renalen Hypertonie zu vermitteln, so ist der Zweck dieser gedrängten Übersicht erfüllt.

Literatur

1. Conway, J. W.: Clinical significance of labile hypertension. In: Brest, A., Hypertensive cardiovascular disease. Philadelphia: F. A. Davis Comp. 1969. — 2. Crout, J. R.: Catecholamine metabolism in pheochromocytoma and essential hypertension. In: Hormones and hypertension, p. 6 (Manger, M., Ed.). Springfield/Ill.: Ch. C. Thomas Publ. 1966. — 3. Davis, J. O.: J. Amer. med. Ass. 188, 1062 (1964). — 4. Euchenhofer, M., Streicher, E., Würz, H., Meurer, K. A., Steiner, B., Dürr, F., Kaufmann, W.: Die hypokaliämische metabolische Alkalose. Dtsch. med. Wschr. 94, 1441 (1969). — 5. Kaufmann, W., Steiner, B., Dürr, F., Nieth, H., Behn, C.: Aldosteronstoffwechsel bei Nierenarterienstenose. Klin. Wschr. 45, 966 (1967). — 6. Kaufmann, W.: Renin-Angiotensin-Aldosteronsystem bei Störungen der Blutdruckregulation. Verh. dtsch. Ges. inn. Med. 74, 56 (1968). — 7. Kaufmann, W., Ilg, R.: Säure-Basen-Gleichgewicht bei Nierenerkrankungen. Dtsch. med. Wschr. 93, 2520 (1968). — 8. Kaufman, J. J., Lupu, A. N., Maxwell, M. H.: Renovascular hypertension. Clinical characteristics, diagnosis and treatment. In: Brest, A. N., Hypertensive cardiovascular disease. Philadelphia: F. A. Davis Comp. 1969. — 9. Krück, F.: Hypokaliämische Hypertension. Internist (Berl.) 9, 97 (1968). — 10. Mertz, D. P., Sarre, H., Kremer, Z.: Über den diagnostischen Wert semiquantitativer Nierenfunktionsproben. I. Korrelation zwischen oder Plasmakonzentration von „wahrem“ endogenem Kreatinin und Inulinclearance. Klin. Wschr. 40, 687 (1962). — 11. Sarre, H.: Nierenkrankheiten. Stuttgart: Thieme 1967. — 12. Siegenthaler, W., Werning, K.: Das Renin-Angiotensin-Aldosteronsystem in klinischer Sicht. Dtsch. med. Wschr. 95, 411 (1970). — 13. Sturm, A., Scheja, H. W., Puentes, F.: Differentialdiagnose der erhöhten Katecholaminausscheidung bei arteriellen Hypertonien. Dtsch. med. Wschr. 95, 886 (1970). — 14. Weidmann, P., Siegenthaler, W., Möhring, J., Wirz, P., Scheitlin, W., Rosler, H.: Schweiz. med. Wschr. 97, 1031 (1967). — 15. Wolff, H. P.: Differentialdiagnose der essentiellen Hypertonie. Internist (Berl.) 9, 73 (1968).

Prof. Dr. W. Kaufmann
Med.-Univ.-Klinik
D-7400 Tübingen

Chirurgische Behandlung der renalen Hypertonie

K. F. Albrecht., J. F. Artaloytia und H. U. Benn

Bright stellte 1836 anhand von 100 Sektionen einen Zusammenhang zwischen Nierenerkrankungen und linksventrikulärer Herzhypertrophie fest. 1880 beobachtete Lewinski im Tierexperiment nach Einengung der Nierenarterien ebenfalls eine Hypertrophie des linken Ventrikels. 1905 folgten weitere Tierexperimente von Katzenstein. Er erzielte nach Unterbindung der Nierenarterie über mehrere Stunden Thrombosen in den peripheren Nierengefäßen. Nach Entfernung der Ligatur sah er einen Blutdruckanstieg, der bei erneuter Unterbindung der Nierenarterie wieder absank. Diese experimentelle Beobachtung dürfte der erste Literaturhinweis auf die Möglichkeit der Senkung eines erhöhten Blutdruckes durch Ausschaltung einer pathologisch veränderten Niere sein. Unabhängig von diesen Experimenten sahen 1908 Kato, ein in Berlin arbeitender japanischer Arzt, und Kotzenberg das Absinken eines erhöhten Blutdruckes nach Entfernung einer Pyonephrose. Erst 1923 folgte eine weitere Mitteilung von Quinby über die Heilung einer Hypertonie nach Entfernung einer erkrankten Niere. Ein Zusammenhang dieser Blutdrucksenkung mit der Nephrektomie wurde aber strikte abgelehnt. 1927 beschrieb Crabtree einen weiteren Fall. Er nahm einen Zusammenhang zwischen der Entfernung der erkrankten Niere und der Blutdrucksenkung an, konnte ihn sich aber nicht erklären. Der erste, der die inzwischen von Hartwich aus der Volhardschen Schule und von Goldblatt entwickelten Vorstellungen über Nierenerkrankung, Störung der Nierendurchblutung und Hochdruckentstehung bewußt auf die klinische, operative Praxis übertrug, war wohl im Jahre 1937 Butler. Er stellte bei zwei Patienten mit pyelonephritischer Schrumpfniere die Indikation zur Nephrektomie, um ihren Hochdruck zu heilen. Anhand dieser beiden Fälle konnte er nachweisen, daß sich ein Hochdruck nach Entfernung einer krankhaft veränderten Niere normalisieren kann. In den folgenden 2 Jahrzehnten wurde dann sehr häufig bei Hochdruckkranken, die eine einseitige Nierenerkrankung hatten, großzügig die Indikation zur Nierenentfernung gestellt. Viele Mitteilungen über einzelne Hochdruckheilungen nach Nephrektomie bei oft unzureichenden Nachbeobachtungszeiten erweckten den Eindruck, als ob das Problem des Hochdruckes bei einseitiger Nierenerkrankung mit der Nephrektomie gelöst sei. 1956 zeigte dann aber eine sehr sorgfältig ausgearbeitete Sammelstatistik von Smith über 575 Patienten mit einseitiger Nierenerkrankung, daß der Hochdruck nur in 26% der Fälle nach Entfernung der erkrankten Niere dauerhaft gesenkt werden konnte. Einen praktisch gleich hohen Anteil von Hochdruckheilungen nach Nephrektomie konnte Lohmann an unserem Krankengut aus den Jahren 1947 bis 1963 feststellen. Diese recht enttäuschenden Heilungsquoten bei Hochdruckkranken veranlaßten uns, der Frage nachzugehen, ob der Begriff der „einseitigen urologischen Nierenerkrankung" nicht zu allgemein gefaßt sei und ob nicht bestimmte Nierenerkrankungen Unterschiede in ihrer Heilungsquote nach Nephrektomie zeigen. Die recht spärlichen Veröffentlichungen aus dem Schrifttum und unsere Krankheitsfälle wurden nach Diagnosen und Hochdruckheilungsquoten aufgeschlüsselt.

Die Auswertung zeigte, daß von den verschiedenen einseitigen Nierenparenchymerkrankungen die Pyelonephritis mit 43,1% deutlich über dem allgemeinen Heilungsdurchschnitt von Smith von 26% lag.

Nach Literaturangaben ist die chronische Pyelonephritis die häufigste fakultativ einseitig vorkommende Nierenerkrankung. Die Hochdruckhäufigkeit liegt bei ihr nach den verschiedenen Schrifttumsangaben bei 44 bis 60%. Es wurde bisher angenommen, daß bei einer Pyelonephritis nur dann ein Hochdruck auftritt, wenn neben schrumpfenden narbigen Veränderungen in der Niere auch zusätzlich Einengungen oder Verschlüsse an den peripheren Nierengefäßen zu beobachten sind. Eine Analyse unseres Wuppertaler Krankengutes geht zwei Fragestellungen nach:

1. Finden sich bei einseitigen Nierenerkrankungen (vorwiegend Pyelonephritis), die mit einem Hochdruck einhergehen, histologisch häufiger Gefäßveränderungen als bei Patienten ohne Hochdruck, kommt ihnen eine pathogenetische Bedeutung für den Hochdruck zu, oder sind diese Gefäßveränderungen Folge des Hochdruckes?

2. Bestehen Zusammenhänge zwischen histologischem Bild und Blutdrucksenkung nach Entfernung der entsprechenden Niere?

Es ergaben sich folgende Befunde:

Zu Frage 1.: Bei hypertonen Patienten fanden sich in der entfernten Niere Gefäßveränderungen, die man sonst als Hochdruckfolge kennt, nämlich Arteriosklerose, Hyalinose der kleinen Arterien und die Arteriolosklerose. Diese „hypertonischen Gefäßveränderungen" sahen

Tabelle. *Gefäßveränderungen bei einseitigen Nierenparenchymerkrankungen mit und ohne Hypertonie*

	Patienten	Hypertonische Gefäßveränderungen				Nichthypertonische Gefäßveränderungen	
		Gesamtzahl	Arteriosklerose	Hyalinose bei kleinen Arterien	Arteriolosklerose	Intimafibrose	Arteriolitis proliferans
Normotonie	41	8	4	8	7	11	11
Hypertonie	73	62	36	45	55	26	20
Hypertonie post op. ↘	41	34	16	24	30	12	12
Hypertonie post op. ↗	32	28	20	21	25	14	8

wir bei Hypertonikern in 62 von 73 entfernten Nieren. Das sind 85 %. Bei normotonen Patienten fanden sich diese Gefäßveränderungen nur in 8 von 41 entfernten Nieren, das sind 19,5 %.

Die Arteriolitis proliferans und die Intimafibrose sind im Gegensatz zu den obengenannten Gefäßveränderungen als Folge entzündlicher schrumpfender Prozesse *in der Niere* anzusehen. Eine Reihe von Autoren glauben, daß diese durch entzündliche Veränderungen der Niere entstandenen Gefäßprozesse Ursache des fakultativ auftretenden Hochdruckes bei der Pyelonephritis sind.

Wir konnten feststellen, daß diese Gefäßveränderungen bei Hypertonikern in der Niere nicht wesentlich häufiger als bei Normotonikern festzustellen sind. Der Intimafibrose und der Arteriolitis proliferans kann also nach unserem Krankengut keine ursächliche Bedeutung für den Hochdruck beigemessen werden.

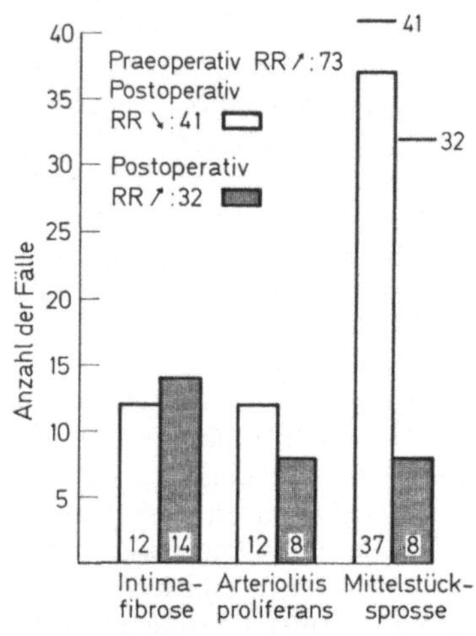

Abb. 1. Gefäßveränderungen bei 73 Hypertonikern, die nephrektomiert wurden. Aufschlüsselung nach postoperativem Blutdruckabfall und Bestehenbleiben des Hochdruckes. Die Intimafibrose und Arteriolitis proliferans fanden sich fast gleich häufig bei Patienten mit Blutdruckabfall und Patienten, bei denen die Hypertonie bestehenblieb. Mittelstücksprosse sahen wir dagegen ganz wesentlich häufiger bei Patienten, die postoperativ einen Blutdruckabfall zeigten

Zu Frage 2.: Zusammenhang zwischen histologischem Bild und Blutdrucksenkung nach Nephrektomie:

In bezug auf die Ausdehnung der Parenchymzerstörung, die praktisch bei allen Hochdruckkranken vorhandenen hypertonen Gefäßveränderungen (Arteriosklerose, Hyalinose der kleinen Arterien und Arteriolosklerose) und den seltener beobachteten nicht hypertonen Gefäßveränderungen (Intimafibrose und Arteriolitis proliferans) fand sich zwischen Patienten mit postoperativem Blutdruckabfall und Patienten, bei denen der Hochdruck bestehenblieb, kein *entscheidender* Unterschied. Auffallend war im histologischen Bild der häufige Nachweis von Mittelstücksprossen im Bereich des juxtaglomerulären Apparates bei Patienten mit postoperativem Blutdruckabfall.

Bei 37 von 41 nephrektomierten Krankheitsfällen mit Hochdruck, die postoperativ eine Blutdrucknormalisierung aufwiesen, konnten wir Mittelstücksprosse histologisch nachweisen. Das sind über 90 %. Bei 32 Kranken, bei denen die Hypertonie bestehenblieb, fanden wir nur bei 8 Mittelstücksprosse. Das sind 25 %.

Wie lassen sich unsere Befunde deuten?

Im Gegensatz zu den Beobachtungen anderer Autoren können die genannten nicht hypertonischen Gefäßveränderungen in der Niere (Intimafibrose und Arteriolitis proliferans) nicht Ursache des Hochdruckes sein, da sie etwa in gleicher Häufigkeit bei Pyelonephritis mit und ohne Hochdruck und auch nur relativ selten und dann auch fast ausschließlich in schwer zerstörten Nieren auftreten. Auch die von uns bei Hypertonikern besonders häufig (85%) beobachteten hypertonischen Gefäßveränderungen in der Niere sind *Folge* eines Bluthochdruckes und scheiden damit für die Pathogenese der Blutdruckerhöhung bei der Pyelonephritis aus.

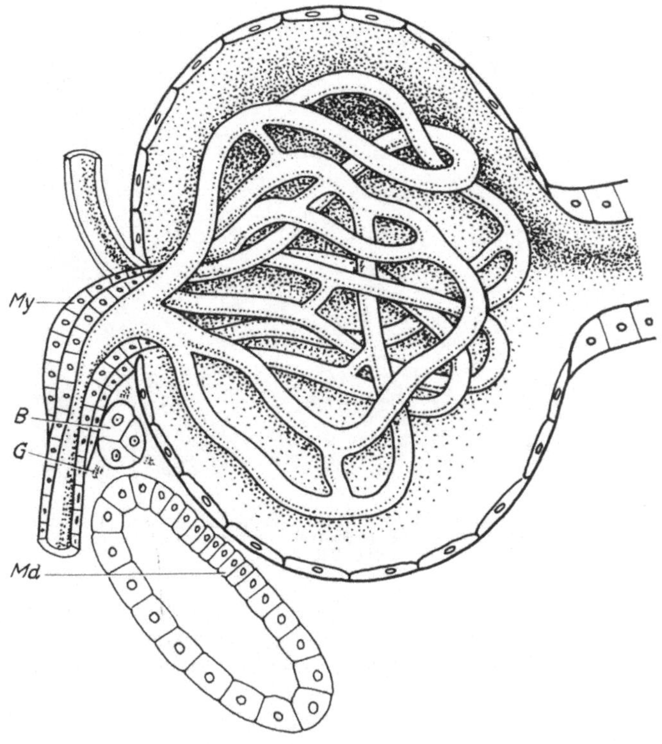

Abb. 2. Glomerulus mit juxtaglomerulärem Apparat. Die Becherschen Zellhaufen (B) sind morphologisch identisch mit den Epithelsprossen der paraportal gelegenen Mittelstücke. Diese werden mit der Regelung der glomerulären Durchblutung und auch des Blutdruckes in Verbindung gebracht (Reninbildung). (Aus Zollinger in Doerr-Uehlinger: Spezielle pathologische Anatomie, Bd. 3, Springer 1966)

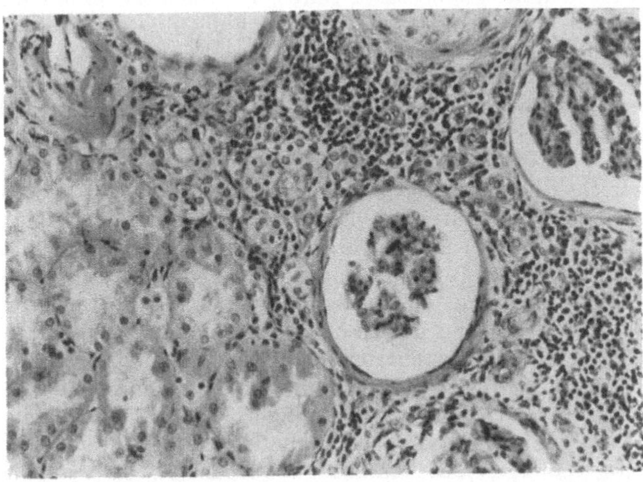

Abb. 3. E 8815/68. 75jähriger Mann. RR 180/120 mmHg. Chronische Pyelonephritis. Rechts zwei erhaltene Glomeruli, links erhaltene Hauptstücke. Dazwischen chronisch entzündliche Infiltrate mit Schwund der Tubuli. In der Mitte oben Mittelstücksprosse. Links oben arteriosklerotisch veränderte Arterie. HE, 160 ×

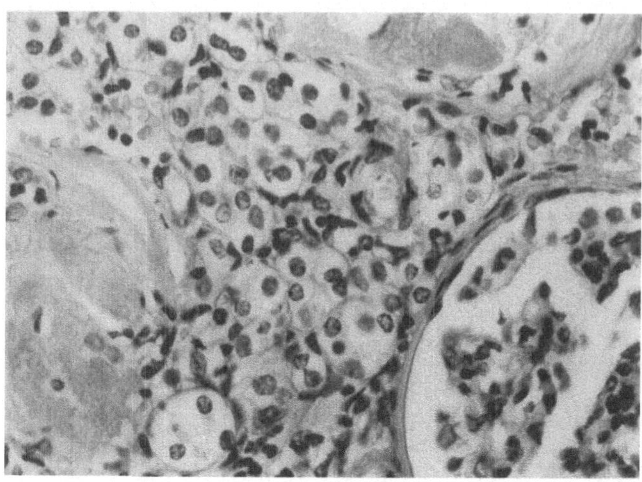

Abb. 4. E 8815/68. Wie Abb. 3. Chronische Pyelonephritis. Links hyalinisierter, rechts erhaltener Glomerulus. Dazwischen um eine Arteriole Mittelstücksprosse: große Epithelien mit hellem Cytoplasma und zentraler Lagerung der Kerne. HE, 420×

Man muß deshalb annehmen, daß der Hochdruck bei der Pyelonephritis durch einen anderen Mechanismus ausgelöst wird. Auf die Bedeutung der Mittelstücksprosse in diesem Zusammenhang weisen unsere Untersuchungen nachdrücklich hin.

Für die Indikationsstellung zur operativen Behandlung bei einseitiger Nierenerkrankung mit Hochdruck konnte in einer früheren Auswertung unseres Krankengutes Lohmann folgendes feststellen: Im postoperativen Blutdruckverhalten finden sich bei einseitigen Nierenparenchymerkrankungen zwischen Nephrektomie und nierenerhaltender chirurgischer Behandlung keine wesentlichen Unterschiede. Das heißt, wenn bei einem Hochdruckkranken auch ein nierenerhaltender Eingriff möglich ist, wie z. B. eine Nierenbeckenplastik bei einer Hydronephrose oder eine Steinentfernung bei infizierter Steinniere, so ist wegen des Hochdruckes die Entfernung der Niere keineswegs angezeigt. Durch einen die Niere erhaltenden Eingriff sinkt der präoperativ erhöhte Blutdruck gleich häufig ab wie nach Nephrektomie. Das heißt: Bei einem Hypertoniker mit einseitiger Nierenerkrankung kann man die erkrankte Niere genauso konservativ chirurgisch behandeln wie bei einem Patienten ohne Blutdruckerhöhung. Diese Beobachtung kann uns bei der Indikationsstellung zum operativen Eingriff bei einseitigen korrigierbaren Nierenerkrankungen, die mit einem Hochdruck einhergehen, helfen.

Etwas übersichtlicher stellen sich die Verhältnisse bei Hypertonikern mit einer Nierenarterienstenose dar. Ihr klinisches Bild entspricht am ehesten dem von Hartwich u. Goldblatt experimentell bearbeiteten Drosselungshochdruck. Nachdem es Freeman u. Mitarb. 1954 zum ersten Mal gelang, durch Entfernung eines arteriosklerotischen Thrombus aus einer eingeengten Nierenarterie unter Erhaltung der Niere einen Bluthochdruck zu heilen, wurden mit Weiterentwicklung der Gefäßchirurgie auch viele Nierenarterienstenosen diagnostiziert und operiert. Anfangs wurde in gleicher Weise wie 20 Jahre vorher bei einseitigen Nierenparenchymerkrankungen mit Hochdruck auch jetzt wieder über hohe Heilungsquoten beim renovasculären Hochdruck von 80% und mehr berichtet. Aber auch hier enttäuschten die Spätergebnisse. Sie lagen bei großzügiger Operationsindikation und kritischer Beurteilung der Spätergebnisse nicht viel besser als die Ergebnisse nach Nephrektomie bei einseitigen Parenchymerkrankungen mit Hochdruck. Im jugendlichen Alter sind die Ergebnisse beim renovasculären Hochdruck besser als bei Patienten über 40 Jahren, bei denen vorwiegend arteriosklerotische Gefäßprozesse vorliegen.

Es soll jetzt kurz auf die Operationsmethoden zur Behandlung von Nierenarterienstenosen eingegangen werden.

In der ersten Zeit — Ende der 50er und Anfang der 60er Jahre — überwogen die Umgehungs- oder by pass-Verfahren mit Kunststoffmaterial. In den letzten Jahren wurden vermehrt körpereigene Venen- und Arterientransplantate (Vena saphena, Arteria ilica interna) verwendet. Später kam wie in der allgemeinen Gefäßchirurgie bei den arteriosklerotischen Verschlüssen und Einengungen der Nierenarterie mehr und mehr die Thrombendarteriektomie zur Anwendung. Dabei wird das eröffnete Gefäß nach Entfernung der arteriosklerotischen Plaques bei Bedarf mit einem Kunststoff- oder Venenflecken (dem sog. Patch) erweitert.

Nach diesen operationsmethodischen Bemerkungen soll jetzt zu dem Problem der Indikationsstellung zu operativen Eingriffen bei Hochdruckkranken mit Nieren- oder Nierenarterienveränderungen eingegangen werden. Die wichtigsten Fragen sind, ob der Hochdruck durch die festgestellte einseitige renale Erkrankung verursacht ist und ob er nach operativer Behandlung oder Entfernung der erkrankten Niere absinkt. Beide Fragen hängen eng miteinander zusammen. Damit der Hochdruck nach Operation an der Niere oder nach Entfernung der Niere absinkt, ist es Voraussetzung, daß der Hochdruck überhaupt durch die einseitige Nierenerkrankung oder Nierengefäßerkrankung verursacht wird. Bereits diese erste Frage, ob überhaupt ein renaler Hochdruck vorliegt, läßt sich kaum mit einiger Sicherheit beantworten. Wir kennen bis heute keine klinisch einfach anzuwendende Untersuchungsmethode, die die renale Genese eines Hochdruckes nachweist.

Nach Angabe verschiedener Autoren sollen Veränderungen in den juxtaglomerulären Zellen als Ausdruck einer erhöhten Reninproduktion im Punktionsbiopsiepräparat einer verdächtigen Niere dafür beweisend sein, daß diese Niere den Hochdruck verursacht. Die Beurteilung des juxtaglomerulären Apparates setzt jedoch ein ausreichend großes Biopsiepräparat voraus. Bei der Pyelonephritis sind die Resultate wegen des herdförmigen Charakters der Erkrankung häufig unzuverlässig (Zollinger). Gleiches gilt für den Nachweis der von uns festgestellten Vermehrung der Mittelstücksprosse bei Patienten, deren Blutdruck nach Nephrektomie absinkt. In Einzelfällen könnte man die verdächtige Niere durch einen kleinen Schnitt freilegen, eine ausreichend große Probeexcision aus einem geschrumpften Bezirk entnehmen, um durch Schnellschnitt nach Mittelstücksprossen zu suchen. Bei Nachweis von Mittelstücksprossen bestehen gute Chancen, daß nach Entfernung der Niere der Blutdruck absinkt.

Finden sich keine Mittelstücksprosse, wird der Eingriff mit der offenen Probebiopsie beendet und die Niere belassen, da die Chancen der Blutdrucksenkung nach Entfernung der Niere gering wären. Wir haben dieses Vorgehen allerdings bisher noch nicht praktiziert.

Auch die Bestimmung der pressorischen Aktivität im seitengetrennt entnommenen Nierenvenenblut durch Cavakatheterung soll Auskunft geben können, ob eine Niere einen Hochdruck verursacht. Auch prognostische Aussagen sollen mit der getrennten Nierenvenenblutbestimmung möglich sein. Hierüber werden wir von der Berliner Arbeitsgruppe durch Herrn Lohmann und der Arbeitsgruppe aus Salt Lake City durch Herrn Keutel weitere Einzelheiten hören.

Bei Nierenarterienstenosen können seitengetrennten Harnuntersuchungen mit Bestimmung der Glomerulusfiltrationsrate, dem renalen Plasmafluß sowie Elektrolyt- und Osmolaritätsbestimmungen gewisse, aber keineswegs sichere prognostische Bedeutung zugesprochen werden. Bei einseitigen Nierenparenchymerkrankungen oder Veränderungen der oberen Harnwege versagen diese seitengetrennten Harnteste jedoch weitgehend.

Bei einseitigen Parenchymerkrankungen oder Erkrankungen der ableitenden Harnwege, die mit einem Hochdruck einhergehen, sollte deshalb geprüft werden, ob durch den operativen Eingriff das Organ saniert werden kann (Nierenbeckenplastik, Beseitigung von Abflußhindernissen, Steinentfernung usw.). Durch einen die Niere erhaltenden Eingriff kann das Hochdruckleiden, wie bereits ausgeführt, gleich häufig gebessert oder geheilt werden wie durch Nephrektomie.

Ist eine operative Sanierung der befallenen Niere nicht denkbar, so sollte vor der Nephrektomie eine konsequente antihypertensive medikamentöse Behandlung versucht werden. Bleibt bei einseitiger renaler Erkrankung als Alternative zur antihypertensiven medikamentösen Therapie nur die Nierenentfernung, so sollte in jedem Einzelfall der Wert der befallenen Niere für die Nierengesamtfunktion abgeschätzt werden. Obwohl für diese Funktionsprüfung quantitative Werte mit Hilfe seitengetrennter Clearanceuntersuchungen wünschenswert wären, ist man wegen der Gefährdung der gesunden Niere durch den doppelseitigen Ureterenkatheterismus meist auf eine Schätzung der Nierenfunktion im Urogramm angewiesen. Entfernt werden sollten nur hochgradig funktionsbeschränkte Nieren. Man muß sich darüber im klaren sein, daß jede Nephrektomie bei einseitiger renaler Erkrankung in bezug auf das postoperative Blutdruckverhalten immer ein Experiment mit fraglichem Ausgang bleibt, da der Gefäßzustand der kontralateralen Niere selten exakt zu beurteilen ist. Allerdings kann man erwarten, daß nach Entfernung der erkrankten Niere oder nach operativer Sanierung der Niere ein bis dahin medikamentös schwer einstellbarer Hochdruck besser auf antihypertensive Medikamente anspricht.

Literatur

Albrecht, K. F., Eigler, F. W., Lohmann, F. W.: Hochdruck und einseitige Nierenerkrankungen. Urologe **4**, 14—19 (1965). — Albrecht, K. F., Eigler, F. W.: Zur Operationsindikation bei Hypertonikern mit einseitiger Nierenerkrankung. Urologe **7**, 11—15 (1968). — Bright, R.: Tabular view of the morbid appearances in 100 cases connected with albuminous urine. With observations. Guy's Hosp. Rep. **1**, 380—400 (1836). — Butler, A. M.: Chronic pyelonephritis and arterial hypertension. J. clin. Invest. **16**, 889—897 (1937). — Crabtree, E. G.: Stricture formation in the ureter following pyelonephritis of pregnancy. J. Urol. (Baltimore) **18**, 575—585 (1927). — Freeman, N. E., Leed, F. H., Elliot, W. G., Roland, S. J.: Thrombendarterectomy for hypertension due to renal artery occlusion. J. Amer. med. Ass. **156**, 1077—1079 (1954). — Goldblatt, H., Lynch, J., Hanzal, R. F., Summerville, W. W.: Studies on experimental hypertension. The production of persistent elevation of systolic blood pressure by means of renal ischemia. J. exp. Med. **59**, 347—379 (1934). — Hartwich, A.: Die Beziehungen zwischen Niere und Blutdruck im Tierexperiment. Verh. dtsch. Ges. inn. Med. **41**, 187—191 (1929); — Der Blutdruck bei experimenteller Urämie und partieller Nierenausscheidung. Z. ges. exp. Med. **69**, 462—481 (1930). — Kato, T., Kotzenberg: Über das Verhalten des arteriellen Blutdruckes bei chirurgischen Nierenerkrankungen und Appendicitis. Bruns' Beitr. klin. Chir. **58**, 404—422 (1908). — Katzenstein, M.: Experimenteller Beitrag zur Erkenntnis der bei Nephritis auftretenden Hypertrophie des linken Herzens. Virchows Arch. path. Anat. **182**, 327—337 (1905). — Lewinski: Über den Zusammenhang zwischen Nierenschrumpfung und Herzhypertrophie. Z. klin. Med. **1**, 561—582 (1880). — Lohmann, F. W.: Ergebnisse der chirurgischen Hochdruckbehandlung bei einseitigen Erkrankungen der Niere. Inaugural-Dissertation, Köln 1966. — Quinby, W. C.: A case of marked hypertension in an boy of fourteen associated with congenital hydronephrosis and nephritis. Boston med. surg. J. **189**, 485—486 (1923). — Smith, Homer W.: Unilateral nephrectomy in hypertensive disease. J. Urol. (Baltimore) **76**, 685—701 (1956). — Zollinger, H.: Niere und ableitende Harnwege. In: Doerr-Uehlinger, Spezielle pathologische Anatomie, Bd. 3. Berlin-Heidelberg-New York: Springer 1966.

Professor Dr. K. F. Albrecht
Urolog. Klinik d. Städt. Krankenanst.
D-5600 Wuppertal-Barmen
Heusnerstr. 40

Diskussionsbemerkung

Herr Meyer wurde vom Vorsitzenden aufgefordert, zur Frage des Schnellschnittes zur Beurteilung des juxtaglomerulären Apparates Stellung zu nehmen.

Bei den von Ihnen gezeigten „paraportalen oder Becherschen Zellen" in Nieren bei renovasculärem Hochdruck dürfte es sich mit großer Wahrscheinlichkeit um Anschnitte atrophischer, entdifferenzierter Tubulussegmente handeln, wie sie in mangeldurchbluteten Nieren vom Typ der sog. „endokrinen Niere Selye's" gehäuft auftreten. Unsere Untersuchungen zur Bestimmung der Größe der juxtaglomerulären Zellkomplexe wurden an Paraffin- oder Plexiglas-eingebettetem Nierengewebe und z. T. nach Herstellung von Serienschnitten durchgeführt. Eine Beurteilung dieser Zellkomplexe am Schnellschnitt während einer Operation halte ich zumindest für sehr problematisch, insbesondere auch hinsichtlich der sich daraus evtl. ergebenden operativen Konsequenzen.

Dozent Dr. D. Meyer
Patholog. Inst. d. Univ.
D-7400 Tübingen

Diskussionsbemerkung

Antwort von Herrn K. F. Albrecht auf die Diskussionsbemerkung von Herrn Meyer:

„Ich meine nicht die Beurteilung des gesamten juxtaglomerulären Apparates, sondern nur den Nachweis der Mittelstücksprosse im Schnellschnitt. Nach Ansicht unserer Pathologen müßte die Beurteilung auch im Schnellschnitt möglich sein. Es ist mir klar, daß die histologische Beurteilung des gesamten juxtaglomerulären Apparates wegen der schwierigen Technik im Schnellschnitt nicht möglich ist."

W. Vahlensieck: **Häufigkeit und Prognose eines Hypertonus bei urologischen Kranken**

Soweit Patienten nicht direkt wegen einer Nierenarterienstenose zur Operation überwiesen werden, müssen wir bei allen Nieren- und Harnwegserkrankungen einen begleitenden Hypertonus prärenaler, renaler oder postrenaler Ursache ausschließen. Die Bedeutung dieses Postulates ergibt sich einerseits aus der Feststellung von Wilber, daß 5% aller Todesfälle auf einen Bluthochdruck zurückzuführen sind und andererseits, daß bei weiteren 13% aller Todesfälle die Hypertonie entscheidende Komplikation einer anderen Erkrankung, also bedeutsamer Faktor einer Minderung der Lebenserwartung ist. Frühzeitige Erkennung wie Behandlung eines begleitenden Hypertonus verbessern in diesen Fällen eindeutig die Prognose. Das gilt ganz besonders für den renalen Bluthochdruck, der nach Heintz u. Losse an erster Stelle der sog. sekundären Hypertonie steht. Dabei ist besonders zu vermerken, daß der Anteil des essentiellen Bluthochdrucks im klinischen Krankengut dieser Autoren nur noch 45 bis 50% aller Hypertoniefälle ausmachte.

Abgesehen von den verschiedenen Aspekten der speziellen Diagnostik und Therapie, die von Kaufmann sowie Albrecht eben eingehend erörtert wurden, ist die zu erwartende Häufigkeit eines begleitenden Bluthochdrucks bei urologischer Grunderkrankung von besonderem Interesse.

Die Tabelle 1 vermittelt einen Eindruck zur relativen Häufigkeit eines begleitenden Bluthochdrucks bei 446 Patienten mit einseitigen urologischen Erkrankungen. Die Registrierung stützte sich nicht nur auf die während der stationären

Tabelle 1. *Verteilung und Relation verschiedener Krankheitsbilder bei 446 von 1950 bis Juni 1967 registrierten Patienten mit urologischen Leiden und begleitendem Hochdruck*

Einseitige Nierenerkrankungen	1950 bis 1963 Diastolischer Wert über 90 mmHg	1964 bis Juni 1967 Diastolischer Wert		Gesamtzahl
		90 bis 100 mmHg	über 100 mmHg	
Hypoplasie	8	2	4	14
Gefäßaffektionen	25	1	6	32
Cysten	15	5	10	30
Hydronephrosen	38	7	16	61
Nierenbeckensteine	36	23	20	79
Harnleitersteine	66	30	16	112
Schrumpfnieren	24	21	23	68
Nieren- und Nierenbeckentumoren	41	4	5	50
				446

Behandlung gemessenen Blutdruckwerte, sondern außerdem auf alle zuvor von anderen Ärzten festgestellten Werte. In diesem Zusammenhang muß allerdings einmal offen gesagt werden, daß es überraschend ist, wie oft die Blutdruckkontrolle „vergessen" wird — auch bei uns! Bei der Bedeutung dieses Parameters müssen wir uns aber dazu zwingen, die Blutdruckmessung noch mehr in die urologische Routinediagnostik zu integrieren.

Da der kritische diastolische Druck lange und heftig umstritten war, haben wir in der zweiten Patientengruppe die Unterteilung nach Gruppen mit 90 bis 100 mmHg sowie über 100 mmHg vorgenommen. Trotz aller Einwände gegen die Methodik der indirekten auskultatorischen Blutdruckmessung kann man auf dieses beliebig reproduzierbare Verfahren nicht verzichten. Auf allgemeine klinische Erfahrungen gestützt, hat die WHO 1965 definiert, daß — unabhängig vom Alter — bei einem systolischen Wert von 160 mmHg und höher sowie/oder bei einem diastolischen Wert von 95 mmHg und höher eine Hypertonie anzunehmen ist.

Hier wird allerdings die Altersprogression des systolischen Druckes nicht genügend berücksichtigt (Bachmann u. Mitarb., 1970). Demgegenüber besteht heute Einigkeit darüber, daß ein diastolischer Blutdruck von mehr als 95 mmHg als pathologisch anzusehen ist (Kuntz, 1970; Siegenthaler u. Mitarb., 1970). Unter diesen Voraussetzungen ist dann die *absolute Häufigkeit* eines begleitenden Hypertonus bei den verschiedenen einseitigen Nieren- und Harnwegserkrankungen von Interesse. Um diese Zahlen zu eruieren, haben wir — auf Anregung von Gütgemann hin — unser gesamtes urologisches Krankengut durchgesehen und wiederum die registrierten Blutdruckwerte aller vor- und nachbehandelnden Ärzte berücksichtigt. In diesem Zusammenhang möchte ich den zahlreichen Kollegen, die uns bei diesen umfangreichen Ermittlungen unterstützt haben, unseren besonderen Dank sagen.

Für die einzelnen Erkrankungsgruppen hat sich dabei folgendes ergeben:

1. Bei *Nierenhypoplasien* ohne oder mit sekundärer Pyelonephritis war unser Krankengut nicht umfangreich genug, um hier Prozentsätze angeben zu können. Lutzeyer (1969) gab die Häufigkeit eines begleitenden Hypertonus bei dieser Gruppe mit 25 % an.

2. *Solitärcysten* (6 Fälle) wie „einseitige" Cystennieren (18 Fälle) waren in 83 % (15 Fälle) mit einem Bluthochdruck vergesellschaftet. Hier ist allerdings zu berücksichtigen, daß der Nachweis wirklich einseitiger Cystennieren auch mittels Szintigraphie und Angiographie nicht immer absolut sicher zu führen ist. Trotzdem scheint mir zumindest der Hinweis gerechtfertigt, daß man bei Cystenbildungen in den Nieren relativ häufig mit einem begleitenden Hypertonus rechnen muß, insbesondere wenn eine Infektion hinzutritt.

3. Von 268 bis 1967 stationär behandelten Patienten mit *Hydronephrose* bzw. Harnleiterabgangsstenose und Nierenbecken-Kelchektasie konnten 198 bezüglich des Blutdruckverhaltens exakt ausgewertet werden. Bei 38 Fällen fand sich ein begleitender Hypertonus, d. h. also bei 19,2 %.

Zu diskutieren sind hier die durchaus differenten Häufigkeitsangaben in der Literatur, die zwischen 0 % (Smith, 1948; Higgins u. Mitarb., 1951; Hanley, 1957) und 36 % (Friedman u. Mitarb., 1942; Lutzeyer, 1969) schwanken. Das kann meines Erachtens nur am Krankengut liegen, zumal der Begriff Hydronephrose ja für durchaus verschiedene Krankheitszustände gebraucht wurde. Bei Patienten mit einer Hydronephrose im Sinne der heute gebräuchlichen Definition, also mit weitgehendstem Parenchymschwund, ist nach den heutigen Kenntnissen der Hochdruckgenese nicht mit einem Hypertonus zu rechnen. Wohl aber bei Harnstauungen bei zumindest teilweise erhaltenem Parenchym und insbesondere wenn ein Infekt hinzutritt.

4. Bei *Steinen* im Bereich der oberen Harnwege registrierten wir in 53 % einen begleitenden Hypertonus. Lutzeyer (1969) fand bei einer akuten Harnstauung, meist durch plötzlichen Harnsteinverschluß, in 58 % der Fälle einen Bluthochdruck.

5. Pyelonephritische *Schrumpfnieren* waren in unserem Krankengut in 60 % der Fälle mit einem Hochdruck vergesellschaftet. Lutzeyer (1969) beobachtete in 50 % der Fälle einen Bluthochdruck mit Meßwerten von systolisch über 150 mmHg und diastolisch über 100 mmHg bei einem Alter unter 50 Jahren. Die Differenz dürfte darin begründet sein, daß wir als kritischen diastolischen Wert 95 mmHg angenommen und keine altersmäßige Selektion vorgenommen haben.

6. Von 271 bis 1963 an unserer Klinik behandelten Patienten mit *Nieren- bzw. Nierenbeckentumoren* konnten 161 Fälle bezüglich des Blutdruckverhaltens ausgewertet werden.

42 Patienten, d. h. 30,4 % hatten gleichzeitig eine Hypertonie. Das entspricht auch den Häufigkeitsangaben in der neueren Literatur.

Wenn man nun so relativ häufig mit einem begleitenden Hypertonus bei urologischem Grundleiden konfrontiert wird und ihn bei Feststellung in die Diagnostik einbeziehen wie bei der Behandlungstaktik einplanen muß, ist schließlich von Bedeutung, welchen Effekt wir von diesen Maßnahmen erwarten dürfen und inwieweit die *Prognose* — abgesehen vom Verlauf des Grundleidens — vom weiteren Blutdruckverhalten bestimmt wird.

Wie aus der Tabelle 2 zu entnehmen ist, kann man bei einem großen Teil der Fälle renaler wie postrenaler Erkrankungen nach der urologischen Behandlung mit einem primären Blutdruckabfall rechnen. Ob es hier zu einer dauerhaften Blutdrucknormalisierung kommt, hängt zunächst davon ab, wie lange die Hypertonie vorbestanden hat. Zum anderen davon, ob postoperativ, insbesondere bei erneutem RR-Anstieg, eine antihypertensive Behandlung durchgeführt wird oder nicht. In der Tabelle sind nur Fälle aufgeführt, bei denen postoperativ keine antihypertensive Behandlung durchgeführt wurde, und das erklärt die etwas enttäuschenden Quoten des Blutdruckabfalls im postoperativen Verlauf. Es steht

Tabelle 2. *Verteilung einseitiger Nierenerkrankungen mit Bluthochdruck. Verhalten des Blutdrucks sofort nach der Operation bzw. bis zu 8 Jahren danach*

Einseitige Nierenerkrankungen	Gesamtzahl	Primärer RR-Abfall	RR-Abfall in Jahren nach der Operation					
			erfaßte Pat.	$^1/_2$—2	2—4	4—6	6—8	Gesamt
Hypoplasie	8	5	4	2	—	—	—	2
Gefäßaffektionen	25	16	18	9	2	1	—	12
Cysten	15	13	7	1	1	2	2	6
Angeb. Hydronephrosen	38	9	20	3	1	2	—	6
Schrumpfnieren	24	13	12	6	1	2	—	9
Nierenbeckensteine	36	20	13	4	—	2	2	8
Harnleitersteine	66	26	17	4	1	3	5	13
Nieren-Nierenbeckentumoren	41	33	22	7	5	2	2	16
	253	135	113	36	11	14	11	72

außer Zweifel, daß hier wesentlich bessere Ergebnisse zu erzielen sind, wenn man postoperativ regelmäßig Blutdruckkontrollen durchführt, bei Persistenz der Hypertonie oder erneutem Blutdruckanstieg sofort, ausreichend und langfristig antihypertensiv mediziert.

Das gilt in besonderem Maß nach Operationen bei Patienten mit prärenaler Hypertonie.

Nach einer Nephrektomie wegen hochgradiger Nierenarterienstenose und therapieresistentem Bluthochdruck ist relativ häufig ein primärer Blutdruckabfall zu registrieren, doch kommt es — ohne antihypertensive Nachbehandlung — nicht selten nach 1 bis 2 Jahren erneut zum Blutdruckanstieg. Eine konsequente konservative Therapie in Form einer Langzeitbehandlung führt dann aber doch in vielen Fällen zur Blutdrucknormalisierung.

Das ist nicht selten auch nach plastischen Korrekturen von Nierenarterienstenosen zu beobachten, selbst, wenn — wie in diesem Fall einer Bypass-Operation — das Operationsergebnis nicht ohne weiteres zu einer solchen Prognose ermutigt.

In diesem Fall wurde die rechtsseitige Nierenarterienstenose mitsamt des poststenotischen Aneurysmas reseziert und die Nierenarterie End-zu-Seit in die Aorta replantiert.

Auch hier wird an der postoperativen Blutdruckverlaufskurve die Bedeutung einer langfristigen antihypertensiven Nachbehandlung deutlich.

Von 28 bei uns stationär behandelten Patienten mit Nierenarterienstenosen hatten 2 keine Hypertonie und 6 haben eine Operation abgelehnt. Das ist zu verstehen, wenn man die Patienten korrekt über die Komplikationsraten und Chancen aufklärt und insbesondere, wenn es gelingt, durch eine konsequente konservative Therapie den Blutdruck zu senken. Es gibt aber Fälle, bei denen das nicht gelingt und da halte ich dann eine Operation doch für indiziert. Unter dieser strengen Indikation haben wir bei 9 Patienten mit Nierenarterienstenose eine Nephrektomie und bei 11 Patienten eine plastische Gefäßkorrektur durchgeführt. Erfreulicherweise hatten wir keine Operationsmortalität und konnten in 5 Fällen (1mal Nephrektomie, 4mal Plastik) eine Blutdrucknormalisierung und bei 7 Patienten (2mal Nephrektomie, 5mal Plastik) eine wesentliche Senkung des Blutdrucks verzeichnen. Eigler (1970) hat kürzlich in Übereinstimmung mit anderen Autoren an einem größeren Krankengut dargelegt, daß man bei arteriosklerotischen Veränderungen in etwa 40% eine Blutdrucknormalisierung und in weiteren 30% eine wesentliche Besserung erreichen kann, bei fibromuskulären Stenosen sogar in 50% eine Normalisierung, und in weiteren 25% eine Besserung.

Zusammenfassend ergibt sich, daß bei urologischen Patienten zweifellos häufiger ein begleitender Hypertonus zu erwarten ist, als im allgemeinen angenommen wird. Die Feststellung eines Bluthochdrucks erfordert gelegentlich spezielle diagnostische und therapeutische Konsequenzen, insbesondere eine regelmäßige postoperative Blutdruckkontrolle, gegebenenfalls eine antihypertensive Nachbehandlung. Diese Maßnahmen können zu einer wesentlichen Verbesserung der Prognose führen und der Aufwand lohnt sich, wenn man bedenkt, daß nach den Feststellungen von Leishmann bei einer Senkung des diastolischen Blutdrucks um 10 bis 30 mmHg rund 30 % mehr Patienten 5 Jahre überleben als bei unbehandelten Hypertonikern.

Professor Dr. W. Vahlensieck
Urolog. Univ.-Klinik
D-5300 Bonn-Venusberg

F. W. Lohmann, Th. Dissmann, R. Gotzen, M. Molzahn und W. Oelkers:

Erfahrungen in Diagnostik und Therapie der renovasculären Hypertonie

Die anfänglich großen Erwartungen, die an die operative Therapie des Hochdrucks bei Patienten mit Nierenarterienstenose geknüpft wurden, sind zweifelsohne zunächst nicht in Erfüllung gegangen [7, 8, 17]. Es hat sich aber in den letzten Jahren gezeigt, daß mit zunehmendem Ausbau und Einsatz von Untersuchungsmethoden zur Erkennung der funktionellen Wirksamkeit einer Nierenarterienstenose doch hervorragende Operationsergebnisse erzielt werden können [1, 3—6, 9—13, 16, 18, 20, 21]. Bei der Auswahl der Patienten zur Operation sind aber neben dem Ergebnis der Funktionsdiagnostik auch klinische Gesichtspunkte von großer Bedeutung [15]. Weiterhin läßt die Verlaufsbeobachtung der Patienten nach der Operation wichtige Informationen darüber erwarten, ob der operative Eingriff bei ihnen wirklich von Nutzen war. Derartige Erkenntnisse können vielleicht dazu beitragen, Mißerfolge bei weiteren Patienten zu verhindern. Im folgenden möchten wir über unsere Erfahrungen bei 34 operierten Hypertoniepatienten mit Nierenarterienstenose berichten.

Patientengut und Methodik

Es handelt sich dabei um 28 Männer und 6 Frauen, bei denen angiographisch mittels der Seldinger-Technik die Nierenarterienstenose diagnostiziert und lokalisiert wurde. Die seitengetrennte Nierenfunktionsprüfung wurde nach der Methode von Stamy [22] durchgeführt. Die Bestimmung der Reninkonzentration im peripheren bzw. renalen Venenblut erfolgte nach der Methode von Brown [2]. Blutentnahmen aus den Nierenvenen wurden mittels eines Oedman-Ledin-Katheters unter Bildwandlerkontrolle vorgenommen. Die Aldosteronausscheidung im Urin wurde nach der Methode von Neher u. Wettstein [19] bestimmt.

Bei 18 Patienten wurde eine Nephrektomie und bei einem Patienten eine Heminephrektomie durchgeführt. Eine angioplastische Operation erfolgte bei 15 Patienten. Operative Todesfälle hatten wir nicht.

Ergebnisse

Eine Normalisierung des Blutdrucks nach der Operation trat bei 11 Patienten ein bei einer Nachbeobachtungszeit zwischen 8 Monaten und über 5 Jahren. 15 Patienten zeigen 6 Monate bis $5\frac{1}{2}$ Jahre nach der Operation eine Besserung ihrer Hypertonie, d. h. eine Senkung des systolischen und vor allem des diastolischen Blutdrucks um mindestens 20 mmHg. 8 Patienten blieben postoperativ unverändert hypertensiv bei einer Nachbeobachtungszeit bis zu 3 Jahren.

Abb. 1 zeigt in Korrelation zum Operationsergebnis — geheilt, gebessert, nicht gebessert — für den Zeitpunkt der Operation das Alter, die bekannte Hochdruckdauer und den Hochdruckschweregrad, letzterer dargestellt als Mittelwert der präoperativ ohne Antihypertensiva gemessenen diastolischen Blutdruckwerte.

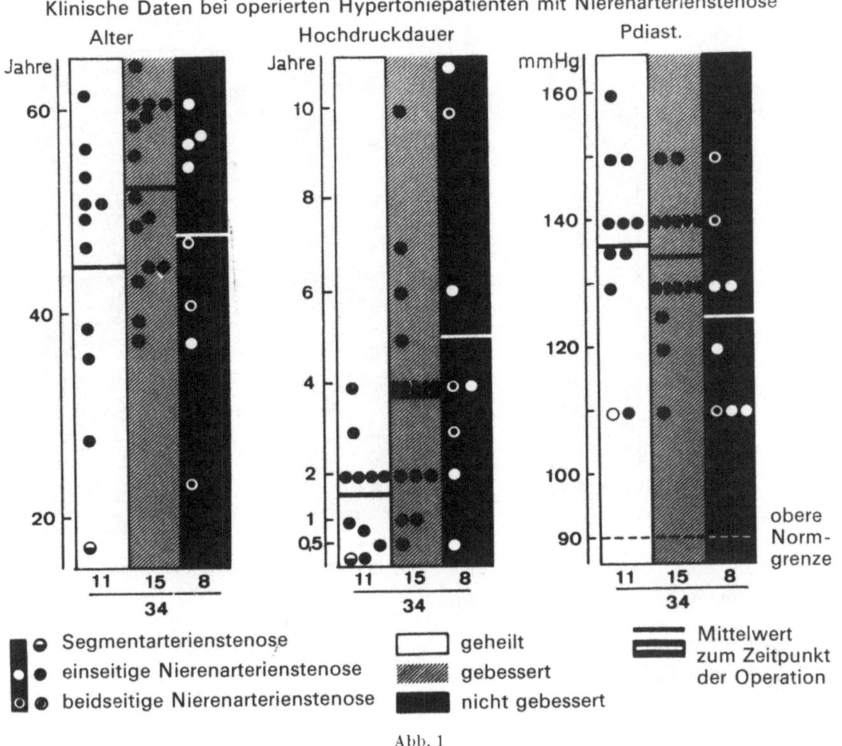

Abb. 1

Wenngleich unser Krankengut durch eine relativ große Anzahl älterer Patienten gekennzeichnet ist, so ist doch zu erkennen, daß in der Gruppe der von ihrer Hypertonie geheilten Patienten das Durchschnittsalter mit 44,8 Jahren am niedrigsten liegt. Allerdings verteilen sich die geheilten und gebesserten Patienten zusammen genau gleich auf die Altersgruppen 50 Jahre und jünger sowie über 50 Jahre. Auch zeigt die Gruppe der geheilten Patienten mit Abstand die kürzeste mittlere Hochdruckdauer, nämlich 19 Monate gegenüber 45 Monaten bei den gebesserten und 61 Monaten bei den nicht gebesserten Patienten. Auffällig ist weiterhin, daß bei allen drei Patienten mit beidseitiger Nierenarterienstenose durch die Operation die Hypertonie nicht beeinflußt werden konnte. Allerdings wurde nur bei einem dieser Patienten eine beidseitige Korrektur durchgeführt, während bei den beiden anderen Patienten lediglich die funktionell wirksamere Nierenarterienstenose operiert wurde.

Schließlich ist erkennbar, daß die Patienten aller drei Gruppen überwiegend eine schwere Hypertonie hatten mit einem mittleren diastolischen Blutdruck von jeweils über 120 mmHg. Unter den geheilten und gebesserten Patienten befinden sich sechs Patienten mit präoperativ maligner Hypertonie, so daß der für diese Gruppen höhere mittlere diastolische Blutdruck verständlich wird.

Zur Beurteilung der hämodynamischen Wirksamkeit der Nierenarterienstenose führten wir bei 23 Patienten eine seitengetrennte Nierenfunktionsprüfung durch. Abb. 2 zeigt das Ergebnis, dargestellt als Quotient stenosiert zu offen für die Natrium- und PAH-Konzentration sowie als Plasmafluß der zur Stenose kontra-

Seitengetrennte Nierenfunktionsprüfung bei operierten Hypertoniepatienten mit Nierenarterienstenose

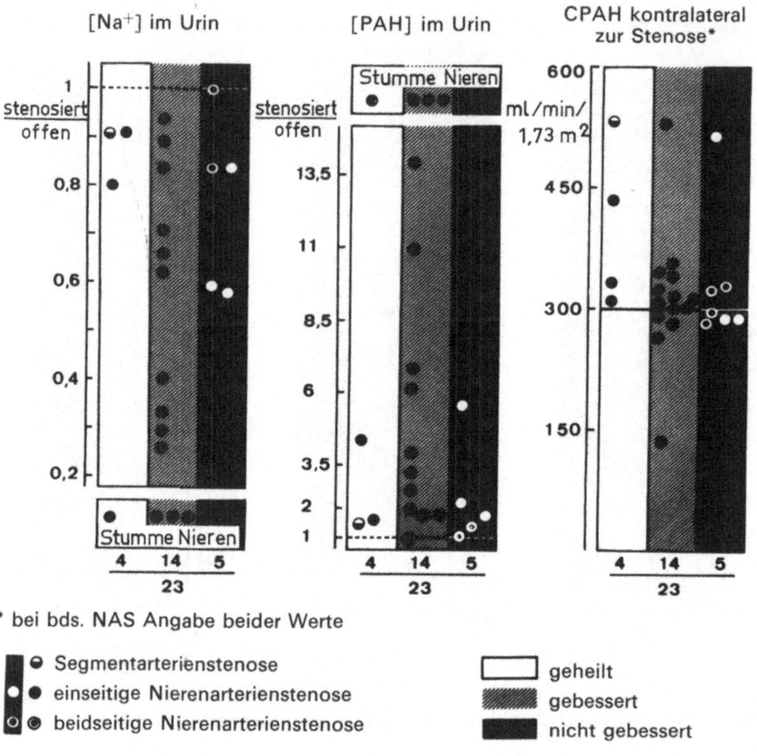

Abb. 2

lateralen Niere. Funktionslose Nieren mit angiographisch nachgewiesener Durchblutung wurden im Sinne einer positiven seitengetrennten Nierenfunktionsprüfung gewertet. Zwanzigmal wurde eine positive, dreimal eine negative seitengetrennte Nierenfunktionsprüfung gefunden. In 19 Fällen entsprach das Operationsergebnis dem Ausfall der seitengetrennten Nierenfunktionsprüfung, in 4 Fällen nicht. Das Operationsergebnis stand in keiner Beziehung zum Ausmaß der Konzentrationsdifferenzen. Die nicht gebesserten Patienten zeigten wie die geheilten und gebesserten Patienten keine Einschränkung des Plasmaflusses der zur Stenose kontralateralen Niere.

Die endokrinologische Diagnostik ist in Abb. 3 dargestellt. Fünf Patienten hatten einen ausgeprägten sekundären Aldosteronismus, hier für 4 Patienten belegt durch eine erhöhte Aldosteronausscheidung im Urin. Bei einem dieser 5 Patienten wurde die Diagnose auf Grund der klinischen Konstellation gestellt: progrediente, maligne Hypertonie mit eingeschränkter Nierenfunktion, Fundus IV, Hypokaliämie, metabolischer Alkalose sowie erhöhter peripherer Reninkonzentration. Vier dieser Patienten wurden durch die Operation geheilt, bei einem Patienten wurde durch die Operation eine entscheidende Besserung der Hypertonie erzielt.

Bei 22 Patienten wurde die Reninkonzentration im peripheren Venenblut bestimmt, die 9mal erhöht und 13mal normal war. Bei 9 von 13 Patienten konnte trotz normaler peripherer Reninkonzentration durch die Operation eine Heilung bzw. Besserung erzielt werden. Dagegen konnte nur bei einem der 9 Patienten mit

Endokrinologische Befunde bei operierten Hypertoniepatienten mit Nierenarterienstenose

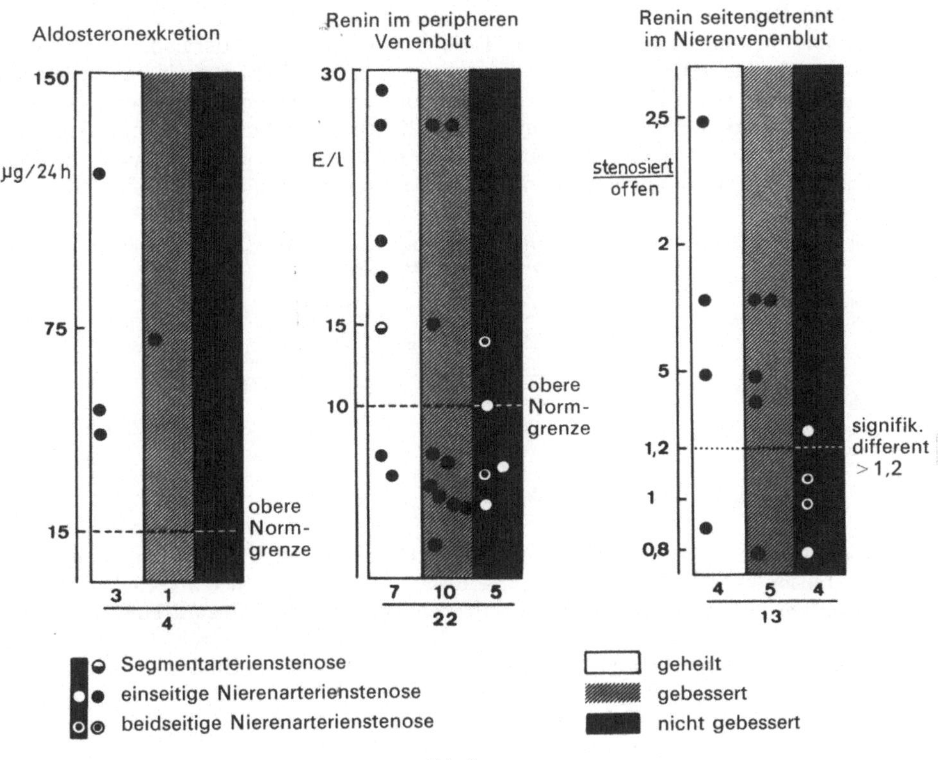

Abb. 3

erhöhter peripherer Reninkonzentration der Blutdruck nicht operativ beeinflußt werden. Dieser Patient hatte eine beidseitige Nierenarterienstenose.

Seitengetrennt im Nierenvenenblut wurde die Reninkonzentration bei 13 Patienten bestimmt, dargestellt als Quotient stenosiert zu offen, welcher bei unserer Methode über 1,2 für eine signifikante Differenz spricht. Achtmal bestanden dabei signifikante Seitenunterschiede, fünfmal war das nicht der Fall. Bis auf einen Patienten wurden alle Patienten mit signifikanten Seitenunterschieden operativ geheilt bzw. gebessert. Dieser nicht gebesserte Patient zeigte bei der postoperativen Arteriographie eine Re-Stenosierung im distalen Bereich des Saphena-Bypass und stärkere Differenzen in der Reninkonzentration des Nierenvenenblutes als vor der Operation. Bei einem geheilten und bei einem gebesserten Patienten sowie bei 3 nicht gebesserten Patienten bestanden keine signifikanten Differenzen der Reninkonzentration im Nierenvenenblut.

Patienten mit erhöhter Reninkonzentration im peripheren Venenblut bzw. signifikanter Erhöhung der Reninkonzentration im Venenblut der Niere mit stenosierter Arterie hatten, sofern durchgeführt, immer eine positive seitengetrennte Nierenfunktionsprüfung. Bei normaler periphere Reninkonzentration als auch bei fehlender Differenz im Nierenvenenblut wurden positive wie negative seitengetrennte Nierenfunktionsprüfungen gefunden.

Das Schema zeigt für die Gruppe der geheilten, gebesserten und nicht gebesserten Patienten jeweils die Anzahl und die Ursache der innerhalb der Nachbeobachtungszeit aufgetretenen Todesfälle sowie für die überlebenden Patienten die Häufigkeit vasculärer Komplikationen. Der Zusammenhang dieser Angaben über den Verlauf für die einzelnen Patientengruppen mit den zuvor aufgezeigten, für sie kennzeichnenden klinischen Daten ist evident. Die relativ junge Gruppe der geheilten Patienten mit der kurzen durchschnittlichen Hochdruckdauer weist keine vasculär bedingten postoperativen Todesfälle auf, nur einer der neun überlebenden Patienten dieser Gruppe hatte eine vasculäre Komplikation, er bekam 3 Wochen postoperativ einen Herzinfarkt. Dagegen finden sich in der Gruppe der gebesserten Patienten mit ihrer längeren durchschnittlichen Hochdruckdauer und dem höchsten durchschnittlichen Operationsalter postoperativ zwei vasculär bedingte Todesfälle, und zwar verstarb ein Patient an einer Apoplexie und ein Patient an

Schema. *Klinischer Verlauf bei operativ geheilten, gebesserten und nicht gebesserten Patienten mit Nierenarterienstenose*

Postoperatives Blutdruckverhalten	überlebende Patienten		verstorbene Patienten		
	ohne vasculäre(n) Komplikationen	mit vasculäre(n) Komplikationen	kardio-vasculäre Todesursache	Todesursache anderer Art	
geheilt	8	1	—	2	11 Pat.
gebessert	7	6	2	—	15 Pat.
nicht gebessert	4	—	2	2[a]	8 Pat.

[a] davon eine Todesursache unbekannt.

einer Mesenterialarterienthrombose. Nahezu die Hälfte der überlebenden gebesserten Patienten zeigte postoperativ klinische Symptome einer arteriellen Minderdurchblutung: 5 Patienten entwickelten eine Claudicatio intermittens, ein Patient erlitt einen Schlaganfall. Der klinische Erfolg der operativ erreichten Blutdrucksenkung ist somit für mehr als die Hälfte der gebesserten Patienten sehr problematisch.

In der Gruppe der nicht gebesserten Patienten, die sich durch ein hohes Operationsalter und durch eine sehr lange Hochdruckdauer auszeichnet, konnte durch die Operation der Ablauf der Hypertonie nicht beeinflußt werden. Vasculäre Komplikationen traten bei den überlebenden Patienten nicht auf.

Schlußfolgerungen

Bei Hypertoniepatienten mit Nierenarterienstenose kommt dem Nachweis eines sekundären Aldosteronismus auch bei älteren Patienten eine große prognostische Bedeutung zu.

Eine erhöhte periphere Reninkonzentration und erst recht signifikante Unterschiede im renalen Venenblut im Sinne einer Erhöhung der Reninkonzentration auf der Seite der Stenose lassen ein positives Operationsergebnis, d. h. Heilung oder Besserung der Hypertonie, erwarten und machen eine seitengetrennte Nierenfunktionsprüfung überflüssig. Einer fehlenden Differenz der Reninkonzentration im Nierenvenenblut kommt in Übereinstimmung mit entsprechenden Angaben in der Literatur [Zusammenstellung bei 14] noch der größte Ausschlußwert eines Operationserfolges zu.

Bei positiver Funktionsdiagnostik sind Alter unter 50 Jahren und kurze Hochdruckanamnese günstige Voraussetzungen für einen bleibenden Operationserfolg. Dieser kann trotz positiver Funktionsdiagnostik bei älteren Patienten mit langer Hochdruckdauer infolge postoperativer vasculärer Komplikationen eingeschränkt werden oder ausbleiben. Bei solchen Patienten sollte vor aller Diagnostik und erst recht vor einer Operation ein konsequenter Behandlungsversuch mit Antihypertensiva gemacht werden.

Literatur

1. Bourgoignie, J., Kurz, S., Catanzaro, F. J., Serirat, P., Perry, H. M.: Renal venous renin in hypertension. Amer. J. Med. **48**, 332 (1970). — 2. Brown, J. J., Davies, D. L., Lever, A. F., Robertson, J. I. S., Tree, M.: The estimation of renin in human plasma. Biochem. J. **93**, 594 (1964). — 3. Foster, J. H., Oates, J. A., Rhamy, R. K., Klatte, E. C., Burko, H. C., Michelakis, A. M.: Hypertension and fibromuscular dysplasia of the renal arteries. Surgery **65**, 157 (1969). — 4. Foster, J. H., Rhamy, R. K., Oates, J. A., Klatte, E. C., Burko, H. C., Michelakis, A. M.: Renovascular hypertension secondary to atherosclerosis. Amer. J. Med. **46**, 741 (1969). — 5. Genest, J., Tremblay, G. Y., Boucher, R., Champlain, J. de, Rojo Ortega, J. M., Lefèbvre, R., Roy, P., Cartier, P.: Diagnostic significance of humoral factors in renovascular hypertension. Antihypertensive therapy. Principles and practice. An international symposium. Berlin-Heidelberg-New York: Springer 1966. — 6. Gunnells, J. C., McGuffin, W. L., Johnsrude, I., Robinson, R. R.: Peripheral and renal venous plasma renin activity in hypertension. Ann. intern. Med. **71**, 555 (1969). — 7. Heberer, G.: Möglichkeiten chirurgischer Therapie bei nephrogenen Hochdruckerkrankungen. Verh. dtsch. Ges. Kreisl.-Forsch. **33**, 73 (1967). — 8. Heberer, G., Eigler, F. W.: Die chirurgische Therapie des renovasculären Hochdrucks. Helv. med. Acta **34**, Suppl. **48**, 48 (1969). — 9. Hocken, A. G.: Renovascular hypertension. Arch. intern. Med. **117**, 364 (1966). — 10. Hunt, J. C.: Diagnosis of renovascular hypertension. Bull. N.Y. Acad. Med. **45**, 877 (1969). — 11. Hunt, J. C., Bernatz, P. E., Harrison, E. G.: Factors determining diagnosis and choice of treatment of renovascular hypertension. Circulat. Res., Suppl. II, Vols. **XX** and **XXI** (1967). — 12. Kirkendall, W. M., Fitz, A. E., Lawrence, M. S.: Renal hypertension. Diagnosis and surgical treatment. New Engl. J. Med. **276**, 479 (1967). — 13. Levitt, J. I., Amplatz, K., Loken, M. K.: Renovascular hypertension. Correlation of surgical results with certain predictive tests. Radiology **91**, 521 (1968). — 14. Lohmann, F. W.: In Vorbereitung. — 15. Lohmann, F. W., Dissmann, Th., Gotzen, R., Molzahn, M., Oelkers, W., Bachmann, D., Grohme, S.: Praktische Erfahrungen bei 312 nephroangiographierten Patienten mit Hypertonie. Ein Beitrag zur renovasculären Hypertonie. Arch. Kreisl.-Forsch. (im Druck). — 16. Luke, R. G., Kennedy, A. C., Briggs, J. D., Struthers, N. W., Watt, J. K., Short, D. W., Stirling, W. B.: Results of surgery in hypertension due to renal artery stenosis. Brit. med. J. **1968 II**, 76. — 17. Morris jr., G. C., DeBakey, M. E., Crawford, E. St., Cooley, D. A., Zanger, L. C. C.: Late results of surgical treatment for renovascular hypertension. Surg. Gynec. Obstet. **122**, 1255 (1966). — 18. Munck, O., Faarup, P., Gammelgaard, P. A., Ladefoged, J., Mathiesen, F. R., Pedersen, F.: Characteristics of renovascular hypertension. Data on renal blood flow and analysis of factors predicting the effect of surgery. Scand. J. clin. Lab. Invest. **22**, 288 (1968). — 19. Neher, R., Wettstein, A.: Physicochemical estimation of aldosterone in urine. J. clin. Invest. **35**, 800 (1956). — 20. Perloff, D., Sokolow, M., Wylie, E. J., Palubinskas, A. J.: Renal vascular hypertension, further experiences. Amer. Heart J. **74**, 614 (1967). — 21. Smith, G. W., Muller, W. H., jr., Beckwith, J. R.: Surgical results and the diagnostic evaluation of renovascular hypertension. Ann. Surg. **167**, 669 (1968). — 22. Stamey, T. A.: Renovascular hypertension. Baltimore: Williams and Wilkins Co. 1963.

Dr. F. W. Lohmann
Med. Klinik, Klinikum Steglitz
D-1000 Berlin 45
Hindenburgdamm 30

S. Rummelhardt: **Die Ergebnisse der konservativen Therapie der renalen Hypertonie**

In der von mir geleiteten Urologischen Abteilung des Krankenhauses der Stadt Wien-Lainz bemühe ich mich gemeinsam mit der Konsiliarinternistin Frau Doz. Dr. M. Jantsch um die Diagnostik und insbesondere um die Abgrenzung der chirurgischen Indikation des renalen, vor allem des renovasculären Hochdruckes.

In Zusammenarbeit mit Doz. Dr. G. Geyer, damals der I. Medizinischen Universitätsklinik (Vorstand: Prof. Dr. E. Deutsch) angehörend, mit Frau OA. Dr.

I. Esch von der Herzstation des Hanuschkrankenhauses (Vorstand: Prof. Dr. K. Polzer) und dem damaligen OA. Dr. H. Denck der I. Chirurgischen Abteilung des Krankenhauses der Stadt Wien-Lainz (Vorstand: Prof. Dr. G. Salzer) haben wir einen einheitlichen Untersuchungsplan, der alle Formen des Hochdruckes berücksichtigt, erstellt (Tabelle 1):

Tabelle 1. *Untersuchungsplan zur Klärung der renalen Genese der Hypertonie*

1. Tag:	Aufnahmebefunde (SKG, Hb, UN, BB, Kreatinin, BZ, Harn) Interner Status, EKG
2. Tag:	Aortographie, Druckgradient
3. Tag:	Bei positiver Aortographie: 24 Std-Harn für Clearance
4. Tag:	Augenbefund Kreatininclearance Serum, Harnsäure Elektrolytausscheidung Leberfunktionsproben Cholesterin
5. Tag:	Isotopenrenogramm, Szintigramm
6. Tag:	Frühurogramm Oscillogramm
7. Tag:	17-Ketosteroide
8. Tag:	Rapoport-Test Angiotensin Nierenbiopsie

Die Zahl der untersuchten Hochdruckkranken, die alle einen diastolischen Druck von mehr als 100 mmHg hatten, beträgt nun 209. Nur bei 43 Patienten (etwas mehr als 20 %) wiesen die Befunde auf stenotische Veränderungen der Nierenarterien hin. Bei 22 von ihnen war eine prärenale Nierenarterienstenose ohne wesentliche Parenchymschädigung nachzuweisen, bei 6 waren intrarenale Gefäßveränderungen vorhanden; bei weiteren 15 Kranken ergab die Untersuchung, daß neben dem prärenalen Gefäßprozeß auch eine wesentliche Parenchymläsion der Niere bestand. Die Befunde von 9 Patienten waren so diskordant, daß keine einwandfreie Klärung getroffen werden konnte. Es fand sich jedoch kein Fall, bei dem nicht auch andere Manifestationen einer Gefäßerkrankung vorlagen (Tabelle 2).

Tabelle 2. *Untersuchungsergebnisse bei 209 Hypertonikern*

Ergebnisse	Positiv	?
V prärenal	**22**	6
V intrarenal	**6**	—
V und P	**15**	3
P	88	—
E	64	—
NN	5	—
	200	9

Hochdruckformen: V = renovasculär
P = parenchymatös-renal
E = essentiell
NN = Nebennierenerkrank.

Von den 43 Patienten mit Nierenarterienstenosen wurden 22 operiert und 21 einer konservativen Therapie zugeführt. Über letztere soll nun berichtet werden. Dieses Krankengut ist mit dem der operierten Patienten nicht ohne weiteres zu vergleichen, da bei 9 der konservativ behandelten Patienten eine Operation aus internistischen Gründen nicht möglich, also die Ausgangssituation schon wesentlich schlechter war. 5 dieser 9 Kranken sind in der Beobachtungszeit — 6 Monate bis 6 Jahre — einem Herzinfarkt, einer Apoplexie oder einer Urämie erlegen. Trotzdem sei mir ein vergleichender Hinweis auf die Gesamtmortalitätsziffern erlaubt: von den wegen Nierenarterienstenosen operierten Patienten verstarben weniger als ein Viertel nach der Operation, und von den konservativ behandelten leben heute nur noch zwei Drittel.

Auffallend hoch ist die Sterberate bei den konservativ behandelten Kranken, bei denen neben der Nierenarterienstenose auch Parenchymveränderungen der Niere nachgewiesen wurden (5 +/8). Diese Patienten mit renovasculären *und* parenchymatösen Veränderungen der Niere bieten auch bei der Abwägung des Operationsrisikos große Schwierigkeiten (Tabelle 3).

Tabelle 3. *Renovasculäre Hypertonie*
43 Patienten/12 †

Alter: $\frac{23\text{—}62{,}5\,\text{a}}{45{,}6\,\text{a}}$ Beobachtungszeit: $\frac{6\text{ Mo.—}6\text{ J.}}{2\text{ J. }7\text{ Mo.}}$

Hochdruckform:		V prärenal	V intrarenal	V und P
Operation:				
Alter: $\frac{23\text{—}62\,\text{a}}{46{,}5\,\text{a}}$	22/5 †	12/4 †	3	7/1 †
Konservativ:				
Alter: $\frac{23\text{—}63\,\text{a}}{44{,}8\,\text{a}}$	21/7 †	10/2 †	3	8/5 †
OP. Kontraindikation:	9/5 †	3/1 †	—	5/4 † 1 unbekannt
OP. verschoben oder vom Pat. abgelehnt:	12/2 †	7/1 †	3	2/1 †
		22	6	15

Bei den Kranken mit prärenaler Nierenarterienstenose ist auffallend, daß es bei mehr als zwei Drittel (7/10) unter gezielter Therapie zu einer Blutdrucksenkung kam. Bei einem Patienten blieb der Hochdruck gleich. Nur bei einem Fünftel dieser Patientengruppe erfolgte ein weiterer Blutdruckanstieg mit tödlichem Ausgang (Tabelle 4).

Tabelle 4. *Hypertoniker mit prärenaler Stenose*

Alter: $\frac{38\text{—}63\,\text{a}}{56{,}4\,\text{a}}$ Beobachtungszeit: $\frac{8\text{ Mo.—}5\text{ J. }10\text{ Mo.}}{2\text{ J. }10\frac{1}{2}\text{ Mo.}}$

V		OP. Kontraindikation	OP. verschoben oder vom Pat. abgelehnt
RR ▲	2	1/†	1/†
RR ▼	7	1	6
RR gleich	1	1	—
Myokardinfarkt	3	1/†	—
„Urämie"	1	—	1/†
	10/2 †	3/1 †	7/1 †

Bei drei Patienten mit intrarenalen Gefäßstenosen ist nur 1mal ein Ansteigen und 2mal ein Gleichbleiben des Hochdruckes zu verzeichnen (Tabelle 5).

Tabelle 5. *Hypertoniker mit intrarenalem Gefäßprozeß*
3 (Kons. TH.)/0 †

Alter: $\frac{23\text{—}51\,\text{a}}{30\,\text{a}}$ Beobachtungszeit: $\frac{6\text{ Mo.—}6\text{ J.}}{2\frac{1}{2}\text{ J.}}$

V intrarenal		OP. Kontraindikation	OP. verschoben oder vom Pat. abgelehnt
RR ▲	1	—	1
RR ▼		—	—
RR gleich	2	—	2
	3/0 †	0	3/0 †

Am schlechtesten sind die Behandlungsergebnisse bei den Kranken mit prärenalen Gefäßstenosen und gleichzeitigen Parenchymveränderungen der Nieren. Bei mehr als der Hälfte (5/8) dieser Patienten wurde die Operation wegen internistischer Bedenken abgelehnt und nur einer von diesen (1/5) hat bisher überlebt. Die Todesursachen sind fast gleich verteilt auf die Folgen der Hypertonie (Myokardinfarkt, Apoplexie) und auf ein Nierenperanchymversagen (Urämie). Nur bei einem Patienten dieser Gruppe (1/8) ist medikamentös eine Blutdrucksenkung erreicht worden (Tabelle 6).

Tabelle 6. *Hypertoniker mit prärenaler Stenose und parenchymatösen Veränderungen*
8 (Kons. TH.)/5 †

Alter: $\frac{37—63\text{a}}{48{,}2\text{a}}$ Beobachtungszeit: $\frac{\text{6 Mo.—4 J. 10 Mo.}}{\text{2 J. 7 Mo.}}$

V und P		OP. Kontraindikation	OP. verschoben oder vom Pat. abgelehnt
RR ▲	6/5 †	5/4 †	1/1 †
RR ▼	1	—	1
RR gleich	—	—	—
Myokardinfarkt	1	1/†	—
Apoplexie	1	1/†	—
Urämie	3	2/†	1/†
unbekannt	1	1	—
	8/5 †	5/4 †	2/1 †

So weit die kleinen Zahlen des eigenen Krankengutes überhaupt Schlüsse erlauben, ist es auffallend, daß bei mehr als der Hälfte der überlebenden Patienten (8/14) mit einer Nierenarterienstenose eine Blutdrucksenkung erreicht werden konnte und bei einem kleinen Teil (3/14) der Hypertonus gleich blieb. Am geringsten ist der Anteil mit Blutdruckanstieg (2/14) (Tabelle 7).

Tabelle 7. *Renovasculäre Hypertonie*
(konservative Therapie)

	Patienten
†	7
RR ▲	2
RR ▼	8
RR gleich	3
unbekannt	1
	21

In unserem Krankengut mit festgestellten Nierenarterienstenosen (43) handelte es sich fast nur um arteriosklerotische Veränderungen, nur eine Patientin hatte ausgeprägte fibromuskuläre Veränderungen an der Arteria renalis und überlebte bisher fast 6 Jahre (5 Jahre, 10 Monate) unter erfolgreicher konservativer Therapie mit blutdrucksenkenden Medikamenten.

Durch diese Ergebnisse der konservativen Therapie des renovasculären Hochdruckes ist die Problematik zur operativen Indikationsstellung nicht erleichtert worden. Sie wird uns weiter beschäftigen.

Professor Dr. S. Rummelhardt
Urolog. Abt. d. Krankenhauses
der Stadt Wien-Lainz
A-1130 Wien
Wolkersbergenstraße 1

C. Werning: **Die Bedeutung des Renin-Angiotensin-Aldosteronsystems bei der arteriellen Hypertonie**

Im folgenden soll kurz zu den wichtigsten Hypertonieformen Stellung genommen werden, bei denen das Renin-Angiotensin-Aldosteronsystem eine pathogenetische Bedeutung zu besitzen scheint, oder bei denen dieses System charakteristische Veränderungen aufweist (Tabelle).

Tabelle. *Renin und Aldosteron bei verschiedenen Hypertonieformen*

Hypertonieform	Renin	Aldosteron
Renovasculäre Hypertonie	+ +	+
Renal-parenchymatöse Hypertonie		
akute Glomerulonephritis	(+)	n
chronische Nephritis	n +	n +
chronische Niereninsuffizienz	n +	n +
Abstoßungskrise von Nierentransplantaten	+ +	
Nierentumoren	+	n +
Accelerierte oder maligne Hypertonie	+	+
Essentielle Hypertonie	n –	n
Primärer Aldosteronismus	–	+ +
Phäochromocytom	n +	n +
Aortenisthmusstenose	n	n
Medikamentös bedingte Hypertonie		
Carbenoxolon	–	–
Ovulationshemmer	(+)	+

+ = erhöht; (+) = relativ erhöht; – = erniedrigt; n = normal.

Bei der *renovasculären Hypertonie* scheint der pathogenetische Weg wie folgt zu verlaufen [18] (s. Schema 1): Die Nierenarterienstenose führt über eine Änderung der renalen Hämodynamik zur Erregung von Baro-, Chemo- oder Volumenreceptoren, die in der Diskussion über die Regulation der Reninsekretion als bedeutsam angesehen werden [11, 13, 16]. Die erhöhte Reninsekretion bewirkt über die Synthese von Angiotensin eine Erhöhung des peripheren Gefäßwiderstandes, eine Freisetzung von Katecholaminen und vor allem eine Stimulation der Aldosteronproduktion. Das Aldosteron vermehrt über eine Natrium- und Wasserretention

Schema 1. *Möglicher ätiopathogenetischer Weg bei der renovasculären Hypertonie*

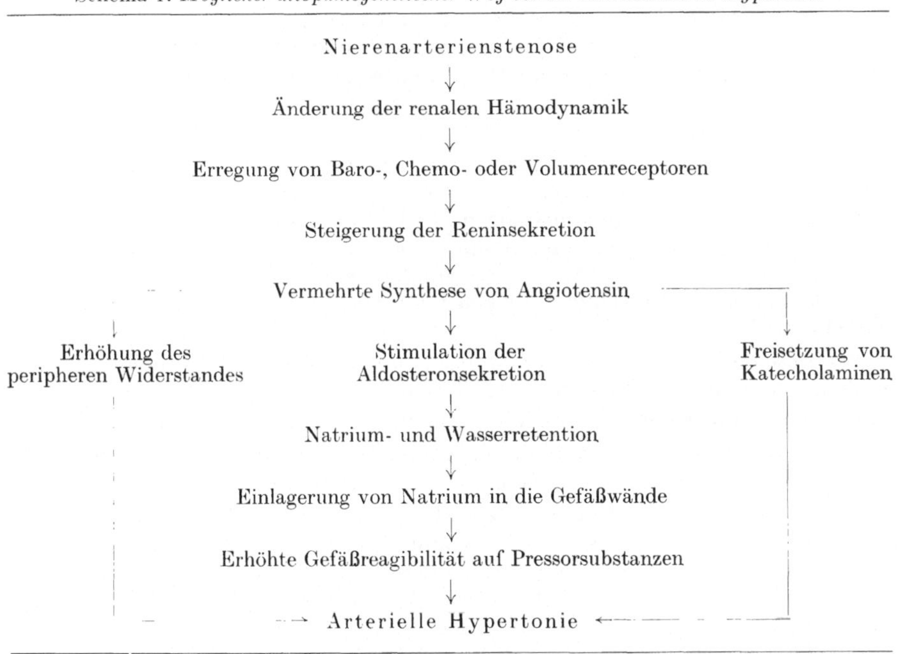

[Aus: Werning et al.: Schweiz. Rundsch. Med. **59**, 730 (1970)]

das Extracellulärvolumen, führt zur Einlagerung von Natrium in die Gefäßwände und erhöht dadurch die Reagibilität der Gefäße gegenüber Pressorsubstanzen.

Es ist allerdings noch nicht endgültig geklärt, ob sich die renovasculäre Hypertonie tatsächlich auf diesem Wege entwickelt. Im Tierversuch ist es z. B. möglich, den Reningehalt durch Exstirpation der kontralateralen Niere zu normalisieren, ohne daß gleichzeitig der Blutdruck absinkt. Wenn man allerdings bei diesem tierexperimentellen Modell Antirenin oder Reninhibitoren injiziert, so gelingt es auch den Blutdruck zu senken. Man kann also möglicherweise einen relativen Hyperreninismus bzw. Hyperangiotensinismus [9, 10] annehmen, das bedeutet, daß trotz normaler Reninspiegel eine gesteigerte Angiotensinaktivität vorliegen kann. Auch neuere Untersuchungen mit Antiangiotensin zeigten, daß das Renin-Angiotensinsystem für die Entwicklung der renovasculären Hypeıtonie höchstwahrscheinlich verantwortlich gemacht werden darf [3].

Die verschiedenen Formen der *renal-parenchymatösen Hypertonie* zeigen ein unterschiedliches Verhalten bezüglich der Renin- und Aldosteronsekretion. Für das Auftreten einer Hypertonie bei *akuter Glomerulonephritis* wird eine inadäquate Suppression der Reninsekretion als Ursache angenommen [1]. Die während einer akuten Glomerulonephritis zu beobachtende Hypervolämie müßte eigentlich die Reninfreisetzung deutlich drosseln. Das ist jedoch anscheinend nicht der Fall, so daß die relativ hohe Plasmareninaktivität als Hochdruckursache in Betracht kommen könnte.

Die Hypertonie bei *chronischer Nephritis* kann ebenfalls wie die renovasculäre Hypertonie auf einer Stimulation des Renin-Angiotensin-Aldosteronsystems beruhen. Man sollte aber bedenken, daß die Nieren nicht nur durch die vermehrte Produktion vasopressorischer Substanzen, sondern auch durch die verminderte Synthese vasodepressorischer Stoffe und durch eine reduzierte Elimination von Natrium und Wasser die Entwicklung eines Hochdrucks fördern können, so daß man auch die beiden letzteren Faktoren berücksichtigen muß. Von den blutdrucksenkenden Substanzen wurden in letzter Zeit vor allem die Prostaglandine untersucht. Diese ungesättigten cyclischen Fettsäuren können im Nierenmark, wahrscheinlich in den osmiophilen Lipidgranula der interstitiellen Nierenmarkzellen gebildet werden, sie verhindern im Hundeexperiment eine renoprive Hypertonie und können bei Patienten mit essentieller Hypertonie den Blutdruck senken [14, 17].

Entsprechend den verschiedenen renalen hypertonie-provozierenden Mechanismen kann man bei der *chronischen Niereninsuffizienz* einen salz- und wasserabhängigen von einem reninabhängigen Hochdruck unterscheiden [7]. Die salz- und wasserabhängige Hypertonie kann relativ leicht durch hohe Dosen von Saluretika oder durch intermittierende Hämodialyse gesenkt werden, während der reninabhängige Hochdruck nur durch eine bilaterale Nephrektomie unter Kontrolle gebracht werden kann.

Bei *Abstoßungskrisen von Nierentransplantaten* kann man hohe Reninwerte feststellen, die einmal die hypertensiven Krisen während der Abstoßungsreaktionen hervorrufen können und zum anderen von diagnostischer Bedeutung sind [20].

Nierentumoren können sowohl durch Kompression einer Nierenarterie als auch durch die Produktion von Renin einen Hochdruck provozieren.

Beim Übergang eines benignen Hochdrucks in eine *accelerierte oder maligne Hypertonie* tritt fast regelmäßig eine Stimulation des Renin-Angiotensin-Aldosteronsystems auf, die durch die arteriolonekrotischen Veränderungen der Nieren bedingt ist und mit der Manifestation der malignen Hochdruckphase in Beziehung gebracht wird.

Für die Entwicklung der *essentiellen Hypertonie* spielt das Renin-Angiotensin-Aldosteronsystem keine bedeutsame Rolle. Die Renin- und Aldosteronwerte werden hier meistens normal gefunden. Es ist aber auffallend, daß ca. 20 bis 30% aller Patienten mit essentieller Hypertonie sogar niedrige Plasmareninaktivitäten aufweisen, die auch durch Stimulationsmaßnahmen wie Salzentzug und Orthostase nur schlecht stimuliert werden können. Die Ursache dürfte ein erhöhtes Extracellulärvolumen darstellen, das höchstwahrscheinlich durch die Aktivität eines Mineralocorticoids bedingt ist [6]. Für diese Annahme sprechen die erniedrigten Natrium-Kaliumquotienten im Speichel, die mikro- bis makronodulären Hyperplasien der Nebennierenrinde und auch die prompte Blutdruckansprechbarkeit nach Gaben von Spironolacton, die man bei diesen Patienten mit essentieller Hypertonie antreffen kann. Welches Mineralocorticoid die Steigerung des Extracellulärvolumens verursacht, ist unbekannt. Ob sich die Befunde bestätigen, daß das Hydroxydesoxycorticosteron die erwähnten Veränderungen hervorruft [4], muß abgewartet werden. Möglicherweise können also einige Formen der essentiellen Hypertonie zu den endokrinen Hochdruckformen gerechnet werden, ebenso wie es in den letzten Jahren gelungen ist, den Prozentsatz der essentiellen Hypertonie am Gesamtkollektiv der Hypertonien zugunsten der renalen Hypertonie zu reduzieren.

Beim *primären Aldosteronismus (Conn-Syndrom)* ist die dritte Komponente des Renin-Angiotensin-Aldosteronsystems, nämlich das Aldosteron für den Hochdruck verantwortlich, da Aldosteron durch seinen natriumretinierenden Effekt das Extracellulärvolumen steigert, die Gefäße gegenüber pressorischen Substanzen sensibilisiert und evtl. auch eine direkte Wirkung auf die Baroreceptoren im Carotissinusbereich besitzt [2]. Das Renin wird hier infolge der Hypervolämie signifikant erniedrigt (Tabelle).

Das *Phäochromocytom* kann das Renin-Angiotensin-Aldosteronsystem stimulieren, indem es die Nierenarterie komprimiert, so daß das Bild einer phäochromocytom-induzierten renovasculären Hypertonie resultiert. Zum anderen können die Katecholamine direkt bzw. chemotrop oder indirekt bzw. vasotrop, also über die Constriction der afferenten Nierenarteriolen die Reninsekretion steigern [19]. Der direkte Weg könnte dabei über das Adenylcyclasesystem verlaufen, da die Katecholamine das cyclische AMP stimulieren, das seinerseits die Reninfreisetzung erhöht [8, 21].

Hinsichtlich der Pathogenese der prästenotischen Hypertonie bei der *Aortenisthmusstenose* existieren drei Theorien: die mechanische, die neurale und die humorale oder renale Theorie. Die letztere Theorie besagt, daß die Nieren auf Grund einer Minderdurchblutung vermehrt Renin bilden, das über die Synthese von Angiotensin II den prästenotischen Hochdruck verursacht. Wir selbst fanden jedoch bei Patienten mit Aortenisthmusstenose normale Basis- und Stimulationswerte der Plasmareninaktivität im peripheren und Nierenvenenblut, so daß unseres Erachtens die renale Theorie keine Gültigkeit zu besitzen scheint [12].

Schließlich sollen noch zwei medikamentös bedingte Hochdruckformen erwähnt werden, die das Renin-Angiotensin-Aldosteronsystem beeinflussen. Nach Einnahme von *Carbenoxolon* (Biogastrone) kann man eine hypokaliämische Hypertonie mit Suppression von Renin und Aldosteron beobachten, die auf die mineralocorticoide Wirkung des synthetischen Glycyrrhizinsäurederivats zurückgeführt wird [15]. *Ovulationshemmer* können eine Hypertonie hervorrufen, die mit einer Stimulation des Renin-Angiotensin-Aldosteronsystems verbunden ist, da die Oestrogene die Synthese des Reninsubstrats Angiotensinogen steigern und das Progesteron durch seine aldosteronantagonistische natriuretische Wirkung die Reninsekretion erhöht (s. Schema 2). Man trifft allerdings nicht bei allen Patientinnen, deren Renin- und Aldosteronwerte durch Kontrazeptiva erhöht werden, einen Hochdruck an. Nach einer neueren Theorie soll sich nur bei denjenigen Patientinnen eine Hypertonie entwickeln, bei denen trotz des direkten negativen Rückkopplungsmechanismus zwischen Angiotensin und Renin und die indirekte

Schema 2. *Die Wirkung von Ovulationshemmern auf das Renin-Angiotensin-Aldosteronsystem*

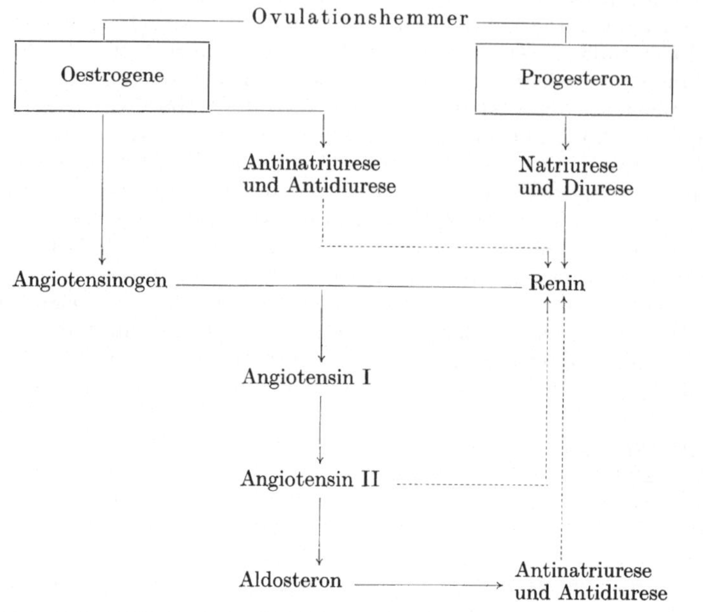

——→ Stimulation; ·······→ Suppression

[Aus: Werning, C.: Das Renin-Angiotensin-Aldosteron-System. Stuttgart: Thieme (im Druck)]

negative Rückkopplung zwischen Aldosteron und Renin die Reninsekretion nicht adäquat supprimiert wird [5].

Zum Abschluß dieses kurzen Überblicks soll betont werden, daß es trotz der möglichen pathogenetischen und diagnostischen Bedeutung des Renin-Angiotensin-Aldosteronsystems bei verschiedenen Hypertonieformen bisher noch bei keiner Form des Hochdrucks definitiv gelungen ist, die Stimulation der Reninsekretion als Ursache der Hypertonie unter Beweis zu stellen.

Literatur

1. Birkenhäger, W. H., Schalekamp, M. A. D. H., Schalekamp-Kuyken, M. P. A., Kolsters, G., Krauss, X. H.: Interrelations between arterial pressure, fluid-volumes, and plasma-renin concentration in the course of acute glomerulonephritis. Lancet **1970 I**, 1086. — 2. Burstyn, P. G., Horrobin, D. F.: Possible mechanism of action for aldosterone-induced hypertension. Lancet **1970 I**, 973. — 3. Christlieb, A. R., Biber, T. U. L., Hickler, R. B.: Studies on the role of angiotensin in experimental renovascular hypertension: an immunologic approach. J. clin. Invest. **48**, 1506 (1969). — 4. Melby, J. C., Wilson, T. E., Dale, S. L.: Secretion of 18-hydroxydeoxycorticosterone in human hypertensive disease (abstract). J. clin. Invest. **49**, 64a (1970). — 5. Saruta, T., Saade, G. A., Kaplan, N. M.: Inadequate feedback suppression of renin release by angiotensin: A possible mechanism for estrogen-induced hypertension (abstract). J. clin. Invest. **49**, 85a (1970). — 6. Tarazi, R. C., Dustan, H. P., Frohlich, E. D., Gifford, R. W. jr., Hoffman, G. C.: Plasma volume and chronic hypertension. Relationship to arterial pressure levels in different hypertensive diseases. Arch. intern. Med. **125**, 835 (1970). — 7. Vertes, V., Cangiano, J. L., Berman, L. B., Gould, A.: Hypertension in end-stage renal disease. New Engl. J. Med. **280**, 978 (1969). — 8. Werning, C.: Das Renin-Angiotensin-Aldosteron-System. In: Biochemie und Klinik, Monographien in zwangloser Folge (Weitzel, G., Zöllner, N., Hrsg.). Stuttgart: Thieme (im Druck). — 9. Werning, C., Baumann, K., Gysling, E., Schönbeck, M., Weidmann, P., Siegenthaler, W.: Die Wirkung länger verabreichter Hydrochlorothiazid-Gaben auf die Plasmarenin-Aktivität und den Elektrolythaushalt adrenalektomierter Patienten. Arzneimittel-Forsch. **20**, 1935 (1970). — 10. Werning, C., Baumann, K., Schönbeck, M.,

Gysling, E., Weidmann, P., Siegenthaler, W.: Die Wirkung länger dauernder Hydrochlorothiazid-Gaben auf die Plasma-Renin-Aktivität und die Aldosteron-Exkretionsrate bei Normalpersonen. Klin. Wschr. **47**, 318 (1969). — 11. Werning, C., Baumann, K., Weidmann, P.-Gysling, E., Siegenthaler, W.: Die Plasmareninaktivität bei dekompensiertem und nichtdekompensiertem Diabetes insipidus. Zugleich ein Beitrag zur Regulation der Reninsekretion. Schweiz. med. Wschr. **99**, 661 (1969). — 12. Werning, C., Schönbeck, M., Weidmann, P., Baumann, K., Gysling, E., Wirz, P., Siegenthaler, W.: Plasma renin activity in patients with coarctation of the aorta. A comment on the pathogenesis of prestenotic hypertension. Circulation **40**, 731 (1969). — 13. Werning, C., Siegenthaler, W.: Das Renin-Angiotensin-Aldosteron-System in pathophysiologischer Sicht. Klin. Wschr. **47**, 1247 (1969). — 14. Werning, C., Siegenthaler, W.: Prostaglandine und Niere. Dtsch. med. Wschr. **95**, 2345 (1970). — 15. Werning, C., Stadelmann, O., Miederer, S. E., Vetter, W., Schweikert, H. U., Stiel, D., Siegenthaler, W.: Plasmareninaktivität, Aldosteronexkretionsrate, Serumelektrolyte und Blutdruck vor und nach Behandlung mit Carbenoxolon-Natrium. Verh. dtsch. Ges. inn. Med. **77**, (1971) (im Druck). — 16. Werning, C., Vetter, W., Schweikert, H. U., Weidmann, P., Stiel, D., Siegenthaler, W.: Der Einfluß des neuen Diuretikums Mefrusid auf die Reninaktivität, die ^{51}Cr-EDTA- und ^{125}J-o-Jodhippursäureclearance und die Elektrolytausscheidung beim narkotisierten Hund. Ein Beitrag zur Reninregulation. Klin. Wschr. **48**, 1047 (1970). — 17. Werning, C., Vetter, W., Weidmann, P., Schweikert, H. U., Stiel, D., Siegenthaler, W.: Effect of prostaglandin E_1 on renin in the dog. Amer. J. Physiol. **220**, 852 (1971). — 18. Werning, C., Weidmann, P., Vetter, W., Stiel, D., Schweikert, H. U., Siegenthaler, W.: Die Bedeutung des Renin-Angiotensin-Aldosteron-Systems bei verschiedenen Hypertonieformen. Schweiz. Rundsch. Med. (Praxis) **59**, 730 (1970). — 19. Werning, C., Ziegler, W. H., Baumann, K., Endres, P., Gysling, E., Weidmann, P., Siegenthaler, W.: Die Plasma-Renin-Aktivität beim Phäochromozytom. Dtsch. med. Wschr. **95**, 117 (1970). — 20. West, T. H., Turcotte, J. G., Vander, A. J.: Plasma renin activity, sodium balance, and hypertension in a group of renal transplant recipients. J. Lab. clin. Med. **73**, 564 (1969). — 21. Winer, N., Burch, B. H., Chokshi, D. S., Freedman, A. D.: Cyclic AMP stimulation of renin secretion. Proc. 51st Meeting Endocr. Soc. **40**, 100 (1969).

Priv.-Doz. Dr. C. Werning
Med. Univ.-Poliklinik
D-5300 Bonn 1
Wilhelmstraße 35

O. Hallwachs: Die Aussagekraft der verschiedenen Funktionstests bei renovasculärer Hypertonie hinsichtlich Operationsindikation und Prognose

Als Screening-Test für die 2 bis 4% aus dem großen Sammeltopf der essentiellen Hypertoniker, deren Hochdruck durch eine Nierenarterienstenose verursacht ist, geben wir dem Frühurogramm und der Isotopennephrographie, evtl. auch Kameraszintigraphie den Vorzug.

Das Frühurogramm hat bei exakter Durchführung, nämlich schneller Injektion des Kontrastmittels möglichst bei angezogener Staubinde und Aufnahmen in den ersten Minuten nach Injektion, eine Trefferquote von 60 bis 70%.

Vergleichen wir das Ergebnis des Frühurogramms mit entsprechenden seitengetrennten Nierenfunktionswerten von Patienten mit einseitiger Nierenarterienstenose, dann findet sich nur bei deutlicher Seitendifferenz der PAH- und Inulinclearance eine anfänglich seitendifferente Kontrastanreicherung im Nierenhohlraumsystem (Tabelle 1).

Die bei einseitiger Nierendurchblutungsstörung im Isotopennephrogramm in etwa 80% der Fälle erkennbaren Abweichungen vom normalen Kurvenverlauf

Tabelle 1. *Frühurogramm*

		Seitengetrennte Nierenfunktionswerte (Angabe der Mittelwerte in ml/min)	
		durchblutungsgedrosselte Niere	kontralaterale Niere
Positiv (6 Fälle)	C_{Inulin}	41	84
	C_{PAH}	163	361
Negativ (4 Fälle)	C_{Inulin}	32	46
	C_{PAH}	236	240

sind zwar nicht charakteristisch für eine renovasculäre Hochdruckgenese, aber doch zumindest Anlaß zu weiteren diagnostischen Überlegungen. Unsere Patienten mit einseitiger Nierenarterienstenose hatten in 79% der Fälle ein seitendifferentes Isotopennephrogramm, wobei am häufigsten der initiale Aktivitätsanstieg vermindert (70%) und das Kurvenmaximum verspätet (66%) waren.

Im Kameraszintigramm fand sich als häufigster Hinweis auf einen renovasculären Hochdruck eine Verminderung der initialen Aktivitätsanreicherung in der durchblutungsgedrosselten Niere (70%).

Bei Wandernieren, die bekanntermaßen mit einer fibromuskulären Hyperplasie der Nierenarterie vergesellschaftet sein können, legen wir besonderen Wert auf die Untersuchung mit der Kameraszintigraphie im Sitzen und Liegen.

Bei einer bereits vor 2 Jahren mit Schenck durchgeführten Zusammenstellung unserer szintigraphischen Befunde konnten wir auf diese Weise bei 21 Patienten lageabhängige Funktionsstörungen nachweisen, wobei sich als konstantes Zeichen eine Verminderung der Radioaktivität in der sog. Durchblutungsphase fand. In drei Fällen zeigte dann das Angiogramm eine Nierenarterienstenose.

Rapoport- und Stamey-Test haben nach unseren Erfahrungen eine etwa gleichhohe diagnostische Aussagekraft, d. h. 70% unserer röntgenologisch nachgewiesenen Nierenarterienstenosen waren nach den Testergebnissen auch funktionell wirksam. Wegen der technischen Einfachheit und geringeren Belastung für den Patienten geben wir dem Rapoport-Test jetzt den Vorzug, vorausgesetzt, die Kenntnis der Partialfunktionen der kontralateralen Niere sind nicht von Wichtigkeit, denn quantitative Clearancebestimmungen sind wiederum nur mit dem Stamey-Test möglich.

Alle Funktionstests haben den gemeinsamen Nachteil, daß sie auf einem Seitenvergleich beruhen und deshalb doppelseitige Veränderungen dem Nachweis entgehen können. Bei beidseitiger Nierenarterienstenose bzw. einseitiger Stenose und hochgradiger Funktionseinschränkung der kontralateralen Niere sind die verschiedenen Tests negativ und somit für die Operationsindikation und Prognose wertlos.

Oelkers u. Mitarb. (1970) haben die Ergebnisse seitengetrennter Nierenfunktionstests mit dem jeweiligen postoperativen Blutdruckverhalten von insgesamt 256 Hypertonikern mit Nierenarterienstenose verglichen. 134 Patienten mit positiven Funktionstests, deren Blutdruck durch die Operation normalisiert oder gebessert wurde, stehen 45 Patienten gegenüber, bei denen die Operation keinen Erfolg hatte.

Bei negativem Funktionstest wurde der Blutdruck bei 33 von 77 Patienten durch die Operation normalisiert oder gesenkt, in 57% der Fälle blieb er unbeeinflußt (Tabelle 2).

Auch wir fanden bei präoperativ positiven Tests in etwa 40% der Fälle postoperativ keine Blutdrucksenkung. Bei präoperativ negativem Stamey- bzw. Rapoport-Test blieb dagegen der Hochdruck auch postoperativ immer unverändert bestehen, so daß eine angiographisch nachgewiesene Nierenarterienstenose mit negativem Funktionstest nach unserer Meinung keine absolute Operationsindikation darstellt.

Die seitengetrennte Reninaktivität in beiden Nierenvenen hat Herr Möhring in Zusammenarbeit mit Herrn Miksche vom Pharmakologischen Institut bisher nur bei wenigen Patienten bestimmt. Nach 5tägiger kochsalzarmer Diät (max. 8 mval NaCl/die) fanden sich auf der Seite der stenosierten Nierenarterie insgesamt signifikant höhere Reninwerte (Faktor 1,56; $p > 0,25$) als im Nierenvenenblut der kontralateralen Seite. Acht Patienten mit einer Reningehaltdifferenz im Nierenvenenblut von mehr als 40% hatten postoperativ normale Blutdruckwerte. Patienten mit Reningehaltdifferenzen von weniger als 30% zeigten postoperativ ein unterschiedliches Blutdruckverhalten. Bei zwei Patienten ohne Seitendifferenz der Reninaktivität im Nierenvenenblut kam es auch postoperativ zu keiner Blutdrucksenkung.

Einer größeren Literaturzusammenstellung von Oelkers u. Mitarb. (1970) ist zu entnehmen, daß bei erhöhtem Reningehalt im peripheren Venenblut eines Hypertonikers mit Nierenarterienstenose postoperativ in über 50% der Fälle mit einer Blutdrucknormalisierung oder zumindest Besserung des Hochdrucks zu rechnen ist. Die größte Wahrscheinlichkeit eines Operationserfolges ergibt sich

Tabelle 2.

Präoperative Ergebnisse seitengetrennter Nierenfunktionsprüfungen und postoperatives Blutdruckverhalten (nach Nephrektomie oder rekonstruktiven Eingriffen an der Nierenarterie) bei Patienten mit renovasculärem Hochdruck

Seitengetrennte Nierenfunktionsprüfungen nach den Kriterien von Howard, Rapoport u. Stamey	Anzahl der Patienten	postoperatives Blutdruckverhalten		
		Blutdruck normalisiert	Hochdruck gebessert	Hochdruck unverändert
positiv	179	90	44	45
		50 %	**25 %**	25 %
negativ	77	22	11	44
		29 %	14 %	**57 %**

Plasmareninaktivität und postoperatives Blutdruckverhalten (nach Nephrektomie oder rekonstruktiven Eingriffen an der Nierenarterie) bei Patienten mit renovasculärem Hochdruck

Postoperatives Blutdruckverhalten	Plasmareninaktivität					
	peripheres Venenblut			seitengetrenntes Nierenvenenblut		
	Anzahl der Pat.	erhöht	normal	Anzahl der Pat.	signifikant different	nicht signifikant different
Blutdruck normalisiert	60	38	22	34	31	3
		63 %	37 %		**91 %**	9 %
Hochdruck gebessert	43	22	21	27	23	4
		51 %	49 %		**85 %**	15 %
Hochdruck unverändert	49	9	40	23	7	16
		18 %	82 %		**30 %**	70 %

(Nach einer Zusammenstellung von Oelkers et al., 1970).

Tabelle 3. *Chirurgische Behandlungsergebnisse bei Nierenarterienstenosen bezogen auf den Druckgradienten bei 45 Patienten*

Druckgradient in mmHg	Anzahl der Patienten	postoperativer RR		
		normalisiert	gebessert	unverändert
0— 25	6	4 = 67 %	0	2 = 33 %
26— 50	12	7 = 58 %	3 = 25 %	2 = 17 %
51—100	9	7 = 78 %	0	2 = 22 %
>100	18	13 = 72 %	2 = 11 %	3 = 17 %

aber aus einer signifikanten Erhöhung des Reningehalts im Venenblut der jeweils durchblutungsgedrosselten Niere.

Über den Aussagewert der Druckgradienten in der stenosierten Nierenarterie hinsichtlich Operationsindikation und -prognose sind die Meinungen geteilt. Dabei wird vor allem darauf hingewiesen, daß bei intraoperativer Druckmessung der Strömungswiderstand peripher der Stenose durch Manipulationen mit der entsprechenden Niere erhöht und somit der Druckgradient fälschlich verkleinert sein kann. Wir selbst konnten insgesamt keine eindeutige Beziehung zwischen dem intraoperativ ermittelten Druckgradienten und dem postoperativen Blutdruckverhalten feststellen (Tabelle 3).

Zusammenfassend erlauben die diagnostischen und operativen Ergebnisse bei 72 Patienten mit renovasculärer Hypertension folgende Schlußfolgerungen:

1. Bei jugendlichen Hypertonikern ist die Indikation zur Nierenangiographie praktisch immer gegeben, auch wenn die Suchtests kein eindeutiges Ergebnis erbrachten.
2. Ein negativer Rapoport- oder Stamey-Test sprechen gegen die funktionelle Wirksamkeit einer röntgenologisch nachgewiesenen Nierenarterienstenose.
3. Die größte Wahrscheinlichkeit einer postoperativen Blutdrucksenkung bzw. Normalisierung ergibt sich bei einer Seitendifferenz des Reningehalts im Nierenvenenblut von mehr als 40 %.
4. Der intraoperativ ermittelte Druckgradient in der stenosierten Nierenarterie erlaubt keinen sicheren Rückschluß auf das postoperative Blutdruckverhalten.
5. Je jünger der Patient und je kürzer der Hochdruck besteht, desto eher darf mit einer postoperativen Drucksenkung gerechnet werden.
6. Jenseits des 40. Lebensjahres führt die Revascularisation der Niere wesentlich seltener zur Drucksenkung als vor dem 40. Lebensjahr (40,6 gegenüber 77 %).

Literatur

Hallwachs, O., Schenck, P.: Experimentelle und klinische Ergebnisse der Isotopen-Nephrographie bei reno-vaskulärer Hypertension. Nucl.-Med. (Stuttg.) **5**, 262 (1966); — Nachweis lageabhängiger Nierenfunktionsstörungen mit der Szintillationskamera. Acta urol. belg. **35**, 350 (1967). — Hallwachs, O., Ziegler, M., Winkel, K. zum: Radioisotopenverfahren, seitengetrennte Nierenfunktionsprüfungen und Angiotensininfusionstest bei Hochdruckkranken mit Nierenarterienstenosen. Urologe **6**, 22 (1967). — Linder, F., Hallwachs, O., Roth, E.: Chirurgische Aspekte der Hypertonie-Behandlung. Dtsch. med. J. **19**, 576 (1968). — Oelkers, W., Dissmann, Th., Lohmann, F. W., Bachmann, K.: Reninkonzentration im peripheren und im Nieren-Venenblut. Klin. Wschr. **48**, 285 (1970).

Privatdozent Dr. O. Hallwachs
Urolog. Abt. d. Chirurg. Univ.-Klinik
D-6900 Heidelberg

Diskussionsbemerkung

Auf der 3. Jahrestagung der Österr. Gesellschaft für Gefäßchirurgie anfangs Oktober 1970 in Innsbruck wurde der Wert des Frühurogramms als Suchtest für eine Nierenarterienstenose diskutiert.

Im eigenen Krankengut kann, ebenso wie von ausländischen Autoren, bestätigt werden, daß eine Übereinstimmung von Frühurogramm und Aortographie in 80 bis 87 % zu verzeichnen ist. Bei diesen Prozentzahlen ist auch die negative Übereinstimmung gewertet, d. h. bei negativer Bewertung der Aortographie eine ebensolche Beurteilung des Frühurogramms. Für einen Suchtest ist jedoch nur die positive Übereinstimmung heranzuziehen.

Professor Dr. S. Rummelhardt
Urolog. Abt. Krkhs.
A-1130 Wien-Lainz
Wolkersbergerstraße 1

C. F. Rothauge: Der einseitige Nierenhochdruck im Lichte der Clearanceuntersuchung getrennter Nierenharne

Goldblatt hat in seinen klassischen Experimenten die Entstehung einer Hypertonie durch Drosselung der Durchblutung einer Niere nachgewiesen. Betrachtet man nun Fälle von sog. einseitigem Nierenhochdruck der menschlichen Pathologie im Lichte der Clearanceuntersuchung getrennter Nierenharne, so stellt sich die Frage: ist bei einseitigen Nierenerkrankungen und Hochdruck, die als Ursache der Hypertonie zu postulierende Ischämie der erkrankten Niere tatsächlich nachweisbar?

Um einer Klärung dieser Frage näher zu kommen, haben wir die Ergebnisse der Messung der effektiven Plasmadurchströmung eines Kollektivs von Patienten mit einseitigen Nierenerkrankungen und Hochdruck den gleichen Ergebnissen eines ebensolchen Kollektivs von Patienten mit einseitigen Nierenerkrankungen ohne Hypertonie gegenübergestellt. Tabelle 1 zeigt Ihnen diese Gegenüberstellung der PAH-Clearance bei einseitigen Nierenerkrankungen ohne und mit Hypertonie. Wie Sie aus den errechneten, in der letzten Zeile der Tabelle aufgeführten Mittel-

Tabelle 1. *PAH-Clearance bei einseitigen Nierenerkrankungen*

ohne Hypertonie		mit Hypertonie	
erkrankte Seite	gesunde Seite	erkrankte Seite	gesunde Seite
185,1	417,3	168,6	255,8
76,0	310,0	105,7	233,2
216,9	175,7	3,6	295,6
31,5	137,6	207,6	237,0
133,7	222,3	71,2	215,2
162,0	360,0	67,0	346,0
9,8	165,0	188,5	860,0
0	350,0	0	203,9
133,4	331,5	32,0	408,8
203,0	287,5	0	249,9
112,0	303,0	108,7	237,8
162,9	176,6	92,4	362,1
0	229,0	183,4	231,8
52,6	114,3	66,0	275,0
48,0	221,2	15,6	314,7
73,2	377,5	132,5	432,3
110,0	203,6	82,5	136,4
7,0	147,5	41,2	235,2
330,7	274,8	87,2	189,4
5,7	215,2	64,0	129,0
$\bar{X}$ = 102,6	$\bar{X}$ = 250,9	$\bar{X}$ = 85,8	$\bar{X}$ = 292,4

Tabelle 2. *PAH-Clearance bei einseitiger Pyelonephritis*

ohne Hypertonie		mit Hypertonie	
erkrankte Seite	gesunde Seite	erkrankte Seite	gesunde Seite
110,0	203,6	87,2	189,4
73,2	377,5	105,7	233,2
48,0	221,2	3,6	295,6
9,8	165,0	207,6	237,0
7,0	147,5	71,2	215,2
330,7	274,8	67,0	346,0
0	350,0	188,5	860,0
133,4	331,5	0	203,9
20,0	146,0	32,0	408,8
203,0	287,5	0	249,9
112,0	303,0	108,7	237,8
162,9	176,6	92,4	362,1
52,6	114,3	183,4	231,8
5,7	215,2	66,0	275,0
0	229,0	15,6	314,7
		132,5	432,3
		82,5	136,4
		41,2	235,2
$\bar{X}$ = 84,5	$\bar{X}$ = 236,1	$\bar{X}$ = 92,8	$\bar{X}$ = 303,5

werten ersehen können, war zwar die effektive Plasmadurchströmung der erkrankten Niere bei den Hochdruckpatienten gegenüber den Patienten ohne Hypertonie mäßiggradig herabgesetzt. Diese Herabsetzung erwies sich jedoch bei der statistischen Berechnung mittels X-Test nach van der Warden und Nivergelt als zufällig. Die nächste Tabelle (Tabelle 2) stellt die Ergebnisse der PAH-Clearance von

Patienten mit einseitiger Pyelonephritis ohne Hochdruck, denjenigen von ebensolchen Patienten mit Hypertonie gegenüber. Hier können Sie auf der unteren Zeile erkennen, daß die effektive Plasmadurchströmung der erkrankten Niere der Hypertoniker im Mittel sogar etwas höher lag, als die PAH-Clearance der erkrankten Niere der Patienten ohne Hypertonie. Eine Erklärung dafür, daß bei unseren Untersuchungen kein Anhalt für eine Ischämie der erkrankten Niere bei einseitigem Nierenhochdruck gefunden werden konnte, geben die Resultate experimenteller Untersuchungen von Enger, Linder und Sarre. Sie stellten fest, daß bei quantitativ abgestufter Drosselung der Durchblutung einer Niere, die geringfügig gedrosselte Nierendurchblutung infolge reaktiver Hyperämievorgänge nach kurzer Zeit wieder auf ihren Ausgangswert zurückging. Während nun aber der Blutdruck sonst bei Wiederherstellung der Normaldurchblutung infolge Öffnung der Drossel schnell zur Norm absank, stieg er hier trotz jeweiligen Erreichens der Ausgangsdurchblutung kontinuierlich an und blieb erhöht. *Es liegt auf der Hand*, daß eine quantitativ abgestufte Drosselung der Nierendurchblutung den Verhältnissen in der menschlichen Pathologie am nächsten kommt. Die die Blutdrucksteigerung auslösende Ischämie der Niere ist also nach kurzer Zeit infolge reaktiver Hyperämievorgänge nicht mehr vorhanden und somit auch nicht mehr nachweisbar. Wir

Tabelle 3. *Vergleich ohne und mit Periduralanästhesie*

Name	Clearance ohne Periduralanästhesie		Clearance mit Periduralanästhesie	
	Kreatinin	PAH	Kreatinin	PAH
M. A.	109,0	490,5	253,3	818,0
M. E.	168,7	187,0	250,5	346,7
K. P.	44,9	471,3	121,5	515,7
C. H.	91,4	464,2	149,0	880,7
K. W.	80,4	292,1	112,3	500,2
X. H.	—	433,6	—	677,0
	$\bar{X}$ = 98,8	$\bar{X}$ = 389,7	$\bar{X}$ = 177,3	$\bar{X}$ = 623,0

müssen feststellen, daß bei einseitiger Nierenerkrankung und Hochdruck die Herabsetzung der effektiven Plasmadurchströmung der erkrankten Niere keineswegs als sicherer Beweis für das Vorliegen eines sog. einseitigen Nierenhochdrucks gewertet werden kann. Im Hinblick auf die diagnostische Irrelevanz der seitengetrennten Clearanceuntersuchung beim einseitigen Nierenhochdruck erhebt sich die Frage, ob diese recht aufwendige Untersuchung überhaupt eine praktische Bedeutung bei der Erkennung und Behandlung des einseitigen Nierenhochdrucks besitzt.

Die Auswertung von insgesamt 28 seitengetrennten Clearanceuntersuchungen ergab, daß eine Nephrektomie der erkrankten Niere nur dann einen dauerhaften Erfolg in Bezug auf die Beseitigung des Hochdrucks verspricht, wenn bei deutlicher Herabsetzung der Funktion der erkrankten Niere gegenüber der gesunden, die Clearancewerte der gesunden Niere oberhalb des für eine gesunde Niere ermittelten Mittelwertes liegen. Das heißt mit einer dauerhaften Normalisierung des Blutdrucks ist nur zu rechnen, wenn die PAH-Clearance der verbleibenden Niere über 256, die Inulinclearance über 49 und die Kreatininclearance über 87 $ml \cdot min^{-1} \cdot 1{,}73\ m^{-2}$ Körperoberfläche beträgt. Ist das nicht der Fall, so kann noch mit einer nennenswerten Reduzierung, jedoch nicht mit einer Normalisierung der Blutdruckwerte durch Nephrektomie gerechnet werden, wenn unter hoher Periduralanästhesie der effektive Plasmadurchstrom der verbleibenden Niere deutlich ansteigt. Normalerweise steigt dieser, d. h. die PAH-Clearance, unter hoher Periduralanästhesie signifikant an, wie Sie aus der folgenden Tabelle (Tabelle 3) ersehen können. Der Anstieg der effektiven Plasmadurchströmung unter hoher Periduralanästhesie beweist das Vorhandensein einer Gefäßreagibilität dieser Niere und schließt eine irreversible pathologisch-anatomisch bedingte Fixation des Hochdrucks in Form einer fortgeschrittenen Arteriolosklerose der verbleibenden Niere aus.

Professor Dr. med. C. F. Rothauge
Lehrstuhl und Abteilung für Urologie
der Justus Liebig-Universität
D-6300 Gießen
Klinikstraße 37

H. J. Keutel und R. G. Weaver: **Messungen des intrarenalen, arteriellen Druckes und der Reninausscheidung bei experimentellem, vasculär-renalem Hochdruck**

Dem physikalischen Gesetz der Druckwellenfortleitung an einer stehenden Wassersäule entsprechend, beobachteten Enhörning u. Weaver (1964) bei Harnleiterkompression nach Erschöpfung der peristaltischen Wellen Ausschläge, die synchron mit der arteriellen Pulskurve verliefen. Das veranlaßte sie zur Konstruktion des in Abb. 1 dargestellten Druckkatheters (Weaver u. Yeldermann, 1968).

Dieser doppelläufige Katheter[1] gestattet eine vollständige Blockierung des Nierenbeckenausganges durch Aufblasen eines Ballons. Die Pulswellen werden als Schwingungen der im Katheter befindlichen Harnsäule auf eine Membran übertragen und mit dem ENSCO Amplifier registriert.

Weaver u. Keutel beschrieben 1969, daß eine direkte Beziehung zwischen den intrapelvischen Druckschwankungen und den Blutdruckveränderungen im arteriellen Nierengefäßsystem besteht.

Wir möchten heute über unsere Untersuchungsergebnisse bei der experimentellen, vasculären renalen Hypertension berichten:

Um vergleichbare Werte zu erhalten, wurden beim gleichen Hund die Operationen zur Anlegung der Goldblatt-Klemme im Abstand von 3 Wochen durchgeführt, einseitig und doppelseitig. Parallel liefen Messungen des intrapelvischen

[1] „positive pressure catheter", Hersteller Edwards Laboratories, 624 Dyer Road, Santa Ana, California, USA. Lieferbar in der Stärke 5 und 6 (französisches Maß).

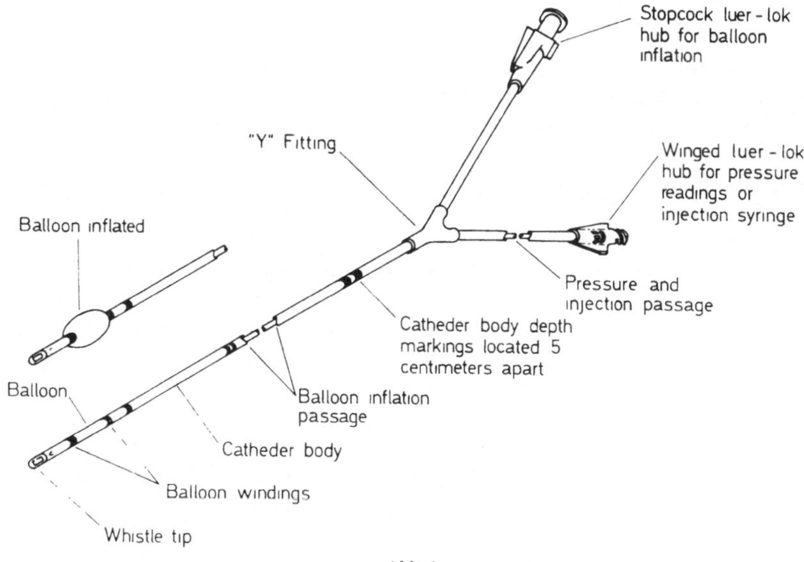

Abb. 1

Druckes (IPP = intrapelvic pressure) und die Bestimmung der Reninaktivität nach Goodfriend u. Mitarb. (1968), wobei — wie gewöhnlich — der Anstieg des Angiotensin II-Blutspiegels ausgedrückt in ng/ml/h gemessen wurde.

In Abb. 2 sind die Ergebnisse gegenübergestellt:

A gibt den normalen Blut- und intrapelvischen Druck.

B zeigt das Ergebnis nach Einengung beider Hauptarterien: erheblicher Blutdruckanstieg und deutliche Zunahme der Differenz zwischen Blutdruck und pelvischer Druckkurve auf beiden Seiten.

C Einengung der rechten Nierenarterie resultiert in allgemeinem Blutdruckanstieg und Absinken der rechten pelvischen Druckkurve. Die einseitige Zunahme der Druckdifferenz ist augenfällig.

Nach den klinischen Erfahrungen von Kaufman u. Mitarb. (1969) sollen Druckdifferenzen über 25 mmHg am freigelegten Gefäß, vor und hinter der Stenose gemessen, ein positives Operationsergebnis versprechen.

Wir haben experimentell bei Hunden Druckmessungen am freigelegten Gefäß mit dem IPP verglichen und übereinstimmende Resultate erzielt.

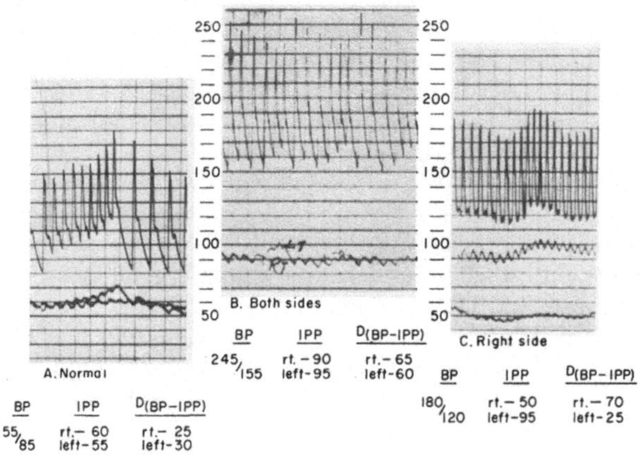

Abb. 2. A—C: Renal Hypertension — Main Arterial Lesions

Abb. 3 demonstriert eine Drosselung der Gefäßversorgung des unteren linken Nierenpoles. Im Angiogramm erkennt man die Minderdurchblutung dieses Bereiches. Das IPP ist der besprochenen einseitigen Nierenischämie in Abb. 2 C vergleichbar.

Abb. 4 zeigt die analogen Messungen bei Gefäßaststenosierung im oberen oder unteren Nierenpolbereich. Prinzipiell erhielten wir die gleichen Kurven. Ein geringer Unterschied war nur im absoluten Anstieg des Blutdruckes zu bemerken, der bei doppelseitiger Hauptnierenarterienstenose ausgeprägter war als bei Gefäßastdrosselung.

In Abb. 4 C haben wir wieder normale Durchblutungsverhältnisse nach operativer Entfernung des gefäßgedrosselten Nierenpoles. Die intrapelvische Druckkurve verläuft analog dazu normal.

Interessante diagnostische Schlüsse ermöglicht die Korrelation von Reninausscheidung und IPP. Wir gingen prinzipiell von den gleichen Versuchsbedingungen aus, ließen aber die Blockierung für 45 min — also über den ablesbaren Blutdruckeffekt hinaus — wirken, um den retrograd-ischämischen Effekt des IPP voll auszunützen. Blutproben wurden der Peripherie und der rechten und linken Nierenvene vor und nach IPP entnommen.

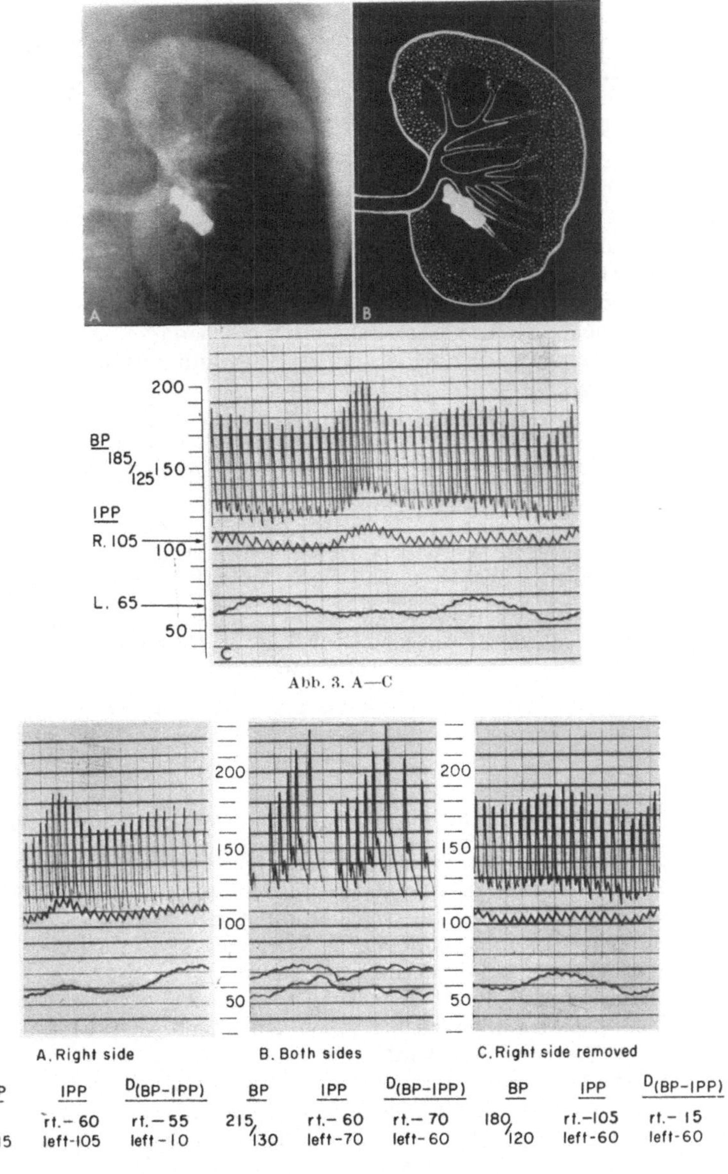

Abb. 3. A—C

Abb. 4. A—C: Renal Hypertension — Branch Lesions

Die Tabelle zeigt nun die folgenden Ergebnisse:

Bei *normalem* Blutdruck findet sich nach Belastung durch IPP in der Peripherie nur ein geringer Reninanstieg, während die Werte in den Nierenarterien auf das drei- bis vierfache ansteigen.

Der *linksseitige experimentelle* Hochdruck weist bereits vor dem IPP einen erhöhten Angiotensinspiegel auf, erwartungsgemäß am höchsten im linken Nierenvenenblut. Nach IPP-Belastung liegen alle drei Werte gleich hoch.

Bei *doppelseitigem arteriellen* Hochdruck treten vor und nach IPP-Belastung keine deutlichen Unterschiede in Erscheinung.

Tabelle

Blutentnahme	Normal		experimenteller Hochdruck			
			einseitig		doppelseitig	
	vor IPP[a]	nach IPP[a]	vor IPP[a]	nach IPP[a]	vor IPP[a]	nach IPP[a]
Peripherie	2,2	3,6	5,3	10,0	4,0	3,6
Linke Nierenvene	2,6	6,1	8,4	8,9	7,3	9,0
Rechte Nierenvene	1,8	8,1	5,5	8,3	8,6	8,6

[a] Angiotensin (ng/ml/h).

Auf den chemischen Hochdruckmechanismus brauche ich hier nach den vorangegangenen Vorträgen nicht mehr einzugehen.

Die Belastung durch IPP resultiert in einer erhöhten Angiotensinausscheidung, wenn die Niere nicht bereits vorher ischämisch geschädigt war. Der beachtliche Anstieg des peripheren Wertes bei einseitiger Schädigung ist wohl Ausdruck der Funktionstüchtigkeit der kontralateralen Niere.

Zusammenfassung. Die Bestimmung des IPP gestattet eine Differenzierung zwischen einseitigem und doppelseitigem Hochdruck. Möglicherweise läßt sich aus der Blutdruck- und intrapelvischen Druckdifferenz auch eine Indikation zur erfolgreichen Operation eines Hochdruckleidens vor dem operativen Eingriff ablesen.

Literatur

Enhörning, G., Weaver, R. G.: Amer. J. Obstet. Gynec. **90** 1332 (1964). — Goodfriend, Th. L., Ball, D. L., Farley, D. B.: J. Lab. clin. Med. **72**, 648 (1968). — Hirasawa, K., Yamamoto, H., Matsui, A., Shinozaki, K., Kobayashi, S., Yagi, Y., Morimoto, S., Takeda, R., Murakami, M.: Jap. Circulat. J. (Ni.) **32**, 1591 (1968). — Kaufman, J. J., Lupu, A. N., Maxwell, M. H.: Urol. int. (Basel) **24**, 1 (1969). — Weaver, R. G., Yelderman, J. J.: J. Urol. (Baltimore) **98**, 718 (1968). — Weaver, R. G., Keutel, H. J.: J. Urol. (Baltimore) **101**, 791 (1969).

Ass. Res. Professor Dr. H. J. Keutel
University of Utah, Medical Center
Salt Lake City, Utah 84112 (USA)

F. Arnholdt: **Über die Autotransplantation der Niere bei Nierenarterienstenose**

Der Bluthochdruck infolge einer Nierenarterienstenose kann durch eine Nephrektomie oder eine Gefäßplastik oft beseitigt werden. Bei der Gefäßplastik handelt es sich im wesentlichen um zwei Verfahren:

1. Die Stenose wird ausgeräumt oder reseziert. Diese Methode läßt sich nur bei sehr günstig liegender kurzer Stenose anwenden.

2. Die Blutzufuhr wird durch einen Bypass verstärkt, d. h. die Stenose wird durch eine Gefäßprothese überbrückt, wobei Kunststoff oder besser ein Stück eigener Vena saphena verwendet wird.

Diese Eingriffe sind einer Nephrektomie vorzuziehen, denn Nierenarterienstenosen, und zwar sowohl die fibroplastischen wie die arteriosklerotischen Stenosen kommen häufig doppelseitig vor, und außerdem ist die poststenotische Niere morphologisch oft besser als die Hochdruck-geschädigte offene Niere (Vollmar). Diese Operationen sind aber mit einer hohen Versagerquote durch Gefäßthrombosen belastet, die bei Verwendung von Kunststoffprothesen bis zu 35% im ersten Jahr betragen kann (Kaufman).

Zur Verbesserung der Ergebnisse bietet sich die Autotransplantation der Niere an, denn wir wissen, daß bei Nierentransplantationen diese gefäßbedingte Fehlerquote unter 5% liegt.

Die Vorteile der Autotransplantation bestehen zunächst darin, daß die Fossa iliaca im Gegensatz zum Gebiet des Nierenstieles ein sehr gut zugängliches Operationsfeld ist, in dem sich die Gefäße ohne Schwierigkeit darstellen lassen. Die Arteria iliaca interna ist außerdem für die Anastomose besonders geeignet, denn sie hat das gleiche Kaliber und den gleichen Blutdurchfluß wie die Nierenarterie.

Dann können die beiden Arterien direkt miteinander verbunden werden, so daß keine Strömungsveränderungen und Turbulenzen auftreten, die die Thrombosenbildung fördern. Diese günstigen Verhältnisse gestatten auch noch eine Gefäßanastomose bei stark veränderter kurzer Nierenarterie, z. B. bei Rezidivoperationen. Die Autotransplantation ist allerdings etwas aufwendiger und erfordert zusätzlich die Venenanastomose, die sich aber technisch leicht durchführen läßt.

In der Literatur sind bereits einige Fälle berichtet (Marshall, Serrallach-Mila, Momose). Wir haben drei Autotransplantationen durchgeführt.

Wir verwenden einen großen pararectalen Schnitt. Die Niere wird freigelegt und im Stiel abgetragen, der Harnleiter wird nicht durchtrennt. 10 min vor Abtragen der Niere infundieren wir 200 ccm Mannitlösung. Nach Abtragung der Niere wird diese sofort mit gekühlter Lösung perfundiert, wie es Röhl angegeben hat. Die unterkühlte Niere wird dann unter Drehung in die vorbereitete Fossa iliaca verlagert, so daß der obere Nierenpol unten liegt. Es liegt dann das Nierenbecken ventral. Der Harnleiter wird nur in der oberen Hälfte mobilisiert, er verläuft dann erst leicht bogenförmig nach oben bevor er sich zur Blase wendet. Es hat sich herausgestellt, daß dadurch keine Störung im Harnabfluß eintritt. Das Hohlsystem wird also nicht eröffnet und es entfällt damit eine bei der Nierentransplantation häufige Komplikationsmöglichkeit. Die Gefäßanastomosen erfolgen in typischer Weise.

Unsere Ergebnisse sind bei zwei Fällen nach einem Jahr gut, der Blutdruck sank ab und die transplantierte Niere funktioniert gut. In einem Fall hatten wir einen Mißerfolg. Es kam zu einem Gefäßverschluß und wir mußten die Niere entfernen. Dieser Versager ist aber nicht der Methode, sondern einem Fehler zuzuschreiben. Wir glaubten, ohne Perfundierung und Unterkühlung auskommen zu können. Es riß aber bei der Arteriennaht der Faden, und wir mußten nochmals in Eile nähen. Die Niere schien danach zwar gut durchblutet, die Naht war aber nicht ganz korrekt, und so kam es zum thrombotischen Verschluß. Es sollte also auch bei der Autotransplantation die Niere immer unterkühlt werden, damit man ohne Zeitdruck arbeiten kann.

Es sind bisher in der Literatur nur ganz wenige Fälle von Autotransplantationen bei Nierenarterienstenosen berichtet, so daß noch keine spezielle statistische Auswertung möglich ist. Da aber bei den inzwischen sehr zahlreichen Nierentransplantationen ein Versagen der Anastomose sicher seltener ist, als bei denen in situ durchgeführten Nierengefäßplastiken, sollte die Autotransplantation bei der Nierenarterienstenose mehr berücksichtigt werden.

Literatur

Kaufman, J. J., Mexwell, M. H., Moloney, P. J.: Surg. Gynec. Obstet. **126**, 53 (1968). — Marshall, V. E., Whitsell, J., McGovern, J. H., Miscall, B. G.: J. Amer. med. Ass. **156**, 1154 (1966). — Serrallach-Mila, N., Paravisini, J., Mayol-Valls, P., Alberti, J., Casellas, A., Nolla-Panadés, J.: Lancet **1965 II**, 1130. — Momose, S., Ishisawa, N., Nakayama, H., Nagayoshi, H.: Urol. int. (Basel) **23**, 224 (1968). — Vollmar, J.: Rekonstruktive Chirurgie der Arterien. Stuttgart: Thieme 1967.

Professor Dr. F. Arnholdt
Chefarzt d. Urolog. Klinik
D-7000 Stuttgart

P. Burwick, J. G. Moormann und K. Kemper: **Kindlicher und juveniler renaler Hypertonus als Folge angeborener Anomalien der Harnorgane**

Die Hypertonie im Kindes- und Jugendalter ist ein Symptom, das in der Mehrzahl der Fälle auf eine renale Erkrankung hinweist. In der Reihenfolge der Häufigkeit kommen außerdem kardiovasculäre Anomalien, endokrin bedingte Hypertonien und Erkrankungen des Zentralnervensystems in Betracht.

An diese ätiologischen Möglichkeiten ist beim Symptom Hypertonie zu denken. Die Mehrzahl der kardiovasculär und endokrin bedingten Hypertonien sind in der Regel an Hand des typischen klinischen Krankheitsbildes erkennbar.

Still u. Cottom berichten über 55 Säuglinge und Kinder mit schwerer Hypertonie in Form ständiger diastolischer Blutdruckwerte über 120 mmHg, die sie in einem Zeitraum von 10 Jahren beobachten konnten. Bei 31 Kindern lag ätiologisch eine chronische Pyelonephritis zugrunde. In 5 Fällen fanden sich renovasculäre Erkrankungen.

Heintz sieht als Kriterium für das Vorliegen einer Hypertonie im Jugendalter eine dauernde Erhöhung des systolischen und diastolischen Blutdrucks über einen oberen Grenzwert von 130/85 bis 90 mmHg an. Wir haben diese Werte bei der Beurteilung unseres Krankenguts zugrunde gelegt.

In den Jahren von 1965 bis 1970 sahen wir an unserer Klinik 411 Kinder und Jugendliche mit angeborenen Anomalien im Bereich der Nieren und abführenden Harnwege. Davon hatten 5%, insgesamt 22 Patienten, eine renale Hypertonie. Im allgemein-pädiatrischen Krankengut wird die Häufigkeit der Hypertonie mit 0,1 bis 1% angegeben.

Die Hypertonie war bei je 11 Patienten einseitig renal und doppelseitig renal bedingt. In der Gruppe mit einseitig renal bedingter Hypertonie waren 3 Kinder mit einseitiger Nierenhypoplasie, 2 Kinder hatten eine subpelvine Stenose, 3 einen Megaureter und 3 Patienten einen einseitigen vesico-renalen Reflux mit sekundär pyelonephritischer Schrumpfniere. Bei 9 Kindern wurde die Nephrektomie durchgeführt, in 2 Fällen erlaubte die Funktion der betroffenen Niere einen organerhaltenden plastischen Eingriff. In allen Fällen gelang es, dadurch die Hypertonie zu heilen. Eine Verselbständigung des Hochdrucks lag damit noch nicht vor.

Bei der anderen Hälfte mit doppelseitig renal bedingter Hypertonie hatten 3 Kinder Doppelnieren mit ektoper Harnleitermündung bzw. Reflux, 6 Kinder und Jugendliche einen doppelseitigen vesico-renalen Reflux mit sekundär chronischer Pyelonephritis und 2 Kinder eine Urethralklappe mit einem Megacystis-Megauretersyndrom. In der Mehrzahl der Fälle wurde die beidseitige Korrektur des ursächlichen Abflußhindernisses als Voraussetzung einer Infektsanierung durchgeführt und bei 4 Kindern wegen der schweren Hypertonie eine ständige antihypertensive Therapie eingeleitet.

Die häufigste Anomalie und Ursache einer sekundären chronischen Pyelonephritis mit renaler Hypertonie war die Insuffizienz der Harnleiter-Blasenverbindung in Form eines vesico-ureteralen oder vesico-renalen Refluxes. Insgesamt hatten 10 der 22 Kinder einen Reflux mit chronischer Pyelonephritis bzw. pyelonephritischer Schrumpfniere. Die kausale Therapie in Form der Antirefluxplastik kommt bei Vorliegen dieser Komplikationen um viele Jahre zu spät.

Fassen wir zusammen: Eine Hypertonie findet sich bei Kindern mit angeborenen Anomalien der Harnorgane signifikant häufiger als im allgemein-pädiatrischen Krankengut. Die häufigste Ursache der Hypertonie im Kindesalter ist die chronische Pyelonephritis auf dem Boden eines vesico-ureteralen Refluxes. Dieser hohe Anteil ließe sich bei frühzeitiger Diagnose und operativer Korrektur vor Manifestwerden einer chronischen Pyelonephritis und renalen Hypertonie verkleinern. Wir sind daher der Ansicht, daß schon im Säuglings- und Kleinkindesalter jeder rezidivierende Harnwegsinfekt und jede Hypertonie urologisch abgeklärt werden müssen. Festgestellte Fehlbildungen und Abflußstörungen sind mit Stellung der Diagnose zu korrigieren.

Literatur

1. Heintz, R.: Nierenfibel. Stuttgart: Thieme 1964. — 2. Still, J. L., Cottom, D.: Arch. Dis. Childh. **42**, 34—39 (1967). — 3. Sturm, A., Jr.: Arterielle Hochdruckerkrankungen. Darmstadt: Steinkopff 1970.

Dr. P. Burwick
Urolog. Univ.-Klinik
D-6650 Homburg/Saar

H. Wiltschke, G. Gasser und G. Fleischhacker. **Hypertonie bei kleiner Niere im Kindesalter**

Über die Häufigkeit der Hypertonie im Kindesalter liegen keine genauen Angaben vor. Es herrscht aber Übereinstimmung, daß der juvenile Hochdruck in 80 bis 90% renal bedingt ist [5, 14]. Eine essentielle Form ist äußerst selten [4].

Nach einer Sammelstatistik von Favre ist etwa ein Drittel der Fälle von renaler Hypertonie vasculär bedingt, d. h. es liegen Veränderungen der Nierenarterie oder ihrer Hauptäste vor. Bei den Kindern mit parenchymatösen Veränderungen findet man in über 85% eine einseitig kleine Niere, wobei meist nicht entschieden werden kann, ob es sich um eine primäre Hypoplasie mit sekundärer Pyelonephritis oder um eine pyelonephritische Schrumpfniere handelt. Zollinger lehnt den Begriff einer primären Hypoplasie überhaupt ab und erklärt alle diese Veränderungen als Folge einer frühkindlichen oder embryonalen Pyelonephritis [13].

Wenn man diese Streitfrage jedoch zunächst beiseite läßt, dann liegt also in 45 bis 50% der juvenilen Hypertonien ein typischer Befund vor, wie ihn auch Zapp anführt — eine Hypertonie bei einseitig kleiner Niere [4, 14].

Meine fand andererseits unter 10000 Autopsien bei 56% der pyelonephritischen Schrumpfnieren und bei 100% der sog. frühkindlichen Zwergnieren eine Hypertonie, also doppelt so häufig wie im übrigen Sektionsgut, ebenfalls eine statistisch gesicherte Relation [8].

Während bei den renovasculären Formen der Hypertonie ein eindeutiges Überwiegen der Knaben festzustellen ist, dominieren beim parenchymatös bedingten Hochdruck die Mädchen mit etwa 2,5:1 [5, 14].

Es wurde schon mehrfach vermutet, daß auch die renoparenchymatöse Hypertonie auf dem Renin-Angiotensinmechanismus beruht, wie es bei der renovasculären Form heute weitgehend anerkannt wird [6, 7]. Favre konnte dazu in einem Fall im Nierenvenenblut eine 30mal höhere Reninkonzentration als im peripheren Venenblut nachweisen [14].

Zu dem Problem der kleinen Niere möchten wir nun zwei von uns beobachtete und operierte Fälle demonstrieren.

Fall 1: Bei dem 13jährigen Mädchen waren im Verlauf der letzten Jahre bereits mehrmals Fieberschübe mit Schmerzen in der linken Niere aufgetreten. Im Herbst 1969 fiel anläßlich eines Lungenröntgens das vergrößerte und aortal konfigurierte Herz auf. Die daraufhin durchgeführte Blutdruckkontrolle ergab Werte von 165/100. Im Infusionsurogramm fand sich rechts eine große gut funktionierende Niere, links sah man eine ganz flaue Ausscheidung in einer beträchtlich verkleinerten Niere. Auf dieser Seite bestand auch ein vesico-ureteraler Reflux bis in das kleine aber verplumpte Nierenbecken. Die Harnkultur ergab einen Coli, die Werte für die Nierenfunktion und die Elektrolyte waren im Bereich der Norm.

Unter der Diagnose einer refluxbedingten pyelonephritischen Schrumpfniere haben wir die Niere und den Ureter operativ entfernt. Das Organ war 4,5:3:1,5 cm groß, die histologische Untersuchung zeigte sektorenförmig das Bild einer primären Hypoplasie, daneben pyelonephritische Narbenfelder.

Einige Tage nach der Nephrektomie sank der Blutdruck auf 120/80 und ist bis jetzt, 10 Monate nach der Operation, unverändert geblieben. Die Therapie der Harninfektion ist noch nicht abgeschlossen, alle übrigen Befunde sind normal.

Fall 2: Der Knabe litt seit seinem 3. Lebensjahr an wechselnden Bauchschmerzen mit Inappetenz und Erbrechen. Erst im Sommer 1969, also im Alter von 5 Jahren, wurde eine Hypertonie von 230/170 festgestellt. Daneben fand sich eine deutliche Albuminurie mit pathologischem Sediment und eine schwerste Retinopathie. Die Werte für die Nierenfunktion waren unauffällig. Eine Infusionsurographie zeigte links keine Kontrastmittelausscheidung. Die

Aortographie ergab rechts eine vergrößerte Niere mit normalem Gefäßsystem, links konnte keine Nierenarterie nachgewiesen werden. Bei der Cystoskopie sah man links ein zartes Ostium, bei der retrograden Füllung stellte sich ein ganz medial gelegenes und sehr kleines Nierenbecken dar.

Unter der Annahme einer angeborenen Dysplasie der linken Niere mit sekundärer Pyelonephritis wurde die Nephrektomie vorgenommen. Der postoperative Verlauf war zunächst glatt, der Blutdruck blieb bei 190/100. Nach 3 Wochen kam es jedoch zu einem apoplektischen Insult mit einer Hemiparese links, die sich trotz intensiver Therapie nur langsam zurückbildete. Der Hochdruck ließ sich schließlich medikamentös auf 150/90 senken, während vor der Operation alle diesbezüglichen Versuche erfolglos geblieben waren. Ein Jahr nach der Operation lag der Blutdruck bei 130/60, alle übrigen Befunde haben sich ebenfalls weitgehend normalisiert.

Die Histologie hat bei diesem Fall die Annahme einer primären Hypoplasie bestätigt. Bei dem ersten Fall hätte das Alter, die Anamnese und der Reflux auf eine pyelonephritische Schrumpfniere hingewiesen. Der Nachweis dysplastischer Bezirke hat jedoch gezeigt, daß es sich wahrscheinlich immer um Mischformen mit einem Überwiegen der einen oder der anderen Komponente handelt.

Zur Diagnose: Nach unseren bisherigen Ausführungen ist also zu fordern, daß jede juvenile Hypertonie urologisch durchuntersucht wird. Bei einseitigen Hypoplasien und Schrumpfnieren wird die Diagnose in der Regel durch die Ausscheidungsurographie ermöglicht, evtl. ergänzt durch eine Miktionscystographie oder eine retrograde Pyelographie oder auch ein Isotopennephrogramm. Bei den renovasculären Formen dagegen wird erst eine Aortographie Klarheit bringen [11].

Therapie und Ergebnisse: Mit der Diagnose einer einseitig kleinen Niere bei einer kindlichen Hypertonie ist auch die Indikation zur Nephrektomie gegeben, wenn die andere Niere funktionell und morphologisch unversehrt ist. Butler hat dies als erster gezielt und mit Erfolg ausgeführt [3].

Während bei Erwachsenen, nach Sammelstatistiken von Smith sowie Albrecht u. Eigler, die Nephrektomie bei einseitiger Nierenerkrankung in 26 bis 30% den Hochdruck beseitigt und etwa 50% unbeeinflußt bleiben, liegen bei Jugendlichen die Ergebnisse wesentlich günstiger. Nach Favre (133 Fälle) sowie Schaffer u. Mitarb. wird bei rund 50% der Kinder der Blutdruck vollkommen normalisiert, auch nach längerer Dauer der Hypertonie, und nur 7 bis 14% zeigen keine Besserung.

Unter den gebesserten Patienten sind auch solche zu verstehen, bei denen nach der Nephrektomie der Hochdruck medikamentös zu beeinflussen ist, was vorher nicht möglich war, wie es unser zweiter Fall zeigte.

Die Operation ist außerdem dadurch gerechtfertigt, daß ein dysplastisches, weitgehend funktionsuntüchtiges Organ entfernt wird, das im anderen Falle durch das Weiterbestehen der Hypertonie und der Harninfektion zu einer sicheren Schädigung der anderen Niere und des gesamten Organismus führen würde.

Literatur

1. Albrecht, K. F., Eigler, F. W.: Zur Operationsindikation bei Hypertonikern mit einseitiger Nierenerkrankung. Urologe **7**, 11 (1968). — 2. Albrecht, K. F., Eigler, F. W., Lohmann, F. W.: Hochdruck und einseitige Nierenerkrankungen. Urologe **4**, 14 (1965). — 3. Butler, A. M.: Chronic pyelonephritis and arterial hypertension. J. clin. Invest. **16**, 889 (1937). — 4. Cottom, D. G.: Hypertension in Pediatric Urology. London: D. I. Williams, Butterworths 1969. — 5. Dumas, R.: Hypertension artérielle d'origine rénale chez l'enfant. J. méd. Montpellier **2**, 425 (1967). — 6. Luke, R. G., Kennedy, A. C., Briggs, J. D.: Results of nephrectomy in hypertension with unilateral renal disease. Brit. med. J. **3**, 764 (1968). — 7. Lutzeyer, W.: Der Hochdruck. Urologe **1**, 35 (1962). — 8. Meine, J. L.: Die einseitigen Schrumpfnieren. Häufigkeit, Nosologie und Beziehungen zur Hypertonie. Schweiz. med. Wschr. **95**, 799 (1965). — 9. Schaffer, A. J., Markowitz, M.: Hypertension treated by nephrectomy. Amer. J. med. Sci. **227**, 417 (1954). — 10. Smith, H. W.: Unilateral nephrectomy in hypertensive disease. J. Urol. (Baltimore) **76**, 685 (1956). — 11. Williams. D. I.: Urology in chilhood. Hdb. Urol., Bd. XV. Berlin-Göttingen-Heidelberg: Springer 1958. — 12. Zapp, E.: Urologie des Kindesalters. Stuttgart: Enke 1967. — 13. Zollinger, H. U.: Pathogenese und Folgen einseitiger

Zwergnieren bei Jugendlichen. Frühinfantile Pyelonephritis oder Hypogenese. Schweiz. med. Wschr. 87, 990 (1957). — 14. Favre, R.: Hypertension artérielle rénale et son traitement chirurgical chez l'enfant. Helv. paediat. Acta 22, 54 (1967).

Dr. H. Wiltschke
Urolog. Univ.-Klinik
A-1090 Wien
Alserstraße 4

Dozent Dr. G. Gasser
Urolog. Abt. des Krankenhauses
der Barmherzigen Brüder
A-1020 Wien
Gr. Mohrengasse 9

H. Wand: Die Gefahr der postoperativen Hypertension nach Nierenparenchymresektionen

Die technische und pathophysiologische Problematik der Nierenparenchymresektion besteht in der Inkongruenz zwischen arterieller Gefäßversorgung und Hohlraumarchitektur [6]. Das Hohlraumsystem aber bestimmt Umfang und Grenzen der Resektion, wenn diese klinisch sinnvoll sein soll. Durch diesen Zwang zur Resektion unter relativer Vernachlässigung des Gefäßverlaufes können vor allem wegen der Endarteriensituation in den Segmentgefäßen ischämische Bezirke entstehen, die durch Gefäßumstechungen und den Nahtverschluß der Parenchymwunde noch vergrößert werden [7]. Es sollten sich auch Subinfarktzonen

Tabelle 1. *Zur Operationstechnik bei 90 Patienten mit Nierenparenchymresektionen*

Insgesamt	96 Resektionen
davon ohne Ischämie	21 Resektionen
Durchschnittliche Ischämiedauer bei	75 Resektionen
14,5 min (min. 2, max. 48)	

bilden [9], die Ursache nephrogenen Hochdruckes sein könnten. Endogene und umschriebene Parenchymerkrankungen müßten sich aber ebenso dann durch Resektion beseitigen lassen, wenn diese Operation nicht durch ihre technischen Notwendigkeiten bereits grundsätzlich die Möglichkeit zur Hypertension schafft.

Unter diesen Gesichtspunkten haben wir von unseren zwischen Juli 1964 und Januar 1970 operierten Patienten in 90 Fällen im Alter zwischen 5 und 68 Jahren vor und nach insgesamt 96 Parenchymresektionen das Blutdruckverhalten vergleichend betrachten können. Der Eingriff lag mindestens 6 Monate zurück, so daß eine operativ provozierte Hypertension sich hätte manifestiert haben sollen [4, 7]. Die Normgrenze des nach Riva-Rocci gemessenen Blutdruckes nehmen wir bei 140 mmHg systolisch und 90 mmHg in der Diastole an. Diese Mitteilung zeigt klinische Ergebnisse nur insoweit auf, als sie für die Besprechung der Thematik bedeutungsvoll sind.

Zur operativen Technik: Bei extrarenaler Gefäßaufzweigung und erheblicher Parenchymdestruktion im Resektionsbereich arbeiteten wir stets ohne Organischämie (Tabelle 1) und klärten die Verhältnisse durch großzügige Anwendung der Renovasographie, dies in allen Fällen bei Einzelnieren.

Immer in Normothermie resezierten wir subkapsulär keilförmig, umstachen mit 5-0-Catgut, vernähten das Hohlraumsystem nicht grundsätzlich und schlossen das Parenchym mit U-Nähten ohne Interposition [1]. Zur Ischämie legten wir eine mittelderbe, bewehrte Klemme unter Vermeidung einer exakten Gefäßpräparation an den Nierenstiel. Wir arbeiteten in Osmodiurese [3, 8] und infundierten niedermolekulares Dextran, um zum einen durch die diskutierte Verminderung des intrarenalen Gefäßwiderstandes die Nierendurchblutung und die glomeruläre Filtration zu verbessern, zum anderen Blut-Sludge zu verhindern [2, 5] und letztlich das Hohlraumsystem zu spülen, um einer Coagelbildung vorzubeugen.

Die Abb. 1 zeigt die Indikationen der 96 Resektionen. Bei den diffus pyelonephritisch erkrankten Nieren wurde die Operation palliativ zur Konkremententfernung durchgeführt. Dabei resezierten wir stets den unteren Pol, wenn er steintragend war, um diesen durch narbige Veränderungen motilitätsgestörten und als Schlammfang dienenden Hohlraumbereich zur Steinrezidivprophylaxe zu beseitigen. Ausgedehnte Nephrotomien bei Ausgußsteinen haben wir zugunsten dieses Zuganges fast völlig aufgegeben.

War die Pyelonephritis — soweit klinisch erfaßbar — auf einen Hohlraumabschnitt begrenzt und therapieresistent, diente die Resektion der Entfernung dieses Bereiches bei Steinen, Tuberkulose, Kelchdivertikeln und Kelchhalsstenosen. Eine Indikation stellten wir bei einer 42jährigen Patientin wegen eines hypernephroiden Carcinoms in einer Restniere.

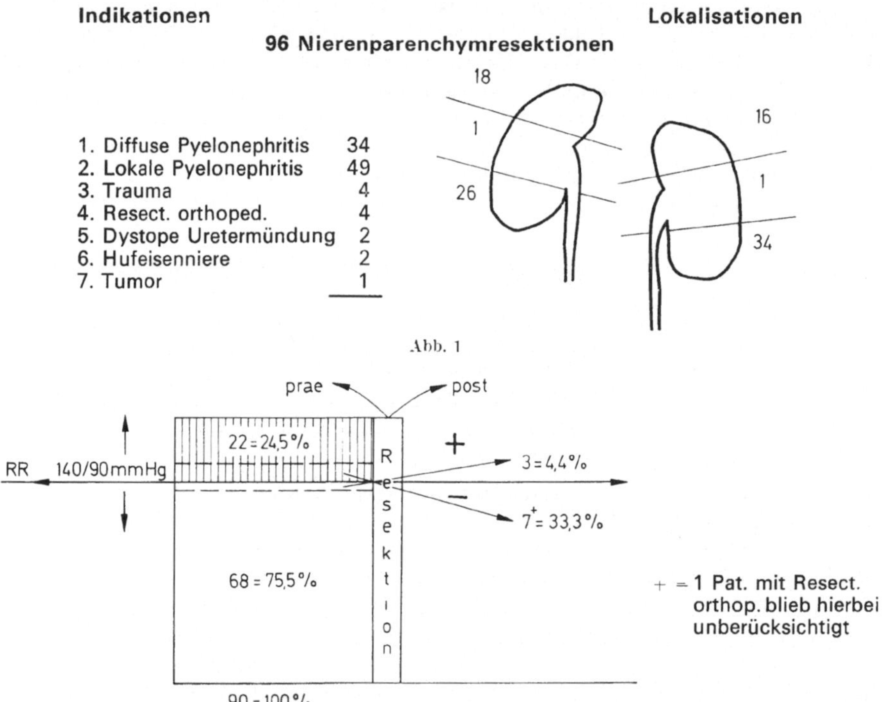

Abb. 1

Abb. 2. Blutdruckveränderungen nach Nierenparenchymresektionen

Die Abb. 1 zeigt außerdem die Lokalisation der Resektionen, wobei wir hinsichtlich der resezierten Parenchymmenge nicht differenzieren. Wir meinen, daß die Problematik bei der Resektion eines Kelches und der einer Nierenhälfte bezüglich der Blutdruckreaktion gleichartig ist.

Von unseren 90 Patienten hatten 22 präoperativ einen erhöhten Blutdruck (Abb. 2), der in 8 Fällen postoperativ normalisiert blieb. Bei den 68 präoperativ normotonen Patienten fanden wir postoperativ eine Blutdruckerhöhung in 3 Fällen.

Interessant ist die Eindeutigkeit der Zugehörigkeit dieser Patienten zu den aufgezeigten Indikationsgruppen: Blutdruckerhöhungen postoperativ sahen wir ausschließlich bei den Patienten, deren Resektionen bei diffuser Pyelonephritis palliativ zur Steinentfernung durchgeführt worden waren. Die Pyelonephritis bestand ohne Steinrezidiv zum Zeitpunkt der Nachuntersuchung fort. Von den acht Patienten mit postoperativer Blutdrucknormalisierung kam es bei einem nach einer résektion orthopédique bei hydronephrotischer Langniere zum Absinken des erhöhten Blutdruckes als Folge intrapelviner Drucksenkung. Dieser Patient wird in diesem Zusammenhang nicht besprochen. Von den nunmehr 21 Patienten waren die 7 postoperativ normotonen wegen einer umschriebenen Pyelonephritis operiert worden und zum Untersuchungszeitpunkt klinisch geheilt.

Bei kritischer Würdigung unserer Ergebnisse sahen wir in 4% der präoperativ normotonen und mit Nierenparenchymresektion behandelten Patienten postoperativ eine Hypertension dann, wenn der Eingriff bei diffuser Pyelonephritis palliativ war und Konkremente beseitigen und deren Neubildung verhindern sollte. Die Pyelonephritis war zum Untersuchungszeitpunkt nie ausgeheilt, jedoch kein Steinrezidiv feststellbar. Eine Senkung präoperativ erhöhter Blutdruckwerte erhielten wir bei 33% dieser Patienten (Abb. 2). Das sind alle die, bei denen die Beseitigung einer umschriebenen Pyelonephritis Indikation zur Resektion war und die klinisch geheilt wurden.

Aus diesen Ergebnissen möchten wir keine grundsätzlichen Schlüsse hinsichtlich einer präoperativen Prognose ziehen. Nur selten — wenn überhaupt — ist der Umfang der Erkrankung röntgenmorphologisch voll zu erfassen, die Resektionsgrenze aber nicht anders festzulegen. Es fällt andererseits aber schwer, bei 4% postoperativer Hypertension bei Weiterbestehen der Pyelonephritis im Vergleich zu 33% Blutdrucknormalisierung (Abb. 2) bei geheilten Patienten die postoperative Druckerhöhung dem Operationsverfahren zur Last zu legen. Da wir außerdem bei Verlaufskontrollen von über 30 Patienten entsprechend den glatten

Tabelle 2. *Blutdruckverhalten bei 90 Patienten nach Nierenparenchymresektionen*

Senkung:	von 21 Patienten[a]	7 = 33%	8
			:
Erhöhung:	von 68 Patienten	3 = 4%	1

[a] 1 Patient mit Résect. orthopéd. blieb unberücksichtigt.

Organgrenzen in der Parenchymphase des Infusionspyelogrammes im Szintigramm nie inhomogene Speicherbezirke sahen, halten wir die geschilderte Resektionstechnik und deren Indikationen für vertretbar.

Wir erachten die Gefahr der postoperativen Hypertension nach Nierenparenchymresektionen für sehr gering. Die Chance zur operativen Beseitigung eines Hypertonus fanden wir achtmal größer (Tabelle 2). Somit erscheint uns dieser Eingriff zur Beseitigung umschriebener Parenchymerkrankungen auch mit Bluthochdruck empfehlenswert.

Literatur

1. Alken, C. E.: Indikation, Technik und Ergebnisse der Nierenteilresektion. Langenbecks Arch. klin. Chir. **276**, 289—301 (1953). — 2. Atik, M., Manale, B., Pearson, J.: Prevention of acute renal failure. J. Amer. med. Ass. **183**, 455—458 (1963). — 3. Barry, K. G., Malloy, J. P.: Oliguric renal failure (Evaluation and therapy by the intravenous infusion of mannitol). J. Amer. med. Ass. **179**, 510—513 (1962). — 4. Battke, H.: Blutdruckverhalten nach Nierenteilresektion. Chirurg **41**, 28—30 (1970). — 5. Gelin, L. E., Solvell, L., Zederfeldt, B.: The plasma volume expanding effect of low viscous dextran and macrodex. Acta chir. scand. **122**, 309—323 (1961). — 6. Lennert, K. A., Weber, W.: Die Nierenresektion. Indikation, Technik, Ergebnisse. Chirurg **38**, 131—137 (1967). — 7. Thelen, A., Kuhlo, W.: Erfahrungen mit der Polresektion in der Behandlung der Nierensteinkrankheit. Z. Urol. **52**, 410—428 (1959). — 8. Wetzels, E.: Die Behandlung des akuten Nierenversagens. Med. Welt (Stuttg.) 1981—1988 (1964). — 9. Zollinger, H.: Niere und ableitende Harnwege. In: Doerr-Uehlinger: Spezielle pathologische Anatomie, Bd. 3, S. 144—149. Berlin-Heidelberg-New York: Springer 1966.

Privatdozent Dr. H. Wand
Chirurg. Univ.-Klinik
D-2300 Kiel
Hospitalstraße 40

Diskussionsbemerkung

Zum Vortrag von Herrn Wand möchte ich ergänzen: Wir haben an einem Krankengut von 160 Nierenresektionen ähnliche Erfahrungen gemacht und in 9 Fällen postoperative RR-Steigerungen gesehen; davon in 5 präoperativ normotonen Fällen und in 4 Fällen, bei denen vorher schon eine geringe Blutdruckerhöhung infolge einer Pyelonephritis bestand. Unsere Erfahrung geht ebenfalls dahin, daß hauptsächlich die persistierende Pyelonephritis dafür verantwortlich zu machen ist. Wir sind aber der Ansicht, daß doch gewisse operationstechnische Details bei der Nierenresektion zu berücksichtigen sind, deren Vernachlässigung sehr wohl zu einer postoperativen Blutdrucksteigerung führen kann.

Es scheint mir sehr wesentlich, welche Nahttechnik man bei der Keilresektion anwendet. Man sollte z. B. keine zu straffen U-Nähte anlegen; wir versorgen die Keilresektionswunde mit relativ lockeren Kreuzstichnähten unter Miteinbeziehung der Kapsel. Es ist durchaus möglich, daß man hilusnahe durch zu tiefgreifende und straffe Parenchymnähte einen Hauptast der Arteria renalis drosselt, was dann zu einer postoperativen Blutdrucksteigerung führen könnte.

Ich erinnere mich an einen Fall, bei dem wir anläßlich einer unteren Polresektion die präliminäre Unterbindung eines in den unteren Pol eintretenden Astes der Arteria renalis durchführen wollten. Bei der vorbeugend vorgenommenen Cystochrominjektion in diesen Ast stellte sich heraus, daß er nicht nur den unteren Pol, sondern die ganze rückwärtige Nierenhälfte versorgte. Eine Ligatur oder Drosselung durch Parenchymnaht hätte zu einem beträchtlichen Parenchymausfall geführt. Bekanntlich gibt es im Bereiche der Nieren einen hohen Prozentsatz von Gefäßanomalien.

Auch die Unterlassung der Nephropexie bei Resektionen im Bereiche der unteren Nierenhälfte birgt wegen Knickung oder Zug am Hilus die Gefahr einer Gefäßdrosselung in sich.

Wesentlich erscheint mir noch die sichere Vermeidung postoperativer Hämatome, die später ähnlich wie bei der Nierenruptur zur narbigen Einengung der Arteria renalis und zur Hochdruckentstehung führen können.

Bei 28 planen Polresektionen, sowie bei 5 geklebten Keilresektionen hatten wir keine postoperative Blutdrucksteigerung gesehen.

Dr. K. Rauchenwald
Urolog. Abt. Allgem. öffentl. Krkhs.
des Landes Kärnten
A-9010 Klagenfurt

Diskussionsbemerkung

Betreffend die Häufigkeit der Hypertonien nach Nierenpolresektionen dürfen wir auch gleich kurz unsere Ergebnisse bekanntgeben. Wir haben in den letzten 8 Jahren bei 63 Patienten (34 Frauen, 29 Männer) eine partielle Nephrektomie vorgenommen. In der Serie sind 4 Patienten mit Einzelniere, 2 mit Hufeisenniere und 9 mit beidseitigem Steinleiden. Die Indikation zur Operation war in 51 Fällen Nephrolithiasis, in 4 Fällen ein Hypernephrom, 4mal Tuberkulose, 3mal Nierenverletzung und 1mal eine Nierencyste. Die Blutdruckkontrolle wurde von knapp 1 Jahr bis zu 8 Jahren nach der Operation durchgeführt. Von den 63 Patienten konnte nur bei 2 Fällen eine Blutdrucksteigerung beobachtet werden: Bei einer jetzt 46jährigen Patientin war vor 3 Jahren wegen Steinnest eine untere rechtsseitige Polresektion indiziert, damals betrug der RR 140/90 mmHg. $2\frac{1}{2}$ Jahre später wurde eine Hypertonie von 220/120 mmHg entdeckt. Die intravenöse Pyelographie ergab einen Nierenbeckenausgußstein rechts mit Hydronephrose. 3 Monate nach Pyelotomie ist der Blutdruck auf 140/90 mmHg abgesunken. Die zweite Patientin, 63jährig, hat einen ähnlichen Befund, und wir meinen, daß auch hier die Hydronephrose, mit einem Stein vergesellschaftet, die Ursache der Hypertonie ist. Wir würden also mit den Ausführungen von Herrn Wand konform gehen.

Dr. B. Zinnbauer
Urolog. Klinik
A-1090 Wien
Alserstraße 4

S. Petkovič, Z. Šumarac und V. Petronič: **Wirkung der Nephrektomie bei bestehendem Blutdruck**

Die Häufigkeit erhöhten Blutdrucks bei Kranken, denen aus urologischen Gründen eine Niere entfernt werden soll, ist relativ größer als man denkt, besonders wenn man einen erhöhten Blutdruck in leichterer Form in Betracht zieht. Wenn wir als Ausgangspunkt die obere Blutdruckgrenze von 140 Systolen und 90 Distolen annehmen, dann haben in unserer Versuchsreihe von 1339 Kranken, an denen eine Nephrektomie vorgenommen wurde, und von denen 940 in den Jahren 1956 bis 1969 analysiert wurden, 187 erhöhten Blutdruck, was 19,9% entspricht. Diese Ziffer bewegt sich bei verschiedenen Autoren unterschiedlich. So gibt Manzochi (1943) nur 8% und Gerbi (1959) 19% Häufigkeit an.

Einseitige Nierenprozesse sind ein relativ seltener Grund von Hypertensie. Bei 4000 Kranken mit Hypertensie findet Braasch (Mayo-Klinik), daß nur 2,5% als Ursache eine einseitige Nierenerkrankung hatten (1941), davon war nur bei eine Fünftel eine operative Therapie durchfürbar. Ratliff, Nesbit, Plumb u. Bohn (1947) finden, daß ein einseitiger Nierenprozeß die Ursache von Hypertensie bei 5,5%

Tabelle 1

Nephrektomie 1956—1969	analysiert und kontrolliert	Hypertension vor der Operation	normaler arterieller Blutdruck nach der Operation	Hypertension bestehend auch nach der Operation
1339	940	187 (19,9%)	140 (74%)	47 (26%)

Tabelle 2

Autor	Nephrektomie	Erfolg
H. Smith	575	150 (26%)
V. Bell	66	33 (50%)
Lange	46	18 (39%)
Langley u. Platt	103	46 (44%)
Thompson u. Smitwick	57	26 (49%)
Bracci u. Pettinari	414	186 (45%)
Petkovič, Šumarac, Petronič	187	140 (74%)

Tabelle 3. *Unsere Resultate*

Krankheit	Nephrektomie	Hypertension	Erfolg
Tu renis	125	40 (32%)	35 (87,5%)
Tu pyeli et ureteris	151	38 (25,1%)	24 (64,7%)
TBC renis	236	38 (16,1%)	28 (73,6%)
Calculosis	235	42 (17,8%)	31 (73,8%)
Hydronephrosis	115	11 (10,4%)	7 (63,6%)
Hypoplasio renis	14	8 (57%)	8 (100%)
Pyelonephritis	12	2 (16%)	1 (50%)
Stenosis arter. renis	1	1 (100%)	1 (100%)
Reste	15	1 (0,66%)	1 (100%)
Pyonephrosis	36	6 (16,7%)	4 (66,6%)
	940		

(113 auf 2055 Fällen) ist. Bei diesen 113 Patienten wurden Nephrektomien vorgenommen, doch wurde eine Heilung nur in 17 Fällen erzielt.

Der Erfolg von Nephrektomie und die Heilung von Hypertensie ist verschieden (wenn der Prozeß ausgesprochen unilateral an der Niere ist). Es fällt auf, daß alte Statistiken einen niedrigeren Heilungsprozentsatz angeben. So haben Ratliff und seine Mitarbeiter nur in 15% der Fälle einen Heilerfolg nach Nephrektomie erzielt, während neuere Autoren einen höheren Prozentsatz von 26% (H. Smith, 1956) bis sogar 50% (Kennedy, Bell u. a.) angeben, wie man aus der Tabelle 2 ersieht.

Folgende Tatsachen sollen vorgebracht werden:

a) Die Anwendung einer Nephrektomie bei bestehender Hypertensie darf nur dann angewendet werden, wenn die Niere als solche entfernt werden muß. Niemals, außer bei extremen Ausnahmen (schwerer Aneurismus), darf die Niere entfernt werden, wenn sie noch gut funktioniert und anatomisch keine schwere Erkrankung aufweist. Die Anwendung einer Nephrektomie nur auf Grund anatomischer Veränderung und Funktion der linken und rechten Niere aber bei bestehender Adhäsion ist nicht erlaubt, da der Patient nach der Operation in einem noch schlechteren Zustand wäre. Besonders soll man sich vor evolutiver asymmetrischer Pyelonephritis mit Hypertension hüten. Mit anderen Worten, die Hypertension wird nicht durch die Nephrektion geheilt, sondern die Nierenkrankheit.

b) Bei der Beurteilung der Erfolge von Nephrektomie bei Hypertensie sollen wir vorsichtig sein und den Patienten längere Zeit verfolgen. Es ist möglich, daß es gleich nach der Operation, im Laufe der ersten Wochen und Monate, zu einer Besserung kommt, daß aber Hypertension wieder mit der Zeit auftritt. Es handelt sich dann öfter um eine weitere Evolution (Pyelonephritis) in der verbliebenen Niere.

c) Es kann ausnahmsweise vorkommen, daß es zu einer Hypertension früher oder später nach der Nephrektomie kommt, wenn diese auch früher nicht bestanden hat. Das kann aber auch unabhängig vom Prozeß an der verbliebenen Niere sein.

d) Wegen verschiedentlicher postoperativer Evolution der Hypertension, kann es zu einer verschiedenen Beurteilung des Erfolges der Nephrektomie kommen. Eine längere Beobachtungsperiode ist daher notwendig; dann sind die Resultate objektiver. Wir haben unsere Krankheitsfälle von den ersten Monaten nach der Operation bis zu mehreren Jahren kontrolliert.

e) Es fällt auf, daß in allen Statistiken der Heilungsprozentsatz von Hypertension nach der Nephrektomie bei verschiedenen Erkrankungen, bei denen die Niere entfernt wurde, verschieden ist. So ist der Heilungsprozentsatz bei Nephrektomie von Nierentumor und Hypoplasie hoch.

1. Nierentumore

Die Häufigkeit der Hypertension bei Nierentumor ist bei Lindner 30 %, bei Bracci u. Mitarb. 14 % (auf 128) und bei uns 32 % (40 bei 125 Krankheitsfällen).

Der Erfolg der Nephrektomie ist bei Bracci 50 %, bei Brasch u. Mitarb. 43 % und bei uns 87,5 % (35 bei 40 Krankheitsfällen).

2. Pyelum- und Uretertumore

Diese Tumore können im terminalen Stadium von Hypertension begleitet werden. Wir haben eine ausgesprochen große Zahl von diesen Tumoren (205 Pyleumtumore und 105 Uretertumore). Bei 151 Nephrektomien wegen diesen Tumoren bestanden bei 38 Fällen auch Hypertensien, nach der Nephrektomie verschwanden diese in 24 oder 64,7 % von Fällen.

3. Nierentuberkulose

Hypertension bei Tuberkulose meldet sich bei Grabtree u. Chassis 4 %, bei Abeshause (1951) 20 %, während sie sich bei uns 16,1 % zeigt. Man kann nicht eine spezielle anatomische Form mit der Nierentuberkulose verbinden, die mit der Hypertensie verbunden werden könnte. Der Erfolg der Nephrektomie hängt mehr vom Alter und verschiedenen Erkrankungen ab, so daß die Verringerung der Tension nach der Nephrektomie bei Jüngeren häufiger ist als bei Älteren.

Bei uns wurden 236 Nephrektomien mit Tuberkulose analysiert, davon waren 38 mit Hypertension. Nach der Nephrektomie waren 28 Fälle normal oder 73 %.

4. Renale und uterale Lithyase

Auf die Hypertension hat mehr Einfluß die Veränderung auf dem Parenchym der Niere als auf die Anwesenheit des Nierensteines. Bracci u. Mitarb. finden in 24,5 % Fällen Hypertension bei Nierensteinen, darum findet aber Wemeau nur 3 % (14 bei 520 Fällen von Lithyase).

Bei 235 analysierten Nephrektomien wegen Nierensteinen haben wir in 42 oder 17,8 % Fällen Hypertension gefunden, die sich nach der Nephrektomie in 31 oder 73,8 % Fällen normalisiert hat. Der Erfolg ist sehr gut, aber es wird sicher ein bedeutender Prozentsatz mit Hypertension auch weiter verbleiben, mit Rücksicht auf das Alter der Patienten und die Veränderung an der verbliebenen Niere.

5. *Hydronephrosis*

Die Hypertension ist hier sehr selten, 1 % bei Wemeau (3 auf 340 Fälle), aber sie ist bedeutend öfter nach Michon, bei dem sie 16 % erreicht. Man soll aber zwischen Fällen unterscheiden, wo die Tension in der Krise infolge der Störung gemessen wurde, und zwischen Fällen, die außerhalb der Krisis fallen.

Der Erfolg der Nephrektomie ist recht gut. Barker u. Braasch haben 50 % (13:26) Erfolg. Bracci u. Mitarb. sogar 75 % (8:12), Lange u. Mitarb. nur 25 % (2:8) und wir haben 63,6 % (7:11).

6. *Renale Hypoplasie*

Kongenitale Hypoplasie, wenn sie von erworbener Hypotrophie zu unterscheiden ist, hat einen großen Prozentsatz von Hypertensie in ihrem Gefolge. Es ist schwer eine strikte Hypoplasie auszusondern, da einige der Autoren in diese Gruppe auch die sog. „kleinen Nieren" eingliedern, deren Schrumpfung die Folgen eines Prozesses im Laufe des Lebens ist.

Der Erfolg der Nephrektomie bewegt sich von 60 %, wie bei Guilliani u. Pisani, bis 65 % bei Cibert (1957) bis 100 % bei uns (8:8).

In Statistiken, die nur von Kleinnieren sprechen, ist der Erfolg etwas niedriger, wie bei Michon 42 % (14:33), Lage 50 % (9:18) oder Bracci 53 % (28:53).

7. *Pyelonephritis*

Es ist schwierig, den Prozentsatz an Hypertension zu beurteilen, da bei dieser Krankheit die urologischen Krankheiten verschieden definiert werden. Die einen meinen, man solle aus dieser Gruppe diejenigen Fälle eleminieren, die eine Veränderung der Pyelonephriten aufzeigen, aber nicht von anderen urologischen Erkrankungen (Lythiase, Hydronephrose und Tuberkulose) begleitet sind, während andere sich einen größeren Rahmen stecken. Die Unannehmlichkeit liegt nämlich darin, daß „reine" Pyelonephritis gewöhnlich beiderseitig auftritt und daher nicht operabel ist.

Die Häufigkeit der Hypertension bei Pyelonephritis wird verschiedentlich beurteilt: 48 % (75:156) bei Bracci, 55 % (8:14) bei Gerbi, fällt auf 26 % (47:180) bei Brasch u. Jacobs und 20 % bei Mombaerts. Wir haben bei uns nur zwei Fälle von „reiner" Pyelonephritis mit Hypertension und in dem einen Fall kam es auch zu einer Heilung der Hypertension. Die Nephrektomie hat in 44 % (30:68) bei Bracci Heilung erzielt. Der Heilungsprozentsatz ist hier etwas niedriger und das ist verständlich und erweckt den Zweifel, daß die verbliebene Niere auch Veränderungen einer beginnenden Pyelonephritis in sich trägt. Daher sind wir sehr vorsichtig bei der Anwendung von Nephrektomie in solchen Fällen.

8. *Stenose der Renalarterie*

Hier gibt die Nephrektomie ausgezeichnete Resultate und Kennedy verzeichnet 85 % (23:27) Erfolge. Wir haben nur einen solchen Fall operiert.

Zusammenfassung: In der Urologischen Klinik in Beograd erfolgten in den Jahren 1956 bis 1969 1339 Nephrektomien. Für diese Arbeit wurden vor und nach der Operation 940 Fälle kontrolliert. Hypertension bestand in 187 Fällen, d. h. 19,9 %. Nach der Operation verschwand sie in 140 oder 74 % Fällen, blieb jedoch in 47 oder 26 % Fällen bestehen. Bei uns wurde ein relativ hoher Prozentsatz geheilt, während bei anderen Autoren sich die Ziffer um 50 % dreht. Die Kontrolle unserer Kranken erstreckte sich von einem Monat bis auf mehrere Jahre.

Diese Resultate zeigen, daß weder die Therapie der Hypertension durch Nephrektomie mit gleichzeitiger urologischer Erkrankung einfach ist noch immer Erfolg zeigt, und auch nicht die Erklärung ihrer Genese respektive ihrer Persistenz nach der Nephrektomie einfach ist.

Auf jeden Fall muß auf Grund einer anatomisch und funktionell geschädigten Niere operiert werden, und nicht auf Grund einer bestehenden Hypertension und auch nicht auf Grund einer bis zu einem gewissen Grade verringerten Funktion der verdächtigten Niere. Auf diese Weise vermeidet man das Risiko eines Mißerfolges und weiterer Zerstörung der verbliebenen Niere.

Professor Dr. S. Petkovič
Urolog. Klinik
Belgrad
Visegradska 26

O. Hallwachs, P. Griss, D. Beduhn, J. Allenberg und R. Neeley: **Revascularisation der durchblutungsgedrosselten Niere durch intraparenchymatöse Implantation der Milzarterie**

Goldsmith [3] und Friedman [2] berichteten unabhängig voneinander, daß sich in Analogie zu der Vinebergschen Operation am Herzen die durchblutungsgedrosselte Niere nach intraparenchymatöser Implantation der endständig ligierten Milzarterie wieder revascularisieren soll.

Dieses Operationsverfahren (Abb. 1), über das wir an anderer Stelle bereits berichtet haben [4, 5], wurde inzwischen von uns an zehn Schäferhunden experimentell überprüft.

Erstmals wurden dabei auch Nierenangiogramme mit selektiver Kontrastfüllung der in das Nierenparenchym implantierten Milzarterie gemacht [1]. Frühestens 3 Monate nach etwa 70 bis 90%iger Drosselung der Nierenarterie und Implantation der Milzgefäße in die Nierenrinde sind vom Implantat aussprossende Kollaterale mit Ausbildung arterio-arterieller Anastomosen zu den intrarenalen

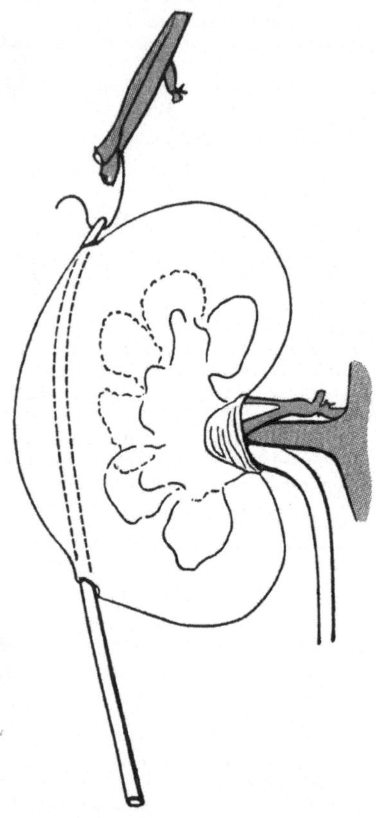

Abb. 1. Schematische Darstellung der Tunnelierung der Nierenrinde in Längsrichtung mit einer Sonde und Durchzug der endständig ligierten Arteria und Vena lienalis

Arterien zu erkennen [1, 4]. Einige Monate später nach Durchtrennung der Nierenhauptarterie und aller sichtbaren Kollateralgefäße, ausgenommen die periurteralen Arterien, kommt es vor allem auf Spätaufnahmen zu einem deutlichen venösen Abfluß über die Vena renalis und Hohlvene sowie Ausscheidung von Kontrastharn über die ableitenden Harnwege. Bei einem Schäferhund, der 10 Wochen mit der nur noch über die implantierte Milzarterie versorgten Solitärniere lebte, lagen die kontrollierten Blutwerte im Bereich der Norm (Harnstoff 38 mg-%, Kreatinin 2,1 mg-%, Na 147 mval, Cl 114 mval, K 4,9 mval).

Nach den histologischen Befunden bleibt zu diskutieren, ob die weitlumigen Seitenäste der implantierten Milzarterie, die nach Durchlaufen eines hämangiomatoiden Gefäßkonvolutes sowohl mit kaliberstarken Parenchymarterien als auch mit Nierenvenen anastomosieren, aus kanalisierten Hämatomen entstanden sind, die von einer Gefäßincision oder einem nicht ligierten Seitenast ausgingen und ihrerseits zu Parenchymgefäßen Verbindung aufgenommen hatten, die bei der für die Implantation der Milzgefäße notwendigen Tunnelierung eingerissen waren (Abb. 2 u. 3).

Nach elektromagnetischen Blutflußmessungen an der Arteria und Vena renalis sowie der implantierten Arteria lienalis gehen etwa 20 bis 40% der renalen Gesamtdurchblutung über die implantierte Milzarterie.

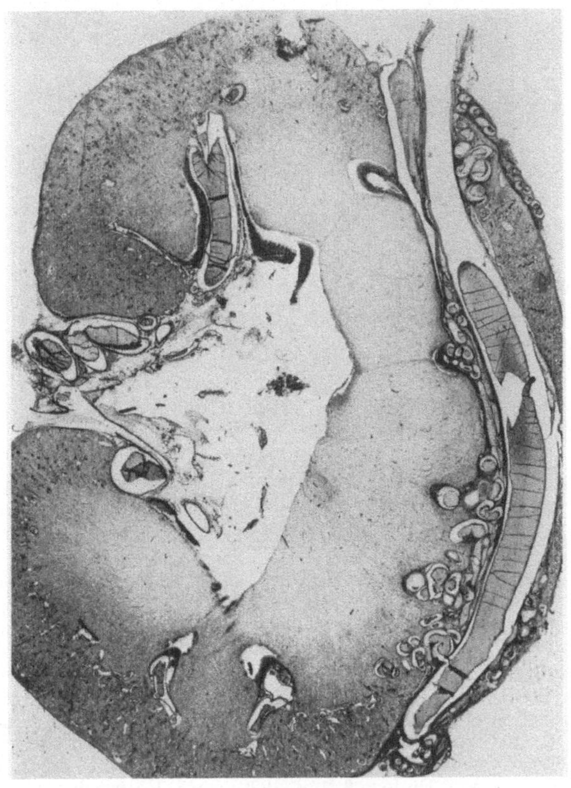

Abb. 2. Übersichtsaufnahme des histologischen Ganzschnittes eines Nierengefäßpräparates. Milzarterie (rechts) und Milzvene (rechts oben keilförmiger Ausschnitt) frei durchgängig. Ausbildung zahlreicher hämangiomatoider Gefäßknäuel in der Umgebung der implantierten Milzarterie. In den Gefäßlumina bis zum Nierenhilus Tusche-Gelatineausgüsse

Die in die Nierenrinde implantierten Milzgefäße sind bei allen Hunden reizlos eingeheilt, in der Mehrzahl der Fälle (7 von 10) aber primär thrombosiert und dann nur partiell wieder rekanalisiert. Somit ist das beschriebene Verfahren zumindest bis jetzt noch nicht sicher reproduzierbar. Die Ausbildung arterio-arterieller Anastomosen zwischen implantierter Milzarterie und intrarenalen Gefäßen hängt sicher in erster Linie vom Grad der Durchblutungsdrosselung der Niere und der daraus resultierenden intrarenalen Drucksenkung ab, denn auch bei der Vinebergschen Operation ist eine Strangulation des Kranzgefäßes von 80 bis 90% Voraussetzung für die kontinuierliche Durchgängigkeit der A. mammaria und Entwicklung von Kollateralen.

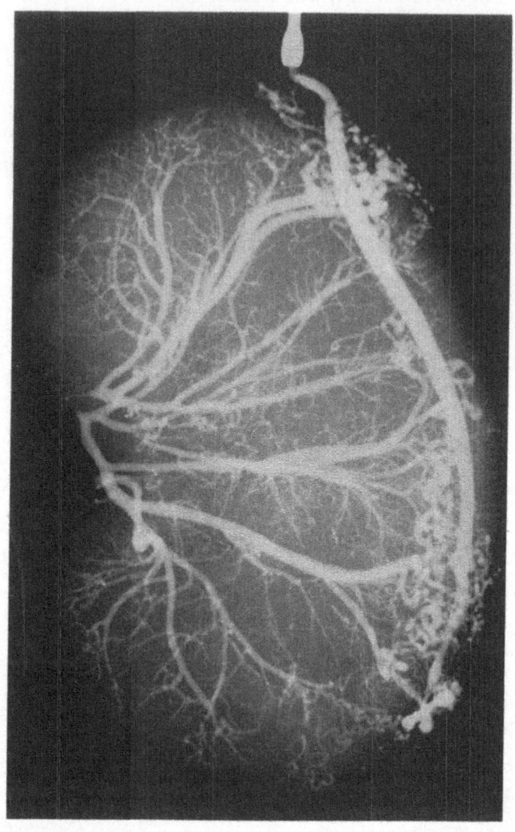

Abb. 3. Postmortales Angiogramm. Füllung der Milzarterie mit dünner Barium-Sulfataufschwemmung (1,0 ml). Aufnahme auf DuPont-Industriefilm

Literatur

1. Beduhn, D., Hallwachs, O.: Selektive Nierenangiographie über die implantierte Milzarterie. Fortschr. Röntgenstr. **113**, 133 (1970). — 2. Friedman, E. W., Frank, H. A., Lambert, P. B.: Revascularization of the kidney by pedicle implantation. Surgery **65**, 148 (1969). — 3. Goldsmith, H. S., Castillo, J., Ray, C., Jr.: Accessory vascularization to the Kidney. Rev. Surg. **24**, 303 (1967). — 4. Hallwachs, O.: Renale Vaskularisation durch Implantation der Milzgefäße in die Nierenrinde. Urologe **9**, 159 (1970). — 5. Hallwachs, O., Beduhn, D., Griss, P.: Revaskularisierung der durchblutungsgedrosselten Niere durch intraparenchymatöse Implantation der Milzgefäße; angiographische, funktionelle und morphologische Befunde. Z. ges. exp. Med. **153**, 203 (1970). — 6. Vineberg, A.: Experimental backround of myocardial revascularization by internal mammary artery implantation and supplementary technics with its clinical application in 125 patients. Ann. Surg. **159**, 185 (1964).

Privatdozent Dr. O. Hallwachs
Urolog. Abt. d. Chirurg. Univ.-Klinik
D-6900 Heidelberg

C. E. Alken: **Präventivuntersuchung des Prostata-Carcinoms**

Im Mai dieses Jahres hat der Wissenschaftliche Beirat der Bundesärztekammer unter meinem Vorsitz auf dem Deutschen Ärztetag Vorsorgeuntersuchungen aller Männer über 45 empfohlen. Die Empfehlung wurde in das Carcinom-Vorsorgeprogramm der Bundesärztekammer aufgenommen und an das

Bundesgesundheitsministerium weitergeleitet. Mit ihrer Realisierung ist im Jahre 1971 zu rechnen.

Futurologische Medizin ist Praeventivmedizin. Erstmalig in ihrer Geschichte wird die deutsche Urologie mit einer gesundheitspolitischen Aufgabe betraut und steht damit mehr als bisher im Blickwinkel des öffentlichen Interesse. Die Aufgabe, die damit auf uns zukommt und die Verantwortung, die sich daraus ergibt, geht unter anderem daraus hervor, daß etwa 8 Millionen Männer in der Bundesrepublik für diese gezielte Vorsorgeuntersuchung in Frage kommen. Nach der vorgesehenen Planung soll versucht werden, die *Verdachtsdiagnose im symptomlosen initialen Stadium des Prostata-Carcinoms durch regelmäßige rectale Routineuntersuchung zu stellen.* Die Verdachtsdiagnose muß vom Urologen in Zusammenarbeit mit dem Pathologen durch Nadel-, Saug- oder Stanzboipsie gesichert werden. Nach den allgemeinen Gesetzen der Carcinom-Klinik kann die Diagnose „Carcinom" nur durch die histologische Untersuchung von verdächtigem Gewebsmaterial gestellt werden.

Wegen der schicksalhaften therapeutischen Konsequenzen, die sich besonders für Patienten der jüngeren Altersgruppen bei einem pathologischen Befund ergeben können *ist es nicht mehr verantwortlich, nur auf Grund des Tastbefundes, klarer ausgedrückt „mit dem Finger allein" die Diagnose Krebs zu stellen.* Dies gilt auch für die fortgeschrittenen Fälle des II. und III. Stadiums, bei denen die klinische Diagnose eindeutig zu sein scheint. Unter anderem ergeben sich hier aus dem histologischen Befund — differenziertes oder entdifferenziertes Adeno-Carcinom — neben der reinen Diagnostik unter Umständen Konsequenzen für die Therapie.

Nach den Erfahrungen bei den Carcinom-Praeventivuntersuchungen der Frau ist nicht damit zu rechnen, daß sofort mit der Kostenübernahme durch die Versicherungsträger auch für den Mann eine Welle von Frühfällen auf uns zukommt, sondern daß das Programm erst langsam anlaufen wird. Wir haben also einen gewissen Zeitraum zur Verfügung, um die Auffangorganisation vorzubereiten.

Bisher kamen etwa 98% aller Prostata-Carcinomfälle im fortgeschrittenen, inoperablen Stadium in unsere klinische Behandlung, Fälle, bei denen nur noch die Kastration oder die Hormonbehandlung in Frage kommen. Aus diesem Grunde waren wir bisher nur bei Einzelfällen in der Lage, Radikaloperationen durchführen zu müssen oder durchführen zu können. Mit dem Anlaufen der Vorsorgeuntersuchung wird sich diese Situation grundsätzlich ändern. Für uns ergibt sich daraus die Konsequenz, daß wir uns mit Indikation und Technik der radikalen Prostatektomie mehr als bisher vertraut machen müssen.

Professor Dr. C. E. Alken
Urologische Univ.-Klinik
D-6650 Homburg/Saar

W. Brosig: Bemerkungen zum Symposium über die Behandlung des Prostatacarcinoms vom November 1969

Anläßlich des Referates über die „Cytostatische Therapie in der Urologie", gehalten von Herrn Kollwitz auf der letzten Tagung, wurden auch die Ergebnisse der Untersuchungsgruppe von 40 amerikanischen Veteranen-Hospitälern bei Behandlung von 2000 Patienten mit Prostatacarcinom diskutiert.

Die Resultate waren so überraschend und die Schlußfolgerungen konträr zu der bisherigen seit Jahrzehnten geübten Therapie, daß wir eine grundsätzliche Klärung zu geben versprachen.

Kurz zusammengefaßt handelt es sich um folgendes Problem:

Im Stadium I und II des Prostatacarcinoms bringt die zusätzliche Gabe von 5 mg Stilboestrol zur radikalen Prostatektomie eine Verkürzung der Lebenserwartung (Tabelle 1). Es kommt zu einer deutlichen Zunahme an Todesfällen durch kardiovasculäre Komplikationen wie Coronarverschluß, Lungenembolie und cerebrale Gefäßereignisse. Patienten im Stadium III, die sowohl mit Orchiektomie als auch mit Oestrogen behandelt wurden, haben statistisch eine geringere Lebenserwartung als die Patienten der anderen drei Gruppen. Im Stadium IV ergeben sich statistisch keine signifikanten Unterschiede in den vier Behandlungsmethoden. Bei der Analyse der Todesursachen zeigt sich, daß in der Gruppe der mit Oestrogen behandelten Patienten weniger an Prostatacarcinom als an den Folgen kardiovasculärer Komplikationen verstarben. Außerdem ist die Kombination von Orchiektomie und Stilboestrol nicht besser oder schlechter als jede Behandlung für sich allein. Es sollte daher die Therapie mit Oestrogen oder Orchiektomie erst eingeleitet werden, wenn schwerere Symptome von seiten des Prostatacarcinoms auftreten (Tabelle 2).

Tabelle 1. *Behandlungsergebnisse der V.A.-Urological Res. Gr. 1967*

	Behandlung	Fallzahl	5-Jahres-Überlebenszeit
Stadium I + II	Prostatektomie + Placebo	145	80 %
	Prostatektomie + Stilboestrol	154	70 %
Stadium III	Placebo	262	55 %
	Orchiektomie + Placebo	268	58 %
	Stilboestrol	265	52 %
	Orchiektomie + Stilboestrol	260	50 %
Stadium IV	Placebo	222	24 %
	Orchiektomie + Placebo	204	27 %
	Stilboestrol	211	32 %
	Orchiektomie + Stilboestrol	213	22 %

Tabelle 2. *Stadieneinteilung der V.A.-Urological Res.Gr.* [Entnommen aus Madsen, Pederson u. Knuth: Urologe 8, 330 (1969)]

Stadium	Rectale Untersuchung	Prostata Phosphatase (King-Armstrong-E.)	Nachweis von Metastasen
I	Keine Induration	< 1,0	0
II	Lokalisierter Knoten	< 1,0	0
III	Ausdehnung über die Prostata	< 1,0	0
IV	Unterschiedliche Befunde	> 1,0 oder	+

Auf einem Internationalen Symposium im November 1969 in Berlin wurde nun versucht, die Ansichten zu diesem Problem auf einen gemeinsamen Nenner zu bringen.

Obwohl im „Urologen" vom Juli 1970 ein ausführlicher Bericht über das Symposium erschienen ist, bin ich vom Vorsitzenden aufgefordert worden, kurz zu diesem Thema nochmals Stellung zu nehmen.

Im Gegensatz zu Mellinger hatten die eingeladenen und zum Vortrag bzw. Diskussion aufgeforderten Teilnehmer, die immerhin zu den Spitzen der Internationalen Urologie zu rechnen sind, so gut wie keine Statistiken zur Hand, die den Zahlen von Mellinger gegenübergestellt werden konnten. Einzige Ausnahme hierbei war E. Belt, welcher seine phantastischen Erfolge mit der radikalen Prostatektomie präsentierte. Allerdings bestanden hinsichtlich der notwendigen operativen Behandlung im Stadium A und B von vornherein keine Meinungsverschiedenheiten.

In der Diskussion zu dem Vortrag von Mellinger wurden zunächst die insgesamt wesentlich höheren Zahlen der 5-Jahres-Überlebenszeit im Vergleich zu den älteren Statistiken herausgestellt. Wie Sie aus den Resultaten, vor allem von Nesbit u. Baum aus dem Jahre 1950 entnehmen können, sind die Behandlungsergebnisse beim nicht metastasierenden Carcinom zwischen 29 und 43%, beim metastasierenden Carcinom zwischen 9 und 21% Überlebende nach 5 Jahren. Wie Sie ja auf dem Diapositiv gesehen haben, sind die Resultate von Mellinger wesentlich besser: Im Stadium III, einerlei welche Behandlung durchgeführt worden ist, zwischen 50 und 58%, wobei allein die Placebobehandlung ein Ergebnis von 55% aufweist.

Im Stadium IV betragen die Behandlungsergebnisse 22 bis 32%. Placebo in diesem Falle 24%. Mellinger erklärt die Resultate mit der allgemein-medizinischen Fortschritten. Im übrigen haben Schröder u. Belt bei 254 post mortem ausgewerteten Fällen feststellen können, daß die Todesursache an akuten cerebrovasculären Erkrankungen bei den mit Oestrogen behandelten Patienten nicht höher waren als bei einer fast gleichen Gruppe, welche nicht mit Oestrogen behandelt wurden. Bei unserem eigenen Krankengut ist die Mortalität an kardiovasculären Erkrankungen nicht höher als bei einer vergleichbaren Gruppe ohne Prostatacarcinom und ohne Hormonbehandlung. Aus der allgemeinen Bestandsaufnahme sollen nur einige Punkte hervorgehoben werden:

In Anbetracht der hervorragenden Ergebnisse der operativen Therapie sollten alle Anstrengungen darauf konzentriert werden, die Früherkennung des Prostatacarcinoms zu verbessern, damit die radikale Prostatektomie einen gebührenden Platz in der Behandlung bekommt.

Zum klinischen Nachweis des Carcinoms bietet sich zweifellos die gezielte Nadelbiopsie als Methode der Wahl an, da sie offensichtlich der transurethralen Elektroresektion eindeutig überlegen ist, wie die Zahlen Mostofis ergeben haben. Es sollte also die radikale Prostatektomie, einerlei ob sie auf perinealem und retropubischem Wege durchgeführt wird, Allgemeingut jeder urologischen Klinik werden. Da es allerdings nur etwa 10% operable Fälle gibt, kommt der konservativen Behandlung ein viel größeres Gewicht zu und die Auswertung der Ergebnisse des Symposiums sollten natürlich auch den entscheidenden Komplex Oestrogentherapie-, Oestrogendosierung und Orchiektomie umfassen. An der Wirksamkeit und Berechtigung der kontrasexuellen Hormonbehandlung besteht kein Zweifel, auch die Forderung den Therapiebeginn möglichst hinauszuschieben, findet in der von der V.A.-Gruppe gegebenen scharfen Formulierung nur begrenzte Anerkennung.

Die Gefahr von Nebenwirkung der Hormontherapie ist mit aller Deutlichkeit in das allgemeine Bewußtsein gerückt worden. Wenn man sich Mellingers Ansicht anschließt, daß vorangegangene Herz- und Kreislauferkrankungen, insbesondere Coronarinsuffizienzen, einen besonders hohen Risikofaktor darstellen, so ist die Folgerung, daß eine noch sorgfältigere internistische Überwachung der Patienten und evtl. entsprechende Behandlung möglichen Komplikationen der Oestrogentherapie vorbeugen können.

Die Frage der Hormondosierung ist insofern schwierig zu beurteilen, da über Qualität und Quantität der Wirkung natürlicher und synthetischer Oestrogene vergleichende Untersuchungen nicht vorhanden sind. Verschiedene Therapieformen sind also nicht ohne weiteres zu vergleichen. Die bisher übliche Dosierung von 5 mg/Tag Oestrogen wurde von der V.A.-Gruppe auf 1 mg reduziert. Gegen diesen Vorschlag spricht der Umstand, daß nach den theoretischen experimentell-pharmakologischen Arbeiten die dauernde Wirksamkeit einer Oestrogendauertherapie nur von ständig steigenden Hormongaben zu erwarten wäre.

Ein wichtiges Diskussionsthema war die Frage der Durchführung der Orchiektomie. Je nachdem wie man die Statistiken von Mellinger auslegt, kann eine Orchiektomie als notwendig, andererseits aber auch als sinnlos angesehen werden. Die meisten Teilnehmer des Symposiums standen auf dem Standpunkt, auf diese alte Therapie nicht verzichten zu können, wobei allerdings der Zeitpunkt der Kastration stark variierte.

Bemerkenswert sind die Ergebnisse mit der Radiotherapie, eine Behandlungsart, die bisher bei der Therapie des Prostatacarcinoms vernachlässigt worden ist. Die Ergebnisse von Bagshaw entsprechen den besten Erfolgen der konservativen Therapie, wobei die Behandlung den Vorteil hat, daß durch den Wegfall der gegengeschlechtlichen Hormone keine hormonelle Impotenz auftritt.

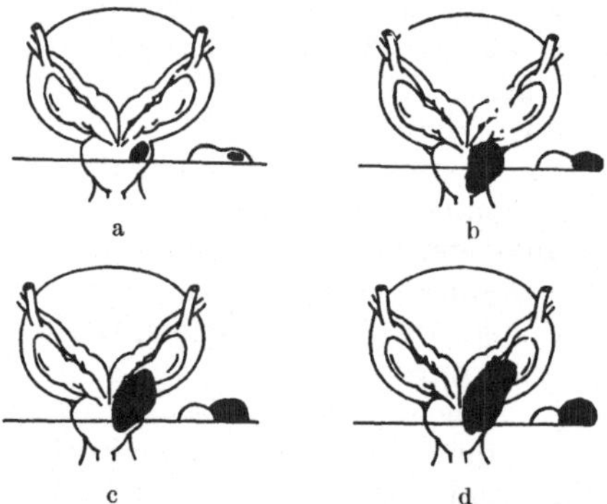

Abb. 1 a—d. Stadieneinteilung des Prostatacarcinoms (nach Flocks). a Das Carcinom ist nur auf die Prostata beschränkt und wahrscheinlich okkult. Keine Knochen- oder Lymphknotenmetastasen; b das Carcinom hat bereits einen ganzen Lappen befallen (keine Fernmetastasen); c das Carcinom hat bereits die Kapsel überschritten; d das Carcinom hat bereits gestreut. Es bestehen Lymphknoten- und Knochenmetastasen

Weiter muß die lokale Radioisotopeninstillation, wie sie von Flocks vorwiegend durchgeführt wird, stärker beachtet werden. Möglicherweise erweitert sie die Grenzen des aktiv-chirurgischen Vorgehens.

Im Rahmen eines Rundtischgespräches wurden alle anfallenden Fragen nochmals diskutiert. An Hand der Stadieneinteilung des Prostatacarcinoms nach Flocks (Abb. 1) wurden folgende Schlüsse gezogen:

1. Zur Frage der Behandlung des Stadiums A bestand absolute Einstimmigkeit darüber, daß eine totale Prostatektomie durchzuführen ist, und zwar ohne Alternative auch dann, wenn das Carcinom zufällig entdeckt wird, z. B. bei einer TUR.

2. Auch im Stadium B wird überwiegend die totale Prostatektomie gewählt.

3. Zur Frage des Beginns der Hormontherapie bei den Stadien C und D waren die Meinungen geteilt. Sowohl die sofortige Therapie wie der Therapiebeginn erst nach Auftreten subjektiver Symptome wurde mit Leidenschaft propagiert.

4. Als Dosierung wurden von Mellinger u. Hodges 1 mg Stilboestrol vorgeschlagen, während z. B. in den USA allgemein eine Medikation von 5 mg Stilboestrol/Tag gebräuchlich ist. In Europa wird weitgehend den injizierbaren Präparaten der Vorzug gegeben.

5. In Anbetracht der Ergebnisse von Mellinger bestand Einmütigkeit darüber, daß vor und während einer Hormonbehandlung konsequenter als bisher eine sorgfältige internistische Behandlung und Überwachung des Patienten erforderlich ist.

6. Bezüglich der Orchiektomie konnte ein einheitlicher Standpunkt nicht erzielt werden. Während nach den Ergebnissen von Mellinger die Orchiektomie eigentlich sinnlos ist, stehen Scott, Hodges, Kaufman u. a. m. auf dem Standpunkt, daß durch die Orchiektomie, ob früher oder später durchgeführt, immerhin eine entsprechende Wirkung („As im Ärmel“) zu erzielen ist.

Um ganz offen zu sein, war das Resumee dieses Symposiums nicht allzu befriedigend, doch ist die Materie so vielschichtig und diffizil, daß ein anderes Ergebnis nicht zu erwarten war. Meines Erachtens ist es ein großes Verdienst Mellingers und seiner Mitarbeiter, diesen Fragenkomplex auf so breiter Basis angegangen zu sein und es wird interessant sein, *die Ergebnisse der zweiten Phase*, die vor etwa 2 Jahren angelaufen ist und bei welcher bisher weitere 1000 Patienten beobachtet wurden, zu erfahren.

Literatur

Brosig, W., Baumgärtel, H.: Urologe **2**, 205 (1970).

Professor Dr. W. Brosig
Urolog. Klinik d. Freien Universität
D-1000 Berlin
Klinikum Steglitz

J.-E. Wildberger und P. Breitwieser: **Prognose des Prostatacarcinoms unter kontinuierlicher Oestrogentherapie (eine kritische Überprüfung der Mellinger-Studie)**

Die Mellinger-Studie hat eine große Unsicherheit in die gegengeschlechtliche Hormonbehandlung des Prostatakrebses hineingetragen. Die erste Abbildung (Abb. 1) zeigt Ihnen eine graphische Darstellung der Ergebnisse dieser Forschergruppe. Sie können erkennen, daß ein lebensverkürzender Effekt der Oestrogentherapie gegenüber einem mit Placebo behandeltem Krankenkollektiv festgestellt wurde. Dieser lebensverkürzende Effekt wird auf oestrogenbedingte thromboembolische Herz-Kreislaufkomplikationen zurückgeführt.

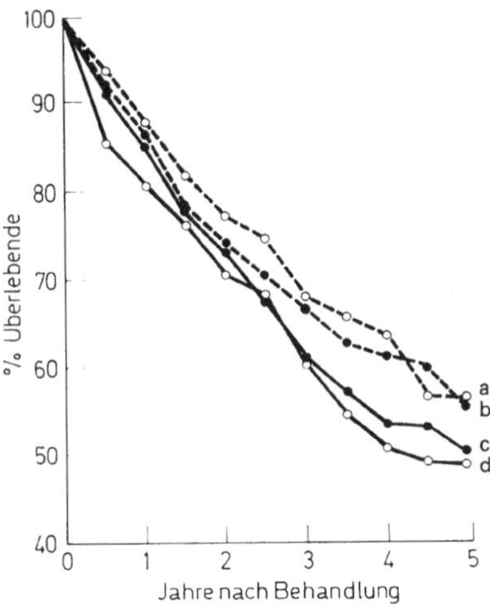

Abb. 1. a Orchidektomie u. Placebo; b Placebo; c Oestrogene; d Orchidektomie u. Oestrogene

Da auch wir nach Erscheinen der Publikation die mitgeteilten Ergebnisse anzweifelten, haben wir an unserem 176 Prostatacarcinompatienten umfassenden Krankengut die obengenannten Ergebnisse überprüft.

Das nächste Diapositiv (Abb. 2) zeigt Ihnen eine graphische Darstellung unserer Untersuchungsergebnisse. Sie sehen, daß wir im wesentlichen die Mitteilung der Mellinger-Studie bestätigen konnten. Bei den hier dargestellten unbehandelten Fällen handelt es sich um Kranke, die selbst die gegengeschlechtliche

Therapie abgesetzt hatten, oder bei denen die Behandlung gegen unseren Therapievorschlag von den Hausärzten nicht fortgesetzt wurde.

Wir sind der Meinung, daß die durchschnittliche Lebenserwartung einer Patientengruppe mehr auszusagen vermag als ihre durchschnittliche Überlebenszeit. Deshalb haben wir, unter Zugrundelegung der vom Statistischen Bundesamt in Wiesbaden ermittelten Lebenserwartung der einzelnen Altersgruppen, den altersabhängigen Verlust an Lebenserwartung bei verschiedenen Therapieformen errechnet und graphisch dargestellt. Das nächste Dia (Abb. 3) macht deutlich, daß

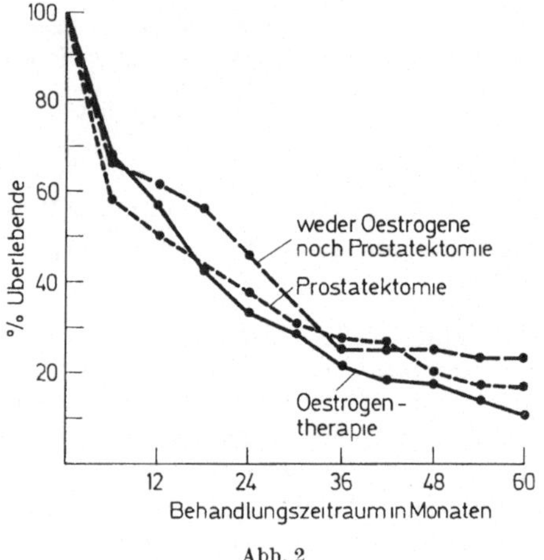

Abb. 2

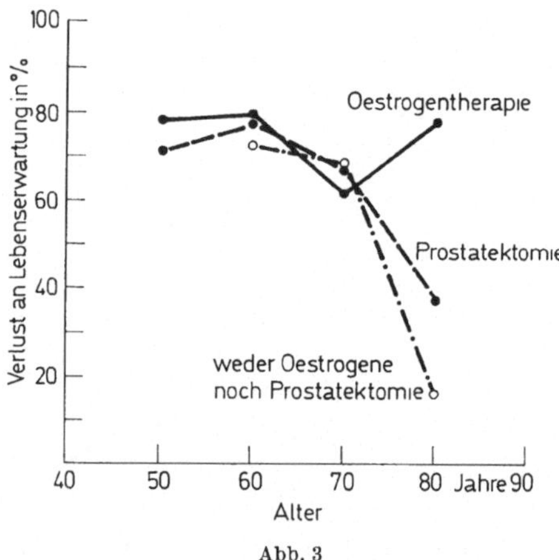

Abb. 3

im hohen Alter die Lebenserwartung Prostatacarcinomkranker unter kontinuierlicher Oestrogentherapie geringer ist als die der Unbehandelten. Die globale Feststellung, daß die Oestrogentherapie das, was sie gegenüber dem Carcinom gewinnt, durch ihre Nebenwirkungen wieder zu verlieren scheint, trifft, wie Mellinger u. Mitarb. feststellen konnten, nur für die hormonelle Behandlung Prostatacarcinomkranker der klinischen Stadien I und II zu. Es handelt sich also um die Fälle, bei denen der Krebs ausschließlich auf die Prostata selbst beschränkt ist, und bei denen sich therapeutisch als Methode der Wahl die radikale Prostatektomie anbietet. Diese Indikation findet jedoch ihre obere Altersgrenze bei 70 Jahren, denn wir konnten an unserem Krankengut nachweisen, daß die Lebenserwartung eines

70jährigen durch ein Prostatacarcinom im I. und II. Stadium nicht verkürzt wird. Unsere Ergebnisse deuten, in Übereinstimmung mit den Ergebnissen der amerikanischen Forschergruppe darauf hin, daß eine konsequent durchgeführte gegengeschlechtliche Hormonbehandlung des Prostatacarcinoms des klinischen Stadiums I und II die Lebenserwartung der Kranken im Vergleich zu Unbehandelten nicht zu verbessern in der Lage ist.

Elkeles, Bolton, Halberstadt u. a. befaßten sich mit dem Einfluß der Oestrogene auf die Gerinnung. Übereinstimmend wurde von ihnen nach Oestrogengabe eine Zunahme der Plättchenaggregation gefunden.

Unabhängig von diesem lebensverkürzenden Effekt der Oestrogentherapie kommt, wie wir wissen, es nach jahrelanger erfolgreicher hormoneller Krebsbehandlung zu einem Zusammenbruch der Therapie. Nach Hohlweg erschöpft sich nach einer gewissen Zeit die blockierende Wirkung der Oestrogene auf die gonadotrope Partialfunktion der Hypophyse durch eine Desensibilisierung im Hypophysen-Zwischenhirnsystem. Wir konnten in diesen Fällen als Ausdruck der fehlenden Hypophysenhemmung einen gleichsinnigen Anstieg der Gonadotropinausscheidung im Harn und der sauren Phosphatase im Serum nachweisen.

Es leuchtet also ein, daß man bei Einsatz der Oestrogenbehandlung bereits im I. und II. Stadium nicht in der Lage ist die volle therapeutische Breite der Oestrogenwirkung auszunutzen, weil, banal ausgedrückt, das Pulver vorzeitig verschossen ist. Die Wahl des therapeutischen Vorgehens hat sich nach dem Lebensalter und dem jeweiligen Stadium der Erkrankung zu richten. Bei Patienten unter 70 Jahren ist im I. und II. Stadium, falls es sich um kein latentes Carcinom handelt, die Prostatektomie anzustreben. Alle Patienten mit einem Prostatacarcinom im I. und II. Stadium sind in kurzfristigen Intervallen regelmäßig zu überwachen, um den Übergang von einem latenten zu einem klinisch manifesten Prozeß rechtzeitig zu erkennen und die Indikation zur Operation stellen zu können. Bei über 70jährigen Prostatacarcinomkranken im I. und II. Stadium hat die Überwachung den Sinn, den Übergang in das III. Stadium rechtzeitig festzustellen und die gegengeschlechtliche Hormonbehandlung mit einer Dosis von 0,25 mg Diäthylstilboestrol pro Tag rechtzeitig zum Einsatz bringen zu können.

Wir hoffen, daß durch die gleichzeitige Verabreichung von Thrombocytenaggregationshemmern der lebensverkürzende Effekt der Oestrogentherapie zu beseitigen und die Ergebnisse der gegengeschlechtlichen Hormonbehandlung weiter zu verbessern sind.

Dr. J.-E. Wildberger
Urolog. Abt. d. Univ.
D-6300 Gießen

E. Belt und F. H. Schröder: **Die Behandlung des Prostatacarcinoms mit totaler perinealer Prostatektomie und Oestrogenen.** Eine kritische Betrachtung des Effekts von Stilböstrol als Adjuvans zur chirurgischen Behandlung des frühen Prostatacarcinoms bei 464 Patienten

Dem Titel dieses Vortrages ist nicht zu entnehmen, daß es sich um einen Vergleich mit dem inzwischen berühmt gewordenen Mellinger Report handelt, bei dem wir unsere Patienten unter gleichen Bedingungen dem Krankengut der Veterans Administration gegenüberstellen. Bis auf 3,2% konnten alle Patienten lückenlos erfaßt werden, eine Arbeit, die ein Wermutstropfen im Wein der schönen Zeit in Kalifornien war. Um ausnahmsweise das Ergebnis vorwegzunehmen: Es steht im völligen Gegensatz zu den Ergebnissen der Mellinger Studie und damit auch seiner Schlußfolgerungen.

Um zu vergleichbaren Werten zu gelangen, haben wir aus der Gesamtzahl des Mellinger Reports die mit totaler perinealer Prostatektomie behandelten Frühfälle unseren gleichgelagerten Patienten gegenübergestellt und haben die gleiche statistische Technik benutzt. Wir werden uns im folgenden zunächst auf die Betrachtung der Fünfjahresüberlebensraten beschränken, da die Mellinger Studie bisher nur über solche Ergebnisse berichtet. Unsere eigenen Beobachtungszeiten waren z. T. länger als 20 Jahre, die Operationen wurden zwischen 1930 und 1969 ausgeführt.

Wie die Abb. 1 zeigt, wurden in beiden Serien etwa die Hälfte der Patienten mit Stilböstrol nachbehandelt, während die anderen kein Stilböstrol erhielten. Die Patienten der Mellinger Studie wurden im Sinne eines Doppelblindversuches der einen oder der anderen Behandlung zugeordnet. Das war bei unseren Patienten nicht der Fall. Unsere 209 Patienten, die kein Oestrogen erhielten, waren entweder vor 1942 operiert worden oder vertrugen die Medikation nicht oder eine Nachbehandlung erschien auf Grund des pathologischen Befundes unnötig.

Wir vergleichen in Abb. 1 die Überlebensraten der Patienten mit ihrer theoretischen Lebenserwartung, die auf der Basis der durchschnittlichen Überlebenszeiten der amerikanischen männlichen Bevölkerung errechnet wurden. Auf der

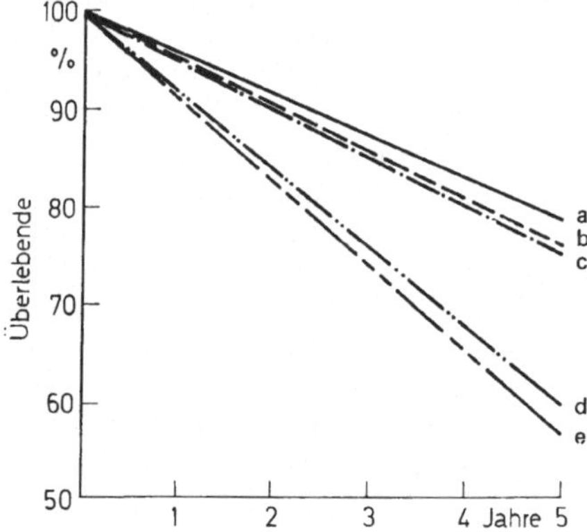

Abb. 1. a Belt-Schröder 1970 222 Pat. Oestrogen; b Lebenserwartung 464 Pat. Belt-Schröder; c VA-Studie, 1967 142 Pat. kein Oestrogen; d VA-Studie, 1967 146 Pat. Oestrogen; e Belt-Schröder, 1970 209 Pat. kein Oestrogen

Ordinate ist die Zahl der Überlebenden in Prozent, auf der Abszisse die Überlebenszeit in Jahren aufgetragen. Die durchbrochene Linie repräsentiert die theoretische Lebenserwartung unserer Patienten.

Die beiden mittleren Kurven stellen die inzwischen sehr berühmt gewordenen Zahlen der Mellinger Studie dar. Sie sehen, daß von 142 Patienten, die kein Oestrogen erhielten, nach 5 Jahren noch 75% am Leben waren. Die Patienten, die 5 mg Stilböstrol pro Tag erhielten, hatten im Durchschnitt eine wesentlich kürzere Überlebenszeit, nach 5 Jahren lebten nur noch 60%. Die Arbeitsgruppe hatte nach Analysen der Todesursachen gefunden, daß die Patienten, die Oestrogen erhielten, wesentlich häufiger an kardiovasculären Erkrankungen verstarben. Daraus war gefolgert worden, daß der Effekt der Oestrogene auf den Tumor selbst mehr als aufgehoben wird durch die letalen Nebenwirkungen des Präparates.

Unsere eigenen Ergebnisse nach 5 Jahren zeigen das krasse Gegenteil. Die 222 Patienten, die Oestrogene länger als ein Jahr erhielten, überlebten länger als theoretisch zu erwarten wäre. Nach 5 Jahren lebten noch 78,6%. Dagegen ist die Überlebensrate der 209 Patienten, die kein Stilböstrol erhielten, mit 57% nach 5 Jahren wesentlich geringer.

Da unsere eigene Statistik über einen Zeitraum von mehr als 20 Jahren reicht, wurde der Effekt der Hormonbehandlung über die gesamte Zeitspanne analysiert.

In Abb. 2 ist wieder die gleiche Technik der Darstellung benutzt. Hinzu kommen die Standardabweichungen, die als senkrechte Balken quantitativ verzeichnet sind. Die durchbrochene Kurve stellt wieder die theoretische Lebenserwartung unserer Patienten dar und zeigt, wieviel Prozent nach 5, 10, 15 und 20 Jahren noch am Leben sein sollten. Die beiden unteren Kurven veranschaulichen die Lebenserwartungen der insgesamt 209 Patienten, die entweder kein oder weniger als ein Jahr lang Oestrogene erhielten. Die obere Kurve stellt die tatsächlichen Überlebensraten der 222 Patienten dar, die Oestrogene erhielten. Diese Kurve der tatsächlichen Überlebensraten ist bis zum 5. Jahre statistisch identisch mit der theoretischen Lebenserwartung, hat dann ein stärkeres Gefälle und liegt nach 10 Jahren noch immer mit $p = < 0,01$ signifikant über der Kontrollgruppe. Diese Daten zeigen, daß die mit Oestrogen nachbehandelten Patienten nach 5 Jahren ihrer Lebenserwartung entsprechend überleben, daß dann die Sterberate größer

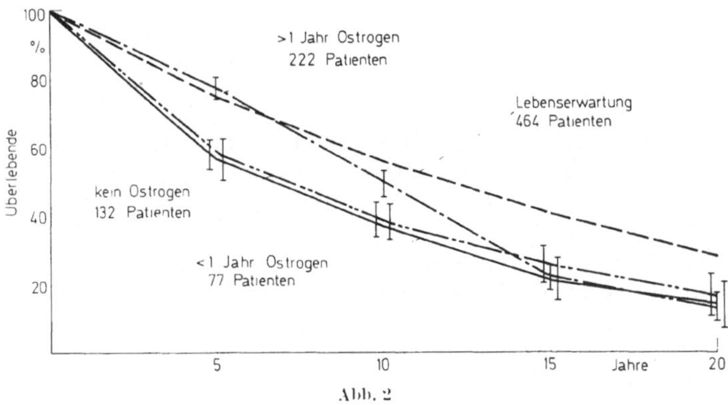

Abb. 2

Tabelle. *Oestrogenbehandlung, kardiovasculäre Symptome und Todesfälle*

Postoperativ Oestrogen	Zahl der Patienten	Zunahme kardiovasculärer Symptome in %	Zahl der kardiovasculären Tode	%
< 1 Jahr	78	16,6	24	30,8
> 1 Jahr	232	23,6	59	26,8
kein Oestrogen	132	9,6	35	26,5
nicht bekannt	32	9,4	9	28,2

wird, und daß schließlich nach 15 und 20 Jahren kein Unterschied zur Kontrollgruppe mehr besteht. Dieses Verhalten entspricht der Vorstellung, daß Oestrogene die Proliferation des Prostatacarcinoms nur zeitweise kontrollieren, und daß später der Tumor autonom wird und seinen Träger tötet.

Die Tabelle zeigt eine Analyse der Häufigkeit des Todes an Herz- und Kreislauferkrankungen und der entsprechenden Symptome. Wiederum werden die Patienten, die Oestrogen länger als ein Jahr erhielten, getrennt von denen betrachtet, die nur für weniger als ein Jahr oder überhaupt nicht mit dem Hormon behandelt wurden. Dabei zeigt sich, daß über die gesamte Zeitdauer von über 20 Jahren die Patienten, die langzeitig mit Stilböstrol behandelt wurden, zwar häufiger kardiovasculär symptomatisch wurden, aber nicht häufiger an diesen Erkrankungen verstarben. Die Sterberate an kardiovasculären Ursachen ist in allen Gruppen erstaunlich gleichförmig. Diese Beobachtung steht wiederum im Gegensatz zu den Daten der Veterans Administration. Es ist unsere Ansicht, daß durch sorgfältige Beobachtung der Patienten, die mit Oestrogenen behandelt wurden, die möglichen katastrophalen Folgen dieser Behandlung zeitig erkannt und durch entsprechende Medikation sehr erfolgreich unter Kontrolle gebracht werden können.

Zusammenfassung: Die Ergebnisse bei der Behandlung dieser großen Serie von 464 Patienten mit Prostatacarcinom zeigen eindeutig, daß die mit Stilböstrol behandelten Patienten eine signifikant höhere Chance hatten 5 und 10 Jahre zu überleben. Die Sterblichkeit an kardiovasculären Ursachen war mit und ohne Stilböstrol bei Betrachtung der gesamten Beobachtungszeit gleich groß. Diese Befunde stehen im Gegensatz zu den Ergebnissen des Mellinger Reports aus dem Jahre 1967 und überzeugen uns, daß die gegengeschlechtliche Hormonbehandlung beim Prostatacarcinom in allen klinisch relevanten Stadien nach wie vor indiziert ist.

Dr. E. Belt
1893 Wilshire Boulevard
Los Angeles, California 90057, USA

Dr. F. H. Schröder
Urolog. Univ.-Klinik
D-6650 Homburg/Saar

P. Burchardt, M. Marscek und V. Tilsner: **Fibrinolyse als diagnostischer Test beim Prostatacarcinom**

Bislang sind die diagnostischen Parameter beim Prostatacarcinom unbefriedigend. Blutsenkungsreaktion, Serum-Eisen und sogar die als spezifisch angesehenen Phosphatasen erlauben selten die Differentialdiagnose zwischen gut- und bösartigen Tumoren der Prostata.

Bei den Patienten der Hamburger Prostatacarcinomstudie sind die Serumphosphatasen nur in etwa 10% der Prostatacarcinome ohne Metastasen erhöht. Diese enttäuschenden Tatsachen bestärken uns, die seit langem bekannte, erheblich gesteigerte Fibrinolyse beim Prostatacarcinom als differentialdiagnostisches Hilfsmittel auszubauen.

1952 wiesen Tagnon u. Mitarb. das erste Mal auf die gesteigerte Fibrinolyse beim Prostatacarcinom hin. In den folgenden Jahren wurde die Pathophysiologie dieses Vorgangs von derselben Gruppe, dem Arbeitskreis um Astrup, Anderson u. a. sehr genau geklärt. Normalerweise enthält die gesunde Prostata reichlich fibrinolytische Enzyme in Form von Plasminogen. Sie haben die Aufgabe, wie auch bei anderen Abflußsystemen des Organismus, die Lichtung der Ausführungsgänge freizuhalten. Die Profibrinolyse gelangen auf demselben Weg wie die Phosphatasen

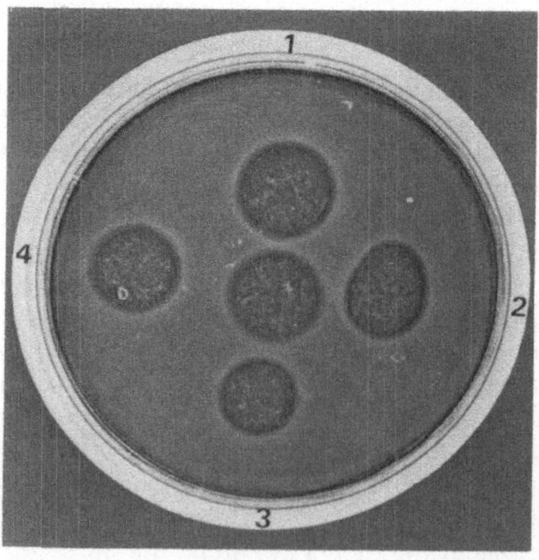

Abb. 1. Fibrinolyse im Serum und Urin bei zwei Prostatacarcinomen

in das Blut. Unter physiologischen Bedingungen können die fibrinolytischen Enzyme der Prostata im Blut nicht nachgewiesen werden, da wirksame Antifibrinolysine sie neutralisieren. Beim Prostatacarcinom jedoch wird die Potenz dieses Wirkstoff-Hemmkörperprinzips überschritten; eine Fibrinolyse wird klinisch manifest und läßt sich labortechnisch leicht nachweisen. Auch die Metastasen der Prostatacarcinome schütten erhebliche Mengen fibrinolytischer Enzyme aus.

Es lassen sich sogar quantitative Aussagen treffen, indem standardisierte Platten mit steigenden Mengen eines bekannten Fibrinolysins inkubiert werden. Das ist wichtig, da gelegentlich auch bei Prostataadenomen und massiven Harnwegsinfekten eine gesteigerte fibrinolytische Aktivität zu finden war. Diese war jedoch in keinem Fall so stark wie beim Prostatacarcinom.

Bislang haben wir einen Großteil unserer Prostatacarcinompatienten untersucht. Bei allen war eine gesteigerte Fibrinolyse nachweisbar. Es war gleichgültig, ob die Patienten antiandrogen behandelt wurden oder nicht. Einige Male kam es

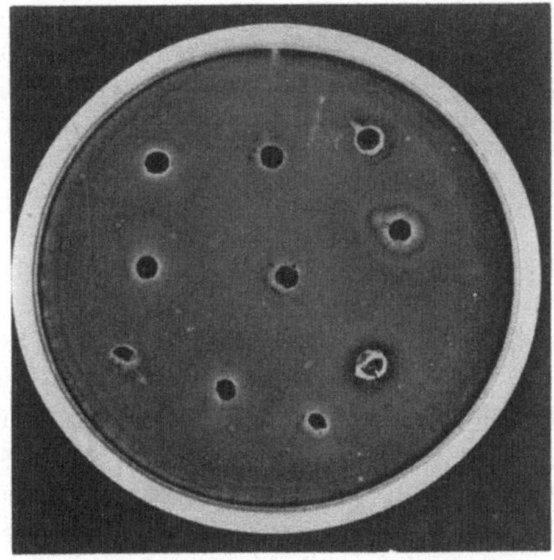

Abb. 2. Keine Fibrinolyse bei mehreren Prostataadenomen

vor, daß die Aktivität sich nur im Urin oder nur im Plasma messen ließ. In jedem Fall war die Trefferquote jedoch deutlich höher als mit den bekannten Laboruntersuchungen. Die Methode läßt sich in jeder Praxis durchführen und weist eine bessere Effektivität als z. B. die Phosphatasenbestimmung auf.

Zusammenfassend vermag der Nachweis einer gesteigerten fibrinolytischen Aktivität im Urin oder im Serum die Diagnose Prostatacarcinom zu erhärten. Beweisend ist der Befund nicht. Vor der eingreifenden Therapie des Prostatacarcinoms muß immer noch die cytologische oder histologische Diagnose gefordert werden.

Literatur

Anderson, L.: Fibrinolysis in patients with prostatic cancer. Acta chir. scand. **126**, 172 (1963). — Anderson, L., Kjellstrand, C. M., Saldeen, T., Forckman, A.: Fibrinogenia, bleeding and intravascular coagulation in cancer of the prostate. Acta chir. scand. **132**, 466—475 (1966). — Astrup, I.: The biological significance of fibrinolysis. Lancet **1956 II**, 565—568. — Tagnon, H. J., Whitmore, W. F., Shulmann, N. R.: Fibrinolysis in metastatic cancer of the prostata. Cancer (Philad.) **5**, 9 (1952). — Tagnon, J. H., Whitmore, W. F., Jr., Shulmann, P., Karitz, S. C.: The significance of fibrinolysin occuring in patients with metastatic carcinom of prostata. Cancer (Philad.) **6**, 63 (1953).

Dr. P. Burchardt
Urolog. Univ.-Klinik
D-2000 Hamburg-Eppendorf

L. Röhl: Stand und Zukunft der Nierentransplantation aus urologischer Sicht

Wenn wir den heutigen Stand der Nierentransplantationen in der Bundesrepublik mit der Weltstatistik vergleichen, läßt sich feststellen, daß sowohl bezüglich der Zahl als auch der Gesamtergebnisse ein Rückstand gegenüber den auf diesem Gebiet führenden Ländern zu verzeichnen ist.

Es wäre sinnlos und gefährlich, diese Tatsache zu ignorieren. Ich bin vielmehr davon überzeugt, daß es gerade jetzt notwendig ist, eine Bilanz zu ziehen, um evtl. vorhandene Schwächen zu erkennen und Wege zu finden, die zu besseren Ergebnissen führen.

Von insgesamt rund 4000 in der Welt bis jetzt vorgenommenen Nierenübertragungen wurden in der Bundesrepublik 249 ausgeführt. Die Gesamtzahl der Nierentransplantationen umgerechnet auf Transplantationen pro Million Einwohner ergibt für die Bundesrepublik die Zahl 4, Baden-Württemberg 9 und — als Beispiel für die auf diesem Gebiet mehr fortschrittlichen Länder — Schweden 30.

Um diesen beträchtlichen Rückstand der Transplantationsfrequenz in der BRD zu verringern, stehen uns zwei Möglichkeiten zur Verfügung:

1. Eine Erweiterung der Dialysekapazität und damit des Empfängerpools und
2. eine bessere Ausnützung der potentiellen Nierenspender.

In der BRD mit 61,5 Millionen Einwohner fallen pro Jahr etwa 4000 Patienten mit chronischer Niereninsuffizienz an, davon 500 in Baden-Württemberg.

Die Dialysekapazität dagegen ist in der BRD auf 750 Patienten pro Jahr begrenzt und bezogen auf Baden-Württemberg auf 130 Patienten pro Jahr.

Wie aus diesen Zahlen hervorgeht, ist es bis heute nur möglich, 20 bzw. 25% der jährlich anfallenden chronisch Niereninsuffizienten in das Dialyseprogramm aufzunehmen. Durch diese geringe Dialysekapazität wird der Empfängerpool auf eine unzureichende Anzahl beschränkt. Diese Verringerung des Empfängerpools wirkt sich um so nachteiliger aus, wenn man bedenkt, daß bei einer rationellen Ausnützung der Spendernieren nach den heutigen genetischen Typisierungsverfahren ein Empfängerpool von mindestens 1000 Patienten vorauszusetzen ist.

Die zweite Möglichkeit, die Frequenz der Transplantationen zu erhöhen, betrifft — wie gesagt — die bessere Ausnützung potentieller Spender.

Wenn wir zunächst die Anzahl bisher in Deutschland durchgeführter Transplantationen betrachten, ergibt sich folgendes Bild: Nach einer eigenen Umfrage wurden bis zum 1. Oktober 1970 in Deutschland an 11 Kliniken insgesamt 249 Nieren bei 232 Empfängern transplantiert. Auffallend ist die unterschiedliche Anzahl der Transplantationen an den einzelnen Kliniken. München, Heidelberg und Bonn verfügen über zwei Drittel des Gesamtmaterials in der BRD.

Bei der Beschaffung einer ausreichenden Anzahl von Spendernieren bieten sich zwei Quellen an. Erstens Lebendspender, zweitens Nieren von Frischverstorbenen.

Die Verwendung von freiwilligen Lebendspendern bietet im ersten Anblick gewisse Vorteile gegenüber der Übertragung von Leichennieren. Die Gewebsverträglichkeit zwischen Spender und Empfänger kann in Ruhe getestet werden, die Transplantation kann zu einem günstigen Zeitpunkt geplant werden und vor allem die physiologische Qualität der Spenderniere kann besser garantiert werden bei Durchführung von Nierenfunktionstests und durch die zu einigen Minuten reduzierte Zeitspanne der Blutleere der Spenderniere.

Schwerwiegende Nachteile sind die moralisch-ethischen Konfliktsituationen, die gelegentlich einem Lebendspender mehr oder weniger aufgezwungen werden können, und außerdem selbstverständlich die Tatsache, einen jungen Menschen dem Leben mit einer Einzelniere zu überlassen — ein Faktor, der in der Zukunft noch mehr berücksichtigt werden muß, da das Leben in unserer Gesellschaft — wie bekannt — immer gefährlicher wird. Es sei hier nur an die steigende Frequenz von Verkehrsunfällen gedacht.

So ist heutzutage der Trend überall in der Welt, die Beschaffung von Spendernieren von Frischverstorbenen besser zu organisieren. Hierbei sind verschiedene Punkte besonders anzustreifen.

1. Die Öffentlichkeit muß adäquat und vernünftig über die Probleme der Nierentransplantation informiert werden. Letzten Endes hängt es meistens von der Einstellung naher Angehöriger ab, ob die Nieren Frischverstorbener zu einer Transplantation freigegeben werden. Man hat den Eindruck, daß die in den letzten 2 Jahren abgelaufene, manchmal recht sensationelle Journalistik über die Herztransplantationen zwar ein weiteres Interesse für Transplantationsprobleme in der Öffentlichkeit geweckt hat, aber für die Nierentransplantationen zu einer oftmals negativ-nihilistischen Einstellung führte.

2. Der weitere Ausbau von überregionalen Organisationen in Bezug auf den Nierenaustausch, wie z. B. der Eurotransplant, Scandia-Transplant etc. Eine zentrale Speicherung von Blutdaten des Empfängerpools in Kombination mit den jetzt vorhandenen Möglichkeiten zur Konservierung von Spendernieren ermöglicht, wie bekannt, schon einen Nierenaustausch über geographisch recht erhebliche Abstände. So haben wir z. B. in Heidelberg in letzter Zeit Nieren aus Skandinavien, Holland, Belgien etc. bekommen und auch bei uns entnommene Nieren zu geeigneten Empfängern in diese Zentren verschickt. Die seit letzter Zeit klinikeigene Maschine zur Konservierung von Spendernieren wird eine bedeutende Erweiterung dieses Austausches ermöglichen. Es ist zu hoffen, daß die jetzt spürbaren Interessen auf Bundes- und Landesebene zur Effektifizierung und Ausbau dieser Maßnahmen bald zu einer wesentlichen Erhöhung der Zahl von Spendernieren führen wird.

3. Die regionalen Angebote der Spendernieren von Frischverstorbenen an einem Transplantationszentrum müssen und können sicher erhöht werden.

Nach Angaben des statistischen Bundesamtes betrug 1967 die Zahl der tödlichen Unfälle 17084, die Zahl der tödlichen Schädelverletzungen ist unbekannt. In Heidelberg errechneten wir jedoch 1967 bei 106 Hirnkontusionen 25 geeignete Nierenspender. Selbst wenn wir pessimistisch annehmen, daß wegen Transportproblemen, Alter und Vorkrankheiten des Spenders, schlechter prämortaler Kreislauffunktion usw. nur 5% der Unfalltoten als potentielle Nierenspender in Frage kämen, so ergäbe sich doch für die BRD eine Zahl möglicher Spender in der Größenordnung von 400/Jahr, also 800 Nieren/Jahr, die den Transplantationsbedarf in der BRD decken könnten. Demgegenüber beträgt die Transplantationsrate in Deutschland gegenwärtig nur etwa 100/Jahr.

Zur Frage der Ergebnisse der Nierentransplantationen in Deutschland im Vergleich zur Weltstatistik möchte ich wegen der beschränkten Zeit nur einige grundsätzliche Bemerkungen machen.

Nach Angaben des letzten internationalen Transplantationsregisters liegt die Einjahresfunktionsrate bei Verwendung von Leichennieren bei 52%.

In dem deutschen Gesamtmaterial funktionieren nach einem Jahr nur noch 30%. In der Heidelberger Serie liegt sie bei 44%. Die Funktionsrate des gesamtdeutschen Materials erscheint auf den ersten Blick recht deprimierend.

Die Diskrepanz in den genannten Funktionsraten ist meiner Meinung nach auf folgendes zurückzuführen:

Bei einer näheren Analyse müßte zuerst berücksichtigt werden, inwieweit Unterschiede in der Zusammensetzung des Materials, operative Komplikationen oder Komplikationen in der Nachbehandlung eine Rolle spielen.

Meines Erachtens ist das deutsche Gesamtmaterial und die Weltserie vom letzten Jahr schlecht vergleichbar. Auf die erhebliche Streuung innerhalb der deutschen Serie, wo eine Reihe von Kliniken am Anfang eines Transplantationsprogramms stehen, ist schon hingewiesen. Die überall erkannte Erfahrung, daß Enttäuschungen und Komplikationen in den ersten Transplantationsversuchen häufig sind, drückt sich wahrscheinlich in den negativen deutschen Zahlen aus. Zusätzlich muß betont werden, daß in der BRD die Gewebsverträglichkeitstestung nur in einem geringen Ausmaß durchgeführt worden ist. Die Weltserie dagegen beinhaltet eine erhebliche Zahl von Transplantationen, die an großen Zentren mit langjähriger Erfahrung ausgeführt worden sind.

Obwohl die Heidelberger Ergebnisse sich dem internationalen Stand angenähert haben, bleibt immer noch eine Diskrepanz von knapp 10%. Da ich hier den Stand der Nierentransplantation aus urologischer Sicht skizzieren soll, möchte ich mich bei der Analyse der operativen Komplikationen und einiger Probleme in der Nachbehandlung auf unsere Heidelberger Serie beschränken.

Operative Komplikationen, die die Funktionsraten beeinflussen, sind hauptsächlich Verschluß der Gefäßanastomose, Blutungen und Harnfisteln.

Bei unseren 59 Transplantationen haben wir einen frühzeitigen Anastomoseverschluß in *keinem* Fall gesehen. Eine nach 12 Monaten eingetretene arterielle Thrombosierung bei Nierentrauma und akut ausgelöste Hypertonie sind zu notieren. Überbrückungsplastik mit autologem Saphenatransplantat führte zur Restitution und Normotension der Nierenfunktion. Leider trat 2 Monate später eine Re-Thrombosierung ein und das Transplantat mußte entfernt werden.

Schwere lokale Blutungen traten bei fünf Patienten auf. Es handelte sich dabei in zwei Fällen um Gefäßrupturen (an einem atheromatösen Plaque der Nierenarterie und in der Arterienanastomose bei Gefäßwandschwäche als Folge eines sekundären Hyperparathyreoidismus des Empfängers). Bei diesen beiden Patienten mußte das Transplantat entfernt werden.

Die übrigen drei Blutungen sahen wir bei einer Spontanruptur des angeschwollenen Transplantates. In zwei von diesen Fällen war es möglich, die Niere zu erhalten. Von unseren sechs Harnfisteln traten zwei bei schwerer Abstoßung auf. Die übrigen vier waren entweder nach kurzer Zeit spontan ausgeheilt oder nach operativer Korrektur geschlossen.

Die Funktion der Transplantatniere in den ersten Wochen nach der Übertragung spiegelt gewissermaßen den urologisch-chirurgischen Stand des Transplantationsteams.

In der Heidelberger Serie erreichten wir bei 43 Nierentransplantationen mit einer warmen Ischämiezeit unter 15 min — es handelt sich hier hauptsächlich um als hirntot erklärte Spender — eine primär gute Transplantatfunktion in über 90% oder anders ausgedrückt, bei 9 von 10 Übertragungen kann mit einem primären Angehen des Transplantats gerechnet werden.

Somit verfügen wir über eine Erfolgsrate, die bezogen auf operative Komplikationen und Frühfunktion des Transplantates, sich in dieser Hinsicht sehr wohl mit dem internationalen Stand vergleichen läßt.

Die soeben besprochenen Ergebnisse hinsichtlich der operativen Komplikationen erlauben uns anzunehmen, daß diese in unserer Serie kaum eine Rolle für die Einjahresfunktionsraten gespielt haben.

Auf Grund der notwendigen immuno-suppressiven Therapie treten — wie bekannt — eine Reihe von Komplikationen auf, die bei uns einen erheblichen Einfluß auf die Funktionsrate hatten. Als Beispiel sei hier die unbeherrschbare Sepsis als Todesursache erwähnt. Wir verloren 14 Patienten an Sepsis, davon leider 9 mit einer gut funktionierenden Niere (einmal mehr als 2 Jahre, einmal mehr als 1 Jahr und dreimal mehr als 3 Monate nach der Transplantation).

Auf Grund meiner Ausführungen hinsichtlich der Diskrepanz in den Funktionsraten zwischen dem deutschen Material und der Weltstatistik liegt diese nicht in unzulänglicher chirurgischer Technik, sondern vielmehr in der fehlenden Zentralisierung der Transplantationstätigkeit mit all ihren Vorteilen begründet.

Vor allem sehe ich in der zukünftigen weiteren Berücksichtigung der genetischen Übereinstimmung zwischen Spender und Empfänger eine bedeutende Möglichkeit, die deutschen Ergebnisse von Nierentransplantationen in jeder Hinsich auf den besten internationalen Stand zu bringen.

Es ist mein Anliegen gewesen, aus urologischer Sicht die Nierentransplantation kritisch zu erläutern und nicht in ein rosiges Licht zu stellen. Die jetzige Situation beinhaltet eine Reihe von Problemen, die uns zu konstruktiven Gedanken anregen, aber keinesfalls Anlaß zur Resignation geben sollen. Ich bin überzeugt, daß der dringende personelle und räumliche Ausbau, die rationelle Zentralisierung der Transplantationstätigkeit sowie die Organisation von Gewebstypisierung und überregionale Austauschmöglichkeiten von Nieren uns einen weiteren Schritt vorwärts bringen werden.

Professor Dr. L. Röhl
Vorstand d. Urolog. Abt. d. Chirurg. Univ.-Klinik
D-6900 Heidelberg

H. Pichlmaier: **Ergebnisse der Nierentransplantation**

Die Ergebnisse der Nierenverpflanzung sind in den letzten 10 Jahren besser geworden. Dies kommt in den Sammelstatistiken *(s. Literaturverzeichnis)* deutlich zum Ausdruck (Tabelle 1, 2 u. Abb. 1). Nicht vorenthalten möchte ich Ihnen auch unsere Münchener Statistik (Abb. 2). Einige Zentren, voran Zürich, haben in jüngster Zeit überdurchschnittlich gute Ergebnisse veröffentlicht.

Tabelle 1. *Transplantatfunktion* (Leichennieren)

		1 Jahr	2 Jahre
1966/67	n = 539	46 %	39 %
1968/69	n = 864	52 %	41 %

Tabelle 2. *Transplantatfunktion* (1968/69)

		1 Jahr	2 Jahre
verwandte Spender	n = 553	78 % ± 3	75 % ± 3
Leichennieren	n = 864	52 % ± 2	41 % ± 3

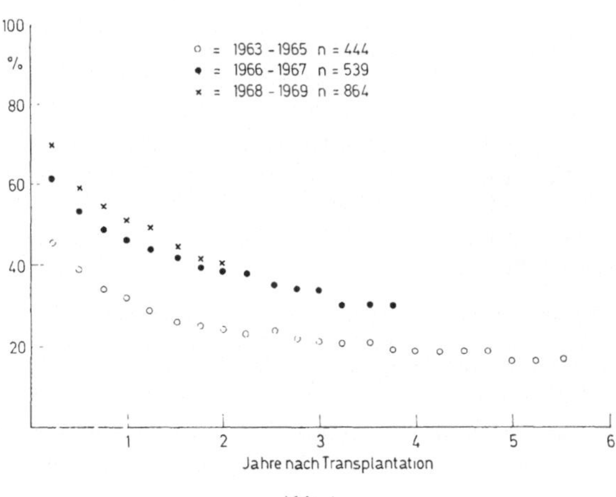

Abb. 1

Es wäre falsch, von diesen statistischen Angaben ausgehend nicht jene Faktoren zu erwähnen, denen die Änderung der Statistik zu verdanken ist:

So hat die *Technik* der Nierentransplantation eine weitgehende Standardisierung erfahren, auf die ich hier nicht näher eingehen muß.

Auch die *Vorbehandlung* der Patienten zur Transplantation folgt weitgehend festen Regeln.

Während wir in der ersten Zeit bei transplantierten, unter Steroidmedikation und Immunsuppression stehenden Patienten *Magen-Duodenalblutungen* als Folge von Ulcerationen mit sehr zweifelhafter Prognose auftreten sahen, bemühen wir uns jetzt, Ulcuspatienten vor der Transplantation zu erkennen und chirurgisch zu behandeln.

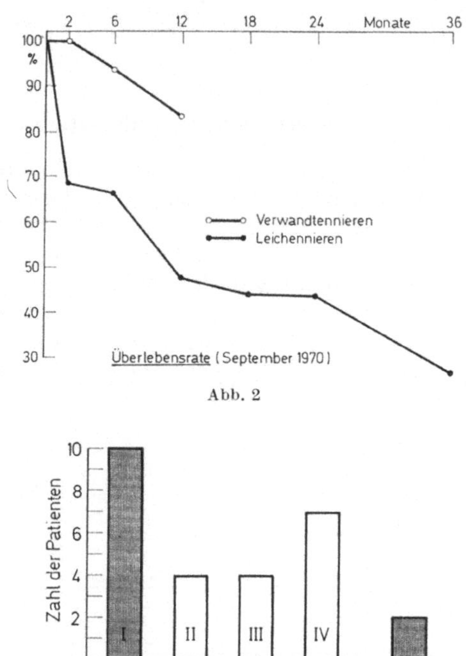

Abb. 2

Abb. 3. Wirkung der bilateralen Nephrektomie bei renalem Hypertonus in 27 Fällen

In etwa einem Viertel unserer Transplantationspatienten wurde während der intermittierenden Dauerdialyse eine chirurgische Ulcustherapie zur Prophylaxe von Komplikationen durchgeführt.

Ein weiterer wichtiger Gesichtspunkt ist die Behandlung des oft exzessiven und in Einzelfällen durch Dauerdialyse und Medikamente nicht beeinflußbaren *Hochdrucks* (Abb. 3). Durch bilaterale Nephrektomie lassen sich in der Mehrzahl der Fälle gute Ergebnisse erzielen und auf diese Weise progrediente Schäden an Zirkulationsorganen verhindern.

Einen Hinweis darauf, wie wichtig es ist, den Hochdruck rechtzeitig zu behandeln, erhalten wir aus der eigenen Statistik. Ein Nierentransplantierter ist bei funktionierendem Transplantat an Herzinfarkt bei stenosierender, calcifizierter Coronarsklerose gestorben. Drei Patienten haben wir an der gleichen Ursache schon vor der Organübertragung verloren.

Ferner sollte vor der Transplantation die Frage nach dem Vorliegen eines *sekundären Hyperparathyreoidismus* infolge der langfristig bestehenden Niereninsuffizienz abgeklärt werden.

Wir selbst haben in unserem Krankengut acht derartige Fälle beobachtet, eine Komplikation, die auch durch optimale Dauerdialyse nicht sicher zu vermeiden ist. Wir empfehlen die vorbereitende chirurgische Behandlung mit $3^3/_4$-Resektion der hyperplastischen Nebenschilddrüsen, sobald folgende Bedingungen zusammentreffen:

1. Wenn ein sekundärer Hyperparathyreoidismus nachgewiesen ist.

2. Wenn bereits Gefäßverkalkungen oder deutliche Skeletveränderungen bestehen und mit einer Nierentransplantation in allernächster Zeit nicht gerechnet werden kann.

Von besonderer Bedeutung für die Verbesserung der Ergebnisse nach Nierenverpflanzung ist die *Normung der immunsuppressiven Therapie* (Tabelle 3). Während in der Anfangsphase nicht selten Patienten an den Folgen einer zu hoch dosierten Immunsuppression starben, ist dieser Ausgang heute selten geworden.

Das Prinzip der Behandlung besteht in der Unterteilung in eine möglichst niedrig zu haltende Basisbehandlung, im wesentlichen mit Azathioprine und Prednisolon und einer bei Auftreten einer akuten Transplantatkrise gegebenen Zusatztherapie. Letztere sollte über begrenzte Frist in maximaler Dosierung erfolgen. Die wesentlichen Medikamente der Zusatztherapie sind Prednisolon und Actinomycin.

Tabelle 3. *Immunsuppression*

Art	Stoffgruppe oder Methode	Dauerbehandlung	Abstoßungsbehandlung
chemisch	Antimetabolite Azathioprin (Imuran)	3 mg/kg/die	Unverändert
	Onkolytische Antibiotica Actinomycin C (Sanamycin)	—	200 γ mehrmals
	Synthetische Hormone Prednisolon	100 mg/die, abfallend auf Erhaltungsdosis	200 mg/die, abfallend auf Erhaltungsdosis
biologisch	Antilymphocytenserum (-globulin)	10—20 ml (i.l.?)	—
physikalisch	Lokale Transplantatbestrahlung	120 r am 2., 4., 6., 8. Tag post Op.	2 × 120 r
	Extrakorporale Blutbestrahlung	z. B. Strontium (portabel) Transitdosis 20—25 r	—

Voraussetzung für diese Therapie ist allerdings die Erfahrung, die es ermöglicht, akute Transplantatkrisen rechtzeitig zu erkennen, obwohl noch immer das einzelne beweisende und charakteristische Frühsymptom fehlt.

Folgende Kriterien können zur Diagnose führen:

1. Abnahme des Glomerulusfiltrats, der Nierendurchblutung und der Diurese.

2. Abfall der Natriumkonzentration im Urin (infolge der Filtratminderung und einer Zunahme der fraktionellen Natriumresorption) und der Harnstoffausscheidung.

3. Anstieg von Kreatinin und Harnstoff im Serum.

Klinische Symptome, wie subfebrile Temperaturen, Schwellung des Transplantats und Ödem der das Transplantat bedeckenden Haut sowie gelegentlich arthritische Beschwerden weisen auf eine akute Krise hin. Beweisend erscheint uns allerdings nur die Biopsie, die wir als percutane Nadelbiopsie in allen Zweifelsfällen durchführen (Abb. 4).

Erfahrungsgemäß sind bei optimaler Therapie akute Transplantatkrisen in den meisten Fällen reversibel, wenn sie rechtzeitig erkannt werden.

Neue Wege der Immunsuppression wurden in den letzten Jahren durch Anwendung von Antilymphocytenserum bzw. Globulin beschritten. Entgegen den ausgezeichneten Erfahrungen, die man mit diesem Mittel im Tierversuch machte, steht bis heute eine klare Beurteilung hinsichtlich seiner Wirkung beim Menschen aus. Dies ist um so erstaunlicher, als das Antilymphocytenglobulin von den

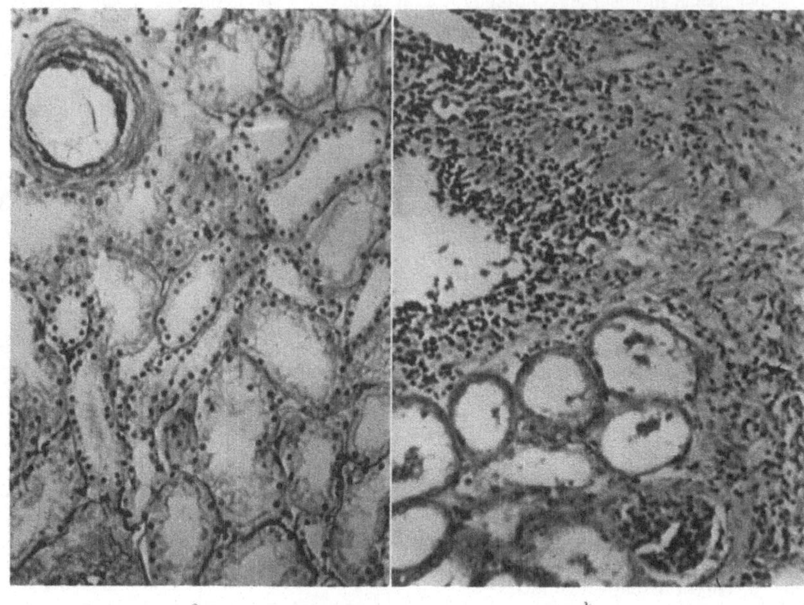

Abb. 4. a Mikroskopischer Befund einer percutanen Nierenpunktion 4 Wochen nach Transplantation: Weitgehend normaler Gewebsaufbau. b Mikroskopischer Befund eines percutanen Nierenpunktats während akuter Transplantatkrise: Ödem, massive Rundzellinfiltration des Gewebes. Typische akute Abstoßungskrise (wir danken für die Überlassung beider Bilder Herrn Professor Dr. A. Bohle, Pathologisches Institut der Universität Tübingen)

meisten Gruppen mit großem Enthusiasmus aufgegriffen wurde. In einer Übersichtsarbeit zu diesem Thema hat vor kurzem Bach die bisherigen Ergebnisse der ALG-Therapie beim Menschen dahingehend zusammengefaßt, daß eine endgültige Beurteilung des Mittels noch nicht möglich ist. Wir selbst haben ALG bei einer Reihe von Patienten angwandt und die ersten Ergebnisse der Gruppe mit ALG, das mindestens regelmäßig über mehr als 14 Tage vom Tag der Operation an angewandt wurde, mit einem Kollektiv ohne ALG verglichen. Die Gesamtzahl in den einzelnen Gruppen für Empfänger von Leichennieren und Verwandtennieren ist folgender Abbildung zu entnehmen (Tabelle 4). Der Anteil an getesteten, also

Tabelle 4

	ohne ALG n = 20	ALG > 14 Tage n = 29
Leichennieren	19	18
Verwandtennieren	1	11

6 i.m. m = 48 Tage = 240 ml
23 i.v. m = 28 Tage = 600 ml

kompatiblen Verwandtennieren war in beiden Kollektiven gleich groß. Die Ergebnisse beider Gruppen nach 6 und 12 Monaten hinsichtlich einer voll ausreichenden Nierenfunktion sind in der folgenden Tabelle dargestellt (Tabelle 5). Ein signifikanter Unterschied beider Gruppen ist nicht zu errechnen. Anders ist es, wenn man das Kollektiv ohne und mit Antilymphocytenglobulin hinsichtlich des Auftretens akuter Transplantatkrisen vergleicht, wie die folgende Abbildung (Tabelle 6) zeigt. Hier ist die Frequenz derartiger Krisen in der Gruppe mit ALG-Behandlung signifikant niedriger als in der Gruppe, die kein ALG erhielt. Dagegen ist die Frequenz der chronischen Abstoßung gleich und die Transplantatfunktion über 2 Jahre läßt keinen sicheren Unterschied erkennen. Allerdings kann diese Studie als noch nicht abgeschlossen gelten, da nicht alle in Frage kommenden Nieren die Zweijahresmarke überschritten haben, so daß dieses letzte Kriterium nur bedingt Geltung besitzt.

Schließlich kann ein neues Mittel nicht ohne Beurteilung seiner Nebenwirkungen bewertet werden (Tabelle 7). Ein letztes Argument, das gegen die Anwendung von Antilymphocytenglobulin beim Menschen angeführt wurde, ist die Möglichkeit einer Hepatitisübertragung (Tabelle 8). Wir konnten diese Vermutung an

Tabelle 5

	n	> 6 Monate	> 12 Monate
ohne ALG	17	15	12
mit ALG	22	17	12

Tabelle 6

	Patienten n	akute Transplantatkrisen	chronische Abstoßung	Transplantatfunktion > 2 Jahre
ohne ALG	20	27	12	5
mit ALG	28	17	17	3

Tabelle 7. *ALG-Nebenwirkungen*

	bei 30 Patienten
Schüttelfrost	5
Allergische Reaktion	2
Anaphylaktischer Schock	2
Thrombopenie	3
Phlebitis	2
Nephritis	1

Tabelle 8. *Hepatitis nach Transplantation*

ohne ALG	n = 23	4
mit ALG	n = 28	6

Tabelle 9. *ALG-Wirkung beim Menschen*
(Allogene Hauttransplantationen bei Freiwilligen)

Dosis	0	4 mg/kg	10 mg/kg	20 mg/kg
Transplantatüberlebenszeit (Tage)	10,5 ± 2,2	15,9 ± 1,5	17,6 ± 1,8	21,9 ± 5,4

(nach Simmons, R. L.; Moberg, A. W.; Gewurz, H.; Najarian, J. S.).

unserem Krankengut nicht bestätigen. Diese vorläufige Studie weist in dieselbe Richtung wie die Ergebnisse von Traeger, Bach u. a. In jüngster Zeit ist jedoch von der Arbeitsgruppe Najarian eine Dosiswirkungskurve des Antilymphocytenglobulins bei Hauttransplantation nicht verwandter freiwilliger Versuchspersonen aufgestellt worden, die eine ALG-Wirkung eindeutig bestätigt (Tabelle 9). Dies sei ein neuer Impuls für die seit langem bestehende Forderung, ein entsprechend großes Vergleichskollektiv von Transplantatpatienten mit und ohne ALG-standardisierter Chargen beim Menschen aufzustellen.

Große Bedeutung für die Verbesserung der Ergebnisse wird in den letzten Jahren der *geweblichen Auswahl* des Spenderorgans zugemessen. Allerdings haben gerade hier Zusammenstellungen von Terasaki u. Dausset, die im September 1970 in Den Haag vorgetragen wurden, eine gewisse Enttäuschung ausgelöst. Zweifelsfrei scheint die Beobachtung, daß HLA-identische Transplantationspartner mit guten Spätergebnissen rechnen können. Nicht zu beweisen war jedoch eine den verschiedenen Graden mehr oder weniger ausgeprägter geweblicher Inkompatibilität entsprechendes klinisches Resultat. Hieraus ergäbe sich die Forderung, noch mehr wie bisher in entsprechenden Organaustauschgemeinschaften HLA-identische Spender-Empfängerkombinationen anzustreben. Voraussetzungen für einen weiteren Ausbau dieser Organaustauschsysteme sind organisatorische Verbesserungen, vor allem hinsichtlich des Transportes, zunehmende Standardisierung der Technik und der Qualität der Gewebstestung und Fortschritte auf dem Gebiet der Organkonservierung.

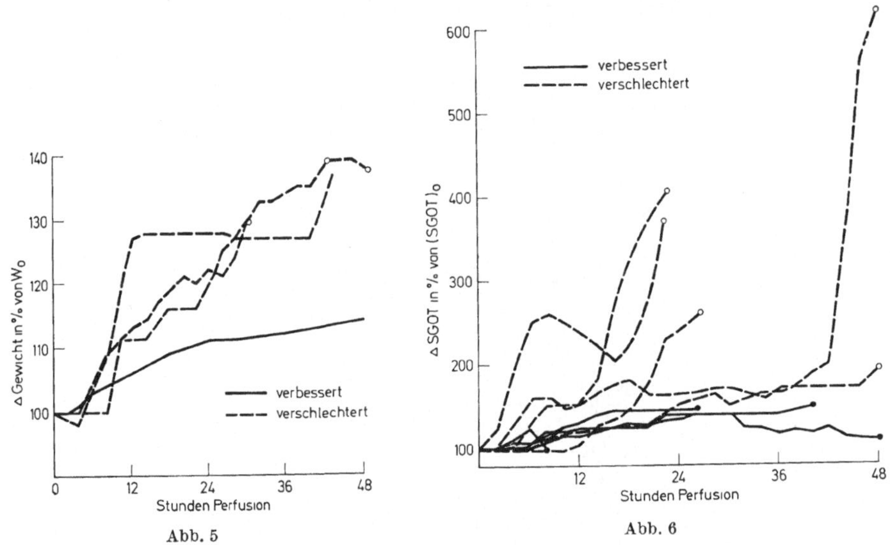

Abb. 5

Abb. 6

Abb. 5. Gewichtzunahme extrakorporal perfundierter Hundenieren (Belzersche Methode)

Abb. 6. Transaminasenwerte von extrakorporal perfundierten Nieren (Belzersche Methode) in der Perfusionsflüssigkeit nach der Organdurchströmung

Wir selbst haben zusammen mit Liebau seit geraumer Zeit an verschiedenen Methoden der *Konservierung* gearbeitet und werden in den nächsten Monaten die apparative Kühlperfusion von Nieren zur Organkonservierung beim Menschen aufnehmen. Mit dem von Belzer entwickelten, modifizierten Gerät sind wir in der Lage, präzise Aussagen über die Vitalität einer perfundierten Niere zu machen. Hierzu darf ich noch einige Abbildungen zeigen (Abb. 5 u. 6).

Wenn es auf diese Weise möglich sein wird, Nieren von Toten zu entnehmen und über mehrere Tage vital zu erhalten, so können diese in Ruhe hinsichtlich ihrer Eignung untersucht werden. Es können dann auch Organe, die heute auf Grund des reinen Ermessens von der Transplantation ausgeschlossen werden, transplantiert werden, wenn sie auf Grund exakter Kriterien Vitalität erkennen lassen und es wird möglich sein, auch bei nicht optimaler Verkehrslage einen Organaustausch über weite Strecken durchzuführen, da es dann nicht mehr auf die Einhaltung kürzester Transportzeiten von etwa 3 bis 4 Stunden ankommt.

Trotz all dieser unbestrittenen Fortschritte bleibt einstweilen das ungelöste Problem der immunologischen Reaktion bestehen. Ob das seit Jahren intensiv bearbeitete und experimentell nicht erfolglose Prinzip der Toleranzerzeugung und des Enhancements in absehbarer Zeit für die klinische Organverpflanzung fruchtbar werden wird, bleibt abzuwarten.

Im Einzelfall ist nach wie vor für jeden terminal niereninsuffizienten Kranken die Entscheidung außerordentlich schwierig, ob man ihn einer Dauerdialysebehandlung oder einer Nierenverpflanzung zuführen soll. Dies ist u. a. Gegenstand des folgenden Vortrags von Herrn Edel.

Literatur

Bach, J. F.: Les sérum antilymphocytes I + II. Rev. Europ. Etudes Clin. et Biol. **28**, 258 (1970). — Hors, J., Bigot, J., Zapetaria, M., Fradellizi, D., Rapaport, F. T., Dausset, J.: Importance of haplotype identity and crossreactions in the survival of kidney grafts. Vortrag: 3rd International Congress of the Transplantation Society. Den Haag (1970). — Liebau, G., Klose, H. J., Fischbach, H., Pichlmaier, H.: Simple tests on viability of the hypothermic pulsatile perfused canine kidney. In Vorbereitung. — Murray, E. J., Barnes, B. A., Atkinson, J. C.: Sammelstatistik: Eight report of the human kidney transplant registry. Boston (1970). — Simmons, R. L., Moberg, A. W., Gewurz, H., Najarian, J. S.: Immunsuppression by antihuman lymphocyte globulin: Correlation of human and animal assay systems with clinical results. Vortrag: 3rd International Congress of the Transplantation Society. Den Haag (1970). — Terasaki, P. I., Kreisler, M., Mickey, M. R., Sengar, D. P. S.: Analysis of histocompatibility data from 1000 kidney transplants. Vortrag: 3rd International Congress of the Transplantation Society. Den Haag (1970). — Traeger: Mündl. Mittlg. (1969).

Privatdozent Dr. H. Pichlmaier
Chirurg. Univ.-Klinik
D-8000 München 15
Nußbaumstraße 20

H.-W. Schüler, W. Janzik und L. Röhl: Organisatorische und klinische Erfahrungen einer urologischen Dialyseeinheit im Rahmen eines Nierentransplantationsprogramms

Da das Dialysezentrum der Medizinischen Klinik und die Urologische Klinik weit voneinander entfernt liegen, mußten wir im Rahmen unseres Heidelberger Transplantationsprogrammes eine eigene Dialyseeinheit errichten, um dialysebedürftigen Patienten nach transplantationsgebundenen Eingriffen keine strapazierenden Krankentransporte zumuten zu müssen. Selbstverständlich sind die beiden Heidelberger Dialysezentren keine Konkurrenzunternehmen, sondern arbeiten in kollegialster Weise eng zusammen.

Wir haben im Herbst 1967 kurzfristig ein 3-Bettenzimmer von 25 m² Grundfläche in eine Dialyseeinheit nach Art einer Intensivstation dahingehend umfunktioniert, daß simultan stets zwei Hämo- oder zwei Peritonealdialysen durchgeführt werden können.

Finanziell aufwendig war lediglich die Anschaffung von 2 Spulendialysatoren, 2 Bettenwaagen, 2 Perfusionspumpen für die regionale Heparinisierung und einem halbautomatisch arbeitenden Überwachungsgerät für Peritonealdialyse zum Gesamtpreis von DM 70000,—.

Personell konnten wir uns nur allmählich optimieren. Derzeit rotieren alle urologischen Assistenten in 4wöchentlichem Turnus mit Arbeitszeiten bis zu 140 Std/Woche; das Pflegepersonal besteht aus je 2 Krankenpflegern und Krankenschwestern sowie 4 studentischen Hilfskräften.

Wie in allen Zentren hat auch unsere Dialysefrequenz rasch zugenommen; sie hat sich bisher jährlich um mehr als 100% gesteigert (Abb. 1).

Da unsere Dialysekapazität mit derzeit über 60 Hämodialysen im Monat voll ausgelastet ist, werden wir in einigen Wochen zusätzlich vier Plattendialysatoren in einem Erweiterungsbau in Betrieb nehmen.

Der ursprüngliche Aufgabenbereich unseres Dialysezentrums mußte in den letzten Jahren beträchtlich erweitert werden. Wir führen heute im wesentlichen

1. Dialysen im Rahmen transplantationsgebundener Eingriffe bei Patienten lokaler und auswärtiger Zentren,
2. ein eigenes chronisches Dialyseprogramm bei Kindern,
3. Dialysen bei akuter Niereninsuffizienz und exogenen Intoxikationen und
4. Gastdialysen bei in- und ausländischen Touristen

durch.

Außerdem müssen zahlreiche Patienten im Stadium der akuten Dekompensation einer chronischen Niereninsuffizienz bei uns aufgenommen und dialysiert werden, bis im Medizinischen Zentrum ein Dialyseplatz frei wird.

Transplantationsgebundene Eingriffe stellen all die Operationen dar, die zur Vorbereitung auf eine Nierentransplantation durchgeführt werden müssen, wie in

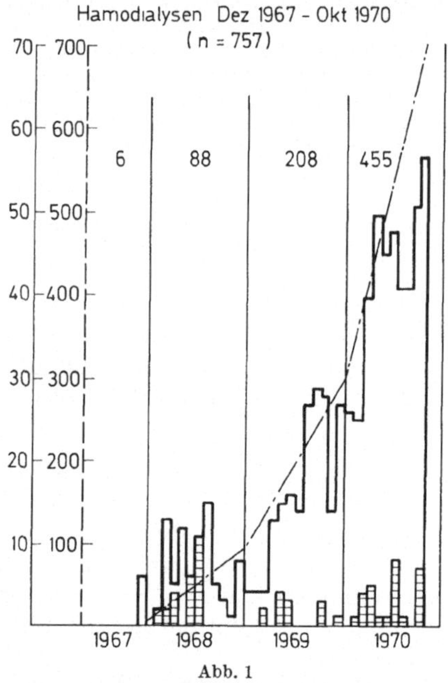

Abb. 1

erster Linie die bilaterale Nephrektomie, wobei beispielsweise die Entfernung 8 kg schwerer Cystennieren postoperativ einen längeren Aufenthalt in der Urologischen Klinik erforderlich machen. B II-Resektion, Vagotomie und ähnliche Eingriffe sind bei allen potentiellen Empfängern mit Ulcusanamnese, röntgenologisch nachgewiesenem floridem Magenulcus oder Narbenbulbus angezeigt. Bei Vorliegen einer Parathyreoideaautonomie wird die subtotale Parathyreoidektomie und bei Perikardtamponade die Perikardfensterung erforderlich.

Nach einer Nierentransplantation müssen Patienten mit einer Oligoanurie bereits auf der Urologischen Abteilung dialysiert werden. Bei unseren ersten 10 Transplantationen war dies in 90% der Fälle und bei den folgenden 49 Transplantationen nur in 20% der Fälle notwendig; alle übrigen Patienten hatten postoperativ eine ausgezeichnete Transplantatfunktion.

66 von 750 Hämodialysen wurden wegen akuter postoperativer Niereninsuffizienz und exogener Intoxikationen bei Patienten im Alter von 1½ bis 78 Jahren durchgeführt. Dabei kamen uns die Erfahrungen zugute, die wir insbesondere bei den transplantationsgebundenen Dialysen erworben hatten.

So konnte bei diesem 68jährigen Patienten, der nach einem Bifurkations-Bypass eine schwere Atem- und Kreislaufinsuffizienz hatte und wegen einer nachfolgenden massiven Pneumonie beidseits tracheotomiert und über 3 Wochen beatmet werden mußte, die kritische Phase der durch Schocknieren verursachten 10tägigen Anurie mit Harnstoffanstieg auf über 400 mg-% durch sechs Hämodialysen beherrscht werden, bis dann Polyurie und schließlich wieder normale Diurese auftraten (Abb. 2).

Im April 1969 haben wir in Zusammenarbeit mit unserer Kinderklinik die chronische Dialysebehandlung bei Kindern begonnen. Bisher haben wir 386 chro-

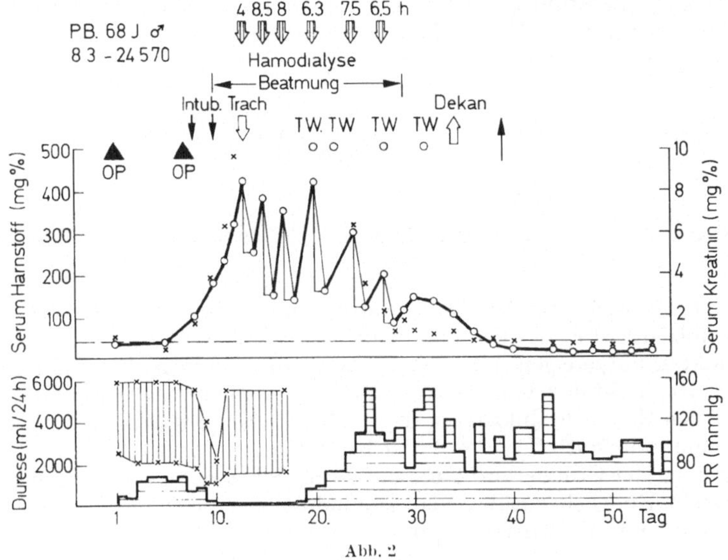

Abb. 2

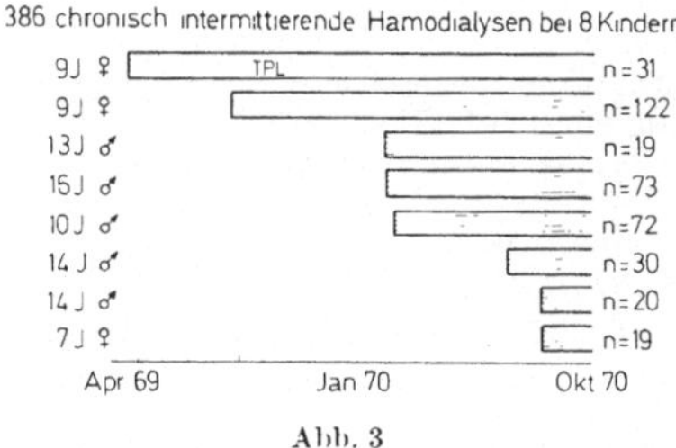

Abb. 3

nisch intermittierende Hämodialysen bei 8 Kindern im Alter von 7 bis 16 Jahren zur Vorbereitung auf eine Nierentransplantation durchgeführt (Abb. 3). Drei Kinder wurden bilateral nephrektomiert und 2 transplantiert.

Alle Kinder wurden uns im urämischen Terminalstadium überwiesen, wie z. B. ein 14jähriger Junge, der bei der Aufnahme eine massive Überwässerung mit Hirnödem, fluid lung und ausgeprägter Perikarditis, eine Hyperkaliämie bei Anurie, eine schwere Rechtsinsuffizienz und Arrhythmie, eine Digitalisüberdosierung und eine Amaurose bei systolischen Blutdruckwerten um 280 mmHg hatte. Unter forcierter Hämodialyse sank der Blutdruck schon nach wenigen Stunden auf normotensive Werte: nach 36 Std bestand wieder volle Sehkraft; nach drei Hämodialysen hatten sich bei einer Gewichtsabnahme von 6 kg alle Ödeme und nach 14 Tagen röntgenologisch auch weitgehendst der Perikarderguß zurückgebildet.

Alle Kinder leben. Fast alle sind dahingehend rehabilitiert, daß sie wieder bei ihrer Familie sind, ambulant dialysiert werden, zur Schule gehen und — ganztägig voll belastbar — mit ihren Altersgenossen spielen können.

Wir hoffen Ihnen trotz der bemessenen Zeit durch Darlegung einzelner Gesichtspunkte und kasuistischer Fälle einen Einblick über Aufbau und Aufgabenbereich unseres urologischen Dialysezentrums gegeben zu haben. Unsere Ergebnisse stehen auch bei Langzeitdialysen nicht hinter denen nephrologischer Zentren zurück. Die Dialysebehandlung kann somit integrierender Bestandteil einer modernen urologischen Abteilung werden. Wir glauben daher, daß überall dort, wo räumliche und logistische Verhältnisse postoperative Dialysen nicht in einem nephrologischen Zentrum gestatten, die Behandlung urämischer Patienten mit künstlichen Nieren in die Hände derer gehört, denen auch die operative Wiederherstellung gestörter Nierenfunktionen obliegt.

Dr. H. W. Schüler
Urolog. Abt. d. Universität
D-6900 Heidelberg

K. Ruile, G. Goubeaud und K. Mueller: Indikation zur bilateralen Nephrektomie

Mit der Entwicklung der Dauerdialyse zur Substitution der chronischen Niereninsuffizienz ist es möglich und in einzelnen Fällen unumgänglich geworden, die erkrankten körpereigenen Nieren beidseits zu entfernen. Die Indikation zur bilateralen Nephrektomie beschränkt sich naturgemäß auf den gleichen Patientenkreis, auf den die Auswahlkriterien eines chronischen Dialyse- bzw. Transplantationsprogrammes zutreffen. Damit ist bereits eine gewisse Limitation hinsichtlich des Alters, der Grunderkrankung und bezüglich Zweiterkrankungen gegeben.

Es besteht Einigkeit darüber, daß zumindest nach erfolgter Nierentransplantation die körpereigenen Nieren, wenn nicht in gleicher Sitzung, so doch möglichst

Schema. *Indikation zur bilateralen Nephrektomie*

I. *Relative Indikation*
Als Transplantationsvorbereitung, aus folgenden Gründen:
1. Beseitigung eines Infektionsherdes
2. Geringere Transplantatgefährdung durch die Grunderkrankung
3. Keine Operation unter Immunsuppression nach Transplantation
4. Besserung einer bestehenden Hypertonie

II. *Dringliche Indikation*
Bei therapierefraktärer Hypertonie, transplantationsunabhängig

bald entfernt werden sollen. Da die Auslösung septischer Komplikationen unter der derzeit noch unumgänglichen Immunosuppression sowie die Übertragung renaler Grunderkrankungen auf das Transplantat damit nicht hintangehalten werden können, ist die der Transplantation vorausgehende Nephrektomie in den Vordergrund des Interesses gerückt. Im folgenden soll deshalb besonders die Indikation zur bilateralen Nephrektomie *vor* Durchführung einer Nierentransplantation berücksichtigt werden.

Von der relativen Indikation der bilateralen Nephrektomie als vorbereitende Maßnahme für eine Transplantation grenzen wir die dringliche Indikation bei therapierefraktären Hochdruckformen ab (Schema). Die vorbereitende bilaterale Nephrektomie halten wir aus folgenden Gründen für angezeigt:

1. Beseitigung einer chronischen Infektionsquelle. Das gilt für die chronische Pyelonephritis, die insbesondere unter der Behandlung mit Corticoiden und immunsuppressiven Substanzen hämatogen oder canaliculär zur Infektion des Transplantates und zu uroseptischen Schüben

führen kann. So erlebten wir bei einem 13jährigen Mädchen mit gut funktionierendem Transplantat, bei dem keine bilaterale Nephrektomie vorgenommen war, die akute Exacerbation einer Pyelonephritis, die nicht unwesentlich zum Exitus im Herz- und Kreislaufversagen beitrug.

Für die meist superinfizierten Cystennieren trifft dasselbe zu.

2. Die Gefährdung des Transplantates durch eine evtl. Übertragung der Grunderkrankung bezieht sich auf die chronische Glomerulonephritis. Wenngleich hinsichtlich der Natur der Glomerulopathie nach Transplantation noch keine endgültige Festlegung möglich ist, so berechtigen uns doch einige Mitteilungen zu der Annahme, daß sich diese sog. Glomerulonephrititis mit um so geringerer Wahrscheinlichkeit entwickelt, je größer das Intervall zwischen bilateraler Nephrektomie und Transplantation ist (Merrill, Murray, Pfeiffer).

3. Die Vermeidung einer Operation unter Immunsuppression kurz nach der Transplantation halten wir für einen wesentlichen Gesichtspunkt. Neben der Belastung des Transplantates sind insbesondere Wundheilungsstörungen unter der Corticoidtherapie sowie septische Komplikationen zu berücksichtigen.

4. In der positiven Beeinflussung einer bestehenden Hypertonie sehen wir ein weiteres Argument für die vorausgehende Nephrektomie (Onesti, Seto).

Unabhängig von einer geplanten Transplantation ist das längere Bestehen einer therapierefraktären Hypertonie beim chronisch Niereninsuffizienten eine

Tabelle. *Übersicht über die bis zum 1. Juni 1970 durchgeführten vorausgehenden bilateralen Nephrektomien*

Name	Alter	Geschlecht	Diagnose	Bilaterale Nephrektomie	Transplantation	Verlauf	Hypertonie		
							unv.	geb.	norm.
V. K.	21	♂	Goodpasture-Syndrom	28. 1. 69	nein	ex		+	
R. Sch.	29	♂	Glomerulonephritis	13. 8. 69	ja	gut			+
G. A.	35	♂	Pyelonephritis	21. 10. 69	ja	gut			+
G. Sch.	26	♂	Pyelonephritis	24. 10. 69	nein	ex	+		
L. P.	32	♂	Glomerulonephritis	14. 1. 70	ja	ex		+	
B. B.	30	♂	Glomerulonephritis	20. 5. 70	nein	2. postop. Tag	+		
F. R.	49	[illegible]	Pyelonephritis	23. 5. 70	nein	gut		+	

dringliche Indikation zur Durchführung der bilateralen Nephrektomie. Die Prognose dieser Patienten mit exzessiver Hypertonie ist äußerst ungünstig, so daß man sich um so leichter zu diesem Eingriff entschließen sollte. Im Gegensatz zur Ansicht verschiedener Autoren ist eine Drucksenkung durch konservative Maßnahmen keineswegs in allen Fällen befriedigend möglich (Blumberg, Comty). Der therapeutische Effekt der bilateralen Nephrektomie läßt sich zwar nicht sicher vorhersagen, es kommt jedoch in den meisten Fällen nach verschieden langer Frist zu einer Normalisierung des Hochdruckes oder zu einer besseren Ansprechbarkeit gegenüber einer bislang erfolglosen medikamentösen Therapie.

In unserem Krankengut wiesen 21 von 56 chronisch dialysierten Patienten eine ausgeprägte Hypertonie auf, 7 davon wurden vorausgehend bilateral nephrektomiert (Schütterle). In 5 Fällen kam es zu einer Besserung bzw. einer Normalisierung der Blutdruckwerte, 1 Patient blieb während eines allerdings relativ kurzen Beobachtungsintervalles unverändert. Ein weiterer verstarb am 2. postoperativen Tag an einer massiven gastrointestinalen Blutung.

Die Nachteile, die mit der vorausgehenden bilateralen Nephrektomie in Kauf genommen werden müssen, resultieren aus dem Wegfall einer bestehenden Restdiurese. Der Patient unterliegt einer strengeren Flüssigkeitsrestriktion, die körpereigene Blasenspülung kommt in Wegfall, in Einzelfällen spielt die psychische Belastung eine Rolle. Bei den relativ seltenen Fällen mit einer erhaltenen Diurese von über 1500 ccm nahmen wir deshalb von der vorausgehenden Nephrektomie zunächst Abstand. Mit dieser Ausnahme kann abschließend zusammengefaßt werden, daß wir bei allen Patienten, bei welchen eine Nierentransplantation in Aussicht genommen ist, die bilaterale Nephrektomie anstreben. Unabhängig von einer geplanten Transplantation sehen wir im Vorliegen einer therapierefraktären Hypertonie eine dringliche Indikation für diesen Eingriff.

Literatur

Blumberg, A., Hegstrom, R. M., Nelp, W. B.: Extracellulär volume and exchangeable sodium in chronic hypertensive renal disease. — Comty, C., Rottka, H., Shaldon, S.: Blood pressure control in patients with end-stage renal failure treatet by intermittend haemodialysis. Proc. Europ. Dialys. Transpl. Ass. **1**, 209 (1964). — Merrill, J. P., Murray, J. E., Harrison, J. H., Friedmann, E. A., Pealy, J. B., Dammin, G. J.: New. Engl. J. Med. **262**, 1251 (1960). — Murray, J. E., Merrill, J. P., Harrison, J. H.: Ann. Surg. **148**, 343 (1958). — Onesti, G., Swartz, C., Ramirez, O., Brest, A. N.: Bilateral nephrectomy for controll of hypertension in uremia. Trans. Amer. Soc. artif. intern. Org. **14**, 361 (1968). — Pfeiffer, E. F., Merrill, J. P.: Die Autoaggression in der Pathogenese der diffusen Glomerulonephritis. Dtsch. med. Wschr. **87**, 934 (1962). — Schütterle, G., Dieker, P.: Indikationen zur bilateralen Nephrektomie 1970 (im Druck). — Seto, D., Fritz, W., Nakamoto, S., Kolff, W. J.: Effect of bilateral nephrectomy and of sodium and water content on hypertension. Trans. Amer. Soc. artif. intern. Org. **9**, 35 (1963).

Dr. K. Ruile
Urolog. Abt. d. Chirurg. Univ.-Klinik
D-6300 Gießen
Klinikstraße 37

M. Siedek und H. Bittscheidt: **Vor- und Nachbehandlung bei Nierentransplantation**

Entscheidend für den Erfolg der Nierentransplantation ist neben der Selektion der Empfänger, der Qualität des Transplantates, der exakten Technik und der individuellen Immunsuppression vor allem die richtige Deutung und Therapie von Komplikationen in der prä- und postoperativen Phase.

Im folgenden besprechen wir unser therapeutisches Konzept sowie unsere Ergebnisse bei 32 von insgesamt 46 Nierentransplantationen; es handelt sich hierbei um die Patienten, die ausschließlich in der Chir. Klinik vor- und nachbehandelt wurden.

Drei Patienten wurden zweimal transplantiert. 28 Patienten erhielten im Zeitraum von 1967 bis 1970 31 Leichennieren. Hiervon leben 13 z. Zt. Die 1-Jahresüberlebenszeit betrug 63 %, die Transplantatfunktionszeit für 1 Jahr bei Leichennieren 43 %. Für das Schicksal des einzelnen ist die Gesamtüberlebenszeit bedeutender. Die Dialyse trug hierzu mit ca. 50 % bei.

Schema 1. Ergebnisse der Leichennierentransplantation in der Chir. Univ.-Klinik Bonn

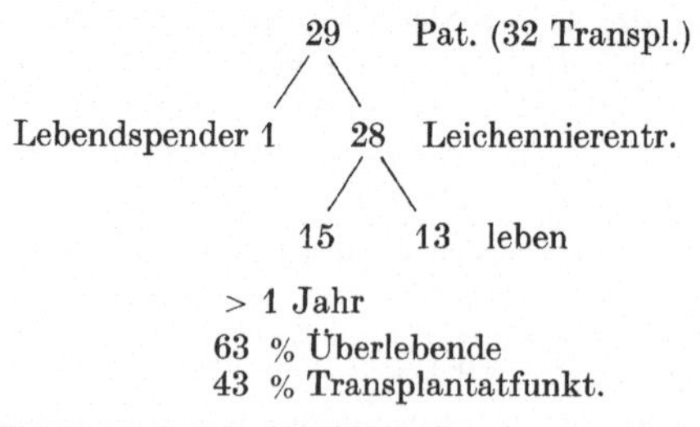

Unter dem Aspekt der Gesamtüberlebenszeit des Urämikers stellt sich die Frage nach dem richtigen *Zeitpunkt der Transplantation.* Patienten, die mangels Plätzen oder aus anderen Gründen, z. B. einer Hepatitis in der Anamnese, nicht

in das Dialyseprogramm aufgenommen werden können, reihen wir mit der Histokompatibilitätstestung in unserer Empfängerkollektiv ein. Wegen der kurzen Überlebenszeit des Urämikers mit beginnender Dekompensation wird man eine Niere mit mehreren Inkompatibilitäten in Kauf nehmen. Bei Patienten im ambulanten Dauerdialyseprogramm warten wir bis eine ideale Niere mit höchstens ein bis zwei Inkompatibilitäten zur Verfügung steht, wenn nicht psychische oder Shuntkomplikationen oder Verschlechterung des Allgemeinzustandes zu einem Kompromiß zwingen. Die hierdurch entstehende lange Dialysezeit zur Überbrückung bis zur Transplantation hat ihren Nachteil in den Gefahren einer Transfusionshepatitis, einer Sensibilisierung gegen HLA-Antigene durch transfundierte Leukocyten und in der Entstehung von Infekten, evtl. mit Bildung kreuzreagierender Antikörper, die zur hyperakuten Abstoßung führen können. Diese Probleme sind geringer bei Durchführung der Heimdialyse als Vorbereitung zur Transplantation. Die hierbei mögliche superintensive Dialyse normalisiert den Urämiker, machte damit Transfusionen überflüssig, verringert die Gefahr der Kontaktinfektion mit Hepatitisvirus und Hospitalkeimen und rehabiliert den Patienten so, daß er mehrere Jahre auf die HLA-identische Niere warten kann. In der Zahl der in ambulanter Dauerdialyse befindlichen Patienten wächst im Laufe der Jahre ein Kollektiv, das weder für die Heimdialyse noch für die Transplantation geeignet ist. Kontraindikationen werden oft zu spät gesehen oder entstehen während der Behandlung. Grundsätzliche Kontraindikationen sehen wir in schweren chronischen Infekten, besonders der Tuberkulose und bei Tumoren, zum Zeitpunkt einer geplanten Transplantation auch in leichten Infekten z.B. des Shunts oder einer Virusinfektion. Bei Hepatitis warten wir 4 bis 6 Monate nach Normalisierung der Transaminasen. Wir verloren einen Patienten mit akuter Hepatitis postoperativ an einer Gerinnungsstörung. Ein Diabetes als Ursache der Niereninsuffizienz kann in Einzelfällen auch Indikation zur Nierentransplantation sein. So nephrektomierten wir einen Patienten mit Niereninsuffizienz, schwerem Hochdruck und Herzinsuffizienz und dialysierten ihn über ein halbes Jahr; nach überstandenem Herpes zoster, Parotitis und Pneumonie verloren wir ihn am Lungenödem. Beim Diabetes wie bei schlechtem Allgemeinzustand sollte man sich nicht leicht zur Nierentransplantation als Noteingriff entschließen, da der zu befürchtende Mißerfolg das Vertrauen anderer Patienten untergräbt. Als psychisch ungeeignet betrachten wir Patienten, deren Intelligenz oder Kooperationswille für die Dauertherapie nicht ausreichen. Die Einschätzung des dekompensierten Urämikers ist allerdings delikat.

Alle Maßnahmen beim Patienten in Dauerdialyse als *Vorbereitung auf die Nierentransplantation* haben drei Ziele:

1. Linderung der Urämie und Beseitigung ihrer Komplikationen, nämlich Pericarditis, Polyneuritis, Hyperparathyreoidismus, metastatische Verkalkungen, Anämie und Krankheitsgefühl. Wichtigstes Therapieprinzip ist hierbei eine Dialyse von mindestens einer halben Stunde pro kg Körpergewicht pro Woche. In Einzelfällen ist die Parathyreoidektomie angezeigt.

2. Vermeidung von Schäden, die für die Transplantation besonders ungünstig sind, nämlich Entstehung einer Hepatitis durch Reduzierung von Transfusionen, einer Sensibilisierung durch Verwendung leukocytenfreier Konserven, 2monatliche Kontrolle auf zirkulierende Antikörper und Vermeidung von Infektionen durch besondere Pflege des Shunts, der wesentlichsten Infektionsquelle.

3. Vorbereitende Maßnahmen, nämlich: *Infektsanierung* insbesondere des Shunts, der Nasennebenhöhlen, der Lunge, hierzu gehört evtl. auch die prophylaktische Appendektomie; zweitens die *bilaterale* oder *Restnierennephrektomie*, und *prophylaktische Eingriffe am Magen*. Bei der Nephrektomie stellt sich die Frage, wann und wie sie durchgeführt werden soll. Zeitpunkt und Technik passen wir individuell dem Einzelfall an. Vor der Transplantation entfernen wir Nieren bei sonst unbeeinflußbarem Hochdruck, bei Infekt — abgesehen von einer mäßigen Bakteriurie — und bei Glomerulonephritis, obwohl nicht sicher entschieden ist, ob die Glomerulonephritis von der erkrankten auf die transplantierte Niere übergeht, oder ob nicht das Belassen der glomerulonephritischen Schrumpfniere sogar von Vorteil ist, da sie Antikörper absorbiert. Die Nephrektomie kann bei Transplantation erfolgen, wenn sie geplant

war, aber schon vorher eine Niere zur Verfügung stand. Nicht infizierte Nieren werden im 2. oder 3. Monat nach Transplantation oder gar nicht entfernt. Technisch haben sowohl der transperitoneale Zugang wie die lumbale Nephrektomie ihre Vorteile. Transperitoneal lassen sich gleichzeitig Eingriffe am Magen sowie Appendektomien ausführen. Der Eingriff wird schneller überstanden. Der lumbale Zugang ist vorzuziehen bei schwerinfizierten Nieren und Restnieren, nicht dagegen bei großen Cystennieren, bei deren Entnahme von lumbal das Peritoneum ohnehin meist eröffnet wird.

Als prophylaktische Maßnahmen am Magen führen wir die Resektion nach Billroth I bei Ulcus ventriculi oder duodeni durch, Resektion und Vagotomie bei Ulcus und hoher vagaler Stimulation, eine Vagotomie und Pyloroplastik bei vagaler Stimulation ohne Ulcus. Eine absolut sichere Prophylaxe gegen steroidbedingte Blutungen wird jedoch nicht erreicht. So sahen wir eine schwere Blutung trotz Billroth I und Vagotomie. Aus diesem Grunde und da wir gute Erfahrungen mit der konservativen Therapie der Steroidblutung gemacht haben, sind wir in letzter Zeit zurückhaltender mit der Indikation zu prophylaktischen Eingriffen am Magen.

Bei gastrointestinalen Blutungen, deren Ursache entweder ein flaches Steroidulcus oder multiple Errosionen in Oesophagus, Magen und Duodenum sein können, spülen wir den Magen über eine Sonde viertelstündlich mit 20 ccm Gelusil-Lac. In allen Fällen, die wir so behandelten, nämlich vier, kam die Blutung innerhalb 12 Std zum Stehen. Bei Anurie muß daran gedacht werden, daß es bei Zuführen größerer Gelusil-Lac-Mengen zur Magnesiumintoxikation kommen kann, wie wir einmal gesehen haben. Extrapyramidale Symptome und schließlich Koma lassen sich rasch durch Dialyse beseitigen.

Schema 2: Therapieschema zur Immunsuppression nach Nierentransplantation (Chir. Univ.-Klinik Bonn)

	präoperativ	1. Tag	4. Woche	8. Woche u. f.
Imuran mg/kg/d	5	1,5—3	1,5—3	1,5—3
Ultralan		3	1	0,7—05
ALG 10 ml		täglich 1.—4. Woche		2 × wöchentlich 4.—8. Woche
Bestrahlung		1. Woche 3 × 150 r		

Neben Eingriffen am Magen und Nephrektomien führten wir verschiedene Operationen aus anderen Indikationen in der vorbereitenden Phase durch. Unter Berücksichtigung der Besonderheiten in der Narkose, d. h. einer Vermeidung einer medikamentösen Relaxation bei einer reinen Inhalationsnarkose und intensiver postoperativer Dialyse ist das Risiko dieser Eingriffe nicht allzu hoch.

Die eigentliche *Therapie des Transplantierten* beginnen wir unmittelbar vor der Transplantation mit Gabe von 5 mg/kg Körpergewicht Imurel. In den folgenden Tagen und Wochen geben wir eine Erhaltungsdosis von 1,5 bis 3 mg-%/kg Körpergewicht je nach Nierenfunktion, bei völliger Anurie sollten nicht über 1,7 mg gegeben werden, bei bestehender Leberschädigung oder Auftreten einer Hepatitis muß die Imurandosis auf 1 mg/kg Körpergewicht reduziert werden. Besonders zu beachten ist, daß bestimmte Antibiotica, neben Chloramphenicol auch Tetracycline und nach unserer Erfahrung Bactrim die Knochenmarkstoxicität des Imurels potenzieren und daher bei Imurelmedikation kontraindiziert sind. Zwar gilt, daß Patienten, die erst bei hohen Dosen Imuran leukopenisch werden, eine bessere Prognose haben. Doch führen langfristig hohe Dosen zur Leberschädigung. 50% unserer Patienten die über ein Jahr leben, hatten erhöhte Transaminasen. Eine Patientin, die nach knapp 3 Jahren verstarb, hatte eine schwere chronische Hepatitis mit Übergang in Cirrhose entwickelt. Als Cortisonpräparat verwenden wir Ultralan, da die Cushing-Schwellendosis hier höher liegen soll. Wir beginnen mit 3 mg/kg Körpergewicht und reduzieren in ca. 8 Wochen auf 0,5 mg/kg Körpergewicht pro Tag. Bei Infekten reduzieren wir rascher, Imuran wird vorübergehend abgesetzt. ALG gaben wir in 17 von 28 Fällen, in Abhängigkeit von der Verträglichkeit nicht immer in durchschnittlicher Dosis von 10 ml täglich in der 1. bis 4. Woche und zweimal wöchentlich 4. bis 8. Woche. Die prophylaktische Bestrahlung in der 1. Woche führen wir seit einem Jahr durch.

Unter den *postoperativen Komplikationen* steht die Anurie an erster Stelle. Sie erschwert die Erkennung und den Behandlungserfolg einer Abstoßung, gefährdet durch Retention des aus dem Wundgebiet und Hämatomen resorbierten Kaliums, und erfordert Dialyse mit der Notwendigkeit einer Heparinisierung und dem Risiko einer dadurch bedingten Blutung; ein Hämatom ist Hauptursache eines pararenalen Abscesses, größere Hämatome führen zur Atonie mit Zwerchfellhochstand, Atelektasen und Infiltrationen der Lunge. Hämatome sollen daher stets revidiert werden. Urinfisteln sahen wir in 2 von 25 Fällen, einmal wurde revidiert, es kam zur Primärheilung, einmal heilte die Fistel unter transurethraler Saugdrainage sekundär.

Größte Probleme bietet die *Infektion* des Transplantierten. Diese ist weniger Folge einer exogenen Kontaminierung als Exacerbation endogener Keime unter Abwehrschwäche durch Immunsuppression, besonders bei Leukopenie bzw. Agranulocytose. Wir sahen 4 primäre Wundinfekte, von denen 3 zur tödlichen Sepsis führten. Ursache in allen Fällen war ein pararenales Hämatom. Ob den pararenalen Abscessen eine intraoperative Schmierinfektion oder eher eine endogene Infektion bei einer durch das Hämatom bedingten Lymphstauung und Darmatonie zugrunde liegt, ist ungewiß. In einem Fall mußten wir bei Staphylokokkensepsis ausgehend von einer Endokarditis nephrektomieren. Vorübergehende oder dauernde Bakteriurien sahen wir bei den meisten unserer Patienten. Ihre Behandlung halten wir nur für sinnvoll in den ersten 2 Monaten oder bei Auftreten klinischer Entzündungszeichen. Wegen der möglichen Potenzierung der Imureltoxicität ist die Wahl des Antibioticums von besonderer Bedeutung. Unter diesem Gesichtspunkt unterscheiden wir Antibiotica erster und zweiter Wahl. Zu denen erster Wahl zählen wir Carbenicillin, Penicillin, Cephalotin und Ampicillin.

Alle anderen Antibiotica müssen unter Berücksichtigung der Nierenfunktion gegeben werden und haben daher eine geringe therapeutische Breite. Bei Agranulocytosen sind Penicillin bis 80 Mega und Carbenicillin bis 60 g am geeignetsten. Cephalotin kann nach längerer Anwendung hoher Dosen zur Darmblutung und leichter Leukopenie führen, langangewandte hohe Dosen von Ampicillin führen zu schweren gastrointestinalen Störungen, häufig auch zur Soorinfektion. Die Berücksichtigung dieser Gesichtspunkte halten wir bei Infektionen für wichtiger als die der Empfindlichkeit. Falls sich die Therapie als erfolglos erweist, gehen wir über auf toxische Antibiotica in Abhängigkeit von der Resistenzprüfung. Doch werden mit ultrahohen Dosen von Antibiotica erster Wahl meist auch resistente Keime erreicht. Als eindrucksvollen Fall erlebten wir bei einer Patientin in der 4. Woche eine Pseudomonassepsis unklarer Herkunft mit multiplen Abscessen in Achselhöhe und Leiste und Meningitis mit zentral-nervösen Störungen. Nach 4tägiger Gabe von 3 mal 20 g Carbenicillin war die Patientin fieber- und beschwerdefrei. Bei Virusinfekten, nämlich Grippe und Herpes labialis beschränken wir uns auf Reduzierung der Immunsuppression und gleichzeitige Gabe von γ-Globulin in hohen Dosen.

Soorinfektionen sahen wir achtmal, darunter eine tödliche Soorsepsis. In diesem Fall bestand bereits am 5. Tag eine Soortracheitis. Neben der oralen Verabreichung von Moronal-Ovula haben wir gute Erfahrung mit Nystatininhalation bei Soortracheitis und Amphotericin B bei schwerer Sooroesophagitis mit Dysphagie.

Wichtigste Komplikation ist schließlich die *Abstoßung des Transplantates. Hyperakute Abstoßungen* können bei Vorhandensein präformierter Antikörper innerhalb von Minuten, Stunden oder Tagen auftreten. Durch Ablagerung von Fibrin kommt es zur raschen Abnahme der Nierendurchblutung und zur Anurie. Keine Therapie ist erfolgreich, die Niere muß entfernt werden.

Die *akute Frühabstoßung* innerhalb der ersten 14 Tage ist meist gut reversibel auf kurzfristige Gabe von 4 bis 5 mg Prednison pro Tag und kg Körpergewicht, Lokalbestrahlung und ALG. Wir glauben dem Antilymphocytenserum bei drei Abstoßungen wesentliche Bedeutung zumessen zu können. Die klinische Bedeutung des ALG ist allerdings noch umstritten.

Schwierig ist im Einzelfall die Entscheidung, wie lange mit der erhöhten Immunsuppression fortgefahren werden darf, wenn die Nierenfunktion sich nicht ändert und wann nephrektomiert werden muß. Die Indikation zur Transplantatentfernung ist auch gegeben bei schweren Infekten, die eine Immunsuppression verbieten. Wir nephrektomierten drei Patienten wegen Abstoßung, eine Patientin wegen Infektes.

Akute Spätabstoßungen, die noch nach 6 Jahren auftreten können, wie Woodruff berichtet, benötigen längerfristige Erhöhung der Steroiddosen.

Unter den Spätkomplikationen steht die *chronische Abstoßung* an erster Stelle. Ein Versuch ihrer Beeinflussung durch hohe immunosuppressive Dauertherapie führt zu schweren Therapieschäden. Neben der Leberschädigung handelt es sich hierbei um Steroidkomplikationen, insbesondere den Steroiddiabetes, an dem 3 von 28 Patienten leiden. Wir verloren eine Patientin, die sich zu Hause selbst Insulin spritzte im hypoglykämischen Schock, da sie wegen einer gleichzeitig bestehenden Depression tagelang nichts aß. Steroidbedingte Knochennekrosen besonders der Hüftköpfe waren in Einzelfällen Indikation zur doppelseitigen Hüftkopfprothese.

Das gehäufte Auftreten von *malignen Tumoren*, sowohl Carcinomen wie Reticulosarkomen, nach längerer Transplantatüberlebenszeit ist statistisch signifikant. Glomerulonephritiden scheinen eher eine besondere Form der chronischen Abstoßung zu sein als eine Glomerulonephritis im eigentlichen Sinne. *Psychischen Komplikationen* wurde bisher wenig Bedeutung geschenkt. In unserem Krankengut spielen sie eine erhebliche Rolle. Es handelt sich teils um reaktive Psychosen, teils um symptomatische, steroidbedingte Depressionen. Über eine depressive Verstimmung können sie bis zum Suicid führen, wie wir bei einem 18jährigen Mann erlebten, der aus Liebeskummer 20 Tabletten Digimerck einnahm. In einem anderen bereits erwähnten Fall führte eine depressive Verstimmung zur Anorexie und unter gleichzeitiger Insulingabe zum hypoglykämischen Schock. Familiäre Schwierigkeiten nach längerem Krankenhausaufenthalt besonders zwischen Ehepartnern sahen wir gehäuft, so ließen sich die Ehemänner von zwei Patientinnen nach deren Entlassung scheiden. Eine der beiden erschien daraufhin nicht mehr zur Kontrolle und verstarb an einer Imurelüberdosierung. Wesentliche Rolle in vier weiteren Todesfällen spielte eine mehrwöchige Anurie. Wenn die Niere auch lange Ischämiezeiten toleriert, so verschlechtert sich doch die Prognose des Patienten deutlich, wenn die Diurese nicht direkt postoperativ in Gang kommt. Mit der Verwendung ischämisch geschädigter Nieren sollte man daher nicht zu großzügig sein.

Die Vielseitigkeit der Verläufe und ihrer Komplikationen erfordert eine subtile Kenntnis des Krankheitsgeschehens wie des Wirkungsmechanismus aller verwandten Medikamente. Ausschlaggebend ist dennoch die Erfahrung, die leider mancher Mißerfolge bedarf.

Dr. M. Siedek
Chirurg. Univ.-Klinik
D-5300 Bonn

R. Voss: **Komplikationen nach Nierentransplantationen**

Komplikationen nach Nierentransplantationen können differentialdiagnostisch oftmals verwirrend sein, ursächlich als Folge der komplexen Therapie nach der Organverpflanzung.

Ich möchte mich auf die Beschreibung zweier Komplikationsarten beschränken, die auch für Urologen einiges Interesse beanspruchen könnten.

1. Die postoperative Anurie bzw. Oligurie;
2. die primären und sekundären bzw. späten Urinfisteln.

Zu Punkt 1. Grob skizziert können drei Ursachen in Betracht kommen:

a) venöse und arterielle Thrombosen der Nierenstielgefäße;

b) Schädigung der Niere vor und nach der Entnahme (durch Schock, zu lange, warme Ischämiezeit):

c) Stenosierung der harnableitenden Wege.

Als differentialdiagnostische Möglichkeit stehen uns zur Verfügung: die Szintigraphie, das Isotopennephrogramm, die Renovasographie und die retrograde Pyelographie.

Dabei ist die Szintigraphie und das Isotopennephrogramm die am wenigsten belastende Untersuchung. Wir fertigen bei einer postoperativen Anurie spätestens 3 Tage nach der Operation ein Szintigramm und ein Isotopennephrogramm an. Können wir annehmen, daß auf Grund dieser Untersuchung das Transplantat gut durchblutet ist, verhalten wir uns passiv, denn die Regeneration einer Schockniere oder einer ischämisch geschädigten Niere ist bei guter Durchblutung enorm.

Auf Grund des Szintigrammes eines Transplantates, das über längere Zeit anurisch war, warteten wir ab, und 28 Tage nach der Transplantation setzte die poliurische Phase ein. Besteht auf Grund dieser Untersuchungen der Verdacht einer Mangeldurchblutung, dann zögern wir nicht, die Renovasographie sofort anzuschließen. Ein schlecht durchblutetes Organ sollte entfernt werden. Es ist besser, eine Transplantektomie durchzuführen, als auf ein Wunder zu hoffen und den Patienten durch die immunosuppressive Therapie in Gefahr zu bringen. Ist bei längeren anurischen Intervallen die Möglichkeit einer Harnleiterstriktur nicht auszuschließen, erscheint der Versuch einer retrograden Pyelographie gerechtfertigt. Sie ist nicht immer einfach durchzuführen, aber eine Striktur, ursächlich für die Anurie verantwortlich, müßte natürlich beseitigt werden.

Zu Punkt 2. Bei den postoperativ auftretenden primären oder sekundären Urinfisteln steht die operative Korrektur an erster Stelle, obgleich die Komplikationsrate bei fortdauernder immunosuppressiver Therapie nicht verharmlost werden kann. Dazu ein Beispiel: Die Transplantation erfolgte bei dem Patienten vor ca. einem Jahr. Zwei Tage nach der Transplantation trat eine Urinfistel auf. Wir dachten zunächst an eine Insuffizienz der Harnleiterblasenanastomose. Der Entschluß zur operativen Revision der Fistel wurde getroffen.

Das Transplantat war makroskopisch einwandfrei durchblutet, aber es bestand eine Harnleiternekrose auf einer Länge von ca. 8 cm. Die Ursache dieser Nekrose dürfte in einer Durchblutungsstörung des zu langen Harnleiters zu suchen sein. Nur das obere Drittel des Harnleiters wird von der A. renalis versorgt. Der eigene Harnleiter des Patienten war nicht mehr zu sondieren, da einige Jahre zuvor eine Neueinpflanzung des Harnleiters wegen einer prävesicalen Stenose durchgeführt wurde. Der nekrotische Harnleiter des Transplantates wurde entfernt. Es blieb ein Harnleiterrest von ca. 2 cm übrig. Daraufhin wurde der Harnleiter total durch eine Boari-Plastik ersetzt. Der postoperative Verlauf war zunächst komplikationslos. Drei Wochen später kam es 4 Tage nach Entfernen der Schienungsdrainagen und des Blasenkatheters zum Auftreten einer Blasenfistel,

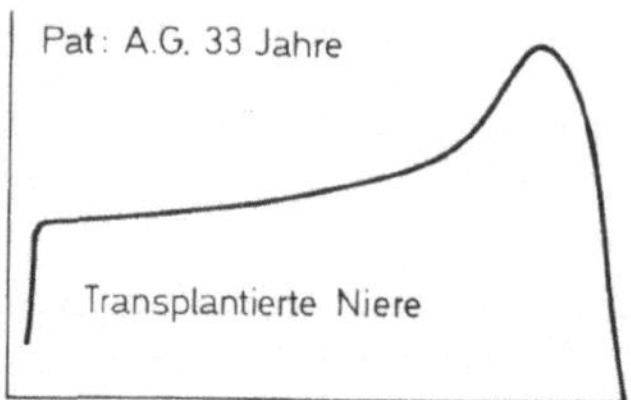

Abb. 1. Das Isotopen-Nephrogramm einer transplantierten Niere. Es ergibt einen normalen Kurvenverlauf ohne Zeichen einer Abwehrstörung (Zustand nach Boariplastik)

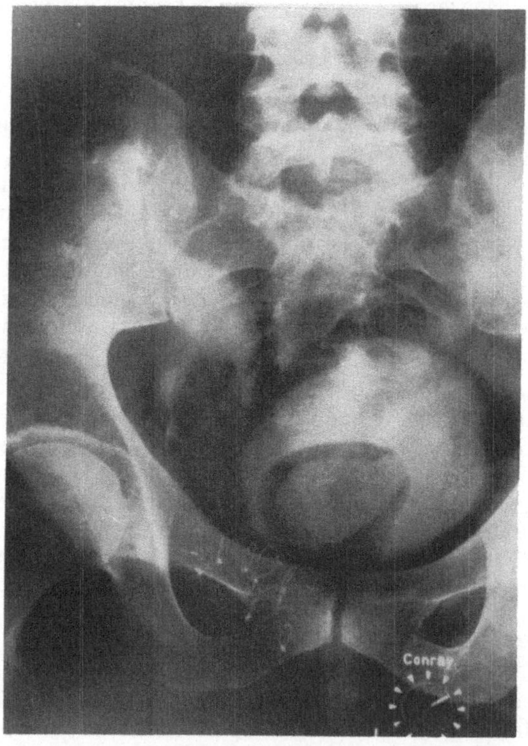

Abb. 2. Boariplastik nach Nierentransplantation. Das Urogramm 10 min nach Injektion des Kontrastmittels. Das Nierenbecken ist zart und unauffällig, der Harnleiter normal kalibriert. Es besteht keinerlei Abflußstörung. Der Blasenschatten ist röntgenologisch unauffällig

also zu einer Spätfistel, wie sie auch von anderen Autoren des öfteren beschrieben wird. Ursächlich für die Spätfistel war sicherlich die postoperative Cortisontherapie.

Die gute Funktion des Transplantates blieb davon unberührt. Da sich die Fistel jedoch nicht spontan verschloß, führten wir einen operativen Fistelverschluß durch. 14 Tage nach dieser Operation kam es erneut zum Auftreten einer

Blasenfistel, die sich wiederum nicht spontan schloß. Die immunosuppressive Therapie wurde nicht verändert, da wir es nicht riskieren wollten, daß die gute Transplantatfunktion dadurch beeinträchtigt wurde. Wir führten erneut einen Fistelverschluß durch.

Drei Wochen später trat wiederum eine Urinfistel auf. Da die Transplantatfunktion weiterhin gut blieb, entschlossen wir uns zu einer Änderung der immunosuppressiven Therapie. Das Cortison sollte durch Antilymphocytenglobulin (ALG) ersetzt werden. Der Patient regierte auf die i.v. Gabe von ALG mit einem anaphylaktischen Schock und wurde vorübergehend oligurisch. Die Cortisontherapie mußte in vollem Umfang wiederaufgenommen werden. Nachdem sich die Transplantatfunktion wieder normalisiert hatte, wurde die Höhe der Cortisongabe drastisch herabgesetzt. Die Blasenfistel schloß sich spontan. Dem Patienten geht es sehr gut. Die Transplantatfunktion ist ausgezeichnet, der Harnstoffwert i.S. liegt bei 30 mg-%, Kreatinin unter 1 mg-%. Der Urinstatus ist unauffällig.

Das Isotopennephrogramm des Patienten. Wir erkennen einen normalen Kurvenverlauf ohne Abflußstörungen.

Das Urogramm 10 min nach Injektion des Kontrastmittels: Die Blase hat sich dargestellt. Das Nierenbeckenkelchsystem ist zart und unauffällig, der Harnleiter normal kalibriert. Es besteht keine Abflußstörung.

Ich glaube, daß die herkömmlichen urologischen diagnostischen und operativen Verfahren ihren festen Platz in der Nierentransplantation erhalten werden. Die vorliegende Schilderung der Komplikationen kann nur Stückwerk sein, angesichts des Januskopfes jeder Transplantation.

Privatdozent Dr. med. R. Voss
Lehrstuhl und Abteilung für Urologie
der Justus-Liebig-Universität
D-6300 Gießen

K. Naber, H. Sommerkamp, K.-H. Bichler, D. Maroske und H. Pelzl:

Fettembolie bei Nierenspendern

Häufig werden für die Nierentransplantation Organe von Schwerunfallverletzten verwendet, die unmittelbar oder ein paar Tage nach der klinischen Einweisung verstorben sind. Gerade bei diesen Patienten findet sich oft eine Fettembolie als Komplikation. Nach Säker kann sogar auf Grund der Sektionsstatistik angenommen werden, daß bei jedem schweren Verkehrsunfall eine Fettembolie vorliegt.

Die klinische Diagnose wird jedoch nur selten gestellt. Nach einer Aufstellung von Hupe wurde an unserer Klinik in 15 Fällen, bei denen pathologisch-anatomisch zweifelsfrei die Fettembolie die Todesursache war, nur zweimal die Fettembolie auch klinisch diagnostiziert. Dies ist darin begründet, daß es bis heute noch keinen schlüssigen Labornachweis gibt und die klinischen Symptome nur selten vollständig vorhanden sind.

Trotz verschiedener Theorien zum Entstehungsmechanismus stimmen die meisten Autoren doch darin überein, daß ein enger Zusammenhang zwischen Fettembolie und Schock besteht. Raschke u. Schaal beobachteten in 60% derartiger Fälle einen traumatischen Schock.

Eine Beeinträchtigung der Nierenfunktion wie Rest-N-Erhöhung, Albuminurie, Mikrohämaturie, granulierte Cylinder oder Oligurie kommt nach Kaulbach bei schwerer allgemeiner Fettembolie in allen daraufhin untersuchten Fällen vor. 70% entwickelten eine Niereninsuffizienz, von denen 40% an einer nachfolgenden Urämie starben.

Ätiologisch kommen für das Nierenversagen bei Fettembolie mehrere pathophysiologische Mechanismen in Frage. Da der Schock und die Acidose eine der ursächlichen Faktoren der Fettembolie sind, besteht zu allererst die Möglichkeit einer Nierenschädigung im Sinne einer Schockniere mit Nierenischämie und Tubulusnekrosen.

In der akuten primären Phase der Fettembolie steht meistens die pulmonale Symptomatik im Vordergrund. Bei massiver Fetteinschwemmung kommt es zur akuten Rechtsherzbelastung mit Cyanose und Dyspnoe und Auftreten eines weißen, d. h. nichthämorrhagischen Lungenödems. Eine Nierenschädigung in diesem Stadium ist meist ebenfalls schockbedingt.

Das sekundäre Stadium der Fettembolie verläuft klinisch zunächst weniger eindrucksvoll und tritt — abgesehen von perakuten Verläufen — erst nach einem freien Intervall von Stunden und Tagen auf. Man beobachtet zunächst eine Steigerung aller gerinnungsaktiven Faktoren mit capillären Thromben und intra- sowie perivasculärer Fibrinabscheidung; was auch im Tierexperiment nachgewiesen werden konnte [6]. Die dann folgende hämorrhagische Diathese mit petechialen und flächenhaften Blutungen in praktisch allen Organen, ist dann als „Verbrauchscoagulopathie" aufzufassen [7]. Sowohl die Vasa afferentia, als auch insbesondere die Glomeruluscapillaren sind in den Prozeß mit einbezogen. Das pathologisch-anatomische Bild ist durch die Verstopfung der Capillarschlingen, besonders in den Glomeruli, charakterisiert. Später sieht man auch in den distalen Tubulusabschnitten eine schwere feintropfige Verfettung mit Zeichen der Epitheldegeneration [3].

Nierenfunktionsstörungen im Sinne eines Diabetes insipidus beobachtete Hansen: wahrscheinlich als Folge einer Fettembolie im Bereich der Hypophyse. Dieser Mechanismus spielt für das transplantierte Organ wohl keine wesentliche Rolle.

Die Niere kann je nach Verlauf einer Fettembolie zu verschiedenen Zeiten reversibel und irreversibel geschädigt werden. Daß aber Schwerverletzte mit selbst klinisch sicherer Fettembolie nicht von vornherein als Nierenspender ausgeschlossen werden müssen, möchten wir an Hand zweier Beispiele demonstrieren:

Ein 21jähriger Patient (Kbl.-Nr. 14/3869/70) erlitt bei einem Betriebsunfall eine Oberschenkelfraktur rechts und eine LWK-V-Fraktur. Nach Anlage einer Drahtextension erfolgte am 2. Tag nach dem Unfall die geschlossene Marknagelung (Abb. 1). Am 2. postoperativen Tag trat eine Dyspnoe mit Lippencyanose und anschließender Bewußtseinstrübung auf. Am Stamm beobachtete man petechiale Blutungen. Ein positiver Babinski-Reflex war auslösbar. Trotz entsprechender Behandlung verschlechterte sich das Allgemeinbefinden des Patienten. Es kam zum Lungenödem, was eine Tracheotomie und Überdruckbeatmung erforderlich machte. Ein plötzlicher Herzstillstand konnte durch die sofortige Reanimation vorübergehend behoben werden. Bei einem erneuten Herzstillstand war die Reanimation erfolglos. Unter Fortführung der extrakorporalen Herzmassage wurde der Patient zur Nierenentnahme in den Operationssaal gebracht. Wie die spätere Sektion ergab, fand sich bei dem Patienten eine ausgeprägte Fettembolie sowohl in beiden Lungen als auch im Zentralnervensystem.

Nach kurzer Schwerkraftperfusion (Perfusionslösung der Fa. Fresenius) und Unterkühlung wurde eine Niere nach Heidelberg (Abt. für Urologie, Vorstand: Prof. Dr. L. Röhl) zur Transplantation geschickt. Die warme Ischämiezeit betrug 15 min, die kalte 7 Std.

Die übersandte Niere wurde einem 40jährigen Patienten transplantiert (Abb. 2). Eine 31 Tage dauernde Anurie und Oligurie mußte mit zehn Hämodialysen überbrückt werden. Danach war die Nierenfunktion jedoch ausreichend. Das Serum-Kreatinin sank bis auf einen minimalen Wert von 1,59 mg %. Vom 60. postoperativen Tag an machte sich jedoch eine Abstoßungsreaktion bemerkbar, die trotz erhöhter Gaben von Imuran und Corticoiden nicht beherrschbar war. Die Niere mußte schließlich entfernt werden.

Im zweiten Fall entnahmen wir einem 30jährigen polytraumatisierten Patienten (Kbl.-Nr. 13/1114/70), der ebenfalls an einer pathologisch-anatomisch gesicherten Fettembolie mit klinisch ausgeprägtem Bild verstorben war, die Nieren zur Transplantation. Beide Nieren wurden in Bonn (Urolog. Abt., Leiter Prof. Dr. W. Vahlensieck, Chirurg. Univ.-Klinik, Dir. Prof. Dr. Gütgemann) transplantiert. Die warme Ischämiezeit betrug 10 min, die kalte 6 Std, 50 min.

Die linke Niere erhielt eine 25jährige Patientin. Nach der Transplantation wurde die 13 Tage dauernde Anurie durch fünf Hämodialysen überbrückt. In den folgenden Tagen stieg die Diurese bis maximal 4660 ml. Am 29. postoperativen Tag erreichten die harnpflichtigen Substanzen im Serum mit einem Harnstoff-Stickstoff von 49,0 mg % und einem Kreatinin von 2,5 mg % niedrigste Werte. Eine im postoperativen Verlauf aufgetretene Ulcusblutung

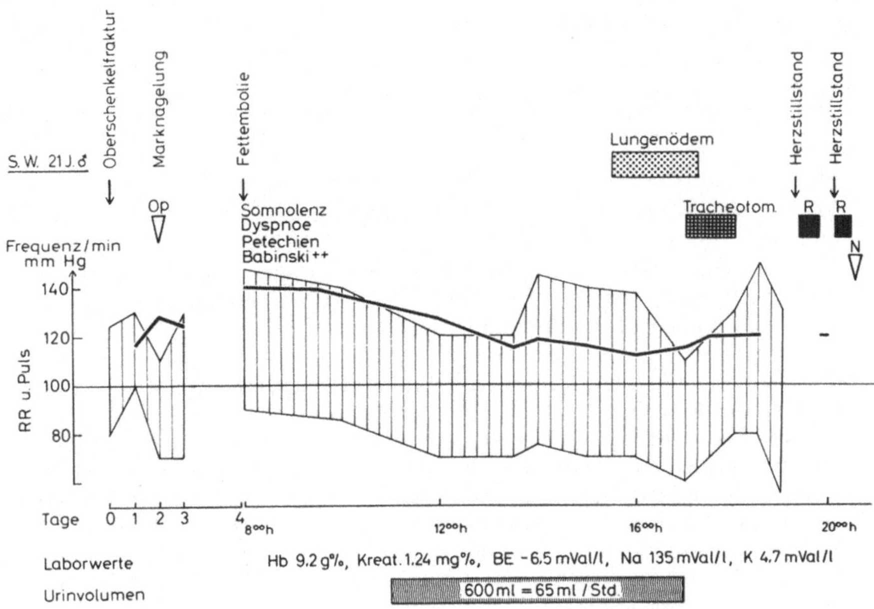

Abb. 1. Krankheitsverlauf eines 21jährigen Nierenspenders, der an den Folgen einer Fettembolie verstarb

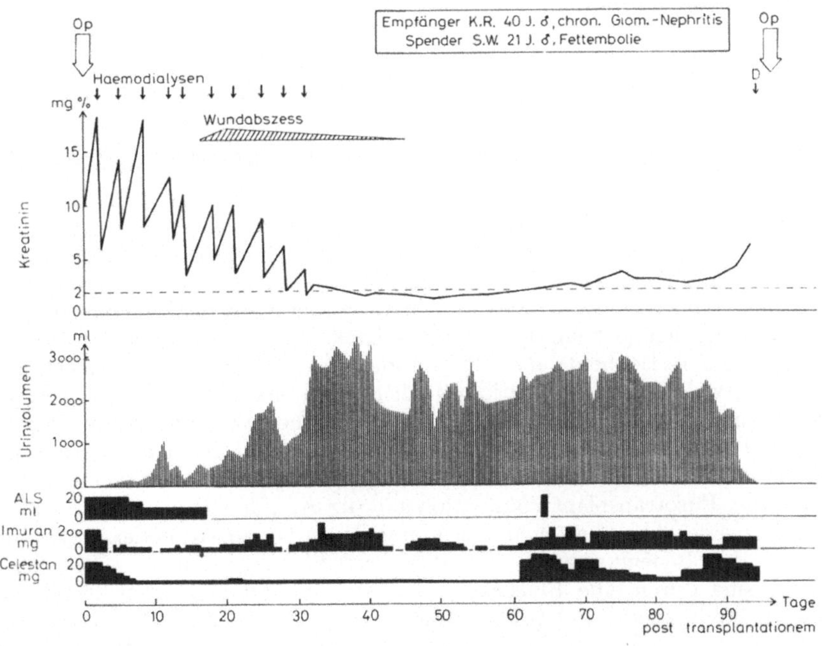

Abb. 2. Funktion einer Transplantatniere bei einem 40jährigen Empfänger. Der Spender war an einer Fettembolie verstorben

machte eine Zweidrittel-Resektion des Magens erforderlich. Der weitere klinische Verlauf wurde durch einen Ileus mit Durchwanderungsperitonitis kompliziert, in dessen Folge die Patientin am 43. postoperativen Tag ad exitum kam. Das Transplantat arbeitete bis zuletzt; weitere Dialysen waren nicht erforderlich. Bei der histologischen Untersuchung fanden sich keine Zeichen einer akuten oder chronischen Abstoßung.

Die rechte Niere wurde einer 42jährigen Patientin transplantiert. Der postoperative Verlauf war, bis auf eine medikamentös gut beherrschbare Rejektion, komplikationslos. Die transplantierte Niere zeigt bis heute — 6 Monate nach der Transplantation — eine gute Funktion (Serum-Kreatinin 1,1 mg %, endogene Kreatininclearance 70 ml/min).

Beide Nierenspender hatten eine ausgeprägte, bereits klinisch eindeutige Fettembolie und verstarben zwischen dem 4. und 6. Tag nach dem Unfall.

Obwohl das Urinvolumen und die harnpflichtigen Substanzen präfinal im Normbereich lagen, war eine Mitbeteiligung der Nieren wahrscheinlich [3]. Inwieweit die in beiden Fällen länger andauernde Oligo-Anurie durch die Fettembolie verursacht wurde, muß dahingestellt bleiben. Andererseits könnte auch durch die Perfusion des isolierten Organs eine Embolisierung im Capillargebiet günstig beeinflußt worden sein[1].

Unsere Beobachtungen scheinen uns die Berechtigung zu geben, auch weiterhin Nieren von Patienten, die an einer Fettembolie verstorben sind, zu Transplantationszwecken zu verwenden, da nicht von vornherein mit einer irreversiblen Nierenschädigung gerechnet werden muß. Voraussetzung ist allerdings, daß es sich um nierengesunde, junge Spender handelt, die über einen länger beobachteten Zeitraum keine Schocksymptomatik aufwiesen, und bei denen bis zuletzt eine volle Nierenfunktion vorgelegen hat.

Literatur

1. Hansen, O. H.: Acta chir. scand. **136**, 161 (1970). — 2. Hupe, K.: Fortschr. Med. **85**, 663 (1967). — 3. Kaulbach, W.: Bruns' Beitr. klin. Chir. **207**, 3 (1963). — 4. Raschke, E., Schaal, H.-J.: Ergn. Chir. Orthop. **53**, 99 (1970). — 5. Säker, G.: Münch. med. Wschr. **97**, 625 (1955). — 6. Sessner, H. H., Schütterle, G., Stummeyer, D.: Dtsch. Arch. klin. Med. **207**, 177 (1961). — 7. Schütterle, G., Sessner, H. H., Krecke, H.-J., Strauch, M., Trill, E.: II. Symp. Ges. f. Nephrologie, Bern 1962.

Dr. K. Naber
Urolog. Univ.-Klinik
D-3550 Marburg

C. F. Rothauge, R. Voss und G. Schütterle: **Organaustausch nach Histokompatibilitätstestung**

Eine weitgehende Förderung hat die Nierentransplantation erfahren, als es gelang, durch Histokompatibilitätsuntersuchungen eine größere Übereinstimmung der die Immunreaktion auslösenden genetischen Determinanten zwischen Spendern und Empfängern zu erzielen. Durch die Bestimmung der Leukocytenantigene können weitgehende Schlüsse auf die Histokompatibilität eines Transplantats gezogen werden. Bei heute etwa 20 bestimmbaren Antigenen ergeben sich mathematisch etwa 5000 Kombinationsmöglichkeiten der einzelnen Antigenmuster. Diese Situation macht einen Austausch von Organen zwischen mehreren Zentren zwingend erforderlich und setzt eine Zusammenarbeit in einer übernationalen Organisation voraus. Das Gießener Nierentransplantationszentrum hat sich deshalb der Eurotransplant Foundation mit Sitz in Leiden (Holland) angeschlossen. Wie Sie aus der Abb. 1 ersehen, arbeiten in dieser Organisation derzeit zahlreiche Zentren der Beneluxstaaten und Westdeutschlands zusammen. Die Dialysezentren sind durch eine Blutflasche; die lokalen und regionalen Typisierungszentren durch kleine und große Mikroskope und die Transplantationszentren durch eine Niere gekennzeichnet. Eine weitere Zusammenarbeit mit benachbarten

---

[1] Wir danken den Kollegen der Kliniken in Heidelberg und Bonn für die freundliche Überlassung der Krankengeschichten.

gleichartigen Organisationen, wie etwa der Scandia Transplant, bahnt sich an. Die optimale Übereinstimmung der Antigenmosaike zwischen Spendern und Empfängern wird mit Hilfe eines Computerverfahrens ermittelt. Zunächst wird Blut der im chronischen Dialyseprogramm befindlichen prospektiven Nierenempfänger eisgekühlt in Spezialcontainern verpackt und in Form eines Sammeltransports per Hubschrauber nach Leiden transportiert. Die Bestimmung der Leukocytenantigene muß innerhalb von 6 Std erfolgen, da nach dieser Zeit die Vitalität der Blutzellen erlischt. Ein Referenzlabor in Gießen hat bei der letzten Transplantation seine Tätigkeit aufgenommen. Aus Kontrollgründen soll jedoch die Bestimmung

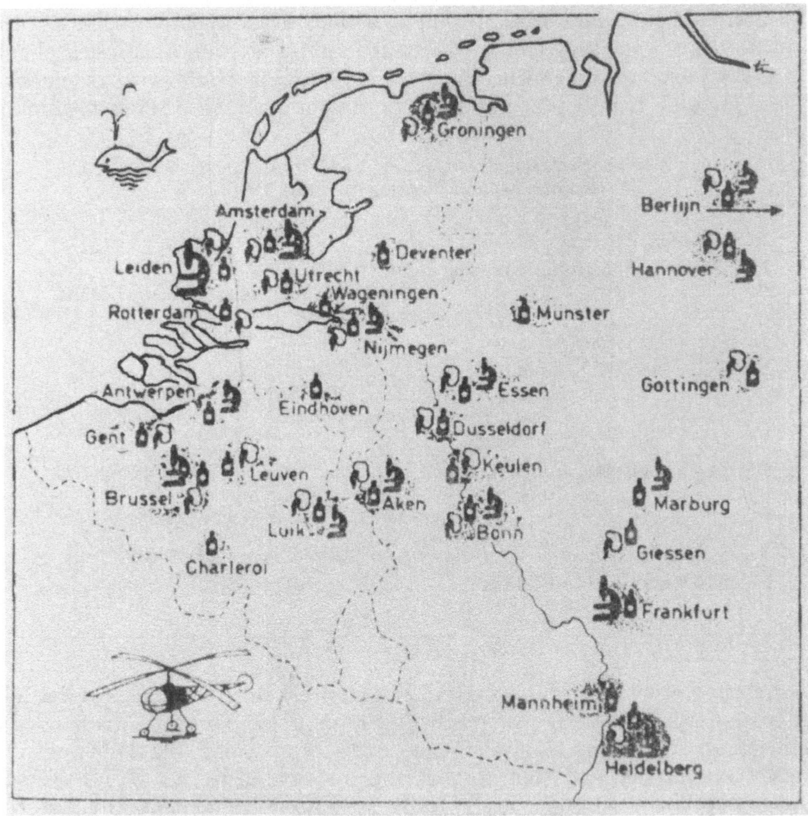

Abb. 1. Zentren der Eurotransplantat Foundation

der Leukocytenantigene noch einige Monate zweigleisig in Leiden und in Gießen erfolgen. Das Ergebnis der Untersuchung wird im Computer der Zentrale in Leiden gespeichert. Fällt ein prospektiver Nierenspender an, so wird mit dessen Blut in gleicher Weise verfahren. Der Computer ermittelt sehr schnell diejenigen Organempfänger, deren Antigenmuster mit dem des Spenders optimal übereinstimmen. Die Zentrale in Leiden macht dem Spenderzentrum von diesem Ergebnis Mitteilung, und dieses setzt sich dann telephonisch mit den betreffenden Empfängerzentren in Verbindung, die dann ihre Transplantationsbereitschaft erklären.

Kurz vor dem Herz-Kreislaufstillstand werden dem Spender 100 ml Heparin i.v. verabfolgt. Nach Eintritt des Herz-Kreislaufstillstandes wird der Kreislauf durch extrathorakale Herzmassage aufrechterhalten, und die Entnahme beider

Nieren erfolgt von einem Mittelschnitt zwischen Schwertfortsatz und Symphyse. Dabei wird sofort die Aorta bei ihrem Durchtritt durch das Zwerchfell abgeklemmt, und nach Abklemmen der beiden Aa. iliaecae communes erfolgt die Körperperfusion beider Nieren mit einer physiologischen Kochsalzlösung von 4 °C, die jeweils 50 ml 2%ige Novocainlösung und 10 mg Heparin enthält, wie Sie auf der Tabelle ersehen können. Diese Körperperfusion beendet die sog. warme Ischämiezeit, die möglichst nicht länger als 30 min betragen sollte. Dann kann man in Ruhe beide Nieren herauspräparieren, und das weitere Vorgehen können Sie ebenfalls aus der Tabelle ersehen. Über die Perfusionsbehandlung, der zur Transplantation anstehenden Nieren, werden Ihnen im Anschluß an meinen Vortrag Herr Vahlensiek und Herr Gödde ausführlich berichten.

Die perfundierte Niere wird in einen sterilen Plastikbeutel verpackt. Diese steril in Plastik verpackte Niere wird erneut in einen sterilen Plastikbeutel gelegt und mit Eisstückchen umgeben. Die derart verpackte Niere wird in einen mit Eisstückchen und Kühlbeutel gefüllten Container gebracht. Nach nochmaliger

Tabelle. *Perfusionslösungen für Nierentransplantationen* (Eurotransplant Meeting 16. März 1970)

Körperfusion;
12 × 500 ml 0,9 %ige NaCl-Lösung 4 °C
+ jeweils 50 ml 2 %ige Novocain-Lösung
+ jeweils 10 mg Heparin
In beide Nierenarterien;
20 ml 0,9 %ige NaCl-Lösung
+ 5 ml 2 %ige Novocain-Lösung
+ 25 mg Heparin
Separate Perfusion jeder Niere;
500 ml 5 %ige Rheomacrodex-Lösung enthaltend 0,9 %ige NaCl-Lösung 4 °C
+ 5 Mill. E. Penicillin
+ 20 ml 2 %ige Novocain-Lösung
Anschließend gleichzeitige Perfusion beider Nieren durch ein Y-Stück mit;
500 ml 5 %ige Glucose-Lösung
500 ml 1,4 %ige $NaHCO_3$-Lösung 4 °C

Überschichtung mit Eis wird der Container verschlossen. Der Transport der Niere erfolgt entweder mit einem Hubschrauber direkt zum Empfängerzentrum oder der Container wird durch eine Polizeistafette oder durch einen Blaulichtwagen des Roten Kreuzes auf den nächsten Flughafen transportiert, wo der Weitertransport mit Linienmaschinen zum oder in die Nähe des Empfängerzentrums erfolgt. Vom Flughafen gelangt die Niere in der gleichen Weise zum Empfängerzentrum. Wird dem bereitstehenden Operationsteam die Landung der Maschine telephonisch gemeldet, so wird sofort mit der Freipräparierung der A. iliaca interna und der V. iliaca communis der kontralateralen Seite in bezug auf die Spenderniere begonnen. Vor Anschluß an das Gefäßsystem wird noch einmal eine kurze Perfusion der Niere durchgeführt, um die Stoffwechselschlacken aus dem Organ herauszuspülen. Dabei hat es sich als ratsam erwiesen, temporär die Nierenvene ganz kurzfristig abzuklemmen, um sich davon zu überzeugen, daß bei der Entnahme keine Defekte der Nierenvene gesetzt wurden, etwa durch Herausreißen kleinerer einmündender Venen. Bei insgesamt 9 durchgeführten Transplantationen wurden 8 Nieren nach Organaustausch verpflanzt. Von 6 entnommenen Nieren wurden 5 an andere Zentren weitergegeben; davon wurde eine über die Alpen bis nach Rom geflogen. Sie nahm nach 5stündiger Ischämiezeit ihre Funktion sofort wieder auf. Wie wir auf dem letzten internationalen Transplantationskongreß in

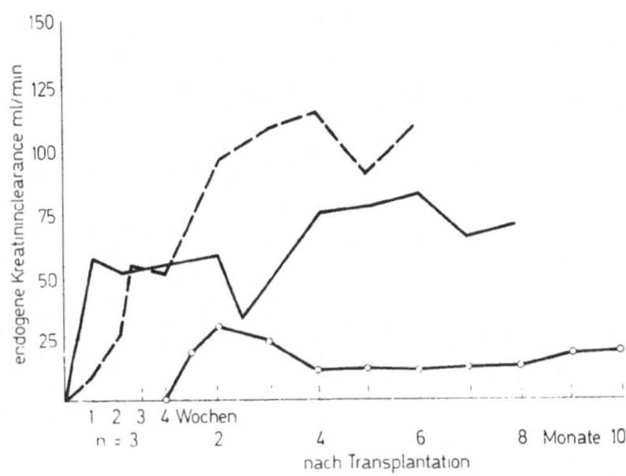

Abb. 2 Verhalten der endogenen Kreatininclearance nach Nierentransplantationen

Den Haag erfahren konnten, geht es dem Patienten gut. Die Abb. 2 zeigt Ihnen das Verhalten der Nierenfunktion, gemessen mit der endokrinen Kreatininclearance, bei denjenigen Patienten, bei denen die Transplantation etwa ein Jahr und länger zurückliegt. Sie sehen, daß die Funktion, unterbrochen von kleineren beherrschbaren Abstoßungskrisen, im wesentlichen eine ansteigende Tendenz zeigt. Die obere Kurve zeigt Ihnen, daß dieser Patient heute — es ist unglaublich, aber wahr — mit einer fast normalen Gesamtnierenfunktion lebt.

Lassen Sie mich meine Ausführungen mit einer Feststellung beenden, die kürzlich Herr Freudenberg von der Eurotransplant Foundation auf unserem letzten Fortbildungskurs für Urologie in Gießen traf. Die Organtransplantation hat eine dritte Phase in der geschichtlichen Entwicklung des Arzttums eingeleitet. Während in der ersten Phase der hyppokratische Arzt im Ich-Du-Verhältnis dem Patienten als Einzelpersönlichkeit gegenüberstand, trat bei fortschreitender Spezialisierung und Technisierung der Medizin an seine Stelle später das ärztliche Team. Heute, im Zeitalter der Organtransplantation, müssen sich alle Ärzte für alle Patienten auf der Welt verantwortlich fühlen.

Professor Dr. med. C. F. Rothauge
Lehrstuhl und Abteilung für Urologie
der Justus Liebig-Universität
D-6300 Gießen
Klinikstraße 37

St. Gödde und W. Vahlensieck: **Organ-Konditionierung und -Konservierung sowie Harnableitung bei Nierentransplantationen**

Durch die in der ganzen Welt bisher durchgeführten zahlreichen erfolgreichen Nierentransplantationen und die dabei gewonnenen Erfahrungen sind die Probleme der Organkonditionierung, Konservierung, der Operationstechnik wie auch die Verfahren der Harnableitung bei Nierentransplantationen erheblich verbessert worden. Daraus resultierte eine anhaltende Verbesserung der Prognose in der Behandlung des terminalen Nierenversagens durch Hämodialyse und Nierentransplantation.

In diesem Zusammenhang möchten wir über die Erfahrungen an 44 Nierentransplantationen berichten hinsichtlich der Organgewinnung, Konservierung und Konditionierung wie auch des Vorgehens bei der Harnableitung, da nur durch die Verwertung aller Erfahrungen eine gewisse Standardisierung des Vorgehens erreicht wird und Fehlermöglichkeiten vermieden oder eingeschränkt werden können.

Vordergründig ist die Frage nach der Indikation, dem Zeitpunkt und der anzuwendenden Technik zur Entfernung der Niere beim Empfänger. Im eigenen Krankengut wurde die Indikation zur bilateralen Nephrektomie gestellt bei

1. hochgradiger Oligurie oder Anurie,
2. schweren, nicht beherrschbaren Harnwegsinfektionen, um einer sich anbahnenden Sepsis vorzubeugen,
3. nicht beeinflußbarem, fortlaufendem Bluthochdruck mit drohenden kardiovasculären Störungen und Anurie.

Während bei schweren toxischen Harnwegsinfektionen der Zeitpunkt zur Nephrektomie durch die unmittelbar lebensbedrohende Situation sofort indiziert ist und durchgeführt werden muß, kann bei terminalem Nierenversagen oder nicht beeinflußbarem Bluthochdruck der Zeitpunkt dem Allgemeinbefinden des Patienten angepaßt werden.

Bei der Nephrektomie vor der Transplantation muß die Ureterstumpfversorgung dem geplanten operativen Vorgehen zur Harnableitung bei der Transplantation angepaßt werden. Je nach der vorgesehenen Anastomose zwischen Nierenbecken des Empfängers und des Spenders oder einer Harnleiter-End-zu-End-Anastomose muß entweder der ganze Harnleiter mit partiellem Nierenbecken oder ein langer Harnleiterstumpf belassen werden.

In den eigenen Fällen wurde der Harnleiter bis in den Bereich der Gefäßkreuzung freipräpariert und abgesetzt.

Für den technischen Ablauf einer Transplantation ist auch das Vorgehen bei der Transplantatgewinnung bedeutsam. Bei Lebendspendern wurde die Niere in typischer Weise durch den Flankenschnitt nach v. Bergmann-Israel entfernt. Zur Konditionierung des Transplantats wurde präoperativ mit 250 ml 20%igem Mannit eine Osmodiurese erzeugt, um damit die Niere im optimalen Zustand der Osmodiurese entnehmen und gewinnen zu können. Ihr Vorteil ist einmal, eine bei der Entnahme gut durchblutete Niere zu erhalten, und zum anderen die effektive Erythrocytenzahl in der Niere zu vermindern. Auch bei der Entnahme von Nieren Verstorbener wurde, wenn eben möglich, immer versucht, diesen Effekt der Osmodiurese auszunutzen, indem gleichlaufend mit den Reanimationsmaßnahmen in der terminalen Phase des Spenders ebenfalls mindestens 150 ml 20%iges Mannit verabreicht wurden. Konnte der klinische Tod des vorgesehenen Spenders durch ein ausführliches Konsilium der behandelnden Chirurgen, Internisten, Neurologen und Neurochirurgen eindeutig nach längerer EEG-Kontrolle und beidseitigem Carotis-Angiogramm festgestellt werden, wurde immer versucht, durch Reanimationsmaßnahmen die Blutzirkulation und damit die Sauerstoffversorgung der Niere mit extra- und gegebenenfalls intrathorakaler Herzmassage aufrechtzuerhalten bis zur unmittelbaren Organentnahme. Von einem queren Oberbauchschnitt aus exstirpierten wir dann eine oder beide Nieren, wobei die Nierengefäße entweder mit einem Patch aus der Aorta bzw. Cava entnommen wurden oder beide Nieren en bloc mit dem zugehörigen Stück Aorta und der Cava entfernt wurden.

Nach der Entnahme der Niere bei Lebendspendern wie auch bei Verstorbenen wurde unmittelbar nach der Nephrektomie über die Nierenarterie eine Schwerkraftkurzperfusion mit einer Perfusionslösung durchgeführt, die auf 2 bis 4 °C unterkühlt wurde. Es wurde so lange perfundiert, bis eine völlige Abblassung des Organs erreicht wurde, was in der Regel etwa 10 min in Anspruch nahm. Unmittelbar danach wurde die Niere in einen Plastikbeutel eingelegt und dieser wiederum in einem Spezialthermobehälter bei 2,4° bis zur unmittelbaren Transplantation aufbewahrt. Der Versand der Niere durch Eurotransplant erfolgt in der gleichen Weise, und die Niere kann von diesem Zeitpunkt an bis zu 12 Std transplantationsfähig konserviert werden.

Bei der Auswertung der eigenen Fälle bestätigte sich, daß für die Wiederaufnahme der Nierenfunktion einmal die sog. Warmischämiezeit, d. h. der Zeitraum der Minderdurchblutung in Normothermie, vor Einleitung der Perfusionsunterkühlung, und die Korrelation zwischen Warmischämiezeit und Kaltischämiezeit von entscheidender Bedeutung sind.

Tabelle. *Übersicht über die Dauer der Warm-Ischämiezeit im Vergleich mit der Dauer der Anurie*

Warmischämie	Fallzahl	Gesamt-ischämie	Sofortige Funktion	Anurie bis 3 Tage	Anurie 3—25 Tage	Keine Funktion
bis 30 min	34	bis 240	10	3	19	2
30—60 min	6	bis 300	1	1	3	1
60—70 min	3	bis 360	—	—	2	1
mehr als 70 min	1	über 360	—	—	1	—
190 min			—	—	—	—
210 min		—	—	—	—	—

Bei der Verwendung von Leichennieren kann der genaue Zeitraum der Warmischämiezeit nicht immer angegeben und ihre Dauer vielfach nur geschätzt werden. Bei den eigenen Patienten, bei denen längerfristige Warmischämiezeiten des Transplantates registriert wurden oder nach dem zum Tode führenden Unfallereignis unterstellt werden mußten, zeigte sich, daß bei längerer Warmischämiezeit mit einer damit verbundenen längeren Gesamtischämiezeit bis 240 min eine längerdauernde Anurie von 3 bis 25 Tagen vorlag. Entscheidend für die Wiederaufnahme der Nierenfunktion ist deshalb offensichtlich die Korrelation zwischen Warm- und Kaltischämiezeit.

Auch hinsichtlich der Form und des Vorgehens in der Wiederherstellung der harnableitenden Wege stehen mehrere Wege zur Verfügung:

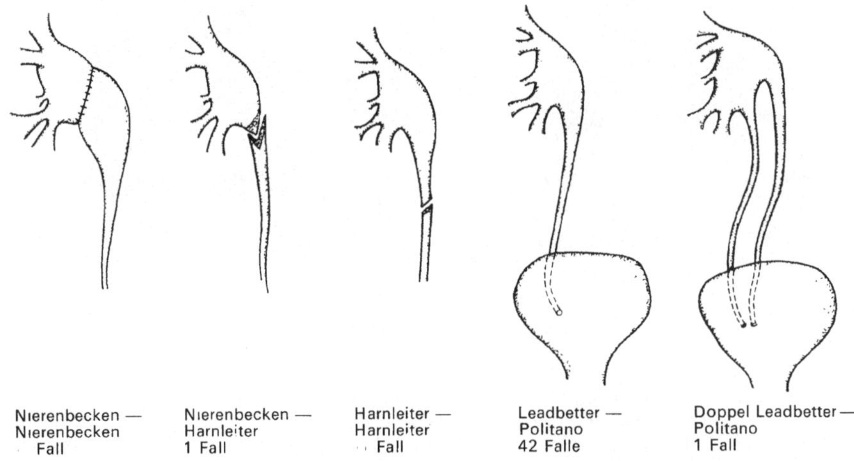

Abb. 1. Operative Möglichkeiten der Harnleiteranastomosen und Neueinpflanzungen in die Blase nach Nierentransplantation

1. Nierenbecken-Nierenbeckenanastomose. Der Vorteil dieses Vorgehens liegt darin, daß viel Material zur Anastomosierung zur Verfügung steht und die Naht gegebenenfalls doppelschichtig angelegt werden kann, ohne eine Stenose im Nahtbereich zu befürchten. Im eigenen Krankengut wurde eine Nierenbecken-Nierenbeckenanastomose nicht durchgeführt.

2. Anastomose zwischen Spendernierenbecken und Empfängerharnleiter als pelvi-ureterale Anastomose. Diese Anastomosentechnik setzt wie die vorherige Methode das Vorliegen eines längeren Empfängerureters voraus. Sie ist in Form einer typischen Dreieckslappenplastik ohne größere technische Schwierigkeiten durchzuführen und ergibt einen weiten, trichterförmigen Übergang zwischen Spendernierenbecken und Empfängerharnleiter. Wir waren gezwungen,

in einem Falle eine solche Anastomose durchzuführen, da der Spenderureter weitgehend reseziert worden war. Im postoperativen Verlauf wurden keine Komplikationen seitens dieser Anastomose festgestellt, und auch bei der Sektion des später verstorbenen Patienten fanden sich normale Organverhältnisse.

3. Bei der Harnleiter-Harnleiteranastomose werden die Harnleiterstümpfe auf eine Länge von 10 bis 15 mm angeschrägt und durch 6 bis 8 atraumatische Mersilene-Einzelknopfnähte Nr. 00000 unter Lupenvergrößerung miteinander fixiert. Wir führten im eigenen Krankengut eine solche Anastomose nicht durch. Diese Anastomose bedarf einer außerordentlich subtilen Technik und Sorgfalt mit Schonung der periureteralen Gewebsschichten und der darin verlaufenden Gefäße. Die häufigsten Komplikationen sind primäre und sekundäre Harnleiterfisteln und Stenosen.

4. Wir selbst führten bis auf einen Fall bei Nierentransplantationen die Harnleiter-Blasenimplantation in Anlehnung an das Verfahren von Leadbetter-Politano durch. Dabei wurde

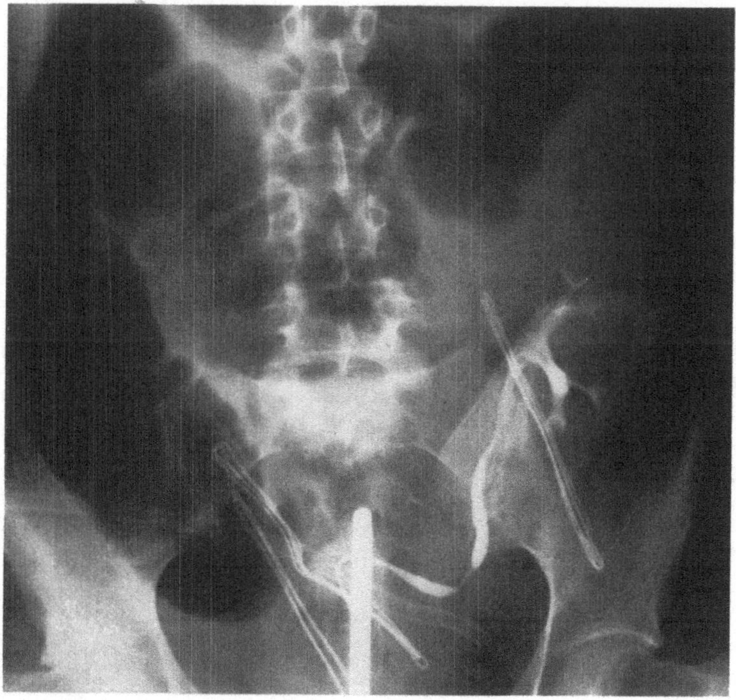

Abb. 2. Retrogrades Pyelogramm, fünf Tage nach einer Nierentransplantation zum Ausschluß eines Koagelverschlusses bei akuter Rejektion

nach Mobilisation der Vorder- und Seitenwand der Blase, auf der die Transplantation erfolgte, diese zwischen zwei Haltefäden eröffnet und der Harnleiterstumpf durch die Blasenwand mit einer Overholt-Klemme geführt. Nach Incision der Mucosa erfolgte danach eine Untertunnelung der Mucosa bis in den Trigonumbereich. Dort wurde ebenfalls die Mucosa incidiert und der mit einem Chromcatgutfaden armierte Harnleiterstumpf durch den Tunnel bis in den Blasenausgangsbereich gezogen. Nach Aufspalten des Ureters an seiner Vorderwand im distalen Stumpfbereich wurde dann der Harnleiter in unmittelbarer Trigonumnähe jeweils mit drei atraumatischen Chromcatguteinzelnähten fixiert. Wichtig ist dabei, daß die Haltbarkeit der Fixation nur durch tief durch die Blasenwand gezogene Nähte gesichert werden kann. Wesentliche Komplikationen wurden bei diesem Vorgehen nicht beobachtet. Nur in Einzelfällen kam es zu einer passageren Blasenfistel, die sich aber bei guter Ableitung durch einen Verweilkatheter immer spontan schlossen. Die Vorteile dieses Verfahrens liegen in der guten Übersicht bei der Operation, und bei späteren Kontrollen in der postoperativen Phase ist der unmittelbare Bereich der Harnleiterneueinpflanzung durch eine cytoskopische Untersuchung sehr gut zugänglich. So konnte in zwei Fällen unmittelbar ein Ureterenkatheter eingeschoben werden mit der Möglichkeit einer retrograden Füllung.

Eine Ureterschienung wurde in keinem Falle durchgeführt. Ein transurethraler Dauerkatheter wurde nur dann eingelegt, wenn bereits intraoperativ eine Harnausscheidung festgestellt oder wenn unter Berücksichtigung der warmen und kalten Ischämiezeit mit einer alsbaldigen Wiederaufnahme der Transplantatfunktion gerechnet werden konnte.

Zusammenfassend zeigt sich, daß in den eigenen Fällen von Nierentransplantationen auf Grund der gewonnenen Erfahrungen eine weitgehende Standardisierung in der Organvorbereitung wie auch im operativ-technischen Vorgehen erreicht werden konnte, die es zunehmend ermöglicht, die weitergehende Komplikationsrate zu verringern und damit die Prognose bei terminalem Nierenversagen zu verbessern.

Privatdozent Dr. med. St. Gödde
Professor Dr. med. W. Vahlensieck
Urolog. Univ.-Klinik
D-5300 Bonn-Venusberg

R. Voss, K. Ruile und R. Braun: **Neue Aspekte zur Nierenkonservierung**

Ich möchte zunächst etwas Wasser in den Wein der Erwartung gießen, die an die einzelnen Konservierungsverfahren von ganzen Organen über längere Zeiträume mit dem letztlichen Ziel einer Organbank geknüpft werden.

Es gibt gute Einzelergebnisse, aber es fehlt bisher das Gesetz der Serie. Der gegenwärtige Zustand kann sich bei der Intensität der Forschung bald ändern. Zum Austausch der Nieren im Bereich des westlichen Europas genügt als Konservierungsmaßnahme wahrscheinlich die einfache Hypothermie auf 2 °C, wobei sich der große organisatorische Aufwand natürlich belastend auswirken kann. Die einleitenden Feststellungen, Wasser in Wein, betreffen auch unsere Versuche mit der hyperbaren Organkonservierung. Bei der hyperbaren Organkonservierung werden wir mit folgenden Fragen konfrontiert:

1. Ist sie druckabhängig?
2. Ist sie gasabhängig?
3. Ist sie druck- und gasabhängig?

Zur Methodik: Kaninchennieren wurden nach insitu- Perfusion mit blutfreien Lösungen steril und trocken in Druckbehältern bei 2 °C 8 Tage gelagert. Als Gase wurden verwandt: Sauerstoff, CO_2, Lachgas, Helium, Stickstoff und Xenon. Die Drucke schwankten zwischen 0,5 und 7 atü Überdruck. Zur Prüfung der Vitalität wurden folgende biochemische Parameter herangezogen: Nucleotide, cytoplasmatische und mitochondrale Enzyme, die Cytochrome A, B und C und der Q_{02}, also die Gewebsatmung. Diese Meßwerte wurden durch elektronenmikroskopische Untersuchungen komplettiert. Als Repräsentant des Energieniveaus wird der ATP-Gehalt nachfolgend dargestellt:

Nur in Gegenwart von ATP sind energieverbrauchende Reaktionen der Niere wie Natriumrückresorption, Glucoserückresorption erst möglich.

Der ATP-Gehalt ändert sich bei der hyperbaren O_2-Konservierung nicht wesentlich bei unterschiedlichen Drucken.

Der ATP-Gehalt vergrößert sich signifikant bei steigendem Druck einer Stickstoffpreservation.

Der ATP-Gehalt bei gleichem Druck mit verschiedenen Gasen. Stickstoff und mit Abstand Xenon zeigen die signifikant höchsten Konzentrationen. Die hyperbare Organkonservierung ist druck- und gasabhängig.

Frage: Ist ein hoher ATP-Gehalt mit den Enzymaktivitäten und der Gewebsatmung korreliert.

Wir fanden geringe Enzymaktivitäten und keine Gewebsatmung bei hohem ATP-Gehalt der N_2-Konservierung mit 7 atü.

Gute Enzymaktivität und gute Gewebsatmung bei hohem ATP-Gehalt der Xenonkonservierung mit 2 atü. Eine Korrelation besteht offenbar nicht.

Es gelingt, mit einer hyperbaren Xenonkonservierung die Zellvitalität über 8 Tage weitgehend zu erhalten. Die elektronenmikroskopischen Befunde untermauern die biochemischen Meßdaten. Die Zellvitalität ist die Voraussetzung für die Wiederaufnahme der Funktion eines Organs.

Ein Organ, bei dem die Zellvitalität nicht mehr nachweisbar ist, wird für die Transplantation unbrauchbar.

Die Retransplantation biochemisch vitaler Organe verlief bisher hoffnungsvoll in einzelnen Versuchen, bitter enttäuschend in anderen. Der Negativkatalog, und

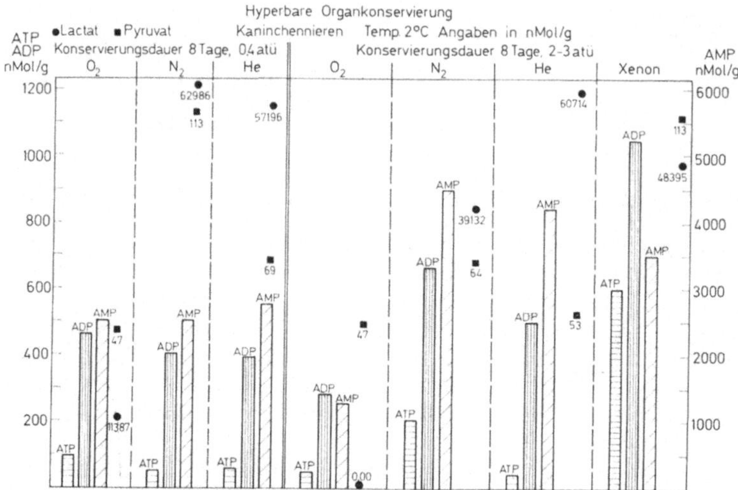

Abb. 1. Nucleotidverhalten nach einer Konservierungsdauer von 8 Tagen bei 0,4 atü von O_2, N_2 und He (linke Bildseite). Nucleotidverhalten nach einer Konservierungsdauer von 8 Tagen bei 2 bis 3 atü von O_2, N_2, He und Xe (rechte Bildseite). Stickstoff und mit Abstand Xenon zeigen die signifikant höchsten Konzentrationen bei 2 bis 3 atü

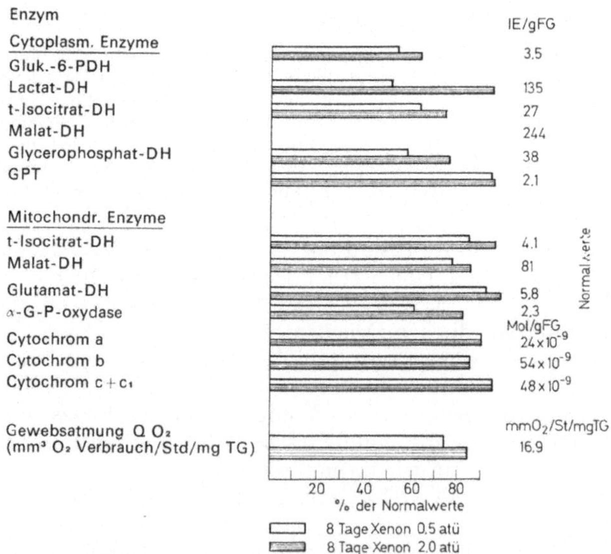

Abb. 2. Gute Enzymaktivitäten der cytoplasmatischen und mitochondralen Enzyme sowie hohe Cytochromgehalte und eine nahezu normale Gewebsatmung der Xenonkonservierung bei 2 atü

auf den kommt es hier an, ergab Nekrosen in Rinde und Mark, teilweise vollständige Resorption des Organs nach 6 Wochen.

Herzvorhöfe können wir in Serie 5 Tage und länger konservieren und eine gute Kontraktionsleistung erhalten, Nieren noch nicht.

Warum? Es hängt wahrscheinlich von der Diffusionsgeschwindigkeit der Gase ab. Aus technischen Gründen konnten wir bisher nur mit Xenongasdrucken bis zu 2 atü arbeiten. Das scheint für Kaninchennieren ausreichend, für Hundenieren nicht. Bisher gelang es zwar, den mitochondralen Stoffwechselapparat der Nieren zu konservieren aber offenbar nicht immer das intrarenale Gefäßsystem.

Die Gefäßintima erweist sich auch nach Mitteilungen anderer Arbeitsgruppen als schwer konservierbar. Ischämische Schäden an ihr führen zu Abschilferungen und Gefäßverschlüssen, resultierend daraus die Gewebsnekrosen. Es wird noch intensiver experimenteller Untersuchungen bedürfen, diese Probleme zu lösen.

Unabhängig davon zeichnet sich eine weitere absurd anmutende Problematik ab. Ist der Empfänger in der Lage, nach 8 Tagen Konservierung sein eigenes Organ noch zu erkennen, oder wird der immunbiologische Code durch eine Konservierung verändert? Die Frage muß auf Grund einiger Untersuchungsergebnisse diskutiert werden. Ich erinnere nur an den hohen RNS-Verlust bei längerer Ischämie und die vollständige Resorption ganzer, länger konservierter Organe, wie wir sie bei der homologen Organtransplantation ohne Immunosuppression beobachtet haben. Wir können nur hoffen, daß diese Vermutung falsch ist. Die schon ohnehin großen Schwierigkeiten der Organkonservierung würden dadurch erheblich gesteigert.

Literatur

Gerlach, E., Bader, W., Schwoerer, W.: Pflügers Arch. ges. Physiol. **278**, 298 (1963). — Largiadèr, F.: Organtransplantation. Stuttgart: Thieme 1970; — Langenbecks Arch. klin. Chir. **322**, 509 (1968). — Lyons, G. W., Dietzmann, R. H., Lillehei, R. G.: Trans. Amer. Soc. artif. intern. Org. **12**, 236 (1966). — Thorn, W.: Akutes Nierenversagen. Stuttgart: Thieme 1962. — Thorn, W., Liemann, F.: Pflügers Arch. ges. Physiol. **273**, 258 (1961). — Voss, R., Schoen, H. R., Ruile, K.: Z. ges. exp. Med. **143**, 3/4 (1967). — Voss, R., Ruile, K., Vogell, W., Kunz, W.: Klin. Wschr. **48**, 1089 (1970). — Voss, R., Rickart, A., Ruile, K., Vogell, W., Kunz, W.: Klin. Wschr. **48**, 172 (1970).

Privatdozent Dr. med. R. Voss
Lehrstuhl und Abteilung für Urologie
der Justus-Liebig-Universität
D-6300 Gießen

P. Müller-Beissenhirtz, J. Schmidt, U. Mohr und L. Röhl: **Untersuchungen über neue Substanzen zur Immunosuppression nach Nierentransplantation**

Wir sind bei unseren Versuchen von der Vorstellung ausgegangen, daß eine durch Anoxie gesteigerte Capillarpermeabilität [1] die Zellinfiltration eines Nierentransplantates begünstigt. Schiff u. Burn [3] beschrieben 1961, daß konjugierte Oestrogene auf eine veränderte Capillarwand einen „normalisierenden" Effekt haben. Die Grundsubstanz der capillären Basalmembran und des pericapillären Gewebes besteht im wesentlichen aus sauren Mucopolysacchariden. Oestrogene bewirken eine Verschiebung des Sol-Gelgleichgewichts der Mucopolysaccharide zugunsten ihres Gelzustandes. Dadurch kommt es zu einer Verfestigung der Grundsubstanz und somit zu einer Abdichtung der Capillarwände. Es sollte untersucht werden, ob eine derartige Normalisierung der Gefäßpermeabilität zu einer Hemmung der Zellinfiltration der Transplantate und dadurch zu einer unspezifischen Unterdrückung der Abstoßungsreaktion führt.

Acht männliche Bastardkatzen wurden nach bilateraler Nephrektomie und anschließender orthotoper Implantation einer bei 4 °C perfundierten Fremdniere täglich mit 40 mg Östriolsuccinat (jetzt Orgastyptin) intraperitoneal behandelt. Die Befunde von 51 unbehandelten Transplantatnieren dienten als Kontrollen. Ein Teil dieser Empfängertiere war nur unilateral nephrektomiert, wodurch der Beobachtungszeitraum verlängert wurde.

Ein Vergleich der Überlebenszeit behandelter und unbehandelter Tiere läßt keine signifikante Schlüsse auf eine — die Abstoßungsreaktion hemmende —

Wirkung von Östriolsuccinat zu. Die Beurteilung möglicher Therapieeffekte wurde nach makroskopischen und mikroskopischen Befunden vorgenommen.

Alle in die Auswertung einbezogenenen Transplantate zeigten freie Durchgängigkeit der Anastomosen, der großen Gefäße und der ableitenden Harnwege. Unbehandelte Transplantate zeigen bei weitgehend abgelaufener Abstoßungsreaktion eine schwere extrarenale fibrinoide Begleitreaktion, die Niere, Gefäße und Ureter gleichermaßen betrifft (Abb. 1).

Dagegen fanden wir zu keinem Zeitpunkt bei den mit Östriolsuccinat behandelten Transplantaten eine derartige Veränderung, wie der Sektionssitus eines am 18. Tag gestorbenen Tieres zeigt (Abb. 2). Durch das reaktionslose zarte Peritoneum erkennt man die makroskopisch normal anmutende transplantierte Niere, den Bereich der venösen Anastomose und den unveränderten Harnleiter, der in die gefüllte Blase einmündet.

Im Rahmen der Abstoßungsreaktion kommt es zu einer erheblichen Organvergrößerung (Tabelle). Die Gewichtszunahme der unbehandelten Transplantate

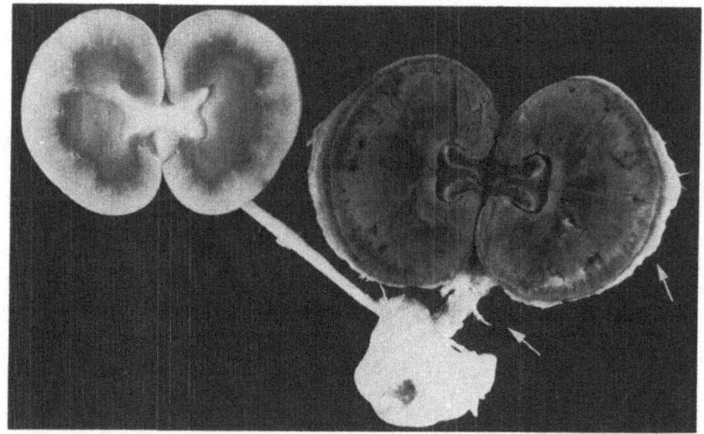

Abb. 1. Sektionspräparat. 23. Tag nach Transplantation ohne Behandlung. Rechts Transplantat, links Eigenniere. Schwere fibrinoide Begleitreaktion im Bereich des gesamten Transplantats (Pfeile!)

betrug zwischen dem 7. und 12. Tag durchschnittlich 100%, aber vom 15. bis zum 23. Tag bis zu 450%, im Mittel 313%. Bei den mit Östriolsuccinat behandelten Transplantaten war bis zum 12. Tag gleichfalls eine Zunahme von durchschnittlich 78% zu verzeichnen, aber bis zum 18. Tag blieb dann jegliche weitere Steigerung aus. Inwieweit eine Gewichtszunahme der Transplantate in unseren Versuchen bis etwa 100% als nicht abstoßungsbedingt angesehen werden darf, soll hier nicht weiter erörtert werden.

Die unserer Meinung nach entscheidenden Unterschiede erbrachten die histologischen Befunde. Die Einteilung in verschiedene Stadien beruht in allen Fällen auf der Beurteilung von Gesamtschnitten der Organe.

Stadium I beinhaltet Veränderungen degenerativer Art wie wir sie auch nach alleiniger Perfusion und nachfolgender Ischämie gesehen haben.

Stadium II umfaßt fünf quantitative Schweregrade der lymphoiden Zellinfiltration ohne Berücksichtigung der Art und Lokalisation.

In *Stadium III* finden sich die ersten tubulären Nekrosen auf dem Boden einer schweren interstitiellen Nephritis.

In *Stadium IV* subtotale und im

Stadium V totale Organnekrosen.

Bei unbehandelten Transplantaten sind bereits am 5. Tag nur noch schwere interstitielle Nephritiden zu finden, und ab 7. Tag treten zusätzlich fortschreitende Nekrosen auf. Nach dem 17. Tag sind sämtliche Transplantate völlig nekrotisch, d. h. abgestoßen.

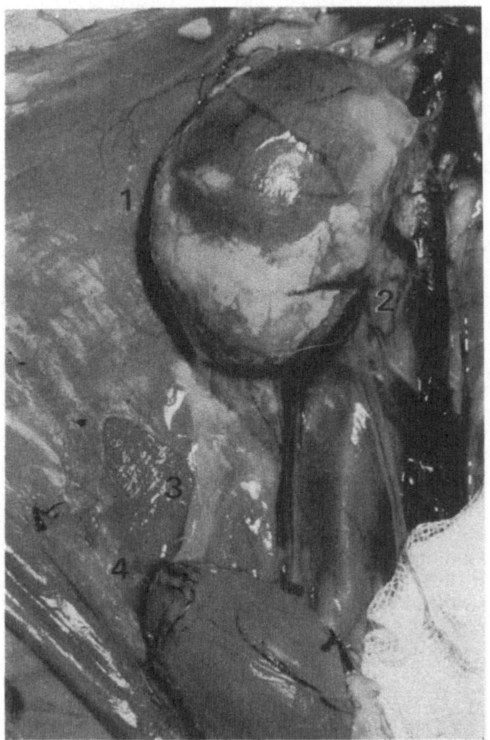

Abb. 2. Sektionssitus. 18. Tag nach Transplantation und Behandlung mit Östriolsuccinat. (1) Transplantat. (2) venöse Anastomose. (3) Harnleiter. (4) Harnleiterimplantationsstelle

Tabelle. *Makroskopische Befunde nach homologer Nierentransplantation bei der Katze*

	7.—12. Tag		15.—23. Tag	
	A	B	A	B
Anzahl	10	4	4	2
Extrarenale fibrinoide Begleitreaktion	10	0	4	0
Gewichtszunahme der Transplantatnieren in % des Ausgangswertes	100 (74—115)	78 (56—104)	313 (145—448)	71 (29—113)

Gruppe A: unbehandelte Kontrolltiere; Gruppe B: 40 mg/die i.p. Östriolsuccinat.

Im Gegensatz dazu war bei den mit Östriolsuccinat behandelten Transplantaten der schwerste Schädigungsgrad eine mäßige interstitielle Nephritis, Nekrosen fehlten vollkommen. Daß keine stärkere Zellinfiltration auftrat, ist um so bemerkenswerter, da sich keine Erniedrigung der Leukocytenzahlen im peripheren Blutbild fand, dagegen bei einem der beiden Tiere, das über 12 Tage lebte, sogar eine Steigerung bis auf 60000. Die Vorstellung, daß Östriolsuccinat auf die Gefäße des Transplantates einen abdichtenden Effekt ausübten, wird weiterhin dadurch erhärtet, daß sich bei keinem behandelten Tier ein fibrinhaltiges Ödem in der

Transplantatniere nachweisen ließ, wie wir es in den unbehandelten Organen feststellen konnten [2].

Als zweites wurde eine neuartige Verbindung aus der Reihe der Alkylantien auf ihre immunosuppressive Wirkung untersucht. Der Wirkstoff wurde uns von der Firma Bayer, Leverkusen unter der Bezeichnung *BAY b 1837* ohne nähere Angaben über die chemische Struktur zur Verfügung gestellt.

Diese Substanz wies einen deutlichen immunosuppressiven Effekt auf, zeigte aber in unseren Versuchen an der Katze bei intraperitonealer Injektion im therapeutisch wirksamen Bereich von 20 bis 40 mg/kg Körpergewicht/Tag schwere letale allgemeintoxische Nebenwirkungen auf, so daß auch in dieser Versuchsreihe bei 36 Tieren keine signifikante Verlängerung der Überlebenszeit zu erreichen war.

Die histologischen Befunde nach einwöchiger Vorbehandlung der Empfängertiere waren besser als nach alleiniger postoperativer Therapie.

Zusammenfassung unserer vorläufigen Ergebnisse

Die getestete alkylierende Verbindung erwies sich in dem therapeutisch wirksamen Bereich bei der Katze als zu toxisch. Wegen der nachgewiesenen immunosuppressiven Eigenschaft sollten jedoch weitere Versuche an Hunden durchgeführt werden.

Östriolsuccinat vermag die Abstoßungsreaktion durch unspezifische Hemmung der Zellinfiltration abzuschwächen. Auch hier handelt es sich aber um erste teilweise positive Ergebnisse.

Es bleibt zu hoffen, daß die z. Z. laufenden Versuche aus dem eben aufgezeigten Pfad einen gangbaren Weg bereiten, um die bisher zur Unterdrückung der Abstoßungsreaktion notwendigen Medikamente mit ihren problematischen Nebenwirkungen zumindest einschränken zu können.

Literatur

1. Büchner, J.: Pathologische Bedeutung des Sauerstoffmangels. Verh. dtsch. Ges. Path. 1944. Stuttgart: Piscator 1949. — 2. Georgii, A., Müller-Beißenhirtz, P., Althoff, J., Mohr, U.: Der Ablauf einer unbeeinflußten Abstoßung von allo-transplantierten Nieren bei Katzen. Verh. dtsch. Ges. Path. 1969. Stuttgart: G. Fischer 1969. — 3. Schiff, M., Burn, H. F.: The Effect of intravenous estrogenes on ground substance. Arch. Otolaryng. **73**, 43—51 (1961).

Dr. P. Müller-Beissenhirtz
Urolog. Univ.-Klinik
D-6900 Heidelberg
Kirschnerstraße 1
Jetzt:
Chirurg. Klinik
D-3300 Braunschweig
Salzdahlumerstraße 90

E. Ritz, H. W. Schüler, H. Schmitz, K. Andrassy, W. Michel und M. Ziegler:

„Infektions"-Komplikationen bei Nierentransplantationen

In unserem klinischen Krankengut von 59 Transplantationen bei 53 Patienten war trotz Fehlen einer sterilen Einheit die Zahl der bakteriellen Infektionen mit zwei Fällen von Pseudomonas- und Colisepsis, einer Staphylokokkensepsis und Staphylokokkenmeningitis sowie einer Soorpneumonie nicht höher als in vergleichbaren anderen Serien. Diese Infektionen mit ausschließlich endogenen Keimen konnten in fast allen Fällen auf erkennbare Ursachen wie Urinfisteln, Aspirationen und Stumpfinsuffizienz nach Billroth-II-Resektion zurückgeführt werden.

Ich möchte mich im folgenden wegen der Kürze der zur Verfügung stehenden Zeit auf einige besonders herausgegriffene Punkte beschränken.

Außerordentlich hoch war die Zahl der Harnwegsinfekte, definiert als Bakteriurie mit einer Keimzahl über 100000/ml. Die Mehrzahl der in der Transplantationsambulanz untersuchten Patienten hatte zumindest bei *einer* Untersuchung eine signifikante Bakterurie. Die gefundenen Keime (Abb. 1) waren E. coli und Enterokokken in je 29%, Proteus mit 24%, Coli intermedium in 12% und Pseudomonas in 7% der Fälle. Mischinfektionen mit mindestens zwei Keimen wurden in

42% beobachtet. Als Ursache der so häufigen Harnwegsinfekte kommen mehrere Faktoren in Frage:

Bei Infektion der durch bilaterale Nephrektomie entfernten eigenen Nieren des Empfängers ließ sich trotz lokaler antibiotischer Behandlung eine bakteriologische Sanierung der Blase nicht in allen Fällen erreichen. Des weiteren ist hier anzuführen die postoperativ durchgeführte Dauerkatheterbehandlung sowie in Einzelfällen das Auftreten von Urinfisteln, die in unserer Serie jedoch in weniger als 10% der Fälle beobachtet wurden.

Die Persistenz der Infektion wird durch mehrere Faktoren begünstigt. Eine entscheidende Rolle spielt sicher die Beeinträchtigung der Infektabwehr durch immunsuppressive Therapie, speziell durch die Steroide. Es wäre ferner hinzuweisen auf die in 40% der Fälle beobachtete Glykosurie, die als weiterer Risikofaktor angesehen werden muß. Inwieweit die fehlende Lymphdrainage der ableitenden Harnwege des Transplantates eine Rolle spielt, sei dahingestellt.

Sicherlich spielt unter den anatomischen Gegebenheiten, die das Persistieren der Infektion begünstigen, der je nach Zugangsweg bei der bilateralen Nephrektomie belassene Ureterstumpf als Blindsack eine gewisse Rolle. Dagegen wurde nach Anwendung der von Röhl u. Mitarb. mitgeteilten Methode der Implantation des Ureters in die Blase nur in einem Falle ein vesicouretraler Reflux beobachtet. Hingegen verursachte die Fibrose der Anastomosenstelle nach Beherrschung einer

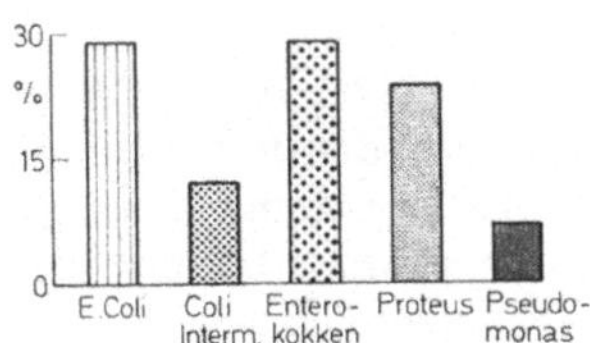

Abb. 1. Harnwegsinfekte nach Nierentransplantation

Abstoßungsreaktion in drei Fällen eine ausgeprägte Hydronephrose. Ferner trat in zwei Fällen eine Urolithiasis in den ableitenden Harnwegen des Transplantates auf.

In einigen histologisch untersuchten Transplantaten konnten wir dementsprechend auch pyelonephritisch bedingte polymorphzellige Infiltrate, in zwei Fällen sogar Mikroabscesse nachweisen.

Auffällig häufig war die Zahl der unter immunsuppressiver Therapie angehenden Virusinfekte. So sahen wir im Rahmen einer Hepatitisepidemie im Dialysezentrum bei fünf transplantierten Patienten eine schwere Hepatitis. Der Ausgang war in einem Fall letal. In 4 der 5 Fälle war der Australia-Antigennachweis mit der Mikro-Ouchterlony-Technik positiv. Im Gegensatz zu den Angaben von Reed verläuft nach unseren Beobachtungen bei transplantierten Patienten die Hepatitis mit positivem Australia-Antigennachweis unter immunsuppressiver Therapie im Vergleich mit hämodialysierten Patienten besonders schwer.

Bemerkenswert oft kam es außerdem zu Infekten durch Viren der Herpesgruppe: In sechs Fällen wurde ein Herpes zoster gefunden (2mal im Ophthalmicusbereich, 4mal im Thoraxbereich). Der klinische Verlauf bot keine Besonderheiten. In mehreren Fällen traten außerdem schwere, nur langsam heilende Herpes simplex-Infektionen auf. Schließlich ließ sich bei 40% der untersuchten Patienten nach der Transplantation das Auftreten einer Cytomegalievirusinfektion durch Immunfluorescenzserologie und Virusnachweis im Urin sichern. Es wurden im Serum teilweise maximale Anstiege der Fluorescenztiter auf Werte über 1:5000 beobachtet. Zugleich stieg die Komplementbindungsreaktion mit Cytomegalievirusantigen an und der IGM-Antikörpernachweis war ausnahmslos positiv, was das Vorliegen eines frischen Infektes beweist. In mehreren Fällen konnte die Diagnose bereits klinisch durch Nachweis typischer Cytomegalieviruseinschlußkörperchen in infizierten Harnwegsepithelzellen gestellt werden. Klinisch kam es bei den Cytomegalievirusinfektionen zu atypischen, Australia-Antigen negativen Hepatitiden, Status febrilis und interstitiellen Pneumonien.

Die Erkennung und Behandlung der Infektionen ist von großer Bedeutung, da sie neben der Abstoßungsreaktion die häufigste Ursache des Mißerfolges einer Nierentransplantation darstellen.

Dr. E. Ritz
Med.-Univ.-Klinik
D-6900 Heidelberg

Rundtischgespräch über chronische Hämodialyse und Transplantation

Leiter: Herr Professor Dr. C. E. Alken, Homburg/Saar.

Teilnehmer: Herr Dozent H. Edel, München; Herr Professor Dr. R. Nagel, Berlin; Herr Dozent H. Pichlmaier, München; Herr Professor Dr. C. F. Rothauge, Gießen; Herr Professor Dr. W. Vahlensieck, Bonn; Herr Oberarzt Dozent Dr. M. Ziegler, Heidelberg.

Gekürzte Wiedergabe

Alken führt einleitend aus, daß in den Referaten des Vormittags die speziellen Probleme der chronischen Hämodialyse und Transplantation sehr übersichtlich und klar zur Darstellung gekommen sind, aber nur für einen begrenzten Kreis von Kollegen, die auf diesem Gebiet persönlich arbeiten, von unmittelbarem Interesse sein können. Hinzu komme, daß der weitaus größte Teil der Patienten, die für beide Behandlungsmethoden in Frage kämen, nicht aus dem urologischen Krankheitsgut stamme. Unbedingt wichtig sei jedoch für jeden urologischen Facharzt die Information über den derzeitigen Stand des Gesamtproblems und die Indikation, um im Bedarfsfalle dem Patienten bzw. seinen Angehörigen Auskunft und Rat erteilen zu können.

Zur Behandlung terminal niereninsuffizienter Patienten stehen uns zwei Verfahren zur Verfügung, die chronische Dialyse und die Transplantation.

Beide Verfahren können keine miteinander konkurrierende Methode sein, sie müssen sich ergänzen. Einmal fehlt es an Dialysekapazität, um alle anfallenden Patienten behandeln zu können, und zum anderen ist ein Dialysezentrum notwendig zur Vorbereitung auf die geplante Transplantation und zur Nachbehandlung, wenn das Transplantat nicht funktioniert.

Der Patient muß vom Dialysezentrum zur Transplantation vorbereitet werden, die Zeit bis eine geeignete Spenderniere vorhanden ist, muß durch Dialysen überbrückt werden. Kommt es nach der Transplantation zu Komplikationen im Sinne einer Olig- bzw. Anurie über längere Zeit oder muß das Transplantat wieder entfernt werden, ist es erforderlich, den Patienten durch Dialysen am Leben zu erhalten.

Seit 1960 ist die chronische Dauerdialyse als Behandlungsmethode des Urämikers eingeführt. Entscheidend ist die ärztlich sinnvolle Auswahl der Kranken, wobei Alter, gleichzeitig bestehende irreversible Grunderkrankung, die in kurzer Zeit zum Tode führen, schwere Stoffwechselstörungen und nicht zuletzt die Bereitschaft des Patienten zur aktiven Mitarbeit eine entscheidende Rolle spielen. Durch Einführung des Cimino-shuntes sowie der subcutanen Verlagerung der Arteria femoralis sind ganz erhebliche Verbesserungen beim Zugangsweg zum Gefäßsystem des Patienten entstanden, eine Voraussetzung für die Effektivität der Dialyse. Es besteht zwar außer der Hämodialyse noch die Möglichkeit der Peritonealdialyse. Diese ist aber sehr begrenzt in ihrer Anwendungsmöglichkeit und naturgemäß belastender für den Patienten sowie weniger wirksam.

Die Lebensverlängerung durch Dialyse erkauft sich der Kranke durch gravierende Nachteile. Psychologisch ist er abhängig von einer Maschine, die er mindestens 24 Std pro Woche braucht. Strenge Diät und Restriktion der Trinkmenge sind erforderlich. Bekannte typische Komplikationen sind Störungen des Kreislaufs, des Calcium-Phosphorstoffwechsels, des Zentralnervensystems und Blutungsneigungen sowie Komplikationsmöglichkeiten von Seiten des Shunts und der technisch-apparativen Versorgung.

Die zweite Behandlungsmöglichkeit des terminal Nierenkranken ist die Transplantation. 1955 wurde in Paris die erste Lebendspenderniere transplantiert. 1963 in Boston die erste Leichenniere. Von 1959 bis 1970 sind in der Welt 3510 Transplantationen erfolgt, davon in Deutschland 249. Die Einjahres-Transplantatüberlebensrate beträgt in der Welt 52%, in Deutschland 31%. Diese Diskrepanz ist weniger in operationstechnischer als in organisatorischer Hinsicht zu suchen. Eine große Rolle spielt dabei, daß nur die Zentren Heidelberg, München und Bonn augenblicklich über mehr als 40 Transplantationen übersehen und die Komplikationsrate ohne größere Erfahrung anfangs sehr hoch ist. Die Ergebnisse insgesamt sind in den letzten Jahren erheblich besser geworden. Die Ursache liegt in einer weitgehenden Standardisierung der Operationstechnik sowie in der Verbesserung der Vor- und Nachbehandlung. Wichtig ist die vor der Transplantation durchzuführende Sanierung des Patienten. Sie besteht in Beseitigung von Infektionsherden, von Ulcera und der bilateralen Nephrektomie, um gravierende Gefäßschäden durch eine unbeeinflußbare Hypertonie zu verhindern. Wichtig ist ferner, daß bei einer Transplantatkrise keine immunosuppressive Therapie um jeden Preis betrieben wird. Ferner spielt die Einrichtung überregionaler Zentren eine große Rolle, da man etwa 500 Patienten braucht, um für eine Niere einen kompatiblen Empfänger zu finden. Verbesserungen sind noch zu erreichen durch Entwicklung von Apparaten zur längerdauernden Konservierung einer Niere.

Zu welchem der beiden Verfahren soll man nun einem Patienten raten? Abgesehen davon, daß die Fragestellung in der Form nicht ganz richtig erscheint, da beide Methoden keine Alternativlösungen darstellen, muß sie im Einzelfall gelöst werden. Absolute Indikationen für eine Transplantation sind psychische Probleme und die Unverträglichkeit der chronischen Hämodialyse, wobei letzteres meist durch Gefäßprobleme verursacht ist.

Zweifellos wird man eher zur Transplantation neigen, wenn man einen Patienten sieht, der ein funktionsfähiges Transplantat besitzt, der unabhängig von der Maschine ist und keine strenge Diät oder Flüssigkeitsrestriktion braucht, dessen Leben also lebenswerter erscheint. Für die Transplantation spricht auch die nüchterne Tatsache, daß die Dialysekapazität bei weitem nicht ausreicht, um alle anfallenden Urämiker am Leben zu erhalten. Weiterhin sind die Kosten ein nicht unerheblicher Faktor. Man darf aber dabei nicht vergessen, daß das lebenswertere Leben bei funktionsfähigem Transplantat durch eine kürzere Überlebenszeit erkauft wird. So stehen beispielsweise in Europa 63% Überlebende bei der Dialyse nach 3 Jahren, 50% Überlebende nach Verpflanzung einer Verwandtenniere und 30% nach Verpflanzung einer Leichenniere gegenüber. Die zu geringe Dialysekapazität kann durch Heimdialyse, die die besten Ergebnisse hat, aber ebenfalls mit ihren bekannten Komplikationen behaftet ist, verbessert werden.

Wenn wir von der Überlebenszeit des Patienten nach Transplantation reden, so sollten wir gelegentlich nur die volle Rehabilitationszeit in Betracht ziehen. Streng genommen muß nämlich die Zeit, die der einzelne Patient wegen der Sanierung und bei Auftreten möglicher Komplikationen nach Transplantation in der Klinik verbringen muß, vom lebenswerten Leben abgezogen werden oder zumindest in Relation zum Klinikaufenthalt bei der Dialyse gebracht werden.

Die Transplantation bei Kindern stellt wiederum ein Problem für sich dar. Es ist zu beachten, daß 3 oder 4 Jahre Lebensgewinn für ein Kind von 6 Jahren beispielsweise keinen großen Gewinn bringt im Gegensatz zum Erwachsenen. Außerdem ist es wohl vom moralisch ethischen Standpunkt nicht vertretbar, einem nicht entscheidungsfähigen Kind eine Niere zu entfernen und diese dessen Bruder oder Schwester zu verpflanzen.

Zum augenblicklichen Zeitpunkt scheint folgendes Vorgehen sinnvoll: Befindet sich ein Patient im chronischen Dialyseprogramm und wird die Hämodialyse aus bestimmten Gründen nicht vertragen, so besteht ebenso wie für den Kranken, der keinen Platz bekommen kann, eine absolute Indikation zur Transplantation, wenn keine Kontraindikationen bestehen. Wird die Dialyse gut vertragen, so muß der Patient nach vorheriger Aufklärung selbst entscheiden, ob er eine kürzere Überlebenszeit durch ein unabhängigeres Dasein erkaufen will.

H. Müssiggang: **Grundlagen der urologischen Laserchirurgie**

Erlauben Sie mir, Ihnen die Vorteile des Lasers als operatives Instrument aufzuzeigen und über die mögliche Neukonzeption einer Sonde für ein Laserskalpell und ein Lasercystoskop zu berichten.

Das Prinzip des Lasers beruht auf der Lichtverstärkung durch induzierte Emission eines durch äußere Energiezufuhr angeregten Materials in einem optischen Resonator. Erzeugt wird ein Licht, das sich von allen bisherigen Lichtquellen durch scharfe Bündelung, Kohärenz, große Leistung und spektrale Schärfe unterscheidet. Die Parallelität des Laserlichtes bedingt die hohe Intensität, die im Brennfleck fokussierten Laserlichtes entsteht.

Es gibt heute bereits eine große Anzahl verschiedener Laserarten. Die bekanntesten sind:

1. Der Argon-Ionenlaser mit grünem Licht,
2. Der Helium-Neonlaser mit rotem Licht,
3. Der Rubinlaser mit rotem Licht.

Diese drei Arten haben eine relativ geringe Leistung im Dauerbetrieb.

4. Der Neodymlaser im nahen Infrarot mit einer Wellenlänge von 1,06 μm und einer Dauerleistung bis etwa 500 W.
5. Der CO_2-Laser im tiefen Infrarot, dessen Leistung im kontinuierlichen Betrieb bis in den KW-Bereich gesteigert werden kann.

Für die operative Medizin kommen nur Laser in Betracht, die genügend hohe Leistung, kontinuierlich oder in schneller Impulsfolge ausstrahlen und die eine Wellenlänge besitzen, die vom Gewebe gut absorbiert wird.

Diese Forderung erfüllt besonders der CO_2-Laser. Er wird deshalb in der experimentellen Laserchirurgie biomedizinischer Zentren für offene und endoskopische Operationen benutzt. Abbildung 1 zeigt einen solchen für Operationen verwendbaren Laser. Er besteht aus drei Teilen, dem Laser, dem Manipulator und den auswechselbaren Handstücken, in denen die fokussierenden Linsen eingesetzt sind. Der Laser befindet sich in einem senkrecht stehenden oder waagrecht liegenden Schrankgehäuse. Aus diesem tritt der Laserstrahl in den Manipulator, einem um viele Achsen beweglichen mehrgliedrigen Gestänge, und wird durch kleine Spiegel an den Scharnieren in die Handstücke weitergeleitet. Durch Federzug oder Gegengewicht wird das Gewicht des Manipulatorarmes ausbalanciert. Da die CO_2-Strahlung unsichtbar ist, dient ein im optischen System vorgesehenes sichtbares Fadenkreuz oder ein rings um den CO_2-Strahl gleichzeitig ausstrahlender sichtbarer Helium-Neonstrahl als sog. Pilotlicht zur Lokalisation des

Brennfleckes. Ein Luftstrom aus dem Handstück sorgt dafür, daß das Operationsfeld vom Rauch, der bei der Verdampfung von Gewebe entsteht, frei bleibt. Für Operationsstellen durch Körperöffnungen hat man Laserendoskope entwickelt, die in gleicher Weise wie die Handstücke an den Manipulator angebracht werden können (Abb. 2). Der aus dem Manipulator herauskommende Laserstrahl trifft auf einen rotierenden Chopper (Zerhackerscheibe) im Endoskopgehäuse, der in

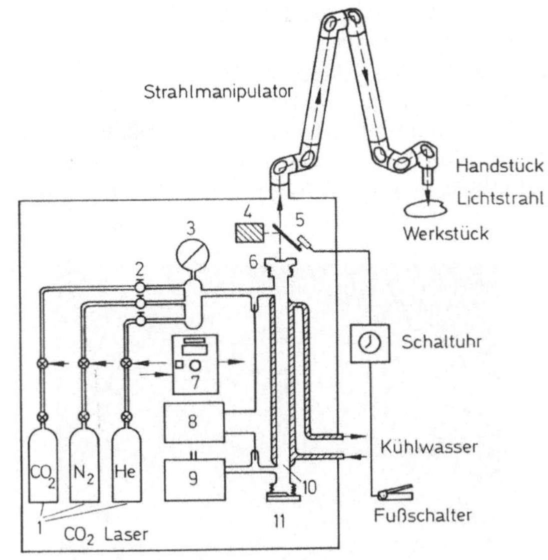

Abb. 1. Schematisches Diagramm des CO_2-Lasers der American Optical, USA

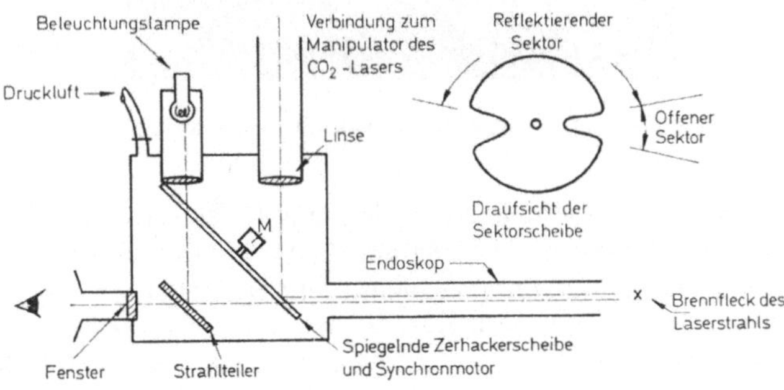

Abb. 2. Schematisches Diagramm des CO_2-Laserendoskopes der American Optical, USA

schneller Folge abwechselnd das energiereiche Laserlicht oder das Beleuchtungslicht hindurchläßt. Bei geschlossener Position des Choppers wird der Strahl in den Endoskopschaft weitergeleitet, bei offener Position ist dagegen der Weg frei für Sichtlicht, das von einem hinter dem Chopper befindlichen halbdurchlässigen Spiegel in den Schaft gespiegelt wird. Der Operateur betrachtet das Bild durch den halbdurchlässigen Spiegel und Chopper. Die fokussierende Linse ist am distalen Schaftende angebracht.

Mit einem Brennfleckdurchmesser von ca. 1 mm und einer nutzbaren Leistung von ca. 50 W disseziert der CO_2-Laser durch Verbrennen und Verdampfen mühelos parenchymatöse und festere Organe. Die Vorteile gegenüber den gebräuchlichen Instrumenten sind:

1. *Verminderte Infektionsgefahr* durch die Asepsis der Strahlen.

2. *Geringerer Blutverlust* durch kräftige Coagulationsverschlüsse von Capillaren, kleinen Venen und Arterien.

3. *Geringere Nebenverletzungen* durch punktförmiges Operieren.

4. *Entfernung definierter Gewebsmengen (Tumore) durch Sublimation.* Beschädigung von Gewebe außerhalb des Focusgebietes sind geringer oder nur ebensogroß wie mit konventionellen Instrumenten.

Nachteilig erwiesen hat sich dagegen für einen routinemäßigen Einsatz die fehlende flexible Strahlenleistung und die „starre" Instrumentation durch die Handstücke. Um die Anwendung des Lasers aber auch den Disziplinen zu ermöglichen, die gezwungen sind, in größeren Körpertiefen und geschlossenen Körperhöhlen leicht handhabbar zu operieren, wie beispielsweise in der Urologie, gibt es

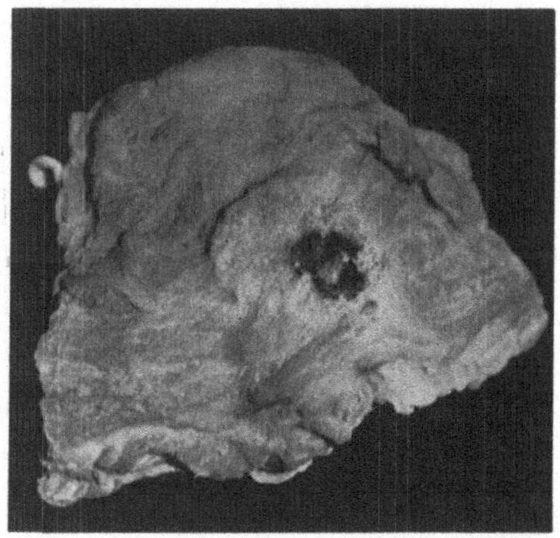

Abb. 3. Perlengroße runde Ausbrennung der Harnblasenschleimhaut durch Neodymlaser in 45 sec

nur die Möglichkeit, das Laserlicht über biegsame Glasfasern zu leiten und Glasfasersonden für Laserskalpelle und Laserendoskope zu entwickeln.

Als Lichtquelle läßt sich dann aber nicht mehr ein CO_2-Laser verwenden, weil es keine Gläser und damit Glasfasern gibt, die das langwellige Infrarot von 10,6 μm Wellenlänge durchlassen Hierzu ist nur mit genügend hoher Strahlungsleistung der Neodymlaser geeignet.

Untersucht wurden deshalb von uns:

1. *Die Wirkung von Neodymstrahlen auf verschiedene Organgewebe.*

2. *Die Möglichkeit der Transmission der Strahlen über Glasfasern und deren Focussierung.*

Die Ergebnisse der Wirkung von Neodymstrahlen eines quasikontinuierlichen Neodymlasers von 25 W bei einem Brennfleckdurchmesser von 0,1 bis 1 mm und einer Leistungsdichte von ca. 50 W/mm² an ektomierten Organpräparaten demonstrieren folgende Bilder:

Perlengroße, runde Ausbrennung der Harnblasenschleimhaut in etwa 45 sec (Abb. 3). Histologisch (Abb. 4) erkennt man eine schmale Verkohlungszone bis maximal 0,25 mm, daran anschließend eine Verquellung der Fasern des lockeren submukösen Stromas bis zu 0,75 mm. Glatter Übergang ins gesunde Gewebe.

Haselnußgroße Ausbrennung eines Prostataadenoms in 6 min und 30 sec (Abb. 5)[1]. Das histologische Bild zeigt eine schmale Verkohlungszone und eine 0,5 mm breite Verquellungszone mit glattrandigem Übergang ins gesunde Gewebe.

Eine Durchtrennung des oberen Nierenpols im unteren Abschnitt in 6 min und 30 sec (Abb. 6). Histologisch (Abb. 7: Senkrechter Schnitt zur durchtrennten Nierenfläche) findet man eine 0,25 mm breite irreversible Zellschädigungszone des Tubulusepithels mit Kernverlust, anschließend eine 2 mm breite Verquellungszone der Tubulusepithelien. Glatter Übergang ins gesunde Gewebe. Im Gesunden keine Gefäßschäden oder Thrombosen.

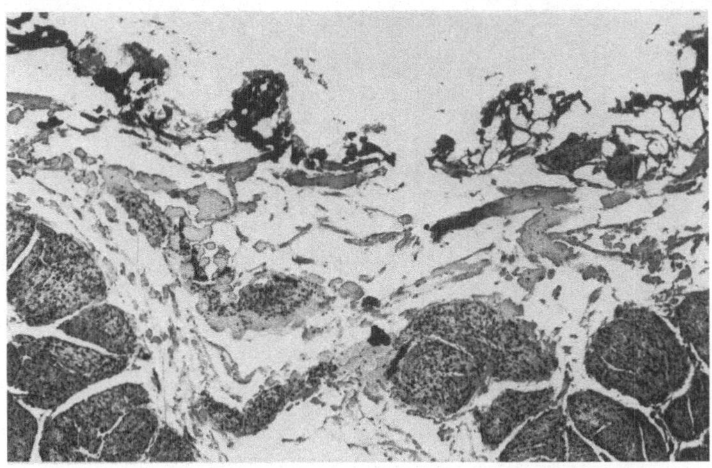

Abb. 4. Mikroskopische Aufnahme von Abb. 3 bei 40facher Vergrößerung: Bis zu 0,25 mm schmale Verkohlungszone, daran anschließend eine 0,75 mm breite Verquellung der Fasern des lockeren submukösen Stromas. Glatter Übergang in das gesunde Gewebe

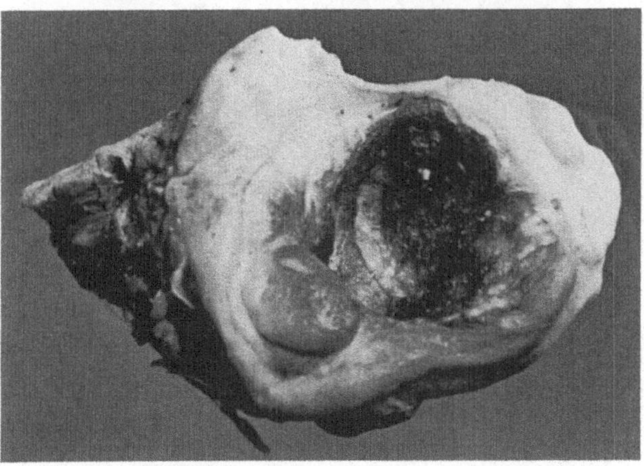

Abb. 5. Haselnußgroße Ausbrennung eines Prostataadenoms mit Neodymlaser in 6 min 30 sec

Vergrößerung eines mit Neodymlaser zertrümmerten harnsauren Harnleitersteines in vitro von etwa 1,5 × 0,7 cm in wenigen Sekunden (Abb. 8).

Die Breite der Zellschädigungszone parenchymatöser Organe betrug nach den histologischen Untersuchungen etwa 2 mm, bei strukturell festerem Gewebe etwa 1 mm.

Die Tiefe der Zellschädigung hängt von der Leistung der verwendeten Laserstrahlen ab. Energiereiche Strahlung, die nur kurzzeitig, z. B. auch in Impulsen

[1] Trotz der relativ lang erscheinenden Ausbrennungszeit würde sich die Gesamtzeit der Operation durch die geringeren Blutungen und Gewebssublimation verkürzen.

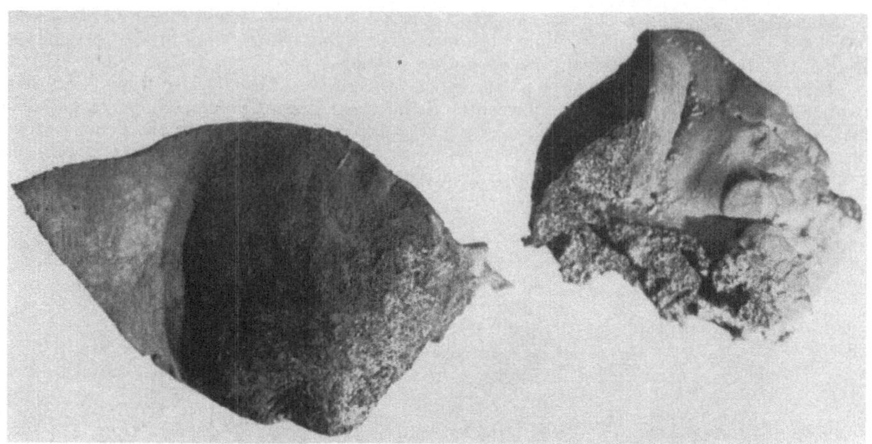

Abb. 6. Durchtrennung des oberen Nierenpols im unteren Abschnitt mit Neodymlaser in 6 min 30 sec

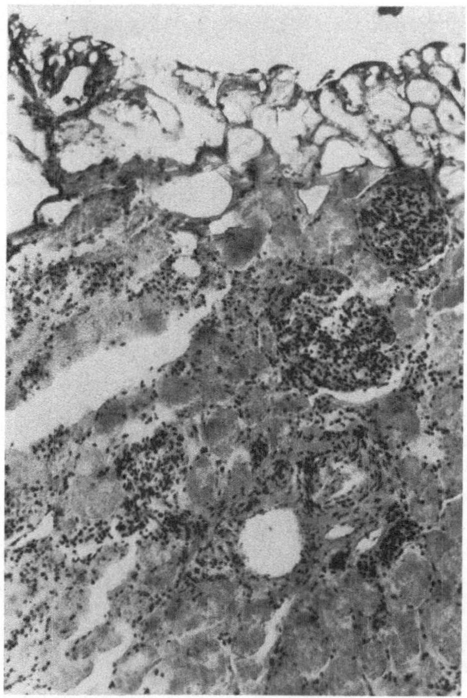

Abb. 7. Mikroskopische Aufnahme von Abb. 6 in 100facher Vergrößerung: 0,25 mm breite irreversible Zellschädigungszone des Tubulusepithels mit Kernverlust, anschließend 2 mm breite Verquellungszone der Tubulusepithelien. Glatter Übergang ins gesunde Gewebe. Im Gesunden keine Gefäßschäden oder Thrombosen durch Laser

angewendet wird, erzeugen eine dünnere Übergangs- und Schädigungszone als eine schwache, aber länger (z. B. einige Minuten) einwirkende Strahlung. Bei kurzzeitig einwirkender energiereicher Strahlung wird die im Brennpunkt stehende Wärme hauptsächlich zur Verbrennung des zu beseitigenden Gewebes verbraucht. Sie hat keine Zeit, in das Innere zu diffundieren, während bei längerer Einwirkung das darunterliegende Gewebe durch Wärmeleitung aufgeheizt wird.

Da nach allen unseren Untersuchungen die Strahlen des Neodymlasers von den verschiedenen Organgeweben gleich gut absorbiert wurden wie die Strahlen des CO_2-Lasers, ergeben sich folglich für Operationen mit Neodymlaser auch die gleichen obengenannten Vorteile gegenüber dem Skalpell und der Hochfrequenz.

Vergleichsbefunde mit Schneide- und Coagulationsstrom zeigten, daß mit Laser der Übergang ins gesunde Gewebe dichter und glatter war.

Für den Bau spezieller Lichtleiter zur Transmission von Neodymlaserlicht über Glasfasern wurden zahlreiche Versuche durchgeführt. Glasfaserbündel von 0,5 m Länge lassen etwa 40 bis 50 % der eingestrahlten Laserenergie zur Operationsstelle gelangen. Die Glasfasern dürfen jedoch nicht verkittet sein, sondern müssen mit Manschetten zusammengehalten werden. Andernfalls zerstört der hitzeempfindliche Kitt nach dem Einfallen der Laserstrahlen sekundär die Glasfasern. Denn Versuche mit einzelnen Glasfasern, die frei von jeglicher Verkittung waren, zeigten auch bei hohen Strahlungsleistungen keinerlei Zerstörungserscheinungen.

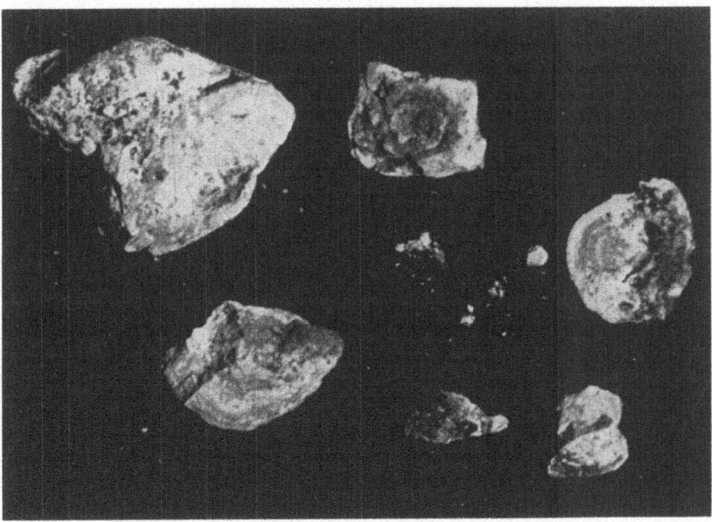

Abb. 8. Vergrößerung eines mit Neodymlaser zertrümmerten harnsauren Harnleitersteines in vitro von etwa 1,5 × 0,7 cm in wenigen Sekunden

Es ist aber zu hoffen, daß die Suche nach einem geeigneten und hitzebeständigen Kitt bald Erfolg haben wird.

Durch die Leitung in den Glasfasern wird das ursprünglich parallele Laserlicht divergent gemacht, wobei dann das austretende Strahlenbündel einen Öffnungswinkel von etwa 150 mrad (8 bis 9°) erhält. Dieses aus den Glasfasern austretende Licht läßt sich durch Linsen oder durch eine bestimmte Anordnung der Fasern im Bündel zu einem Brennfleck fokussieren.

Abb. 9 zeigt das Beispiel einer Linsenfokussierung. Beträgt hierbei der Arbeitsabstand $b = 5$ mm, der Glasfaserbündeldurchmesser $d = 1$ mm, ergibt sich bei einer Flächenverkleinerung 16:1 ein Linsendurchmesser von $D = 4$ mm. Müssen für höhere Energien dickere Bündel benützt werden, wird der Linsendurchmesser größer, ebenso wie bei einem erforderlichen größeren Arbeitsabstand. Nachteilig ist ferner, daß die Linse mit dem Austrittsende starr verbunden ist, wodurch die Beweglichkeit des Bündelendes erheblich reduziert wird. Für den Bau von Lasersonden als Laserskalpell besäßen diese Faktoren aber keine Bedeutung.

Die linsenlose Faseranordnung, wie auf der Abb. 10 ersichtlich, besteht darin, daß die Fasern am Austrittsende nicht parallel zueinander, sondern konvergierend zur Achse des Bündels verlaufen. Dadurch kann ohne optische Komponente erreicht werden, daß die aus den Fasern austretenden Lichtstrahlen sich derart kreuzen, daß die entstehende Fläche größter Energiedichte viel kleiner wird als die Austrittsfläche des Bündels. Beträgt z. B. der Durchmesser des Faserbündels 2 mm, der Konvergenzwinkel 4 = 45°, erhalten wir einen Arbeitsabstand r = 2,1 mm und einen Brennfleckdurchmesser D = 0,3 bis 0,4 mm. Der Durchmesser A des fokussierenden Bündels an seiner dicksten Stelle ist dann A = 4,8 mm.

Bei Vergrößerung des Arbeitsabstandes r würde bei dieser Geometrie die maximale Dicke des fokussierenden Bündels geringer, ohne daß dabei die Energiedichte wesentlich abnimmt.

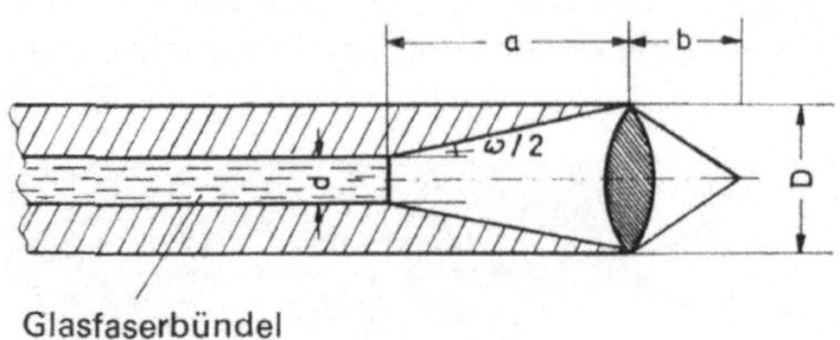

Abb. 9. Fokussierung transmittierten Laserlichtes durch Sammellinse

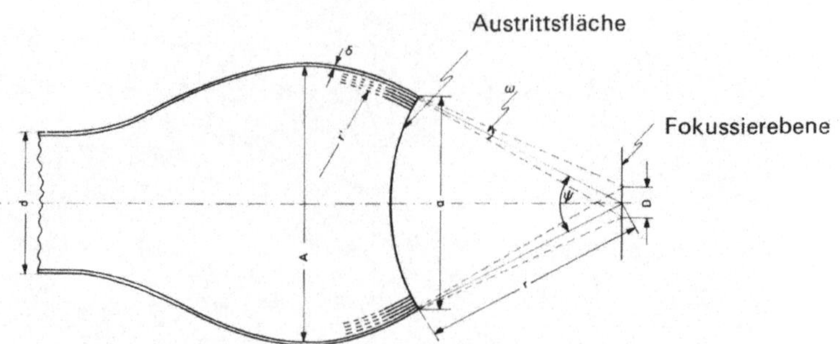

ω = Divergenz eines aus einer Lichtfaser austretenden Lichtstrahls
ψ = Maximale Konvergenz der äußeren Fasern
D = Brennfleckdurchmesser

Abb. 10. Geometrie einer fokussierenden Faseranordnung

Linsenlose Lasersonden würden sich daher wegen der Dimensionierung für endoskopische Sonden gut eignen.

Auf Grund dieser im einzelnen noch genaueren Berechnungen wurden erfolgreiche Vorversuche durchgeführt.

Ob sich neue Möglichkeiten mit dem erst jetzt in Japan hergestellten Selfoc-Fasern der Nippon-Electric-Company für die Transmission für Laserlicht ergeben, müssen kommende Versuche klären.

Abschließend möchte ich Ihnen noch die Neukonzeption einer Lasersonde vorstellen, die in erster Linie die Verwendung in der Cystoskopie berücksichtigt und baulich vereinfacht auch als Laserskalpell benutzt werden kann.

Abb. 11 zeigt das Prinzip einer solchen Sonde ohne konstruktive Details. Die gewonnenen Erfahrungen über die Lasertransmission und über die Fokussierung werden dabei konzipiert, wodurch Flexibilität, Kleinheit und Sicherheit durch direkte optische Betrachtung gegeben sind.

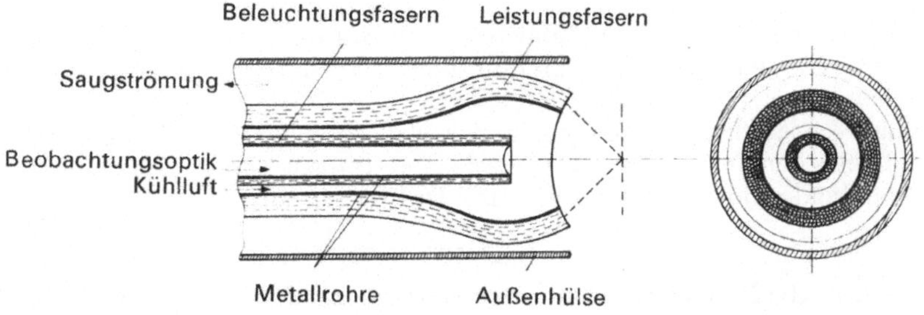

Abb. 11. Lasersonde mit fokussierenden Fasern und Beobachtungsoptik

Die Sonde besteht aus der Optik, einem der Optik aufliegendem Zylinder aus Glasfasern zur Beleuchtung und aus einem in einer Hülse befindlichen äußeren Zylinder für die energietragenden Fasern. Die Hülse wirkt als Manschette. Zwischen den Zylindermänteln befindet sich der zuführende Luft- bzw. Mischgaskanal zur Kühlung der Fasern und zur Entfaltung der Harnblase, denn Unterwasseroperationen mit Laser sind nicht möglich. Zwischen den Leistungsfasern und einem weiteren zylinderförmigen Mantel liegt der Absaugkanal. Eine minimale Auslenkung des Glasfaserkopfes ist durch Zugdrähte möglich.

Andere neben- oder übereinanderliegende Kanalordnungen sind ebenfalls denkbar. Das Prinzip kann auch dahingehend geändert werden, daß man die Beleuchtungsfasern mit den Leistungsfasern zusammenführt, oder das sichtbare Licht in die Infrarotstrahlung einblendet. Wenn man dabei die Beleuchtungsfasern nur einseitig mit Licht versorgt, kann der räumliche Eindruck des Bildes verbessert werden.

Aufgabe der einschlägigen Industrie und Herstellerfirmen ist es nun, die hier besprochenen uns technisch realisierbar erscheinenden Instrumente herzustellen, unsere Aufgabe ist es, ihre Anwendungsmöglichkeiten zu erforschen. Denn blutärmeres Operieren, Gewebssublimationen und atraumatische Lithotripsin bedeuten in der Urologie einen großen Fortschritt.

Dr. H. Müßiggang
Leiter d. Urologie d. Chirurg. Univ.-Poliklinik
D-8000 München 15
Pettenkoferstraße 8a

Die instrumentelle Kältechirurgie an der Prostata*

H. Haschek

Die vorliegende Arbeit basiert auf eigenen Erfahrungen mit Kryochirurgie seit 1966 bei 53 Patienten mit Prostatahypertrophie und 7 mit Prostatacarcinom, auf den Ergebnissen des Rundtisch-Gespräches über „Kältechirurgie in der Urologie" anläßlich des XV. Kongresses der Internationalen Gesellschaft für Urologie, Tokio, Juli 1970 und dem persönlichen oder schriftlichen Kontakt mit fast allen kältechirurgisch tätigen Urologen.

Ausgedehnte kältebiologische, histologische und experimentelle Untersuchungen haben die technische Durchführbarkeit der Gewebszerstörung bei Prostatageschwülsten sichergestellt (Soanes u. Gonder, Sesia, Dow, Roberts et al., Kofler, u. a.).

* Mit Unterstützung aus dem Felix Mandl-Fonds der Gemeinde Wien zur Förderung wissenschaftlicher Arbeiten. Den Ankauf des Instrumentariums ermöglichte die großzügige Unterstützung aus dem Jubiläumsfonds der Österreichischen Nationalbank.

Die Industrie hat klaglos funktionierende Apparate zur Verfügung gestellt, die bei leichter Handhabung die Durchführung des Einfriervorganges steuerbar ermöglichen.

Die außerordentlich geringe Operationsbelastung und der im Vergleich zu den Standardmethoden (offene Prostatektomie und transurethrale Elektroresektion [TUR]) minimale Blutverlust stehen außer Diskussion.

I. Prostatahypertrophie

Worin liegt die Problematik der neuen Methode bei der Prostatahypertrophie, der häufigsten Indikation für die Anwendung extremer Kälte?

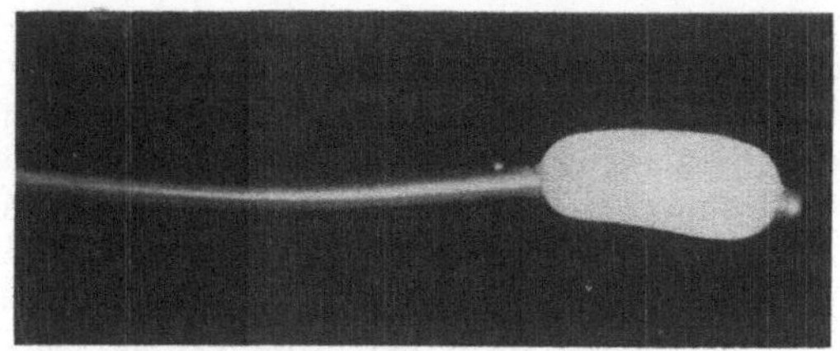

Abb. 1. Symmetrische Ausformung des Eisballes im Experiment

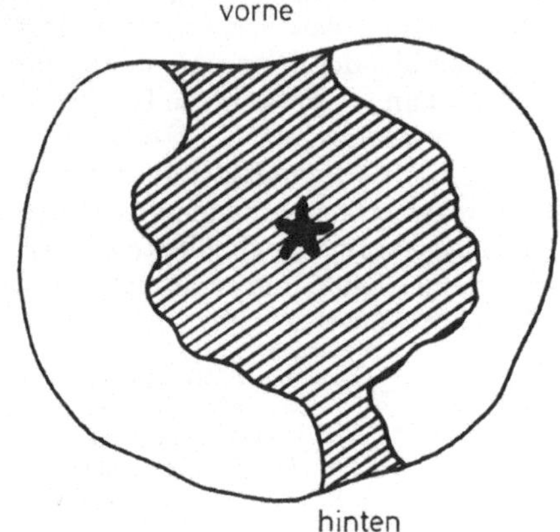

Abb. 2. Asymmetrische Ausbreitung der Kältenekrose im Tierexperiment nach DOW

1. In der nicht genau vorhersehbaren Ausbreitung der Kältenekrose im Prostatagewebe.

2. In der fast immer vorhandenen Inkongruenz zwischen Ausformung des Adenoms und des Eiswalles.

3. In den Problemen, die sich im Zusammenhang mit der Abstoßungsphase ergeben, worauf später bei der Besprechung der Komplikationen näher eingegangen wird.

Zum *ersten Punkt* ist auszuführen, daß die Ausbreitung des Eisballes nach klinischer Erfahrung nicht vollständig symmetrisch erfolgt, wie dies im Experiment beobachtet wird. Hält man die Friersonde ins Wasser und unterkühlt am Kälteauslaß auf $-160\,^{\circ}C$, dann entsteht ein ovaler symmetrischer Eisball (Abb. 1). Die Kälteausbreitung im Prostatagewebe hingegen erfolgt unregelmäßig, wie unter anderem Untersuchungen von Dow (Abb. 2) gezeigt haben.

Wie sind diese Befunde zu erklären?

Die letale Einfriertemperatur und damit das Ausmaß der Kältenekrose wird von drei Faktoren beeinflußt.

a) Von der *Blutversorgung*. Ein gut vascularisiertes Gewebe setzt der Kälteausbreitung stärkeren Widerstand entgegen. Die seitlich gelegenen intakten Anteile der Prostata dürften auf das Einsprossen der ernährenden Gefäße in diesem Areal zurückzuführen sein.

b) Vom *Wärmeleitwert*. Wir verstehen darunter das Ausmaß an Wärmestrom, der in bestimmter Zeit durch eine bestimmte Menge Gewebe geführt wird und in Calorien/sec/cm^2 gemessen wird. Der Wärmeleitwert wird wesentlich von der Leitfähigkeit des Gewebswassers und des Gewebes selbst beeinflußt und ist sehr unterschiedlich. Eine saftreiche adenomatöse Prostatahypertrophie wird anders einfrieren, als eine fibröse.

c) Von der *Konzentration der gelösten Substanzen*.

Zum *zweiten Punkt*, Inkongruenz Adenom—Eiswall ist zu bemerken, daß die Asymmetrie des Prostataadenoms sehr oft eine vollständige Vereisung erschwert,

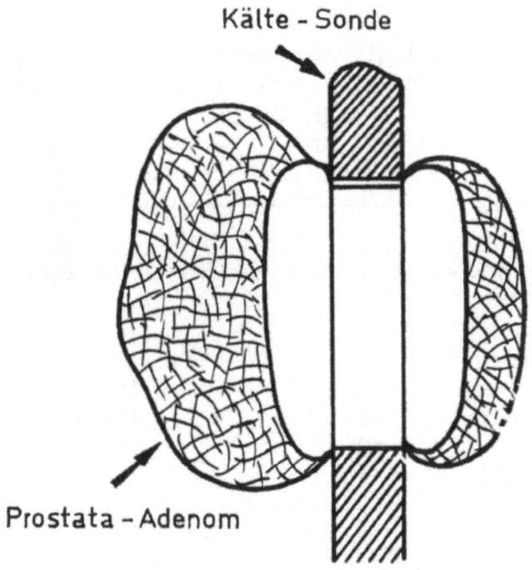

Abb. 3. Ausbreitung des Eiswalles bei asymmetrischer Adenombildung

wie aus Abb. 3 deutlich wird. Bei gänzlicher Vereisung des größeren Adenomes überschreitet der Eiswall die Prostatakapsel auf der Seite der kleineren Hypertrophiebildung mit allen Gefahren der möglichen Nebenverletzungen.

Diese Befunde machen die tiefgreifenden Unterschiede in der Komplikationsrate zwischen den beiden heute angewendeten Operationsprinzipien verständlich:

Eineisung mit dem Ziel der Kryoprostatektomie, also der Zerstörung des Adenoms bis zur Kapsel.

Palliatives Herausfrieren eines Tunnels, um katheterfrei Miktion zu ermöglichen.

Um das Ziel einer weitgehenden Zerstörung der Prostataadenome zu erreichen, wurden relativ lange Einfrierzeiten von 15 und mehr Minuten angewendet. Die Ergebnisse sind unbefriedigend, da eine Beschränkung der letalen Einfriertemperatur auf das hypertrophierte Gewebe technisch noch nicht gelöst ist und nicht selten über die Prostatakapsel hinaus eingefroren wurde, Urethralfisteln, Harninkontinenz, schwere pyelonephritische Schübe bei ausgedehnter Nekrosebildung u. a. Komplikationen wurden beobachtet (Todd, Marshall, Green u. a.).

Nur Dow hat eine Operationstechnik entwickelt, die eine genaue Temperaturkontrolle der Prostatakapsel erlaubt. Er hat bisher 51 Patienten nach dieser neuen Methode mit ausgezeichneten Ergebnissen operiert. Die grundlegende Idee von Dow ist, die Kapseltemperatur einige Minuten bei – 20 °C zu halten, wobei Thermoelemente zur Temperaturmessung nach bestimmter Technik angewendet werden. Weiteren Beobachtungen bleibt vorbehalten, ob diese Operationstechnik tatsächlich als neuer Weg anzusehen ist.

Zahlreiche Autoren haben auf Grund der negativen Erfahrungen die Frierzeiten wesentlich verkürzt, damit aber das Idealziel einer „Kryoprostatektomie“ aufgegeben. Wir haben seit Beginn unserer kryochirurgischen Tätigkeit nur palliativ wirkende Frierzeiten von 3 bis 9 min verwendet. Bei derartig kurzen Einfrierzeiten ist die Komplikationsrate außerordentlich klein, die Ergebnisse in Hinblick auf katheterfreie Miktion dennoch befriedigend. Allerdings bleiben bei dieser Technik größere Adenomteile unversehrt.

Die Leistungsfähigkeit dieser palliativen Operationsmethode soll am genau nachuntersuchten eigenen Patientenkreis dargelegt werden. 53 Patienten mit Prostatahypertrophie, mit zwei Ausnahmen alles Dauerkatheterträger, und laut interner Voruntersuchung für offene Prostatektomie und TUR ungeeignet, wurden kältechirurgisch behandelt.

Tabelle 1. *Altersverteilung (bei 53 Patienten)*

60—69	11
70—79	27
80—89	15

Tabelle 2. *Todesfälle und postoperative Komplikationen (bei 53 Patienten)*

gestorben	3	Rel. Harninkontinenz	2
Operationstagsblutung	2	Ostitis pubis	1
Spätblutung	2	Blasenfistel	0
Pyelonephr. Schübe	5	Rectumfistel	0
Epididymitis	3	Harnröhrenstriktur	0
Harnröhrenfisteln	1	Youngsche Zange	5

Die *Altersverteilung* ist Tabelle 1 zu entnehmen. Fast 80% der Patienten waren älter als 70 Jahre.

Tabelle 2 enthält die *Todesfälle* und die *postoperativen Komplikationen.*

Ausführlicher muß das eigentliche Problem der Kältechirurgie, die protrahierte Nekroseabstoßung, besprochen werden. Sie beginnt am Ende der 1. Woche und ist im allgemeinen 4 bis 6 Wochen nach der Vereisung abgeschlossen, kann aber in Einzelfällen mehrere Monate in Anspruch nehmen.

Es ist verständlich, daß schon frühzeitig Bemühungen einsetzten, die Abstoßungsphase und damit die Dauer des postoperativen Kathetertragens abzukürzen. Eine Reihe von Autoren hat sich aus diesen Gründen zur Kombination mit der TUR entschlossen, die entweder unmittelbar vor oder unmittelbar nach dem Vereisungsvorgang oder 1 bis 2 Wochen danach ausgeführt wird (Soanes u. Gonder, Jordan et al., Hansen, Reuter u. a.). Wir haben diese Kombination stets abgelehnt, da die Vereisung nur bei Höchstrisikopatienten angewendet wird. Dabei stellt die TUR eine kaum akzeptierbare Vergrößerung des kältechirurgischen Eingriffes dar und dieser verliert seinen wesentlichsten Vorteil der fast risikolosen Ausführung. Wir mußten zweimal resezieren, um transurethral Nekrosefetzen zu beseitigen, fünfmal war die Entfernung nekrotischen Gewebes aus der Blase notwendig. Dies gelang stets transurethral.

Wartet man die spontane Abstoßung der Nekrosen ab, ist mit mehrwöchigem postoperativen Kathetertragen zu rechnen. Etwa nach 6 Wochen stellt sich bei den meisten Patienten die spontane Miktion ein. Bis dahin ist eine sorgfältige antibakterielle Abschirmung und exakte Katheterpflege erforderlich. Sind diese Forderungen nicht erfüllbar wie bei auswärtigem Wohnort oder ist der Patient zu schwach, um regelmäßig seinen behandelnden Urologen aufzusuchen, muß die Abstoßungsphase im Spital abgewartet werden. Der postoperative Spitalaufenthalt wird dadurch oft bedeutend verlängert.

Die *funktionellen Ergebnissen ach Vereisung* sind gut. Von den 50 überlebenden Patienten konnte bei allen spontane Miktion erreicht werden. Bei 7 bestehen Restharnwerte unter 100 ccm, bei 2 Patienten mußte bei restharnfreier Miktion aus hygienischen Gründen wieder ein Dauerkatheter gesetzt werden.

Die Dauer der *postoperativen Harninfektion* ist gegenüber den konventionellen Methoden, vor allem im Vergleich mit der suprapubischen Prostatektomie, wesentlich verlängert. Immerhin konnte die bakterielle Infektion der Harnwege nach einem Jahr in 61% ausgeschaltet werden.

Diese hinsichtlich Miktion guten Ergebnisse bleiben, wie unsere systematischen Nachuntersuchungen zeigen, auch nach Jahren erhalten. Eine neuerlich Harnretention oder neuerliches Ansteigen des Restharns wurde nicht beobachtet.

Diese günstigen Ergebnisse sind überraschend, zeigen doch die urethroskopischen Kontrollen deutlich erkennbare Adenomreste. Zusammen mit dem postoperativ fast unverändertem Rectalbefund veranlaßten uns diese Beobachtungen zu systematischen *urethrographischen Vergleichsuntersuchungen* vor und in verschiedenen Zeitabständen nach dem Eingriff. Nur bei einem Patienten war eine deutliche Logenbildung im Bereiche der prostatischen Harnröhre zu erkennen, wie dies von zahlreichen Autoren, allerdings meist erst nach längeren Vereisungszeiten, publiziert wurde (Marshall, Dow, Soanes u. Gonder u. a.). Wir fanden postoperativ zumeist eine eher dünne, gestreckte prostatische Harnröhre, ohne daß der Eindruck bestünde, bedeutende Adenomanteile wären kältenekrotisch zugrunde gegangen.

Kofler, der die von Reuter und uns durch transurethrale Elektroresektion bzw. nach Exitus vorliegenden Prostatagewebe in Hinblick auf die histologischen Veränderungen nach Vereisung untersuchte, diskutiert folgende Erklärungsmöglichkeit. Die prostatische Harnröhre ist im vereisten Areal von einer hyalinisierten, z. T. fibrösen Zone umgeben. Diese könnte das Kollabieren und Aneinandertreten der Adenomknoten verhindern. Interessant ist auch, daß diese fibrösen Gewebsschichten dem Einsprossen von Adenomregeneraten erkennbaren Widerstand entgegensetzen.

Die Zuordnung der Prostatahypertrophieträger zu den einzelnen Operationsmethoden erfolgt aus zwei Gesichtspunkten.

1. Nach den internen Voraussetzungen.
2. Nach dem lokalen Befund.

Gruppe I: für chirurgische Prostatektomie und TUR ohne erhöhtes Risiko operabel.
Gruppe II: für chirurgische Prostatektomie erhöhtes Risiko, für TUR oder Kältechirurgie geeignet.
Gruppe III: nur für Kältechirurgie geeignet.
Gruppe IV: für jede Intervention ungeeignet.

Wir halten bei einer Adenomgröße über 50 g die chirurgische Prostatektomie für die ideale Methode. Die Spätergebnisse sind ausgezeichnet, der Spitalsaufenthalt kurz, die Operationstechnik leicht erlernbar, die Mortalität bei Nichtrisikopatienten um 1%. Patienten mit Adenomen unter 50 g sollten der TUR zugeführt werden. Wir glauben, daß die TUR großer Adenome auch in bester Hand an Schwere des Eingriffes einer chirurgischen Adenomentfernung nicht nachsteht, sondern durch die Gefahr der Einschwemmung von Spülflüssigkeit, der Blutung mit allen Folgen, eher eine größere Belastung darstellt. Bei Risikopatienten der Gruppe II ergibt sich daher, daß größere Adenombildungen eher vereist, kleinere oder Sphinctersklerosen eher reseziert werden.

Eine schwierige Frage ist, wie weit man mit der Indikationsstellung zur Vereisung gehen soll. Hat sich der Patient mit seinem Dauerkatheter abgefunden und bestehen keine Komplikationen wie Blutungen, pyelonephritische Schübe oder eine besondere Inkrustationsneigung des Katheters reden wir dem Patienten nicht zu sich kältechirurgisch behandeln zu lassen. Zumeist besteht aber der dringende Wunsch vom Katheter befreit zu werden. Die Lebenserwartung sollte wenigstens 1 bis 2 Jahre betragen. Die geistige Kooperationsfähigkeit ist wichtig, damit die Patienten in der Abstoßungsphase Komplikationen von seiten des Katheters leicht feststellen können, die physischen Kräfte sollten zu regelmäßigen urologischen Kontrollen ausreichen. Wie weit wir mit unserer Indikationsstellung gehen, ist daraus zu ersehen, daß von 50 erfolgreich kryochirurgisch behandelten Patienten 9 schon an anderen Erkrankungen verstorben sind.

Tabelle 3 zeigt die Verteilung der drei angewendeten Operationsmethoden in den letzten 4 Jahren sowie gesondert im Jahre 1969, daß für unsere gegenwärtige Auffassung repräsentativ ist. Die Zahl der offenen Prostatektomien ist auf 63,3% zurückgegangen, 20,6% wurden reseziert, 16,4% vereist. Die Mortalität im letzten Jahr betrug bei 144 Patienten 1,6%, beide Todesfälle nach Vereisung.

Tabelle 3. *Zahlenmäßige Verteilung der Operationsmethoden bei Prostatahypertrophie seit Beginn der Kältechirurgie, Juni 1966 bis Oktober 1970*

	VI/66—X/70	1969
Suprapubische Prostatektomie	330	82 (63 %)
TUR	90	30 (26,6 %)
Vereisung	53	24 (16,4 %)

Fassen wir unsere Erfahrungen und Nachuntersuchungsergebnisse zusammen, können wir folgendes feststellen:

1. Mit kurzen Einfrierzeiten von 3 bis 9 min kann — einwandfreie Operationstechnik vorausgesetzt — fast immer katheterfreie Miktion erreicht werden. Das Operationsrisiko ist dabei auch bei ungünstigen internen Voraussetzungen gering.
2. Der Eingriff in dieser Form muß als palliative Intervention betrachtet werden.
3. Der Patientenkreis, der dieser neuen Methode zugeführt werden sollte, liegt nach unseren Vorstellungen bei einem nichtausgewählten Patientenkreis um 5 %.

II. Prostatacarcinom

Bei Berücksichtigung des Ablaufes des Vereisungsvorganges mit annähernd sphärischer Ausbreitung des Kälteballes um die Friersonde ist an die Möglichkeit einer radikalen Zerstörung des Prostatacarcinomes nicht zu denken. Dieses geht fast immer von der Prostatakapsel aus, Kälteschäden an Nachbarorganen wären bei dem Versuch, den kältechirurgischen Eingriff radikal zu gestalten, unvermeidbar.

Es ist aber möglich, extreme Kälte als palliative Maßnahme zur Behebung von Harnabflußstörungen bei Prostatacarcinom einzusetzen. Die Kryochirurgie steht dabei in Konkurrenz zur TUR. Die Vorteile der Vereisung liegen — wie bei der Prostatahypertrophie — in der außerordentlich geringen Operationsbelastung und dem ausgezeichneten hämostypischen Effekt.

Wiederholt ist auf eine mögliche *immunologische Reaktion* hingewiesen worden (Ablin et al., Ablin, Theurer, Soanes et al.). Neben Besserung des Allgemeinbefindens wurde über Rückgang von Knochenmetastasen bei einzelnen Patienten berichtet.

Um den oft niedrigen und schwankenden Titer von Prostataantikörpern zu erhöhen, haben Soanes u. Gonder wiederholte Frier-Auftaucyclen angewendet. Lattimer behandelt inoperable, oestrogenresistente Prostatacarcinome mit insgesamt drei Vereisungen in 2wöchigen Abständen und hat den Eindruck eines gelegentlich günstigen Effektes. Auch wir haben bei einem unserer 6 Patienten eine auffallende Besserung des Allgemeinbefindens nach Doppelvereisung gesehen. Die wiederholte Vereisung hat neben dem möglichen immunologischen Effekt eine wesentlich erhöhte zelltötende Wirkung auf neoplastisches Gewebe im Vergleich zu einmaliger Vereisung (Schrott, Sigel u. Schmidt).

Von unseren 6 Patienten ist einer postoperativ an einer ascendierenden Pyelonephritis nach Mitvereisung des rechten Ureterenostiums gestorben. Zwei erlagen ihrer Grundkrankheit mit ausgedehnten Knochenmetastasen. Ein Patient reagierte, wie schon erwähnt, günstig auf Doppelvereisung, bei den restlichen 2 Patienten ließ sich kein Unterschied im postoperativen Verlauf im Vergleich zu den wegen gutartiger Prostatahypertrophie kältechirurgisch Behandelten feststellen. Alle überlebenden Patienten konnten restharnfrei urinieren.

Eine *Bewertung* der *Kältechirurgie* des *Prostatacarcinoms* und eine genaue Indikationsbegrenzung ist z. Z. nicht möglich. Wie schwierig die Beurteilung einer Behandlungsmethode gerade beim Prostatacarcinom ist, zeigt die Tatsache, daß heute mehr als 30 Jahre nach Einführung der Oestrogentherapie keine einheitliche Konzeption dieser Therapie in der Literatur niedergelegt ist. Auch die Bedeutung der radikalen Prostataexstirpation im Therapieplan des Prostatacarcinoms wird sehr unterschiedlich bewertet.

Gesichert ist, daß die Abflußstörung bei Prostatacarcinom durch Kryochirurgie gut behebbar ist und daß die neue Methode bei besonderer Blutungsneigung mit Vorteil angewendet werden kann. Über die Bedeutung der immunologischen Vorgänge nach mehrfachen Frier-Auftaucyclen kann noch nichts ausgesagt werden.

Literatur (bis 1971)

Haschek, H.: Die Kältechirurgie in der Urologie. Acta chir. Austriaca 3, 62—91 (1971).

Professor Dr. H. Haschek
Facharzt f. Urologie
A-1070 Wien
Kaiserstraße 65

K. Hochberg. Experimentelle und klinische Untersuchungen zur Kryochirurgie der Prostata

Bevor ich auf die Kältechirurgie der Prostata eingehe, möchte ich einige experimentelle Erfahrungen — die ja die Grundlage einer sinnvollen Therapie sein sollen — voranstellen.

Wir führten dazu Untersuchungen an der Harnblase von Hunden und Kaninchen sowie am Fremdkörpersarkom der Ratte mit folgenden Fragestellungen durch:

1. Spielt die Zeitdauer der Kühlung auf die Friertiefe eine Rolle?
2. Ist eine völlige Zerstörung von Tumoren durch Kälte zu erreichen?
3. Sind die Blasenwand und die Hernleiterostien extremen Kälteläsionen gewachsen?

Um die Friertiefe im Tumor zu verschiedenen Zeiten zu ermitteln, froren wir Rattensarkome (Abb. 1) unterschiedlich lang ein und maßen die in verschiedenen Entfernungen entstandenen Temperaturen.

Dabei zeigte sich folgender Verlauf (Abb. 2): Die in 5 und 10 mm Abstand von der Kühlsonde (Durchmesser der Kühlsonde 9,5 mm) eingestochenen Thermofühler zeigten nach 15 bzw. 60 sec eine Temperatur von $-100\,^{\circ}$C an. Somit wurden in diesem Tumorbereich durch die homogene Nucleation eine sichere Zelltötung erreicht. Um jedoch in einem Abstand von 12 mm von der Kühlsonde noch $-100\,^{\circ}$C zu erreichen, muß die Frierzeit bereits auf 120 sec verlängert werden und um nochmals 2 mm tiefer zu frieren, muß man bereits 6 min lang vereisen.

Das bedeutet, daß eine Verlängerung der Frierzeit über 2 bis 3 min hinaus nicht mehr rationell ist und außerdem ein sicher zelltötender Effekt nicht mehr gewährleistet ist.

Um Tumoren zerstören zu können ist es dann besser, im Abstand von 2 cm Vereisungszonen zu setzen, die sich im Bereich der homogenen Nucleation über-

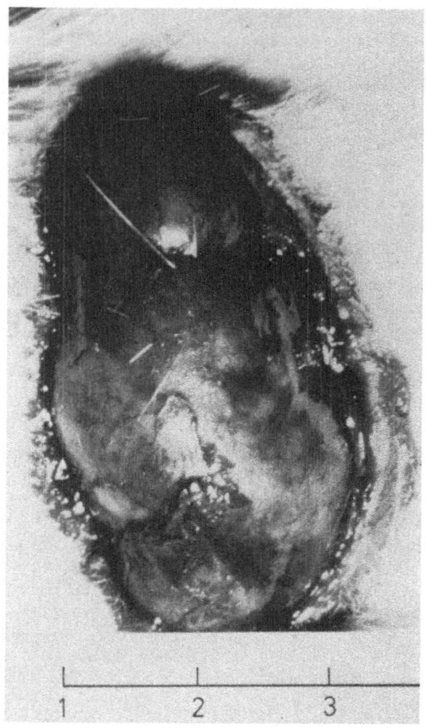

Abb. 1. 4 auf 8 cm großes und 2 cm tiefes Fremdkörpersarkom der Ratte an der seitlichen Rückenpartie vor der Vereisung

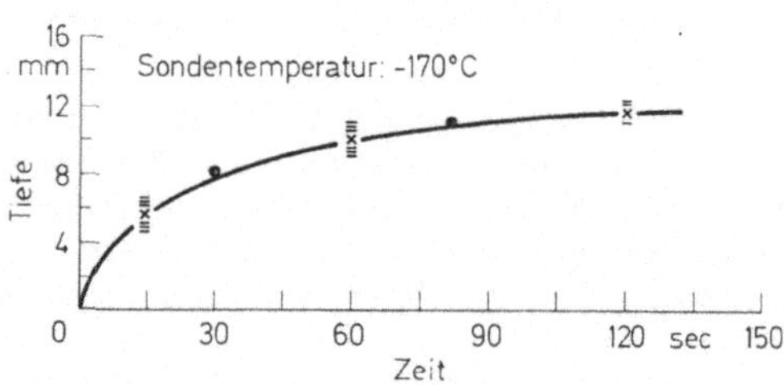

Abb. 2. Gefriertiefe (Radius, mm) im Fremdkörpersarkom der Ratte bei einer Sondentemperatur von —180 °C in Abhängigkeit von der Vereisungszeit (Sekunden)

schneiden. Auf diese Weise wurden von uns 30 Rattensarkome vereist. Nach rund 3 bis 4 Wochen hatten sich die Tumoren völlig zurückgebildet (Abb. 3). Sowohl die makroskopische Inspektion als auch die anschließend erfolgte histologische Untersuchung (Abb. 4) ergaben keinen Anhalt für Resttumorgewebe.

An 21 Hunden und über 20 Kaninchen haben wir eine Vereisung eines Harnleiterostiums und unterschiedlich großer Blasenwandanteile durchgeführt. Die Vereisungsdauer wurde so ge-

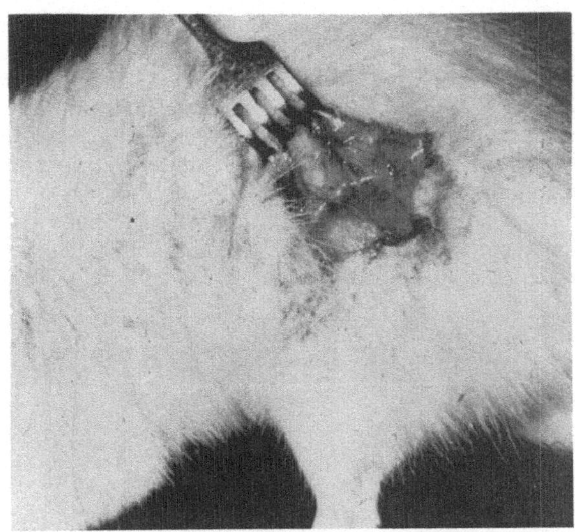

Abb. 3. Gleiche Ratte wie in Abb. 1. 4 Wochen nach der Vereisung des Fremdkörpersarkoms. Makroskopisch kein Anhalt mehr für Tumorreste

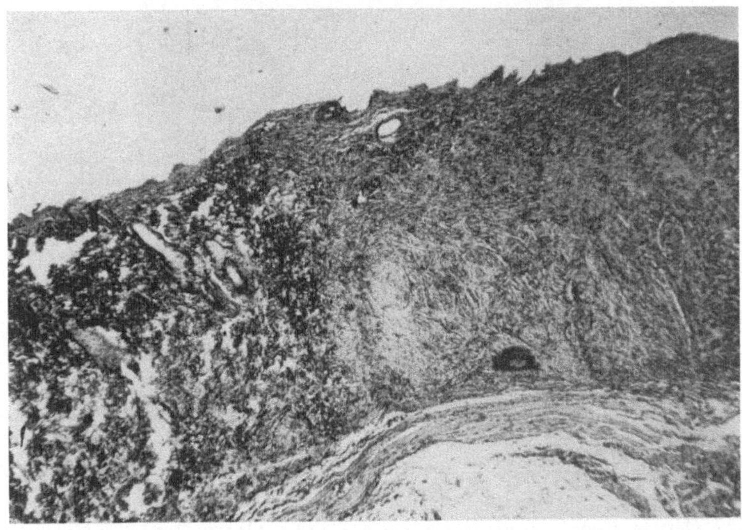

Abb. 4. Narbige Veränderung der Subcutis als Restzustand nach der Tumorvereisung. Hyperämische Capillaren, periversale lymphocytäre Infiltrate. Keine Tumorzellen. Formalin, Paraffin, Hämatoxylin-Eosin. Mikrofotogramm: 1:10

wählt, daß an der Außenwand der Harnblase gegenüber der Kühlsonde für mindestens 30 sec eine Temperatur von wenigstens —100 °C bestand.

Nach einer Zeitspanne von 2 Monaten bis zu einem Jahr wurden die Tiere getötet und die vereisten Bezirke histologisch untersucht. Zuvor durchgeführte röntgenologische Verlaufskontrollen zeigten in der Regel eine akute Abflußstörung aus der dem vereisten Ostium zugehörigen Niere, die sich jedoch nach 3 bis 4 Wochen zurückbildete.

Im Laufe von Wochen und Monaten entwickelten jedoch 30 % der Tiere erneut eine Abflußstörung (Abb. 5a) mit ausgeprägter Hydronephrose. Das Sektionspräparat (Abb. 5b) läßt die erhebliche Erweiterung von Harnleiter und Niere deutlich erkennen, wobei am eröffneten Nierenpräparat die Parenchymreduktion besonders auffällt.

Das histologische Präparat (Abb. 6) zeigt das Grenzgebiet zwischen vereister und nicht vereister Blasenwand. Die Grenze ist scharf, ein Zeichen dafür, daß bei exakter Dosierung ein differenziertes Operieren möglich ist. Im nicht vereisten Gebiet ist die rotgefärbte Muskulatur zu erkennen. Der vereiste Bezirk ist völlig bindegewebig umgewandelt und das Harnleiterostium von einem Bindegewebswall umgeben und deutlich eingeengt. Selbst wenn es nicht zum Verschluß der Ostien kommt, muß man zur Diskussion stellen, ob nicht auch Abflußstörungen durch die sicher veränderte Harnleitermotilität zu erwarten sind, die sich auf dem Boden einer

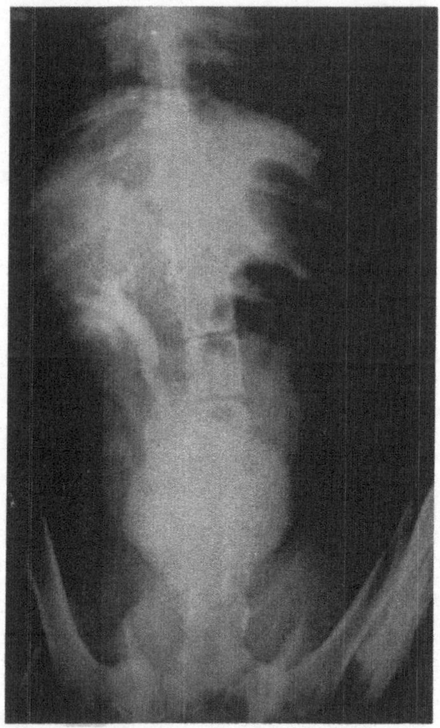

Abb. 5a. Hund (Nr. 272) Ausscheidungsurogramm 160 Tage nach der Vereisung des rechten Ostium. Erhebliche Stauung des rechten Harnleiters und des rechten NBKS mit deutlicher Verplumpung der Kelchendigungen

relativen Ostiumstenose und -fibrose entwickeln. Dabei steht die Gefahr der Ausbildung einer Pyelonephritis auf Grund einer Keimaszension durch den behinderten Harnabfluß an erster Stelle. Derartige Veränderungen und funktionelle Störungen könnten noch nach Jahren auftreten, zumal — wie die histologischen Untersuchungen zeigen — eine geringe Einengung des Harnleiterlumens in allen Fällen nachzuweisen war.

Die Vereisung der Prostata bei 27 Patienten wurde unter Berücksichtigung dieser Gesichtpunkte durchgeführt.

1. Bei der Vereisung der Prostata ist darauf zu achten, daß kein Harnleiterostium in den Vereisungsbereich fällt.

2. Eine längere Vereisungszeit als 3 min ist wenig sinnvoll, da die Tiefenwirkung über diese Zeit hinaus unverhältnismäßig gering ist und die unangenehmen Folgen rasch zunehmen.

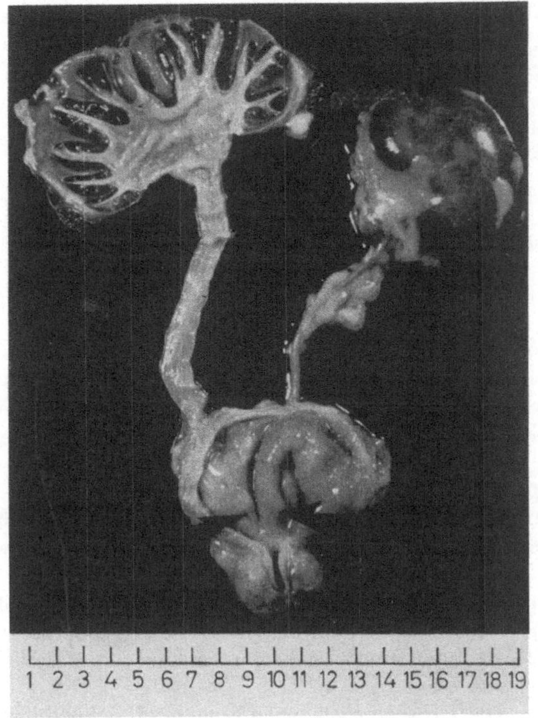

Abb. 5b. Gleicher Hund. Sektionspräparat. Die rechte Blasenwand unter Einbeziehung des rechten Ostiums geschrumpft. In der Konsistenz derber und im Querschnitt gegenüber der linken Blasenwand dünner. Der rechte Harnleiter, das Nierenbecken und die Kelchendigungen erheblich erweitert. Das Nierenparenchym stark reduziert

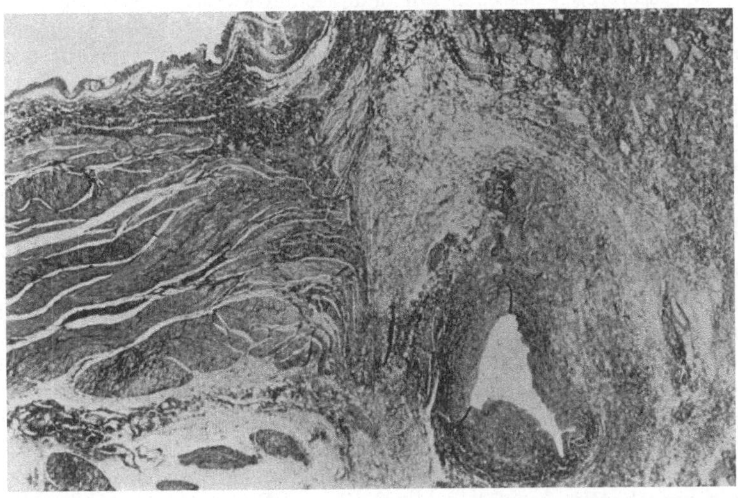

Abb. 6. Hund (Nr. 338) Übergangsgebiet zwischen Kryonekrose und nicht vereister Harnblasenwand 89 Tage nach der Vereisung. Weit fortgeschrittene Vernarbung aller Harnblasenwandschichten unter einem bereits regenerierten, wenn auch noch flachen Uroepithel. In Bildmitte das von Narbengewebe umgebene Ureterenostium mit verstrichener Fältelung des Ostienepithels. Formalin, Paraffin, Elastica, van Gieson. Mikrofotogramm: 1:10

Eine der Gefahren ist die bei längerer Vereisung sich ansammelnde Urinmenge am Blasenboden, die mitvereist wird und somit unwillkürlich zu einer Vereisung der Harnleiterostien führt.

Wir führen die Vereisung derart durch, daß wir die Harnblase entleeren. Nach Lokalanästhesie und nochmaliger Blasenentleerung wird die Harnblase mit 200 bis 300 cm^3 Luft gefüllt und nach Einführen der Kältesonde die Prostata für 3 min bei —180 °C gefroren. Nach dem Auftauen wird die Sonde entfernt und sofort ein Dauerkatheter eingelegt.

Die Nachbehandlung gestaltet sich so, daß die Patienten zunächst 8 Tage stationär sind. Während dieser Zeit erhält der Patient ein Antibioticum und die Harnblase wird täglich gespült. Eine ambulante Nachbehandlung ist in der Regel noch für 8 Wochen erforderlich. Der Dauerkatheter wird dabei alle 8 Tage gewechselt und die Blase täglich gespült zur Entfernung der sich abstoßenden Nekrosen. Eine Infektion wird durch ein Langzeitantibioticum verhindert.

Eine Indikation zur Prostatavereisung liegt unseres Erachtens nur bei Risikopatienten vor, bei Patienten also, bei denen sowohl der Anästhesist als auch der Internist eine der herkömmlichen operativen Maßnahmen nicht mehr für durchführbar halten. Es handelt sich also um Patienten, die zum Dauerkatheterträger würden. Die wesentlichsten Risikofaktoren in unserem Krankengut waren Herzinsuffizienz, Cor pulmonale, Apoplexie, Asthma, Emphysem und Diabetes,wobei jedoch meist mehrere Faktoren kombiniert vorlagen. Unser jüngster Patient war 63 Jahre alt, unser ältester 82, die meisten Patienten waren zwischen 70 und 80 Jahre alt.

Die wesentlichsten postoperativen Komplikationen sind die sofortige Blutung die jedoch in keinem Verhältnis zur Blutung nach einer Prostatektomie steht und spätestens nach 24 Stunden nicht mehr zu beobachten ist. Weiterhin können Spätblutungen durch Abstoßung von Nekrosen in den nächsten 3 bis 4 Wochen beobachtet werden. Die Urosepsis ist durch eine entsprechende antibiotische Abdeckung und durch Freihalten der Harnabflußwege sicher auf ein Minimum zu beschränken. Alle übrigen Komplikationen wie rectale Verletzungen, Epididymitis und Inkontinenz konnten wir nicht beobachten. Die bisher beschriebenen Spätkomplikationen wie Fistelbildung, Strikturen und Harnleiterostiumstenosen können bei Beherrschung der Technik sicher vermieden werden. Immer wieder zu beobachtende Spätkomplikationen sind Harnverhaltung durch Nekrosen und Blasensteine. Letztere entstehen auf dem Boden kleiner Restnekrosen die noch nach 2 bis 3 Monaten sich in die Harnblase abstoßen.

Die Ergebnisse bei 27 Patienten, bei denen die Prostatavereisung mindestens ein Jahr zurückliegt, sind recht gut. 16 Patienten waren bereits nach einer einmaligen Frierung der Prostata restharnfrei.

Bei 11 Patienten wurde eine zweite Vereisung angeschlossen, davon sind jetzt 7 restharnfrei. Von den restlichen 4 Patienten wurden 2 einer E.-Resektion unterzogen, während weitere 2 Patienten weiterhin einen Dauerkatheter tragen.

Lassen Sie mich abschließend die Vor- und Nachteile der Methode zusammenfassen: Der Eingriff kann in Lokalanästhesie durchgeführt werden und somit bei Patienten, denen eine Allgemeinnarkose nicht mehr zugemutet werden kann. Die Vereisung selbst überschreitet kaum 5 min. Wesentliche Nachblutungen sind nicht zu erwarten. Nach dem Eingriff kann der Patient sofort aufstehen und herumgehen, damit ist die Gefahr der postoperativen Embolie und Pneumonie nicht zu befürchten. Außerdem ist ein längerer stationärer Aufenthalt nicht notwendig. Demgegenüber sind die Nachteile recht gering. Nekrosen und Harnverhaltung sind durch Aufklärung des Patienten und entsprechende nachgehende Fürsorge zu beherrschen. Inkontinenz, Strikturen, Stenosen, Cystopyelitis oder gar Hydronephrosen brauchen bei sorgfältiger Technik und Beachtung der Nebenwirkungen nicht aufzutreten.

Zieht man die Bilanz aus diesen Untersuchungen, so kann man sagen, daß eine Vereisung der Prostata ohne negative Folgen möglich ist. Vor einer Mitvereisung von Harnleiterostien muß jedoch dringend gewarnt werden, da nicht nur Sofort- — sondern auch Spätfolgen — wie Hydronephrose und Pyelonephritis zu erwarten sind.

Kennt man jedoch die Grenzen und Gefahren dieser Methode, sind ihre Vorteile bei sinnvoller Indikationsstellung nicht zu übersehen.

Literatur

Ablin, R. J.: Immunology and the prostate. 2nd Ann. Mtg. Soc. Cryosurgery (Miami, Florida) 1969. — Ablin, R. J., Soanes, W. A., Gonder, M. J.: Immunologic studies of the prostate. Int. J. Surg. **52**, 8—21 (1969). — Backer, O. G., Lund, Fl., Handsen, R. J.: Kryoprostatektomie. Nord. med. **77**, 535—539 (1967). — Cahan, W. G.: Cryosurgery of malignant and benign tumors. Fed. Proc. **24**, 241—248 (1965). — Calans, J. A.: Rapid freezing of the prostate. J. Urol. (Baltimore) **96**, 512 (1966). — Cooper, I. S., Hirose, T.: Application of cryogenic surgery to resection of parenchymal organs. New Engl. J. Med. **274**, 15—18 (1966). — Goldenberg, A., Sigel, A., Schrott, K.: Kryotherapie des transplantierten menschlichen Krebses. Experimentelle Untersuchungen am Goldhamster. Kongreßband V. Internat. Kongreß der S.M.I.E.R., Stuttgart 1968. — Gonder, M. J., Soanes, W. A., Smith, V.: Experimental prostate cryosurgery. Invest. Urol. **1**, 610—619 (1964). — Gonder, M. J., Soanes, W. A., Shulman, S.: Cryosurgical treatment of the prostate. Invest. Urol. **3**, 372—278 (1966). — Hansen, R. J., Lund, Fl.: Cryosurgery of the prostate. Urol. int. (Basel) **24**, 160—165 (1969). — Haschek, H.: Kältechirurgie der Prostata. Urologe **7**, 103—107 (1968). — Haschek, H., Dworschak, W.: Vereisung der Prostata. Urol. int. (Basel) **24**, 153—159 (1969). — Hochberg, K., Bleyl, U.: Die Kältechirurgie der Harnblase: eine experimentelle Studie. Urologe **8**, 211—217 (1969). — Hochberg, K., Mostaglu, M., Röhl, L.: Die Wirkung extremer Kälte auf Tumoren. Urologe **8**, 344—348 (1969). — Jordan, W. P., Miller, D. H., Drylie, D. M.: Cryosurgery of the prostate. J. Urol. (Baltimore) **98**, 512 (1967). — Jordan, W. P., Walker, D., Miller, G. H., Drylie, D. M.: Cryotherapy of prostatic diseases. J. Urol. (Baltimore) **1**, 130—133 (1968). — Kaplan, J. H., Brosman, S., Kaplan, L., Kudish, H.: The effect of cryogenic freezing of the dog bladder. J. Urol. (Baltimore) **97**, 261 (1967). — Kofler, K.: Morphologische Befunde zur Kryochirurgie des adenomatösen sog. Prostatahypertrophie und des Carcinoms der menschlichen Prostata. Urol. int. (Basel) **24**, 439—459 (1969). — Marshall, A.: Cryogenic surgery of the prostate. Proceedings of the Royal Society of Medicine (Baltimore) **61**, 1139 bis 1142 (1968). — Mazur, P.: Causes of injury in frozen and thawed cells. Fed. Proc. **24**, Suppl. 175 (1965). — Reuter, H. J.: Die Kältechirurgie von Prostata- und Blasentumoren. Verh. dtsch. Ges. Urol. **22**, 128 (1968); — Die Kältechirurgie im Rahmen der Prostataoperationen. Urol. int. (Basel) **24**, 145—152 (1969). — Rouvalis, P.: Cryosurgery of the prostate under local anaesthesia. J. Urol. (Baltimore) **102**, 244—245 (1969). — Sesia, G., Fernando, U., Laudi, M.: Follow-up results in cryotherapy of prostate obstruction. J. Cryosurg. **1**, 254—266 (1968); — Langfristige Ergebnisse der Kältebehandlung bei Prostata-Obstruktionen. Kongreßband des V. Internat. Kongresses der S.M.I.E.R., Stuttgart 1968. — Sigel, A., Schrott, K. M.: Kältebehandlung des Blasenkrebses. Urologe **6**, 190—194 (1967). — Sigel, A., Schrott, K. M., Heller, G.: Die Reaktion der gesunden Harnblase auf extreme Kälteläsion. Urologe **6**, 312 (1967). — Soanes, W. A., Gonder, M. J.: Cryosurgery of the prostate and bladder. J. St. Barnabas, Med. Cent. **4**, 302—307 (1967); — Use of the cryosurgery in prostatic cancer. J. Urol. (Baltimore) **99**, 793—797 (1968). — Soanes, W. A., Gonder, M. J., Ablin, R. J., Maser, M. D., Jagodzinski, R. V.: Clinical and experimental aspects of prostatic cryosurgery. J. Cryosurg. **2**, 23—29 (1969). — Schrott, K. M., Sigel, A., Schmidt, Th.: Das Verhältnis zwischen Sondengröße, Gefriergeschwindigkeit und Zelltod in der Kryotherapie. Urologe **8**, 164—167 (1969).

Privatdozent Dr. K. Hochberg
Oberarzt d. Urolog. Abt.
d. Chirurg. Univ.-Klinik
D-6900 Heidelberg

A. Sigel und K. M. Schrott: **Offene Kälteanwendung an krebskranken Patienten**

Jede Therapie mit Kälte muß von den Grundlagen der Kryobiologie ausgehen. Wenn wir ein Gewebe vereisen, entsteht eine Kältenekrose, die 1 bis 3 cm in die Tiefe gehen kann. Davon ist jedoch wegen des 2-Stufeneffektes der größere Teil nicht definitiv devitalisiert, sondern nur gefriergetrocknet und damit für eine Krebstherapie nicht ausreichend verläßlich. Zelltod setzt eine Gefriergeschwindigkeit von ca. 200°/min voraus [1]. Sonden mit einem Durchmesser von 4 mm vermitteln diese Geschwindigkeit nur bis zu einer Gewebetiefe von 2 mm, Sonden mit einem Durchmesser von 16 mm erreichen ca. 4 mm [2]. Unser offenes Kälte-Düsensystem leistet die geforderte Geschwindigkeit bis zu 10 bis 15 mm [3].

Übertragen auf Organkrebse, zunächst nur auf das Carcinom der Harnblase, ist zu prüfen, welche Chancen eine transurethral ausführbare Kryotherapie hat. Da eine unter Sicht passable Sonde nicht dicker als 4 bis 6 mm ist, beträgt demgemäß die sicher zelltötende Tiefenwirkung nicht mehr als 2 mm. Dazu kommt, daß die fleckartige Vereisung jeweils Zonen der Überlappung setzt, welche durch unvermeidliche Gefriertrocknung überlebensfähige Zellen zurücklassen kann.

Eine aussichtsreiche Kryotherapie des Blasencarcinoms setzt mithin eine freigelegte Blase voraus, des weiteren, daß der tumoröse Anteil auf 10 mm und weit darunter mit einer Diathermieschlinge reduziert wird.

Ein passend ausgewählter Plexiglaszylinder wird der Tumorzone von innen aufgesetzt und mit dem Kälteaggregat verbunden. Die Moulage soll bewußt größer sein als die makroskopisch abgrenzbare Tumorzone, damit, entsprechend den Eisbergvorstellungen (Selbach, 1964), die Vereisung tatsächlich bis in die gesunde Zone hinein erfolgt. Wenn ein Harnleiter in dieser Zone liegt, muß infolge möglicher Harnleiterobstruktion die zugehörige Niere hinterher (oder vorher) nephrostomiert oder zumindest die Ostien geschient werden. Ob und wann später der Harnleiter neu in die Blase implantiert wird, ist fürs Erste nicht zu entscheiden. Die Vereisung soll zweckmäßig zweimal je 3 bis 4 min lang unter langsamem Zwischenauftauen erfolgen.

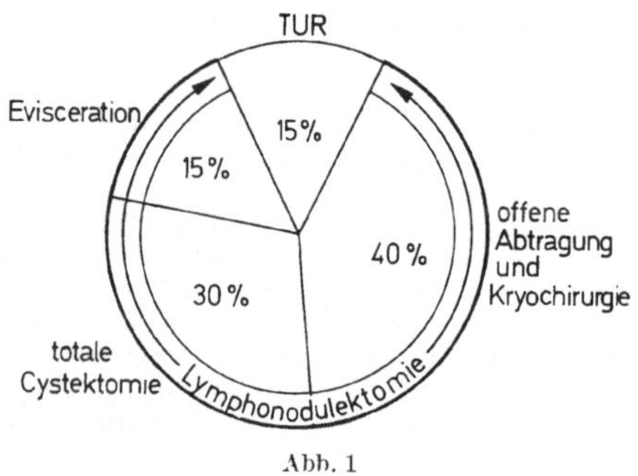

Abb. 1

Dieses Vorhaben erspart auch in Grenzfällen die Teilresektion der Blase, die wegen der Grenzziehung problematisch sein kann. Der vereiste Bezirk wird zu einer nekrotischen Platte, von der sich Teile in den nächsten 2 bis 3 Wochen spontan abstoßen können, oder auch instrumentell entfernt werden müssen. In 3 bis 4 Wochen imponiert sie als bindegewebige Narbe mit fast unauffälligem Schleimhautüberzug aus Uroepithel.

Die hier empfohlene Methode hilft weiter aus einem Dilemma heraus. Nach einer Auswertung der derzeitigen Weltliteratur nach Bressel [4] sind mit der herkömmlichen TUR nur ca. 15% aller Blasencarcinome zu heilen. Dabei ist der Erfolg nicht voraussehbar und wichtige Zeit geht verloren, wenn er ausbleibt. Deshalb ist es besser begründet, weit mehr Blasencarcinome als bisher primär operativ freizulegen, abzutragen und zu vereisen. Zugleich ist es möglich, den Tumor von perivesical zu inspizieren, seine Ausbreitung und Infiltration durch Schnellschnitte festzulegen und überdies die Lymphonodulektomie auszuführen, wozu wiederum die Vereisung beitragen kann [5].

Schließlich erhält die hier empfohlene Methode noch eine weitere Indikation, indem mit ihr schätzungsweise ca. 20% der bisherigen Cystektomiefälle konservierend zu operieren sind.

Bedenkt man die weit verbreitete therapeutische Unsicherheit und Unterbewertung des Blasencarcinoms und den hier aufgezeigten Fortschritt, dann wären bessere Therapieergebnisse als z. Z. zu erwarten, mit einem Therapieplan, den die Abb. 1 zusammenfassend schematisch darstellt.

Das Kältedüsengerät ist jetzt von der Firma Linde zu beziehen. Nachdem einiges an experimenteller und apparativer Vorarbeit zu leisten war, beginnen wir jetzt, praktische Erfahrungen zu sammeln.

Zu bemerken wäre noch, daß die Konzeption der offenen Kälteanwendung nicht nur auf das Blasencarcinom beschränkt ist, sondern modifiziert auf Organkrebse, z. B. von Rectum, Leber, Pankreas, Haut etc., übertragbar ist.

Neue Aspekte einer Kältetherapie des Krebses eröffnen sich vielleicht noch auf dem Gebiet der Tumorimmunologie, nachdem 1969 Gonder, Soanes u. Ablin [6] mit dem Begriff der „Immuno-Cryothermic Response" die spontane Rückbildung einer Halswirbelmetastase nach wiederholter Kryotherapie eines Prostatacarcinoms beschrieben.

Literatur

1. Mazur, P., Schmidt, J. J.: Cryobiology 5, 10, 14 (1968). — 2. Schrott, K. M., Sigel, A., Schmidt, Th.: Urologe 8, 164 (1969). — 3. Schrott, K. M., Sigel, A.: Urologe 9, 295 (1970). — 4. Bressel, M., Kemper, K., Städtler, F.: Urologe 8, 73 (1969). — 5. Sigel, A., Schrott, K. M.: Kältetherapie — Teil eines Therapieplans für das Blasencarcinom. Vortrag in Halle am 29. 5. 1970. — 6. Gonder, M. J., Soanes, W. A., Ablin, K. J.: An Immuno-Cryothermic Response Presented at the Second Annual Meeting of the Society for Cryosurgery, Miami Beach, Florida, Jan 12—17, 1969.

Professor Dr. A. Sigel
D-8520 Erlangen
Jasminstraße 30

St. Kishev: **Spätergebnisse nach Kryochirurgie**

Dieser Bericht betrifft die Späterfolge von Kältechirurgie, ausgeführt an 80 Patienten mit Prostatahypertrophie. Die Operationen wurden in den Jahren 1966 bis 1967 im Veterans Administration Hospital, Oteen (North Carolina), ausgeführt.

Die Operation als solche erfolgte nach der bisherigen Standardmethode. Sobald die Temperatur an der Peripherie der Drüse — 20 °C erreichte, wurde das Verfahren beendet.

Die Nachuntersuchung erfolgte 3 Jahre nach der Operation und bestand aus den folgenden Einzelprüfungen: Prüfung des Harnstrahles, rectale Untersuchung der Prostata, ascendierende Urethrographie und Panendoskopie. Der panendoskopische Befund eines jeden Patienten wurde in einem Sketsch festgehalten.

Nach dem Gesamtbefund der Einzeluntersuchungen wurden die 80 Patienten in drei Gruppen eingeteilt:

Gruppe I: guter Erfolg 32%,
Gruppe II: schlechter Erfolg 60%,
Gruppe III: kuriose Befunde 8%.

Die folgenden Bilder illustrieren in Sketschen Beispiele von guten Befunden[1].

Bild 1: Die prostatische Harnröhre weit offen, ein Rest des Drüsengewebes beidseitig vom Verumontanum übriggeblieben.

Bild 2: Der Boden der prostatischen Harnröhren zu tief ausgewölbt, verursachte eine Querspangenformation des Blasenhalses. Wie auch im letzten Beispiel war etwas Drüsengewebe bei der Operation zurückgeblieben.

Bild 3: Dieses Bild zeigte zurückgelassenes Drüsengewebe am Blasenhals, möglicherweise als Folge eines Instruments, das zu kurz für eine zu lange Harnröhre war.

Bild 4: Illustriert wurde das Beispiel eines U-typ-Kanales der prostatischen Harnröhre, als Folge der unvollständigen Entfernung von Drüsengewebe auf beiden Seiten.

Die folgenden Diapositive illustrierten Beispiele von schlechten Ergebnissen. Es war etwas schwieriger, einen Befund als „schlecht" zu klassifizieren, da in den meisten dieser Fälle die Beurteilung des klinischen Befundes nicht mit der Beurteilung des anatomischen Befundes übereinstimmte.

[1] Die anläßlich des Vortrags vorgeführten Bilder können aus Platzgründen hier nur beschrieben werden.

Bild 5: Dieses Bild zeigte das übelste Beispiel eines V-typ-Kanales. Sehr wenig Drüsengewebe wurde entfernt, und die ursprüngliche Situation ist hier wohl kaum verändert worden.

Bild 6: Dieses Bild illustrierte einen weiten V-Kanal der prostatischen Harnröhre. Die obere Hälfte beider Seitenlappen wurde entfernt. Die unteren Hälften und der Mittellappen sowie ein kleiner intravesiculärer Anteil blieben zurück.

Bild 7: Zeigte das Beispiel der Entfernung des linken Lappens, wobei der rechte Lappen unberührt zurückgeblieben war.

Bild 8: Wieder ein Beispiel einer zu tief ausgewölbten prostatischen Harnröhre mit einem kleinen Rest von zurückgebliebenem Gewebe zwischen Verumontanum und Blasenhals.

Der übelste Befund eines Mißerfolges war ein enger V-Kanal, wie er auf einem der Bilder gezeigt wurde. 21 unserer 80 Patienten zeigten einen solchen Befund. Bei der rectalen Untersuchung wurde in diesen Fällen das zurückgebliebene Drüsengewebe auf etwa 15 g geschätzt. Die meisten benötigten transurethrale Resektion der Drüse z. Z. der Nachuntersuchung.

Die dritte Gruppe, Patienten mit „kuriosen Befunden", muß zu den Mißerfolgen gezählt werden, da alle dieser sechs Patienten ernsthafte Beschwerden angaben. In jedem Fall war eine transurethrale Resektion angebracht und auch durchgeführt worden. Die nächsten Bilder zeigten Beipiele der endoskopischen Befunde in dieser Gruppe.

Bild 9: Die Seitwand der Harnröhre zeigte eine Öffnung, die in eine kleine, voll mit Harnsteinen gefüllte Höhle führte.

Bild 10: Das papillomatöse Gewebe füllte hier fast die ganze Lichtung der prostatischen Harnröhre.

Bild 11: Dieses Bild zeigte ein solches Gewebe an verschiedenen Stellen der Harnröhre.

Zwei Fälle dieser dritten Gruppe von Patienten waren im wahrsten Sinne des Wortes Kuriositäten. Die Panendoskopie zeigte in beiden Fällen eine ungewöhnlich weite Harnröhre, bestehend aus zwei individuellen Kanälen. Im ersten Falle (Bild 12) führte der zweite Kanal unter der normalen Harnröhre in das Blasenhalsgebiet.

Bild 12: Prostatische Harnröhre mit zwei Kanälen.

Im zweiten Falle, gezeigt im Bild 13, lag der zweite Kanal halbmondförmig über dem anderen.

Bild 13: Der zweite Kanal lag halbmondförmig über dem anderen Kanal und hatte auch wieder eine selbständige Öffnung im Blasenhalsgebiet.

Wie schon bemerkt wurde, benötigten alle diese sechs Fälle transurethrale Resektion. Damit stieg die Gesamtzahl der nötigen Zweitoperationen z. Z. der Nachuntersuchung der 80 Patienten auf 20 Fälle an, d. h., jeder vierte Patient benötigte transurethrale Resektion nach Kältechirurgie.

Zusammenfassung: Nach 3 Jahren Kältechirurgie an 80 Patienten mit Prostatahypertrophie wurde in zwei Drittel der Fälle der Erfolg als unbefriedigend beurteilt auf Grund des anatomischen und des klinischen Befundes. Jeder vierte Patient benötigte eine Zweitoperation in Form von transurethraler Resektion.

Dr. St. Kishev
Vet. Adm. Hospital
Oteen, North Carolina, USA

S. Lymberopoulos und W. Lutzeyer: **Klinische Erfahrungen bei der Kryochirurgie der Niere**

Der erfreuliche Rückgang der sekundären Nephrektomien nach organerhaltenden Nierenparenchymeingriffen von etwa 37% aus dem Jahre 1915 auf 2 bis 5% [1, 2] beweist gleichzeitig die Grenzen und Möglichkeiten der modernen, organerhaltenden Nierenchirurgie, die durch konventionelle Verfahren nicht mehr überschritten werden können. Somit stellt sich auch die eigentliche Problematik bei Teileingriffen an der Niere hinsichtlich der angestrebten Organerhaltung in:

1. der totalen oder partiellen Blutsperre, notwendig für die Durchführung eines anatomisch exakten und blutfreien Vorgehens;

2. der sicheren Blutstillung, unter Vermeidung eines zusätzlichen Parenchymverlustes durch Naht- und Narbenbildung;
3. der ungestörten, postoperativen Nierenfunktion.

Auf dem deutschen Urologenkongreß in Berlin vor 2 Jahren berichteten wir erstmalig über unsere tierexperimentellen Erfahrungen bei der Kryochirurgie der Niere mit dem von uns entwickelten „Kryoskalpell" [3, 4, 5, 6]. Unsere eingehenden tierexperimentellen Erfahrungen, sowohl aus technischer als auch aus operativer, morphologischer und funktioneller Sicht, gaben berechtigte Hoffnung, das neue Operationsverfahren auch in der Humanmedizin anwenden zu können.

In einem Zeitraum von $3^1/_2$ Jahren wurden im Tierexperiment insgesamt 86 kryochirurgische Parenchymeingriffe mit dem Kryoskalpell an Niere, Leber und Milz durchgeführt, wobei stets auf eine instrumentelle oder digitale Unterbrechung der Blutzirkulation verzichtet wurde. Die Wundversorgung erfolgte unterschiedlich mit oberflächlichen Parenchymkapselnähten nach digitaler Kompression der gefrorenen Schnittflächen zwecks Blutstillung oder durch Acryl-Wundkleber mit oder ohne Verwendung von lyophilisiertem Amnion oder lyophilisierter Dura [7, 8, 9, 10].

Diese Versuche, als auch weitere an insgesamt 63 Kaninchennieren, dienten neben der Standardisierung des neuen kryochirurgischen Operationsverfahrens zur Feststellung pathomorphologischer und funktioneller Veränderungen des Nierengewebes nach lokaler tiefer Gefrierung und zur Beurteilung des Regenerations- und Heilverlaufes bis zum 6. postoperativen Monat [11].

Parallel zu diesen rein chirurgisch-medizinischen Untersuchungen wurde das Prototyp-Kryoskalpell mit seiner gesamten Versorgungsanlage technisch weiterentwickelt [12].

Das neue Kryoskalpell ist nach dem gleichen Bauprinzip des Prototyp-Kryoskalpells als Verdampferkammer für flüssigen Stickstoff mit eingebauter, starker elektrischer Gegenheizung konstruiert. Die Zuleitung und Ableitung des Kältemittels und die elektrische Versorgung des Kryoskalpells erfolgt über einen vakuumisolierten, leicht biegsamen Metallschlauch und kompaktem Handgriff. Um eine möglichst große Bewegungsfreiheit zu erreichen, wurde der in der Kälteeinheit eingebaute Dewar-Behälter auf Kugellager gebracht. Somit ist das Kryoskalpell um 350° drehbar und kann in allen Achsenrichtungen angewandt werden. Über einen eingebauten Temperaturfühler werden die erreichten Temperaturen an der Messerwand auf einer im Steuergerät befindlichen Skala fortlaufend registriert. Das Kryoskalpell ist mit einer Steckkupplung am Metallschlauch angeschlossen und kann somit intraoperativ den lokalen Verhältnissen entsprechend in verschiedenen Größen gewechselt und für die Sterilisation abgenommen werden. Die aus chirurgischer Sicht sehr wichtige primäre Anforderung an das Kryoskalpell, nämlich das sehr schnelle tiefe Gefrieren und Wiedererwärmen, wurde auch optimal gelöst. Nach 3 sec werden —20 bis —30 °C, nach 5 sec —120 °C erreicht, während das Wiedererwärmen innerhalb von 5 bis 6 sec geschieht.

In einem Zeitraum von $2^1/_2$ Jahren wurden bei neun ausgesuchten Patienten und unter kritischer Indikation organerhaltende, kryochirurgische Eingriffe durchgeführt. Sie teilen sich wie folgt auf:

Eine transversale Nephrolithotomie bei Korallenstein, unser erster klinischer Fall, der zur Nephrektomie vorgesehen war, und bei dem lediglich die Möglichkeiten und Grenzen der kryochirurgischen Operationsmethode erprobt werden sollten.

Vier Nierenpolamputationen und Resektionen (3 bei Nephrolithiasis und 1 bei verkäsender Nierentuberkulose) und

vier Heminephrektomien bei Nierenduplizität mit hydronephrotisch, pyelonephritisch veränderten Nierenanlagen mit oder ohne Nephrolithiasis.

Die Beobachtungszeit betrug zwischen 1 und 27 Monaten.

Die im Tierversuch standardisierte kryochirurgische Operationsmethode mit dem Kryoskalpell verläuft bei ihrer klinischen Anwendung leicht modifiziert in folgenden Etappen:

1. *Parenchymschnitt* mit dem raumtemperaturwarmen Kryoskalpell nach Abpräparation der Capsula fibrosa ohne Blutstromdrosselung.

2. *Gefrierphase:* Durch die sekundenschnelle, tiefe Unterkühlung des im Gewebe liegenden Kryoskalpells Gefrierung und Erstarrung der blutenden Schnittflächen und des nachströmenden Blutes und somit Erreichung der gewünschten lokalen Hämostase. Das Gefrieren der Schnittflächen wird für 30 bis maximal 60 sec fortgesetzt, wobei das angrenzende Parenchym in einer entsprechenden Tiefe vereist wird.

3. *Auftauphase:* Elektrisches Wiedererwärmen, Erweichung der direkt am Skalpell liegenden Blut- und Gewebeschicht und Entfernung des Kryoskalpells. Das tiefgefrorene Gewebe beginnt von der Peripherie her aufzutauen. Bei den benutzten Gefrierzeiten von 30 bis 60 sec vergehen bis zum völligen Auftauen des Gewebes ca. 4 min.

4. *Blutstillung:* Die sich allmählich öffnenden Gefäße werden mit weichen Klemmen angefaßt und anschließend mit 4 × 0 Chromcatgut umstochen. Die Parenchymblutung fällt nicht

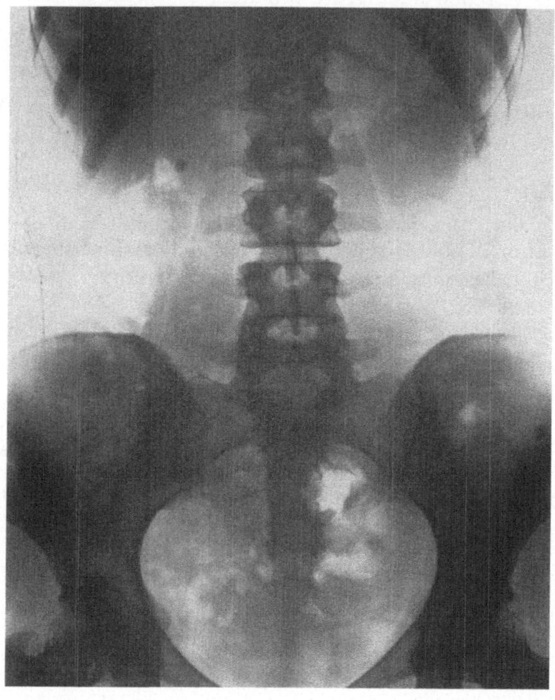

Abb. 1a

Abb. 1a—c. 20jähr. Patientin mit Nephrolithiasis rechts. a Abdomenübersichtsaufnahme und b Ausscheidungsurogramm präoperativ. Nierenkelchstein rechts mit Projektion auf die untere Kelchgruppe. c Zustand nach kryochirurgischer unterer Polamputation, 11. postoperativer Tag (Nephrotomogramm)

ins Gewicht. Sie läßt dank der angesetzten Kälteschädigung zunehmend nach bis zum fast völligen Sistieren.

5. *Wundverschluß:* Nach Beendigung des Eingriffes Verschluß des geöffneten Hohlsystems mit 4 bis 5 × 0 Chromcatgut, Umschlagen der Capsula fibrosa und Wundverschluß durch Naht, wobei die Nähte ausschließlich durch das kryochirurgisch behandelte Gewebeareal durchgezogen werden.

Der Eingriff wurde bei allen Patienten komplikationslos vertragen. Die Sicherheitsdrainagen wurden am 2. bis 3. postoperativen Tag entfernt. Die Wundheilung erfolgte primär. Nierenfunktionsuntersuchungen und unmittelbar postoperativ angefertigte Ausscheidungsurogramme zeigten eine völlig normale Funktion der operierten Nieren (Abb. 1 u. 2).

Die Vorteile der kryochirurgischen Operationsmethode am Nierenparenchym, wie wir sie aus unseren tierexperimentellen und klinischen Erfahrungen ableiten, sind zusammengefaßt folgende:

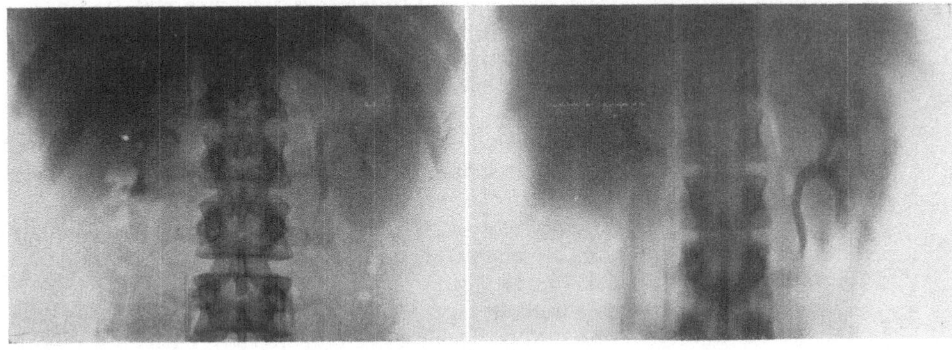

b c

Abb. 1b und 1c

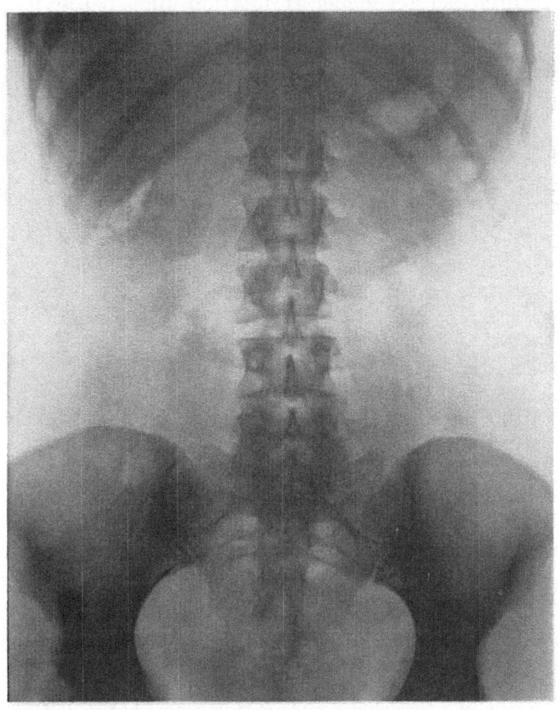

Abb. 2a

Abb. 2a—c. 25jähr. Patientin mit schwerem Harnwegsinfekt, linksseitigen Nierenschmerzen und Nephrolithiasis der linken oberen Nierenanlage. a Abdomenübersichtsaufnahme und b Ausscheidungsurogramm präoperativ. Schwere Ausscheidungsstörung der steintragenden oberen Nierenanlage links. c Nephrotomogramm 10. postoperativer Tag bei Zustand nach kryochirurgischer oberer Heminephrektomie links. Im Bereich der Resektionsstelle glatte Konturen bei zeitgerechter und seitengleicher Kontrastmittelausscheidung

1. Über die *absolute*, wenn auch zeitlich begrenzte *lokale Hämostase* während des Gefrierstadiums wird auf die instrumentelle oder digitale *Abklemmung der Nierenstielgefäße verzichtet*. Somit werden sowohl das gesamte Organ als auch die Gefäße als solche geschont.

2. Ein *guter hämostatischer Effekt auf die Capillarblutung*, während die Blutung aus den größeren Gefäßen unbeeinflußt bleibt, wenn nicht durch die kältebedingte Gefäßwandschädigung sogar begünstigt wird.

3. Dank der sekundenschnellen Gefrierung der blutenden Schnittflächen *minimaler intraoperativer Blutverlust*.

4. Die angesetzte *Kälteschädigung* ist in Abhängigkeit von der benutzten Gefriergeschwindigkeit und der erreichten Temperaturtiefe *regulierbar* und setzt sich *scharf* gegen das *ungefrorene Gewebe* ab.

5. *Minimaler endgültiger Parenchymverlust*, der je nach den benutzten Gefrierzeiten von 30 bis maximal 60 sec entsprechend 2 bis maximal 4 mm beträgt.

6. *Glatte, reaktionsarme Vernarbung* und

7. schnelle und einfache Handhabung.

Die kleine Zahl der von uns kryochirurgisch operierten Patienten erlaubt sicherlich keine definitiven oder statistischen Schlußfolgerungen. Die oben erwähnten Vorteile der Kryochirurgie, der glatte intra- und postoperative Verlauf und die lange Beobachtungszeit geben uns jedoch berechtigte Hoffnung, dieses Operationsverfahren bei gegebener Indikation auch bei anderen Patienten anzu-

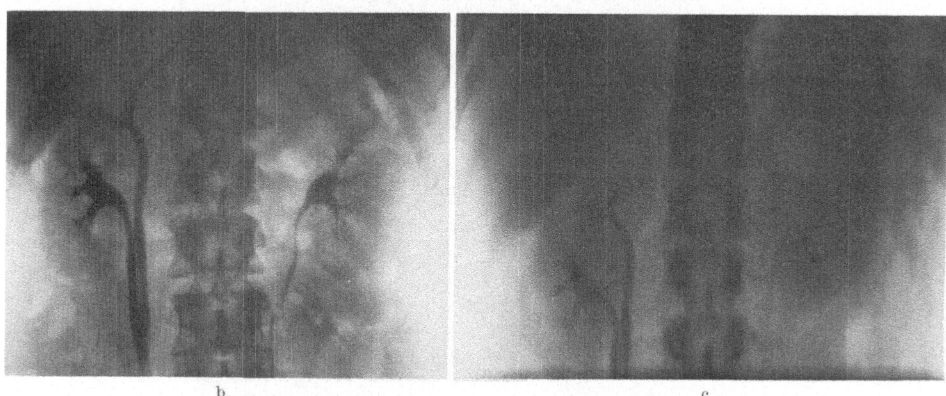
b c

Abb. 2b und 2c

wenden. Es bleibt der Zukunft vorbehalten, bei breiterer klinischer Anwendung unter vergleichbaren Operationsbedingungen die notwendige Erfahrung zu gewinnen, aus der die Grenzen und Möglichkeiten des neuen Operationsverfahrens herauskristallisiert werden können.

Zusammenfassung. Es wurde über die ersten klinischen Erfahrungen bei der organerhaltenden Kryochirurgie der Niere mit dem Kryoskalpell berichtet. Die neue Operationsmethode erlaubt die Durchführung größerer Parenchymeingriffe an der Niere, ohne Drosselung der zentralen Blutzufuhr und wird gekennzeichnet durch eine optimale Organschonung bei minimalem endgültigen Parenchymverlust.

Literatur

1. Murphy, J. J., Best, R.: The healing of renal wounds: I. Partial nephrectomy. J. Urol. (Baltimore) **78**, 504—510 (1957). — 2. Tschaika, A. A.: Die Blutung nach Nephrotomien und ihre Bekämpfung. Dtsch. Z. Chir. **132**, 124—143 (1914). — 3. Lutzeyer, W., Lymberopoulos, S., Breining, H., Langer, St.: Kältechirurgie am Nierenparenchym. Verh. dtsch. Ges. Urol. **1969**, 246—249. — 4. Lymberopoulos, S.: Die Kryochirurgie der Niere. I.: Das Kryoskalpell zur Durchführung kryochirurgischer Parenchymeingriffe. Urologe **7**, 224—225 (1968). — 5. Lutzeyer, W., Lymberopoulos, S., Rautenbach, R., Werner, U.: Skalpell für die Kältechirurgie. Acta medicotechnica **18**, 28—30 (1970). — 6. Lymberopoulos, S.: Kryochirurgie parenchymatöser Organe insbesondere der Niere im Experiment und Klinik. Habil. Schrift, Aachen 1970. — 7. Lymberopoulos, S., Lutzeyer, W., Breining, H.: Die Kryochirurgie der Niere. II.: Der nahtlose kryochirurgische Nierenparenchymeingriff ohne Nierenstielabklemmung. Urologe **8**, 156—164 (1969). — 8. Lymberopoulos, S., Lutzeyer, W.: Kryochirurgie parenchymatöser

Organe, insbesondere der Niere mit dem Kryoskalpell. Proc. of the Third Int. Cryogenic Conf. 1970, p. 407—412. — 9. Lutzeyer, W., Lymberopoulos, S., Breining, H., Langer, St.: Experimentelle Kryochirurgie der Niere. Langenbecks Arch. klin. Chir. **322**, 843—846 (1968). — 10. Breining, H., Lymberopoulos, S., Langer, St.: Das Verhalten des Nierenparenchyms nach lokaler tiefer Gefrierung. Beitr. path. Anat. **142**, 71—89 (1970). — 11. Lymberopoulos, S.: Das Kryoskalpell. Kältechirurgische Eingriffe an parenchymatösen Organen. Elektromedizin-Biomedizin Technik 1971 (im Druck).

Priv.-Doz. Dr. S. Lymberopoulos
Urolog. Klinik d. Med. Fak. a. d. RWTH
D-5100 Aachen

K. Bihler und P. Lübke: **Die Bedeutung der Periduralanästhesie für urologische Eingriffe**

Wenn ich heute vor Ihnen als Anästhesist über die Bedeutung der Periduralanästhesie bei urologischen Eingriffen referiere, so bin ich mir völlig im klaren darüber, daß viele von Ihnen dieses regionale Betäubungsverfahren selbst in hervorragender Weise beherrschen. Die Urologen gehörten zu den ersten, die den Wert des segmentalen periduralen Blocks erkannten und Operationen an Niere, Ureter, Harnröhre und Prostata ausführten.

Durch die Methoden moderner Kombinationsnarkosen mit endotrachealer Intubation unter Verwendung von Muskelrelaxantien wurden regionale Anästhesieverfahren wie die Periduralanästhesie zu Unrecht vernachlässigt oder erst gar nicht mehr angewendet. Wir haben bereits vor 5 Jahren — dank urologischer Inspiration — die Periduralanästhesie wieder zur Anwendung gebracht. Als vor 2 Jahren bei einer Fortbildungsveranstaltung für klinische Anästhesie in Homburg Herr Professor Foldes aus New York, Präsident der World Federation of Anesthesiologists, eine scharfe Lanze für die regionalen Anästhesieverfahren brach, so war dies einer Reanimation dieser Methoden gleichzusetzen. Daß diese Wiederbelebung erfolgreich war, zeigen Kongreß- und Publikationsthemen sowie das überaus starke Interesse meiner Fachkollegen bei klinischen Demonstrationen an der Periduralanästhesie.

Die Vorteile der Periduralanästhesie in der geriatrischen Chirurgie und Urologie sind von vielen Autoren beschrieben worden und können auch von uns voll und ganz bestätigt werden. Eine wesentliche Bedeutung fällt bei diesem Verfahren der frühzeitigen Mobilisation des Kranken und damit der Prophylaxe thrombembolischer Prozesse und bronchopulmonaler Komplikationen zu.

Das Hauptanwendungsgebiet der Periduralanästhesie in der Urologie liegt nach unserer Meinung bei den transurethralen Elektroresektionen an Prostata und Blase, den Prostatektomien, gefolgt von Operationen an Blase und an den unteren Harnleiterabschnitten. Für Operationen an Niere und Nierenbecken halten wir in der Regel eine Allgemeinanästhesie für vorteilhafter.

In den letzten 5 Jahren wurden von uns 781 Periduralanästhesien, davon 112 mit Katheter durchgeführt. Der Anteil der 60- bis 69jährigen lag mit 43% am höchsten, gefolgt von 32% im 8. Dezennium und 15% im 6. Dezennium. 80 Jahre und älter waren 18 Patienten, das sind 2,3%, unter 50 Jahre 7%.

Für die Auswahl einer Anästhesiemethode ist das Alter des Patienten von erheblicher Bedeutung. Während beim risikofreien Patienten die Nebenwirkungen der Narkose von vorübergehender Art sind, fehlt bei alten Patienten häufig die zur Homöostase notwendige kompensatorische Regulationsbreite, so daß die durch Narkosemittel hervorgerufene Depression vitaler Organsysteme verlängert oder gar irreversibel werden kann.

Bei einem großen Teil unserer Patienten fanden wir — bedingt durch das fortgeschrittene Lebensalter — interne Krankheitsbilder als Begleitbefunde, welche die Auswahl des Anästhesieverfahrens ebenso beeinflussen wie der in Aussicht genommene Eingriff. Da fast jeder über 60 Jahre alte Patient eine gewisse Thoraxstarre und ein Altersemphysem sowie einen leicht erhöhten Blutdruck hat, haben wir nur ausgeprägte Fälle von Emphysem- und Blutdrucksteigerung über 165 mm Hg in die Auswertung interner Begleiterkrankungen einbezogen. Zur Häufigkeit interner Krankheiten ist zusätzlich zu erwähnen, daß zahlreiche Patienten gleichzeitig mehrere Krankheiten aufweisen. Diese Polymorbidität scheint mit zunehmender Lebenserwartung absolut anzusteigen. In unserer Statistik liegen die Lungenerkrankungen mit 34% an der Spitze gefolgt von Hochdruckkrankheiten mit 21%, Herzinsuffizienzen mit 13%, Niereninsuffizienzen mit 12% und Diabetikern mit 5%. 13% der Patienten wiesen im EKG pathologische Befunde auf, wobei leichtere Störungen der Erregungsrückbildung nicht mit einbezogen wurden (Abb. 1).

76,2% unserer Patienten waren voll digitalisiert, davon der größte Teil mit Lanicor.

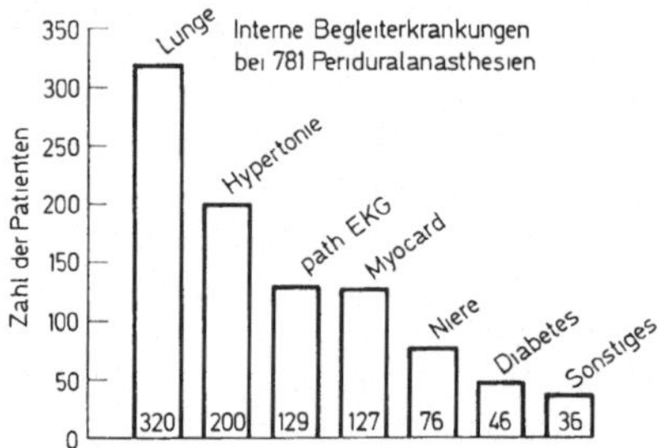

Abb. 1. Interne Begleiterkrankungen von 781 in Periduralanästhesie Operierten

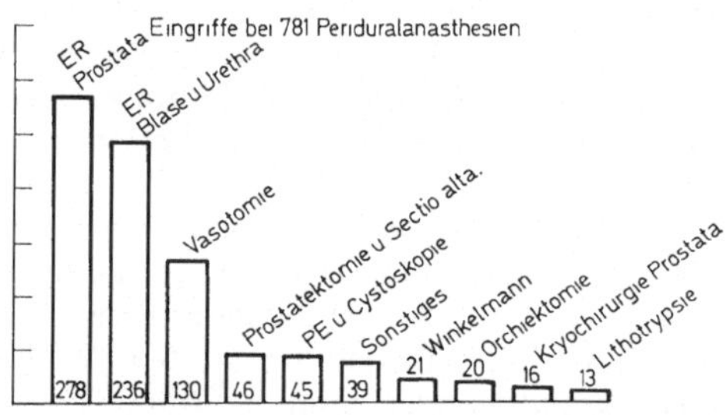

Abb. 2. Art der Eingriffe bei 781 in Periduralanästhesie Operierten

Als besonders günstige Anästhesieform bei Patienten mit bronchopulmonalen Erkrankungen — in unserem Patientengut 34% — hat sich die Periduralanästhesie erwiesen. Nach eigenen Untersuchungen kommt es bei Patienten, deren ventilatorische Größen vor der Anästhesie reduziert waren, unter und nach der Periduralanästhesie zu keiner weiteren Lungenfunktionseinschränkung. Die erhaltene Spontanatmung, die nicht veränderte Atemmittellage, die fehlende postoperative Hypoventilation, die dem Auftreten von Atelektasen und hypostatischen Pneumonien entgegenwirken, sind sicherlich ein Vorteil.

39% der bei uns in Periduralanästhesie operierten Kranken hatten ein Prostataadenom, 21% Blasenpapillome, gefolgt von Blasen- und Prostatacarcinomen und sonstigen Blasen- und Harnröhrenerkrankungen. Bei diesen Diagnosen liegen naturgemäß die transurethralen Elektroresektionen der Prostata mit 33% an der Spitze, gefolgt von transurethralen Eingriffen an Blase und Uretra. Vasektomien, die vorwiegend in Kombination mit einer Elektroresektion ausgeführt wurden, lagen bei 15%. Transvesicale Prostatektomien sind in dieser Statistik mit 5,5% verzeichnet (Abb. 2).

Ein beträchtlicher Vorteil gegenüber der Allgemeinbetäubung bietet die Periduralanästhesie unseres Erachtens bei transurethralen Eingriffen in der Erkennung evtl. auftretender Komplikationen. Das gilt besonders für die durch Einstrom von Flüssigkeit möglicherweise auftretende Hyperhydration. Während bei entsprechenden Eingriffen in Regionalanästhesie die Patienten über Nausea, Erbrechen und Dyspnoe klagen, können diese Symptome durch eine Narkose maskiert oder völlig unterdrückt werden. Auch Blasenperforationen, die mit starken Bauchschmerzen und Veränderungen des Atemtypus einhergehen, können in Periduralanästhesie frühzeitig erkannt und behandelt werden.

Als einzige Komplikationen sahen wir in drei Fällen Tachyarrhythmien, die sich bei zwei Patienten 20 min nach Anlegen der Periduralanästhesie spontan, bei dem dritten nach i.v. Verabreichung von Isoptin zurückbildeten.

Zur Vermeidung oder Behebung eines Blutdruckabfalles stellen wir vor Anlegen der Periduralanästhesie grundsätzlich mittels einer Kunststoffkanüle einen Zugang zum Gefäßsystem her und infundieren 500 ml Macrodex 6% in schneller Tropfenfolge. Sehr großzügig verwenden wir auch das Kreislaufanaleptikum Acrinor in Einzeldosen von 0,3 ml bis 0,5 ml, dessen Wirkung auf einer Herzminutenvolumenvergrößerung beruht. Auf die Verwendung vasopressorischer Sympathicomimetika mit ihren ungünstigen Nebenwirkungen konnten wir bisher verzichten.

Anfänglich verwendeten wir Tetracain (Pantocain) in einer Dosierung von 50 bis 70 mg in Form einer Plombe. Der Anteil der damit Anästhesierten betrug 11%. Seither benutzen wir Prilocain (Xylonest), das eine enge chemische Verwandschaft zum Xylocain aufweist. Wesentlicher Vorteil von Xylonest ist eine große therapeutische Sicherheitsbreite, die durch die geringe Toxicität des Lokalanaestheticums gewährleistet wird. Weitere hervorstechende Eigenschaften von Xylonest sind gutes Penetrationsvermögen, schneller Wirkungseintritt sowie ausreichende Anästhesiedauer.

Zusammenfassend kann gesagt werden, daß die Periduralanästhesie für einen großen Teil des urologischen Patientengutes die Anästhesiemethode der Wahl darstellt. Daraus ergibt sich die Forderung, daß regionale Betäubungsverfahren vom Anästhesisten genauso beherrscht werden müssen, wie die Methoden der Allgemeinanästhesie, um die berechtigten Interessen unserer Kranken vertreten zu können.

Literatur

Bihler, K.: Der Einfluß moderner Anaesthetica und Anaesthesiehilfsmittel auf lokale Nierenrindendurchblutung und Nierenfunktion. Habilitationsschrift, Homburg 1970. — Bihler, K., Lübke, P., Gundlach, G.: Nierenfunktion unter Spinalanaesthesie mit Citanest bei alten Patienten. Anaesthesiologie und Wiederbelebung **47**. — Bihler, K., Gundlach, G., May, P., Lübke, P.: Einfluß der Periduralanaesthesie mit Prilocain (Xylonest) auf die Nierenfunktion. Z. prakt. Anästh. Wiederbeleb. **5**, 111 (1970). — Bromage, P. R: Epidural Analgesia. Edinburgh: E. & S. Livingstone Limited 1954; — Hypotension and vital capacity. Anaesthesia **11**, 39 (1956). — Cheng, P.: Epidural space. Anatomical and clinical aspects. Anesth. Analg. Curr. Res. **42**, 398, 407 (1963). — Greene, N. M., Bunker, J. P., Kerr, W. S., von Felsinger, J. M., Keller, J. W., Beecher, H. K.: Hypotensive spinal anesthesia: respiratory, metabolic, hepatic, renal and cerebral effects. Ann. Surg. **140**, 641 (1954). — Guillerat, E., Lassner, J.: Anesthésie locale et locorégionale en urologie. Cah. Anesth. **14**, 787 (1966). — Hamilton, W. K., Devine, J. C.: The evaluation of respiratory adequacy in the immediate postoperative period. Surg. Gynec. Obstet. **105**, 229 (1957). — Johnson, S. R.: The effect of some anesthetic agents on the circulation in man. Acta chir. scand. Supp. **158**, 51 (1951). — Lipecz, J., Bihler, K.: Einfluß der Periduralanaesthesie auf die Lungenfunktion. In Vorbereitung. — Lund, P. C., Cwik, J. C., Quinn, J. R.: An evaluation of epidural analgesia in geriatric surgery. Anesth. Analg. Curr. Res. **37**, 114 (1958). — Marx, G. F., Orkin, L. R.: Complications associated with transurethral surgery. Anesthesiology **6**, 802 (1962). — Moir, D. D.: Ventilatory function during epidural analgesia. Brit. J. Anaesth. **35**, 3 (1963). — Moir, D. D., Mone. J. G.: Acid-base balance during epidural analgesia. Brit. J. Anaesth. **36**, 480 (1964).

Privatdozent Dr. K. Bihler
Anästhesieabt. d. Städt. Krankenhauses
D-8070 Ingolstadt

E. Löhe, B. Riedel und A. Kelâmi: **Aspirationsbiopsie von Harnblasen-, Ureter- und Nierenbeckentumoren als Methode für die cytologische Diagnostik**

Die Exfoliativcytologie des Urins ist die derzeit wichtigste cytologische Untersuchungsmethode in der Diagnostik von Blasen-, Harnleiter- und Nierenbeckentumoren. Ungünstige Resultate bei dieser Methode sind einerseits darauf zurückzuführen, daß abgeschilferte Epithelien mit z. T. starken degenerativen Veränderungen beurteilt werden müssen.

Andererseits sind die Präparate oft sehr zellarm, was die Diagnostik sehr erschwert oder gar unmöglich macht. Die meisten falsch negativen Resultate finden sich bei gut differenzierten papillären Blasentumoren sowie bei den Harnleiter- und Nierenbeckentumoren.

Wie bei den cytologischen Untersuchungen in der Gynäkologie oder bei der Saugbiopsie im Magen sollte man versuchen, das Zellmaterial am Ort des vermuteten Tumors zu gewinnen, um lebensfrisches und ausreichendes Zellmaterial zu erhalten (Riedel u. Mitarb., 1970).

Tabelle 1. *Beschaffenheit des Aspirationsmaterials und diagnostischer Aussagewert*

Exfoliativcytologie	Aspirationsbiopsie	
Einzelzellen	Zellverbände	Gewebsfragmente
1. maligne 2. nicht maligne	1. maligne 2. nicht maligne	1. papillärer Tumor 2. solider Tumor 3. normale Schleimhaut a) entzündlich b) nicht entzündlich

Das ableitende Harnsystem scheint uns gerade für diese Art der Tumordiagnostik geeignet.

Methodisch gehen wir bei Blasentumoren folgendermaßen vor: Ein 5 bis 6 Ch. Ureterenkatheter, der eine zentrale Öffnung besitzt, wird auf die Tumoroberfläche aufgesetzt. Mittels einer 5 ml-Spritze wird am anderen Ende des Katheters ein Sog ausgeübt. Beim Zurückziehen des Katheters reißt ein kleines Gewebsfragment vom Tumor ab und wird durch den Unterdruck in die Spritze aspiriert. Dies wird vier- bis fünfmal an verschiedenen Stellen des Tumors oder verdächtigen Bezirken der Blasenschleimhaut durchgeführt. Das Material wird anschließend zentrifugiert, feucht fixiert und nach Papanicolaou gefärbt.

In dem Aspirationsmaterial finden sich Einzelzellen, Zellverbände und kleine Gewebsfragmente (Tabelle 1). Neben einer Unterscheidung von malignen und nicht malignen Zellen erlaubt die Betrachtung der Gewebsfragmente oft eine Aussage über den Aufbau der Geschwulst (Abb. 1). Man kann an dem aspirierten Material meist erkennen, ob es sich um einen papillären oder soliden Tumor oder aber um normale oder entzündliche Schleimhaut handelt.

Über die Eindringtiefe des Tumors in die Submucosa oder die Blasenwandmuskulatur kann man naturgemäß nichts aussagen. Die cytologische Untersuchung kann die histologische Untersuchung eines durch Probeexcision oder Elektroresektion gewonnenen Gewebsstückes nicht ersetzen. Sie ist eine ergänzende Untersuchungsmethode.

Ergebnisse (Tabelle 2): Da wir diese Untersuchungen erst seit etwa einem Jahr durchführen, ist unser Zahlenmaterial noch gering. Wir haben 57 *Blasentumoren* cytologisch untersucht. Es handelt sich um 31 Blasenpapillome und 26 Blasencarcinome. Bei den Papillomen hatten wir zweimal ein falsch positives cytologisches Ergebnis. In 7 Fällen wurden atypische Zellen gefunden, d. h. es waren nicht alle cytologischen Kriterien für Tumorzellen vorhanden. 19mal konnte man die Diagnose Papillom stellen und 3mal fanden sich normale Zellen. Bei den 26 histologisch gesicherten Blasencarcinomen sahen wir 23mal Gewebsfragmente mit

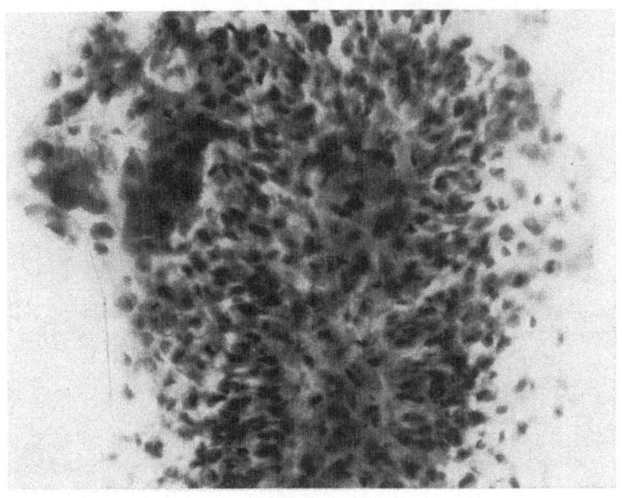

Abb. 1. *Aspirationsbiopsie aus der Harnblase.* Man erkennt eine Papillomzotte mit Zottenstamm. Vergr.: 40fach

Tabelle 2. *Blasentumoren*

Cytologie	Histologische Diagnose: Papillome 31 Fälle	Carcinome 26 Fälle
Gewebsfragmente mit Carcinomzellen	2	23
Gewebsfragmente mit		
a) atypischen Zellen	7	3
b) Papillomzellen	19	0
c) normalen Zellen	3	0

Carcinomzellen (Abb. 2) und 3mal atypische Zellen. Falsch negative Ergebnisse hatten wir bei den Blasencarcinomen nicht.

Bei *Harnleiter- und Nierenbeckentumoren* sind die Ergebnisse der Exfoliativcytologie wesentlich schlechter als bei den Blasentumoren. Auch Fisher (1969) konnte positive cytologische Ergebnisse nur dann finden, wenn das Material mittels Ureterkatheter in der Gegend des Tumors gewonnen wurde.

Wir achten darauf, daß die Öffnung des Katheters in unmittelbarer Nähe oder etwas distal des vermuteten Tumors liegt. Es werden 5 bis 10 ml physiologische Kochsalzlösung instilliert, die anschließend sofort wieder abgesaugt werden.

Ergebnisse (Tabelle 3): Wir berichten über 11 *Nierenbecken-* bzw. *Harnleitercarcinome* und 2 Harnleiterpapillome. Die Untersuchung des von den 11 malignen

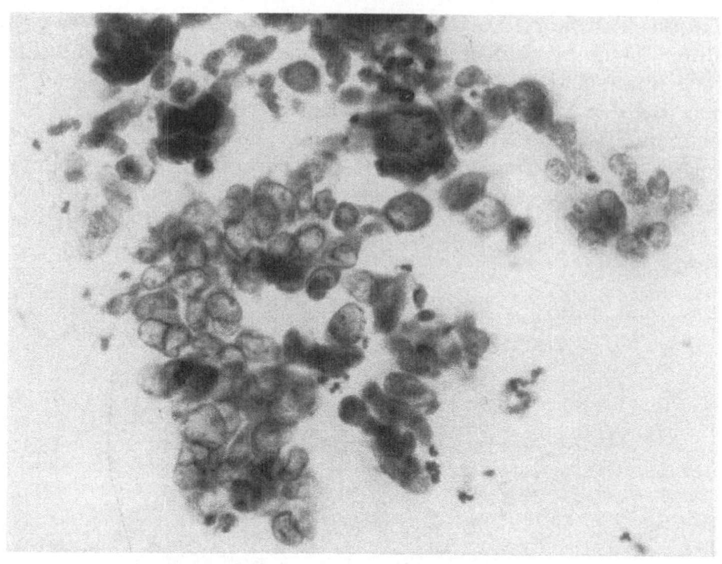

Abb. 2. *Aspirationsbiopsie aus der Harnblase.* Der Zellkomplex ist gekennzeichnet durch Anisokaryose, Heterochromasie der Kerne und eine Verschiebung der Kern-Plasmarelation zugunsten der Kerne. Es handelt sich um Carcinomzellen. Vergr.: 100fach

Tabelle 3. *Nierenbecken- und Harnleitertumoren*

Cytologie	Histologische Diagnose:	
	Papillome 2 Fälle	Carcinome 11 Fälle
Carcinomzellen	0	8
Verdächtige Zellen	0	1
Normale Zellen	2	2

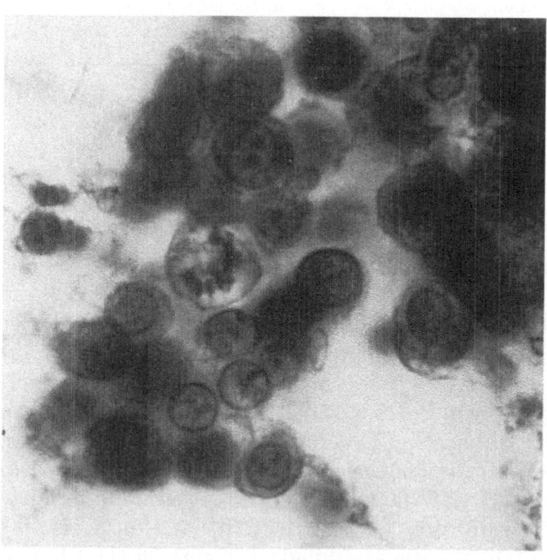

Abb. 3. *Zellen aus dem Nierenbecken.* Die cytologischen Malignitätskriterien sind erfüllt. Im Zentrum erkennt man eine Mitose. Vergr.: 250fach

Tumoren stammenden Materials ergab 8mal die Diagnose Carcinomzellen (Abb. 3). Einmal fanden sich carcinomverdächtige Zellen, deren Aspekt jedoch nicht eindeutig war: in 2 Fällen war das Ergebnis falsch negativ.

Wir haben den Eindruck, daß die Aussagekraft dieser Methode bei Harnleiter- und Nierenbeckentumor geringer ist als die der Aspirationsbiopsie bei Harnblasentumoren. Infolgedessen wurde begonnen, das aus Ureter- und Nierenbecken gewonnene Material zusätzlich histologisch aufzuarbeiten. Über den Wert dieser Methode sind Aussagen z. Z. noch nicht möglich.

Literatur

Fisher, H. E.: Exfoliativ cytology of primary tumors of the ureter: a report of 3 cases. J. Urol. (Baltimore) **102**, 180—183 (1966). — Kelámi, A., Kirstaedter, H.-J.: Zytologische Tumordiagnose in der Urologie. Z. Urol. **62**, 519 (1969). — Riedel, B., Löhe, E.: Möglichkeiten zur präoperativen histologischen Diagnose von Nierenbecken- und Uretertumoren. Vortrag, gehalten auf der XII. Tagung der Vereinigung Norddeutscher Urologen, Berlin, 8. und 9. Mai 1970. — Riedel, B., Löhe, E., Kelámi, A.: Aspirationsbiopsie, eine Methode zur cytologischen Diagnose von Blasentumoren. Urologe **9**, 133—134 (1970).

Dr. E. Löhe
Urolog. Klinik u. Poliklinik
im Klinikum Steglitz d. FU
D-1000 Berlin 45
Hindenburgdamm 30

M. Bressel und B. Opelt: **Die Uroflowmetrie der oberen Harnwege als neue Funktionsprobe vor und nach plastischen Operationen**

In den letzten Jahren hat die Uroflowmetrie zur Objektivierung des Miktionsablaufes zunehmende Verbreitung gefunden. Der Harnstrahl braucht nicht mehr nach „gut — mittel — schlecht" klassifiziert zu werden, sondern wird nach „Milliliter pro Sekunde" beurteilt (Lit. bei Bressel, 1965).

Für die oberen Harnwege gibt es eine derartige Meßmethode bisher nicht. Hier lautet analog zur Harnröhre die Frage: Welche Harnmenge geht pro Zeiteinheit durch den Harnleiter, wobei hinzuzufügen ist „pro Zeiteinheit unter definierten, noch physiologischen Druckbedingungen". Bei intakten Abflußbedingungen steigt unter Ruhebedingungen auch bei starker Diurese der intrapelvine Druck (IPD) nie über 15 cmWS an, vorausgesetzt, daß kein erhöhter Blasendruck besteht. Diesen oberen Grenzwert von 15 cmWS haben wir an 183 Nierenfisteldruckmessungen z. T. unter Langzeitbedingungen gewonnen. Der Wert stimmt mit den von Walzak u. Paquin, Davis, Underwood, Kill, Swenson u. Marchant und mit den von Struthers gewonnenen Befunden überein.

Die röntgenologische sichtbare Durchgängigkeit des Harnleiters sagt nichts aus über die Größe des transportierten Harnvolumens.

Die vielerorts noch gebräuchliche, einfache, postoperative Prüfung z. B. einer Nierenbeckenplastik durch manuelle Injektion von Kontrastmittel in den temporär eingelegten Nierenfistelkatheter oder eine Farbstoffinjektion halten wir für unzureichend, da weder Harntransportvolumen noch Nierenbeckendruck Berücksichtigung finden. Der nächste Schritt nach diesen einfachen Prüfungen ist gewöhnlich das Abstöpseln. Als Kriterien für gestörten Abfluß gelten Flankenschmerz, bedingt durch steigenden intrapelvinen Druck, oder der bei diesem Verfahren nicht selten auftretende Fieberschub. Der Stöpsel wird dann wieder entfernt und nach einigen Tagen je nach Zustand des Patienten oder Temperament des Operateurs wird erneut probiert.

Seit 5 Jahren haben wir regelmäßig postoperative Verlaufsmessungen des intrapelvinen Druckes bei allen Patienten ausgeführt, bei denen ein Nierenfistelkatheter eingelegt worden war. Die dabei gewonnenen Beobachtungen führten schließlich zum Verfahren der *transfistulären renalen Uroflowmetrie.*

Mit dieser Methode ist es möglich, unabhängig von der Diurese eine objektive Zahl über das Harntransportmaximum zu jedem Zeitpunkt zu gewinnen und damit z. B. die Durchgängigkeit einer plastischen Harnleiterversorgung zu testen. Der Begriff „Harntransportmaximum" wurde von uns 1969 eingeführt (Bressel et al., 1969) und gibt die Harndurchflußmenge in Milliliter/Zeiteinheit unter noch physiologischen Druckbedingungen (15 cmWS) an.

Das Verfahren ist einfach:

An den liegenden Fistelkatheter wird eine wäßrige Infusionslösung angeschlossen und der Spiegel des Tropfkörpers 15 cm über Nierenniveau gebracht. Die Harnblase muß entleert sein. Wenn sich nach einigen Minuten ein kontinuierlicher Tropfrhythmus eingestellt hat, wird während einer vollen Minute die Tropfenzahl gemessen. Unter normalen Abflußbedingungen liegt die Tropfenzahl über 160 Tropfen/min. Der gesunde Harnleiter transportiert damit unter physiologischen Druckbedingungen über 480 ml/Std. Den gemessenen Wert bezeichnen wir als Harntransportmaximum (TPM).

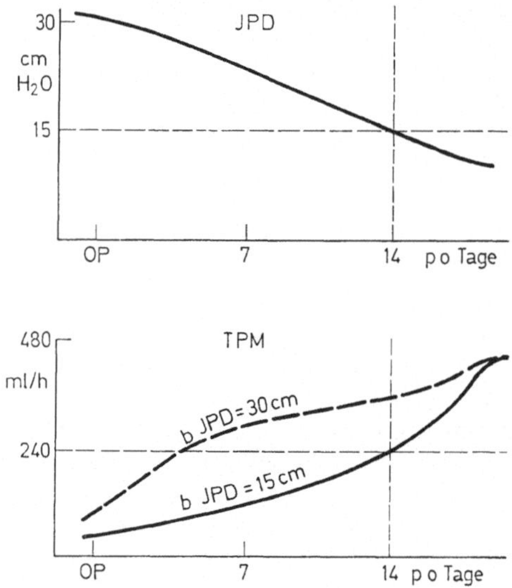

Abb. 1. In der p.o. Phase fällt der intrapelvine Druck (IPD) bei gleichbleibendem Harnfluß/Zeiteinheit von erhöhten Werten langsam zur Norm ab (unter 15 cmWS). Mißt man während dieser Zeit unter konstantem Druck von 15 cmWS über einen Nierenfistelkatheter das Harntransportmaximum (TPM), so steigt dieses langsam bis zur Norm an (480 ml/h)

Während der postoperativen Phase ist der Harntransport im Plastikbereich vermindert, der Druck im nicht entlasteten Nierenbecken erhöht. Innerhalb der ersten 14 Tage wird die Durchgängigkeit der Plastik zunehmend besser, der intrapelvine Druck fällt (Abb. 1). Die Durchflußrate (TPM) nimmt unter konstantem Druck von 15 cm, gemessen während des gleichen Zeitraumes, ständig zu (Abb. 1). Als unteren Grenzwert für eine ausreichende Funktion der Plastik sehen wir ein TPM/15 cm von 80 Tropfen/min = 240 ml/Std an (Abb. 1 u. 2).

Wird dieser Wert erreicht, kann der Fistelkatheter bedenkenlos entfernt werden. Verwendet man statt einer einfachen Kochsalzinfusionslösung eine Kontrastmittellösung, so läßt sich auf dem Röntgentisch neben der Bestimmung der Durchflußrate (TPM) auch noch eine visuelle Dokumentation durchführen. Zusätzlich wird dabei die Lage des Fistelkatheters überprüft.

Es werden Röntgenbilder von drei typischen Fällen demonstriert. Fall 1: subpelvine Harnleiterstenose, typischer glatter Verlauf nach Plastik. Am 15. Tag p.o. beträgt das TPM 180 Tropfen/min = 540 ml/Std. — Fall 2: Nierenbeckenplastik mit verzögertem Heilungsverlauf. Normalisierung des TPM erst am 28. Tag p.o. — Fall 3: Urographisch subpelvine und langstreckige prävesicale Harnleiterstenose bei alter Urotuberkulose. Die Bestimmung des TPM am 42. Tag nach Nierenbeckenplastik bringt einen Wert von 140 Tropfen/min und zeigt damit, daß die röntgenologisch noch nachweisbare prävesicale Harnleiterenge funktionell bedeutungslos ist (Abb. 3).

Das Verfahren eignet sich auch in Einzelfällen zur operativen Indikationsstellung; hierauf wird an anderer Stelle eingegangen.

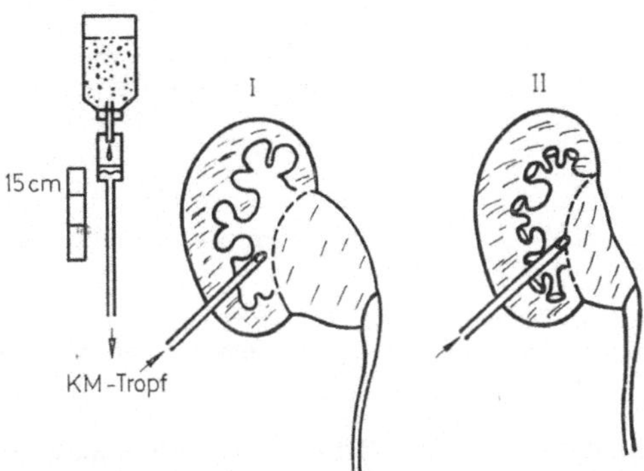

Abb. 2. Nach Größe des Harntransportmaximums wird entschieden, wann der Nierenfistelkatheter entfernt werden kann. Unterer Grenzwert: 240 ml/h bei 15 cmWS

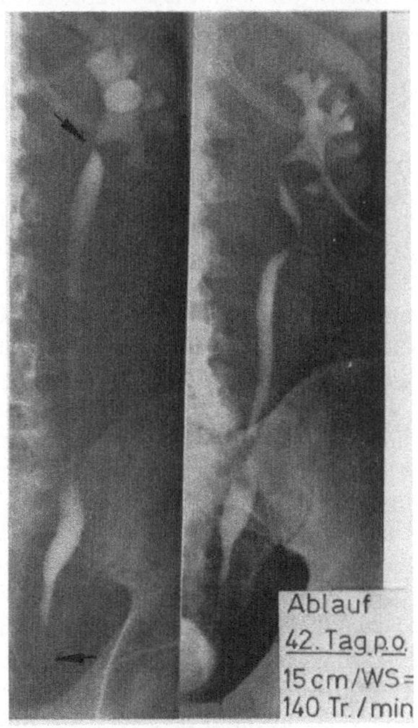

Abb. 3. Subpelvine Harnleiterstenose und prävesicale Harnleiterstenose. 42. Tag nach Nierenbeckenplastik. TPM = 420 ml/h. Die röntgenologisch noch nachweisbare prävesicale Harnleiterenge hat damit funktionell keine Bedeutung, eine plastische Operation ist nicht erforderlich

Zusammenfassung: Die Durchgängigkeit des Harnleiters nach plastischer Operation sollte in Zukunft nicht mehr allein nach dem Röntgenbild, sondern auch nach der Durchflußrate beurteilt werden. Es wird über ein neues Verfahren berichtet, das als „transfistuläre renale Uroflowmetrie“ bezeichnet wird. Normalwerte und Grenzbereich werden angegeben. Besondere Apparaturen sind nicht erforderlich, so daß die Methode sofort in jeder Klinik angewendet werden kann.

Die Untersuchungen wurden in der Urolog. Univ.-Klinik Homburg/Saar durchgeführt

Literatur

Bressel, M.: Urologe 4, 253 (1965); — Urologe 8, 119 (1969). — Davis, D. M.: J. Urol. (Baltimore) **80**, 93 (1958). — Kiil, F.: The function of the ureter and renal pelvis. Philadelphia and London: W. B. Saunders Co. 1957. — Struthers, W.: Brit. J. Urol. **41**, 129 (1969). — Swenson, O., Marchant, D.: J. Urol. (Baltimore) **73**, 945 (1955). — Underwood, W. E.: Proc. roy. Soc. Med. **30**, 817 (1937). — Walzak, M. P., Paquin, A. J.: J. Urol. (Baltimore) **85**, 697 (1961).

Dr. M. Bressel
Urolog. Abt. AK Harburg
D-2100 Hamburg 90
Eissendorfer Pferdeweg 52

Dr. B. Opelt
Urolog. Abt. St. Elisabeth-Krankenhaus
D-5450 Neuwied

W. Staehler und W. Müller: **Ultraschalluntersuchungen an der Niere** (Diskussionsvortrag)

Das Manuskript dieses Diskussionsvortrags wurde nachgereicht; der Vortrag steht deshalb am Schluß des Tagungsberichts, unmittelbar vor der „Generalversammlung".

D. Völter und W. Staehler: **Cytostatische Behandlung des Blasencarcinoms mit Bleomycin**

In den letzten Jahren wird in zunehmendem Maße über die gute cytostatische Wirkung des Antibioticum Bleomycin bei Plattenepitheltumoren berichtet. Das Präparat, das bisher nur in Japan erhältlich ist, wurde uns von der Firma Heinrich Mack in Illertissen freundlicherweise zur Verfügung gestellt. Bleomycin wird aus dem Streptomyces verticillus gewonnen und wurde 1962 von dem Japaner Umezawa [5] entdeckt und 1965 von Ichikawa erstmals klinisch erprobt. Die Aufklärung der chemischen Struktur von Bleomycin gelang bisher noch nicht. Sein vorwiegend zellspezifisch auf das Plattenepithel gerichteter cytostatischer Effekt beruht auf der Hemmung der DNS-Synthese durch Blockade des Thymidineinbaus. Die Ausscheidung von Bleomycin erfolgt im Urin und ist hier 72 Std nachweisbar.

Die Indikation für Bleomycin, das ausschließlich auf Tumoren des Plattenepithel cytostatisch wirken soll, erstreckt sich bisher auf Hautkrebse, Geschülste am Kopf und Hals, dem Vulva-, Penis- und Scrotalcarcinom [1, 2, 3]. In 70% dieser Fälle, die primär mit Bleomycin behandelt wurden, konnte dabei eine vollständige oder zumindest erhebliche Rückbildung der Tumoren erzielt werden.

An Hand von fünf Patienten haben wir die Wirkung von Bleomycin auf Carcinome der Harnblase überprüft, und zwar handelte es sich viermal um ein teils solides, teils papilläres Carcinom und einmal um ein verhornendes Plattenepithelcarcinom. Einige Tage nach Entnahme einer Probeexcision zur histologischen Untersuchung des Tumors erfolgte eine Photocystoskopie. Erst dann wurde mit der Therapie begonnen. Die Patienten erhielten insgesamt je 600 mg Bleomycin i.v., und zwar zunächst 22 Tage lang täglich 15 mg, dann wurde die Dosis auf wöchentlich 30 mg reduziert. Während dieser Zeit haben wir mehrfach Kontrollen des Blutbildes und Röntgenuntersuchungen des Thorax durchgeführt.

Bei den vier Patienten mit einem papillären, teils soliden bis papillären Carcinom der Harnblase konnten wir 14 Tage nach Beginn der Therapie eine Auflockerung der Tumoroberfläche beobachten. Vier Wochen später war der Tumor bei zwei Patienten weitgehend zurückgegangen. Jedoch ein Vierteljahr später war das Carcinom in unverändertem Ausmaß wieder vorhanden.

Auch histologisch ergab sich jetzt kein Unterschied gegenüber dem vor der Behandlung mit Bleomycin entnommenen Material. Eine Stauung des Nierenhohlraumsystems ging unter dieser Therapie nicht zurück.

Im Gegensatz dazu war bei dem Patienten, bei dem ein großes verhornendes Plattenepithelcarcinom auf der linken Blasenseite vorlag, der Tumor innerhalb von 3 Wochen unter der Behandlung mit Bleomycin fast vollständig verschwunden. Sie sehen hier einen Defekt in der Blasenschleimhaut am ehemaligen Tumorsitz 3 Wochen nach Beginn der Therapie. Nach 10 Wochen und zuletzt ½ Jahr nach Beginn der Therapie war der Tumor cystoskopisch nicht mehr nachweisbar.

Diese cystoskopisch festgestellte Rückbildung des Tumors war auch im Infusionspyelogramm und an Hand des Isotopennephrogramms nachzuweisen. Vor der Therapie zeigte das Infusionspyelogramm (Abb. 1) des Patienten eine Aussparung auf der linken Blasenseite durch das Carcinom und eine gleichseitige Stauung des Nierenhohlraumsystems. Drei Wochen später (Abb. 2) waren diese

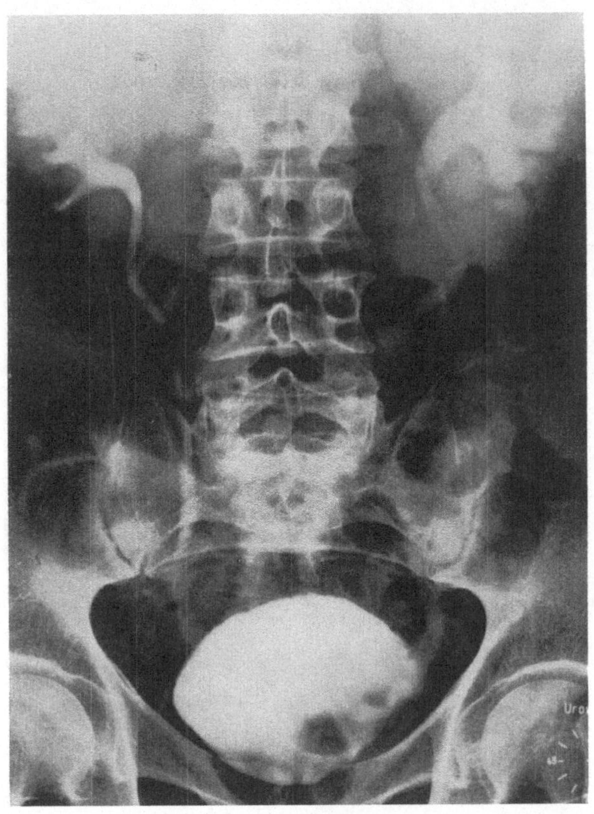

Abb. 1. Infusionspyelogramm eines 70jährigen Patienten mit einem linksseitigen verhornenden Plattenepithelcarcinom der Harnblase

Veränderungen nahezu vollständig verschwunden und sie waren bei der jetzigen Kontrolle nicht mehr nachweisbar. Auch das Isotopennephrogramm ließ die Beseitigung der Abflußstörung deutlich erkennen (Abb. 3). Vor der Therapie zeigte das Nephrogramm der linken Niere nur eine geringe Restfunktion, 3 Wochen später war eine Funktionsminderung nicht mehr vorhanden.

An Nebenwirkungen sahen wir unter der von uns gewählten hohen Dosierung von 600 mg Bleomycin bei allen Patienten einen Haarausfall. Drei Patienten hatten zusätzlich eine Stomatitis und ein Schleimhautpemphigoid in der Mundhöhle, bei je einem Patienten kam es zu einer Sklerosierung der Haut des Unterarms, zu Parästhesien an beiden Händen, Fieber bis 40° 3 bis 5 Std nach der Injektion und zu einem Exanthem über der Beugeseite beider Oberschenkel. Diese Erscheinungen waren jedoch alle reversibel.

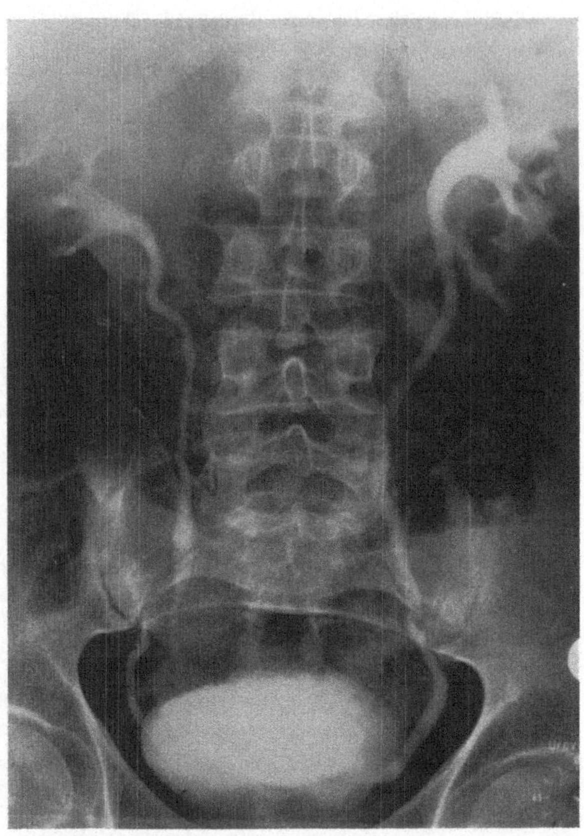

Abb. 2. Infusionspyelogramm des gleichen Patienten 3 Wochen nach Beginn der Therapie mit Bleomycin. Die Aussparung auf der linken Blasenseite durch das Carcinom und die gleichseitige Stauung des Nierenhohlraumsystems sind nahezu vollständig verschwunden

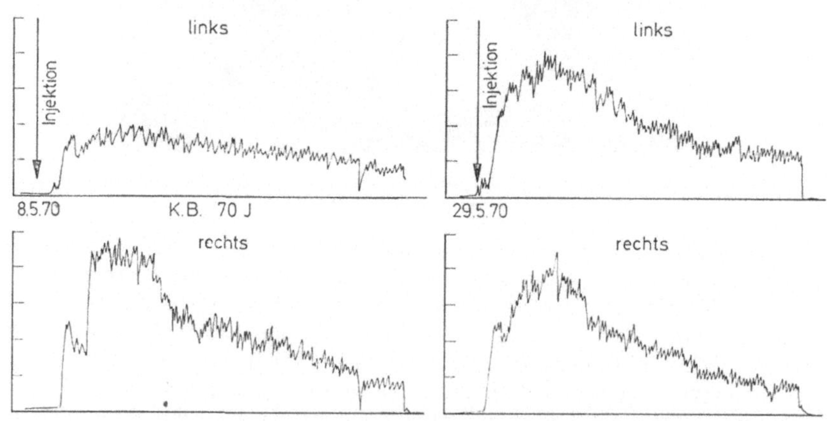

Abb. 3. Das dazugehörende Isotopennephrogramm vor und 3 Wochen nach Beginn der Therapie mit Bleomycin. Eine Funktionsminderung der linken Niere ist nicht mehr vorhanden

Zusammenfassend können wir sagen, daß die vorwiegend zellspezifische cytostatische Wirkung des Bleomycin auf Tumoren des Plattenepithels vermutlich auch für die Tumoren der Harnblase zutrifft. Unter unseren 5 Patienten befand sich ein Patient mit einem Plattenepithelcarcinom der Harnblase. Dieses Carcinom verschwand unter der Therapie und war bisher, ein halbes Jahr nach Therapiebeginn, nicht mehr nachweisbar. Vor einem Monat haben wir bei einem zweiten Patienten, bei dem stellenweise ein verhornendes Plattenepithelcarcinom, stellenweise jedoch ein Adenocarcinom der Harnblase vorlag, Bleomycin angewandt. Im Gegensatz zu dem reinen Plattenepithelcarcinom ergab bei diesem gemischten Tumor die cystoskopische Kontrolle vor wenigen Tagen zwar teils eine gute Rückbildung, teils jedoch noch Nekrosen im Bereich des Tumors.

Wie wir außerdem zeigen konnten, kommt es auch bei einem Teil der papillären und soliden Carcinome der Harnblase unter der Bleomycintherapie zunächst zu einer Rückbildung des Tumors. Hier gilt es zu überprüfen, ob durch eine zusätzliche Strahlenbehandlung ein erneutes Wachstum des Tumors verhindert werden kann. Es ist bekannt, daß die Verabreichung von Bleomycin während der Strahlenbehandlung die Sensibilität der Zellen gegenüber der Strahlenbehandlung infolge Schädigung der DNS-Polymerketten erhöht.

Vor einer Änderung der gebräuchlichen Therapieregeln bedarf es jedoch weiterer Beobachtungen, wobei auch die Spätergebnisse der Bleomycinbehandlung abgewartet werden müssen.

Literatur

1. Ichikawa, T., Matsuda, A., Miyamoto, K., Tsubosaki, M., Kaihara, T., Sakamoto, K., Umezawa, H.: Biological studies on bleomycin A. J. Antibiot. (Tokyo) **20**, 149—155 (1967). — 2. Ichikawa, T., Nakano, J., Hirokawa, J.: Bleomycin treatment of tumors of penis and scrotum. J. Urol. (Baltimore) **102**, 699—707 (1969). — 3. Ichikawa, T.: Bleomycin a new antitumor antibiotic. J. Japan vet. med. Ass. **61**, 487—497 (1969). — 4. Smith, D. R.: Allgemeine Urologie. München: Urban und Schwarzenberg 1968. — 5. Umezawa, H.: Bleomycin and other antitumor antibiotic of high molecular weight. Antimicrobial Agent and Chemotherapy **1965**, 1079—1085.

Dr. D. Völter
Urolog. Abt./Univ.-Klinik
D-7400 Tübingen

H. Sachse: **Erfahrungen mit der Elektrolithotripsie**

An der Urologischen Klinik Nürnberg haben wir seit Februar 1969 bei 84 Patienten eine Elektrolithotripsie durchgeführt.

Herr Reuter hatte in Deutschland 1968 auf dem 5. Kongreß der Internationalen Gesellschaft für Endoskopie und Kinematografie erstmals über sehr gute Ergebnisse berichtet. Dagegen schränkten ein Jahr später Herr Kierfeld u. Mitarb. auf Grund ihrer Untersuchungen die Anwendungsmöglichkeit sehr ein. So waren wir bemüht, die vollen Indikationsbreiten zu erfassen und führten nach Möglichkeit bei allen Kranken mit Blasensteinen die Elektrolithotripsie aus.

Unsere Technik

Der von uns verwendete und in der UdSSR hergestellte Impulsgenerator URAT 1 wurde von der Firma Siemens in Erlangen entsprechend den deutschen VDE-Vorschriften abgesichert und arbeitet einwandfrei.

Im Gegensatz zu einem älteren Modell weisen die neueren Geräte keine Kriechströme am Cystoskop mehr auf.

Wir verwenden zur Elektrolithotripsie Operationscystoskope der Firmen Stortz und Winter & Ibe.

Eine Beschädigung der Cystoskopoptik bei der Elektrolithotripsie beobachteten wir bisher nie.

Die Elektrolithotripsie wird fast ausnahmslos in Lumbalanästhesie durchgeführt. Dabei ist die allgemeine Belastung für den Patienten relativ gering. Außerdem kann eine evtl. auftretende Perforation sofort erkannt werden.

Wir zertrümmern die Blasensteine bis auf Erbsgröße und saugen dann die Steintrümmer mit dem sog. „Steinschaft" der Firma Heynemann ab (28 Charr.) Vereinzelt am Blasenboden verbliebene Konkremente kann man dabei mit Hilfe einer kleinen Kürette in den Steinschaft luxieren und dann mit dem Spülstrom herausdrücken.

Bei den derzeitigen Kosten der Lithotripsiesonden kann die Elektrolithotripsie noch nicht als sehr preiswertes Verfahren bezeichnet werden. Die Isolierschicht zwischen den Elektroden und der Sondenspitze verbraucht sich auf Grund der hohen Hitzeentwicklung relativ rasch. Der elektrische Funke springt dann nicht mehr an der Sondenoberfläche, sondern vielmehr in der Sonde über. Dadurch wird die Effektivität erheblich herabgesetzt. Seltener wird durch die Hitzeeinwirkung der äußere Isolierüberzug der Sonde beschädigt.

Wir waren so häufig gezwungen, bei einer länger dauernden Elektrolithotripsie eine oder auch zwei Sonden auszuwechseln. Durch Nachschleifen mit einem Schmirgelstein läßt sich wieder eine plane Sondenoberfläche schaffen. Nach viermaligem Nachschleifen ist nach unserer Erfahrung die Sondenspitze verbraucht und nicht mehr verwendbar. Der Preis einer Lithotripsiesonde beträgt z. Z. 29,— DM.

Eine Blasenableitung mit Dauerkatheter ist bei der Elektrolithotripsie ohne bestehende Blasenentleerungsstörung nicht erforderlich. Wenn es der Zustand des Patienten erlaubt, und sich die Elektrolithotripsie nicht zu sehr in die Länge gezogen hat, kann ohne weiteres eine erforderliche Elektroresektion der Prostata angeschlossen werden.

Zu unseren Ergebnissen

Um eine Aussage über den Wert der Methode machen zu können, haben wir möglichst alle Blasensteine durch Elektrolithotripsie zertrümmert. Lediglich bei Kranken mit einer übergroßen Prostata verzichteten wir auf die Elektrolithotripsie und entfernten die Konkremente bei der suprapubischen Protatektomie. Es zeigt sich, daß man sämtliche Blasensteine, gleich welcher Größe und chemischen Zusammensetzung, mit der Elektrolithotripsie beseitigen kann. Nachdem der Eingriff den Patienten kaum belastet, kann er auch sehr hinfälligen Kranken zugemutet werden.

Je nach der chemischen Zusammensetzung und der Größe des Blasensteines erfordert die Elektrolithotripsie eine verschieden hohe Energie. Während die Zertrümmerung des Phosphatsteines mit relativ niedrigen Stromstößen möglich ist, benötigt man beim harten Uratstein wesentlich größere Energiemengen.

Nicht die großen Konkremente, sondern vielmehr die kleineren Steine von Übererbsgröße bereiten oft besondere Mühe. Diese kleinen leichten Steine springen gerne beim Stromstoß unversehrt von der Sondenspitze weg. Bei ihnen muß man ganz exakt die Sondenspitze senkrecht unter leichtem Druck aufsetzen, bevor man den Impuls gibt. Nachdem dabei die Blasenwand als Widerlager dienen muß, geht es oft nicht ohne leichte Schleimhautläsionen ab. Diese Blasenschleimhautschädigung ist jedoch sehr gering. Nur selten tritt eine leichte Blutung auf.

Wir saugen aus diesem Grund bei der Elektrolithotripsie des größeren Steines erst dann die Steintrümmer ab, wenn wir den Eindruck haben, daß alle Partikel soweit zerkleinert sind, daß sie den Steinschaft passieren können. Das heißt, wir benützen den Steintrümmerhaufen am Blasenboden als Widerlager für die Elektrolithotripsie der noch zu zertrümmernden Steine.

Die Dauer der Elektrolithotripsie hängt ab von der Erfahrung des Operateurs und der Eigenart des Steines. Zerspringt ein Konkrement bei den Impulsstößen sofort in zahllose kleine Partikel, wird die Elektrolithotripsie rasch zu Ende gehen. Teilt sich das Konkrement dagegen jeweils lediglich in wenige Trümmer, wird man längere Zeit benötigen.

Die Elektrolithotripsie des Blasensteines trat als transurethrales Operationsverfahren in Konkurrenz zur blinden Lithotripsie und der Zertrümmerung mit der Sichtzange. Im Gegensatz zur blinden Lithotripsie ist die Elektrolithotripsie auch bei dem übergroßen Blasenstein noch möglich. Wegen eines großen Radius kann der große Blasenstein mit den Branchen des blinden Lithotripters nicht mehr, oder nur sehr schlecht gefaßt werden. Während die blinde Lithotripsie auch auf eine gewisse Blasenkapazität angewiesen ist, kann man dagegen mit der Elektrolithotripsie auch in der kleinen Blase ohne wesentliche Kapazität arbeiten.

Gegenüber der Lithotripsie mit der Sichtzange möchte ich die besseren Sichtverhältnisse hervorheben. Bei der Sichtlithotripsie werden die Steine mehr zermahlen und trüben somit stärker die Spülflüssigkeit. Dem Anfänger fällt die Elektrolithotripsie sicher leichter, als die Arbeit mit der Sichtzange.

Eine besondere Indikation zur Elektrolithotripsie sehen wir bei Blasensteinträgern, bei denen gleichzeitig noch ein Blasentumor besteht. Bei sechs Kranken haben wir zunächst eine Blasensteinzertrümmerung mit der Elektrolithotripsie durchgeführt und in der zweiten Sitzung das Blasenpapillom bzw. Carcinom transurethral reseziert.

Neben der Zertrümmerung der Blasensteine bei 79 Kranken ergaben sich uns noch folgende besondere Indikationen für die Elektrolithotripsie:

1. Beim Blasendivertikelstein. Bei einem 74jährigen Mann kam es nach außerhalb durchgeführter perinealer Prostatektomie zur Blasenhalsverengung, Bildung eines großen Blasensteines und Divertikelsteines. Nach der Elektrolithotripsie des Blasensteines konnte der Divertikelstein nicht durch den sehr engen Divertikelhals in die Blase luxiert werden. Wir mußten den Divertikelhals durch Elektroresektion einkerben und das Konkrement im Divertikel lithotripsieren. Im Anschluß daran erfolgte die Elektroresektion der Blasenhalskulisse.

2. Eine weitere wichtige Indikation der Elektrolithotripsie sehen wir bei dem eingeklemmten Harnröhrenstein, soweit er sich nicht mit dem Steinfänger extrahieren oder in die Blase zurückstoßen läßt. Diese Steine mußten bisher durch Harnröhrenschnitt entfernt werden. — Bei unserem Fall haben wir nur das Konkrement in der Harnröhre zertrümmert.

3. Ureterocelenstein. Hier erfolgte die Elektrolithotripsie nach Spaltung bzw. Elektroresektion der Ureterocele in der Blase.

4. Ein großer Prostatastein wurde nach transurethraler Freiresektion in die Blase luxiert und von uns hier zertrümmert.

5. Eine besondere Indikation zur Elektrolithotripsie ergab sich bei einer 47jährigen Patientin mit dem Rezidiv beiderseitiger Nierenbeckenausgußsteine mit schwerer Pyelonephritis und Präurämie. Die linke funktionell noch bessere Niere war gefistelt, im Fistelgang hatten sich Konkremente gebildet und erschwerten den Fistelkatheterwechsel von Mal zu Mal. Nach Aufbougierung des Fistelganges konnten wir durch Elektrolithotripsie die Steine im Fistelgang beseitigen und auch einen Teil der Kelchsteine in einer Kombination zwischen Elektrolithotripsie und der Verwendung unseres Steinfängers entfernen.

Komplikationen

Ein endoskopisch versierter Operateur wird keine wesentlichen Komplikationen mit der Elektrolithotripsie erleben. An der Sondenspitze treten maximal 1000 Amp und 3000 V auf. So muß ein Mindestabstand von 2 mm zwischen Sondenspitze und Blasenwand gefordert werden. Bei uns in Nürnberg führen auch in Fachausbildung stehende Kollegen die Elektrolithotripsie aus. Einer von ihnen glitt mit der Sonde am Stein ab und perforierte natürlich auch prompt die gesamte Blasenwand. Die Patientin wurde laparotomiert, der dünne Perforationskanal vernäht, die Blase vorübergehend gefistelt.

Bei der Elektrolithotripsie harter Uratsteine ritzen die scharfen Kanten der Steintrümmer ab und zu die Blasenschleimhaut. Selten tritt dabei eine leichte Blutung auf. Wird die Sicht beeinträchtigt, setzen wir der Spülflüssigkeit Octapressin bzw. POR 8 der Firma Sandoz zu (30 E/l).

Zusammenfassung: Auf Grund unserer Erfahrungen mit der Elektrolithotripsie bei 84 Kranken dürfen wir sagen, daß sich die Blasensteine jeder Größe und chemischen Zusammensetzung elektrisch zertrümmern lassen.

Dabei ist die Elektrolithotripsie beim übergroßen Blasenstein und bei kleiner Blasenkapazität den bisherigen transurethralen Verfahren zweifellos überlegen. Beim eingeklemmten Harnröhrenstein erspart die Elektrolithotripsie die Schnittoperation.

Die hohe elektrische Energie, die an der Sondenspitze frei wird, erfordert eine sorgsame Arbeitsweise, andernfalls kommt es zur Blasenperforation.

Wir halten die Elektrolithotripsie für eine neue, sehr wertvolle Bereicherung unserer transurethralen Operationsverfahren.

Professor Dr. H. Sachse
Direktor d. Urolog. Klinik
D-8500 Nürnberg

H. Frohmüller: **Elektrohydraulische Lithotripsie mit gleichzeitigem Absaugen der Steintrümmer unter direkter Sicht**

Seit Einführung der elektrohydraulischen Lithotripsie in die Klinik hat es nicht an Vorschlägen gefehlt, sowohl das Lithotripsiegerät, den URAT I, selbst zu verbessern als auch das endoskopische Instrumentarium den Erfordernissen dieser neuen Methode anzupassen. All den bisher gebräuchlichen Instrumenten und

Instrumentenkombinationen haftet jedoch der Nachteil an, daß das Absaugen der Konkrementtrümmer aus der Blase blind geschehen muß.

Da wir an unserer Klinik zur Routinecystoskopie ein Direktsichtinstrument verwenden, bei dem es sich um eine Modifikation des Braasch-Cystoskops handelt, war es nur logisch, den Vorteil dieser „direct vision" auch bei der Lithotripsie auszunützen. In Zusammenarbeit mit der Firma Richard Wolf, Knittlingen, entwickelten wir daher ein Aspirationscystoskop, das bis auf die Absaugevorrichtung dem gebräuchlichen Direktsichtcystoskop entspricht (Abb. 1). Es handelt sich bei diesem Instrument im wesentlichen um ein einfaches Endoskop von Charr.-Stärke 27 mit Glasfaserbeleuchtung und einem Glasfenster am proximalen Ende zur Beobachtung des Blaseninneren. Nach Abnehmen des Beobachtungsfensters kann eine Arbeitsoptik eingesetzt werden, die dann zum Einführen der Elektrodensonde und damit zur Lithotripsie dient. Nach Zertrümmerung des oder der Konkremente wird der Arbeitseinsatz mit der Sonde entfernt und das Beobachtungsfenster wird wieder auf den belassenen Cystoskopschaft aufgesetzt. Der Einsatz mit dem Beobachtungsfenster ist nun derart konstruiert, daß sich unmittelbar distal des

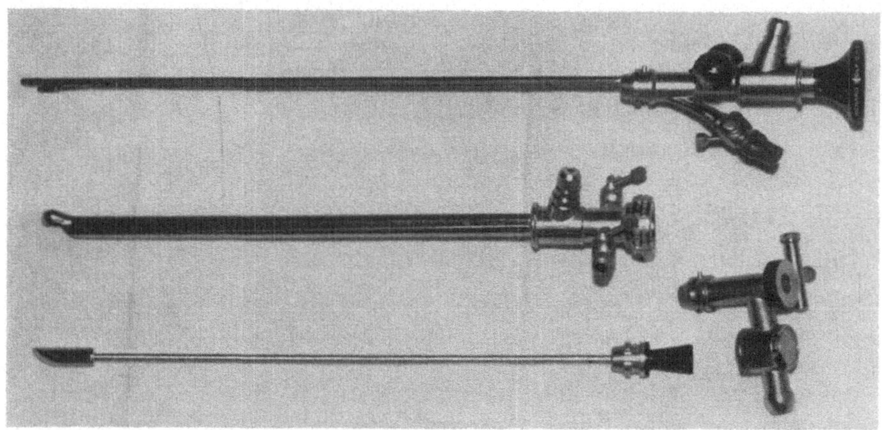

Abb. 1. Direktsichtaspirationscystoskop zur elektrohydraulischen Lithotripsie. Oben: Arbeitsoptik. Mitte: Cystoskopschaft mit Glasfaserbeleuchtung. Unten: Mandrin. Rechts: Direktsichtbeobachtungsfenster mit Abflußstutzen

Fensters ein Abflußstutzen befindet. Dieser Stutzen wird durch einen weitkalibrigen Schlauch mit einer Vakuumpumpe verbunden, wie sie sich in jedem Operationssaal findet. Wird dann der Abflußhahn geöffnet, so wird der Blaseninhalt durch Aspiration entleert. Der Absaugeschlauch wird über eine Ballonflasche geleitet und endet dort zunächst in einem zwischengeschalteten engmaschigen Drahtnetz, in dem die Konkrementfragmente festgehalten und aus dem sie nach Beendigung des Eingriffs dann mühelos entfernt werden können. Das Einstellen des distalen, offenen Endes des Cystoskopschaftes auf die zu aspirierenden Steinfragmente in der Blase erfolgt unter genauer Sicht des Auges. Dies wird solange wiederholt, bis sämtliche Konkrementtrümmer sicher abgesaugt sind, ohne daß man zum Wiedereinführen einer Optik gezwungen wäre. Dieses Verfahren ermöglicht somit ein relativ schnelles und zielsicheres Arbeiten. Für Urologen, die nicht gewohnt sind, mit direct-vision-Instrumenten zu arbeiten, könnte dieses Verfahren unter Umständen anfänglich leichte Schwierigkeiten bereiten. Bei der Einfachheit der Methode dürften diese jedoch nach kurzer Eingewöhnung rasch überwunden sein.

Die wesentlichste der hier aufgezeigten Verbesserungen des Instrumentariums für die elektrohydraulische Lithotripsie stellt somit der Einsatz mit dem Direktsichtfenster und dem Auslaßventil dar (Abb. 2). Zur möglichst universellen Verwendung dieses Einsatzes wurde dieser derart modifiziert, daß er auch den üblichen Resektoskopen der Firma Wolf mit einer Charr.-Stärke von 26 und 28 aufgesetzt werden kann. Auf diese Weise kann daher die Lithotripsie auch durch den Schaft eines Resektoskopes mit einer der üblichen Arbeitsoptiken, durch die die Lithotriptorsonde eingeführt wird, erfolgen, und nach Steinzertrümmerung und Herausziehen der Arbeitsoptik kann durch Aufsetzen des Direktsichteinsatzes die Aspiration der Fragmente in der beschriebenen Weise vorgenommen werden. Sollte die Resektion eines obstruierenden Prostataadenoms oder -carcinoms notwendig sein, so könnte diese Operation in gleicher Sitzung mit dem gleichen Instrument, d. h. ohne Wechsel des Resektoskopschaftes, ausgeführt werden. Bei der Verbindung des Direktsichtaspirationseinsatzes mit dem Resektoskopschaft müssen jedoch wegen des bei dieser Zusammensetzung proximal eingespiegelten Kaltlichts un-

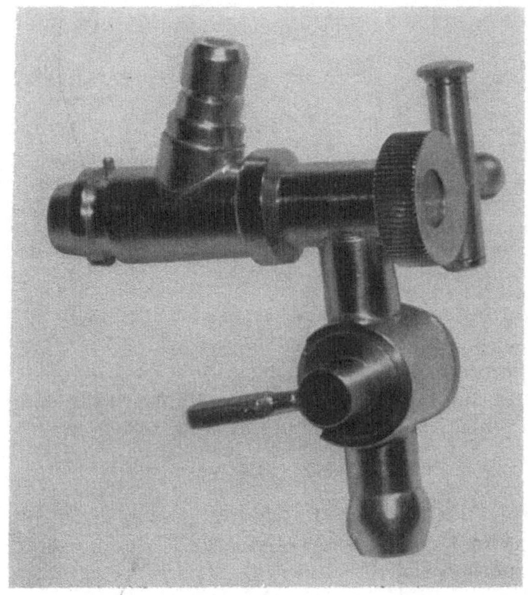

Abb. 2. Direktsichtaspirationseinsatz — modifiziert zur Verwendung mit Resektoskopen der Herstellerfirma (Erläuterungen s. Text)

günstigere Sichtverhältnisse in Kauf genommen werden, als bei der Verwendung des Originalinstrumentes, das infolge der bis zum Cystoskopschnabel durchgezogenen Glasfasern eine optimale Beleuchtung bietet. Das beschriebene Instrument wird an unserer Klinik seit etwa 6 Monaten verwendet und hat sich ausgezeichnet bewährt.

Zusammenfassung: Es wird über ein Direktsicht-Aspirationscystoskop zur elektrohydraulischen Lithotripsie berichtet. Der gegenüber dem Originalinstrument geringfügig modifizierte Direktsichteinsatz mit Abflußstutzen kann auch in Verbindung mit einem Resektoskop der gleichen Herstellerfirma verwendet werden. Das beschriebene Instrumentarium gestattet das Absaugen von Steinfragmenten unter direkter Sicht mit Hilfe einer Vakuumpumpe ohne Wechsel des jeweils verwendeten Instrumentschaftes.

Literatur

1. Büttger, B.: Zur elektro-hydraulischen Lithotripsie von Blasensteinen mit URAT I. Z. Urol. **62**, 494 (1969). — 2. Fabiano, A.: Die elektrische Lithotripsie von Steinen der Harnwege unter besonderer Berücksichtigung der transvesikalen Uretersteinzertrümmerung. Endoscopy **2**, 157 (1970). — 3. Kierfeld, G., Mellin, P., Daum, H.: Blasensteinzertrümmerung durch

hydraulische Schlagwellenwirkung im Tierexperiment. Urologe 8, 99 (1969). — 4. Reuter, H. J.: Electric lithotripsy, a new method for transurethral treatment of bladder stones. Endoscopy 1, 63 (1969).

Privatdozent Dr. H. Frohmüller
Urolog. Abt. d. Chirurg. Univ.-Klinik
D-8700 Würzburg

B. Terhorst: **Experimentelle Untersuchungen zur Steinzertrümmerung mit Ultraschall**

Absolute Zunahme des Harnsteinleidens und wechselnde Therapieerfolge ließen uns nach neuen Möglichkeiten der Harnsteinbehandlung suchen. In Zusammenarbeit mit dem Laboratorium für Ultraschall untersuchten wir im Experiment die Möglichkeit der Steinzertrümmerung durch Ultraschall.

Versuchsanordnung

Ultraschallenergie wird von einem magnetostriktiven 20 kHz-Wandler geliefert, der an einen Hochfrequenzgenerator mit 600 Watt Ausgangsleistung angeschlossen ist. Über ein $\lambda/2$-Zwischenstück erregt der Wandler einen Amplitudentransformator, der die Ultraschallamplitude hinauftransformiert.

An den Transformator ist die Bohrsonde aus Titan angeschlossen. Diese Sonde muß stets ein ganzzahliges Vielfaches der halben Schallwellenlänge in Titan sein und betrug so bei uns 36 cm. Der Außenradius betrug bei unseren ersten Versuchen 7 mm, der Innenradius 5 mm.

Der zum Bohren erforderliche Andruck wird durch Ansaugen erzeugt, und zwar steht der zentrale axiale Sondenkanal mit einer Saugpumpe in Verbindung. Um in vivo ähnliche Bedingungen zu haben, ist durch Zu- und Ablauf der Stein stets von Wasser umgeben.

Mit dieser Anordnung ließ sich eine Schallamplitude von 80 μm an der Sondenspitze erreichen.

Ein kurzer *Filmstreifen* zeigte unser methodisches Vorgehen. Man sah darin, wie der Stein an die Bohrsondenspitze herangeführt wurde, angesaugt und durchbohrt wurde. Die gesamten Steinzertrümmerungszeiten lagen zwischen 1 und 16 min.

Ergebnisse

Insgesamt haben wir über 35 Harnsteine von unterschiedlichster Größe und Zusammensetzung im Experiment beschallt und können daraus folgende Ergebnisse und Konsequenzen ziehen:

1. Ultraschallresistente Harnsteine konnten nicht festgestellt werden. Alle Konkremente wurden bis auf absaugfähige Residuen zertrümmert.

2. Organische Steine wie Cystin- und Harnsäurekonkremente ließen sich schneller als anorganische — wie Phosphat- und Oxalatsteine — zertrümmern, wobei die Oxalatsteine dem Ultraschall den größten Widerstand entgegenbrachten.

3. Zertrümmerungen mit Ultraschallsonden von einem kleineren Durchmesser als 2 und 3 mm waren ebenfalls erfolgreich.

4. Eine wesentliche, unseren Versuchen abträgliche Wärmeentwicklung konnte nicht festgestellt werden.

5. Analysiert man nach diesen Versuchen die wichtigsten Komponenten der Steinzertrümmerung durch Ultraschall, so hängt die Bohrgeschwindigkeit von technischen Details und von der Steinbeschaffenheit ab.

Technisch sind der Ansaugdruck, die Ultraschallamplitude und die Beschaffenheit der Ultraschallsonde wichtig.

Von seiten des Steins sind Größe und Form, Dichte und Härte zu erwähnen; am wichtigsten ist jedoch die mineralogische Zusammensetzung.

Zusammenfassung; Nach unseren experimentellen Untersuchungen ist eine Harnsteinzertrümmerung durch Ultraschallsonden höchstwahrscheinlich auch in vivo in der Blase und im Harnleiter möglich. Es soll jetzt ein ganzes Gerät zur Harnsteinzertrümmerung konstruiert werden, dessen Vorteile neben einer gezielten Zertrümmerung die sofortige Absaugung der Konkrementreste sowie eine unblutige Steinextraktion ohne belastende Narkose und Operation wären.

Dr. B. Terhorst
Urolog. Abt. d. TU
D-5100 Aachen

S. Schuy und H. Schmidt-Kloiber: **Lithotripsie und gleichzeitiges Absaugen der Konkremente unter Sicht** (Diskussionsvortrag)

Die Entfernung von Blasensteinen ist ein jahrhundertealtes Problem der Medizin. Durch die allgemeine Zunahme der Urolithiasis wird diesen Problemen seit einigen Jahren erhöhte Aufmerksamkeit geschenkt. So wurden in den letzten Jahrzehnten verschiedene Katheter und Lithotriptoren entwickelt. Diese erlauben teils blind, teils unter endoskopischer Sicht auf rein mechanischem Wege die Zertrümmerung und Entfernung von Konkrementen [1].

Besondere Bedeutung und breite Anwendung hat das in der Sowjetunion entwickelte Verfahren erlangt, das die Wirkung der hydraulischen Stoßwellen, die durch elektrische Entladungen in flüssigem, dielektrischem Medium hervorgerufen werden, ausnützt. Als Lithotriptor wird bei diesem Verfahren eine Sonde mit etwa 3 mm Außendurchmesser verwendet, deren Spitze mit ihrer Stirnseite eine koaxial aufgebaute Funkenstrecke darstellt. Diese Sonde

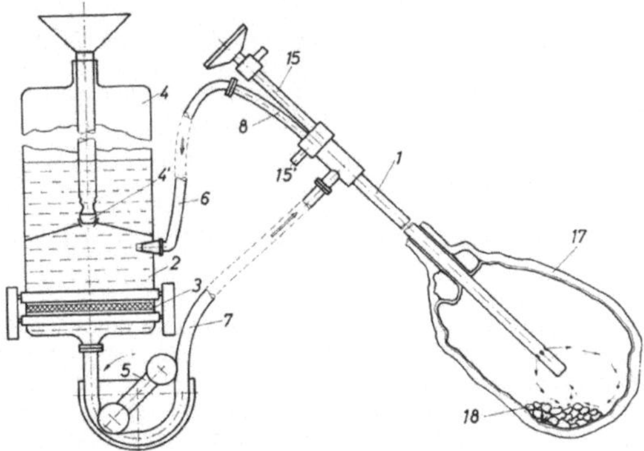

Abb. 1. Schema der gesamten Einrichtung

wurde bisher durch ein spülstarkes Universalcystoskop in die mit physiologischer Kochsalzlösung gefüllte Blase eingeführt. Durch serienweise Auslösung von elektrischen Entladungen kurzer Dauer und die dadurch erzeugten hydraulischen Stoßwellen, werden die Steine in der Blase zertrümmert.

Obwohl dieses Verfahren bei der Zertrümmerung von Blasensteinen jeder Größe und Härte und ohne erhöhtes Risiko für den Patienten erfolgreich klinisch angewandt wird, befaßt sich z. Z. eine Reihe von Forschungsgruppen mit einem neuen Verfahren zur Zerstörung von Harnsteinen durch Ultraschall. Diese Arbeiten befinden sich noch im Versuchsstadium, doch zeichnen sich bereits konkrete Lösungen ab.

Während durch die elektrohydraulische Methode eine befriedigende Lösung zur Steinzertrümmerung gefunden wurde, sind die bisher bekannten und praktizierten Methoden zur Absaugung der Konkremente zu umständlich und langwierig und eine große Belastung für den Patienten. Aus diesem Grunde haben wir einen speziellen Katheter entwickelt, welcher es gestattet, die Lithotripsie sowie das anschließende Absaugen der zertrümmerten Steine unter Sicht durchzuführen, ohne einen für den Patienten schmerzhaften Instrumentenwechsel notwendig zu machen [2].

Abb. 1 zeigt das Schema der gesamten Einrichtung zur Lithotripsie und zur gleichzeitigen Absaugung, einschließlich der Blase.

Die Einrichtung besteht im wesentlichen aus einem doppelläufigen Katheter 1, dem Filtergefäß 2 mit Filter 3, einem Vorratsgefäß für die Spülflüssigkeit 4, einer automatischen Nachfüllsperre 4′, einer Schlauchpumpe 5, einem Saugschlauch 6 und einem Druckschlauch 7. Das Wesentliche an der vorliegenden Einrichtung ist der geschlossene Kreislauf, wodurch eine Gefährdung des Patienten im Falle einer Verstopfung im Saugteil vermieden wird. Da zum Absaugen der Konkremente nur eine geringe Menge Spülflüssigkeit erforderlich ist, können spezielle Flüssigkeiten — z. B. mit einer Dichte, die den abzusaugenden Steinen entspricht — verwendet werden.

Der in die Blase eingeführte Katheter besteht aus einem Abflußrohr 8 mit kreisförmigem Querschnitt, um ein Verklemmen der abgesaugten Steine zu verhindern, und aus einem das Innenrohr umgebenden Außenrohr mit ovalem Querschnitt, so daß zwischen dem Innenrohr und der Außenummantelung ein Zwischenraum freibleibt.

Dieser Zwischenraum wird zur Zuführung der Spülflüssigkeit und zur Einführung eines Cystoskops 15 und des Lithotriptors 15' optimal ausgenützt. Die Spülflüssigkeit tritt durch die am Vorderende des Katheters angeordneten Austrittsöffnungen, die in einem bestimmten Abstand von der Rückflußöffnung liegen müssen, aus. Dadurch wird erreicht, daß die Spülflüssigkeit im Blaseninneren zirkuliert und die Konkremente in Richtung Abfluß transportiert werden. Durch diesen Aufbau ist eine gleichzeitige Lithotripsie und Absaugung möglich.

Das Filtergefäß 2 ist so aufgebaut, daß es die Konkremente mehrerer Steine aufnehmen kann. Das Filter 3 gestattet eine laufende Klarfilterung der Spülflüssigkeit und ist so fixiert, daß es bei einer Kreislaufumkehr im Falle einer Verstopfung seine Lage nicht verändert.

Die beschriebene Absaugeinrichtung ist unabhängig vom Verfahren, mit dem die Lithotripsie durchgeführt wird. Sie eignet sich in gleicher Weise auch für eine Steinzertrümmerung mit Ultraschall.

Literatur

1. Lutzeyer, W., Pohlman, R., Terhorst, B., Cichos, M.: Die Zerstörung von Harnsteinen durch Ultraschall, I.: Experimentelle Untersuchungen. Urol. int. (Basel) **25**, 47—68 (1970). — 2. Schuy, S., Schmidt-Kloiber, H.: Einrichtung und Verfahren zum Absaugen von Blasensteinen. Österreichische Patentschrift, angemeldet 4. 2. 1970.

Hochschuldozent Dr. S. Schuy
Elektro- u. biomed. Technik
d. Techn. Hochschule
A-8010 Graz

K. H. Gasteyer: **Blasensteinzertrümmerung mit Ultraschall** (Diskussionsvortrag)

Wir befassen uns seit etwa 1½ Jahren mit dem Problem der Ultraschall-Lithotripsie und wenden diesesVerfahren nach zahllosen experimentellen Untersuchungen bereits in der Klinik an. Nachdem die technischen Probleme gelöst waren, haben wir ein Instrumentarium entwickelt, durch das die Ultraschall-Lithotripsie eine einfach zu handhabende Methode zu werden verspricht. Unsere Vorstellungen gingen davon aus, das Instrumentarium so zu entwickeln, daß es sich mit den üblichen Untersuchungsinstrumenten kombinieren läßt.

Kernstück unseres Gerätes ist ein vorgespannter Ultraschallwandler, der in einem Horn endet. Ein in dieses Horn axial eingeschnittenes Gewinde erlaubt das Anschrauben und Auswechseln der Arbeitseinsätze. Als Arbeitseinsatz zur Zertrümmerung von Blasensteinen dient uns eine konisch zulaufende und an der Spitze in eine Kelchform mündende Sonde. Diese Form hat sich uns sowohl bei den experimentellen Untersuchungen als auch bei der klinischen Anwendung als optimal erwiesen.

Gespeist wird der Ultraschallwandler durch einen volltransistorierten Hochfrequenzgenerator.

Die Durchführung der Ultraschall-Lithotripsie ist einfach. Nach Einführen eines Cystoskopschaftes (21 Charr. und größer) wird die Ultraschallsonde zusammen mit der Optik eingeführt und die Spülung angeschlossen. Während der Lithotripsie entsteht in nicht unbeträchtlicher Menge Steinstaub, der als Steinschlamm ausgeschwemmt wird. Die zertrümmerten Konkrementreste werden durch den bereits liegenden Cystoskopschaft ausgespült.

Die Zeitdauer der Steinzertrümmerung richtet sich sowohl nach der Steingröße als auch nach der Steinzusammensetzung. Sie reichte bei uns von wenigen Sekunden bis etwa 16 bis 18 min.

Schädigungen der Harnblasenwand treten nicht auf, selbst wenn die Sonde längere Zeit die Blasenwand berührt; wir sind hierbei in einem Frequenzbereich von 20 bis 28 kHz und 15 bis 20 W geblieben. Zur Zeit entwickeln wir eine Uretersonde, mit der die Steinzertrümmerung auch im Harnleiter möglich sein dürfte.

Dr. med. K. H. Gasteyer
Chefarzt der Urologischen Klinik
des Krankenhauses Nordwest
D-6000 Frankfurt a. M.-Praunheim

A. Angeloff: **Einige Bemerkungen über die eigene Erfahrung hinsichtlich der technischen Entwicklung der Elektrohydrolithotripsie** (Diskussionsvortrag)

Ich möchte hier die guten Resultate mitteilen, die wir bei unseren Versuchen mit der Elektrohydrolithotripsie mit dem Apparat „Uart I" erzielt haben.

Wir arbeiten bereits mehr als 2 Jahre mit ihm und sammelten dabei die Erfahrungen von 76 Behandlungen. Ich möchte betonen, daß die Methode leicht anwendbar ist, gefahrlos und bei richtiger Anwendung mehr Möglichkeiten bietend, als die konventionelle mechanische Lithotripsie.

Die Voraussetzung zu ihrer wirksamen Indikation ist die tadellose Beherrschung der Transurethralen Technik von seiten des Urologenmanipulators. Ausgeführt lege artis, unter dem Schutz des entsprechenden Antibioticums, verläuft die Behandlung gewöhnlich ohne Hämaturie. Es ist wünschenswert, daß die zerkleinerte Steinmasse und kleinere Fragmente unmittelbar nach der Elektrolithotripsie aus der Blase evakuiert werden. Bei nicht völliger Freilegung der Blase von Steinschutt kann ein Versanden der hinteren Urethra oder Urethrorhagie, verursacht durch größere, in der hinteren Urethra abgesetzte Fragmente, eintreten. Einige solcher Fragmente entfernten wir mit der Schlinge von Dormia. Ein in die Urethra eingelegter Katheter ist nicht imstande, kleine Teilchen zu eliminieren.

Die Blasenschleimhaut — wenn nicht unmittelbar attakiert — wird von abgleitenden Funken nicht traumatisiert und nur sehr selten zeigen sich an ihr punktförmige Hämatome. Eine Gefahr von unmittelbarer Perforation mit der elektrischen Sonde besteht nicht. Kleine Konkremente sind ihrer Beweglichkeit halber schwieriger zu behandeln als große. Wir hatten in 3 Fällen Schwierigkeiten beim Eliminieren der zerkleinerten Fragmente. In 7 Fällen hatten wir febrile Zustände und in 5 Fällen — nicht mehr als 3 Tage — mäßige Hämaturien.

Bei der Arbeit mit 70°-Hopkins-Optik mit Apparatur Storz ergab sich in einem Fall eine Beschädigung der Optiklinse, verrusacht durch die unmittelbare Nähe von Optik und Steinoberfläche bzw. Elektrodenspitze, d. h. die Wirkung der elektrohydrodynamischen Welle wirkt auf die Konkrementenoberfläche ebenso wie auf die Optik. Bei Austausch mit einer 30°-Optik gab es keinen zweiten solchen Fall.

Durch diese Arbeitsmethode mit der Elektrohydrolithotripsie vervollkommneten wir auch unsere Technik bei Entfernung von Steinen aus Ureterocelen. Anstatt nach Incision der Ureterocele das Herabfallen des Steines in die Blase abzuwarten, attakieren wir ihn sofort nach Erscheinen eines Teiles seiner Oberfläche mit der Sonde des „Urat I" in seinem Bett. Solcherart wird Zeit erspart, die Behandlung geht in einer Etappe vor sich, und der in seinem Bett fixierte Stein kann nicht in die Blase ricochieren.

(Folgen Diapositive)

Dr. Angel Angeloff
Sofia
Alabinstraße 3

W. Straube und P. Brühl: **Probleme des Keimwechsels bei der chronischen Pyelonephritis**

Die Notwendigkeit einer über Wochen und Monate gehenden konsequenten Chemotherapie der chronischen Pyelonephritis ist bekannt. Neben einer intermittierenden, in regelmäßigen Abständen oder jeweils im Bedarfsfall durchgeführten Stoßbehandlung über 2 bis 6 Wochen wird die sog. Langzeittherapie propagiert, die sich über mehrere Monate und auch Jahre erstreckt. Eine Ausheilung der chronischen Pyelonephritis wird häufig nicht erreicht; Bakteriurie und Leukocyturie persistieren entweder unter der Therapie oder treten nach Absetzen der Medikamente erneut auf.

Die mikroskopische und bakteriologische Urinuntersuchung unter Einschluß des Antibiogramms ist die Grundlage der chemotherapeutischen Behandlung. In praxi werden diese Untersuchungen zu Beginn der Therapie durchgeführt, weitere Kontrollen erfolgen nur sporadisch und in größeren Zeitabständen. Im folgenden wollen wir an Hand einer typischen Kasuistik über Erfahrungen bei kurzfristigen Verlaufskontrollen berichten:

Es handelt sich um eine 37jährige Patientin, die wegen einer chronischen Pyelonephritis seit 3 Jahren in unserer Langzeitüberwachung steht. Die Pyelonephritis ist urographisch und auf Grund entsprechender Katheterurinbefunde (Leukocyturie und signifikante Bakteriurie) gesichert. Prädisponierende Faktoren der Pyelonephritis wie Steine oder Abflußbehinderungen waren im Urogramm nicht nachweisbar. Auch ein vesico-renaler Reflux wurde in der Folge mehrfach ausgeschlossen.

Während der bisherigen ambulanten Überwachung in Zeitabständen von 2 bis 8 Wochen wurden folgende Erreger, teilweise in Mischkultur, wiederholt nachgewiesen: E. coli, Enterokokken, Proteus mirabilis, Klebsiella, Proteus vulgaris, Kloaka. Entsprechend den Antibiogrammen wurden die verschiedensten Chemotherapeutica angewendet: Chloramphenicol, Ampicillin, Tetracyclin, Nitrofurantoin, Nalidixinsäure und Sulfonamide. Eine Normalisierung des Urinbefundes konnte nie erzielt werden.

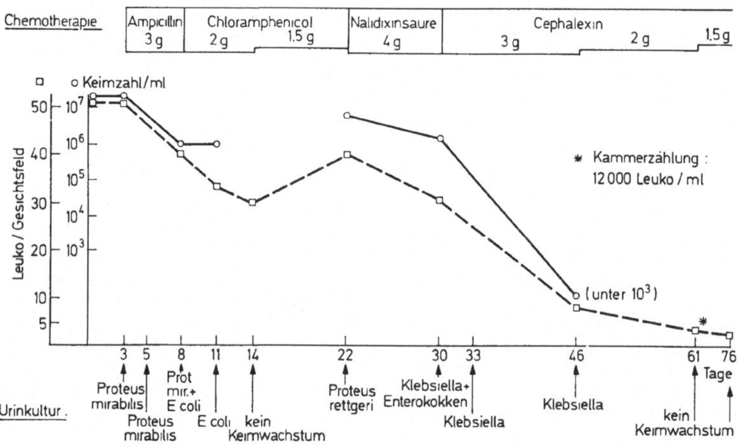

Abb. 1. Chronische Pyelonephritis; durch kurzfristige Kontrollen nachgewiesener Erregerwechsel und entsprechende Langzeittherapie

Um die Ursache des Therapieversagens zu finden, führten wir deshalb kurzfristige Kontrollen durch. In der Tabelle sind Urinkeimzahl, Leukocyturie, Bakterienbefunde und Chemotherapie während 76 Tagen dargestellt. Daraus ergibt sich, daß ein dauernder Keimwechsel eine gezielte Chemotherapie unmöglich machen kann, wenn nicht kurzfristig, d. h. wie in unserem Fall, im Abstand von wenigen Tagen Bakteriurie, Antibiogramm und Leukocyturie kontrolliert werden. Die erst unter diesen Bedingungen eingetretene Normalisierung des Urinbefundes bedeutet nicht ein Ausheilen der chronischen Pyelonephritis. Sie zeigt nur die Wirksamkeit einer gegen den Keim gerichteten konsequenten Therapie. Zur rechtzeitigen Erfassung und gezielten Behandlung von Reinfektionen, Superinfektionen und Rezidiven werden kurzfristige bakteriologische und cytologische Urinkontrollen während der chemotherapeutischen Behandlung der Pyelonephritis gefordert.

Dr. W. Straube
Privatdozent Dr. P. Brühl
D-6650 Homburg/Saar
Urologische Univ.-Klinik

H. E. FRANZ: Probleme der antibiotischen Therapie bei Niereninsuffizienz

Die Antibioticatherapie stellt heute in zahlreichen klinischen Disziplinen die häufigste Arzneimittelbehandlung dar. Um die Antibiotica wirksam einsetzen zu können, ist es für den behandelnden Arzt notwendig, eine gewisse Kenntnis der Pharmakokinetik dieser Medikamente zu haben.

Die wichtigsten Faktoren für die Aufrechterhaltung einer antibakteriellen wirksamen Plasmakonzentration sind Dosis, Dosierungsintervall, Verteilungs-

Tabelle 1. *Nebenwirkungen von Antibiotica bei Niereninsuffizienz*

Medikament	Nebenwirkung
Penicilline	Metabol. Encephalopathie mit Krampfanfällen bei sehr hohen Dosierungen; hämolytische Anämie; Superinfektionen mit resistenten Organismen; Kaliumzufuhr bei Penicillin G
Cephalothin	Allergische Reaktionen; Superinfektionen mit resistenten Organismen
Chloramphenicol	Störungen der Hämopoese
Erythromycin	Keine Zunahme der Nebenwirkungen bei der Urämie
Lincomycin	Keine Zunahme der Nebenwirkungen bei der Urämie
Kanamycin	Nephrotoxicität; Neuromuskuläre Blockade bei Anästhesie; schwere Ototoxicität
Gentamycin	Verlust der Gehör- und Gleichgewichtsfunktionen; Nephrotoxicität
Colistin und Polymyxin B	Apnoe bei Anästhesie; neuromuskuläre Paralyse, periphere Neuropathie; Nephrotoxicität
Vancomycin	Ototoxicität (weniger als bei Kanamycin), geringere Wirkung auf das Vestibularorgan
Tetracycline	Leberschäden; neg. Stickstoffbilanz mit prärenaler Azotämie
Streptomycin	Schädigung des Vestibularorgans
Cephaloridin	Nephrotoxicität
Sulfonamide	Nephrotoxicität (Ausfällung in der Niere)
Nitrofurantoin	Periphere Neuropathie; hämolytische Anämie bei einer G 6PD-mangel
Nalidixinsäure	Krampfanfälle; Leberschäden

raum, Proteinbindung und Ausscheidung. Die Ausscheidung kann renal, extrarenal oder durch Abbau der Substanz im Körper erfolgen. Von diesen Eliminationswegen ist der renale der wichtigste. Die renale Elimination erfolgt durch glomeruläre Filtration sowie bei einigen Antibioticis wie Penicillin, Nitrofurantoin sowie Paraminosalicylsäure durch zusätzliche tubuläre Sekretion.

Da allen Antibiotica eine von der Spiegelhöhe abhängige Toxicität zukommt, können Gaben von Normdosen bei eingeschränkter Nierenfunktion nicht verantwortet werden.

Die Tabelle 1 gibt Ihnen über die verschiedenen, z. T. irreversiblen toxischen Schäden bei Überdosierung Auskunft.

Andererseits besteht die Gefahr, daß infolge Unkenntnis des Kumulationsgrades wertvolle Antibiotica bei der Behandlung schwerer Krankheitszustände entweder gar nicht oder zu niedrig dosiert eingesetzt werden. Der Grad der Niereninsuffizienz, welche teils durch chronische, teils durch passagere Störungen der Nierenfunktion bedingt ist, läßt sich am besten durch eine endogene Kreatininclearance erfassen. Ist diese einmal bestimmt, so lassen sich spätere Veränderungen der glomerulären Filtration am Serum-Kreatininwert ablesen. Wenn z. B. die Clearance 50% des Normwertes bei einem Serum-Kreatininwert von 2 mg-%

beträgt, bedeutet ein später bestimmter Serum-Kreatininwert von 4 mg-%, daß die glomeruläre Filtration auf 25% der Norm abgefallen ist. Wenn immer möglich, sollte die Dosierung der Antibiotica von Bestimmungen der Serumspiegel gesteuert werden. In Ermangelung dieser Möglichkeiten kann die Dosierung so vorgenommen werden, wie sie auf der Tabelle 2 für die wichtigsten Antibiotica zusammengestellt ist. Die Initialdosis (hier mit ID angegeben) wird in der gewöhnlichen Dosierung gegeben. Die Erhaltungsdosis (hier mit ED bezeichnet), die gewöhnlich die Hälfte der Initialdosis beträgt, richtet sich dann nach der renalen Elimination des betreffenden Antibioticums und dem Grad der Niereninsuffizienz des Patienten. Antibiotica, die vorwiegend über die Niere ausgeschieden werden (wie Streptomycin und Tetracyclin (bei den Tetracyclinen macht das Doxycyclin

Tabelle 2. *Empfohlene Antibioticadosierung*

		Niereninsuffizienz	
		schwer[a]	mäßig[b]
Gruppe I			
Starke Dosisreduktion	Streptomycin Tetracyclin Polymyxin B Vancomycin Kanamycin Gentamycin Colistin Nitrofurantoin	ID, dann ED alle 3 bis 4 Tage	ID, dann ED alle 1 bis 2 Tage
Gruppe II		ID gefolgt von	ID gefolgt von
Mäßige Dosisreduktion	Carbenicillin	ED 8stündlich	
	Penicillin G	ED 8stündlich	ED 6stündlich
	Cephaloridin	ED 24stündlich	ED 12stündlich
	Trimethoprim	ED 24stündlich	ED 12stündlich
Gruppe III			
Keine Dosisreduktion	Chloramphenicol Erythromycin Cloxacillin Doxycyclin Sulfisomidin Isoniazid Fusidinsäure	wie bei normaler Nierenfunktion	wie bei normaler Nierenfunktion

[a] Oligurie; GFR < 10 ml/min; Plasmakreatinin > 8 mg-%.
[b] Plasmakreatinin 3 bis 8 mg-%. Erholungsphase des akuten Nierenversagens.
ID = Initialdosis wie für nierengesunde Patienten.
ED = Erhaltungsdosis (gewöhnlich halbe Initialdosis).

(Vibramycin) eine Ausnahme, da es bei allen Graden der Niereninsuffizienz in gewöhnlicher Dosierung verabreicht werden kann), haben eine verlängerte Serumhalbwertszeit und müssen deshalb weniger oft gegeben werden. Antibiotica, welche dagegen über extrarenale Wege eliminiert werden (wie Chloramphenicol und Erythromycin) können selbst bei Niereninsuffizienz in normaler Dosierung verabreicht werden. Ist der Patient anurisch oder beträgt das Serumkreatinin mehr als 8 mg-%, so wird die Dosierung in der Sparte schwere Niereninsuffizienz angewendet. Ist das Serumkreatinin über 3, aber unter 8 mg-%, oder ist der Patient in der polyurischen Phase eines akuten Nierenversagens, so findet die Sparte mäßige Niereninsuffizienz Anwendung.

Durch eine gesteuerte Infusion mittels einer Infusionspumpe ist es möglich, für jeden Grad der Niereninsuffizienz eine gewünschte Serumkonzentration aufrechtzuerhalten.

Zum Schluß noch ein paar Bemerkungen über die antibiotische Therapie von Harnwegsinfekten bei Patienten mit eingeschränkter Niereninfektion. Es ist wichtig, bei Niereninsuffizienten jeden Harnwegsinfekt konsequent zu behandeln, da dieser eine weitere Verschlechterung der Nierenfunktion bedingen kann. Nitrofurantoin sowie Nalidixinsäure, die sonst mit gutem Erfolg eingesetzt werden, erreichen keine therapeutisch wirksamen Konzentrationen bei diesen Patienten. Wie vorhin schon gezeigt, können außerdem bei hohen Nitrofurantoinspiegeln periphere Neuropathien auftreten, so daß dieses Medikament bei einer glomerulären Filtration unter 30 ml/min kontraindiziert ist. Auch beim Chloramphenicol, das zu 90% extrarenal metabolisiert wird, werden therapeutische Urinspiegel nicht erreicht.

Für die Behandlung geeignet sind dagegen die im Harn unverändert ausgeschiedenen Antibiotica wie Penicillin, Ampicillin, Cephalotin, aber auch Sulfonamide. Bei der Anwendung von Aminoglykosidantibiotica wie Streptomycin, Kanamycin, Neomycin sowie Gentamycin gelten die vorhin erwähnten Dosierungsmodifizierungen, am besten mit Blutspiegelkontrollen.

Auf eine weitere notwendige Modifizierung der Antibioticatherapie bei der Anwendung der Peritoneal- oder Hämodialyse kann aus Zeitgründen nicht eingegangen werden.

Privatdozent Dr. H. E. Franz
Zentrum für Innere Medizin und Kinderheilkunde d. Univ.
D-7900 Ulm/Donau

P. Brühl: Tierexperimentelle Untersuchungen zur Ausbreitung der ascendierenden Pyelonephritis

Prat und seine Arbeitsgruppe konnten wiederholt zeigen, daß für das Angehen einer *experimentell* gesetzten transurethralen Infektion zuvor geschädigte Harnleiter, die eine *Harnabflußbehinderung* zur Folge haben, von entscheidender kausalpathogenetischer Bedeutung sind. Die so vorgeschädigte Niere ist wesentlich stärker infiziert als das kontralaterale Organ. Diese Verhältnisse entsprechen ja auch unseren klinischen Erfahrungen.

Es ist aber nicht möglich, mit *jedem* Mikroorganismus eine experimentelle Pyelonephritis zu erzeugen. Zur Gewinnung positiver Resultate sind bestimmte *nephrotope* Stämme erforderlich, die aber wiederum keineswegs für alle Tierspecies gleiche Nephrotopie zeigen. Auf welche Eigenschaften des Erregers die Nephrotropie beruht, ist nicht bekannt. Die wirksamen Kräfte des Mikroorganismus können durch Bestimmung seiner Virulenz experimentell nur annähernd gewertet werden, weil es sich dabei um einen der direkten Exploration nur wenig zugänglichen labilen Zustand handelt. In jedem Fall können wir aber davon ausgehen, daß Krankheitserreger durch dauernden Wirtswechsel eine maximale Virulenz erhalten können. Die serienweise Passage eines Krankheitserregers führt durch Auslese spontaner Varianten zur Virulenzzunahme (Watson, 1949). Nach wiederholten Passagen durch die Kaninchenniere weisen einige Colistämme größere Nierenpathogenität auf und führen signifikant häufiger zu Entzündungen, als die entsprechenden Laboratoriumsvarianten (Prat, 1965).

Bei der Pyelonephritis ist die Keimausscheidung virulenter Krankheitserreger ein bekanntes Symptom; die Keimzahl von mehr als 100000/ml Urin ist ja auch ein diagnostisches Kriterium der Pyelonephritis. Nach dem Bishergesagten muß diesem Kriterium aber auch eine epidemiologische Bedeutung zukommen. Hierfür sind die Bedingungen maßgebend, die dem Erreger nach der Ausscheidung aus der erkrankten Niere für seine weitere Auskeimung und Lebensdauer gegeben sind und in welchem Milieu, d. h. bei welchen infektdisponierenden Faktoren und unter welchen hygienischen Bedingungen er verbreitet wird.

Das Ziel der Untersuchungen, die wir gemeinsam mit Steinmetz, Müller, Tunn u. Schmidt durchgeführt haben, war die Ausarbeitung eines Laboratoriumsmodells zur Analyse solcher Bedingungen, die für die Pathogenese der ascendierenden Pyelonephritis maßgebend erscheinen. Durch Nachahmung von künstlichen Lebensgemeinschaften prädisponierter Tiere sollte unter Verzicht auf qualitativ und quantitativ unnatürliche Infektionsbedingungen, wie sie die sonst übliche experimentelle Applikation von Erregern in die Harnröhre und Blase darstellen, ein Beitrag zu experimentellen Epidemiologie der ascendierenden Pyelonephritis erfolgen.

Material

Unsere Untersuchungen wurden an homogenen männlichen und geschlechtsreifen weiblichen Ratten des SPF-Wistarstammes durchgeführt. Die vor Versuchsbeginn zunächst getrennt gehaltenen männlichen und weiblichen Tiere, wurden entsprechend dem Schema wie folgt vorbereitet:

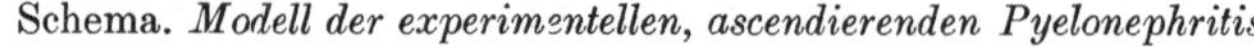

Schema. *Modell der experimentellen, ascendierenden Pyelonephritis*

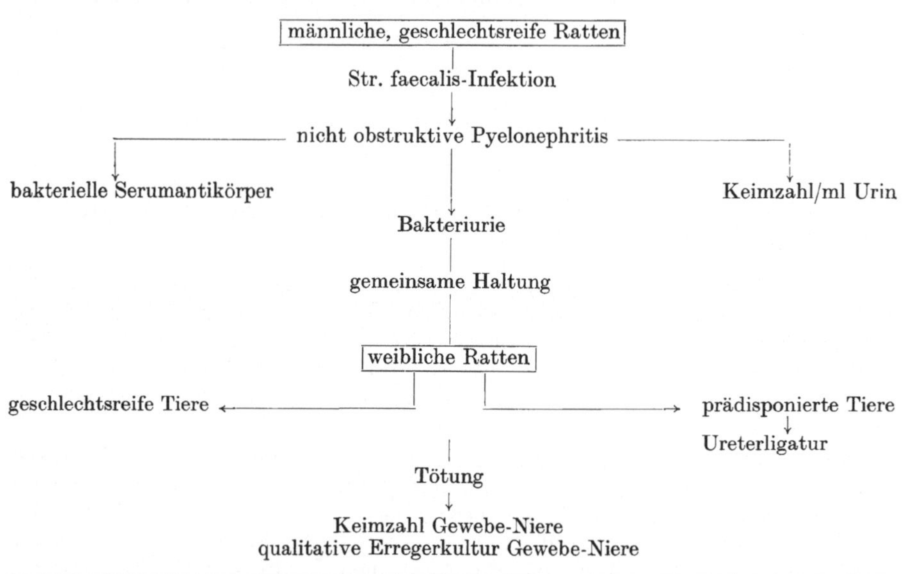

Voruntersuchungen

Methode

Die männliche Tiergruppe wurde mit D-Streptokokken (Str. faecalis) hämatogen infiziert. Dieser Enterokokkenstamm hat nach experimenteller hämatogener Applikation bei der Ratte eine rein nephrotrope Wirkung und führt zu einer chronischen Pyelonephritis, ohne daß zuvor prädisponierende Faktoren im Bereich der Nieren und ableitenden Harnwege bestehen müssen. Es handelt sich also um eine experimentelle primär chronische Pyelonephritis. Zum Angehen der Infektion sind jedoch virulente Erreger erforderlich. Zur Virulenzsteigerung führten wir mit dem Laborstamm, den wir Herrn Dr. Guze, Veterans Administration Center, Los Angeles, verdanken, viermal eine Tierpassage durch. Der Erreger wurde jeweils aus den entstandenen corticalen Rindenabscessen neu isoliert und zur weiteren Tierpassage verwendet. Zur Kontrolle des Angehens der Infektion wurde bei allen Tieren 2 Tage nach der Infektion die Keimdiagnostik im Urin durchgeführt und für die weiteren Untersuchungen nur die männlichen Tiere ausgewählt, die eine permanente Enterokokken-Bakteriurie und entsprechende Antikörpertiter im Serum aufwiesen (Abb. 1). Letztere waren der Indikator des Haftens unserer experimentell gesetzten Infektion (Brühl u. Tunn, 1969).

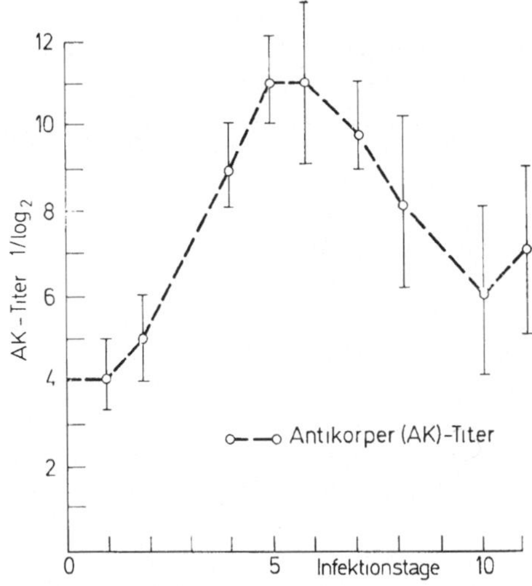

Abb. 1. Spezifische immunbiologische Reaktion nach experimenteller Pyelonephritis (Str. faecalis GUZE). Bakterielle Serumantikörper als Indikator des Haftens einer bakteriellen Niereninfektion

Hauptversuch

Methode

Die weiblichen Tiere wurden in zwei Gruppen zu je 15 Tieren eingeteilt. Eine Gruppe wurde durch 6stündige, rechtsseitige Harnleiterligatur (3 Std vor Beginn des Hauptversuchs) entsprechend dem Vorgehen von Prat (1959) prädisponiert. Eine andere Gruppe geschlechtsreifer Ratten wurde nicht prädisponiert und diente der Kontrolle.

Beide Tiergruppen wurden miteinander vermischt und mit den 11 Tage zuvor hämatogen infizierten, bakteriurischen Rattenmännchen während der folgenden 14 Tage in einem gemeinsamen Behälter gehalten. Das Einstreumaterial wurde dabei mit einer Keimsuspension des Laborstammes von E. coli O4:H3:K5 jeden 2. Tag frisch infiziert. Alle 3 Tage wurden die männlichen Tiere herausgenommen und durch neue männliche Pyelonephritistiere ersetzt. Die weiblichen Tiere wurden nach 14 Tagen getötet, die Nieren unter sterilen Bedingungen entnommen und quantitativ und qualitativ bakteriologisch untersucht, wobei ein Befund von 10^3 Keimen/g Nierengewebe als unterste Grenze infektsignifikanter Keimzahlwerte angenommen wurde.

Ergebnisse

Die bakteriologischen Befunde im Nierengewebe der beiden weiblichen Tiergruppen 2 Wochen nach Haltung in gemeinsamen Behältern mit männlichen, bakteriurischen Ratten sind in der Tabelle wiedergegeben. Fehlende bakterio-

Tabelle. *Bakteriologische Nierenbefunde prädisponierter weiblicher Ratten 2 Wochen nach Haltung in gemeinsamen Behältern mit männlichen bakteriurischen Ratten*

Keimzahl/Gramm/Niere (Str. faecalis)	Kontrolle weibliche geschlechtsreife Tiere (n = 15)		
negativ	7		
10 —10^2	8		
10^3—10^4	—		
10^5—10^6	—		
10^7 und mehr	—		
	Ureterligatur (rechts)		
	(n = 15)	Niere (re.)	Niere (li.)
negativ		9	7
10 —10^2		—	8
10^3—10^4		—	—
10^5—10^6		—	—
10^7 und mehr		6	—

logische Befunde konnten zwar bei beiden Tiergruppen festgestellt werden. Gegenüber den Kontrolltieren, die sämtlich nicht signifikante Keimzahlen im Nierengewebe aufwiesen, konnte aber bei 6 durch Harnleiterligatur prädisponierten Tieren entsprechend den hohen Keimzahlen (auch im Vergleich zur „intakten" linken Niere dieser Tiergruppe) eine ausgeprägte Infektion mit dem zur Infektion des männlichen Rattenkollektivs verwandten Str. faecalis gesichert werden. In jedem Fall bestand bakteriologisch und serologisch Identität mit dem zur Infektion der männlichen Tiere verwendeten Erreger. Der Nachweis von E. coli O4:H3:K5, der zur Infektion des Einstreumaterials benutzt wurde, gelang im Nierengewebe keinmal.

Diskussion

Die unmittelbare Häufung der natürlichen Enterokokkeninfektionsquote fertiler prädisponierter Rattenweibchen gegenüber den Kontrolltieren gibt einen Hinweis auf die höhere Infektgefährdung und muß einmal im Zusammenhang mit dem engen Kontakt experimentell infizierter männlicher Tiere mit Bakteriurie gesehen werden. Die Ergebnisse des Experimentes machen es wahrscheinlich, daß der Infektionsmodus kopulativ ascendierend mitbedingt ist. Eine Kohabitation kann zur unmittelbaren Aszension von Keimen führen, weil die sexuelle Aktivität immer ein „Einmassieren" von Keimen in die Harnröhre zur Folge haben kann. Zusätzlich muß eine indirekte Gefährdung durch Keimstreuung bei Bakteriurie diskutiert werden, die zur Verunreinigung des Einstreumaterials und zur bakteriellen Kontamination evtl. vorhandener Vaginalpfröpfe bzw. der oberflächlichen Genitalien führt. Mit der prädisponierenden Behandlung durch Ureterligatur resultiert insgesamt eine eindeutige Gefährdung des Makroorganismus via „Aszension", was sich in der Höhe der Keimzahl im Nierengewebe manifestiert. Die Tatsache, daß der zur künstlichen Infektion des Einstreumaterials benutzte E. coli-*Laborstamm* keinmal zur spontanen Niereninfektion der eingesetzten Ratten führte, gibt einen Anhalt für die Bedeutung einer wiederholten Nierenpassage für die Nephrotropie eines (virulenten) Erregers. Entsprechend den mitgeteilten Ergebnissen sind bei der Pathogenese der experimentellen Pyelonephritis zunächst die Exposition der natürlichen Eintrittspforte für den Erreger, im weiteren die urologische Prädisposition (wie obstruierende, abflußbehindernde Bedingungen) und außerdem die Virulenz (Nephrotropie) eines Erregers entscheidend. Für die Klinik erscheint dieser Faktor im Rahmen des Hospitalismus von vorrangiger Bedeutung.

Zusammenfassung: An Hand eines tierexperimentellen Laboratoriumsmodells wird die Bedeutung gewisser Vorbedingungen für die Pathogenese der ascendierenden Pyelonephritis analysiert. Dabei wurde eine Versuchsanordnung angewendet, die prädisponierende urogenitale Veränderungen des Menschen nachahmt, aber auf quantitativ und qualitativ unnatürliche, künstliche (transurethrale) Infektionsbedingungen verzichtet. Der Ausscheidung virulenter, nephrotroper Erreger im Urin bei der Pyelonephritis kommt als Infektionsquelle eine epidemiologische Bedeutung zu. Entscheidend für den experimentellen Infektionsablauf erscheinen dabei neben dem Kontakt der natürlichen Eintrittspforte (Orificium urethrae externum) mit virulenten Erregern vor allem prädisponierende Faktoren des Makroorganismus. Auf Grund der Resultate, welche unter den natürlichen Bedingungen der Paarung und Haltung der Tiere in lünstlicher Lebensgemeinschaft gewonnen wurden, kann die Pyelonephritis als übertragbare Ausscheidungskrankheit definiert werden.

Literatur

Prat, V., Benisova, L., Pavkova, L., Cervinca, F.: The relationship of urinary obstruction to experimental chronic pyelonephritis in the rabbit. Acta med. scand. **165**, 305 (1959). — Prat, V., Hatala, M., Rossmann, P.: The effect of in vivo passaging of E. coli on bacterial nephropathogenicity. Zbl. Bakt., I. Abt. Orig. **196**, 92 (1965). — Prat, V., Konickova, L., Ritzerfeld, W., Losse, H.: Harnwegsinfektionen bei Ratten mit vorgeschädigten Harnwegen. Arch. Hyg. (Berl.) **152/5,6**, 517 (1968); — Die Bedeutung einer vorübergehenden Harnleiterobstruktion für die Entstehung von ascendierenden Niereninfektionen bei Ratten. Z. ges. exp. Med. **146**, 115 (1968). — Tunn, U., Brühl, P.: Experimentelle Pyelonephritis, Komplement-

und Antikörpertiter bei nichtobstruktiver Enterokokken-Pyelonephritis. Klin. Wschr. **47**, 479 (1969). — Sommer, J. L.: Experimental pyelonephritis in the rat with observations on ureteral reflux. J. Urol. (Baltimore) **86**, 375 (1961).

Privatdozent Dr. med. P. Brühl
Urologische Universitätsklinik
D-6650 Homburg/Saar
Landeskrankenhaus

A. Hofstetter: **Mycoplasmen als Ursache entzündlicher Erkrankungen des Urogenitaltraktes** (Diskussionsvortrag)

Die abakteriellen entzündlichen Erkrankungen des Urogenitaltraktes stellen in der Urologie auch heute noch ein großes diagnostisches Problem dar. Literaturangaben hinsichtlich des Gesamtanteils dieser Erkrankungen an den durch einwandfrei definierbare Keime verursachten Entzündungen schwanken zwischen 40 und 60 %.

Auf Grund von Hinweisen, vor allem in der angelsächsischen Literatur, haben wir uns im Zusammenhang mit den abakteriellen entzündlichen Erkrankungen des Urogenitaltraktes eingehender mit Mycoplasmen befaßt.

Mycoplasmen sind zellwandlose pleomorphe Mikroorganismen, deren kleinste vermehrungsfähige Einheiten zwischen 80 und 120 mμ im Durchmesser liegen. Die Einzelzelle ist von einer elektronenoptisch darstellbaren dreischichtigen Membran umgeben. Das Wachstum erfolgt auf unbelebten Nährböden, die natives Eiweiß und Lipoide enthalten müssen.

Im Bereich des Urogenitaltraktes kommen hauptsächlich die nicht harnstoffspaltenden Stämme von Mycoplasma hominis und die bis jetzt nicht näher klassifizierten harnstoffspaltenden Stämme vor (Abb. 1 und Abb. 2).

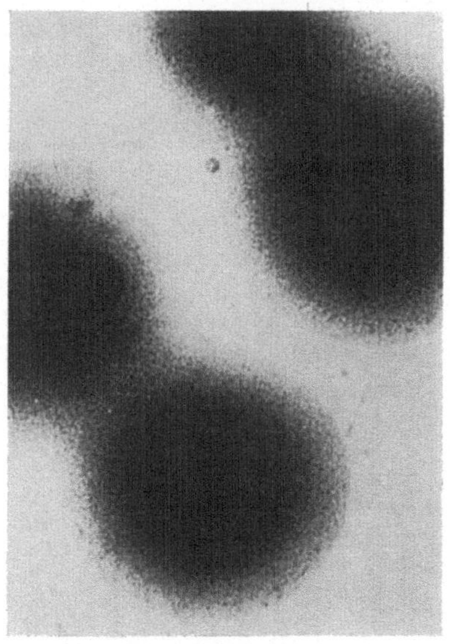

Abb. 1

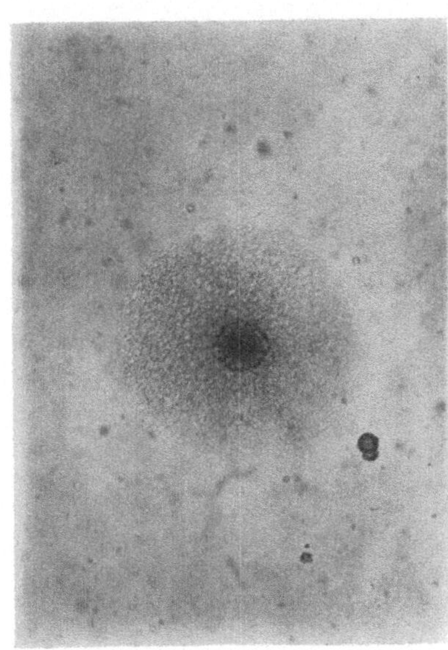

Abb. 2

Abb. 1. Sie sehen hier Kolonien von Mycoplasma hominis aus dem Prostataexprimat gezüchtet, Methylenblau-Giemsafärbung, ca. 120fach vergrößert

Abb. 2. Zeigt eine Kolonie von harnstoffspaltenden Mycoplasmen aus dem Sediment eines Mittelstrahlurins, ungefärbt, etwa 120fach vergrößert

In dem Zeitraum von November 1967 bis August 1969 haben wir bei 35 Männern mit akuter abakterieller Prostatourethritis, 28 Männern mit chronischer, abakterieller Prostatourethritis, 30 Männern mit sog. postgonorrhoischer Prostatourethritis sowie 40 gesunden Kontrollpersonen das Sediment des Mittelstrahlurins sowie das Prostataexprimat mikrobiologisch untersucht. Außerdem untersuchten wir 55 Frauen mit chronischer, abakterieller Adnexitis nach Gonorrhoe, 43 Frauen mit chronischer, abakterieller Adnexitis, 3 Frauen mit Vulvovaginitis, 5 weibliche Kontaktpersonen und 35 gesunde Kontrollpersonen.

Tabelle 1. *Mycoplasmen-, Hefen- und Trichomonadenvorkommen bei akuter abakt. Urethritis, chronischer abakt. Prostatitis, postgonorrhoischer Prostatourethritis und gesunden Kontrollpersonen*

Diagnose	MG		Mh		Hefen		Gonokokken		Trichomonaden		Kein Erregernachweis		Gesamtzahl
	Zahl	%	Zahl	%	Zahl	%	Zahl	%	Zahl	%	Zahl	%	
Akute abakt. Urethritis	32	91,5	27	77,1	0	0,0	0	0,0	1	2,9	2	5,8	35
Chronische abakt. Prostatitis	20	71,5	12	42,9	2/2 H	7,2/7,2	0	0,0	0	0,0	4	14,3	28
Postgonorrhoische Prostatourethritis	23	76,7	18	60,0	2 H	6,7	0	0,0	0	0,0	4	16,7	30
Gesunde Kontrollpersonen	5	12,5	0	0,0	0	0,0	0	0,0	0	0,0	35	87,5	40

MG Mycoplasmen gesamt; Mh Harnstoffspaltende Mycoplasmen; H Harnstoffspaltend.

Tabelle 2. *Mycoplasmen-, Hefen- und Trichomonadenvorkommen bei Frauen mit chronischer abakterieller Adnexitis, Vulvovaginitis und bei Frauen, deren Männer an einer akuten Mycoplasmen-Prostatourethritis erkrankt waren, sowie bei gesunden Frauen*

Diagnose	MG		Mh		Hefen		Trichomonaden		Kein Erregernachweis		Gesamtzahl
	Zahl	%	Zahl	%	Zahl	%	Zahl	%	Zahl	%	
Chron. abakt. Adnexitis nach Gonorrhoe	50	90,9	43	78,2	13	23,6	7	12,7	3	5,5	55
Chron. abakt. Adnexitis	34	79,1	30	69,8	6	14,0	6	14,0	5	11,6	43
Vulvovaginitis	2		2		—		—		—		2
Kontaktpersonen	5		5		—		—		—		5
Kontrollpersonen	3	8,6	—		—		—		32	91,4	35

MG Mycoplasmen gesamt; Mh harnstoffspaltende Mycoplasmen.

Von 35 Fällen mit akuter abakterieller Urethritis konnten in 32 Fällen Mycoplasmen nachgewiesen werden. Dabei handelte es sich 27mal um harnstoffspaltende Mycoplasmen.

Bei 28 Fällen von chronischer abakterieller Prostatitis waren in 20 Fällen Mycoplasmen festzustellen. Zwölfmal handelte es sich hierbei um harnstoffspaltende Mycoplasmen.

In 18 von insgesamt 23 Fällen von postgonorrhoischer Prostatourethritis mit Mycoplasmenvorkommen fanden wir ebenfalls harnstoffspaltende Mycoplasmen.

Bei 75 gesunden Kontrollpersonen beiderlei Geschlechts konnten wir nur achtmal Mycoplasmen nachweisen. Harnstoffhydrolysierende Mycoplasmen waren in dieser Gruppe nicht zu beobachten.

In 55 Fällen von chronischer, abakterieller Adnexitis nach Gonorrhoe konnten wir in 50 Fällen Mycoplasmen nachweisen. In 43 Fällen handelte es sich hierbei um harnstoffspaltende Mycoplasmen. Bei den Kranken mit chronischer, abakterieller Adnexitis konnten wir in 79,1 % Mycoplasmen finden. 70 % waren in der Lage, Harnstoff zu spalten.

Außerdem fanden wir in zwei Fällen von akuter Vulvovaginitis harnstoffspaltende Mycoplasmen. Einen Anhalt für andere Infektionserreger konnten wir nicht gewinnen. Ebenso fanden wir bei 5 Kontaktpersonen, bei 3 Kranken mit akuter gonorrhoischer Urethritis, bei 2 Kranken mit chronischer rezidivierender Pyelonephritis, in einem Fall von Balanitis und bei einem Kranken mit Morbus Reiter harnstoffhydrolysierende Mycoplasmen.

Auf Grund des statistisch signifikanten Verteilungsunterschiedes der einzelnen Mycoplasmenarten bei Gesunden und Kranken bei gleichzeitigem Fehlen anderer, eine Entzündung verursachender Mikroorganismen, der guten Behandlungsmöglichkeiten mit Tetracyclinen bzw. Erythromycin bei harnstoffspaltenden Mycoplasmen sowie der Übertragbarkeit von Mensch zu Mensch glauben wir, den Beweis für die Möglichkeit einer Pathogenität dieser Mikroorganismen erbracht zu haben.

Dr. A. Hofstetter
Urolog. Univ.-Klinik
D-8000 München

F. Balogh, A. Karátson und L. Kisbenedek: **Neuere experimentelle Untersuchungen im Zusammenhang mit der „nierenschädigenden“ Wirkung von Rheomacrodex und Mannit**

Die Untersuchung der aufgeworfenen Frage wird durch die Tatsache begründet, daß nachdem Rheomacrodex und Mannit in der chirurgischen Therapie weitgehendst eingeführt worden war, auch die Zahl der Mitteilungen, die über Nierenschädigungen im Zusammenhang mit deren Anwendung berichten, zugenommen hat. Die Stellungnahme der Literatur ist im Zusammenhang mit der, sich auf das tubuläre System lokalisierenden, sog. hydropischen Nierenveränderung nicht eindeutig. Ein Teil der Berichte hält diese für eine vorübergehende, die Nierenfunktion im wesentlichen nicht berührende Veränderung, während sie in anderen Berichten als irreversible, evtl. als Schädigung mit letalem Ausgang betrachtet wird. Die Beurteilung der Literaturangaben wird dadurch erschwert, daß ein bedeutender Teil der Untersuchungen experimentellen Charakters ist, und deren Ergebnisse — wie bekannt — nicht ohne Vorbehalt in die klinische Praxis übertragen werden können. Die klinischen — funktionelle und bioptische — Untersuchungen stützen sich hingegen auf ein geringes Material.

Und doch ist es sehr wichtig, die Veränderung klinisch zu verfolgen, da sowohl das Rheomacrodex als auch das Mannit am häufigsten zur Vorbeugung gegen Schockzustände und damit zur Verhütung von Nierenschädigungen angewandt werden. Ferner wurden in den letzten Jahren beide Plasmaexpander bei Nierentransplantationen und bei der hypothermischen Perfusion des zu transplantierenden Organs verwendet.

Für Urologen scheint es naheliegend, bei Patienten, die einer Nieren- oder Ureteroperation unterzogen werden, vor und nach Verabreichung von Mannit oder Rheomacrodex, funktionelle Untersuchungen und während der Operation eine Nierenbiopsie durchzuführen. Auf diese Weise kann obige Streitfrage an Hand eines größeren Krankengutes entschieden werden.

Unsere Untersuchungen bezüglich Rheomacrodex können noch nicht als abgeschlossen betrachtet werden, so daß wir gegenwärtig nur über unsere Beobachtungen mit Mannit berichten wollen.

Wir führten unsere Untersuchungen an 15 Patienten durch, die vor einer Nieren- oder Ureteroperation standen. Unsere präoperative Diagnose: ein, im Pyelon, in irgendeinem Kelchsystem, oder im Ureter gelegener Stein und in einem Fall eine Pyelonephritis chronica. Wir führten zwecks Bekräftigung der Diagnose bzw. um den Charakter des Prozesses festzustellen, eine Nierenbiopsie durch.

Die Basis unserer Arbeitshypothese ist, daß sich bei hydropischer Degeneration durch die geschädigten Harnkanälchen hindurch die Rediffusion des Carbamides und Kreatinins steigert und sich eine tubuläre Azotämie herausbilden kann.

Vor der Verabreichung von Mannit sammelten wir in einer 2 × 12stündigen Periode den Harn. Zwischen diesen Perioden entnahmen wir Blut und bestimmten daraus und aus dem Harn den Na-, K-, Cl-, Kreatinin- und Harnstoffgehalt.

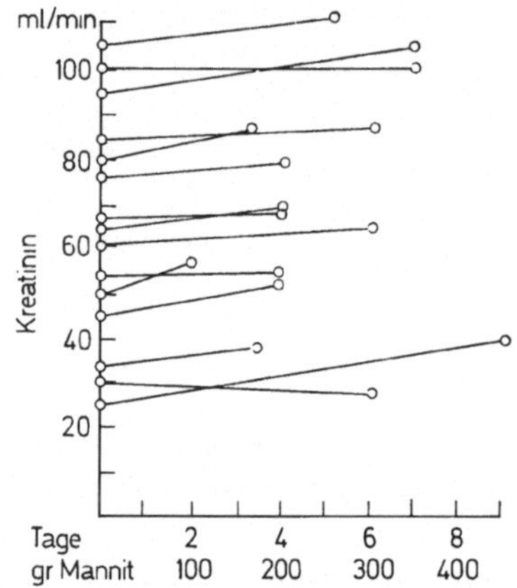

Abb. 1. Der Verlauf der Kreatinin Clearance nach Mannit-Gaben

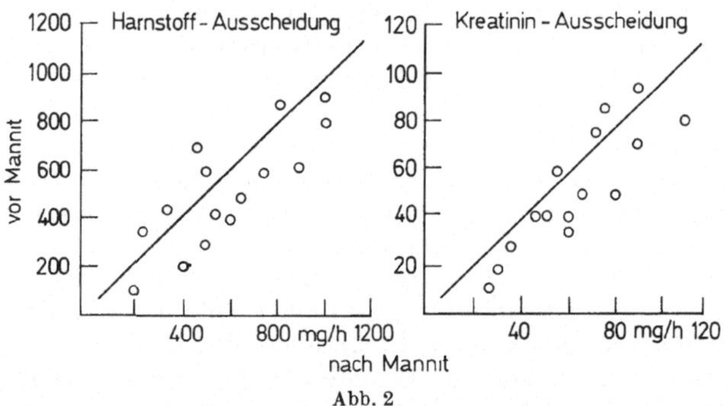

Abb. 2

Unsere Patienten bekamen 2 bis 9 Tage hindurch täglich 500 ml 10 %ige Mannitlösung. Nach der Beendigung der Dosierung führten wir — ähnlich der vorherigen — eine 2 × 12stündige Clearanceuntersuchung durch und bestimmten dieselben Parameter.

In einigen Fällen wollten wir mit Hilfe des Mikro-Astrup-Systems Aufklärung über die Veränderung des Säuren-Basengleichgewichtes nach Mannitverabreichung erhalten.

Auf der ersten Abbildung (Abb. 1) ist die Gestaltung der Kreatininclearance dargestellt, die Tage während der Mannitverabreichung sind der Mannitmenge gegenübergestellt. Aus der Abbildung geht klar hervor, daß die Menge des Glomerulusfiltrates — wenn auch nicht in signifikantem Maß — aber doch anstieg. Ähnlich gestaltete sich auch die Harnstoff- bzw. Kreatininausscheidung, die auf der zweiten graphischen Darstellung (Abb. 2) zu sehen ist. Im Besitz dieser Daten kamen wir zu der Schlußfolgerung, daß die von uns verabreichte Mannitdosis in der Niere keine funktionellen Veränderungen verursacht. Im wesentlichen wird diese Tatsache durch unsere histologischen Untersuchungen unterstützt, in denen wir in morphologisch intakten oder nahezu intakten Nieren keine hydropische Degeneration fanden (Abb. 3). Das Tubulusepithel erwies sich in allen Abschnitten als intakt und es konnte lediglich eine mäßige Erweiterung der Henleschen Schleifen beobachtet werden. Hingegen war bei geschädigten Nieren, z. B. im Falle der chronischen

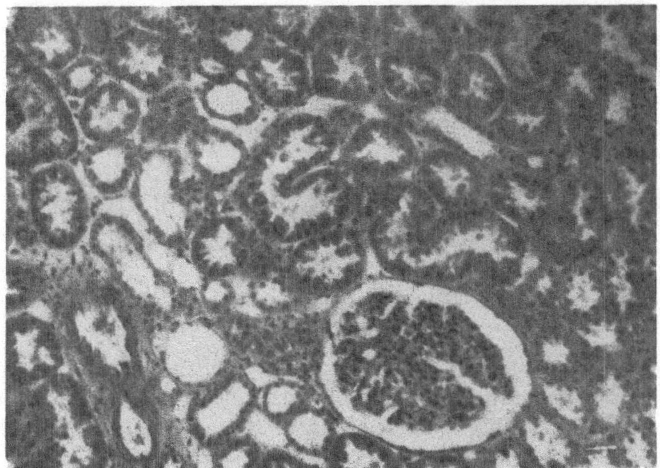

Abb. 3. Histologisch intakte Niere, nach 5tägiger Mannit-Verabreichung. Intakte Tubulus-Abschnitte

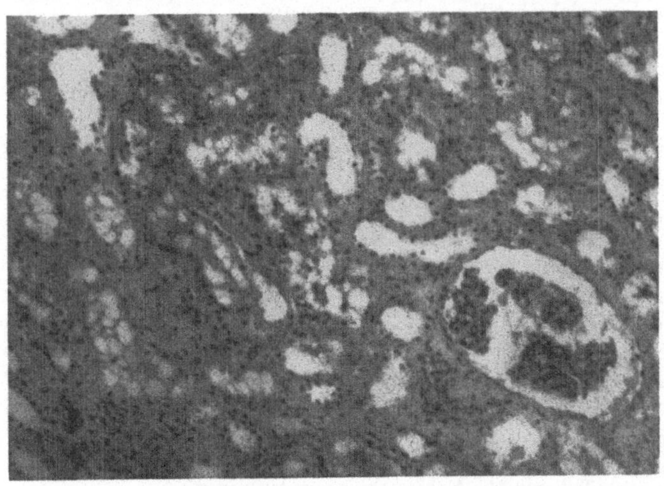

Abb. 4. Niere mit chronischer Pyelonephritis nach 9tägiger Mannit-Verabreichung. Es ist die chronische Entzündung und eine hydropische Degeneration zu sehen

Pyelonephritis, eine disseminiert herdförmige hydropische Degeneration zu sehen (Abb. 4 u. 5).

Es lohnt sich zu erwähnen, daß nach Mannitverabreichung sich — obwohl das Säuren-Basengleichgewicht innerhalb der normalen Grenzen blieb — der pH-Wert und das Standardbicarbonat verringerte, das PCO_2 signifikant anstieg. Dieser Umstand lenkt die Aufmerksamkeit auf den entsprechenden Elektrolyt- und Bicarbonatersatz.

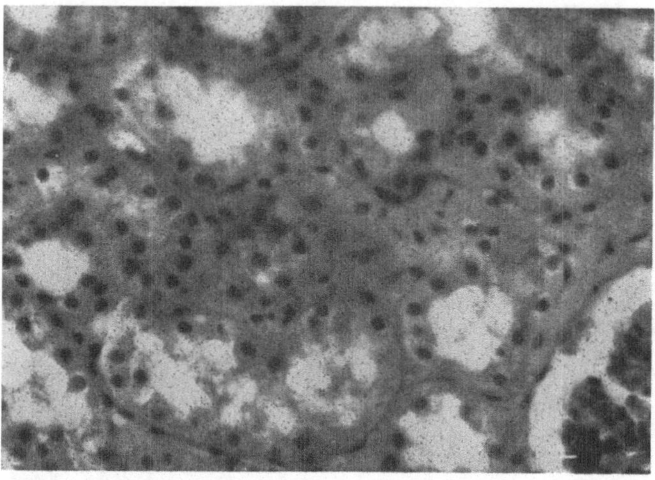

Abb. 5. Auf der stärker vergrößerten Aufnahme obigen Materials sind die hydropisch degenerierten Tubuli zu sehen

Diese unsere Untersuchungen stehen, was die erzielten Resultate betrifft, mit den Angaben unserer vorangegangenen Tierversuche, ferner unserer Patienten, die über längere Zeit mit Mannit behandelt und funktionell kontrolliert worden waren, im Einklang.

Demnach ist die durch Mannitverabreichung verursachte hydropische Degeneration nur von geringer Ausdehnung, eine vorübergehende, die Nierenfunktion im wesentlichen nicht berührende Veränderung.

Professor Dr. F. Balogh
Urolog. Univ.-Klinik
Pécs

P. Faul und B. Altmeyer: Therapeutische Probleme des Schocks bei Urosepsis

Durch die Einführung penicillinase-fester Penicilline in die Therapie sind Staphylokokken bedingte Allgemeininfektionen zwar seltener geworden, die gramnegativen Bakteriämien haben jedoch zugenommen. Als Ursache für diesen Erregerwechsel dürfte ein Selektionsprozeß der resistentesten Bakterienstämme, als Folge eines übermäßigen Antibioticaverbrauches angesehen werden.

Praktische Bedeutung hat diese Entwicklung für den Urologen, weil die große Mehrzahl aller gramnegativer Infektionen

1. von den Harnwegen ausgeht,
2. durch ärztliche oder pflegerische Manipulationen erworben wird, und
3. Erreger beteiligt sind, die Mehrfachresistenz aufweisen.

Es sind vor allem drei Bakteriengruppen, die sich als sog. Hauskeime im Krankenhausmilieu vermehren konnten:

1. Klebsiellen,
2. Proteusbakterien,
3. Pyocyaneusbakterien.

Gravierend kommt hinzu, daß septische Allgemeininfektionen mit den genannten Erregern in etwa 25% der Fälle durch ein Schocksyndrom kompliziert werden, das in renommierten amerikanischen Kliniken der USA eine durchschnittliche Letalität von 80% hat [1, 10, 12].

Wenn man von den septischen Aborten absieht, so ist die Urethra die häufigste Eintrittspforte für gramnegative Erreger. Es ist allgemein bekannt, daß die vorderen Anteile der Harnröhre bei beiden Geschlechtern mit Bakterien der Stuhlflora besiedelt sind. Alle Manipulationen, die mit dem Einführen von Fremdkörpern in die Urethra einhergehen, sind als potentielle Sepsisursachen anzusehen. Dabei kommt es ungleich häufiger nach transurethraler Prostataresektion als nach suprapubischer Prostatektomie zu gramnegativer Sepsis, obgleich die Wundfläche kleiner ist. Der entscheidende Unterschied für die Pathogenese der Sepsis besteht darin, daß sich bei der TUR ein starres Instrument längere Zeit in der Harnröhre befindet, unvermeidlich Mucosaläsionen setzt und damit die bakterielle Blutinvasion ermöglicht wird. Durch den urethrovenösen Kontrastmittelreflux läßt sich der Mechanismus veranschaulichen.

Eine weitere instrumentelle Prozedur, nach der es erfahrungsgemäß oft zu einer gramnegativen Sepsis kommt, ist die retrograde Darstellung des Hohlsystems.

Unter den disponierenden Faktoren für eine gramnegative Sepsis kommt der vielerorts üblichen ungezielten Prophylaxe durch Breibandantibioticum eine wichtige Rolle zu (Schema 1). Die Mehrzahl aller Bakterienstämme der Klebsiella-, Proteus- und Pyocyaneusgruppe ist heute resistent gegenüber Tetracyclinen, Chloramphenicol und Ampicillin. Die Verabreichung dieser Antibiotica unter der Vorstellung einer Infektionsprophylaxe wird daher nicht nur nichts nützen,

Schema 1. *Disponierende Faktoren*

1. Prophylaktische Antibioticamedikation
2. Immunsuppression (Prednison, Azathioprin)
3. Harnabflußbehinderung
4. Diabetes mellitus
5. Lebercirrhose
6. Leukose

sondern durch den induzierten Florawechsel, das Überwuchern der resistenten Keime begünstigten. Ein septischer Schock kompliziert gramnegative Bakteriämien etwa fünfmal häufiger als grampositive. Diese Tatsache wird auf die Fähigkeit gramnegativer Bakterien zur Endotoxinbildung zurückgeführt. Alle Endotoxine besitzen ausgeprägte Wirkungen auf die terminale Strombahn, deren Nettoeffekt in einer Sequestration von Blut und Flüssigkeit im Bereich des Niederdrucksystem, des interstitiellen und des sog. dritten Raumes besteht. Tierexperimentelle Befunde legen die Deutung nahe, daß die Hypovolämie durch eine gesteigerte Capillarfiltration bei überwiegend postcapillärer Vasoconstriction zustande kommt [6]. Die resultierende Verminderung des venösen Rückstroms zum Herzen führt zur Abnahme des Herzzeitvolumens, dem gemeinsamen Merkmal aller Schockformen, unabhängig von ihrer Ätiologie. Eine Besonderheit des septischen Schocks mit Endotoxinämie besteht jedoch darin, daß frühzeitig intravasale Gerinnungsprozesse stimuliert werden [5]. Mit der Ausbildung disseminierter Mikrothromben kann die „Anoxie durch Stase (Stagnationsanoxie)“ irreversibel werden. Von entscheidender Bedeutung für die Prognose des septischen Schocks ist daher, die frühzeitige Beseitigung dieser Mikrozirkulationsstörungen [9]. Voraussetzung dafür ist die Frühdiagnose. Woran erkennt man einen septischen Schock? (Schema 2).

Man muß sich von der klassischen Vorstellung freimachen, daß infektiös-toxische Schockzustände stets mit warmer Haut und Hyperzirkulation im Sinne einer Vasomotorenlähmung einhergehen. Das galt in erster Linie für Schockzustände im Rahmen von Pneumonien. Diese sind jedoch überwiegend durch grampositive Erreger bedingt, die kein Endotoxin produzieren. Gramnegative Bakterien können zwar initial ein ähnliches Bild bieten, im weiteren Verlauf entsprechen die hämodynamischen Veränderungen aber viel eher einem hypovolämischen Schock mit livider Hautblässe, kaltem Schweiß und herabgesetztem Venendruck. Die Erkennung kann ferner dadurch erschwert sein, daß Schüttelfröste und Fieberschübe fehlen, was nicht nur bei betagten Patienten und in der verschleppten Schockphase, sondern auch vor allem bei urämischen Patienten beobachtet werden kann. Ischämiebedingte EKG-Veränderungen, Herzrhythmusstörungen und erhöhte SGOT- und SGPT-Werte finden sich ebenfalls in einem hohen Prozentsatz aller gramnegativen Schockfälle.

Ein wertvolles diagnostisches Indiz für das Vorliegen einer gramnegativen Sepsis stellt die Kombination einer Leukocytose mit einer Thrombopenie dar. Zur Verminderung der Plättchenzahl kommt es — zusammen mit der Abnahme der plasmatischen Gerinnungsfaktoren — als Folge der erwähnten intravasalen

Schema 2. *Symptomatik bei gram-negativer Sepsis*

Schüttelfröste	Granulocytose mit starker Linksverschiebung
Fieber	Thrombocytopenie, Quickwert ↓, FDP +
Blutdruckabfall	Kreatinin- und Harnstofferhöhung i.S.
Bewußtseinsänderung	Hyperbilirubinämie (+ alkalische Serumphosphatase ↑)
Tachypnoe	SGOT/SGPT/LDH-Anstieg
Subikterus	Serum-Lactaterhöhung
Erbrechen	Serum-Amylaseanstieg
Durchfälle (grünliche)	Serum-Lipiderhöhung
Oligurie	
Hautveränderungen:	

anfänglich warm und trocken, später kalt und feucht; „livedo racemosa“; Ekchymosen

Schema 3. *Therapeutische Maßnahmen beim septischen Schock*

zweckmäßige:	*unzweckmäßige:*
1. Drainage von Eiterherden und/oder einer Harnstauung	1. Vasoconstrictorische Kreislaufmittel (Angiotensin, Noradrenalin und Analoge)
2. Volumenzufuhr unter ZVD-Kontrolle	2. Keine oder nur eine Blutkultur anzulegen
3. Drei bis fünf Blutkulturen, dann Antibiotica	3. Tetracycline oder Penicillin in Mega-Dosen
4. Heparin (2000 E/3 Std)	4. Fibrinolysehemmer
5. Regitin bzw. Alupent	
6. Rheomacrodex	
7. Aldosteron	
8. Frühzeitige Dialyse	

Gerinnungsvorgänge [3, 7]. Meist besteht gleichzeitig auch eine hämorrhagische Diathese (Verbrauchscoagulopathie), die sich in subcutanen Spontanblutungen und manchmal bedrohlichen gastrointestinalen Blutungen aus Schleimhauterosionen äußert [8, 4]. Diese Mikrothromben im Capillargebiet führen häufig — zusätzlich vor allem in der Lunge, der Niere, dem Gehirn und in der Leber — zu spezifischen pathophysiologischen Veränderungen mit spezieller klinischer Symptomatik.

Wegen der diagnostischen Schwierigkeiten empfiehlt es sich, bei jedem Patienten mit Blutdruckabfall auf einer urologischen Abteilung zunächst eine gramnegative Sepsis als Schockursache anzunehmen und entsprechend zu handeln, auch wenn eine Infektion nicht evident ist [6] (Schema 3). Dazu gehört als erste Maßnahme das Einführen eines Venenkatheters in die obere Hohlvene, um

1. den zentralen Venendruck zu messen,
2. mindestens drei Blutkulturen anzulegen und
3. Volumen und Antibiotica zuzuführen.

Der zentrale Venendruck stellt den wichtigsten Einzelparameter für die Schocktherapie dar, weil seine vergleichende Messung eine optimale Anpassung der Infusionsmenge an die Pumpleistung des rechten Herzens ermöglicht. Durch Volumensubstitution allein läßt sich in der Regel beim septischen Schock keine anhaltende Normalisierung des Venendruckes und der gestörten Mikrozirkulation erzielen. Das ist auch nicht weiter verwunderlich, weil ja die Nettocapillarfiltration durch persistierende Venolenconstriction anhält. Durch vorsichtige Verabreichung von a-Receptorenblockern wie Regitin und Isoproterenol (Aludrin) läßt sich dieser Effekt antagonisieren [11]. Bezüglich der Wahl des Antibioticums kann man natürlich das Ergebnis der Blutkulturen nicht abwarten. Wir geben bis der Erreger identifiziert ist und das Antibiogramm vorliegt, Kanamycin (1,0 bis 1,5 g/die), weil erfahrungsgemäß die meisten gramnegativen Erreger dagegen noch empfindlich sind. Alternativen dazu stellt die Kombination von Gentamycin mit Carbenicillin (mindestens 10 g/die) oder Kephalosporin. dar. Diese Empfehlungen dürften jedoch in einiger Zeit mit zunehmender Resistenzentwicklung revisionsbedürftig sein.

Eine milde Heparinisierung ist indiziert, wenn eine Thrombopenie vorliegt und somit eine disseminierte intravasale Gerinnung wahrscheinlich ist.

Corticosteroide in hohen Dosen haben experimentell begründete, wenn gleich nicht genau definierte, Antiendotoxinwirkungen [6]. Aus verschiedenen Gründen ziehen wir die Gabe von Aldosteron vor, u. a., weil Magen-Darmulzera anscheinend nach Aldosteron im Gegensatz zu Prednison seltener sind. Durch eine frühzeitige Dialyse kann das Risiko einer gastrointestinalen Blutung gesenkt und die entstehende Azotämie mit oft vorhandener Hyperkaliämie gebessert werden. Als Folge einer Aktivierung des Gerinnungssystems mit Ausbildung von Fibrinniederschlägen kommt es häufig zu Nierenrindennekrosen und zum akuten Nierenversagen als Hauptkomplikation des septischen Schocks. Diese Entwicklung wird durch die Anwendung von vasoconstrictorischen Kreislaufmitteln und Fibrinolysehemmern begünstigt. Durch Mittel vom Typ der Episilonaminocapronsäure wird die reaktiv einsetzende Fibrinolyse gehemmt. Die Folge ist eine „Härtung" der Mikrothromben mit irreversibler Anoxie des nachgeschalteten Parenchyms [2]. Die Anwendung von vasopressorischen Mitteln und Fibrinolysehemmern sollte daher beim septischen Schock nach Möglichkeit vermieden werden. All diese symptomatischen Maßnahmen dienen lediglich dazu, den Patienten in einen operationsfähigen Zustand zu bringen. Denn die Ausschaltung des Sepsisherdes durch chirurgische Drainage des Eiterherdes bzw. Beseitigung einer Harnstauung oder Nephrektomie stellt die einzig erfolgversprechende kausale Therapie des septischen Schocks dar.

Literatur

1. Altemeier, W. A., Todd, J. C., Inge, W. W.: Newer aspects of septicemia in surgical patients. Arch. Surg. **92**, 566—572 (1969). — 2. Bleyl, U.: Pathologie des endotoxischen Schocks. Intensivtherapie beim septischen Schock. Anesthesiologie und Wiederbelebung **50**, S. 15—44. — 3. Davis, R. B., Meeker, W. R., McQuarrie, D. G.: Immediate effects of intravenous endotoxin on serotonin concentrations and blood platelets. Circulat. Res. **8**, 234 (1960). — 4. Kuhn, W., Maus, H., Graeff, H.: Klinik des Endotoxinschocks bei infiziertem Abort. Der Gynäkologe, Bd. I, 2. Heft, Dez. 1968, S. 18—31. — 5. Lasch, H. G.: Endotoxinschock. Intensivtherapie beim septischen Schock. Anesthesiologie und Wiederbelebung **50**, S. 1—7. — 6. Lillehei, R. C.: Hemodynamic changes in endotoxin shock. In: Shock and Hypotension, S. 442—462 (Mills, L. C., Ed.). Grune and Stratton 1965. — 7. McKay, D. G., Shapiro, S. S.: Alterations in the blood coagulation system induced by bacterial endotoxin. J. exp. Med. **107**, 353 (1958). — 8. Neuhof, H., Lasch, H. G.: Die periphere Durchblutung im Schock. Wiederbelebung, Organersatz, Intensivmedizin, Bd. 7, Heft 2, S. 114—122. — 9. Siegel, J. H., Greenspan, M., del Guercio, L. R. M.: Abnormal vascular tone, defective oxygen transport and myocardial failure in humen septic shock. Ann. Surg. **165**, 504—517 (1967). — 10. Weil, M. H., Shubin, H.: Diagnosis and treatment of shock, p. 156—170. Baltimore: Williams and Company 1967. — 11. Weil, M. H., Shubin, H.: The VIP approach to the

bedside management of shock. J. Amer. med. Ass. **207**, 2, 337—340 (1969). — 12. Wilson, J. H., Chisano, A. D., Quadros, E., Tarver, M.: Some observations on 132 patients with septic shock Anesth. Analg. Curr. Res. **46**, 751—763 (1967).

Dr. med. P. Faul
Urolog. Univ.-Klinik im Städt. Krankenhaus
D-8000 München 15
Thalkirchner Straße 48

Dr. med. B. Altmeyer
I. Med. Klinik der Univ.
D-8000 München 15
Ziemssenstraße 1

E. Schmiedt: **Zur operativen Behandlung der Ormondschen Krankheit**

Die retroperitoneale Fibrose, die offensichtlich erstmals 1905 von Albarran beschrieben und 1948 von Ormond neu entdeckt wurde, läßt sich mit Hilfe der auf Tabelle 1 aufgeführten Untersuchungsmethoden verhältnismäßig einfach diagnostizieren zumal, wenn man an sie denkt.

Auf eine besonders den Urologen angehende Beobachtung in differentialdiagnostischer Hinsicht sei besonders hingewiesen: Im Gegensatz zu den organischen Ureterstrikturen passiert der Ureterkatheter die durch eine retroperitoneale Fibrose hervorgerufene Harnleiterenge im allgemeinen auffallend glatt, obwohl Urographie wie Ureteropyelographie eine hochgradige Stenose erkennen lassen (Abb. 1).

Tabelle 1. *Diagnostik bei Verdacht auf retroperitoneale Fibrose (Ormond)*

1. Infusionsurographie 2. Ureteropyelographie	(Stenose meist etwa in Uretermitte, Verdrängung des Ureters nach medial)
3. Aortographie 4. Cavographie	(unter Umständen Einengung der Aorta und Ilicagefäße)
5. Lymphangiographie	(Blockade der Lymphgefäße)
6. unter Umständen	a) retroperitoneale Pneumoradiographie b) Magen-Darm-Breipassage c) Kontrasteinlauf d) Cholecystographie
7. Elektrophorese + BKS	

Die diagnostische Ureterkatheterung bzw. Ureteropyelographie sollen jedoch nur dann vorgenommen werden — und dies gilt gleichermaßen für alle Harnabflußhindernisse insbesondere in den oberen Harnwegen — wenn man mit den sonstigen Untersuchungsmethoden zu keiner exakten Diagnose gelangt.

An Hand von 2 unserer 6 in den letzten 4 Jahren behandelten Kranken mit retroperitonealer Fibrose soll demonstriert werden, welche Folgen sich aus Fehldiagnose und fehlerhaften diagnostischen Maßnahmen ergeben können. Kurz die Krankengeschichten in Stichworten:

Fall 1: 49jähriger Mann. Seit 4 Jahren zunehmend linksseitige Harnleiterkoliken. Urographie und Ureteropyelographie vor einem Jahr: mäßige Hydronephrose links. Rechte Niere: unauffällig. Urin: bakteriologisch keimfrei. Daraufhin in einem auswärtigen Krankenhaus operative Freilegung der linken Niere: Abtragung schwerer Verwachsungen im obersten Ureterabschnitt. Danach: urographisch keine nennenswerte Besserung.

Drei Monate später zunehmendes Druckgefühl in der rechten Nierengegend, Müdigkeit, starker Durst, schließlich Oligurie. Infusionsurogramm: Urographisch funktionslose Niere links, rechts nach 6 Std kaum wahrnehmbare Anfärbung.

Therapie; 10 Tage lang Ureterdauerkatheter rechts, Ablaufen von gestautem Harn, Polyurie. Am 11. Tage Schmerzen im rechten Oberbauch und Oligoanurie, Erhöhung der Retentionswerte und Temperaturen bis 38,5 °.

Der Kranke wurde daraufhin in unsere Klinik verlegt und bot das Bild einer schweren Urosepsis mit cerebralen Krämpfen.

Trotz sofortiger Hämodialyse und Fistelung der rechten Niere, die von Rindenabscessen übersät war, erholte sich der Kranke nicht mehr und kam am nächsten Tag infolge eines therapieresistenten toxischen Herz-Kreislaufversagens ad exitum.

Bakteriologisch ließ sich Pseudomonas pyocyanea züchten.

Fall 2: 51jähriger Mann. Seit 12 Jahren in auswärtiger Behandlung wegen Lumbalgien und Ischialgie.

Urographie: Funktionslose Niere links bei unauffälliger Niere rechts. Ureterkatheterung links: Verhältnismäßig leicht überwindbarer Stop im oberen Ureterdrittel. Vier Wochen später Wiederaufnahme des Patienten in ein Krankenhaus wegen schwerer Allgemeininfektion und Intoxikation mit Blutdruckabfall, unstillbarem Erbrechen, Singultus und Urämie.

Operative Freilegung der linken Niere: Abscedierende Pyelonephritis bei gleichzeitiger retroperitonealer Fibrose. Nephrektomie links. Langsame Erholung.

Zwei Monate später Aufnahme in unsere Klinik wegen Harnstauungsrestniere rechts und Suburämie.

Befund: Etwa 2 cm lange Ureterstenose rechts in Höhe des 5. LWK.

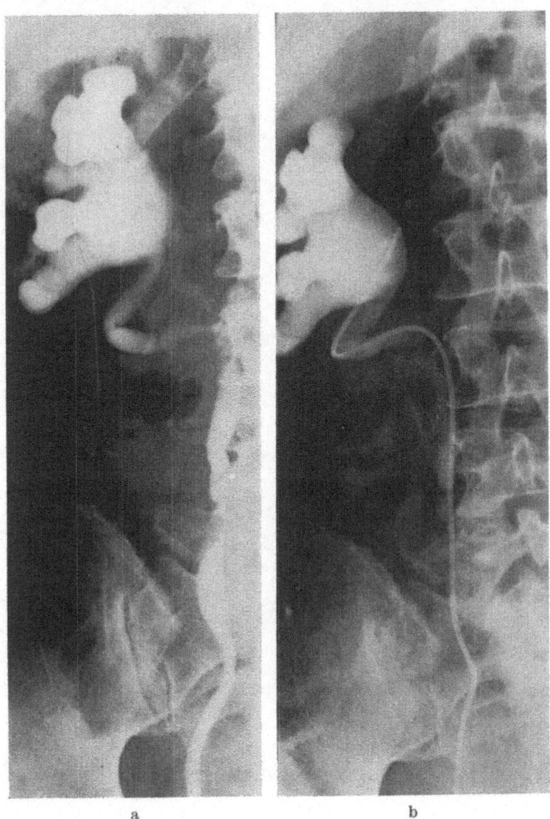

Abb. 1a u. b. Fall 2: a Hochgradige Stenose des re. Ureters in Höhe des 5. LWK infolge retroperitonealer Fibrose, b Der Ureterkatheter passiert glatt die Stenose

Therapie: Sofortige transperitoneale intraperitoneale Verlagerung des rechten Ureters. Da Verlagerung lateral des Colon ascendens nicht möglich, prävesicale Durchtrennung des Ureters und Verlagerung medial der Ileocöcalklappe durch das Dünndarmmesenterium.

Reimplantation des Ureterstumpfes nach Politano-Leadbetter in die Harnblase. Gleichzeitig Anlage einer transrenalen Nierenfistel.

Heilverlauf anfangs störungsfrei, jedoch infolge desmaler Knochenbildung an der proximalen Eintrittsstelle des Ureters in die Bauchhöhle totale Obliteration des Harnleiterlumens mit Nekrose der distalen Ureterhälfte. Wiederherstellung des Ureterverlaufs mittels ausgeschaltetem Dünndarmsegment. Zur Vermeidung eines vesicorenalen Refluxes Verwendung des bei der Nephrektomie links zurückgelassenen distalen Ureterdrittels. Damit Bildung einer gekreuzten Ureterdystopie. Der neue Ureter bestand nun aus dem oberen Ureterdrittel rechts, dem ausgeschalteten Dünndarmsegment und dem unteren Ureterdrittel links (Abb. 2).

Dieser sozusagen kombinierte Ureter funktioniert ausgezeichnet und der Kranke ist jetzt $2\frac{1}{2}$ Jahre nach dem Eingriff wohlauf.

Was lehren nun diese beiden Krankheitsverläufe (Tabelle 2):

1. Das Verhängnis in Fall 1 wie in Fall 2 war, daß bei Ureterstenosen Ureterkatheterungen vorgenommen wurden, wobei in Fall 1 ein Ureterdauerkatheter, der in den meisten Fällen keinen ungehinderten Harnabfluß gewährleistet, 10 Tage lang belassen wurde. Dies führte zu einer foudroyanten Infektion der Niere und

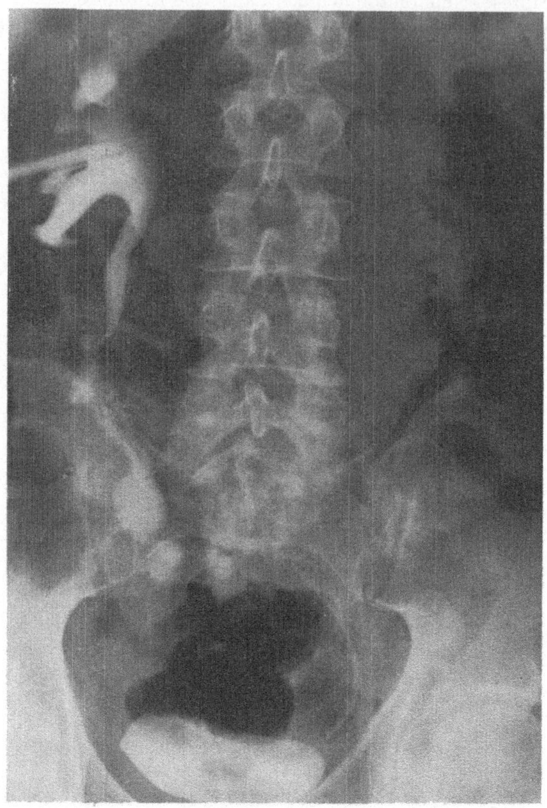

Abb. 2. Fall 2: Nephrostomiefüllung nach Anlage einer gekreuzten Ureterdystopie mit Hilfe eines ausgeschalteten Dünndarmsegmentes nach Nekrose der distalen Ureterhälfte rechts bei retroperitonealer Fibrose

Tabelle 2. *Therapie bei retroperitonealen Fibrosen*

1. Versuch einer Langzeitbehandlung mit Corticosteroiden bei einseitiger Ureterstenose
2. Ureterolyse mit intraperitonealer Verlagerung des Ureters
3. Partielle Ureterektomie mit Uretersatzplastik (Dünndarm)
4. Notfalls: Nierenfistel
Kontraindiziert; Ureterverweilkatheter!

Urosepsis mit hochvirulenten antibioticaresistenten Hospitalkeimen. Die weniger virulenten Erreger haben beim zweiten Kranken, der hinsichtlich einer Harninfektion nach der Ureteropyelographie offensichtlich nicht genügend überwacht wurde, erst nach 4 Wochen eine abscedierende Pyelonephritis mit Urosepsis hervorgerufen. Hierzulande haben vor allem Karcher u. Vahlensieck auf die Gefahr der iatrogenen, ascendierenden Pyelonephritis bzw. Urosepsis hingewiesen.

Eigene Nachuntersuchungen u. a. auch an 39 Einnierigen mit Harnleiterverstopfungen verschiedener Genese können Karchers Erfahrungen voll und ganz bestätigen zumal, wenn gleichzeitig eine harnsaure Diathese vorliegt und/oder der Kranke bereits suburämisch ist.

Dies besagt, daß abgesehen von einer unter strengsten sterilen Kautelen und Antibioticaschutz lediglich zur Bestimmung der Art der Uretereinengung vorgenommenen Ureterkatheterung — und dies, wie schon gesagt, auch nur dann, wenn mit den sonstigen diagnostischen Methoden keine exakte Diagnose zu stellen ist — angesichts der zunehmenden Selektion therapieresistenter Hospitalkeime insbesondere keine Ureterverweilkatheter gelegt werden sollten. Zudem müssen diese Kranken während der nächsten 8 bis 10 Tage nach instrumentellen Untersuchungen genaustens hinsichtlich des Auftretens einer Pyelonephritis überwacht werden. Beim ersten Zeichen einer beginnenden Pyelonephritis oder eines bakteriämischen Schocks ist hier sofort die Niere zu fisteln oder sogar die

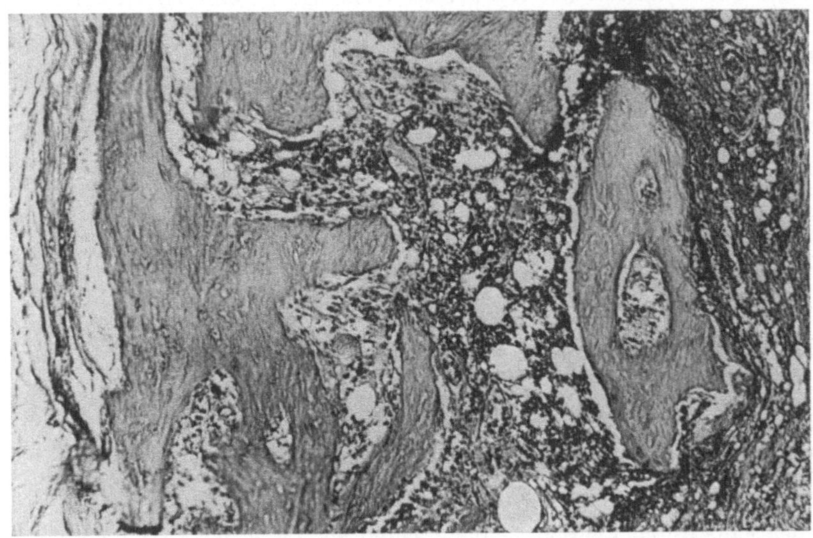

Abb. 3. Fall 2: Desmale Knochenbildung im Ureter und in dem den Ureter umgebenden Muskel- und Bindegewebe

Nephrektomie durchzuführen, sofern es zur Abscedierung der Niere gekommen ist und die kontralaterale Niere bis dahin einwandfrei funktioniert hat. Nur so können eine Urosepsis vermieden bzw. wirksam bekämpft und der Kranke gerettet werden. Corticosteroide sollten bei retroperitonealen Fibrosen der hierdurch möglichen Begünstigung der Ausbreitung eines Entzündungsprozesses nur verabreicht werden, wenn zuvor keine Ureterkatheterung stattgefunden hat. Der Ureterkatheterverweil ist bei der retroperitonealen Fibrose kontraindiziert!

In meiner Klinik ist — ganz abgesehen hiervon — der Harnleiterdauerkatheter nur dann erlaubt — und auch da nur so kurz wie irgend möglich — wenn sich der Kranke in einem nicht operationsfähigen Zustand befindet und die Entlastung einer Rest- oder Einzelniere dringlich ist. Anderenfalls ist die betreffende Niere unverzüglich zu fisteln. Eine weitere Ausnahme machen die Verweilschlinge bei wanderndem Ureterstein und die Bougierung von organischen oder postoperativen Ureterstrikturen, wobei jedoch eine ständige genaueste Infektionsüberwachung stattzufinden hat.

2. Es ist durchaus möglich, das fehlende mittlere Ureterdrittel mit Hilfe einer Dünndarmschlinge zu überbrücken, obwohl dies an sich hydrodynamischen

Prinzipien widerspricht, nach denen sich das Lumen einer Wasserableitung nicht verengen, sondern fortschreitend erweitern soll.

3. Man vermeide tunlichst, den Ureter zu durchtrennen und zu eröffnen und damit Uroepithel mit dem Binde- und Muskelgewebe in Kontakt zu bringen, da es an diesen Stellen zur Knochenbildung mit Verödung des Ureterlumens kommen kann, eine Beobachtung, die bisher beim Menschen unseres Wissens nur von Klinger (1956) mitgeteilt wurde (Abb. 3).

4. Bei allen Ureterstenosen, vor allem im mittleren Ureterdrittel, sollte an das mögliche Vorliegen einer retroperitonealen Fibrose gedacht und bei beidseitigem Befall unverzüglich eine operative Behandlung eingeleitet werden. Ist nur ein Ureter eingeengt, so kann der Versuch einer Langzeitbehandlung mit Corticosteroiden unter Umständen zu einer Rückbildung der retroperitonealen Fibrose und damit der Ureterenge führen.

Literatur

Albarran, J.: Ass. franç. urol. **9**, 511 (1905). — Brosig, W.: Bruns' Beitr. klin. Chir. **200**, 313 (1960). — Beltz, L., Lymberopoulos, S.: Urologe **5**, 276 (1966). — Götzen, F. J.: Z. Urol. **53**, 657 (1960). — Gregl, A., Truss, F., Grabner, F., Kienle, J.: Fortschr. Röntgenstr. **107**, 329 (1967). — Karcher, G., Vahlensieck, W.: Urologe **3**, 22 (1964). — Klinger, M. E.: J. Urol. (Baltimore) **75**, 793 (1956). — Kracht, H., Kollwitz, A.-A.: Fortschr. Med. **87**, 282 (1969). — Lantzius-Beninga, F.: Urologe **1**, 11 (1962). — Ormond, K. J.: J. Urol. (Baltimore) **59**, 1072 (1948). — Stelzner, F.: Bruns' Beitr. klin. Chir. **200**, 229 (1960). — Taenzer, V., Münzel, M.: Dtsch. med. Wschr. **92**, 1715 (1967). — Weiner, W., Battke, H.: Med. Klin. **57**, 1005 (1962).

Professor Dr. E. Schmiedt
Urolog. Klinik d. Univ.
D-8000 München 15
Thalkirchner Straße 48

H. D. Lehmann: Operative Behandlung von Mißbildungen des Lymphgefäßsystems der Niere und Nebenniere

Das schon Hippokrates bekannte Krankheitsbild der Chylolymphurie wird in Europa außerordentlich selten beobachtet. In Indien, Ostasien, den Inselgebieten des Stillen Ozeans und den küstennahen Gebieten Nord- und Südamerikas ist das Krankheitsbild der sog. parasitären Chylurie wesentlich häufiger, die in mehr als 98% der Fälle durch Filarien u. a. Parasiten hervorgerufen wird. (Filaria Bancrofti, Malariaplasmodien, Taenia vera, Cysticercus cellulosae u.a.). Daher liegen in vielen Ländern des fernen Ostens größere Erfahrungen in Diagnostik und Therapie dieses Symptoms vor; dementsprechend stammen die meisten Berichte über Diagnostik und Behandlung der Ch. auch aus diesen Ländern.

Eine zweite große Gruppe sog. nicht parasitärer Chylolymphurien läßt sich in sekundäre und sog. primäre Formen unterteilen. Für die sekundäre Form kommen ätiologisch alle Erkrankungen in Frage, die in der Lage sind, eine Lymphabflußbehinderung distal des Ductus thoracicus zu bewirken bzw. diesen selbst betreffen (z. B. Mißbildungen wie Doppelung u. ä.). Die differentialdiagnostischen Erwägungen beim Vorliegen des Symptoms Ch. müssen alle Tumoren und Metastasen aus dem Magen-Darmtrakt, der Schilddrüse, den Nieren, Abscesse, Narbenbildungen, Tuberkulose, aber auch Aortenaneurysmen und Dilatationen des linken Herzens erfassen. Nach Ausschluß dieser sog. sekundären, nicht parasitären Ch. bleibt nach der „per exclusionem-Diagnose" die primäre Form übrig, die nach den Angaben der Literatur ätiologisch durch rupturierte Lymphangiome bzw. Mißbildung des Lymphgefäßsystems hervorgerufen sein soll. Der Beweis für die eine oder andere dieser Annahmen ist im Einzelfall schwer zu führen.

Besser als früher kann heute nach den Untersuchungen von Rusznyak, Földi, Szabo u. Mitarb. sowie zahlreicher anderer Autoren das Lymphgefäßsystem der

Niere morphologisch definiert und funktionell gedeutet werden: die Lymphgefäße der menschlichen Niere beginnen blind in der Rinde und begleiten bei gleichnamiger Bezeichnung die entsprechenden Blutgefäße als sog. interlobuläre, arciforme und interlobäre Lymphgefäße, bis sie über den Nierenhilus in Begleitung von Arterie und Vene über die regionalen Lymphknoten in Richtung auf die Cysterna chyli abfließen. Keine einheitlichen Auffassungen bestehen über Verbindungen von Nierenparenchymlymphgefäßen zur Nierenkapsel, jedoch sind Beziehungen der Nierenfettkapsellymphgefäße zu den Organen der Umgebung (Peritoneum, Colon mit Appendix, Gallenblase, Leber, Diaphragma und Lungenbasis rechts, links auch zum Sigma) nachgewiesen.

Über die Lymphgefäßversorgung der Nebenniere sind die Literaturangaben spärlich, angeblich sind nur Mark und Kapsel des Organs von Lymphgefäßen versorgt, in der Rinde jedoch keine Lymphgefäße im Normalfall nachzuweisen. Treten Veränderungen von Lymphgefäßen der Nebenniere auf, die sich von Rindenlymphgefäßen ableiten, werden diese in der Literatur als Hamartome gedeutet. Der Abfluß der Nebennierenlymphe, die auch vikariierend bei Verschluß der Venen für den Hormontransport einspringen kann, erfolgt über die regionalen Lymphknoten der gleichseitigen Niere.

Über operative Behandlung einer diagnostizierten einseitigen Ch. bestehen bis heute keine großen Erfahrungen; in Australien wurden etwa 70 Fälle durch subtile Freipräparation des Nierenhilus mit Unterbindung sämtlicher Lymphgefäße mit und ohne Dekapsulation behandelt; in einem Fall wurde eine linksseitige geschiente End-zu-Seit-Anastomose zwischen einem gestauten Hiluslymphgefäß und der unterbundenen Vena spermatica interna angelegt (Cockett u. Goodwin). Postoperativ kam es zu einer mehrmonatigen Lymphfistel, die Niere blieb auch bei längeren Kontrollen urographisch stumm.

Die instrumentell-konservative Nierenbeckenspülbehandlung mit sklerosierenden Lösungen (z. B. AgNO 3) kommt wohl nur für Fälle lymphokalikaler Fisteln bei der Filariasis in Frage; immerhin sind mit dieser Methode erhebliche Heilungsziffern erreicht worden.

Zur Entstehung einer Ch. sind pathogenetisch zwei Faktoren ausschlaggebend: 1. Strömungsumkehr in Nierenlymphgefäßen infolge schwer lokalisierbarer Abflußbehinderung meist unmittelbar vor der Cysterna chyli und 2. valvuläre Insuffizienz der Lymphgefäßklappen mit intravasaler Druckerhöhung und lymphographisch nachweisbarem Übertritt von Chylus bzw. Lymphe im Bereiche der Kelchnischen meist aller Kelchetagen einer oder beider Seiten.

Von Ramos wurde für die Entstehung lymphokalikaler Fisteln Einwirkung von Lymphfermenten vermutet, der Beweis hierfür steht aus. Ob als dritter Faktor für die Entstehung einer Ch. eine Lymphangitis eine Rolle spielt, kann nicht sicher entschieden werden, da pathologisch-anatomische Beweise hierfür fehlen.

Bei der primären Ch. werden nach den lymphographischen Befunden der letzten Jahre (Piccard, Bernageau, 1964 u. 1966) lymphokalikale Fisteln in allen Kelchetagen einer oder beider Nieren beobachtet.

Nach der bisherigen Anschauung soll die Indikationsstellung zu operativer Behandlung bei der Ch. mit Zurückhaltung erfolgen, da eine negative Auswirkung auf die Nierenfunktion befürchtet wurde, vor allem bei Kombination mit bakteriellen Infektionen. Dagegen spricht jahrzehntelange Beobachtung von Ch.-Fällen bis ins Greisenalter ohne Einschränkung der Nierenfunktion. Für die Indikationsstellung kann von entscheidender Wichtigkeit die Auswirkung des dauernden Eiweiß- und Fettverlustes im Urin besonders beim wachsenden Organismus werden, so daß bei Verschlechterung des Allgemeinzustandes, Gewichtsabnahme, Leistungsschwäche und Verschiebung der Serumeiweißkörper die Indikation zur organerhaltenden Operation gestellt werden kann.

Es wird über zwei Fälle von Mißbildungen des Lymphsystems von Niere und Nebenniere berichtet:

1. Ein 14jähriger Junge bemerkt im Oktober 1968 nach mehrtägigen dumpfen Rückenschmerzen ohne Temperaturen eine milchige Verfärbung seines Urins. Zunächst hausärztliche Behandlung und kurzer stationärer Aufenthalt in einer urologischen Fachabteilung: es handelt sich um eine Pyurie bei chronischer Pyelonephritis mit wenigen Colibakterien im Urin. Urogramm ohne Besonderheiten. Entlassung unter den Bedingungen der Langzeittherapie.

Etwa 3 Monate später wird der Junge mit der Diagnose einer Chylolymphurie vorgestellt: es findet sich die typische weißgelbe Verfärbung des Urins, der im Stehen die typische Dreischichtung zeigt. Die weitere klinische Durchuntersuchung ergibt folgende Befunde: normales Ausscheidungsurogramm. Cystoskopie: Blasenschleimhaut, Harnleitermündungen und Urethra prostatica ohne pathologische Veränderungen. Aus dem rechten Ostium entleert sich in lebhaften Aktionen gelbweiß gefärbter Harn. Der Urin der linken Niere ist klar. Doppelseitiger Ureterenkatheterismus zum Abfangen seitengetrennter Harne: links steril, rechts spärlich Bact. coli.

Erste Lymphographie in der Technik nach Kinmonth u. Rüttimann bei bestehender Ch.: links normale Verhältnisse. Auf der rechten Seite füllen sich zahlreiche gestaute und geschlängelte Lymphgefäße mit Projektion auf den Nierenhilus und die Nierenkapsel, außerdem zarte Gefäßverbindungen zum Diaphragma, zur Lungenbasis, möglicherweise auch in Richtung auf die Leber. Auf Schichtaufnahmen zeigen sich auf der rechten Seite in allen Kelchetagen der Niere feine Kontrastmittelbeschläge der Papillen und Kelchnischen. Die Blasenübersicht zeigt eine Lymphographiekontrastmittelpfütze im Trigonum. Normale Cysterna chyli, normaler Ductus thoracicus. Keine Mißbildungen an den großen ableitenden Lymphwegen.

Zweite Lymphographie im Intervall (3 Monate später): links normaler Befund, rechts fehlender Nachweis von lymphokalikalen Fisteln der Kelchetagen bei sonst unverändertem Befund mit multiplen, gestauten und geschlängelten Lymphgefäßen mit Projektion auf rechten Nierenhilus und rechte Niere.

Die Zurückhaltung bei der Indikationsstellung schien zunächst berechtigt; bei Wiedervorstellung im Oktober 1969 war objektiv der Allgemeinzustand verschlechtert, eine Gewichtsabnahme eingetreten, das Gesamteiweiß im Serum abgesunken und subjektiv wurde über Müdigkeit, Leistungsschwäche und Rückenschmerzen geklagt. Bei mehrfachen Urinuntersuchungen im Verlauf der vergangenen Monate wurde bei bestehendem Symptom die Eiweißausscheidung in 24 Std auf rund 40 g berechnet.

Diese Verschlechterung des Befundes ließ die Indikation zur Operation stellen.

Operation am 17. 11. 1969 (Dr. Lehmann): Kanülierung eines Lymphgefäßes am rechten Fußrücken mit Injektion von Desitinblau. Nach Einleitung der Allgemeinanästhesie Einlegen eines 6 Char Ureterkatheters ins rechte Nierenbecken und Infusion von 300 ml Lipofundol in Magensonde. Freilegung der rechten Niere durch Intercostalschnitt XI/XII: nach Freipräparation des Nierenhilus zeigt sich folgender Befund: an der Ventralseite des Nierenhilus, besonders deutlich am Übergang der Kapsel in Richtung auf Harnleiter und Vena cava nach proximal und distal finden sich zahllose geschlängelte, glasig erscheinende blaugefärbte Lymphgefäße, in denen die mit dem Desitinblau eingebrachten kleinen Luftblasen deutlich die Strömungsumkehr anzeigen. Am unteren und oberen Pol der Nierenkapsel — also hilusferner — ist dieser Befund nicht mehr so deutlich. Auch dorsal zeigt sich über dem Nierenhilus ein dichtes Netz gestauter glasiger, blaugefärbter Lymphgefäße, während das peripelvikale dorsale Fett nur zahlreiche haarfeine blaugefärbte, ein feines Netzwerk bildende Lymphgefäße erkennen läßt. Die Nierenkapsel zeigt äußerlich keine Veränderungen in Konsistenz und allgemeiner Beschaffenheit. Lymphgefäße sind in ihr nicht erkennbar. Sorgfältige Unterbindung und Durchtrennung sämtlicher Lymphgefäße im Bereiche des Hilus und seiner Nachbarschaft mit 3 × 0 bzw. 4 × 0 Catgut, bis Art. und Vena renalis freipräpariert sind. Anschließend wird die gesamte Nierenkapsel einschließlich der Blätter der Gerotaschen Fascie in toto entfernt. Bei längerer Inspektion der Nierenoberfläche bleibt diese trocken, ein Austritt von blaugefärbter Lymphe in die Umgebung ist nicht festzustellen. Aus dem unteren Nierenpol wird eine keilförmige Probeexcision für histologische Untersuchung entnommen, die Wunde durch atraumatische Chrom-Catnaht verschlossen und die Niere mit einer tiefgreifenden unteren Polnaht auf den Psoas fixiert. Drainage des trockenen Wundgebietes und Verschluß der Wunde in typischer Technik schichtweise.

Glatter postoperativer Verlauf, keine Lymphfistel, pp. Wundheilung, Entlassung am 10. Tage.

Histologischer Befund der entfernten Nierenkapsel: die dünnwandigen, kleinen Lymphgefäße der Nierenkapsel zeigen ein flaches Endothel, enthalten rote Blutkörperchen, keine Entzündungszeichen (Prof. Goebel, Pathol. Institut der Städt. Krankenanstalten Köln-Merheim).

10 Monate später Wiedereinbestellung des Patienten mit folgender Zwischenanamnese: nach der Operation keine Chylurie mehr, keine Beschwerden, guter Allgemeinzustand, erhebliches Längen- und Breitenwachstum, volle Leistungsfähigkeit auch bei schwerer körperlicher

Belastung. Dankenswerterweise erklärt sich der nun 16jährige Junge mit einer dritten Lymphographie und urographischer Kontrolle einverstanden.

Ausscheidungsurogramm: kein pathologischer Befund, gute Ausscheidung des Kontrastmittels durch die normal gelagerte, achsengerecht stehende rechte Niere.

Die dritte Lymphographie zeigt rechts wie links glatte Abflußverhältnisse der Lymphe, keine Neubildung von Lymphgefäßen bzw. lymphovenösen Anastomosen über der rechten Niere.

2. Ein 59 Jahre alter Mann erkrankt im Frühjahr 1970 an unbestimmten linksseitigen Rückenschmerzen. Bei der Durchuntersuchung findet sich ein subdiaphragmal gelegener, verkalkter, mehr als doppeltfaustgroßer Tumor, der zu einer geringgradigen Verdrängung der linken Niere nach caudal geführt hat. Außer dem Ausscheidungsurogramm mit Schichten wurde ein Seldinger-Angiogramm von der rechten Femoralis aus durchgeführt, das keine typische Gefäßversorgung für diesen tumorverdächtigen Bezirk im linken subdiaphragmalen Retroperitonealraum ergab. Auf eine Lymphographie wurde verzichtet.

Operation am 6. 3. 1970 (Dr. Lehmann): Freilegung des linken Subdiaphragmal-Retroperitonealraums durch Intercostalschnitt XI/XII: es läßt sich ein mehr als doppeltfaustgroßer, den linken Subdiaphragmalraum einnehmender Tumor von cystischer Beschaffenheit darstellen, der von der Nebenniere ausgeht und von der Nierenkapsel leicht abgeschoben werden kann. Nach stumpfer Ausschälung aus dem Subdiaphragmalbereich und Ablösung von der Nebenniere, die erhalten wird, läßt sich die Geschwulst leicht entfernen. Nach Präparatentfernung typische Beendigung des Eingriffs. Entlassung am 10. postoperativen Tage.

Präparat: doppeltfaustgroßes cystisches Gebilde mit zahlreichen gelblichen schalenartigen Verkalkungen. Bei der Punktion werden 180 ccm einer gelben rahmigen, mit Fibrinflocken durchsetzten Flüssigkeit gewonnen. Das aufgeschnittene Präparat zeigt endothelausgekleidete Räume, deren Wand stellenweise verkalkt ist. Organtypische Strukturen können am Präparat nicht erkannt werden. Histologisch handelt es sich um cystische Lymphangiektasien der Nebennierenrinde mit zahllosen präcipitatgefüllten großen und kleinen Hohlräumen, die eine Endothelauskleidung aufweisen. Dazwischen liegen größere Inseln von Nebennierenrindengewebe vom Typ der Zona fasciculata.

Zahlreiche Röntgenaufnahmen, Operationsfotos und histologische Schnitte.

Dr. H.-D. Lehmann
Urolog. Abt. der II. Chirurg. Univ.-Klinik
D-5000 Köln-Merheim

W. Mathisen: **Eine neue Operationsmethode bei Harninkontinenz nach Prostatektomie**

Harninkontinenz nach den verschiedenen Methoden der Prostatektomie gehört zu den schwierigsten Problemen der Urologie. Viele Methoden sind beschrieben worden, aber sie haben alle in der Praxis schlechte Ergebnisse gezeigt.

Wenn man die Harninkontinenz behandeln will, ist es von Bedeutung, daß man den Mechanismus kennt, der im Normalzustand die Kontinenz aufrechterhält.

Meiner Auffassung nach gibt es zwei wichtige, gleichzeitig (oder synchron) wirkende Faktoren, und diese sind: Spannung (Tension), und Zusammenpressung (Kompression).

Die Spannung in der Urethra wird von der normalen Befestigung der Urethra posterior und der Urethra membranacea aufrechterhalten.

Die Spannung entsteht durch Strecken der elastischen Urethra, wodurch das Lumen verengert und der Tonus der urethralen Muskulatur verstärkt wird.

Die Kompression entsteht, selbstverständlich, durch konzentrische Verengerung des Lumen durch den urethralen Sphincter-Muskulatur.

Wir kennen ja alle die guten Ergebnisse nach der retropubären Urethrafixation nach Marshall-Marchetti-Krantz bei Stress-Inkontinenz. Diese Operation ist eigentlich nichts anderes als eine Vergrößerung des urethralen Tonus durch Streckung und Spannung der Urethra. Leider kann man diese Methode bei Männern nicht anwenden, da die starre Urethra posterior sich nicht dehnen läßt. Die Urethra membranacea ist dagegen elastisch und dehnbar, und dies kann man ausnützen.

Mit diesen Betrachtungen als Grundlage, habe ich eine Operationsmethode zur Behandlung der Harninkontinenz entwickelt. Das Prinzip ist, den Musculus sphincter ani externus als Kompressor zu verwenden, und die Urethra unter den Sphincter zu führen, wodurch eine größere Spannung der Urethra posterior und der Urethra membranacea erreicht wird.

Chirurgische Technik (Abb. 1)

Die Operation wird mit dem Patienten in der Steinschnittlage ausgeführt. Ein Foley-Katheter Nr. 18 wird durch die Urethra zu der Harnblase geführt. Ein senkrechter Schnitt wird von dem penoscrotalen Winkel bis 2 cm von Anus gemacht. Der Schnitt wird durch die subcutane Fascie und das Fett geführt und der Musculus Sphincter Ani wird freipräpariert. Durch stumpfes Präparieren wird ein Kanal zwischen dem kreisförmigen analen Muskel und der längsverlaufenden rectalen Muskulatur geformt. Der Kanal muß genügend weit sein für freien Durchgang der Urethra.

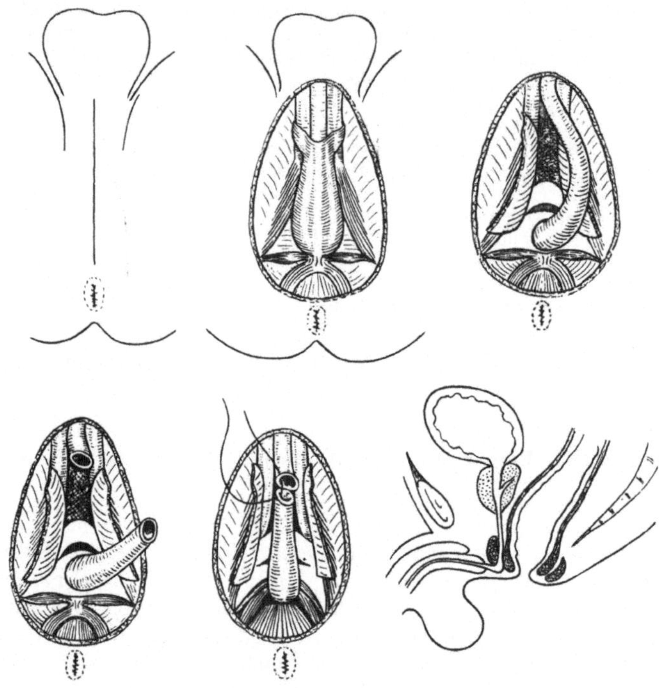

Abb. 1. Urethrale Transposition für Harninkontinenz

Die Urethra wird jetzt freipräpariert. Der Musculus bulbocavernosus wird in der Mittellinie gespaltet und die Urethra wird isoliert, proximal bis zum Diaphragma urogenitale und distal bis ungefähr 5 cm distal von der Vereinigung der Corpora cavernosa Penis. An dieser Stelle wird die Urethra schräg durchgeschnitten und der Katheter wird entfernt.

Die wichtigste Blutzufuhr der Urethra kommt aus Arteria pudenda und penetriert die Urethra von beiden Seiten bei der Urethra bulbosa. Diese Arterien müssen während des Präparierens erhalten bleiben.

Der proximale Teil der Urethra wird jetzt unter dem Musculus Sphincter Ani geführt und mit dem distalen Teil in Verbindung gebracht. Die Reanastomose wird mit 3 × 0 Chromcatgut mit atraumatischer Nadel ausgeführt.

Ehe die Anastomose vollendet ist, wird ein silikonierter Foley-Katheter Nr. 18 durch die Urethra zu der Harnblase geführt. Nachdem die erste Reihe mit Suturen gemacht ist, kann es notwendig sein, eine Reihe oberflächlicher Suturen mit 4 × 0 Chromcatgut zu legen, um eine feste Anastomose zu bekommen.

Der Musculus bulbocavernosus wird über die Urethra genäht, und die Wunde wird geschlossen.

Eine vollständige Blutstillung ist notwendig, da die Wunde nicht drainiert werden soll. Um eine Druckentlastung der Anastomose zu erzielen, wird der Katheter am Abdomen oberhalb der Symphyse befestigt.

Der Katheter wird nach 12 bis 14 Tagen entfernt.

Ergebnisse

Zwölf Patienten im Alter von 54 bis 80 Jahren, die unter Harninkontinenz nach Prostatektomie oder transurethralen Prostataresektion litten, wurden nach dieser Methode operiert.

Die Dauer der Harninkontinenz betrug 2 bis 7 Jahre. Zwei Patienten waren früher nach Berrys Methode mit schlechtem Ergebnis operiert. Die Beobachtungszeit beträgt 8 bis 32 Monate.

Sieben Patienten hatten eine normale Kontrolle über die Miktion sofort nach Entfernung des Katheters. Vier Patienten benötigten einige Wochen mit postoperativem Training, ehe eine vollständige Kontrolle erreicht worden war.

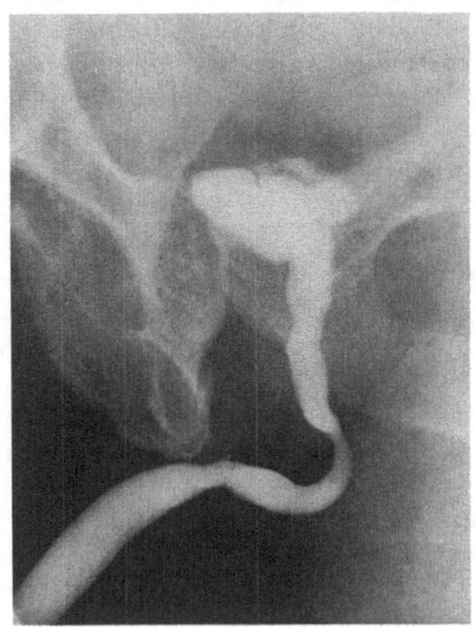

Abb. 2. Urethrographie 2 Jahre nach der Operation

Die Übungen sollen am besten einige Zeit vor der Operation beginnen, und bestehen in Kontraktionen der Muskulatur des Dammes und des Beckenbodens. Die Muskulatur wird kräftiger, und das spielt eine Rolle für ein günstiges Ergebnis.

Nach einer Übungsperiode von 2 bis 5 Wochen hatten elf Patienten vollständige Kontinenz erreicht. Nur in einem Fall, bei einem 80 Jahre alten Patienten, war es unmöglich, eine vollständige Kontrolle über die Miktion zu bekommen. Dieser Patient hatte im übrigen eine schlaffe und atrophische Muskulatur, was vermutlich eine Kontraindikation für diese Operation darstellen kann.

Urethrographie wurde nach 6 bis 12 Monaten bei allen gemacht, und es hat sich bei diesen Patienten keine Striktur entwickelt (Abb. 2).

Diskussion

Der postoperative Verlauf war ohne Komplikationen. Jeder Patient ist vor der Operation mit Darmentleerung und darmdesinfizierenden Medikamenten zu behandeln. Harnwegsinfektionen müssen, wenn solche vorhanden sind, vor der Operation behandelt werden. Wichtig ist es, die Urethra vorsichtig zu manipulieren, damit die Blutzufuhr nicht zerstört wird.

Um eine postoperative Leckage zu vermeiden, ist es natürlicherweise notwendig, eine sorgfältige Reanastomose zu bilden.

Zwei Patienten klagten nach der Operation über Impotenz. Aber, wenn ich sie befragte, was vorzuziehen sei, Potenz und Inkontinenz oder Impotenz und Kontinenz, antworteten beide, daß sie die Kontinenz der Potenz vorzögen.

Dr. W. Mathisen
Rikshospitalet, Kir. Avd. A.
Oslo

E. Ljubović: Zur Symptomatologie der vesicouterinen Fistel

Dank der großen Seltenheit und der besonderen Symptomatologie stellt die vesicouterine Fistel eine interessante urologische Läsion dar.

Die Zeichen einer vesicouterinen Fistel sind die folgenden: Harninkontinenz, cyclische Hämaturie, Amenorrhoe und verschiedentliche Durchgängigkeit des Cervicalkanals. Es ist auffallend, daß die einzelnen der erwähnten Symptome nicht regelmäßig bei allen Fällen auftreten, was für die Diagnostik von großer Bedeutung ist. Dadurch kommt es oft vor, daß die vesicouterinen Fisteln recht spät erkannt werden. Unser eigener Fall wurde zuvor auswärts von einem Frauenarzt als orthostatische Inkontinenz operiert.

Schon das Hauptzeichen einer urinären Fistel — die Inkontinenz — ist keine ständige Erscheinung (Falk). In den Fällen der vesicouterinen Fisteln, bei denen der Fistelgang oberhalb der Portio in den Uterus — also supravaginal — einmündet, meldet sich die Inkontinenz regelmäßig. Für diese anatomische Form wurde die Bezeichnung „die echte“ vesicouterine Fistel vorgeschlagen. Bei einer Abart dieser Gruppe der vesicouterinen Fisteln, bei dem sog. Youssef-Syndrom, besteht dagegen eine relative Kontinenz, die erst bei starker Erhöhung des intravesicalen Druckes nachgibt. Nach Youssef soll die Kontinenz die Folge einer Sphincterwirkung des Isthmus uteri sein. Dieser Gruppe gegenüber stehen jene Fisteln, deren untere Öffnung am intravaginalen Teil des Uterus — also an der Portio — sitzt. In diesen Fällen ist die Inkontinenz ständig; diese Form steht übrigens im klinischen und therapeutischen Sinne den vesicovaginalen Fisteln sehr nahe (Campbell, Couvelaire, Fey).

Eines der auffallendsten Symptome ist die cyclische Hämaturie. Sie ist das Hauptzeichen bei dem Youssef-Syndrom, welches deshalb auch Menourie-Syndrom genannt wurde. Bei den echten vesicouterinen Fisteln tritt die cyclische Hämaturie im Allgemeinen auf, obwohl es auch hier Ausnahmefälle gibt (Cieslinsky). Bei der niedrigen, vesicocervicalen Form trifft man sie auch nicht, wodurch die Ähnlichkeit dieser Form zu den vesicovaginalen Fisteln betont wird.

Als rein anamnestische Angabe kann die cyclische Hämaturie zur Vermutungsdiagnose einer Endometriose oder einer vikariierenden Menstruation verleiten. Die Enstehung cyclischer Hämaturie versuchte man durch einen Klappenmechanismus im Fistelgang oder durch die schon erwähnte Sphincterwirkung des Os internum uteri zu erklären, wobei das menstruelle Blut in die Richtung Blase gelenkt sein sollte. In unserem eigenen Fall der vesicouterinen Fistel, bei der die cyclische Hämaturie als Begleitsymptom anwesend war, lag die uterine Öffnung der Fistel unterhalb des Os internum uteri. Dies würde gegen die hypothetische Sphincterwirkung des Os internum uteri als Ursache der vesicalen Menstruation sprechen.

Die Amenorrhöe ist ein ziemlich ständiges Symptom der vesicouterinen Fistel. Es wurden aber Fälle der echten sowie der vesicocervicalen Form der Fistel beschrieben, bei denen die Menstruation normal war (Cieslinski, Hache).

Die Durchgängigkeit des Cervicalkanals als ein weiteres Symptom kann normal sein, aber auch fehlen. Bei dem Youssef-Syndrom ist der Cervicalkanal immer offen.

Zusammenfassend kann man sagen, daß die Feststellung einer pathologischen Verbindung zwischen der Blase und der Gebärmutter mittels durchdringender Flüssigkeit oder Sonde bei endoskopischer oder röntgenologischer Kontrolle für die Diagnose einer vesicouterinen Fistel der entscheidende Faktor ist. Die begleitenden Symptome — die Inkontinenz, die Amenorrhoe, die cyclische Hämaturie und verschiedentliche Durchgängigkeit des Cervicalkanals — können dagegen einzeln fehlen, wodurch diagnostische Irrtümer zu erklären sind.

Literatur

Campbell, M. F.: Urology. Philadelphia: Saunders 1957. — Cieslinski, S., Lenko, J., Sieroszewski, J., Terlecka, H.: J. Urol. méd. chir. **71**, 193 (1965). — Couvelaire, R.: Chirurgie de la vessie. Paris: Masson 1955. — Fey, Dossot, Quénu: Traité de technique chirurgicale, T. VIII. Paris: Masson 1956. — Falk, H. C.: Urologic injuries in gynaecology. Oxford Davis: Blackwell 1964. — Hache, L., Pratt, J. H., Cook, E. N.: Mayo Clin. Proc.**41**, 150 (1966), zit. nach Zentr.-Org. ges. Chir. H. 192. — Youssef, A. F.: Amer. J. Obstet. Gynec. **73**, 759 (1957).

Dozent Dr. E. Ljubović
Chirurg. Univ.-Klinik
Sarajevo, Jugoslawien

H. D. Nöske und P. Breitwieser: **Beeinflussung der Wundheilung bei Operationen an oberen, infizierten Harnwegen durch eine muskelschonende Schnittführung**

Die über zahlreiche Krankenhäuser hinweggehende Welle des Hospitalismus hat auch vor unserer Abteilung nicht haltgemacht. Das wirkte sich besonders ungünstig durch die schlechte bauliche Unterbringung im ehemaligen Infektionshaus der Chirurgischen Klinik aus. Die Patientenzimmer gehen ineinander über und können nicht von einem Flur aus erreicht werden. Gierhake konnte durch Stichproben feststellen, daß der Keimgehalt der Luft in dem urologischen Bettenhaus größer war als auf der neuen septischen Station der Chirurgie. Wir haben uns unter dem Eindruck von vermehrt auftretenden sekundären Wundheilungen die Frage vorgelegt, ob nicht die Häufigkeit von Wundheilungsstörungen durch eine gewebsschonendere Operationstechnik herabgedrückt werden kann.

Hier bot sich bei Eingriffen an Niere und oberem Harnleiter der dorsale muskelschonende Lumbalschnitt nach Lurz an, der neben dem gewebszerstörenden klassischen Flankenschnitt nach von Bergmann-Israel bei uns seit 1961 in zunehmendem Maß Anwendung findet.

Zur Überprüfung haben wir katamnestische Untersuchungen angestellt und 560 in den letzten 8 Jahren durchgeführte Nierenoperationen unter dem Gesichtspunkt der Häufigkeit von Wundheilungsstörungen aufgeschlüsselt.

Tabelle 1

560 Fälle	Flankenschnitt	Dorsalschnitt
Heilung per primam	281	144
Heilung per secundam	124	11

Wie Tab. 1 zeigt, traten bei 405 Operationen per Flankenschnitt 124mal Wundheilungsstörungen auf, das sind 30,6%. Es wurden allerdings auch kleinste oberflächliche Serome und Dehiszenzen als sekundäre Wundheilungen betrachtet. Demgegenüber zählten wir bei 155 Eingriffen mit dem Lurzschen Dorsalschnitt nur elfmal Sekundärheilungen, das sind 7,1%. Der Unterschied ist hochsignifikant.

Von 268 Nierensteinoperationen mit Eröffnung von Pyelon oder Ureter wies die Gruppe mit dorsalem Schnitt in 51,1% Harnwegsinfektionen auf, die Gruppe mit Flankenschnitt in 64,2%. Wir haben in beiden Schnittführungsgruppen die Harnwegsinfektionen isoliert nach Wundheilungsstörungen durchforscht.

Wie Abb. 1 verdeutlicht, traten unter der dorsalen Schnittführung bei 68 Fällen mit Harnwegsinfektionen nur viermal (5,9%) Wundheilungsstörungen auf, in der Gruppe der Flankenschnitte nach von Bergmann-Israel hingegen bei 89 Kranken mit infiziertem harnableitenden System 37mal (41,6%). Auch dieser Unterschied erweist sich als hochsignifikant.

Wie Abb. 1 zeigt, liegt bei den Steinoperationen mittels Dorsalschnitt die Rate von Wundheilungsstörungen bei Fällen mit und ohne Harnwegsinfektion dicht benachbart. Bei den Flankenschnitten ergibt sich jedoch ein bemerkenswerter Unterschied: Bei Fällen mit Harnwegsinfektionen trat in fast 42%, ohne eine solche nur in 25% eine Wundheilungsstörung auf. Die Differenz ist nicht signifikant, zeigt aber deutliche Tendenz.

Die durchschnittliche postoperative stationäre Verweildauer unterscheidet sich, wie aus Tab. 2 hervorgeht, für Fälle mit dorsalem und Flankenschnitt ganz erheblich: Nach dorsalem Lumbalschnitt bedurften die Kranken durchschnittlich 15,8, nach Flankenschnitt 19,8 Tage einer stationären Betreuung. Dieser Unter-

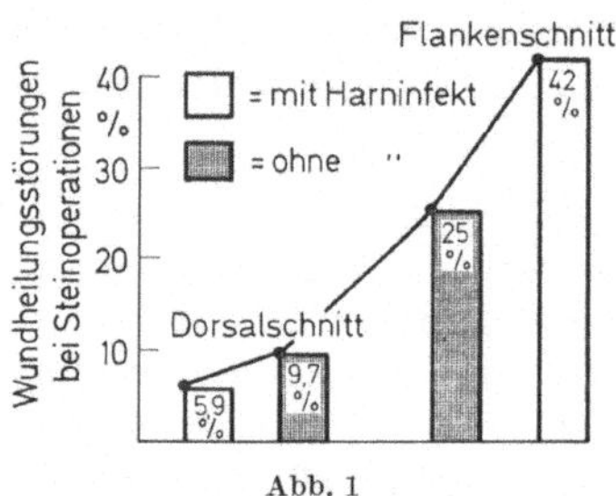

Abb. 1

Tabelle 2

	Flankenschnitt		Dorsalschnitt	
	gesamt	Steine	gesamt	Steine
postoperative Verweildauer in Tagen	19,8	21,4	15,8	14,8

schied wird in den Gruppen der steinchirurgischen Eingriffe noch deutlicher: 131 Kranke mit Dorsalschnitt verweilten durchschnittlich 14,8, 137 Fälle nach Flankenschnitt 21,4 Tage postoperativ in der Klinik. Auch diese Unterschiede erweisen sich als hochsignifikant.

Der dorsale Lumbalschnitt nach Lurz bietet somit außer einem muskelschonenden Zugang, der weitgehenden Vermeidung von Hämatomen und Nekrosen, besseren Drainageverhältnissen, dem möglichen Verzicht auf Rippenresektion und Luxation der Niere bei Eingriffen am Pyelon und Ureter die beachtenswerten Vorteile:

1. einer signifikant selteneren Wundheilungsstörung,
2. einer geringeren Gefährdung durch infektiösen Harn und damit
3. einer Verkürzung der stationären postoperativen Betreuung.

Unter diesen Aspekten empfiehlt sich die dorsale Schnittführung insbesondere bei den bedingt aseptischen Nierensteinoperationen nach vergeblichen Extraktionsversuchen mit der Zeißschen Schlinge und nach Ureterenkatheterismus, also in Fällen, bei denen mit Harnwegsinfektionen gerechnet werden muß.

Dr. H. D. Nöske
Urolog. Abt. d. Univ.-Klinik
D-6300 Gießen

H. D. NÖSKE und P. BREITWIESER: **Hypertonie nach Nierenpolresektionen**

Während früher Nachblutung und Urinfistel bei Nierenpolresektionen als mögliche Komplikationen im Mittelpunkt der Diskussion standen, sind es heute häufig Blutdruckveränderungen, die postoperativ beobachtet werden. Einerseits wird über das Auftreten von Hypertonien berichtet, andererseits kann eine renal bedingte Blutdruckerhöhung durch eine Nierenteilresektion günstig beeinflußt werden.

Auch in unserer Abteilung sind in letzter Zeit z. T. erhebliche Blutdruckveränderungen nach Nierenpolresektionen, insbesondere Blutdruckerhöhungen aufgefallen. Wir haben daher am ambulanten Krankengut Nachuntersuchungen angestellt. Unsere besondere Aufmerksamkeit galt dabei den mutmaßlichen Ursachen, wobei röntgenologische und funktionelle Beobachtungen mit herangezogen werden konnten. Als untere Hypertoniegrenze nahmen wir den Wert von 140/90 mmHg an.

Tabelle 1. *78 Nierenpolresektionen*

Anzahl	Diagnose
65	Nephrolithiasis
5	Nierentuberkulose
3	Nierencyste
4	Nierenkelchdivertikel
1	Nierenschußverletzung

Tabelle 2. *Altersverteilung bei 78 Nierenpolresektionen*

Alter in Jahren	0—10	11—20	21—30	31—40	41—50	51—60	61—70	> 70
Anzahl	3	6	11	17	13	16	11	1

ø = 42 Jahre

Von insgesamt 78 Nierenpolresektionen — die Indikationsstellung geht aus Tab. 1 hervor — aus den Jahren 1961 bis Juli 1970 stellten sich 66 Patienten einer Nachuntersuchung. Die Altersverteilung der Operierten demonstriert die Tab. 2. Die ambulant durchgeführten Kontrollen fanden im Durchschnitt 30 Monate nach dem Eingriff statt, bei einer Streubreite von 14 Tagen bis 102 Monaten.

Bei 18 der nachuntersuchten 66 Fälle (Abb. 1) lag bereits präoperativ eine Hypertonie vor. Sechsmal, also bei einem Drittel, normalisierte sich der erhöhte Blutdruck nach dem Eingriff. In dieser Gruppe fand sich keine Einschränkung der Nierenfunktion, röntgenologisch ließ sich lediglich bei einem Patienten ein winziges Reststeinchen feststellen.

Demgegenüber mußten wir bei 13 von 48 Fällen (Abb. 2), die präoperativ eine normale Blutdrucklage aufwiesen, bei der Nachuntersuchung eine Hypertonie diagnostizieren. Es fiel jedoch auf, daß sich in dieser Gruppe gleichzeitig röntgenologisch fünf z. T. gewaltige Nierensteinrezidive, ein Reststein, je eine hydronephrotisch und pyelonephritisch veränderte Niere mit entsprechenden funktionellen Einbußen fanden. Der durchschnittliche Blutdruckwert bei diesen 13 Patienten mit postoperativ entstandener Hypertonie betrug systolisch 167 mmHg und diastolisch 109 mmHg.

Wie wir in einem Fall beobachten konnten, trat die Hypertonie nach Nierenpolresektion wegen eines großen Ausgußsteines nur passager auf. Sie sehen auf Abb. 3, wie bei einem 9jährigen Mädchen, das präoperativ völlig normale Blutdruckwerte zeigte, nach der Operation eine Hypertonie auftritt, die etwa 4 Tage bestehen bleibt, um dann allmählich wieder zur Ausgangslage abzufallen.

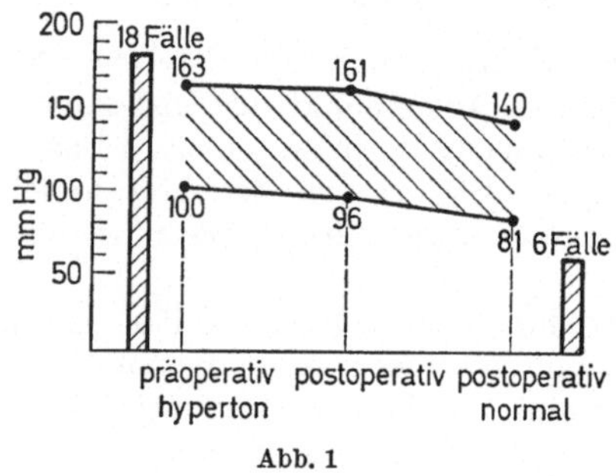

Abb. 1

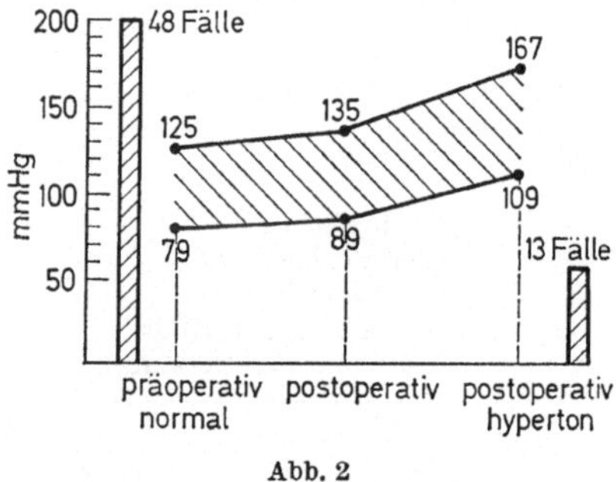

Abb. 2

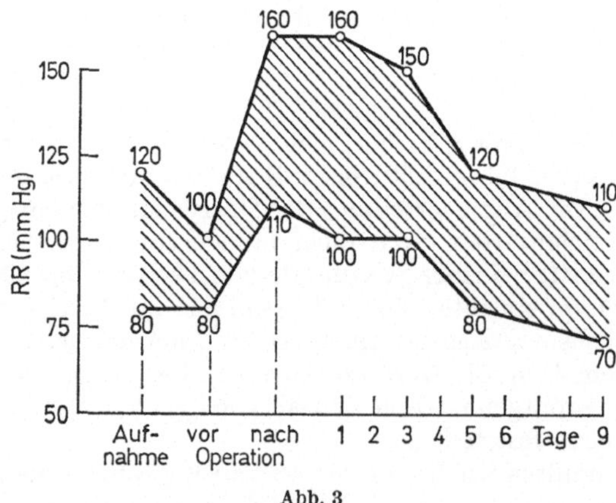

Abb. 3

Eine extreme Blutdruckerhöhung von präoperativ 130/80 auf 235/125 mmHg wurde bei einer 50jährigen Nierensteinkranken 13 Monate nach dem Eingriff festgestellt. Die operierte Niere wies röntgenologisch schwere pyelonephritische Veränderungen bei nur sehr flauer Ausscheidung auf, ihre Funktion war, gemessen an der seitengetrennten Phenolrotprobe, deutlich eingeschränkt.

Zusammenfassend kann gesagt werden: Die Auswertung unseres Krankengutes nach Nierenpolresektionen ergibt, daß eine postoperative Hypertonie bei Fällen mit einem schlechten Spätresultat auftreten kann. Demgegenüber kehren präoperativ erhöhte Blutdruckwerte bei Fällen mit einwandfreiem Operationsergebnis zu Normalwerten zurück. Wir glauben nicht, daß der nahtbedingte örtliche Ischämiebezirk ein maßgebender Faktor in der Auslösung einer postoperativen konstanten Hypertonie ist.

Unsere röntgenologischen und funktionellen Nachuntersuchungen stützen diese Schlußfolgerungen.

Dr. H. D. Nöske
Urolog. Abt. d. Univ.-Klinik
D-6300 Gießen

M. Schmidt-Mende, E. Schmiedt, A. Schauer, P. Falge, G. Bousvaros und A. Hofstetter: **Klinische Erfahrungen mit Chlormadienonacetat (Gestafortin) zur Behandlung des Prostataadenoms**

Mit zunehmender Überalterung der Bevölkerung gewinnt das Problem der konservativen Behandlung der sog. Prostatahypertrophie aus verschiedenem Grund stark an Bedeutung. Ein Teil unserer Kranken ist infolge pulmonaler, kardialer — oder Stoffwechselerkrankungen nicht mehr operationsfähig, bei einem Teil der vorwiegend jüngeren Kranken mit Harnentleerungsstörungen ist die operative Behandlung des Prostataadenoms oft noch nicht dringend notwendig oder wegen evtl. Nebenwirkungen auf die Sexualfunktion nicht erwünscht.

Hier liegt ein weites Gebiet für die konservative Therapie vor.

Die Genese der sog. Prostata-Hypertrophie ist in ihren einzelnen Zusammenhängen bis heute nicht befriedigend geklärt, so daß eine konservative Therapie nicht kausalgenetisch ansetzen kann und sich weitgehend im Stadium der Empirie befindet. Die bisher vielfach angewandte Oestrogen- bzw. kombinierte Oestrogen-Androgentherapie ist mit zahlreichen unerwünschten Nebenwirkungen und Risiken belastet, so daß die Einführung der Gestagene in die Behandlung der Prostatahypertrophie an klinischer Bedeutung gewinnt.

Im folgenden berichten wir über unsere Erfahrungen mit dem Progesteronderivat Gestafortin bei der konservativen ambulanten Behandlung von 76 Kranken mit einem Prostataadenom Grad I und II. Gestafortin, chemisch Chlormadinonacetat, ist ein oral anwendbares und gut verträgliches Progesteronderivat mit starkem Gestageneffekt. Chlormadinonacetat ist unter anderem Bestandteil eines Kontrazeptivums sowie der in Schweden, Frankreich und England angewendeten „Mini-Pille".

Im Januar 1970 wurde durch Verfügung der FDA Chlormadinonacetat auf Grund der Beobachtung, daß es in sehr hohen Dosen über lange Zeiträume verabreicht bei weiblichen Beagle-Hunden gutartige Brustdrüsentumoren verursachen könne, einstweilig aus dem Verkehr gezogen.

Unsere Untersuchungen waren zu diesem Zeitpunkt bereits abgeschlossen, die guten Behandlungsergebnisse bei Fehlen von Nebenwirkungen veranlassen diese Mitteilung.

Krankengut

Wir führten die Untersuchungen bei 76 Kranken im Zeitraum von Oktober 1968 bis Oktober 1969 durch, die unsere Sprechstunde wegen einer Harnentleerungsstörung aufsuchten und bei denen aus den eingangs erwähnten Gründen eine operative Behandlung der Prostatahypertrophie nicht in Frage kam. Das Durchschnittsalter unserer Kranken lag bei 69 Jahren. Die Kranken erhielten einmal wöchentlich 100 mg Gestafortin i.m. über einen Zeitraum von 8 bis 10 Wochen. Bestehende Harninfekte wurden gleichzeitig nach mikrobiologischer Harntestung gezielt antibiotisch behandelt.

Vor Beginn der Therapie wurde neben den klinischen Routineuntersuchungen eine perineale Punktionsbiopsie der Prostata vorgenommen, die nach Abschluß der Behandlung zur Kontrolle wiederholt wurde.

Die Ergebnisse unserer Untersuchungen sind in den nachfolgenden Tabellen graphisch dargestellt.

Vor Therapiebeginn klagten 68 Kranke über Miktionsbeschwerden wie Pollakisurie, Dysurie und Nykturie. Bei 82,5% bildeten sich diese subjektiven Beschwerden unter der Behandlung deutlich zurück, bei 17,5% blieben die Beschwerden unverändert.

Ähnliche Befunde beobachteten wir bei der Veränderung des schwachen Harnstrahles unter der Therapie. Bei 78,5% besserte sich der Harnstrahl, bei 16% blieb er unverändert und bei 5,5% kam es unter der Therapie zu einer Verschlechterung.

Tabelle 1. *Subjektive Befunde*

		Zahl der Fälle	Gesamt-% von 68 Kranken
Pollakisurie/Dysurie/Nykturie	gebessert	52	82,5
	unverändert	11	17,5
	keine Angaben	5	
Harnstrahl	gebessert	44	78,5
	unverändert	9	16
	verschlechtert	3	5,5
	keine Angaben	12	

Tabelle 2. *Rectaler Tastbefund*

		Zahl der Fälle	Gesamt-% von 53 Kranken
rectaler Tastbefund des Prostataadenoms Stadium I und II	Prostata kleiner	15	28,3
	Prostata unverändert	36	67,9
	Prostata größer	2	3,8
	nicht beurteilbar	14	

Tabelle 3. *Beeinflussung der Restharnmenge*

	verbessert	unverändert	verschlechtert	Gesamtdosis Gestafortin in mg	Gesamtzahl
Restharn bis 60 ml	21 (72,4%)	8 (27,6%)	0	825	29
60—100 ml	7 (58,3%)	4 (33,3%)	1	850	12
über 100 ml	3	1	3	1000	7
D-K-Träger	5	2	5	880	12
Gesamt	36 (60%)	15 (25%)	9 (15%)		60

Der rectale Palpationsbefund der Prostata wurde wöchentlich bei der Vorstellung kontrolliert, es handelte sich durchwegs um kleine bis mittelgroße Adenome, also Stadium I bzw. II nach Mayor.

Wie Tabelle 2 zeigt, blieb der rectale Tastbefund bei 67,9% unverändert, nur bei etwa einem Drittel der Fälle war eine Verkleinerung des Abdomens festzustellen.

Bei den zwei Fällen mit Vergrößerung des Prostataadenoms unter der Therapie lagen therapieresistente Harninfekte vor. Ein besser objektivierbares Kriterium für die durchgeführte Therapie bietet die Restharnbestimmung. In Tabelle 3 sind die Fälle gruppiert in Restharnmengen bis 60 ml, Fälle mit 60 bis 100 ml, über 100 ml und Dauerkatheterträger.

Die besten Erfolge fanden sich wie zu erwarten bei den Kranken mit noch kleinen Restharnmengen bei entsprechend kleinem Adenom (72,4%).

Jedoch blieb bei etwa einem Drittel dieser Kranken die Restharnmenge unter der Behandlung unverändert. Betrachtet man alle drei Gruppen zusammen, so führte die Therapie in 60% zu einer deutlichen Verringerung der Restharnmenge, bei 25% blieb der Befund unverändert und bei 15% verschlechterte sich der Befund.

Bei 20 Kranken bei Nichtberücksichtigung der Dauerkatheterträger lag vor Beginn der Behandlung eine Harninfektion vor. In 11 Fällen konnte unter gleichzeitiger Antibioticatherapie ein steriler Urin erzielt werden, in 9 Fällen wurde die Harninfektion gebessert, nicht geheilt. Es handelte sich hierbei um Fälle mit fortbestehendem Restharn.

Potenz und Libido wurden durch die Gestafortintherapie nicht beeinflußt, andere Nebenwirkungen konnten wir ebenfalls nicht beobachten.

Die histologischen Kontrolluntersuchungen der Prostata nach der Behandlung zeigen regressive Veränderungen am Drüsenkörper der Prostata in unterschiedlichem Maße. An den Zellkernen findet sich eine homogene Hyperchromasie und Pyknose, die Kernplasmarelation verschiebt sich häufig zugunsten des Zellkernes. Malignitätszeichen sind nicht vorhanden, zur endgültigen Beurteilung der histologischen Dignität sind jedoch Langzeitbeobachtungen nötig.

Professor Dr. M. Schmidt-Mende
Urolog. Klinik d. Universität
D-8000 München 15
Thalkirchner Straße 48

G. Rutishauser, G. A. Schoenenberger, L. D. Cueni und U. Bauer: Die körperlage-abhängige Lactatdehydrogenaseausscheidung bei Nephroptose-Patienten (Eine zusätzliche diagnostische Beurteilungsmöglichkeit)*

Nephroptose als behandlungsbedürftige Erkrankung ist heute ein seltenes und relativ gut definiertes Krankheitsbild. Seit die Indikationsstellung sorgfältiger, unter Berücksichtigung der modernen diagnostischen Möglichkeiten, erfolgt, haben sich die Behandlungsergebnisse deutlich gebessert. Leider zeigen jedoch Nachuntersuchungen auch in neuerer Zeit immer noch, daß rund ein Drittel der Patienten durch die Nephropexie nicht beschwerdefrei werden [2, 3, 5, 8]. An diesem weiter verbesserungsbedürftigen Ergebnis ist die Operationstechnik kaum allein schuld [12]. Wesentlich wirkt sich hier wohl aus, daß uns ein mehr oder weniger spezifischer Beurteilungstest fehlt, der in Fällen mit uncharakteristischer Symptomatologie und entsprechend problematischer Indikationsstellung zu Rate gezogen werden könnte [6, 10].

Als ein mögliches Kriterium für die Beurteilung der Behandlungsbedürftigkeit untersuchten wir die Lactatdehydrogenaseausscheidung, die seit der Entdeckung und wirksamen Eliminierung ihrer Inhibitoren [9] häufig als Indicator für Nierenparenchymschädigungen verwendet wird [1, 4, 7, 11].

Der Vergleich der Enzymausscheidung in 8 Std-Urinportionen, die einerseits bei Bettruhe und andererseits bei normaler körperlicher Aktivität tagsüber gesammelt wurden, erwies sich dabei in der Tat als empfindliches Kriterium zur Erfassung klinisch signifikanter Nephroptosefälle. Wir konnten nachweisen, daß die LDH-Ausscheidung in Bettruhe auch bei Ptosepatienten die obere Normgrenze nicht überschreitet, sich aber in aufrechter Körperhaltung bei normaler Tätigkeit auf meist eindeutig pathologische Werte erhöht. Diese periodische Aktivitätsschwankung muß als Ausdruck einer selbstverständlich geringfügigen, sich aber täglich wiederholenden orthostatischen Nierenzellschädigung verstanden werden.

---

* Die Untersuchung erfolgte mit Unterstützung des Schweizerischen Nationalfonds (Nr. 5056.3).

Nach Nephropexie verschwindet die pathologische lageabhängige Periodizität der Enzymausscheidung.

Es wurden 20 Patientinnen mit normaler Nierenfunktion untersucht, die den Arzt wegen orthostatischer Lumbalschmerzen konsultierten und bei denen die Urographie eine typische Nephroptose zeigte. Bei den Patientinnen dieser Gruppe wurde an 5 Tagen je ein 8 Std-Urin im Liegen und während der üblichen täglichen Arbeit gesammelt und untersucht.

In der ersten Abbildung (Abb. 1) sind *Urinausscheidung*, *Proteingehalt* und *LDH-Aktivität* (in Wacker-Einheiten) bei fünf gesunden, beschwerdefreien Männern und Frauen in Abhängigkeit von der Körperlage dargestellt. Es zeigt sich, daß die Enzymaktivität beim Gesunden *keinen* lageabhängigen Schwankungen unterworfen ist.

Anders ist die Situation beim Patienten mit Nephroptose (Abb. 2), *wo die Nierensenkung im Stehen eine eindeutige Erhöhung der LDH-Ausscheidung bewirkt.* Eine Beziehung zwischen dieser gesteigerten Enzymurie und dem Urinvolumen bzw. der Proteinurie ist nicht erkennbar.

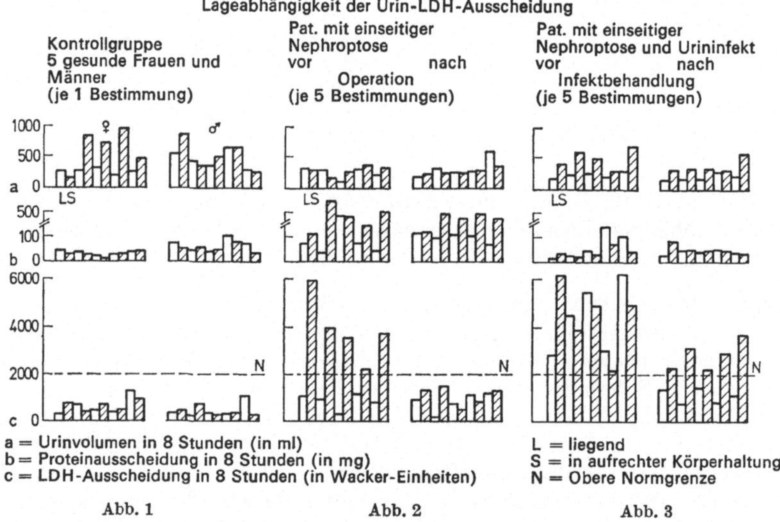

Abb. 1 Abb. 2 Abb. 3

Von Ausnahmen abgesehen, auf die anschließend eingegangen wird, ergaben die LDH-Analysen ein ähnliches, charakteristisch-periodisches Bild, das, wie Nachuntersuchungen bei bisher sieben Patienten, bei denen der Eingriff ein Jahr und mehr zurückliegt, zeigen, mit der Nephropexie in der Regel verschwindet: Bei einer nach rechtsseitiger Nephropexie beschwerdefreien Frau, die auch auf der Gegenseite eine erhebliche Nierensenkung aufwies, persistierte das periodisch alternierende Enzymausscheidungsmuster. In einem weiteren Fall ließen sich die Kontrollergebnisse wegen eines Harnwegsinfektes nicht verwerten.

Es ist interessant, daß sich Proteinurie und Enzymausscheidung nicht gleichsinnig verändern, ein Befund, der deutlich auf die verschiedene Herkunft des Enzymproteins und des Harnproteins (elektrophoretisch vorwiegend Albumin) hinweist.

Die nächste Abbildung (Abb. 3) zeigt den störenden Einfluß eines Harnwegsinfektes [11]. Die Enzymaktivität ist in allen 8 Std-Proben auf pathologische Werte erhöht. Die typischen periodischen Schwankungen sind nicht zu erkennen. Erst nach vollständiger Ausheilung der Entzündung, 4 Monate später, werden sie wieder deutlich. Diese Situation, die wir wiederholt antrafen, verweist einschränkend darauf, daß die LDH-Urie nur bei sterilem Harn diagnostisch aussagekräftig ist.

Nierenbiopsien ergaben übrigens bei keinem der operierten Patienten einen erwähnenswerten pathologischen Befund.

Die Beobachtung der LDH-Urie in der beschriebenen Weise scheint ein relativ zuverlässiges, zusätzliches Beurteilungskriterium für die Indikationsstellung bei problematischen Nephroptosefällen zu liefern und kann mithelfen, die Behandlungsergebnisse zu verbessern. Wir untersuchen z. Z. die Frage, ob der LDH-Anstieg in aufrechter Körperhaltung eher als Ausdruck ptosebedingter Mangeldurchblutung oder als Folge ptosebedingter Drucksteigerung im Hohlsystem zu interpretieren ist und weiter, wie die oft beachtlichen Unterschiede der Enzymurie bei röntgenologisch sehr ähnlichem Ptosegrad zu erklären sind.

Literatur

1. Dubach, U. C.: Diagnostischer Wert von Enzymbestimmungen im Urin bei Tumoren des Urogenitalsystems. Oncologia (Basel) **19**, 254 (1965). — 2. Heim, U., von Salis, S.: Neue Ergebnisse der Nephropexie. Schweiz. med. Wschr. **86**, 118 (1956). — 3. Lutzeyer, W.: Die Senknierenkrankheit und ihre Behandlung. Chirurg **28**, 168 (1957). — 4. Mattenheimer, H.: Enzymbestimmungen im Urin als diagnostisches Hilfsmittel. Dtsch. med. Wschr. **92**, 2075 (1967). — 5. Nagel, R.: Nephropexie: Indikation und Ergebnisse. Urologe **1**, 296 (1962). — 6. Narath, P. A.: Nephroptosis. Urol. int. (Basel) **12**, 164 (1961). — 7. Raab, W. P.: Enzymes and isoenzymes in urin. In: Enzymes in urin and kidney; current problems in clinical biochemistry, Vol. 2, p. 207 (Dubach, U. C., Ed.). Bern: Huber 1968. — 8. Samimi, P., Zittel, R. X.: Die Nephropexie, ihre Indikation, Methode und Ergebnisse. Chirurg **38**, 176 (1967). — 9. Schoenenberger, G. A., Wacker, W. E. C.: Peptide inhibitors of lactic dehydrogenase (LDH) II. Isolation and characterization of peptides I and II. Biochemistry **5**, 1375 (1966). — 10. Stoll, H. G.: Zur Indikationsstellung der Nephropexie unter besonderer Berücksichtigung renovasculärer Aspekte der Nephroptose. Urologe **9**, 114 (1970). — 11. Wacker, W. E. C., Dorsman, L. E.: Urinary lactic-dehydrogenase activity I. Screening method for detection of cancer of kidney and bladder. J. Amer. med. Ass. **181**, 972 (1962). — 12. Wandschneider, G.: Ergebnisse und Probleme der Nephropexie. Urologe **5**, 129 (1966).

Professor Dr. G. Rutishauser
Urolog. Abt. d. Chirurg. Univ.-Klinik
CH-4000 Basel

V. Šibalić: **Spätergebnisse der operativen Therapie bei Kranken mit Korallensteinen**

Patienten mit echten Korallensteinen operieren wir nach absoluten Indikationen, d. h. bei bestehender manifester klinischer Infektion oder wenn die Nierenfunktion bedroht wird. Von den Operationsmethoden üben wir die verlängerte Pyelotomie, kombiniert mit mehreren kleinen Schnitten ins Nierenparenchym, am häufigsten aus. Alle Steinreste aus Kelchen werden entfernt, wenn es nötig ist, benutzen wir dazu auch den entblößten Finger. Bei Fällen, in denen die Kelche nicht zu reich gegliedert sind, operieren wir bevorzugt nach Gil-Vernet (Intrasinusale Pyelokalikotomie).

Neben der operativen Therapie werden die anderen Heilverfahren nicht vernachlässigt, wie harnsäuernde oder harnalkalisierende Diät, Aluminiumhydroxidtherapie und — vor allem — die systematische Langzeitchemotherapie und gezielte antibakterielle Therapie.

Unsere Fälle

1. G. S., 28jähriger Mann, wurde bei uns geheilt vom 1.11.1963 bis 20.12.1963. Anamnesis: Sehr oft hohes Fieber, 39 bis 40 °C mit Schüttelfrost, schlechtes Allgemeingefühl, starke lumbale Empfindlichkeit links. Blutchemismus normal. Harnsediment: viele Leukocyten, 15 bis 20 Erythrocyten. Urinkultur: B. Proteus. Antibiogram: O. Blauausscheidung R 9′ L 10′ seltene und schwache Kontraktionen links. Urea clearance 38,92 %. Vollharsche Probe 1001 bis 1016. Übersichtsaufnahme und Ausscheidungsurographie.

Wegen geschwächter Nierenfunktion und pyelonephritischen Exacerbationen entschlossen wir uns zur Steinextraktion. 19. 11. 1963 Operatio: Nephrolithotomia triplex et pyelolithotomia posterior sin. Deliberatio pyeloureterica. Drainage pyeloni. Steinanalyse: gemischter Stein (Phosphatenuraten und Karbonaten).

Nachuntersuchung Anfang Mai 1968. Unbedenkliche subjektive Beschwerden in linker Lendengegend. Im Harnsediment 10 bis 12 Leukocyten. Urinkultur ist unsignifikant. Die globalen Nierenfunktionsproben sind normal. Übersichtsaufnahme und A.U.

2. B. Z., eine 31jährige Hausfrau, wurde in unserer Abteilung geheilt vom 21. 2. 1964 bis 28. 3. 1964. Anamnesis: Langdauerndes hohes Fieber 39 bis 40 °C mit Schüttelfrost und starken Lendenschmerzen links. BSK 50/100. Harnsediment. Masse Leukocyten. Blauausscheidung R 5′ L 0′. Urinkultur: E. coli. Antibiogram: Chl. + +. Die globalen Nierenfunktionsproben waren normal. Übersichtsaufnahme und Ausscheidungsurographie.

Wegen des uroseptischen Zustandes entschlossen wir uns zur Operation. 6.3.1964 Operatio: Pyelolithotomia et Nephrolithotomia duplex sin. Deliberatio pyeloureterica. Drainage pyeloni. Steinanalyse: Struvit (Ammonium-Magnesiumphosphat).

Nachuntersuchung Anfang Mai 1968. Im Harnsediment 6 bis 8 Leukocyten. Urinkultur: Steril. Beschwerdefrei. Blauausscheidung R 5′ L 4′. Übersichtsaufnahme und A.U.

3. D. Z., 23jährige Büroangestellte, wurde im Jahre 1957 in unserer Abteilung operiert wegen des Korallensteines an der rechten Seite. Nach Aussage der Patientin wurde sie im Jahre 1961 — außerhalb unserer Klinik — wieder operiert wegen Rezidivsteine rechts. Im Jahre 1964 wurde sie bei uns wieder operiert wegen eines tiefsitzenden Uretersteins links. Bis Ende Dezember 1967 war sie nicht unter unserer Aufsicht. Wir diagnostizierten dann beiderseitigen Korallenstein, d. h. an der rechten Seite wieder den Rezidivstein. Anfang Mai 1968 wurde sie auf unserer Station aufgenommen wegen starker Lendenschmerzen links und episodischen septischen Fieberzuständen mit Schüttelfrost. Im Harnsediment viele Leukocyten. Urinkultur E. coli. Antibiogram: Furadantin +, Pentr. +. Urea: 31 mg-%. Urea clearance 45,69 % Cs. Blauausscheidung R 6′ L 6′ schwachblau mit seltenen Kontraktionen beiderseits. Radiorenographie sprach für beschädigte Funktion rechts und Exkretionsstörungen beiderseits. Übersichtsaufnahme und Ausscheidungsurographie.

Wegen potenzieller Niereninsuffizienzgefahr entschlossen wir uns zur Steinextraktion links. 9. 5. 1968 Operatio: Pyelolithotomia posterior sec. Gil-Vernet. Es ist gelungen, den ganzen Korallenstein zu extrahieren. Kontrollaufnahme unmittelbar nach der Operation. Steinanalyse: Calciumphosphat.

Nachuntersuchung im September 1969. BSG 8/16. Urin: Alb. O. Sediment. 6 bis 8 Leukocyten. Urinkultur: steril. Die Patientin ist beschwerdefrei.

Zusammenfassung. Es wurden drei Fälle von operierten Korallensteinen vorgestellt nach 7, 6 und 2 Jahren. Bei Fall 1 ist das Operationsresultat zufriedenstellend. Bei Fall 2 ist das Operationsresultat sehr gut. Beide Patienten waren von uns ambulatorisch ständig kontrolliert und nachbehandelt mit Antibiotica und Aluminiumhydroxydpräparaten. Bei ihnen wurde die transrenale Drainage nicht unterlassen. Bei Fall 3 war das Operationsergebnis vor 13 und 9 Jahren an der rechten Seite schlecht, da es zweimal zum Steinrezidiv kam, höchstwahrscheinlich wegen Unterlassung der transrenalen Drainage und der medikamentösen Therapie. Vom Spätergebnis des operierten Korallensteines links kann man bis jetzt nichts sagen, aber es ist sicher, daß der Korallenstein in toto extrahiert wurde.

Literatur

Gil-Vernet, J.: New surgical concepts in removing renal calculi. Urol. int. (Basel) **20**, 255 (1965). — Cambell: Urology **1**, 681—739 (1964). — XIII. Kongress der Internationalen Gesellschaft für Urologie, London (1964). — Staehler, W.: Klinik und Praxis der Urologie, S. 319 bis 488, 1375—1406 (1959).

Dr. V. Šibalić
Chef du Service d'Urol. Hospital militaire
Sarajevo, Jugoslawien

H. Sommerkamp und L. Weihe: **Vergleichende Untersuchungen zur medikamentösen Harnsäuerung**

Einen konstant alkalischen Urin findet man in einem urologischen Krankengut entweder bei einer tubulären Säureexkretionsstörung — also einer Form der renalen tubulären Acidose — oder häufiger beim Harnwegsinfekt mit harnstoffspaltenden Bakterien. Bei rezidivierender Nephrolithiasis mit chronischer Pyelonephritis ist häufig eine Kombination beider Faktoren vorhanden. Die negativen

Auswirkungen einer chronischen Harnalkalinität liegen in einer Begünstigung des Bakterienwachstums, einer Minderung der Effektivität der meisten angewandten Antibiotica und vor allem in einer Förderung der Phosphatsteinbildung; dies besonders bei gleichzeitiger prärenaler Acidose mit Hypercalciurie.

Ob es gelingt, einen pathologisch alkalischen Urin über längere Zeit zu säuern, hängt in erster Linie von der Ursache dieser Störung ab. Liegt eine tubuläre Schädigung vor mit Unfähigkeit zur ausreichenden H^+-Ionensekretion, so ist eine medikamentöse Säurebelastung nicht nur sinnlos, sondern wegen der Gefahr der Vertiefung einer meist vorhandenen Plasmaacidose sogar kontraindiziert. Ist die Harnalkalinität durch eine bakterielle Harnzersetzung bedingt, so würde eine wirksame antibiotische Behandlung ausreichen, um den Harn-pH-Wert zu normalisieren. Da es aber gerade bei Steinpatienten mit chronischem Infekt kaum gelingt, den Infekt vollständig zu beseitigen, ist bei diesen Fällen die zusätzliche pharmakologische Harnsäuerung indiziert.

Da über die Wahl der anzuwendenden Mittel unterschiedliche Auffassungen bestehen und es kein Standardverfahren, wie etwa zur therapeutischen Harnalkalisierung, gibt, haben wir an einem Krankengut von 17 Patienten mit chronischem alkalischen Harninfekt und bei 10 gesunden Kontrollpersonen drei verschiedene Pharmaka vergleichend geprüft. Bei den Patienten handelte es sich durchweg um Rezidivsteinträger mit chronischer Pyelonephritis und Infekt durch harnstoffspaltende Bakterien.

Um Fälle mit tubulärer Säureexkretionsstörung auszuschließen, führten wir bei den meisten Kranken zunächst einen Ammoniumchloridbelastungstest nach Wrong u. Davies durch. Gesunde Kontrollpersonen konnten bei diesem Test den Urin bis etwa pH 5,0 ansäuern; die Säureexkretion — hier als Summe von Ammoniak und titrierbarer Acidität dargestellt — stieg von rund 3 auf 7 meq./h. Bei den Steinpatienten fiel das Urin-pH im Durchschnitt nur auf 5,7 unter Anstieg der Säureausscheidung von rund 2 auf 4 meq./h. Das durchschnittlich ungenügende Harnsäuerungsvermögen dieses Kollektivs wird durch zwei Kranke dieser Gruppe vorgetäuscht, bei denen eine tubuläre Anacidogenese vorlag und deren hohe pH-Werte in den Mittelwert eingehen. Von diesen Patienten abgesehen, waren alle übrigen in der Lage, den Urin unter den Grenzwert von pH 5,3 unter Belastung zu säuern.

Von den in der Literatur empfohlenen Pharmaka zur medikamentösen Harnsäuerung haben wir zur vergleichenden Prüfung drei Substanzen ausgewählt: Ammoniumchlorid, Salzsäure und Ascorbinsäure. Als entsprechende pharmazeutische Präparate wurden Extin (3×3 Tabletten täglich = 1,2 g NH_4Cl), Acidol-Pepsin (3×3 Tabletten täglich = 150 Tr. acid. hydrochl. dil.) und Cedoxon ($3 \times$ täglich 1 Brausetablette = 3 g Ascorbinsäure) peroral verabreicht. Nach einer anfänglichen Kontrollperiode mit 2stündlicher Messung des Urin-pH wurden die Präparate täglich verabfolgt und der Urin-pH-Wert vom 3. Tag der Einnahme ab mit dem Ausgangswert verglichen.

Bei den Kontrollpersonen fand sich die bekannte tageszeitliche Schwankung des Urin-pH mit postprandialer Alkalinität. Alle drei geprüften Pharmaka hatten eine Senkung des Urin-pH zur Folge, jedoch mit unterschiedlichem Ausmaß. Den schwächsten Effekt hatte in der angegebenen Dosierung die Ascorbinsäure, stärker wirksam waren das Salzsäure- und Ammoniumchloridpräparat.

Ein ähnliches Ergebnis erhielten wir bei den Kranken mit alkalischem Harninfekt (Abb. 1). Der Ausgangswert ohne Behandlung lag konstant bei pH 6,9; nach mindestens 3tägiger peroraler Säurebelastung war eine signifikante Senkung des mittleren Urin-pH-Wertes durch alle Präparate erzielt worden. Am stärksten wiederum durch Ammoniumchlorid, schwächer unter Salzsäure und Ascorbinsäure.

Nach diesen Untersuchungen wäre man geneigt, die medikamentöse Harnsäuerung mit Ammoniumchlorid als am günstigsten und am wirkungsvollsten anzusehen. Der harnsäuernde Effekt ist unter Ammoniumchlorid zweifellos am ausgeprägtesten, er wird jedoch durch eine metabolische Acidose bewirkt und erkauft, deren Ausmaß nicht unbedenklich ist: der Basenüberschuß im Plasma (Abb. 2) fällt unter der Medikation mit den genannten Substanzen unterschiedlich stark ab. Unter Ascorbinsäure im Mittel um 0,92, unter Salzsäure um 2,14 und unte-Ammoniumchlorid um fast 5 meq./l innerhalb von 3 Tagen. Diese Befunde ber

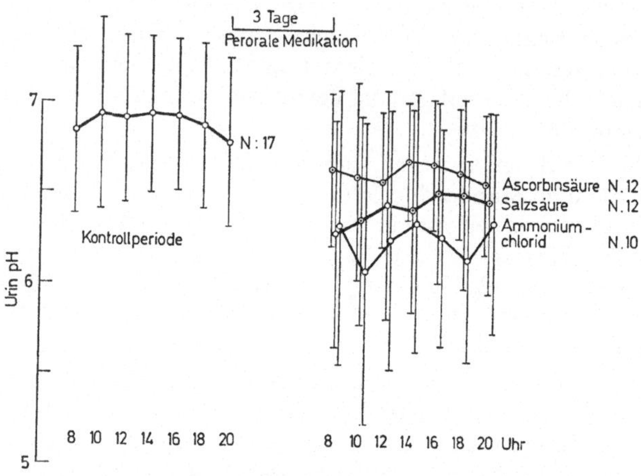

Abb. 1. Urin-pH bei Patienten mit chronischem alkalischen Harnwegsinfekt vor Behandlung und nach 3tägiger Medikation mit harnsäuernden Substanzen (s. Text)

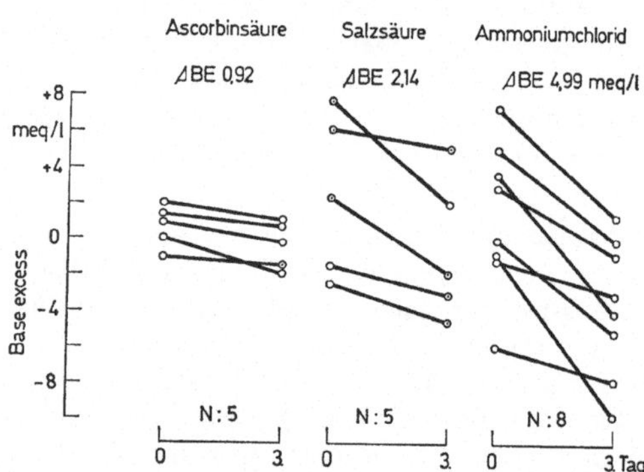

Abb. 2. Beeinflussung des Plasma-Basenüberschusses durch Medikamente zur Harnsäuerung

weisen zwar, daß eine ausreichende Harnsäuerung nur über einen gewissen Grad von metabolischer Acidose zustande kommen kann, das Ausmaß der zulässigen Acidose jedoch klinisch vertretbar sein muß.

Bei der vergleichenden Wertung der geprüften Pharmaka haben wir Wirkung auf Urin-pH und Säure-Basengleichgewicht, Verträglichkeit und Wirtschaftlichkeit berücksichtigt. Danach scheidet Ammoniumchlorid trotz seines ausgeprägten Effekts auf das Urin-pH wegen zu starker Acidosebildung und schlechter Verträglichkeit von Seiten des Magen-Darmtrakts als Mittel der Wahl aus. Ascorbinsäure hat bei einer Dosierung von 3 g täglich einen zu schwachen Säuerungseffekt, bei sonst guter Verträglichkeit und fehlender Acidoseneigung; eine Steigerung der Dosis würde die ohnehin teure Medikation sehr unwirtschaftlich gestalten. Als günstigstes Präparat unter den geprüften Pharmaka sehen wir die Salzsäurezubereitung an, da sie bei guter Verträglichkeit und geringen Kosten eine ausreichende Harnsäuerung ohne übermäßige Plasmaacidose bewirkt.

Literatur

Cochran, M., Peacock, M., Smith, D. A., Nordin, B. E. C.: Brit. med. J. **1968 II**, 721. — Sommerkamp, H., Weihe, L.: Urologe (im Druck). — Wrong, O., Davies, H. E. F.: Quart. J. Med. 28, 259 (1959). — Zinsser, H. H., Seneca, H., Light, I.: N.Y. St. J. Med. **68**, 301 (1968).

Privatdozent Dr. H. Sommerkamp
D-7800 Freiburg i. Br.
Urolog. Abt. d. Chirurg. Univ.-Klinik

H. Frohmüller: **Radioisotopenuntersuchungen zur Frage der Blutvolumensänderung bei transurethraler Resektion der Prostata**

Seit den Untersuchungen von Creevy im Jahre 1947 ist es bekannt und wurde seither auch von zahlreichen Autoren immer wieder bestätigt, daß es bei der transurethralen Resektion der Prostata (TUR) zur Einschwemmung oft erheblicher Mengen von Spülflüssigkeit ins Blutgefäßsystem kommen kann. Von besonderem Interesse sind in diesem Zusammenhang die kürzlich publizierten Studien von Madsen, der mit Hilfe einer Doppelisotopenmethode feststellen konnte, daß nur etwa ein Viertel der absorbierten Flüssigkeitsmenge direkt intravasculär eingeschwemmt wird, während der weitaus größere Teil der Spülflüssigkeit extravasculär in den perivesicalen und retroperitonealen Raum absorbiert wird.

An der Urologischen Abteilung der Chirurgischen Univ.-Klinik Würzburg führen wir seit 1965 bei mehr als 96% der wegen Prostataadenom, Prostatacarcinom und Sphinctersklerose operierten Patienten die sog. Stanz- oder „cold punch"-Resektion durch. Als Spülflüssigkeit verwenden wir ausschließlich eine nichthämolysierende, leicht hypotonische Lösung aus ca. 3%igem Sorbit-Mannit-Gemisch, die sich uns als nicht zu unterschätzender Sicherheitsfaktor bei der transurethralen Resektion hervorragend bewährt hat.

Im Rahmen einer Untersuchungsserie über die Absorption von Irrigationsflüssigkeit und den Blutverlust bei der TUR mit dem Stanz-Resektoskop, die mit Hilfe von Radioisotopen durchgeführt wurde, interessierte uns unter anderem die Frage, welche Wirkung die intraoperativen Flüssigkeitsverschiebungen auf den Kreislauf ausüben, d. h. welche Änderung des Blutvolumens dabei zustande kommt.

Die Untersuchungen wurden an 30 unausgewählten Patienten durchgeführt, deren Alter zwischen 52 und 79 Jahren lag mit einem Durchschnitt von 68,7 Jahren. Die transurethrale Resektion erfolgte in sieben Fällen wegen eines obstruierenden Prostatacarcinoms und bei den restlichen 23 Patienten wegen eines Prostataadenoms. In 25 Fällen wurde die Operation in Spinalanästhesie und bei den restlichen 5 Patienten in Allgemeinnarkose vorgenommen. Zehn Patienten litten an einem Cor arterioscleroticum, 3 an absoluter Flimmerarrhythmie, 3 an kardiovasculärer Dekompensation und jeweils 1 Patient an einem inkompletten Rechtsschenkelblock mit a.V.-Block I. Grades, Linksschenkelblock und Rechtsschenkelblock. Zweimal wurde eine produktive Lungentuberkulose entdeckt und neunmal fand sich ein Lungenemphysem, das in zwei Fällen durch eine ausgeprägte Bronchitis kompliziert war.

Während einer TUR betrug die durchschnittlich infundierte Flüssigkeitsmenge 402 ml. Bei vier Patienten mußten außerdem jeweils 500 ml Vollblut intra operationem transfundiert werden.

Um das absorbierte Volumen an Spülflüssigkeit quantitativ zu erfassen, wurde diese mit J^{131}-markiertem Serumalbumin als Indikator versetzt. Unmittelbar bei

Beginn und sofort nach Beendigung der TUR wurde die „aktive" Blutmenge mit dem Volémetron bestimmt. Als Testsubstanz diente eine Lösung mit J^{131}-markiertem Serumalbumin, die die Dosis von 3 μC pro Testdosis enthielt.

Die Resektionsdauer betrug im Durchschnitt 33 min und war maximal 70 min, wobei durchschnittlich 30 g Gewebe reseziert wurden. Während bei den Adenomen zwischen 7 g und 80 g Gewebe entfernt wurden, mit einem Durchschnitt von 34 g, schwankte bei den Carcinomen das Gewicht des resezierten Gewebes zwischen 9 g und 19 g, das Mittel betrug hier 14 g. Bei sämtlichen Adenomen wurde die Resektion überall bis auf die chirurgische Kapsel vorgetragen. Bei den Carcinomen wurde soweit als möglich reseziert.

Die Untersuchungen hinsichtlich einer Änderung der „aktiven" Blutmenge während der relativ kurzen Resektionszeiten ließen insgesamt eine Zunahme um durchschnittlich 140 ml erkennen, wobei Schwankungen in weiten Grenzen von + 1400 ml bis — 1630 ml reichten. Bei 19 Patienten, d. h. bei 63 % der Fälle, hatte eine Zunahme der aktiven Blutmenge stattgefunden. Der Abfall des roten Blutfarbstoffs um durchschnittlich 15 % nach der Operation schwankte zwischen 1 %

Tabelle 1. *Zusammenstellung von prä- und postoperativem Hb-Gehalt des Blutes, Blutverlust und Spülflüssigkeitsabsorption bei Zunahme der „aktiven" Blutmenge während der TUR*

Nr.	$Hb_{prä}$	Hb_{post}	Blutverlust	Δ BV	V_{absorb}
3	90	79	267	+ 1400	1040
4	85	77	1184	+ 600	1237
5	95	74	381	+ 900	1065
6	81	60	1650	+ 300	653
7	83	74	500	+ 430	763
9	79	67	725	+ 80	2227
10	85	84	802	+ 20	188
12	86	75	662	+ 1000	865
17	83	68	128	+ 600	400
18	97	85	499	+ 550	340
21	85	77	454	+ 400	191
23	92	72	483	+ 480	112
24	81	72	190	+ 350	359
26	90	75	618	+ 240	259
27	99	81	649	+ 510	342

und 43 %. Bei 25 Patienten wurden prä- und postoperativ je eine Hb-Bestimmung durchgeführt und diese 25 Fälle wurden für die weitere exakte Auswertung herangezogen.

In *Tabelle 1* sind 15 dieser 25 Fälle, das sind 60 %, aufgeführt, bei denen es intraoperativ zu einem Anstieg der „aktiven" Blutmenge gekommen war.

Die Spalten in dieser und der folgenden Tabelle bedeuten im einzelnen folgendes:

1. Spalte: laufende Nummer des Patienten (Nr.)
2. Spalte: Hb-Gehalt des Blutes in % vor der TUR ($Hb_{prä}$)
3. Spalte: Hb-Gehalt des Blutes in % nach der TUR (Hb_{post})
4. Spalte: intraoperativer Blutverlust in ml (Blutverlust)
5. Spalte: Änderung der „aktiven" Blutmenge vom Anfang bis zur Beendigung der TUR in ml (Δ BV)
6. Spalte: absorbiertes Flüssigkeitsvolumen in ml (V_{absorb})

Der durchschnittliche Abfall des Hämoglobins bei diesen 15 Patienten betrug 13 %. Der Blutverlust belief sich im Mittel auf 613 ml, das Blutvolumen nahm dabei im Durchschnitt um 524 ml zu. Das in dieser Gruppe absorbierte Volumen an Spülflüssigkeit betrug 670 ml.

Die *Tabelle 2* zeigt eine Zusammenstellung der restlichen zehn Fälle, bei denen es intra operationem zu einer Abnahme der „aktiven" Blutmenge gekommen war.

In dieser zweiten Gruppe sank das Hämoglobin durchschnittlich um 18%, bei einem mittleren Blutverlust von 1037 ml. Bei einem durchschnittlich absorbierten Spülflüssigkeitsvolumen von 425 ml nahm die „aktive" Blutmenge im Mittel um 539 ml ab.

Die Änderung der „aktiven" Blutmenge intra operationem wird durch drei Faktoren bestimmt, nämlich: 1. die i.v. infundierte Flüssigkeitsmenge, 2. den Blutverlust und 3. das absorbierte Volumen an Irrigationsflüssigkeit. Bezieht man diese drei Größen in eine Bilanzgleichung ein, so zeigt sich diese intraoperative Flüssigkeitsbilanz während der TUR im wesentlichen ausgeglichen. Dieses Ergebnis entspricht den von Ceccarelli u. Mantell sowie Oester u. Madsen erhobenen Befunden.

Um die Kreislaufsituation des Patienten zu erfassen, wurden außerdem die Pulsfrequenz und der Blutdruck in Abständen gemessen. Dabei zeigte es sich, daß Variationen der Pulsfrequenz ein gutes Kriterium sind, um intraoperative Änderungen der „aktiven" Blutmenge zu erkennen. Bei Volumenvergrößerung nahm die Pulsfrequenz im Durchschnitt um 8 Schläge/min ab, während sie bei Volumenabnahme um 12 Schläge/min zunahm. An einer Pulsdepression ist deshalb mit großer Wahrscheinlichkeit eine beginnende Hypervolämie zu erkennen. Dagegen

Tabelle 2. *Zusammenstellung von prä- und postoperativem Hb-Gehalt des Blutes, Blutverlust und Spülflüssigkeitsabsorption bei Abnahme der „aktiven" Blutmenge während der TUR*

Nr.	$Hb_{prä}$	Hb_{post}	Blutverlust	Δ BV	V_{absorb}
2	97	74	464	— 200	440
13	98	91	1090	— 450	463
14	76	74	555	— 120	88
15	101	58	2155	—1630	1071
16	90	77	536	— 150	1465
19	94	74	782	— 520	142
20	83	72	2420	—1370	278
22	81	59	1155	— 400	162
29	81	63	593	— 150	50
30	93	75	619	— 100	95

kann bei einer Pulsbeschleunigung nicht unbedingt auf einen Blutverlust größeren Ausmaßes mit Abnahme der „aktiven" Blutmenge geschlossen werden, da einem solchen Pulsanstieg auch andere Ursachen, wie z. B. eine Perforation der Blase, zugrunde liegen können. Weniger signifikant und daher ohne diagnostische Bedeutung war dagegen die Reaktion des Blutdrucks auf Änderung in der „aktiven" Blutmenge während der operativen Phase.

Als bemerkenswerte Tatsache war schließlich zu registrieren, daß sich postoperativ bei der Kontrolle der Patienten keine Komplikationen durch Hypervolämie wegen einer zu großen Flüssigkeitsabsorption zeigten, obwohl das Maximum dieser Absorption bei 2227 ml lag und 19 Patienten an Herz- und Kreislauferkrankungen litten. Dieser erfreuliche Befund dürfte zum einen in der ausgeglichenen Flüssigkeitsbilanz begründet sein, zum anderen aber sicher auch auf die Tatsache zurückzuführen sein, daß ausschließlich eine nichthämolysierende Lösung als Spülflüssigkeit zur Verwendung kam.

Zusammenfassung: Bei 30 unausgewählten Patienten wurde mit Hilfe von Radioisotopenuntersuchungen (J^{131}-Serumalbumin) zu der Frage Stellung genommen, welche Änderungen des Blutvolumens bei der transurethralen Stanzresektion der Prostata auftreten können. Für eine solche Änderung der „aktiven" Blutmenge im Sinne einer Zu- oder Abnahme konnte eine ausgeglichene Bilanz gefunden werden, wenn Blutverlust, absorbiertes Flüssigkeitsvolumen und Infusionsmenge in die Bilanzgleichung einbezogen wurden. Bei der Beobachtung des Kreislaufs konnte eine signifikante Reaktion der Pulsfrequenz festgestellt werden. Bei Zunahme der „aktiven" Blutmenge sinkt die Pulsfrequenz und ist somit ein erstes Zeichen für die Hypervolämie. Ein Blutdruckabfall ist dagegen als diagnostisches Kriterium für einen Blutverlust nicht sicher zu verwerten, da auch andere Faktoren hierfür eine Rolle spielen können. Bei der Zusammenstellung der postoperativen Morbidität fanden sich keine Komplikationen, die durch Flüssigkeitsverschiebungen irgendwelcher Art bedingt waren.

Literatur

Bulkley, G. J., O'Conor, V. J., Sokol, J. K.: Overhydration during transurethral prostatic resection. J. Amer. med. Ass. **156**, 1042 (1954). — Ceccarelli, F. E., Mantell, L. K.: Studies on fluid and electrolyte alterations during transurethral prostatectomy. J. Urol. (Baltimore) **85**, 75 (1961). — Creevy, C. D.: The importance of hemolysis during transurethral prostatic resection: a clinical investigation. J. Urol. (Baltimore) **59**, 1217 (1948). — Emmett, J. L., Gilbaugh, J. H., Jr., McLean, P.: Fluid absorption during transurethral resection: comparison of mortality and morbidity after irrigation with water and non-hemolytic solutions. J. Urol. (Baltimore) **101**, 884 (1969). — Fillman, E. M., Hanson, O. L., Gilbert, L. O.: Radioisotopic study of effects of irrigating fluid in transurethral prostatectomy. J. Amer. med. Ass. **171**, 1488 (1959). — Griffin, M., Dobson, L., Weaver, J. C.: Volume of irrigating fluid transfer during transurethral prostatectomy, studied with radioisotopes. J. Urol. (Baltimore) **74**, 646 (1955). — Hagström, R. S.: Studies on the fluid absorption from the bladder during transurethral prostatic resection. J. Urol. (Baltimore) **73**, 852 (1955). — Landsteiner, E. K., Finch, C. A.: Hemoglobinemia accompanying transurethral resection of the prostate. New Engl. J. Med. **237**, 310 (1947). — Madsen, P. O., Oester, A.: Radioisotopen in der Bestimmung von Spülflüssigkeitsabsorption während der transurethralen Prostataresektion. Urologe **7**, 110 (1968). — Maluf, N. S. R., Boren, J. S., Brandes, G. E.: Absorption of irrigating solution and associated changes upon transurethral electroresection of prostate. J. Urol. (Baltimore) **75**, 824 (1956). — Nesbit, R. M., Conger, K. B.: Studies of blood loss during transurethral prostatic resection. J. Urol. (Baltimore) **46**, 713 (1941). — Oester, A., Madsen, P. O.: Determination of absorption of irrigating fluid during transurethral resection of the prostate by means of radioisotopes. J. Urol. (Baltimore) **102**, 714 (1969). — Taylor, R. O., Maxson, E. S., Carter, F. H., Bethard, W. F., Prentiss, R. J.: Volumetric, gravimetric and radioisotopic determination of fluid transfer in transurethral prostatectomy. J. Urol. (Baltimore) **79**, 490 (1958). — Wear, J. B.: Some observations on the technique of transurethral prostatic resection. J. Urol. (Baltimore) **62**, 470 (1949). — Williams, J. A., Fine, J.: Measurements of blood volume with a new apparatus. New Engl. J. Med. **264**, 842 (1961). — Williams, J. A., Grable, E., Fine, J.: A semiautomatic instrument for measuring blood volume. J. Amer. med. Ass. **178**, 1097 (1961). — Wollheim, E.: Die aktive Blutmenge bei Gefäßinsuffizienz, Schock, Kollaps, Minusdekompensation. Klin. Wschr. **33**, 1065 (1955).

Privatdozent Dr. H. Frohmüller
Urolog. Abt. d. Chirurg. Univ.-Klinik
D-8700 Würzburg

K. Möhring, N. Christiansen, J. Fog Pedersen, O. Knuth und P. O. Madsen:

Clearancebestimmungen mit Radioisotopen — Experimentelle und klinische Anwendung

Zur Beurteilung einzelner Nierenfunktionen werden zunehmend Untersuchungen mit Hilfe radioaktiv markierter Substanzen herangezogen, obwohl mit konventionellen Methoden (Inulin-, Paraaminohippursäure-, Kreatininclearancebestimmungen) anscheinend bereits zufriedenstellende Ergebnisse erzielt werden können.

Die Bestimmung der Inulin- und der Paraaminohippursäureclearance ist jedoch im klinischen Routinebetrieb zu aufwendig. Blasenkatheterismus und wiederholte Blutentnahme stellen zudem eine Infektionsgefährdung und Belastung für den Patienten dar. Auch die einfachere Bestimmung der Kreatininclearance ist unzureichend, da die Ergebnisse mit einer erheblichen Fehlerbreite behaftet sein können. Zur Erkennung akuter Nierenfunktionsstörungen und zu wiederholten Kontrollen bei chronischen Nierenerkrankungen oder nach Transplantationen sind diese Methoden demnach nicht ideal geeignet.

In der vorliegenden Arbeit wird über eine Methode zur gleichzeitigen Bestimmung des effektiven renalen Plasmastromes (ERPF) und des Glomerulumfiltrates (GFR) durch Anwendung strahlungsgesteuerter Infusionspumpen berichtet, die unabhängig von der Gruppe um Scholz [11] in den letzten Jahren in unserer Klinik inauguriert und weiterentwickelt wurde [4, 6, 10]. Die Ergebnisse werden denen konventioneller Clearanceuntersuchungen gegenübergestellt. Außerdem werden Beispiele für die tierexperimentelle und klinische Anwendung der Methode gegeben.

Methode

Durch zwei strahlungsgesteuerte Infusionspumpen wird der Plasmaspiegel von jeweils zwei radioaktiv markierten Substanzen, die elektiv durch die Niere ausgeschieden werden, konstant gehalten. Die Elimination der Clearancesubstanz — meßbar mittels der Blasenclearance — entspricht unter den Bedingungen des Fließgleichgewichtes der Zufuhr durch die Infusion — der Infusionsclearance.

Es werden drei verschiedene Substanzen verwendet, von denen zwei, Iodopyracet-^{131}J (Diodrast-131) und Iodohippurat-^{131}J (Hippuran-131), annähernd wie Paraaminohippursäure ausgeschieden, die dritte, Iothalamat-^{125}J (Glofil-125) wie Inulin glomerulär filtriert wird [5].

Da die zur Markierung gebrauchten Isotopen ^{131}J und ^{125}J ein unterschiedliches Strahlungsspektrum aufweisen, kann die Körperkonzentration jeweils zweier, unterschiedlich markierter Substanzen gleichzeitig extern registriert und ihre Plasmakonzentration getrennt über zwei rückkopplungsgesteuerte Infusionspumpen konstant gehalten werden. Die Anordnung der für Tierexperimente und für klinische Versuche notwendigen Geräte zeigt Abb. 1.

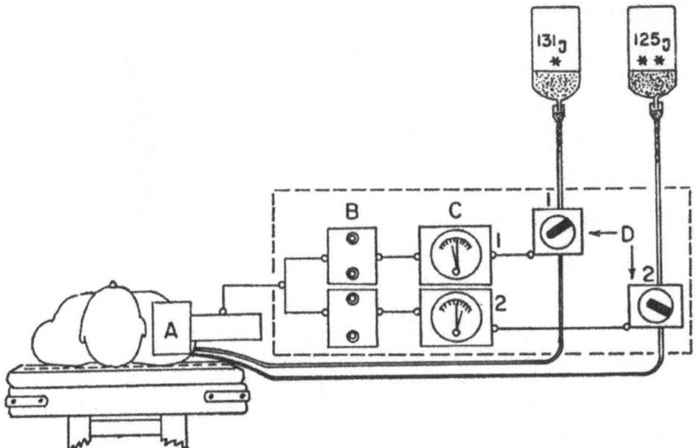

Abb. 1. A Collimierter 2-Zoll-NaJ-Kristall. B Impulsdiskriminator zur Unterscheidung der über dem Kopf gemessenen ^{131}J- (in Iodopyracet = Diodrast-131 oder in Iodohippurat = Hippuran-131) bzw. ^{125}J-Strahlung (in Iothalamat = Glofil-125). C 1 u. 2 Impulszähler für ^{131}J und ^{125}J mit jeweils einstellbarem Rückkopplungsrelais. D 1 u. 2 Infusionspumpen mit Umdrehungszählwerk

Ein collimierter 2-Zoll-NaJ-Kristall (A) registriert die Aktivität der Clearancesubstanzen über dem Kopf. Über einen Impulsdiskriminator B werden die Impulse der unterschiedlich radioaktiv markierten Substanzen differenziert und getrennt auf zwei Impulszähler C1 und C2 gegeben. Bei absinkender Aktivität wird über rückkopplungsgesteuerte Infusionspumpen D_1 und D_2 jeweils neue radioaktive Substanz zugeführt, bis die ursprüngliche Strahlungsintensität für die vorgegebenen Substanzen wiederhergestellt ist. Nach intravenöser Applikation einer geeigneten Vorgabedosis (priming dosis — s. Tabelle), die eine Impulsfolge von 2000 bis 3000 Impulsen/min über dem Kopf gewährleistet, wird das Relais des Rückkopplungskreises auf dies Impulsniveau eingestellt und durch intermittierende Infusion der jeweiligen Substanz erhalten. Beim Hund ist für Iodopyracet-^{131}J, Iodohippurat-^{131}J und für Iothalamat-^{125}J nach 30 min ein Equilibrium zu erwarten, beim Menschen erst nach 45 min. Nach diesem Zeitraum entspricht die zugeführte Menge der jeweiligen Substanz ihrer Elimination. Es kann nach der Formel $\frac{I \times R}{P}$ sowohl ERPF als auch GFR berechnet werden, wobei für I die pro Pumpenumdrehung zugeführte Isotopenmenge, für R die Anzahl der Umdrehung pro Minute und für P die durchschnittliche Aktivität des Plasmas (Impulse pro ml und Minute) aus der ersten und der letzten Clearanceperiode eingesetzt werden. Die Blasenclearance kann gleichzeitig nach der Formel $\frac{U \times V}{P}$ berechnet und zu der Infusionsclearance in Beziehung gesetzt werden.

Die Dauer einer Clearanceperiode betrug 15 min. Zur Berechnung der Korrelation zwischen Infusions- und Blasenclearance wurden die Mittelwerte aus jeweils drei 15 min-Clearancebestimmungen verwendet.

Bei Experimenten an Hunden wurde eine oberflächliche Narkose mit 25 mg/kg Körpergewicht Pentothal (Sodium Thiopental) eingeleitet und durch intermittierende Injektion von einigen ccm einer 5 %igen Lösung i.v. Pentothal aufrechterhalten.

Erprobung der Methode

An 12 Hunden und 13 Menschen wurde in der angegebenen Weise ERPF mittels Iodopyracet-^{131}J und GFR mit Iothalamat-^{125}J simultan aus Infusions- und Blasenclearance bestimmt. An 6 Hunden erfolgte ebenso die Bestimmung des ERPF mittels Iodohippurat-^{131}J.

Experimentelle und klinische Anwendung

1. Im *Tierexperiment* wurde die Methode zur Toxicitätsprüfung fraglich nephrotoxischer Antibiotica angewandt. In 12 Experimenten erhielten 6 Hunde alternierend jeweils einmal

Tabelle. *Vorgabedosis (priming dosis) und Erhaltungsdosis in μc sind für die verschiedenen radioaktiven Substanzen so gewählt, daß von jedem Isotop 2500 bis 3000 Impulse/min über dem Schädel registriert werden und daß mit der in 500 ml physiologische Kochsalzlösung gebrachten Erhaltungsdosis Clearanceuntersuchungen über 3 Std durchgeführt werden können*

		Vorgabedosis (priming dosis) in μc	Erhaltungsdosis in μc
Hund	Iodopyracet-^{131}J	Körpergewicht in kg × 1,5	ERPF[a] in ml/min × 0,5
	Iodohippurat-^{131}J	Körpergewicht in kg × 1,5	ERPF[a] in ml/min × 0,5
	Iothalamat-^{125}J	Körpergewicht in kg × 1,5	GFR[a] in ml/min × 0,5
Mensch	Iodopyracet-^{131}J	Körpergewicht in kg × 1,0	ERPF[a] in ml/min × 0,5
	Iothalamat-^{125}J	Körpergewicht in kg × 1,0	GFR[a] in ml/min × 0,5

[a] ERPF und GFR nach Körpergewicht geschätzt.

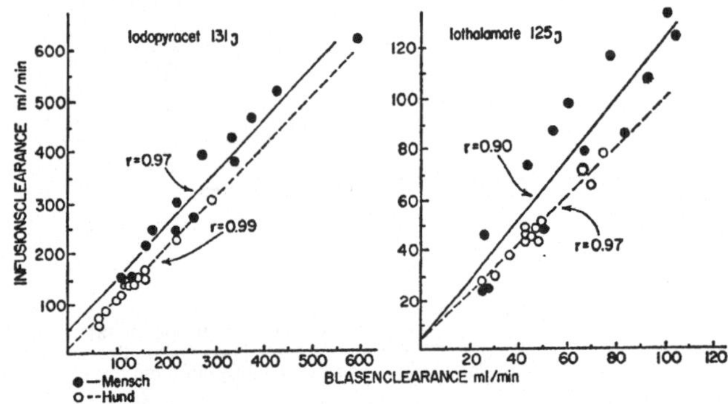

Abb. 2. Beziehung zwischen Infusionsclearance ($C_{Inf.}$) und Blasenclearance ($C_{Bl.}$) für Iodopyracet-^{131}J und Iothalamat-^{125}J. r = Korrelationskoeffizient. Aus Untersuchungen an 12 Hunden und 13 Menschen errechnen sich aus jeweils 13 45 min-Clearanceperioden (39 15 min-Clearanceperioden) die Punkte für die dargestellten Regressionsgeraden

Hund: Iodopyracet-^{131}J: $C_{Inf.} = 0{,}97 \times C_{Bl.} + 14{,}8$; $r = 0{,}99$
Iothalamat-^{125}J: $C_{Inf.} = 0{,}90 \times C_{Bl.} + 5{,}2$; $r = 0{,}97$
Mensch: Iodopyracet-^{131}J: $C_{Inf.} = 1{,}02 \times C_{Bl.} + 51{,}0$; $r = 0{,}97$
Iothalamat-^{125}J: $C_{Inf.} = 1{,}20 \times C_{Bl.} + 4{,}8$; $r = 0{,}90$

Polymyxin-B-Sulfat [Polymyxin-B (Ausland: Aerosporin)] (4 mg/kg Körpergewicht) und einmal Colistimethat-Natrium [Colistin (Ausland: Coly-Mycin)] (5 mg/kg Körpergewicht) intravenös injiziert. Die akute Änderung der Nierenfunktion wurde registriert.

2. An 7 Hunden wurde nach unilateraler Nephrektomie das Verhalten der belassenen Niere untersucht. Methodische Einzelheiten sind in einer gesonderten Publikation der Autoren nachzulesen [13].

3. Zur *klinischen Anwendung* kam die Methode bei 10 Patienten mit z. T. stark eingeschränkter Nierenfunktion (Serumkreatinin 0,9 bis 5,5 mg-%, Harnstoff 20 bis 260 mg-%). Bei 3 Patienten lag eine Hydronephrose vor. Auch hier sind methodische Einzelheiten in einer separaten Publikation der Autoren nachzulesen [4].

Ergebnisse

Die Ergebnisse der simultanen Bestimmung von ERPF mittels Iodopyracet-^{131}J und von GFR mittels Iothalamat-^{125}J an Hunden und Menschen zeigt Abb. 2.

Es wurden 39 15 min-Clearanceperioden von 12 Hunden und 39 15 min-Clearanceperioden von 13 Patienten ausgewertet und die Korrelation zwischen Infusions- und Blasenclearance für Iodopyracet-^{131}J und für Iothalamat-^{125}J berechnet. Der Korrelationskoeffizient zwischen Infusions- und Blasenclearance beträgt für Iodopyracet-^{131}J (ERPF) beim Hund 0,99, beim Menschen 0,97; für Iothalamat-^{125}J (GFR) beim Hund 0,97, beim Menschen 0,90.

Die Ergebnisse der Bestimmung des ERPF mittels Iodohippurat-^{131}J anstelle von Iodopyracet-^{131}J an Hunden zeigt Abb. 3. Aus 42 15 min-Clearanceperioden von sechs Hunden wurde die Korrelation zwischen Infusions- und Blasenclearance berechnet, der Korrelationskoeffizient beträgt 0,99.

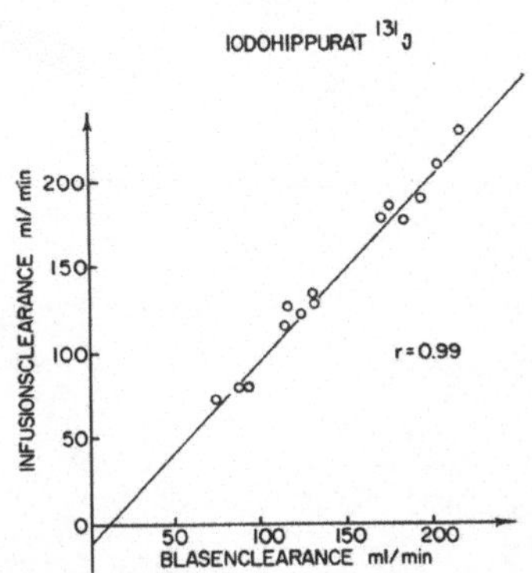

Abb. 3. Beziehung zwischen Infusionsclearance ($C_{Inf.}$) und Blasenclearance ($C_{Bl.}$) für Iodohippurat-^{131}J. r = Korrelationskoeffizient. Aus Untersuchungen an sechs Hunden errechnen sich aus jeweils 14 45 min-Clearanceperioden (42 15 min-Clearanceperioden) die Punkte für die dargestellte Regressionsgerade
Hund: Iodohippurat-^{131}J: $C_{Inf.} = 1{,}09 \times C_{Bl.} - 11{,}9$; r = 0,99

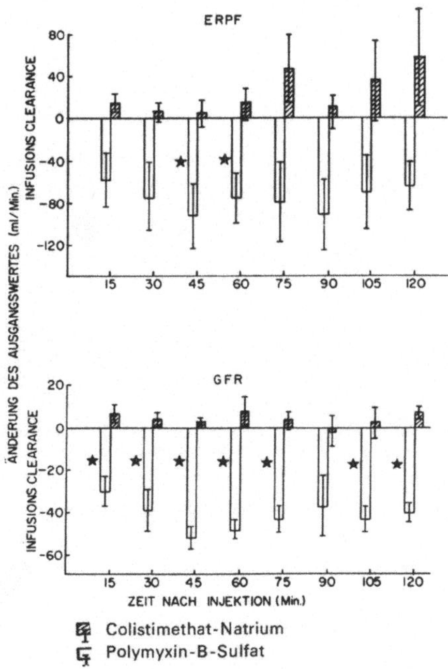

Abb. 4. Verhalten von ERPF und GFR (Mittelwert und S.E.) nach Injektion von Polymyxin-B-Sulfat bzw. Colistimethat-Natrium (4 bzw. 5 mg/kg Körpergewicht i.v.), 12 Experimente an 6 Hunden. ★ = signifikant ($p < 0{,}05$)

Ergebnisse der tierexperimentellen und klinischen Untersuchungen

1. Die Ergebnisse der simultanen Bestimmung von ERPF und GFR nach Injektion von Polymyxin-B-Sulfat und Colistimethat-Natrium beim Hund zeigt Abb. 4. ERPF und GFR nahmen sofort nach der Injektion von Polymyxin-B-Sulfat ab. Colistimethat-Natrium in therapeutisch vergleichbarer Dosis bewirkte keine akute Änderung der Nierenfunktion.

2. Sofort nach der unilateralen Nephrektomie sank GFR auf 61 % ab und blieb während der nächsten 2 Wochen konstant. ERPF sank sofort danach auf 50 %,

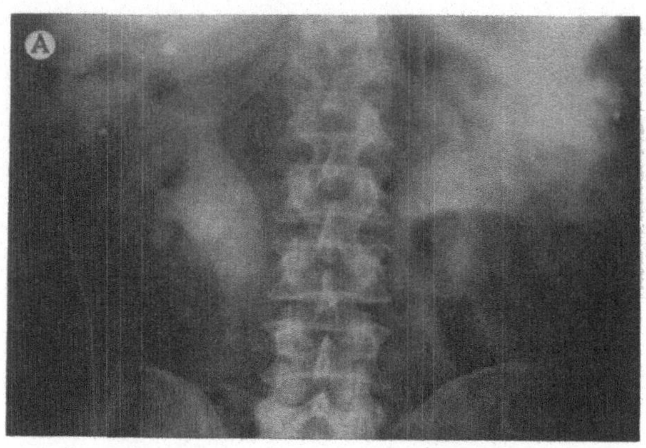

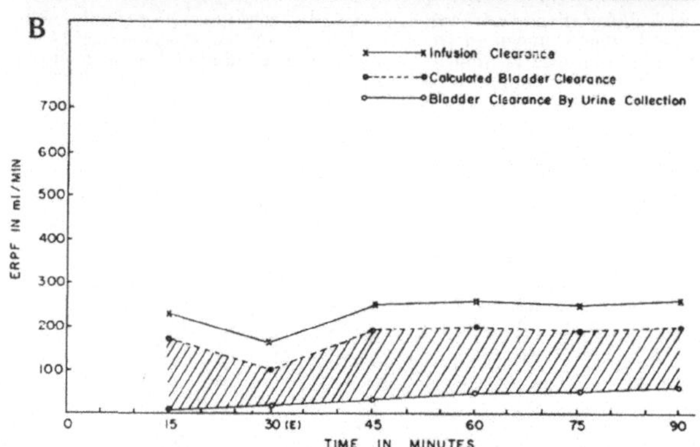

Abb. 5A u. B. Aus: Christiansen, N., Hansen, H., Madsen, P. O.: Renal isotope clearance by external monitoring and feedback. A new catheter-free clearance method. J. Urol. **104**, 26 (1970). A Das i.v.-Pyelogramm zeigt 10 min nach Injektion eine deutliche beiderseitige Hydronephrose (Laborwerte vor Clearanceuntersuchung: Harnstoff 260 mg-% Serumkreatinin 5,5 mg-%, 8 Std-Kreatininclearance 16 ml/min). B Auf der Abb. 5, B sind die fortlaufenden Werte für die Infusionsclearance (Iodopyracet-^{131}J), für die um den Betrag der extrarenalen Ausscheidung korrigierte Infusionsclearance (kalkulierte Blasenclearance) und für die simultan gefundene Blasenclearance aufgezeichnet. Der schraffierte Bezirk symbolisiert die Differenz zwischen korrigierter Infusionsclearance und Blasenclearance

stieg dann innerhalb der nächsten 24 Std auf 61 % und blieb danach im Beobachtungszeitraum ebenfalls konstant.

Es konnte also mittels der beschriebenen Methode eine relativ schnell einsetzende kompensatorische Überfunktion der belassenen Niere nach unilateraler Nephrektomie dokumentiert werden.

3. Ein Beispiel für die klinische Anwendung dieser Methode bei einem Patienten mit Hydronephrose zeigt Abb. 5.

Nach einer Equilibriumzeit von 45 min wurden konstante Plasma- und Clearancewerte erzielt, während die Blasenclearance auch danach noch weiter anstieg. Zwischen Infusions- und Blasenclearance bestand ein signifikanter Unterschied. Diese auch bei den anderen Fällen von Hydronephrose beobachtete Diskrepanz war bei stärkerer Einschränkung der Nierenfunktion noch deutlicher ausgeprägt [3].

Diskussion

Schon Berger, Farber u. Earle [1] haben die Clearance harngängiger Substanzen bei konstanter Infusionsgeschwindigkeit berechnet. Sie fanden für Paraaminohippursäure und für Inulin eine weitgehende Übereinstimmung zwischen der „Infusionsclearance" und der konventionellen Ausscheidungs- oder Blasenclearance. Es ist jedoch bei konstanter Infusionsgeschwindigkeit schwieriger, vorauszusagen, wann sich ein Fließgleichgewicht eingestellt hat. Bei akuten Änderungen der Nierenfunktion sind wiederholte Blutentnahmen notwendig, um festzustellen, ob die Plasmakonzentration der Clearancesubstanzen während der Clearanceperiode konstant geblieben ist [2, 12]. Bei einmaliger Injektion einer harngängigen, radioaktiv markierten Substanz („single shot method") kann zwar auf das Katheterisieren der Blase und bei Messung der Aktivität über dem Schädel sogar auf häufigere Blutentnahmen verzichtet werden [3], akute Änderungen von ERPF und GFR können aber mit dieser Methode nicht erkannt werden. Durch den Gebrauch strahlungsgesteuerter Infusionspumpen ist ein Fließgleichgewicht einfacher zu erreichen und zu erhalten. Deshalb sind auch kurzfristige Änderungen von ERPF und GFR an Änderungen der jeweiligen Zustromrate sofort zu erkennen.

Bei Anwendung von Iodopyracet-^{131}J zur Bestimmung von ERPF muß berücksichtigt werden, daß die Substanz nicht nur renal eliminiert, sondern zu etwa 10% über die Leber ausgeschieden wird [8].

Die Regressionsgerade verläuft in Abb. 2 dementsprechend nicht durch den Nullpunkt und zeigt damit den extrarenalen Verlust der Substanz an, der aber entsprechend dem Regressionskoeffizienten von 1,02 weitgehend konstant ist.

Für Iodohippurat-^{131}J ist im Tierexperiment die Korrelation zwischen Infusions- und Blasenclearance gleich gut wie die für Iodopyracet-^{131}-J, entsprechende Untersuchungen am Menschen werden noch durchgeführt. Eine zusätzliche extrarenale Ausscheidung ist nach dem Verlauf der Regressionsgerade in Abb. 3 für diese Substanz nicht anzunehmen und auch nicht bekannt. Die Clearance von Iodohippurat-^{131}J entspricht jedoch nicht ganz der Paraaminohippursäureclearance. Wird die gleiche Iodohippurat-^{131}J-Charge länger als eine Woche verwendet, so kann die Infusionsclearance durch zunehmend freigesetztes anorganisches Jod fehlerhaft beeinflußt werden. Solange sich aber die Paraaminohippursäure selber nicht zufriedenstellend markieren läßt, eignet sich möglicherweise Iodohippurat-^{131}J besser als Iodopyracet-^{131}J zur Bestimmung von ERPF, da extrarenale Faktoren in geringerem Maße einen Einfluß auf die Clearancebestimmung nehmen können [7].

Die Iothalamat-^{125}J-Clearance stellt ein Maß für das Glomerulumfiltrat dar und entspricht weitgehend der Inulinclearance. Die Korrelation zwischen Infusions- und Blasenclearance ist jedoch für Iothalamat-^{125}J besonders beim Menschen nicht zufriedenstellend. Eine Erklärung sehen wir vorwiegend in der Methodik. 8% der Impulse von ^{131}J, mit dem sowohl Iodopyracet als auch Iodohippurat markiert ist, werden im ^{125}J-Fenster, d. h. fälschlicherweise als ^{125}J registriert. Die γ-Strahlen des ^{125}J sind außerdem energieärmer als die des ^{131}J. Sie werden deshalb bei der Aktivitätsmessung über dem Kopf von der Schädeldecke stärker absorbiert. Aus dem gleichen Grunde beeinflussen Kopfbewegungen die Registrierbarkeit des ^{125}J stärker als die des ^{131}J. Beim Hund ergibt sich auf Grund anderer anatomischer Verhältnisse (dünnere Schädelkalotte, kleinerer Kopf, andere Blutversorgung) als beim Menschen und der Möglichkeit zur Zwangsimmobilisierung des Kopfes eine geringere Fehlerbreite. Für die Untersuchung am Menschen müßte entweder eine radioaktiv markierte Substanz mit energiereicherer Strahlung und einem von ^{131}J gut unterscheidbaren Strahlenspektrum gewählt und/oder die Messung der Aktivität an geeigneter Stelle vorgenommen werden. Entsprechende Untersuchungen mit ^{169}Yb werden z. Z. hier durchgeführt.

Die Ganzkörperstrahlenbelastung eines Menschen mit normaler Nierenfunktion beträgt während einer etwa 2 Std dauernden Clearanceuntersuchung ca. 14 mRad [9]. Die lokale Strahlenbelastung der Niere ist bei der Annahme einer ungefähr 50fachen Konzentration der Isotopen in der Niere nur halb so groß (ca. 750 mRad) wie bei der Durchführung eines i.v.-Pyelogramms. Da die radioaktiv markierten Substanzen nur entsprechend ihrer Elimination zugeführt werden, ergibt sich auch bei extrem eingeschränkter Nierenfunktion über das Maß der Vorgabedosis hinaus keine zusätzliche Strahlenbelastung.

Die notwendigen Apparaturen kosten ungefähr 14000 DM, die Kosten der Testsubstanzen zur Durchführung einer Clearanceuntersuchung entsprechen etwa denen für die Durchführung eines i.v.-Pyelogramms.

Wie im Tierexperiment am Beispiel von Toxicitätsprüfungen mit Polymyxin-B-Sulfat und Colistimethat-Natrium und in anderen Versuchen nach unilateraler Nephrektomie gezeigt wird, können mittels der beschriebenen Methode akute, z. T. flüchtige Änderungen der Nierenfunktion nachgewiesen werden. Eine besondere Bedeutung erhält die Methode im Hinblick auf die ständig steigende Zahl von Nierentransplantationen und für die Verlaufskontrolle bei chronischen Nierenerkrankungen. Genaue, für Patienten, Untersucher und Kostenträger gleichermaßen und auch wiederholt zumutbare Clearanceuntersuchungen sind dabei unbedingt notwendig. Da die Harnkollektion entfällt, können ERPF und GFR auch bei Harnableitungsstörungen (Hydronephrose, Megaloureter etc.) und nach Ureterosigmoidostomie bestimmt werden.

Nach unserer Ansicht sollte deshalb die anspruchsvolle moderne Nierendiagnostik durch Nierenfunktionsbestimmungen mit Hilfe radioaktiv markierter Substanzen und strahlungsgesteuerter Infusionspumpen erweiterter werden.

Zusammenfassung: Es wird über eine Methode zur gleichzeitigen Bestimmung des effektiven renalen Plasmastromes (ERPF) und des Glomerulumfiltrates (GFR) durch Anwendung radioaktiv markierter Substanzen und strahlungsgesteuerter Infusionspumpen und deren experimentelle und klinische Anwendung berichtet, bei der die Notwendigkeit des Blasenkatheterismus und der Harnkollektion entfällt. ERPF und GFR werden aus der Radioisotopenmenge berechnet, die zur Konstanterhaltung eines bestimmten Isotopenspiegels im Blut zugeführt werden muß (Infusionsclearance). Bei einem Abfall der über dem Kopf gemessenen Aktivität unter einen bestimmten Aktivitätsspiegel fördern strahlungsgesteuerte Infusionspumpen so lange den Zustrom der entsprechenden Isotopen, bis deren Ausgangsspiegel wieder erreicht ist. Für die Bestimmung des ERPF wird in einer Versuchsserie an Hunden und Menschen Iodopyracet-^{131}J (Diodrast-131), in einer weiteren an Hunden Iodohippurat-^{131}J (Hippuran-131) verwendet, für die des GFR an Hunden und Menschen wird Iothalamat-^{125}J (Glofil-125) gebraucht. Der Korrelationskoeffizient zwischen Infusionsclearance und der zur Kontrolle gleichzeitig bestimmten Blasenclearance beträgt für Iodopyracet-^{131}J (ERPF) beim Hund 0,99, beim Menschen 0,97, für Iodohippurat-^{131}J (ERPF) beim Hund 0,99; die für Iothalamat-^{125}J (GFR) beim Hund 0,97, beim Menschen 0,90.

Die tierexperimentelle Anwendung der Methode wird an Toxicitätsprüfungen fraglich nephrotoxischer Antibiotica und bei der Kontrolle der Nierenfunktion nach unilateraler Nephrektomie, die klinische Anwendung an einem Patienten mit Hydronephrose demonstriert.

Die Vorzüge und Nachteile der Methode werden besprochen.

Literatur

1. Berger, E. Y., Farber, S., Earle, D. P.: Comparison of the constant infusion and urine colletion techniques for the measurement of renal function. J. clin. Invest. **27**, 710 (1948). — 2. Bianchi, C., Toni, P.: Possibilita di impiego dello O-Iodo-Ippurato di Sodio (Hippuran) marcato con ^{131}J, per la valutazione della portata renale plasmatica. Minerva nucl. **6**, 34 (1962). — 3. Blaufox, M. D., Potchen, E. J., Merrill, J. P.: Measurement of effective renal plasma flow in man by external counting methods. J. nucl. Med. **8**, 77 (1967). — 4. Christiansen,

N., Hansen, H., Madsen, P. O.: Renal isotope clearance by external monitoring and feedback technique. A new catheter-free clearance method. J. Urol. (Baltimore) **104**, 26 (1970). — 5. Elwood, C. M., Sigman, E. M.: The measurement of glomerular filtration rate and effective renal plasma flow in man by Iothalamat-^{125}J and Iodopyracet-^{131}J. Circulation **36**, 441 (1967). — 6. Fog Pedersen, J., Madsen, P. O.: Simultaneous determination of glomerular filtration rate and effective renal plasma flow by external monitoring of radioisotopes. An experimental study in dogs. Invest. Urol. (in print). — 7. Gagnon, J. A., Mailloux, L. U., Doolittle, J. E., Teschan, P. E.: An isotopic method for instantaneous measurements of effective renal blood flow. Amer. J. Physiol. **218**, 180 (1970). — 8. Jagger, P. I., Block, F. B., Burrows, B. A.: Hepatic transport of J^{131}-Diodrast. Clin. Res. **7**, 34 (1959). — 9. Johns, H. E.: The physics of radiology. Second rev. edition. Springfield, Ill.: Thomas 1964. — 10. Oester, A., Wolf, H., Madsen, P. O.: Double isotope technique in renal function testing in dogs. Invest. Urol. **6**, 387 (1969). — 11. Scholz, A., Meinig, K. H., Oeff, K.: Clearancebestimmungen bei konstantem Blut- und Gewebespiegel mit strahlungsgesteuerter Infusionspumpe. Strahlentherapie (Sonderb.) **65**, 467 (1967). — 12. Stokes, J. M., Ter-Pogossian, M. M.: Double isotope technique without urine collection. J. Amer. med. Ass. **187**, 20 (1964). — 13. Wagenknecht, L. V., Knuth, O., Madsen, P. O.: Compensatory hyperfunction following unilateral nephrectomy evaluated by continuous recording of renal function. Invest. Urol. (in print).

Dr. K. Möhring
Chirurgische Univ.-Klinik, Urolog. Abt.
D-6900 Heidelberg
Kirschnerstr. 1

Professor Dr. P. O. Madsen
Urology Service
V. A. Hospital
Madison/Wisconsin, USA

R. Braun: Das Verhalten der Serum-Elektrophoresefraktion bei Nierentuberkulose unter chemotherapeutischer Heilstättenbehandlung

Auf dem letzten Urologenkongreß 1968 haben wir über eine signifikante Besserung der Nierenfunktion unter chemotherapeutischer Heilstättenbehandlung der Urogenitaltuberkulose berichtet. Diese Besserung setzte sich signifikant bis zum 9. Behandlungsmonat fort (s. Verhandlungsbericht 1968).

Wir sind nun der Frage nachgegangen, ob dem Verhalten der Nierenfunktion auch das Verhalten der Serumproteine entspricht. Bekanntlich gilt die α_2-Globulinfraktion als Maßstab einer noch bestehenden Exsudation, und aus der Höhe der Gamma-Globulinfraktion lassen sich Rückschlüsse auf die Abwehrlage ziehen. Bei unseren Tuberkulosepatienten werden die Serum-Eiweißfraktionen bei Behandlungsbeginn und in 3monatigen Abständen mittels Papierelektrophorese kontrolliert. Wir haben die Blut-Eiweißbilder von 100 unserer Tuberkulosekranken ausgewertet. Bei den 100 Patienten handelte es sich um alle im Urogenitalbereich bekannten Tuberkuloseformen und -stadien mit und ohne Mischinfektionen sowie mit und ohne tuberkulostatische Vorbehandlung. Es zeigte sich, wie schon bei anderen Untersuchern, lediglich bei der α_2-Fraktion eine Änderung im Verlauf der Behandlung, die statistisch auszuwerten war, während wir Veränderungen der Gamma-Globulinfraktion nicht nachweisen konnten. Der Durchschnittswert der α_2-Globulinfraktion betrug bei allen Fällen vor Beginn der stationären Behandlung 9,2%. Bei den vorbehandelten Patienten lag dieser Wert bei 8,8%, bei den nicht vorbehandelten bei 9,5%. Im Verlauf der stationären tuberkulostatischen und spezifisch antibiotischen Behandlung fiel der Wert ab und betrug nach 12 Monten im Durchschnitt 8,2%.

Wir haben unser Krankengut in mehrere Gruppen eingeteilt und den Verlauf der α_2-Werte statistisch untersucht. Die Berechnungen wurden mit Hilfe des Vorzeichentestes nach van der Waerden u. Nievergelt durchgeführt.

Bei den Patienten (Abb. 1), die zu Behandlungsbeginn einen pathologisch, d. h. über 10,2% liegenden α_2-Wert hatten, zeigte sich bis zum 6. Behandlungsmonat ein signifikantes Absinken der Werte bei einer einseitigen Irrtumswahrscheinlichkeit von 0,5%. Dagegen war weder bis zum 3. Monat noch zwischen dem 6. und 9. Monat eine signifikante Änderung festzustellen.

Man könnte annehmen, daß die Besserung durch Mitbehandlung eines unspezifischen Harnwegsinfektes erzielt wurde. Wir haben deshalb die Unterteilung in mischinfizierte und nicht mischinfizierte Fälle vorgenommen. Dabei wurden die antibiotisch bzw. tuberkulostatisch vorbehandelten Fälle ausgeklammert.

Bei der Patientengruppe (Abb. 2), bei der eine Mischinfektion nicht nachgewiesen wurde, fanden wir bei Behandlungsbeginn einen Mittelwert von 9,5%. Der Unterschied bis zum 3. Monat ließ sich statistisch nicht sichern, während bis zum 6. Monat eine signifikante Besserung gefunden wurde.

UGT-Patienten mit maximal erhöhtem α_2-Globulin vor Therapiebeginn

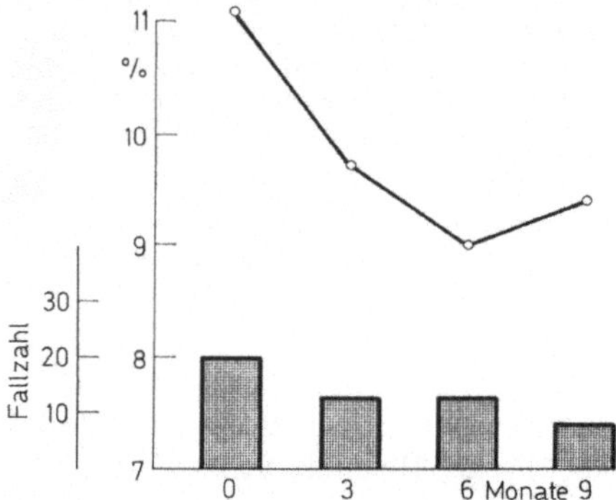

Abb. 1. Durchschnittswerte der α_2-Globulinfraktion bei Urogenitaltuberkulosepatienten im Verlauf der tuberkulostatischen Heilstättenbehandlung. Bei dieser Patientengruppe war der α_2-Wert vor Therapiebeginn maximal, d. h. über 10,2% erhöht

α_2-Globuline bei nicht vorbehandelten, nicht mischinfizierten UGT-Patienten unter Chemo-

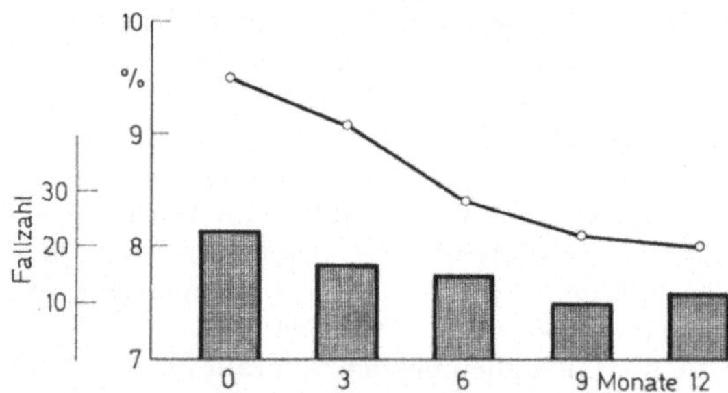

Abb. 2. Durchschnittswerte der α_2-Globulinfraktion bei Urogenitaltuberkulosepatienten ohne Mischinfektion im Verlauf der tuberkulostatischen Heilstättenbehandlung

Bei den Patienten mit mischinfizierten Harnwegen lag der Mittelwert bei Therapiebeginn mit 10,1% höher als bei den Patienten ohne Mischinfektion. Auch hier ließ sich das Absinken der α_2-Werte erst nach 6 Monaten statistisch sichern, während nach 3 Monaten ein signifikanter Unterschied nicht festzustellen war. Bei den beiden letzten Patientengruppen erreichte der Mittelwert 8,1% nach 9monatiger Therapie.

Zusammenfassend kann man sagen, daß die α_2-Globulinfraktion bei Urogenitaltuberkulosekranken nach etwa 6monatiger Chemotherapie eine statistisch sicherbare Besserung zeigt. Das Verhalten der α_2-Globulinfraktion läßt also eine Konsolidierung bereits nach 6 Monaten erkennen. Offenbar hinkt also die Normalisierung der Nierenfunktion der Besserung der Abwehrlage zeitlich etwas nach. Wir ziehen aus den Untersuchungen den Schluß, daß grundsätzlich bei jeder neuentdeckten Nierentuberkulose zunächst eine chemotherapeutische Heilstättenbehandlung von 6 Monaten Dauer anzustreben ist. Der optimale Zeitpunkt zur Durchführung einer operativen Sanierung wird in der Regel erst nach einer Vorbehandlungszeit von 6 bis 9 Monaten erreicht.

Dr. med. R. Braun
Lehrstuhl und Abteilung für Urologie
der Justus Liebig-Universität Gießen
D-6300 Gießen

H. Wand: Seltene Plastik am äußeren Genitale des Mannes: Feminisierungsoperation

Dem mit Korrekturen fehlgebildeter, kindlicher Urogenitalorgane betrauten Urologen bietet dieser Eingriff am normal ausgebildeten äußeren Genitale des erwachsenen Mannes eine sehr interessante technische Variante. Es handelt sich um eine totale Umkehr entwicklungsgeschichtlicher, d. h. biologischer Ereignisse mit technischen Mitteln. Und nicht um eine operative Hilfestellung bei biologischen Fehlentwicklungen wie Hypospadien oder dem adrenogenitalen Syndrom. Die plastischen Risiken sind also vergleichsweise gering, da es sich nicht um Ersatz fehlender Organteile handelt, sondern um die funktionelle Umwandlung vorhandener und voll ausgebildeter.

Das im Prinzip von Gelbke (1961, 1963) vorgeschlagene Verfahren haben wir wiederholt mit Erfolg angewandt, modifiziert bzw. erweitert. Die gedankliche und technische Grundlage ist die operative Umkehr der bereits in den ersten Wochen des fetalen Lebens je nach der vorherrschenden Hormonqualität beginnenden geschlechtsspezifischen Differenzierung der äußeren Genitalorgane.

Unser Vorgehen gliedert sich in zwei Teile:

1. Die Demaskulinisation und 2. die Feminisierung.

Letztere führen wir zweizeitig durch.

Schilderung eines Operationsablaufes:

In der genitalen Ausgangssituation (Abb. 1) sind die Hoden bereits entfernt. Am Penis wird im Sulcus coronarius circumcidiert und im peno-scrotalen Winkel incidiert. Die Haut

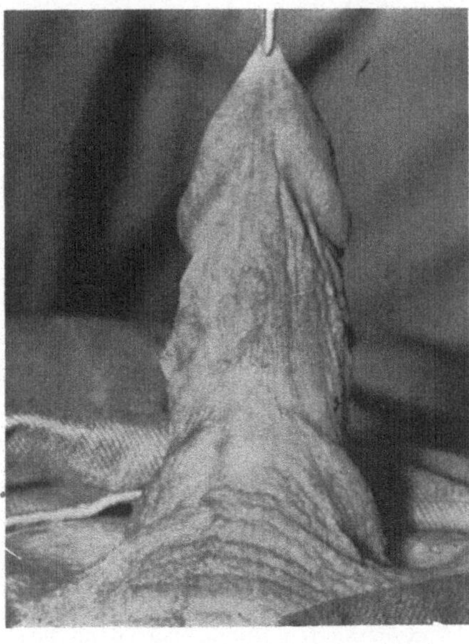

Abb. 1

wird stumpf vom Penisschaft abgetrennt, der freipräparierte Penis durch die Längsincision hindurchgezogen und der Hautcylinder am distalen Ende verschlossen. Dann amputieren wir die Glans penis und präparieren das Corpus penis in die Corpora cavernosa penis und urethrae bis zur Gliedbasis.

Dammwärts der Peniswurzel wird zwischen dem Musculus bulbocavernosus und perirectalem Gewebe in Richtung auf die hintere Blasenwand zu der spätere Vaginalkanal präpariert, was in der richtigen Schicht stumpf und blutungsfrei gelingt. Durch einen unter der Oberflächenfascie gebildeten Tunnel werden die Corpora cavernosa penis seitlich der Vaginalöffnung dammwärts gezogen und miteinander vernäht. Dadurch wird eine Schienung der

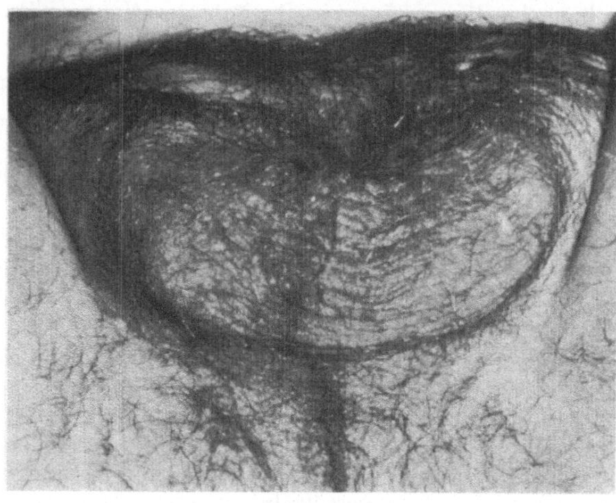

Abb. 2

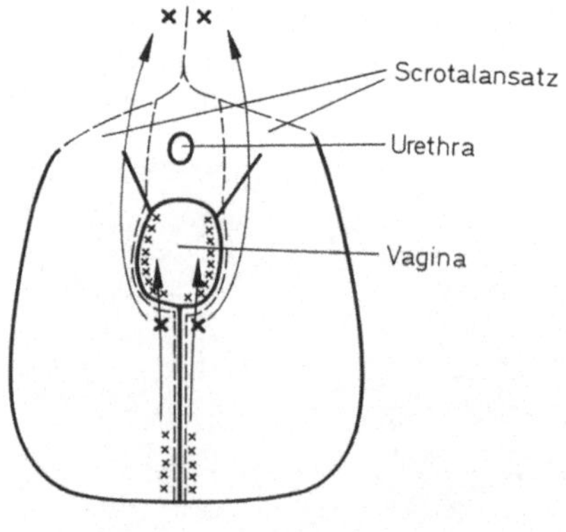

Abb. 3

Öffnung erreicht und das Gebiet wird reizreceptiv, wie unsere Erfahrung gezeigt hat. Der Penishautschlauch wird in den Vaginalkanal eingestülpt und am proximalen Ende dieses Kanales vernäht, nachdem nach entsprechender Kürzung die Urethra in eine Stichincision an der Schlauchbasis eingenäht wurde.

Nach 2 Wochen ist die vaginale Hautauskleidung eingeheilt. Die äußere Situation zeigt die Abb. 2. Aus dem Schema der Abb. 3 ist das weitere Vorgehen zu ersehen: Von etwa 1 cm bauchdeckenwärts des neuen Orificium urethrae externum werden zunächst in senkrechtem, dann divergierendem Schnitt (gestrichelte Linie) Scrotalansatz und Vaginaleingang umschnitten. Der mediane Schnitt verläuft durch die Raphe scroti bis zum Damm. Durch Schwenkung der Hautlappen werden die mit XXX gekennzeichneten Bezirke ventralwärts der Urethramündung eingepaßt. Die mit xxx markierten Anteile bilden dann die seitliche Begrenzung des Vaginaleinganges. Ausgiebige Drainage des Operationsgebietes. Unmittelbar postoperativ lassen wir ein Bougie dann tragen, wenn nicht Kohabitationen stattfinden. Ein Jahr nach der Operation ist die Vagina 13 cm tief und für drei Querfinger eingängig (Abb. 4, Abb. 5).

Rein plastisch-operativ sind die entstehenden Probleme gering. Sie liegen vielmehr in der psychischen Struktur der Patienten. Diese, und das Spektakuläre und die Seltenheit des Eingriffes treffen deshalb auch den Operateur voll. Es tut aus diesem Grunde gut daran, mit einem psychiatrisch und sozialmedizinisch geschulten Kollegen am Ort eng zusammenzuarbeiten. Die Vorbehandlung in Form von Psychotherapie, Oestrogengaben und Kastration sollte ebenso wie die juristische und standesrechtliche Klärung der Situation nicht Sache des Operateurs sein. Wir arbeiten in dieser Beziehung eng mit dem Direktor des Institutes für gerichtliche und soziale Medizin der Universität, Herrn Prof. Dr. Dr. h.c. Hallermann, und dessen Mitarbeitern zusammen. Diese Kollegen leiten die Vorbehandlung und Vorbegutachtung und stellen die Indikation zum Eingriff. Denn es gibt für diese Operation nach unserer Meinung keine Wunschindikation, wie man es unter Umständen, derzeit sehr aktuell, der Presse entnehmen könnte. Nicht sexuell entsprechend Veranlagte oder Interessierte werden operiert, sondern Patienten mit malignem Transsexualismus, für die es nach den oben aufgezeigten Heilungsbemühungen nur zwei Alternativen gibt: Umwandlungsoperation oder Suicid.

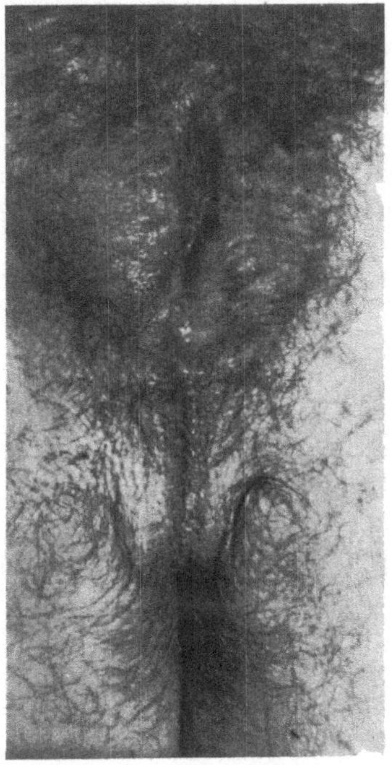

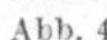

Abb. 4

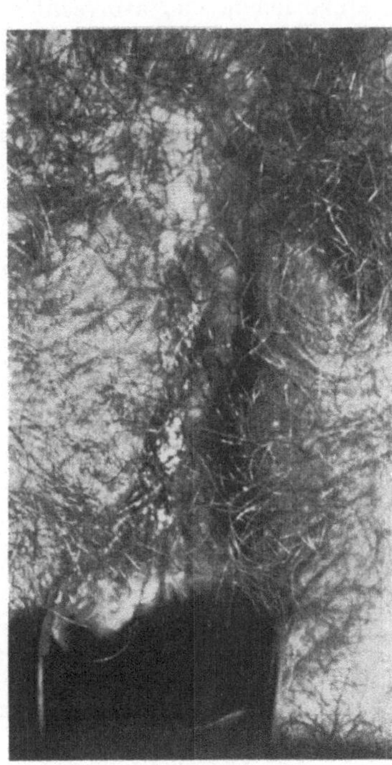

Abb. 5

Literatur

Gelbke, H.: Wiederherstellende und plastische Chirurgie, Bd. II. Stuttgart: Thieme 1963; — Plastische Operationen bei Intersexualität. In: Overzier, Die Intersexualität. Stuttgart: Thieme 1961. — Weitere Literatur kann vom Verfasser angefordert werden.

Privatdozent Dr. H. Wand
Chirurg. Univ.-Klinik
D-2300 Kiel
Hospitalstraße 40

Übersichtsreferat über Andrologische Probleme

H. MARBERGER

In einer Zeit, in der jedem Mann die Möglichkeit, eine Familie zu gründen und Kinder aufzuziehen, als Naturrecht zugebilligt wird, andererseits die Welt vor der explosionsartigen Vermehrung der Bevölkerung zittert, muß sich jeder Arzt mit den Fragen der Fortpflanzung auseinandersetzen. Ein Teil dieser Probleme, die Fertilitätsstörungen des Mannes, bei dem in etwa 40% aller sterilen Ehen die Ursache der Kinderlosigkeit zu suchen ist, fällt wie von selbst dem Urologen zu, er hat sich täglich mit den Erkrankungen der Fortpflanzungsorgane des Mannes zu befassen. Auf einer Abbildung, die Marshalls Textbook of Urology entnommen ist, sieht man die sog. Geschlechtswerkzeuge des Mannes schematisch dargestellt (Abb. 1).

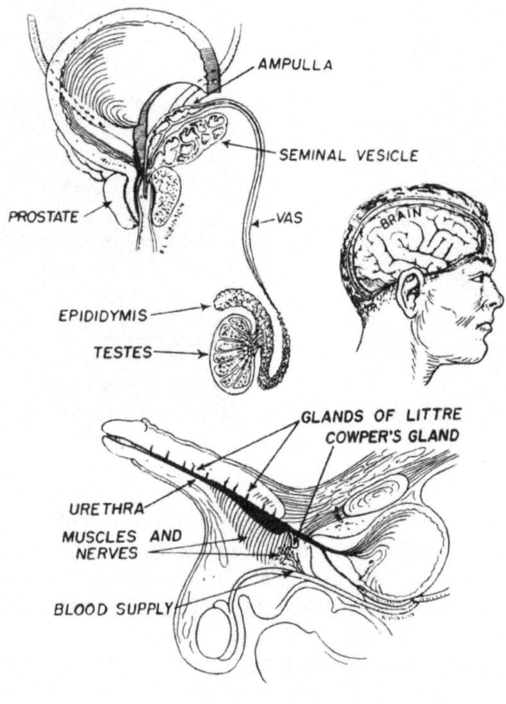

Abb. 1

Da die männliche Keimdrüse zweifellos das wichtigste Fortpflanzungsorgan darstellt, beginnen wir mit der Besprechung der Fertilitätsstörungen, die durch Veränderungen des Hodens bedingt sind. Bei testiculären Fertilitätsstörungen handelt es sich vor allem um Störungen der Spermiogenese, der sekretorischen Funktion, seltener um solche der inkretorischen Funktion des Hodens. Bei beiden Formen sieht man typische Veränderungen der Hodenmorphologie, Veränderungen in Form und Zahl der Samenzellen. Die der Störung zugrundeliegende Ursache muß keineswegs im Hoden selbst gelegen sein.

Auf Tabelle 1 sind etliche Formen der testiculären Fertilitätsstörungen nach histologischem Bild und Auswirkungen auf die Spermzahl zusammengestellt. Die angeführten Krankheitsbilder sind durch ein weites Spektrum morphologischer Veränderungen des Hodens, von der kaum erkennbaren Desquamation und Desorganisation bis zum völligen Fehlen des Keimepithels, charakterisiert. Als Ursachen werden die verschiedensten Noxen — Wärme, Ischämie oder Mangeldurchblutung, Röntgenbestrahlung, Vergiftung, Mangelernährung, aber auch hereditäre und genetische Faktoren — angeführt. Vielfach ist die Ätiologie völlig im unklaren. Gelegentlich erbringen das Experiment und die klinische Beobachtung völlig unerwartete Einblicke in das Krankheitsgeschehen. So z. B. fand man bei Untersuchungen, die die biologische Auswirkung von Raumflügen auf den Organismus bei höheren Säugern prüfen sollten, daß bei Immobilisation unter Raumflugbedingungen bei Affen bereits nach 14 Tagen das Keimepithel des Hodens völlig verschwindet, 6 Wochen nach der Normalisierung der Lebensverhältnisse die Hodenmorphologie jedoch wieder völlig normalisiert ist. Die Experi-

Tabelle 1

Testiculäre Fertilitätsstörungen	
Desorganisation und Desquamation Unvollständige und regionale Peritubularfibrose Partieller Stillstand der Spermiogenese	Oligospermie
Nur-Sertoli-Zellsyndrom Stillstand der Spermatogenese Generalisierte Peritubularfibrose	Azoospermie
Hormonbehandlung	
Substitutionstherapie mit Testosteron	
Hodenstimulation mit Gonadotropin:	HCG PMG
Kombinationstherapie mit Gonadotropin und Testosteron	
Kombinationstherapie mit Gonadotropin und Schilddrüsenhormon	

mente lassen schließen, daß die Spermiogenese, die eine sehr empfindliche Funktion des Hodens darstellt, durch die verschiedensten Ausnahmezustände des Gesamtorganismus gestört werden kann.

Die Hodenbiopsie ist ein unersetzliches Hilfsmittel zur Beurteilung der Prognose von testiculären Fertilitätsstörungen. Sie gibt jedoch hinsichtlich Ätiologie nur unzureichende Auskunft. Prognostisch ungünstig sind alle Störungen, bei denen die Tubuluswand verändert ist, oder es bereits zu irreversibler Peritubularfibrose gekommen ist.

Von den endokrinen testiculären Störungen verdienen jene unser besonderes Interesse, die auf einer hormonellen, korrigierbaren Fertilitätsstörung (Abb. 2) der Hypophyse beruhen.

Man müßte annehmen, daß die Bestimmungen des Plasmatestosteronspiegels eine wertvolle Hilfe in Diagnostik und Therapie der endokrinen Fertilitätsstörungen darstellt. Bis jetzt haben diesbezügliche Untersuchungen noch zu keinem eindeutigen Ergebnis geführt. Bei 70 Männern, die wegen einer Fertilitätsstörung in unsere Sprechstunde kamen, wurde das Plasmatestosteron bestimmt. Nur in fünf Fällen war es signifikant, in fünf anderen gering oder mäßig vermindert. Der Fructosegehalt des Samenplasmas, der als Androgentest angeführt wird, zeigte weit größere Schwankungen, wie wir und andere Autoren feststellen konnten. Die jüngste Zeit brachte eine rasch zunehmende Zahl relativ verläßlicher Methoden

Hypophysen und Keimdrüsenhormone im Blut und Harn zu messen. Es ist anzunehmen, daß durch Korrelation des Hormonstatus, der Hodenmorphologie mit den Ergebnissen der chemischen und morphologischen Untersuchungen des Samens eine Reihe von Fragen, die männlichen Fertilitätsstörungen betreffend, geklärt werden können.

Auf Tabelle 2 sind Beispiele mit recht ausgeprägten Veränderungen der Hodenmorphologie zusammengestellt. Hypoplastisch bezeichnet man Hoden, deren spermatogenetischer Apparat, wie bei manchen Kryptorchen, nicht entwickelt ist. Bleibt die präpuberale Stimulation aus, entsteht ein hypogonadotroper Eunuchoidismus.

Besondere Erwähnung verdient das Klinefelter-Syndrom. Als Klinefelter bezeichnet man männliche Individuen, deren Chromosomensatz 1 oder 2, gelegentlich sogar 3 X-Chromosomen zu viel aufweist.

Das Syndrom ist häufig; man nimmt an, daß es einmal bei 500 Knaben auftritt. Das Erscheinungsbild des Klinefelter-Syndroms variiert vom völlig normalen männlichen Habitus mit kleinen Hoden bis zum Bild des ausgeprägten Eunuchen. Besondere Probleme bedingen die Klinefelter für die Umgebung durch ihr abnormes psychisches Verhalten. Wir haben in 15 Jahren 68 Klinefelter-Syndrome

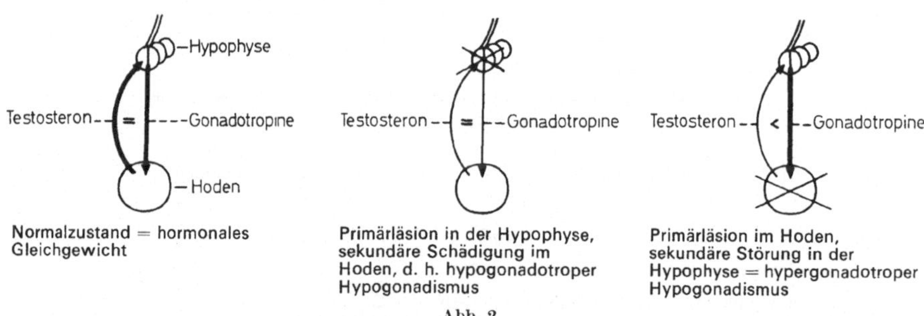

Normalzustand = hormonales Gleichgewicht

Primärläsion in der Hypophyse, sekundäre Schädigung im Hoden, d. h. hypogonadotroper Hypogonadismus

Primärläsion im Hoden, sekundäre Störung in der Hypophyse = hypergonadotroper Hypogonadismus

Abb. 2

diagnostizieren und einer Reihe durch Aufklärung, Psychotherapie und Hormonbehandlung helfen können.

Die extratesticulären Fertilitätsstörungen sind vielfältiger Art und wahrscheinlich auch zahlenmäßig häufiger. Sie zerfallen nach dem Sitz der Störungsursache in den an der Reproduktion beteiligten Organen in drei Gruppen:

1. In neurogene Störungen.
2. In angeborene und erworbene Erkrankungen der Samenwege und männlichen Adnexe.
3. In Erkrankungen der Kopulationsorgane.

Die Möglichkeit, den Begattungsakt zu vollziehen, der im allgemeinen die Voraussetzung natürlicher Fortpflanzung darstellt, ist vom normalen Aufbau und der normalen Funktion der einzelnen Geschlechtsorgane, aber auch vom störungsfreien Zusammenspiel komplizierter Aktionen des peripheren und zentralen Nervensystems abhängig. Beim Menschen kontrolliert das Gehirn, manchmal mit wenig Erfolg, den Geschlechtsakt. Wenn auch Libido und Potenz, Orgasmus und Ejaculation durch Hormone und chemische Wirkstoffe gesteuert werden, so ist doch die Produktion, die Aktivierung und das Freiwerden dieser Stoffe weitgehend von nervösen Impulsen und psychischen Einflüssen abhängig.

An der Steuerung der Einzelphasen des Geschlechtsaktes, Exzitation, Erektion, Emission, Ejaculation und Detumescenz ist ein großer Teil des gesamten Nervensystems, besondere Sinnesorgane, das Gehirn, das Rückenmark, der periphere Nervenapparat, auf dem efferente und afferente Impulse von und zu den Genitalorganen laufen, mitbeteiligt.

Die Zahl der psychisch und neurologisch bedingten Störungen der Fortpflanzungsfähigkeit ist Legion. Etliche, über die wir genauere Untersuchungsergebnisse besitzen, kann man grob in einige Gruppen zusammenfassen.

Ein ernstes Problem sind die Potenzstörungen. Bei 90% aller Männer, die wegen Potenzstörungen zu uns kommen — und es sind derer nicht wenige —, ist die Ursache psychogen. Sie entsteht aus Angst und Schuldgefühlen, Konflikten mit dem Geschlechtspartner, wird oft genährt durch hypochondrisch überwertete

Tabelle 2

Einteilung der neurogenen, extratesticulären Fertilitätsstörungen

1. Psychische Störungen
   Beispiel: Psychogene Impotenz
2. Lokalisierte Läsionen des Nervensystems
   a) Läsionen des zentralen Nervensystems
      Beispiel: Partielle oder komplette Querschnittsläsion
   b) Läsionen des peripheren Nervensystems
      Beispiel: Postsympathektomiesyndrom
3. Degenerative Erkrankungen des Nervensystems
   Beispiel: Multiple Sklerose, Morbus Parkinson
4. Medikamentöse Schädigung des Nervensystems
   Beispiel: Ejaculationsstörung nach Ismelin-Medikation
5. Entzündliche Läsionen des zentralen Nervensystems
   Beispiel: Tabes dorsalis
6. Kongenitale Mißbildungen des zentralen Nervensystems
   Beispiel: Myelomeningocelen, Spina bifida

Extratesticuläre Fertilitätsstörungen

1. Neurogene Störungen
2. Störungen infolge Mißbildung oder Erkrankung der ableitenden Samenwege und Adnexe
3. Störungen infolge Mißbildung oder Erkrankung der Harnröhre und der Kopulationsorgane

Sogenannte endokrine und genetische Störungen

Hypoplasie
Hypogonadotroper Eunuchoidismus
Klinefelter-Syndrom

Absolute Indikationen

Kryptorchismus
Hypospadie
Varicocele
Verschluß des Vas deferens

Fakultative Indikationen

Phimose
Harnröhrenstenose
Hodentorsion
Priapismus
Mißbildungen der Samenwege

Symptome ungefährlicher Erkrankungen des Urogenitaltraktes, z. B. der Prostatavesiculitis. Man sei jedoch bei der Beurteilung der Potenzstörung vorsichtig, weil sie sich immer wieder einmal bei eingehender Untersuchung als erstes Symptom einer ernsten Erkrankung, eines Diabetes, einer Durchblutungsstörung, eines Hypophysentumors erweist. Von den peripheren Läsionen ist vor allem die Querschnittsläsion zu erwähnen. Nur 20% junger, querschnittsgelähmter Männer können normalen Verkehr, mit normaler Ejaculation ausüben. Potenzstörungen nach Grenzstrangresektion, nach Verletzungen und operativen Eingriffen am Becken und den Beckenorganen sind bekannt und gefürchtet. Nach manchen Eingriffen, z. B. nach der totalen Prostatektomie, ist Impotenz nahezu obligat.

Die ableitenden Samenwege sind ein kompliziert gebautes Gangsystem, in komplizierten Entwicklungsvorgängen, bei denen tatsächlich das Oberste zuunterst kam, entstanden. Mißbildungen verschiedenster Art und Erkrankungen sind dementsprechend häufig. Man findet angeborene Defekte und Verschlüsse vom Rete testis bis zur Einmündung der Ausführungsgänge in die untere Harnröhre mit oder ohne vergesellschaftete Mißbildungen anderer Organe des Urogenitaltraktes. Der anatomische Aufbau und die differenzierte Funktion bilden ideale Voraussetzungen für krankheitsbedingte Funktionsstörungen, vor allem für entzündliche Krankheiten. Sie sind die Hauptursache für temporäre Sterilität und Subfertilität.

Die etwa 2 cm lange Cauda des Nebenhodens besteht aus einem haarfeinen, aber mehrere Meter langen, aufgeknäuelten Kanal, in dem Millionen von Samenfäden gleichsam in Reservestellung für ihre Aufgabe bereitstehen. Die Mündung der ableitenden Samenwege in die Harnröhre mit gemeinsamem Ausführungsgang bildet einen zweiten Gefahrenbereich, dem bei der Ausbreitung entzündlicher Prozesse besondere Bedeutung zukommt. Die Funktiolaesa des erkrankten Organes oder der obstruktionsbedingte Ausfall des gesamten oder eines Teiles des Organsystems führen zu einer Vielfalt von Veränderungen und Störungen, die ihren Niederschlag in einer Vielzahl von Veränderungen des Ejaculates finden. Vor allem ist die Menge und Zusammensetzung des Samenplasmas geändert und die Motilität der Samenzellen herabgesetzt.

Die Bedeutung der ableitenden Samenwege und männlichen Adnexe für die Fertilität sei etwas eingehender besprochen. Die ableitenden Samenwege stellen einerseits die Transportstraßen, andererseits Bereitstellungsräume dar, in denen die Samenzellen reifen und für ihre spätere Aufgabe vorbereitet werden. In Prostata und Samenblase, auch z. T. im Nebenhoden und in der Ampulle wird das Samenplasma produziert, das für die Samenzellen Vehikel und Lebenselement darstellt. Die Funktion dieser Organe bestimmt weitgehend die Überlebenschancen und Fertilisationskapazität der Samenzellen im weiblichen Geschlechtstrakt. Bis zum Zusammentreffen mit der Eizelle müssen die Samenzellen nicht nur einen weiten Weg zurücklegen, sondern mehrere Hindernisse überwinden. Ausrüstung und Energievorrat, den Reiseproviant, erhalten die Samenzellen im Nebenhoden und von den männlichen Adnexen. Der Nebenhoden, den wir so oft erkrankt finden, hat recht komplexe Aufgaben.

Erstens dient er als Lager- und Reserveraum für die Samenzellen, zweitens produziert er Sekret und trägt zur Bildung des Samenplasmas bei, drittens fördert er die Reifung der Samenzellen, wie sie zur Bildung eines normalen Samens notwendig ist, viertens ist er die Abbaustätte alter und überflüssiger Samenzellen. Auch der Ejaculationsprozeß, der Transport der Samenzellen in den ableitenden Samenwegen, ist mitbestimmend für Überleben und Fertilität der Spermatozoen. Die Emission des Samens ist von heftigen Kontraktionen begleitet, die im Rete testis beginnend sich bald über den ganzen reproduktiven Apparat ausbreiten. Beim Menschen scheinen die Kontraktionen zuerst die Prostata, dann die Ampulle, zuletzt die Samenblase zu erfassen und so eine ganz bestimmte Zusammensetzung der einzelnen Spermfraktionen zu bewirken.

Auf Grund vieler Untersuchungen, vor allem in der Veterinärmedizin, muß man annehmen, daß bei der Ejaculation Wirkstoffe, Oxytocin, Prostaglandin etc., freiwerden, die auch auf den weiblichen Genitaltrakt Einfluß nehmen und das Vordringen der Samenzellen erleichtern.

Die männliche Adnexe liefern das Gros des Samenplasmas. Ampullen und Samenblasensekret enthalten Rohprodukte, Zucker und Enzyme als Energiedepot. Das Prostatasekret enthält eine Reihe von Stoffen, die man zwar gut messen, deren physiologische Aufgabe wir aber nur vermuten können. Die spezifische

Leistung der männlichen Adnexe, z. B. Produktion an Fructose, Zitronensäure und Phosphatase ist vom männlichen Keimdrüsenhormon abhängig. Der Spiegel dieser Substanzen im Samenplasma ist jedoch nicht als ein verläßlicher Gradmesser des Plasmatestosteronspiegels anzusehen.

Als letztes sind Fertilitätsstörungen durch Mißbildungen und Erkrankungen der Kopulationsorgane, Penis, Harnröhre, Blasenhals, zu besprechen. Diese Organe haben eine doppelte Aufgabe, nämlich abwechselnd Harn- und Geschlechtsorgan zu sein. Sie sind schon deshalb mit zahlreichen angeborenen oder erworbenen Fehlern behaftet. Die Umstellung vom Harn- zum Geschlechtsorgan ist an den reibungslosen Ablauf zahlreicher, z. T. wenig untersuchter Teilfunktionen gebunden. Die Erektion, Schwellung und Streckung des Gliedes durch Füllung der Schwellkörper des Penis ermöglicht das Einführen des Gliedes in die Scheide und die Deposition des Samens am Scheidengrund. Bei der Erektion füllt sich auch der Harnröhrenschwellkörper, und die Harnröhre formt sich in einen engen Druckkanal um, in dem der zähflüssige Samen leichter, wie in einem Kugellauf, ausgestoßen werden kann. Die Ejaculation wird durch ruckweise Kontraktion der Perinealmuskulatur bewirkt, wobei der Bulbus als Druckkissen dient. Da die austreibende Kraft vom Muskelzylinder, der die hintere Harnröhre umgibt und vom Bulbocavernosusmuskel ausgeht, muß, soll nicht der Schuß nach hinten in die Blase losgehen (retrograde Ejaculation), die Urethra gegen die Blase durch Kontraktion des Blasenhalses abgeschlossen sein. Dieser Verschluß wird bei der Prostatektomie meist zerstört.

Diese Vorgänge sind bei anatomischen Veränderungen, nervösen Ausfällen, verschiedenen Allgemeinerkrankungen, Arteriosklerose, Diabetes, progressiver Muskeldystrophie, bei degenerativen Erkrankungen der Rückenmarksbahnen, nach Priapismusverletzungen und durch Medikamentenmißbrauch oder Alkoholabusus gestört.

Die schweren Formen von Mißbildungen des männlichen Gliedes, Hypospadie und Epispadie stellen unübersehbare Kohabitationshindernisse dar, dagegen werden weniger eindrucksvolle Veränderungen, wie Phimosen, ein kurzes Frenulum z. B., oft unterschätzt. Man trifft nicht selten Patienten, die wegen derartig banaler und leicht korrigierbarer Anomalien kaum je normalen Geschlechtsverkehr ausüben können und deswegen nicht nur kinderlos bleiben, sondern sich auch zu Sonderlingen entwickeln.

Von den erworbenen Erkrankungen seien in erster Linie die Veränderungen der Harnröhre, Stenosen, Divertikel, Entzündungen erwähnt, die echte Ejaculationshindernisse darstellen können, ohne daß sie die Miktion wesentlich beeinträchtigen.

Aber auch andere Erkrankungen, Induratio penis plastica, das Lymphödem des Penis, die Balanitis, vermögen das normale Geschlechtsleben zu beeinträchtigen und Subfertilität bedingen.

Nach dieser flüchtigen Übersicht über Klinik und Pathologie der wichtigsten Fertilitätsstörungen noch ein paar Worte zur andrologischen Diagnostik, Therapie und zur Prophylaxe.

Diagnostik

Der sog. andrologische Untersuchungsgang ist heute weitgehend standardisiert, in zahlreichen Lehrbüchern und Arbeiten beschrieben.

In Tabelle 3 sind die wichtigsten Untersuchungen zusammengestellt.

Zur Durchführung dieser Standarduntersuchungen, die gelegentlich durch Spezialuntersuchungen ergänzt werden müssen, braucht man nicht mehr Laboratoriumseinrichtungen und technische Hilfskräfte als an einem medizinischen Zentrum, an einem großen Krankenhaus oder an einer Universitätsklinik ohnehin zur Verfügung stehen. Weit schwieriger ist es, ein Team von Fachleuten,

Andrologen jeder Art, Pathologen, Endokrinologen und Gynäkologen zusammenzubringen. Weil die Fachleute, nicht die Laboratorien fehlen, kommt die Andrologie vielerorts zu kurz. Wir Urologen müssen jedoch bemüht sein, dem Übelstand abzuhelfen, nicht nur weil ein andrologisches Team unglücklichen Ehepaaren helfen könnte, sondern weil wir durch dessen Tätigkeit über die Physiologie und Pathophysiologie der Organe, an denen wir täglich Eingriffe vornehmen müssen, etwas in Erfahrung brächten.

Ein Grundsatz sei noch erwähnt. Wir beginnen in der Regel mit der andrologischen Untersuchung erst dann, wenn eine Ehe trotz Kindeswunsch mindestens durch 2 Jahre kinderlos blieb. Wir lehnen es ab, eine andrologische Untersuchung durchzuführen, nur, wie die Patienten sagen, um nachzuschauen, ob alles in Ordnung sei. Die Erfahrung lehrt, daß man mit der andrologischen Untersuchung schweren Schaden stiften kann, weil die Debatte der Ehepartner um Schuld oder Unschuld an der Sterilität ernstlich die Ehe und das Glück der Ehepartner gefährden kann.

Die hormonale Behandlung der Fertilitätsstörungen hat nur dann Aussicht auf Erfolg, wenn durch eine eingehende Untersuchung die Natur der zugrundeliegenden Störung dargelegt wurde. Dieser Leitsatz kann durch scheinbare Erfolge auf ungezielte Behandlung nicht widerlegt werden. Die kritiklose Verabreichung von Hormonen bei sog. Hodeninsuffizienz ist ein grober, allerdings vielgeübter Unfug,

Tabelle 3

Fertilitätsstatus
Anamnese, klinische Untersuchung
Samenanalyse, morphologisch, chemisch, physikalisch
Hodenbiopsie
Bestimmung des chromosomalen Geschlechtes
Hormonstatus
Immunologische Untersuchung

mit dem man kaum nützen, aber schweren Schaden stiften kann. Wie weit man das hormonelle Geschehen beeinflussen, ob, wann und wie man hormonal bedingte Störungen der Fertilität korrigieren kann, wird die Zukunft zeigen.

Weit besser sind die Erfolgschancen der sog. chirurgischen Behandlung der Sterilitätsursachen.

Der Wert der hohen Ligatur der Varicocele, die Frühoperation des Kryptorchismus, die Korrektur von Mißbildungen, die Heilung von entzündlichen Prozessen, die Beseitigung von Stenosen ist wohl dokumentiert und steht heute außer Zweifel. Die Reanastomosierung des Samenleiters nach entzündlichen und iatrogenen Verschlüssen ist in einem beträchtlichen Prozentsatz erfolgreich. Der Wert der Reanastomosierungsoperation bei Mißbildungen von ableitenden Samenwegen wird noch diskutiert.

Weit wichtiger als die therapeutischen Bemühungen um seltene Fertilitätsstörungen ist es, durch geeignete Maßnahmen die bedrohte Fertilität des Mannes zu erhalten. Der Prophylaxe kommt entscheidende Bedeutung zu. Durch Aufklärung und Beratung des Patienten, durch regelmäßige Kontrolle, psychotherapeutische Betreuung, Empfehlungen für eine entsprechende Lebenshaltung, vor allem sachgemäße und rechtzeitige Durchführung notwendiger Maßnahmen, z. B. der Frühorchidopexie, der Circumcision, der Korrektur von Mißbildungen, lassen sich viele, später irreversible sekundäre Fertilitätsstörungen vermeiden. Der Urologe hat ausreichend Gelegenheit, Prophylaxe zu betreiben. Er braucht bei seiner täglichen Tätigkeit nur daran zu denken, daß auch die Fortpflanzung zu den Aufgaben der Organe zählt, mit denen er sich täglich zu befassen hat.

Literatur

Bandhauer, K., Kövesdi, S.: Der Fertilitätsstatus des Mannes. Urologe A 9, 192 (1970). — Baumgartel, H., Kaden, R.: Urogenitale Mißbildungen als Ursache der Verschluß-Aspermie. Andrologie 2, 117 (1970). — Frick, J.: Darstellung einer Methode (Competitive Protein Binding) zur Bestimmung des Testosteronspiegels im Plasma und Studie über den Testosteronmetabolismus beim Mann über 60 Jahre. Urol. int. (Basel) 24, 481 (1969). — Horton, R., Kato, T., Sherins, R.: A rapid method for estimation of testosterone in male plasma. Steroids 9, 245 (1967). — Hotchkiss, R. H., Fernandez-Leal, J.: The nervous system as related to fertility and sterility. J. Urol. (Baltimore) 78, 173 (1957). — Klosterhalfen, H., Klein, P., Schirren, C.: Operative Therapie bei Infertilität des Mannes. Urologe 7, 184 (1968). — Mann, T.: Biochemistry of semen and of the male reproductive tract. London: Methuen 1964. — Capacitation for reproductive research. J. Reprod. Fertil. Suppl. 2, 149 (1967); — Biochemical aspects of gamete survival in the male and female genital tract. VIe Cong. Intern. Reprod. Anim. Insem. Artif., Vol. I. Paris 1968; — The science of reproduction. Nature (Lond.) 224, 649 (1969). — Marberger, E., Marberger, H.: Veränderungen des Ejakulates bei entzündlichen Veränderungen der männlichen Adnexe. Wien. med. Wschr. 113, 153 (1963). — Marberger, H.: Klinik, Pathologie und Therapie der extratestikulären Fertilitätsstörungen. Wien. klin. Wschr. 80, 690 (1968). — Marberger, H., Marberger, E., Mann, T., Lutwak-Mann, C.: Citric acid in human prostatic secretion and metastasizing cancer of prostate gland. Brit. med. J. 24, I, 835 (1962). — Marshall, V. F.: Textbook of urology. New York: Paul B. Hoeber, Inc. 1956. — Molnar, J.: Allgemeine Spermatologie. Budapest: Verlag der Ungarischen Akademie der Wissenschaften 1963. — Moon, K. H.: Relationship of testosterone to human seminal fructose. Invest. Urol. 7, 478 (1970). — Moon, K. H., Bunge, R. G.: Observations on the biochemistry of human semen. I. Fructose. Fertil. and Steril. 19, 186 (1968). — Niermann, H., Nolting, S.: Praktische Aspekte der hormonalen Therapie andrologischer Störungen. Urologe B 10, 13 (1970). — Ross, J. C.: In: Handbuch der Urologie, Bd. XII, S. 104 (Alken, C. E., Dix, V. W., Weyrauch, H. M., Wildbolz, E., Hrsg.). Berlin-Göttingen-Heidelberg: Springer 1960. — Schirren, C.: Die konservative Therapie von Fertilitätsstörungen des Mannes. Urologe 7, 179 (1968); — Neue Ergebnisse der Andrologie. Berlin-Heidelberg-New York: Springer 1965. — Smith, D. R., Auersback, A.: Impotence in the male. In: Handbuch der Urologie, Bd. XII, S. 34—56 (Alken, C. E., Dix, V. W., Weyrauch, H. M., Wildbolz, E., Hrsg.). Berlin-Göttingen-Heidelberg: Springer 1960. — Talbot, H. S.: The sexual function in paraplegia. J. Urol. (Baltimore) 73, 91 (1955); — Proc. Sec. Ann. Clin. Paraplegia Conf., p. 20, Long Beach, Calif. 1953. — Zeitlin, A. B., Cottreu, T. L., Lloyd, F. A.: Sexology of the paraplegic male. Fertil. and Steril. 8, 337 (1957). — Zemjanis, R.: Testicular degeneration in macaca nemestrina induced by immobilization. Fertil. and Steril. 21, 335 (1970).

Professor Dr. H. Marberger
Urolog. Abt. d. Chirurg. Univ.-Klinik
A-6020 Innsbruck

Fertilitätsprobleme bei Gefäßveränderungen an der Vena und Arteria ilica interna

G. Carstensen

Im Jahre 1923 beschrieb Leriche das Krankheitsbild des Aortengabelverschlusses. Als Syndrom mit seinem Namen verbunden, ging es in die Literatur ein. Die Thrombose der Aorta abdominalis war zwar älteren Klinikern bereits bekannt — die erste Beobachtung stammt offenbar von Graham (1814) —, Leriche kommt jedoch das Verdienst zu, als erster die nosologische Einheit abgegrenzt zu haben. Seither ist bekannt, daß die Drosselung des Blutangebotes für die Corpora cavernosa zu einer Impotentia erigendi führen kann. Als therapeutisches Prinzip ist diese Erkenntnis mit der gefäßchirurgischen Rekonstruktion aber erst kürzlich ausgewertet worden.

Die Blutversorgung des männlichen Genitale unterscheidet zwei verschiedene Quellen. Die aus der Arteria ilica interna stammende Arteria pudenda interna versorgt den Penis, die aus der Aorta abdominalis oder einer Arteria renalis entspringende Arteria testicularis zieht zum Hoden. Eine Testisinsuffizienz steht also mit einer Mangeldurchblutung der Arteria ilica interna ursächlich in keinem Zusammenhang, Fertilitätsstörungen bewegen sich außerhalb dieses Gefäßbereiches.

Nach den wertvollen anatomischen Untersuchungen von Lippert gehen die Arteriae testiculares in 83% allein aus der Aorta hervor, zu 17% auch aus der Arteria renalis. Angiographisch entzieht sich diese Arterie aus hämodynamischen Gründen meistens ihrer Darstellung. Die Abb. 1 zeigt eine weit lateral verlaufende Arteria testicularis rechts, zu beiden unteren Nierenpolen ziehen überzählige Arterien, die gemeinsam der Arteria ilica communis rechts entstammen. Selten gelingt der Nachweis der Arteria testicularis in ganzer Ausdehnung.

Während anatomische Varianten der Arteria testicularis unwesentlich sind — erwähnt sei die Anastomose der Arteria testicularis im Leistenkanal mit der Arteria musculi cremasteris, eines Astes der Arteria epigastrica caudalis —, zeichnet sich die Arteria ilica interna durch eine Vielfalt von Verzweigungsformen geradezu aus: in 60% teilt sich der Stamm in zwei Hauptäste — 1. die Arteria

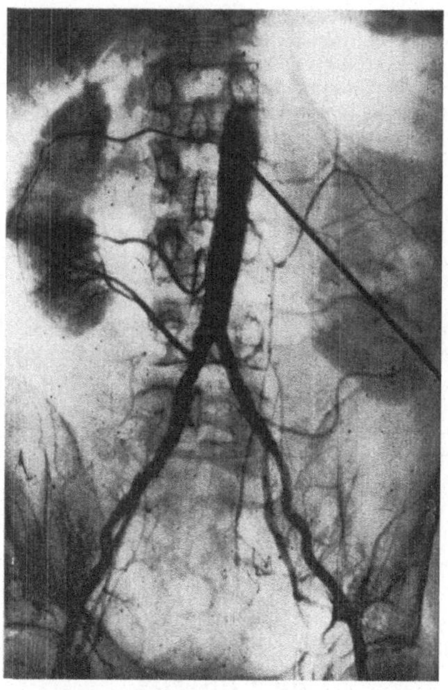

Abb. 1. Weit lateral verlaufende Arteria testicularis rechts, die sich in Höhe des oberen Nierenpoles aufteilt. Überzählige Nierenarterien beider unterer Nierenpole, die gemeinsam der Arteria ilica communis rechts entstammen

glutea superior und 2. die Arteria glutea inferior und die Arteria pudenda interna —, in 20% in drei Hauptäste — zu den genannten Arterien tritt als starker Zweig die Arteria umbilicalis mit der Arteria obturatoria hinzu —, in 10% ist nur ein Hauptstamm vorhanden, aus dem die einzelnen Äste als Seitenzweige hervorgehen. Die Arteria pudenda interna versorgt mit ihren Endaufzweigungen die Corpora cavernosa (Abb. 2).

Das arterielle Gefäßsystem des kleinen Beckens ist in mannigfacher Weise untereinander verbunden. Der Ausfall einer Arterie ist hämodynamisch ohne Belang, er wird mühelos von Kollateralen ausgeglichen. Diese Tatsache hat für die Urologie praktisches Gewicht. Wird etwa wegen blutender Tumoren eine Hämostase der Blase angestrebt, genügt es nicht, die Arteria ilica interna doppelseitig am Abgang zu ligieren. Vielmehr müssen — am besten nach Resektion — die großen Äste der Arteria ilica interna unterbunden werden. Dies Vorgehen hat sich uns in 40 Fällen zur radikalen Entfernung von Uteruscarcinomen bewährt. Niemals wurde eine Mangeldurchblutung der Blase beobachtet.

Die Arteria ilica interna ist die präformierte Kollateralbahn schlechthin. Nur wenn der einwandfreie Nachweis einer Durchgängigkeit der Arteria ilica externa vorliegt, darf die Arteria ilica interna unterbunden werden. Diese Conditio sine qua

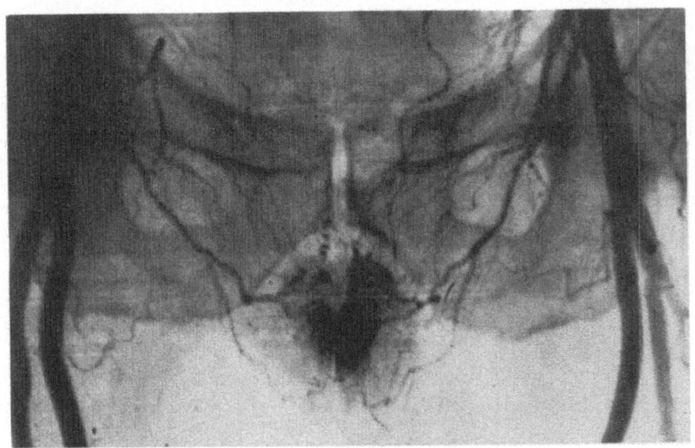

Abb. 2. Die Arteria pudenda interna versorgt mit ihren Endaufzweigungen die Corpora cavernosa

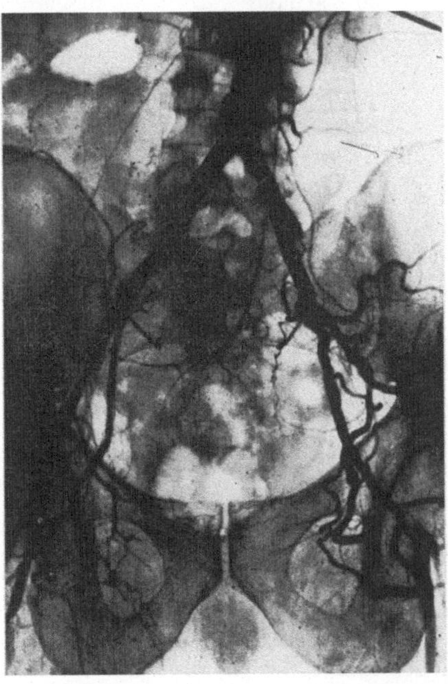

Abb. 3. Verschluß der Arteria ilica externa links und der Arteria femoralis superficialis rechts durch eine Arteriosclerosis obliterans. Der Umgehungskreislauf erreicht über die Arteria ilica interna links die Arteria femoralis communis links. Aus der Aorta abdominalis entspringende Arteria testicularis rechts

non mag die Abb. 3 sichtbar machen. Die Arteria ilica externa ist durch eine Arteriosclerosis obliterans verschlossen. Eine Unterbrechung der Blutstrombahn in der Arteria ilica interna hätte katastrophale Folgen, ein Verlust der Gliedmaßen wäre zu befürchten.

Die angiographische Aufhellung intakter Strömungsverhältnisse in den Endarterien des kleinen Beckens kann schwierig sein. Man lasse sich von Phasenunterschieden nicht täuschen! Eine auf dem ersten Bild fehlende Arteria ilica interna besagt noch nicht deren Verschluß. Für eine exakte Befunderhebung sind stets Serienaufnahmen Voraussetzung.

Die Arteria ilica interna läßt sich immer resezieren, hingegen nicht die Vena ilica interna. Der Stamm ist oft so kurz, daß bereits die Unterbindung erhebliche technische Schwierigkeiten bereitet. Auch im venösen Strombahnbereich des kleinen Beckens sind anatomische Spielarten überaus häufig. Die Gefahr im Umgang mit Beckenvenen liegt darin, daß bei den topographisch-anatomischen Verhältnissen Blutungen infolge von Venenverletzungen gelegentlich schwer zu beherrschen sind. Bei einiger Übung gelingt allerdings die zuverlässige Unterbindung oder Durchtrennung oder Resektion der Vena ilica interna immer, wie wir es in 40 Fällen bestätigen können.

Aus dem Krankengut der letzten 1½ Jahre wurden 120 Patienten ausgewertet, die uns mit dem Leitsymptom einer Impotentia coeundi aufsuchten. Die Altersverteilung (Tabelle 1) ist insofern korrekturbedürftig, als die Anamnesedauer alle Prozentangaben um eine halbe Dekade zurückverschiebt. Der Gipfel liegt dann beim 45. Lebensjahr. Die Zahlen schließen eine Alterserkrankung aus.

Tabelle 1. *Impotentia coeundi*
Lebensalter von 120 Patienten

20—29 Jahre	4 %
30—39 Jahre	8 %
40—49 Jahre	30 %
50—59 Jahre	40 %
60—69 Jahre	16 %
70—79 Jahre	2 %
	100 %

Tabelle 2. *Ursachen (?) der Impotentia coeundi*
120 Patienten

Neurologisch	20 %
Psychisch	12 %
Arteriosklerose	10 %
Urologisch	8 %
Endokrinologisch	8 %
Unklar	42 %
	100 %

Die Tabelle 2 enthält den Versuch einer ätiologischen Aufgliederung des Krankengutes. Die Zahlen werden mit betonter Zurückhaltung wiedergegeben. Nur wenn sich eine Einordnung sicher oder mit überwiegender Wahrscheinlichkeit vertreten ließ, erfolgte eine Aufnahme in eine Krankheitsgruppe.

Neurologische Ursachen führen die Tabelle mit 20% an: u. a. multiple Sklerose, progressive Muskeldystrophie, zentral ausgelöste Störungen, Lumbalsyndrome; viermal gaben Patienten den Beginn der Funktionsstörung unmittelbar nach einer Bandscheibenoperation und einmal direkt nach einer sacralen Prostatektomie an. Verletzungen im kleinen Becken durch Operations- oder Verwundungsfolgen, wie z. B. Caudaläsionen spielen eine ebenso bedeutende Rolle wie Kontusionen der Lendenwirbelsäule, sicher eine bislang unzureichend bewertete Entstehungsmöglichkeit. Die Zusammenhänge finden ihre Erklärung darin, daß sich das Erektionszentrum in Höhe des Sacralmarkes S III und des Ejaculationszentrum im Lumbalmark L I befinden.

Wenig erfreulich ist für die Betroffenen die forensische Nutzanwendung dieser Kenntnisse:

Oriana Fallaci berichtet aus den Gefängnissen von Karatschi, daß sich dort der Henker täglich in einem Peitschenhieb auf eine winzige Scheibe übe. Über einen Mann, der im Verbrechen der Aggression oder der Belästigung einer Frau rückfällig werde, verhänge man nämlich keine Gefängnisstrafe. Man bestrafe ihn mit eben jenem Peitschenhieb: einem trockenen Schlag auf einen bestimmten Rückenwirbel, und der Rückfällige werde impotent.

Schwer einzuschätzen sind die psychischen Überlagerungen. Hier erfolgte die Einteilung bei begründeten, schwerwiegenden Anlässen mit wahrscheinlichem zeitlichem Zusammenhang: Flucht aus der ehemaligen Heimat, lange Gefangenschaft, erhebliche berufliche oder familiäre Konfliktsituationen, körperliche Makel usw.

Die Arteriosklerose rangiert mit 10% in der Mitte dieser Aufstellung: gemessen an der Vielzahl der Patienten, die wir mit einer Arteriosclerosis obliterans im aortoiliacalen Abschnitt sehen, erstaunlich wenig. Dieser Eindruck ändert sich sofort, wenn man gezielt nach Erektionsstörungen fragt. Spontan geben nur wenige Patienten wegen wohl begreiflicher Hemmungen diese Beschwerden an. Aus einer Analyse von 1500 Aortogrammen des eigenen Krankengutes wissen wir, daß die Arteria ilica interna mit einer kombinierten Verschlußhäufigkeit von 21,8% an der Arteriosclerosis obliterans beteiligt ist. Dem entspricht auch die spezielle Anamnese dieser Patientengruppe mit rund 30% Potenzstörungen.

Es leuchtet ein, daß sowohl eine Stenosierung an der Ilicagabel beiderseits Grund einer Impotentia erigendi sein kann, wenn noch keine Umgehungsgefäße ausgebildet worden sind, wie auch bei einer totalen subrenalen Aortenthrombose mit einer völligen Blockierung des Blutstromes. Aber selbst bei diesem äußersten Verschlußtyp der Aorta abdominalis, der noch mit dem Leben vereinbar ist, schafft sich die Natur Auswege wie hier über Bauchwandkollaterale.

Eine andere Erklärung dafür, daß nicht mehr als 30% der Patienten mit einer Arteriosclerosis obliterans des aortoiliacalen Abschnittes über Potenzstörungen klagen, liegt darin, daß für die Speisung der Corpora cavernosa eine Seite genügt.

Iatrogen kann eine Impotenz hervorgerufen werden, wenn eine Bifurkationsprothese als Gefäßersatz eingepflanzt wird. Über Kollaterale von den Lumbalarterien sowie der Arteria ilica externa der anderen Seite war bei diesem Patienten noch eine ausreichende Füllung der Corpora cavernosa vorhanden. Durch die direkte Ableitung des Blutes aus der Aorta abdominalis in die Arteria femoralis communis beiderseits wurde der Umgehungskreislauf zum Erliegen gebracht. Drei Monate nach der Operation setzte die Potentia erigendi wieder ein, weil sich neue Zuflußbahnen ihren Weg gesucht hatten.

Sofern sich die Arteriosclerosis obliterans nicht über die Arteria ilica interna hinaus in die kleineren Äste — vor allem der Arteria pudenda interna — erstreckt, ist eine rekonstruktive Gefäßoperation technisch durchführbar und ein dankbarer Eingriff. Die einzelnen Phasen sehen Sie bei diesem 34jährigen Patienten. Die Potentia coeundi wurde wiederhergestellt.

Die Spätergebnisse sind bisher nicht ungünstig. Der erste von uns vor mehr als 4 Jahren operierte Patient hat, wie ein Kontrollaortogramm ergab, die Durchgängigkeit der Arteria ilica interna und seine volle Funktionsfähigkeit bis heute erhalten. Nachdrücklich muß der Vorstellung begegnet werden, diese Probleme seien unwichtig, da sie überwiegend alte Männer beträfen. Der jüngste von uns operierte Patient mit einer imkompletten Aortenthrombose war 28 Jahre alt. Deckt die Untersuchung eines Patienten eine Arteriosclerosis obliterans im aortoiliacalen Abschnitt auf, muß nach unserem heutigen Wissen als erster Schritt in der Behandlung der Impotentia erigendi eine Gefäßrekonstruktion verlangt werden.

Unter den mit 8% verzeichneten urologischen Erkrankungen ist die Induratio penis plastica besonders beachtenswert. Die endokrinologische Gruppe enthält u.a.

den Hypogonadismus und den schweren Diabetes mellitus. Vielleicht sind auch Fälle einer excessiven Adipositas hierher zu rechnen. Zur Diskussion gestellt sei außerdem der extreme Nicotinabusus.

War bei den bisher genannten 58% der Patienten erkennbar, wo die Therapie anzusetzen hatte, belasten die ungeklärten, hauptsächlich wohl psychosomatisch bedingten 42% das Konto des ärztlichen Wissens und Könnens beträchtlich. Diese Dunkelziffer kann abgebaut werden, wenn wir uns ernsthaft darum bemühen. Nur, und das ist die abschließende Frage, wer ist für diese Patienten zuständig: der Urologe, der Endokrinologe, der Androloge, der Dermatologe, der Psychotherapeut, der Angiologe? Soll ein Spezialist — etwa ein Männerarzt — dieses Gebiet übernehmen oder sollen sich Experten zusammentun? Muß ein neues Teilgebiet entstehen? Nach meiner Meinung sind Sie, meine Herren Urologen, aufgerufen, diese Fragen zu klären.

Literatur

Fallaci, O.: Das unnütze Geschlecht. DTV **599**, 20 (1969). — Graham, R.: Trans. roy. med.-chir. Soc. Glasg. **5**, 287 (1814). — Leriche, R.: Des oblitérations artérielles hautes (oblitération de la terminaison de l'aorte) comme causes des insuffisances circulatoires des membres inférieurs. Bull. Soc. Chirurgie Paris **49**, 1404—1406 (1923). — Lippert, H.: Arterienvarietäten. Tafeln 29—34, Med. Klin. **1968**, 22—32.

Professor Dr. G. Carstensen
Chirurg. Abt., Ev. Krankenhaus
D-4330 Mülheim

E. Elsässer und G. Rassner: Ergebnisse operativer Behandlung der Verschlußaspermie

Die Diagnose der Verschlußaspermie ergibt sich aus der Aspermie im sonst regelrechten Ejaculat, trotz der durch Hodenbiopsie nachgewiesenen ungestörten Spermiogenese.

Da sowohl Spermiocytogramm wie auch Hodenbiopsie vom Andrologen ausgeführt und beurteilt werden, liegt die Diagnostik in seinen Händen. Die Gesamtzahl der Männer, die sich dann nach gesicherter Diagnose wegen Kinderwunsch operieren lassen möchte, stellt jedoch sowohl hinsichtlich Ätiologie, wie auch was Ort und Ausdehnung des Verschlusses anlangt, ein uneinheitliches Krankengut dar (Tab. 1).

Die Tabelle 1 zeigt eine Übersicht über insgesamt 82 Fälle von Verschlußaspermie, die wir in den vergangenen 10 Jahren operiert haben, aufgeschlüsselt einerseits nach Anamnese, andererseits bezüglich der Operation, die nach den vorgefundenen Verschlußverhältnissen durchführbar war.

Als Verschlußursache fanden sich spezifische und unspezifische Nebenhodenentzündungen, Traumen, vorausgegangene Herniotomien und Orchidopexien in der Kindheit.

Bei 9 Männern waren bereits andernorts Ductus deferens-Nebenhodenanastomosen durchgeführt worden. Zwei Fälle nach Sterilisation werden der Vollständigkeit halber hier erwähnt. 26 konnten oder wollten keine speziellen Angaben zur Vorgeschichte machen.

Die Operabilität kann präoperativ durch den Palpationsbefund am Genitale nur unsicher vorausgesagt werden und muß nach Freilegung von Hoden, Nebenhoden und Samenstrang intra operationem geprüft werden.

Als erstes scheiden Defektmißbildungen, insbesondere doppelseitige Samenleiteraplasien aus, von denen wir insgesamt elf Fälle mit naturgemäß stummer Anamnese aufgedeckt haben. Weiterhin sind alle diejenigen Fälle als inoperabel anzusehen, bei denen der Ductus deferens über weite Strecken oder in seinem distalen, colliculusnahen Anteil verlegt ist. Wir prüfen seine Durchgängigkeit zur

Tabelle 1. *82 Fälle von Verschlußaspermie, operiert in der Urolog. Univ.-Klinik München vom 1. 1. 1960 bis 31. 12. 1969*

Art der Operation	Anamnese Gonorrhoe	Tuberkulose	unspezif. Epididymitis	Trauma	Herniotomie oder Orchidopexie	bereits voroperiert	Sterilisation	Stumme Anamnese	Gesamtzahl	+ Duct. def. durchgängig	— nicht durchgängig	? unbekannt
Nebenhoden-Samenleiter-Anastomose												
doppelseitig	5	1*	11**	3	1			8** **	29	7	10	12
einseitig	3*		4*	1	2	4		5*	19	3	7	9
OP-Versuch bei Oligospermie im NH	2		1			3		2	8		3	5
Samenleiter-Hoden-Anastomose			2			2			4		2	2
Samenleiter-Samenleiter-Anastomose					1*		2*		3	2		1
Nur Revision: Inoperabel		1	3	2	2			11	19			
Gesamtzahl	10	2	21	6	6	9	2	26	82	12	22	29

(Ein *-Zeichen innerhalb der Tabelle versinnbildlicht jeweils einen erfolgreich operierten Fall. In den drei Spalten am weitesten rechts ist das Ergebnis der Nachuntersuchung dargestellt.)

Harnröhre entweder mittels einfacher Durchspülung oder gleichzeitiger Röntgenkontrastdarstellung.

Wegen der ausgedehnten Obliteration des einzigen verbliebenen Ductus nach Semikastration infolge Urogenitaltuberkulose, Granatsplitterverletzung oder Kryptorchismus schieden dabei weitere fünf Fälle als inoperabel aus.

Eine andere Voraussetzung für die Operabilität ist die ungestörte Passage der Spermien aus dem Hoden in den Nebenhoden. Sie wird durch den Befund von ausreichend Spermien im Nebenhodenkopf nachgewiesen. Dazu wird nach Incision über dem Nebenhodenkopf der vorquellende Inhalt auf einem sterilen Objektträger abgeklatscht und unter dem Mikroskop untersucht. Lassen sich überhaupt keine Spermien finden, muß ein Verschluß des Rete testis oder der Ductuli efferentes angenommen und die Operation als unmöglich abgebrochen werden.

Dies war insgesamt 7mal der Fall, 5mal nach Verödung des Nebenhodens infolge Epididymitis, 2mal bei ausgedehnten Vernarbungen bei Reoperationen. Viermal haben wir in diesen Fällen auf besonderen Wunsch noch die direkte Anastomose zwischen Ductus und Hoden ausgeführt, was jedoch, wie zu erwarten, erfolglos geblieben ist. Von 82 Fällen waren somit $19 + 4 = 23$ inoperabel, was 28% entspricht.

Im Gegensatz zu diesen inoperablen Fällen stehen jene günstigen, bei denen der Stop auf den Nebenhodenschwanz und schwanznahen Anteil des Ductus deferens beschränkt ist. Diese sind die eigentliche Domäne der Refertilisierungsoperation im engeren Sinn, der Nebenhoden-Ductus deferens-Anastomose. Die Operationstechnik derselben ist inzwischen weitgehend standardisiert:

Wir führen nach der anfänglich geübten Seit-zu-Seit-Anastomose jetzt die endständige, möglichst bis 2 cm lange Schräganastomose des Ductus deferens mit der Längsincision in der Kapsel des Nebenhodenkopfes über einer Plastikschiene aus. Die Schiene wird durch den Nebenhodenkopf zum Scrotum herausgeleitet und nach 10 bis 12 Tagen gezogen. Die Nebenhodenkapsel wird mit der Muscularis und Adventitia des Samenstranges mit Einzelknopfnähten vereinigt, zu denen wir 00000-Chromcatgut atraumatisch verwenden.

In der Gruppe der günstig gelagerten, doppelseitig operierbaren Fälle sind immerhin bei 7 von 17 Nachuntersuchten wieder Spermien im Ejaculat gefunden worden. Zwölf haben sich nicht zu einer Nachuntersuchung bereit gefunden. Bei den nur einseits Operablen liegen die Erfolge bereits etwas ungünstiger: 3 + :7 – :9 ?

In acht Fällen fanden wir bei der Prüfung des Spermiengehaltes des Nebenhodenkopfes nur ganz vereinzelt Samenfäden. Trotzdem haben wir den Versuch einer Anastomose zwischen Nebenhodenkopf und Ductus deferens unternommen, weil uns diese im Gegensatz zur direkten Anastomose mit dem Hoden immerhin noch eine geringe Erfolgschance zu bieten schien. Wir konnten jedoch in keinem dieser Fälle Durchgängigkeit erzielen.

In diesem Zusammenhang sei noch erwähnt, daß sich in dieser Gruppe im Operationsbericht häufig Bemerkungen über starke Vernarbungen und Schwielenbildungen im Nebenhoden-Ductusbereich finden, was bei keinem der erfolgreich Operierten der Fall ist.

Bei sechs Inoperablen oder erfolglos Operierten haben wir in späterer Sitzung — zum Zeitpunkt des Konzeptionsoptimums der Ehefrau — eine Nebenhodenresektion durchgeführt. Die Nebenhodenspermien wurden in dem vor der Operation gewonnenen Ejaculat suspendiert. Das Gemisch wurde umgehend durch Injektion in den Cervicalkanal und mittels Portiokappe der Frau insemeniert. Es wurde jedoch keine Schwangerschaft erzielt.

Insgesamt haben wir in $29 + 19 + 8 = 56$ Fällen eine Rekanalisation der Samenwege durch ein- oder doppelseitige Ductus deferens-Nebenhodenanastomose versucht. 30 Operierte sind zur Nachuntersuchung erschienen, bei 10 derselben, also in einem Drittel, fanden sich postoperativ Spermien im Ejaculat.

Eine Erfolgsquote von einem Drittel der nachuntersuchten Fälle entspricht im Mittel den Ergebnissen anderer Autoren: zwar werden vereinzelt wesentlich niedrigere oder wesentlich höhere Erfolgszahlen von 5 bis 65% (Stachler, Bayle) in der Literatur angegeben, die meisten Operateure berichten über 20 bis 40% gelungener Rekanalisationen in der gereinigten Statistik (O'Conor, Young, Popelka, Klosterhalfen).

Die angegebenen Operationserfolge beziehen sich dabei nur auf die Wiederherstellung der Durchgängigkeit der Samenwege ohne Rücksicht auf die Zeugungsfähigkeit. Wie auch alle anderen Autoren fanden wir in den postoperativen Spermiocytogrammen eine Oligospermie von 1 bis 21 Millionen Spermien/ml (Tab. 2).

Tabelle 2 zeigt die Werte im postoperativen Spermiocytogramm bei den erfolgreich Operierten.

Nur ein einziger war normosperm, von den anderen lagen einzelne, mehrfach Nachuntersuchte mit ihren Anfangswerten unter 1 Million/ml. Der 32jährige Mann, G. S., hatte 6 Monate nach der Operation noch eine Aspermie, 6 Jahre später war die Durchgängigkeit mit 15 Millionen Spermien/ml erwiesen.

Tabelle 2. *Postoperative Spermiocytogramme nach erfolgreicher Rekanalisation der Samenwege (12 Fälle)*

Name	Alter	Spermien/ml	Beweglichkeit %	Pathol. Formen %	Fructose (Gamma/ml)	Kinder
J. W.	37	21 Mill.	50	19	2100	2
G. W.	32	6 Mill.	40	29	1900	
V. W.	38	101 Mill.	40—50	19	2750	?
H. W.	39	2 Mill.	60	35	?	2
J. W.	33	15 Mill.	40—50	31	4250	
K. P.	31	18 Mill.	50	32	1750	2
V. H.	38	1 Mill.	vereinzelt	—	2400	?
W. K.	33	10 Mill.	60	21	2400	5
G. S.	32	15 Mill.	20	27	1900	
B. S.	32	Kryptospermie	—	—	1850	
J. E.	40	20 Mill.	40—50	30	2150	?
W. G.	30	6 Mill.	40	30	1700	?

Unter dem üblichen Vorbehalt des „pater semper incertus" haben vier der erfolgreich Operierten angegeben, daß sie inzwischen Vater geworden seien und jeweils zwei, einer sogar fünf Kinder gezeugt hätten!

Es erhebt sich die Frage, ob eine Oligospermie nach Beseitigung eines mechanischen Hindernisses im Verlauf der Samenwege hinsichtlich der Fertilität des Trägers nicht anders, d. h. günstiger zu bewerten ist, als eine gleich schwere Oligospermie, die ihre Ursache in einer gestörten Spermiogenese hat. Es erscheint doch sehr wahrscheinlich, daß bei der Nebenhodenkopf-Ductus deferens-Anastomose jeweils nur einige wenige Ductuli efferentes Anschluß an den Samenleiter gewinnen und ihre beschränkte Zahl von Spermien entleeren können. Außerdem ist zu bedenken, daß der Entleerungsmechanismus des Nebenhodens bei der Ejaculation durch die veränderten Abflußverhältnisse zwangsläufig gestört sein muß.

Literatur

Bayle, H.: Surgical results of treatment of excretory azoospermia: Personal statistics on 248 Epididymodeferential anastomoses. Presse méd. **68**, 760 (1960). — Klosterhalfen, H.: Beziehungen zwischen Andrologie und Urologie. Internist (Berl.) **1**, 34 (1967). — Klosterhalfen, H., Schirren, C.: Über die operative Wiederherstellung der Zeugungsfähigkeit des Mannes. Dtsch. med. Wschr. **47**, 2235 (1964). — Klosterhalfen, H., Klein, P., Schirren, C.: Operative Therapie bei Infertilität des Mannes. Urologie **7**, 184 (1968). — O'Conor, V. E.: Mechanical aspects of surgical correction of male sterility. Fertil. and Steril. **4**, 439 (1953); — Mechanical aspects and surgical management of sterility in men. J. Amer. med. Ass. 153, 532 (1953). — Popelka, S., Hnevkovsky, O., Raboch, J., Hynje, J.: Die Obliterations-Aspermie und ihre chirurg. Behandlung. Z. Urol. 48, 341 (1955). — Staehler, W.: Die Indikation zu Refertilitätsoperationen. Dtsch. med. Wschr. 26, 1180 (1965). — Young, D.: Surgical Problems of the vas deferens. Stud. Fertil. 3, 40 (1951); — Discussion on surgery of the vas deferens. Fertil. and Steril. 3, 338 (1952).

Privatdozent Dr. G. Rassner
Dermatologische Klinik u. Poliklinik
der Universität München
D-8000 München 15
Frauenlobstraße 9

Dr. E. Elsässer
Urologische Klinik u. Poliklinik
der Universität München
D-8000 München 15
Thalkirchner Straße 48

P. Kolle, P. G. Vogel und R. Fuchs: **Indikation und Ergebnisse der hohen Ligatur der spermatischen Gefäße nach Palomo**

Obwohl sich bereits Th. Kocher (1887) sehr eingehend mit der Therapie der Varicocele beschäftigte, dauerte es noch über ein halbes Jahrhundert, bis man brauchbare und zuverlässige Methoden der operativen Behandlung dieser Erkrankung fand. 1947 gab Bernardi die hohe, retroperitoneale Unterbindung der V. spermatica int. an, ein Eingriff, der im Prinzip schon 1918 von Ivanissevich u. Gregorini beschrieben wurde. (Der erstgenannte Autor berichtete im Jahre 1960 über 4470 operierte Fälle aus 42 Jahren.)

Palomo ging 1949 noch einen Schritt weiter und empfahl die hohe Unterbindung der A. und V. spermatica int. (im Sprachgebrauch nur als Vasa spermatica bezeichnet), ein Eingriff, den Lewis bereits 1906 angegeben hat.

Palomo konnte beweisen, daß die Versorgung des Hodens durch die A. deferentialis und die A. spermatica ext. (gleichbedeutend mit der A. cremasterica) ausreicht, und es nicht zur Hodenatrophie kommt, wenn man die A. spermatica unterbindet. Bei 38 Kranken, die er diesem Eingriff unterzog, wurde in allen Fällen eine Heilung der Varicocele ohne Hodenatrophie erzielt.

Die Kenntnis, welche Bedeutung die Varicocele für die Spermiogenese hat, verdanken wir den Untersuchungen von Philips u. Mackenzie, Harrison u. Weiner, Hanley u. MacLeod. Die genannten Autoren konnten zeigen, welchen Einfluß die gestörte Zirkulation und besonders die durch die Varicocele bedingte Erhöhung der Temperatur im Hoden auf die Spermiogenese hat. Durch die Zirkulationsstörung und die dadurch hervorgerufene Dysregulation des arterio-venösen Wärmeaustausches kann die Differenz zwischen intrascrotaler und intraabdominaler Körpertemperatur, die beim gesunden Manne im Mittel 2,2 °C beträgt, durch Überwärmung des Hodens bis auf 0,1 °C absinken (Hanley).

Interessant ist in diesem Zusammenhang, daß Hanley, der in Europa schon frühzeitig die hohe Ligatur der spermatischen Gefäße vornahm, von den Ergebnissen enttäuscht, seit 1962 eine direkte Durchtrennung der Cremaster-Venen bevorzugt, da er der Meinung war, daß diese, und nicht die V. spermatica die Ursache der Varicocele ist.

Tessler u. Krahn konnten 1966 durch Messungen in beiden Scrotalhälften zeigen, daß auch bei nur linksseitiger Varicocele die Temperatur in der gesunden rechten Scrotalhälfte sich in gleicher Weise ungünstig verändert, womit die lange Zeit offene Frage, warum es bei nur linksseitiger Varicocele und normalen Scrotalverhältnissen rechts, zur Störung der Spermiogenese kommt, ihre Erklärung finden dürfte.

Die Bevorzugung der linken Seite, die im Schrifttum mit 70 bis 82% (Palomo 97%, im eigenen Krankengut 95%) angegeben wird, hat anatomisch-funktionelle

Gründe, da die linke V. spermatica bekanntlich rechtwinklig in die V. renalis einmündet, hier somit ungünstigere Strömungsverhältnisse vorliegen und durch eine leichte Kompression der V. renalis zwischen Aorta und A. mesent. cran. ein erhöhter Venendruck nachgewiesen wurde, neben dem Fehlen von Klappen in der V. spermatica.

Nachdem nach Klosterhalfen ca. 70% aller Varicocelenträger sub- bzw. infertil sind, die Varicocele im andrologischen Krankengut mit 3 bis 30% angegeben wird (Klosterhalfen, Klein, Schirren, Haensch, Hornstein, Scott u. a.) und in den 10 bis 15% aller ungewollt kinderlos gebliebenen Ehen (Klosterhalfen, Kiessling) die ursächlichen Bedingungen mit etwa 30 bis 50% (Nikolowski, Klosterhalfen) beim Manne allein liegen, wird deutlich, welche Bedeutung die Therapie der Varicocele hat.

An der Urologischen Klinik und Poliklinik der Universität München wurden seit 1962 insgesamt 142 Operationen wegen Varicocele durchgeführt und in den ersten Jahren die hohe Unterbindung der V. spermatica bevorzugt. Dieser Eingriff wurde später zugunsten der hohen Ligatur der spermatischen Gefäße nach Palomo verlassen, da wir von der alleinigen Unterbindung der Vene keinen günstigen Eindruck hatten. Über die Ergebnisse wird an anderer Stelle berichtet. Der hohen Ligatur der spermatischen Gefäße nach Palomo wurden 88 Kranke unterzogen. Während in der ersten Zeit vorwiegend Kranke mit durch die Varicocele hervorgerufenen Beschwerden (nichtandrologische Indikation) operiert wurden (29 Fälle) stand in den letzten Jahren die andrologische Indikation ganz im Vordergrund.

In Zusammenarbeit mit der Dermatologischen Klinik und Poliklinik der Universität München wurde bei 59 Männern mit Oligospermien verschiedenen Grades und Nekrospermien die Operation durchgeführt. 34 Patienten unterzogen sich auch postoperativ einer andrologischen Untersuchung, so daß von diesen Fällen prä- und postoperative Spermiogramme verglichen werden konnten. Die Beurteilung der Spermiogramme erfolgte entsprechend den Definitionen von Schirren. Als voll zeugungsfähig gelten nur Kranke mit einer Normospermie, d. h. einer Spermienzahl von 60 Millionen/ml, ca. 70% beweglichen Spermien und nicht mehr als 25% pathologischen Formen. Vermindert zeugungsfähig sind die Kranken mit den Gruppen Oligospermie Grad I mit 30 bis 60 Millionen Spermien/ml (mindestens 50% gut bewegliche, höchstens 50% Fehlformen), der Oligospermie II. Grades mit 10 bis 30 Millionen Spermien/ml und der Oligospermie III. Grades mit weniger als 10 Millionen Spermien/ml. In der Gruppe der Aspermien wurden alle Probanden, die in die genannten Gruppen nicht einzureihen waren, untergebracht, also beispielsweise die Azoo- und Nekrospermien und dieses Kollektiv als zeugungsunfähig angesehen. Wie die Tabelle 1 zeigt, hat sich postoperativ das Bild zugunsten der Normospermien und der Oligospermien geringeren Grades entscheidend gebessert. Wie die Tabelle 2 zeigt, konnte der Anteil pathologischer Formen von präoperativ 35,8 auf 30,6% im Mittel gesenkt werden, wobei sich allerdings ein auffällig hoher Prozentsatz sogar verschlechtert hat, eine Tatsache, für die wir keine Erklärung geben können. Der Anteil beweglicher Spermien stieg im Mittel von 42,8 auf 51,8% an.

Zur Beurteilung des erzielten Ergebnisses spielt der Zeitfaktor eine entscheidende Rolle. Wie die Kurve zeigt, wird der höchste Anteil der Gesamtspermienzahl und der Anteil normaler Spermien erst nach 6 bis 24 Monaten erreicht, während in den ersten 3 Monaten keine Veränderung oder sogar ein leichtes Absinken der Gesamtspermienzahl beobachtet wird.

Diese Ergebnisse überraschen nicht, wenn man sich vor Augen hält, daß es sich bei der Varicocele um eine schon seit Jahren (Durchschnittsalter der Probanden 25 bis 40 Jahre) bestehende und auch an der herabgeminderten Konsistenz und Größe des Hodens erkennbare Störung handelt, die letztlich durch einen gewaltigen Einschnitt in die bestehenden Durchblutungsverhältnisse, mit allen Konsequenzen wie vorübergehender Stauung und Ödem angegangen wird. Während

Tabelle 1. *Indikation und Ergebnisse der hohen Ligatur der spermatischen Gefäße nach Palomo*

	Präoperativ	Postoperativ
Normospermie	0	15
Oligospermie Grad 1 (30 bis 60 Mill. Sperm./ml)	3	7
Oligospermie Grad 2 (10 bis 30 Mill. Sperm./ml)	8	4
Oligospermie Grad 3 (weniger als 10 Mill. Sperm./ml)	19	6
Aspermie	4	2
Gesamt	34	34

Tabelle 1: Bei 34 prä- und postoperativ untersuchten Männern zeigt sich eine eindeutige Verbesserung der Spermiogramme mit einem hohen Anteil erreichter Normospermien und Verbesserung der Oligospermien.

Tabelle 2. *Der Einfluß der hohen Ligatur der spermatischen Gefäße auf den Anteil beweglicher und pathologischer Spermien bei 34 Männern*

	gebessert	unverändert	schlechter
Pathologische Spermien	16	7	11
Bewegliche Spermien	17	13	4

Mittelwerte:	präoperativ	postoperativ
pathologisch	35,8 %	30,6 %
beweglich	42,8 %	51,8 %

Tabelle 2 zeigt die Veränderung des Anteiles beweglicher und pathologischer Spermien nach Ligatur der spermatischen Gefäße mit einer deutlichen Vermehrung der beweglichen Spermien, während bei den pathologischen Formen der Einfluß der Operation nicht so deutlich ist.

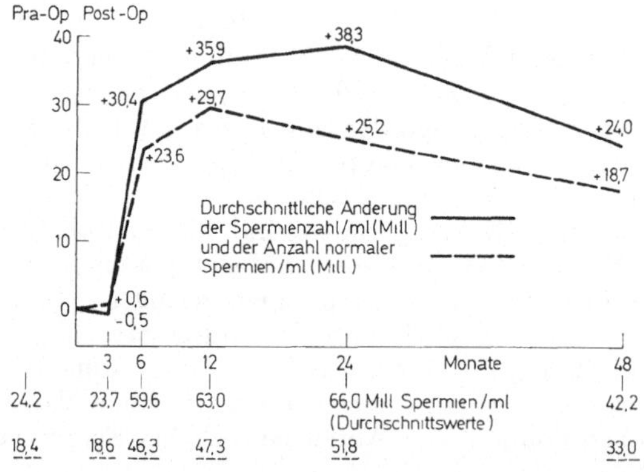

Abb. 1. Die Kurven demonstrieren den nach 3 bis 6 Monaten einsetzenden Anstieg der Gesamtspermienzahl und der Normalformen mit einem Gipfel nach 12 bis 24 Monaten und die Durchschnittswerte/ml. Aus der Kurve geht hervor, daß in den ersten 3 Monaten postoperativ keine Änderung oder sogar eine Verschlechterung des Befundes eintritt

der Einfluß der Operation auf die Fertilität in zwei Drittel der Fälle gut war, hat sich der örtliche Befund, wie die Tabelle 3 zeigt, nur bei einem Teil der Kranken völlig zurückgebildet, teilweise überhaupt nicht verändert. Ein wesentlicher Gesichtspunkt sind auch die subjektiven Beschwerden (Tabelle 3). Hier fällt auf, daß von den 34 andrologischen Patienten nur neunmal mäßige Beschwerden angegeben wurden, die mit einer Ausnahme nach der Operation beseitigt waren. Demgegenüber hatten von 15 nachuntersuchten Kranken mit Beschwerden auch postoperativ noch 6 Patienten Beschwerden, und es ist anzunehmen, daß auch von den übrigen 14 nicht zur Nachuntersuchung erschienenen Kranken eine Anzahl mit dem Operationsergebnis nicht zufrieden waren. Diese Erfahrung hat uns bewogen, mit der Indikation zur Operation aus nicht andrologischer Indikation sehr zurückhaltend zu sein, da sich unter dieser Gruppe viele Genitalneurotiker finden (ein Punkt, auf den schon Palomo hingewiesen hat) und denen man keinesfalls mit einer Operation zu helfen versuchen sollte. Grundsätzlich wird bei jedem Varicocelenträger eine andrologische Untersuchung veranlaßt und hieraus gegebenenfalls die Operationsindikation erstellt, bei Vorliegen subjektiver Beschwerden allerdings ausdrücklich darauf hingewiesen, daß für eine Beschwerdefreiheit nicht garantiert werden kann. Die Tabelle 4 zeigt das Gesamtkollektiv unserer wegen

Tabelle 3. *Der Einfluß der hohen Ligatur der spermatischen Gefäße auf Beschwerden und Lokalbefund*

Nachuntersuchte Patienten		Lokalbefund			Beschwerden	
		normal	gebessert	unverbessert	ja	nein
nicht-andrologische	15	4	11	0	6	9
andrologische	34	14	13	7	1	33

Tabelle 3 zeigt das Gesamtkollektiv nachuntersuchter Probanden bezüglich Lokalbefund und Beschwerden, wobei der hohe Prozentsatz nicht beschwerdefrei gewordener Kranker aus dem nicht-andrologischen Krankengut auffällt. Der Lokalbefund hat sich nur bei einem Teil der Kranken völlig normalisiert.

Tabelle 4. *Ergebnisse der Operation nach Palomo bei 88 Kranken (1963 bis 1970)*

Indikation	Zahl der Fälle	nachuntersucht	gebessert	unverändert	schlechter
Fertilitätsstörung	59	34	24 5 Zeugungen	9	1
Beschwerden	29	15	9	6	∅

Keine Hodenatrophie!

Die Tabelle 4 zeigt nochmals zusammenfassend die Ergebnisse, aufgeschlüsselt nach andrologischen und nicht-andrologischen Patienten, wobei sich bei den andrologischen Fällen in über zwei Drittel Besserung der Fertilitätsverhältnisse fanden.

Bei dem verschlechterten Probanden lag die Operation erst 2 Monate zurück.

Varicocele operierter Kranken mit einer signifikanten Verbesserung der Fertilitätsverhältnisse nach dem Eingriff. Trotz des hohen Prozentsatzes erreichter Normospermien ist es merkwürdig, daß dem günstigen objektiven Befund vergleichsweise nur wenige Zeugungen gegenüberstehen.

Zum Abschluß noch ein technischer Hinweis: Wichtig ist es, nach der Originalangabe von Palomo die Incision möglichst hoch inguinal anzulegen, um ausschließlich V. und A. spermatica oberhalb der Zumündung des Ductus deferens darzustellen. Im Idealfall soll der Ductus deferens im Operationsgebiet nicht sichtbar werden, da allein seine Präparation eine Gefährdung der ihm anliegenden A. deferentialis bedeutet und die Gefahr einer Hodenatrophie heraufbeschwört.

Zusammenfassung: Die hohe Ligatur der spermatischen Gefäße nach Palomo wurde in 88 Fällen ausgeführt und bringt beim sub- bzw. infertilen Patienten in rund zwei Drittel der Fälle eine erhebliche Verbesserung der Spermiogenese und damit der Fertilität. Man kann somit die Indikation für den kleinen, risikolosen, notfalls sogar ambulant durchzuführenden Eingriff beim andrologischen Patienten sehr weit stellen, sollte sich jedoch bei der Indikation am nicht andrologischen Patienten größte Zurückhaltung auflegen, da weder örtlicher Befund noch subjektive Beschwerden in einem befriedigenden Prozentsatz beeinflußbar sind.

Literatur

Bernardi, R.: Varicocele. Buenos Aires: El Ateneo 1947. — Brosig, W.: Z. Urol. **53**, 13 (1960). — Davidson, H. A.: Practitioner **173**, 703 (1954). — Fuchs, R.: Inaug.-Diss. München 1971. — Haensch, R., Hornstein, O.: Dermatologica (Basel) **136**, 335 (1968). — Hanley, H. G.: Stud. Fertil. **12**, 20 (1956); — Proc. 2nd World Congr. Fertil. and Steril. Naples **1956**, 953. — Hanley, H. G., Harrison, R. G.: Brit. J. Surg. **50**, 64 (1962). — Harrison, R. G.: J. Anat. (Lond.) **83**, 267 (1949); — J. exp. Biol. **26**, 304 (1949); — Fertil. and Steril. **3**, 366 (1952). — Harrison, R. G., Weiner, J. S.: Physiol. (Lond.) **107**, 48 (1948). — Hilfrich, H. J.: Mkurse ärztl. Fortbild. **17**, 26 (1967). — Hornstein, O. P.: Arch. klin. exp. Derm. III. Mittlg. **218**, 347 (1964); — Münch. med. Wschr. **111**, 1956 (1969). — Ivanissevich, O.: J. int. Coll. Surg. **34** 742 (1960). — Ivanissevich, O., Gregorini, H.: Sem. méd. (B.Aires) **25**, 575 (1918). Zit. n. Scott and Young. — Kaden, R.: Urologe **10**, 6 (1970). — Kiessling, W.: Fortschr. Med. **82**, 898 (1964). — Klosterhalfen, H.: Mkurse ärztl. Fortbild. **19**, 230 (1969). — Klosterhalfen, H., Klein, P., Schirren, C.: Urologe **7**, 184 (1968). — Kocher, Th.: Die Krankheiten der männlichen Geschlechtsorgane. Stuttgart: Enke 1887. — Lewis, D. D.: Surg. Gynec. Obstet. **3**, 534 (1906). — MacLeod, J.: Fertil. and Steril. **16**, 735 (1965); — Fertil. and Steril. **20**, 545 (1969). — Nikolowski, W.: Münch. med. Wschr. **109**, 913 (1967). — Philips, R. W., Mackenzie, F. F.: Zit. n. Davidson. — Palomo, A.: J. Urol. (Baltimore) **61**, 604 (1949). — Robb, W. A. T.: Brit. med. J. **1954 II**, 355. — Schirren, C.: Fertilitätsstörungen des Mannes. Stuttgart: Enke 1961. — Schirren, C., Klosterhalfen, H.: Haut- u. Geschl.-Kr. **40**, 372 (1966). — Scott, L. S., Young, D.: Fertil. and Steril. **13**, 325 (1962). — Tessler, A. N., Krahn, H. P.: Fertil. and Steril. **17**, 201 (1966).

Privatdozent Dr. P. Kolle
Urologische Klinik u. Poliklinik
der Universität München
D-8000 München 15
Thalkirchnerstraße 48

P. Breitwieser und H.-D. Nöske: **Ligatur der Vena spermatica bei Subfertilität infolge einer Varicocele**

Während in älteren Veröffentlichungen vor einer Hodenatrophie nach Varicocelenoperationen gewarnt wird, werden heute Varicocelenoperationen zur Erlangung der Fertilität durchgeführt. Abb. 1 zeigt grobschematisch die Anatomie der Hodengefäße.

Die weiteste Anerkennung hat das Verfahren nach Palomo gefunden: Retroperineales Aufsuchen und Ligieren der V. spermatica vom pararectalen Schnitt aus.

Wir variieren dieses Verfahren insofern, als wir auf den retroperitonealen Zugang verzichten und von einem Leistenschnitt aus vorgehen. Der Samenstrang wird aufgesucht, die Fascie des Externus gespalten und der Internus am inneren Leistenring eingekerbt, so daß sich die Vena spermatica an ihrem Eintritt in den Retroperitonealraum aufsuchen läßt. Die pralle Vene, manchmal ist sie zweigeteilt, wird präpariert, ligiert und auf einer ca. 5 cm langen Strecke reseziert.

Bei 43 Patienten wurde der Eingriff wegen Kinderlosigkeit infolge einer pathologischen Spermiogenese durchgeführt. Ein Behandlungsversuch durch zeitlich begrenzte Enthaltsamkeit ist bei allen unseren unter den verschiedensten Formen gestörter Spermiogenese leidenden Männern dem operativen Eingriff vorangegangen. Komplikationen traten bei der Venenligatur in keinem Falle auf. Bei zwei Patienten handelte es sich um beidseitige, bei den übrigen um linksseitige Varicocelenbildung.

Ergebnisse

19 Patienten kamen zur Nachuntersuchung, die übrigen beantworteten schriftlich unsere Fragen. Bei allen Nachuntersuchten war eine Varicocele noch mehr oder weniger deutlich sicht- und tastbar, jedoch nach Angaben der Patienten weniger stark ausgeprägt als vor dem Eingriff.

Bei 25 Patienten wurden vor und nach der Operation Samenuntersuchungen durchgeführt (Tabelle 1). Die Nachuntersuchung fand frühestens 8 Wochen nach dem Eingriff statt

Die Spermiendichte war im Durchschnitt etwa angestiegen, der Anteil lebender Spermien hatte sich erhöht, deformierter etwas erniedrigt. Bei der statistischen Berechnung ergibt sich jedoch kein signifikanter Unterschied. Selbst unter den Operierten, die fertil wurden, fanden sich fünf mit postoperativ niedrigerer Spermiendichte als präoperativ.

Unter den 43 Männern, bei denen eine Varicocele wegen jahrelang bestehendem Kinderwunsch operativ angegangen wurde (Schema 1), trat in 19 Fällen der

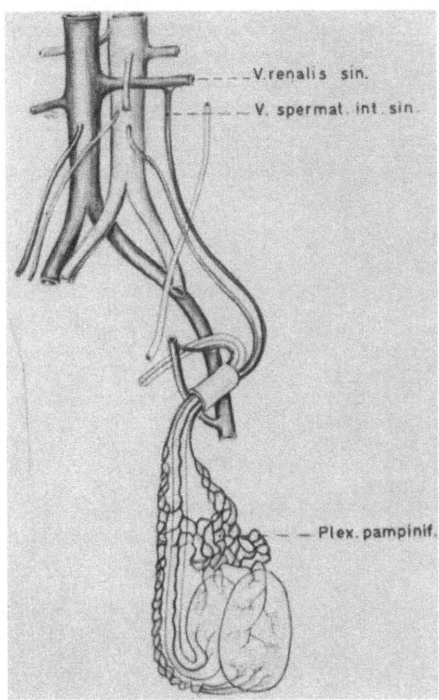

Abb. 1

Tabelle 1. *Ergebnisse spermatologischer Untersuchungen bei 25 Patienten*

Durchschnittswerte	vorher	nachher
1. Gesamtzahl	28 ± 17	36 ± 26 Mill./ml
2. tote Spermien	29 ± 9	28 ± 9 %
3. lebende Spermien	37 ± 10	45 ± 10 %
4. deformierte Spermien	46 ± 11	38 ± 14 %

N – 25

ersehnte Erfolg ein (16mal Geburt von gesunden Kindern, 3mal derzeit bestehende Gravidität). Eine verspätete Nachricht von der Geburt eines Mädchens und derzeit bestehender zweiter Gravidität ist in den Abbildungen noch nicht berücksichtigt.

In fünf Fällen wurden bis zum jetzigen Zeitpunkt mehrere Graviditäten erfolgreich ausgetragen. Zweimal ereigneten sich Fehlgeburten, in einem Fall besteht nach normaler Entbindung z. Z. wieder eine Gravidität.

21mal trat bislang keine Konzeption ein, zwei Patienten antworteten nicht, einer verunglückte alsbald nach dem Eingriff tödlich. 19 erfolgreiche Fälle stehen somit 21 gesichert erfolglosen gegenüber. In fast der Hälfte der Fälle trat die ersehnte Konzeption ein.

Die Ehemänner der 17 Frauen, die nach dem Eingriff mindestens einmal entbunden wurden, zeugten bis jetzt insgesamt 21 Kinder, nämlich 7 Buben und 14 Mädchen (Abb. 2). Bei der kleinen Fallzahl kann diese Verschiebung zur weiblichen Seite durchaus zufällig sein.

Es galt, das Ergebnis statistisch zu überprüfen. Eine Vergleichsgruppe — infertile Varicocelenträger ohne Operation — oder ein Erwartungswert, gegen den

Schema 1. *Ergebnisse bei 43 Patienten mit Varicocelenoperation*

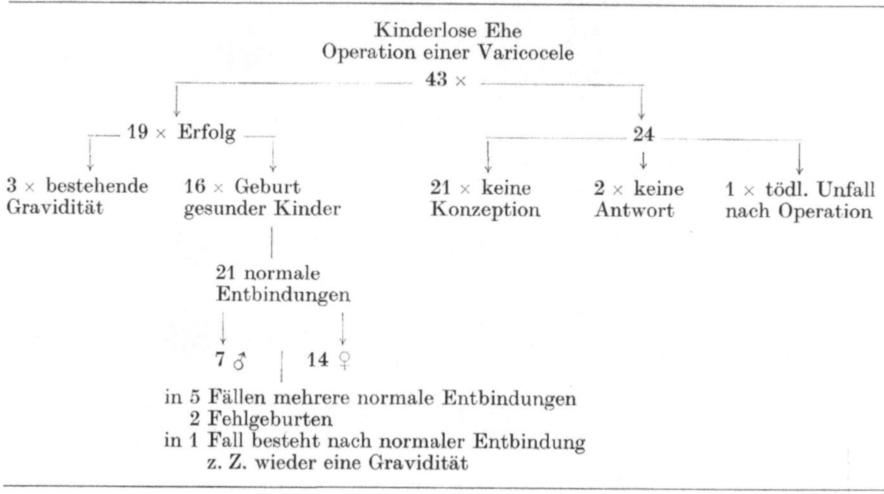

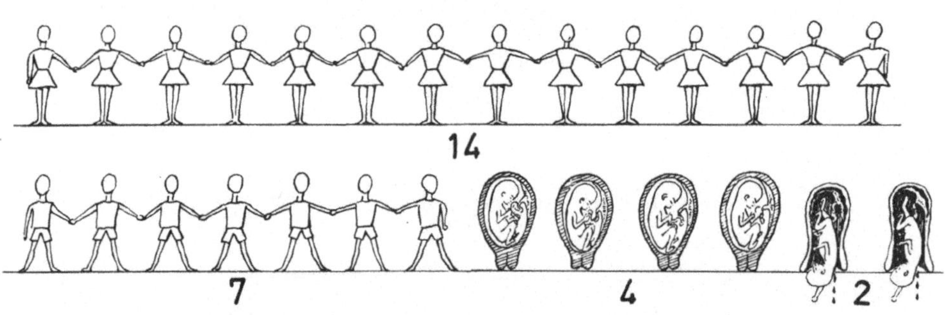

Abb. 2

man testen könnte, stand nicht zur Verfügung. Wenn man jedoch die präoperativen Zeiten der Kinderlosigkeit bei bestehendem Kinderwunsch den postoperativen Zeiten bis zur ersten Konzeption gegenüberstellt, so kommt man zu dem Ergebnis, daß in allen 19 Fällen die Differenz zwischen Kinderwunschzeit bis Operation minus Zeitdifferenz Operation bis Konzeption positiv ist. Schema 2 stellt das Ergebnis an Hand der Durchschnittswerte graphisch dar.

Die erzielten Konzeptionen treten nur selten unmittelbar nach der Operation ein, im Durchschnitt erst nach mehr als 9 Monaten. Letzteres Ergebnis muß ein Hinweis darauf sein, spermatologische Kontrolluntersuchungen tunlichst nicht zu früh nach dem operativen Eingriff durchzuführen, am besten erst nach einem halben bis einem Jahr.

Schema 2. *Zeitspanne bestehenden Kinderwunsches im Vergleich zur Zeitdauer Operation — Konzeption*

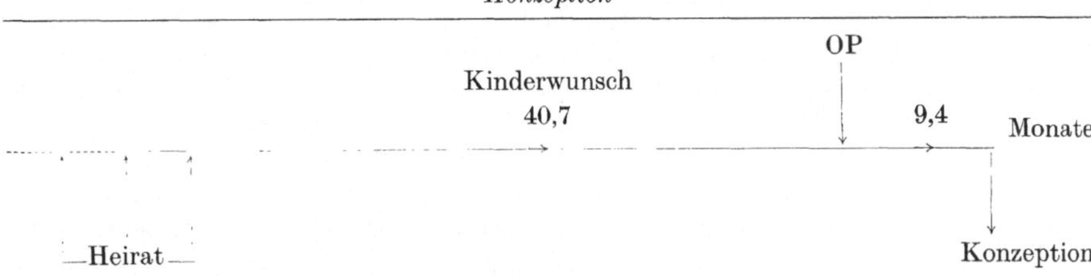

In der Gruppe der 21 Fälle ohne Konzeption trotz vorgenommener Operation (der Eingriff liegt im Durchschnitt 30 Monate zurück) finden sich 6 Fälle mit gynäkologischem Leiden bei der Ehefrau, ein Fall von Azoospermie und 4 Fälle mit hochgradig pathologischem Spermiogramm. Ein Mann klagte über mangelnde Libido.

Diese Fälle lehren uns, daß die Ehefrauen unserer Patienten mit gestörter Spermiogenese immer vor einem geplanten operativen Eingriff am Ehemann gynäkologisch untersucht und evtl. behandelt werden sollten. Ein gleichzeitiges gynäkologisches Leiden bei der Ehepartnerin verringert die Erfolgschancen des Eingriffes; gleichermaßen tut das eine erhebliche und hochgradige Verminderung der Spermienzahl oder -qualität.

Zusammenfassend kann gesagt werden: Die Unterbindung der Vena spermatica gehört zu den gesicherten therapeutischen Möglichkeiten bei Infertilität in Folge zirkulatorisch bedingter Spermiogenesestörung durch, meistens linksseitige, Varicocelenbildung. Das Spermiogramm bessert sich einige Monate nach der Operation (im eigenen Fallmaterial nicht signifikant!), die Konzeptionschancen steigen. Eintretende Gravidität bei fast der Hälfte der meistens mehrere Jahre vergeblich auf Nachwuchs wartenden Ehefrauen scheint uns ein beachtenswertes Resultat zu sein.

Dr. P. Breitwieser
Urolog. Abt. der Univ.-Klinik
D-6300 Gießen

D. Völter, G. Lüders und K. Oswald: **Indikation und vergleichende Ergebnisse der Varicocelenoperation nach Giuliani und Palomo**

Die operative Behandlung der Varicocelen erfolgt heute fast ausschließlich unter dem Gesichtspunkt der Therapie und Prophylaxe von Fertilitätsstörungen. Hierzu kommen nach unserer Ansicht zwei Verfahren in Betracht, und zwar die hohe Ligatur der Vasa spermatica nach Palomo oder die Verlagerung des Samenstrangs um den M. rectus abdominis nach Giuliani. Über spermaanalytische Untersuchungen nach der Operation nach Giuliani wurde bisher nur an Hand weniger Fälle berichtet. Bei 24 Patienten haben wir präoperativ und in der Regel ein Jahr nach der Verlagerung des Samenstrangs nach Giuliani Kontrollen des Spermiogramms durchgeführt, um zu überprüfen, inwieweit das operationstechnisch aufwendigere Verfahren nach Giuliani heute noch eine Berechtigung hat.

Zur Verlagerung des Samenstrangs nach Giuliani (Abb. 1) wird der luxierte Hoden präperitoneal unter den M. rectus abdominis hindurchgezogen [3], so daß der Samenstrang unter dem M. rectus verläuft (Abb. 2). Diese Verlagerung des Samenstrangs bewirkt eine Kompression der V. spermatica interna. Man erzielt dadurch in Analogie zum Kompressionsverband bei der Varikosis am Bein eine Beschleunigung der Blutströmung durch Einengung des Venenquerschnitts (Abb. 3). Gleichzeitig wird die durch die Erweiterung der Venen bedingte Klappeninsuffizienz beseitigt und die Klappenfunktion wieder hergestellt, die einen retrograden Blutstrom verhindert. Auch der nicht mehr geradlinige Verlauf der V. spermatica interna begünstigt den venösen Abfluß.

In den Jahren 1959 bis Anfang 1969 wurden 80 Patienten wegen einer idiopathischen Varicocele in unserer Klinik nach Giuliani operiert, wobei bis zum Jahr 1967 die Indikation zur Operation ausschließlich auf Grund subjektiver Beschwerden gestellt wurde, während in den folgenden Jahren der Eingriff fast nur wegen Fertilitätsstörungen erfolgte. In der letzten Zeit haben wir zur Gewinnung vergleichbarer Ergebnisse beim Vorliegen einer Varicocele eine hohe Ligatur der Vasa spermatica nach Palomo vorgenommen, und zwar bei bisher 18 Patienten. Von 24 der nach Giuliani operierten Patienten eines unausgelesenen Krankengutes wurde die Gesamtzahl der aktiven, normal konfigurierten Spermien vor und etwa

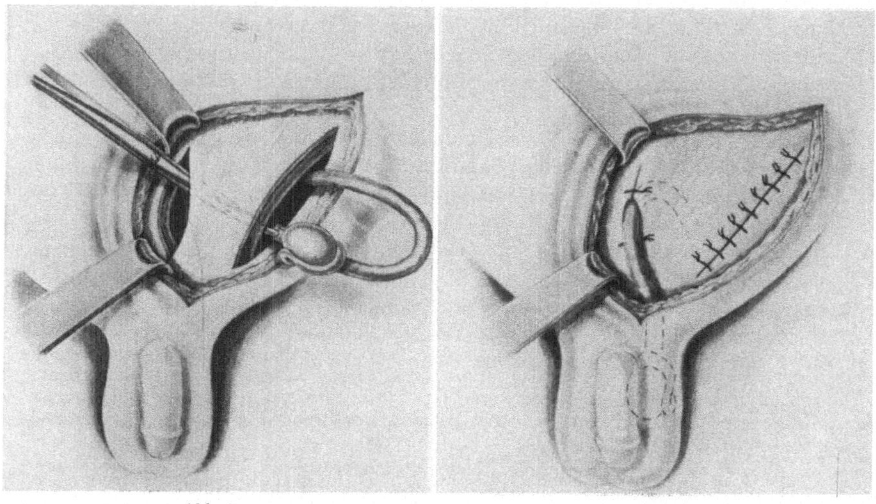

Abb. 1 Abb. 2

Abb. 1. Mit einer Kornzange wird der Hoden präperitoneal unter dem Musculus rectus abdominis hindurchgezogen

Abb. 2. Der Samenstrang verläuft unter dem Musculus rectus abdominis. Der Leistenkanal ist nach Bassini verschlossen. (Abb. 1 u. 2 aus Staehler, W., Völter, D.: Die Operationen an den männlichen Geschlechtsorganen. In: Chirurgische Operationslehre von Bier, Braun, Kümmel, 8. Aufl. Leipzig: J. A. Barth, im Druck)

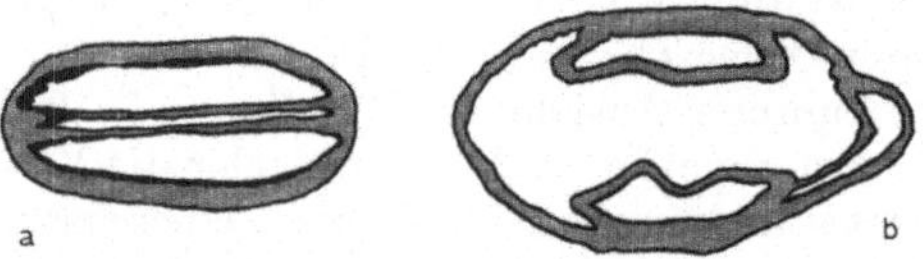

Abb. 3a u. b. Querschnitt von Klappen an der V. saphena. a Normale Vene; b Insuffizienz der Klappen durch Erweiterung der Venen. (Aus Sigg, K.: Beinleiden. Berlin Heidelberg-New York: Springer 1967)

ein Jahr nach der Operation zusammengestellt. Nur diese Gesamtzahl der aktiven, normal konfigurierten Spermien spielt im wesentlichen für die Befruchtung eine Rolle (Tabelle 1), ein Parameter, gebildet aus dem Ejaculatvolumen, der Spermienzahl pro ml und dem Anteil der normal beweglichen und normal konfigurierten Spermien. In Anlehnung an Kiessling sind Werte zwischen 20 Millionen und 1200 Millionen als Fertilitätsgrenzen anzusehen. Bei Werten unter 5 Millionen liegt eine hochgradige Fertilitätsstörung bzw. Infertilität vor.

Von 23 Patienten (Tabelle 2) — einen Patienten, bei dem eine Hodenatrophie nach Mumpsorchitis vorlag, haben wir nicht verwertet — kam es bei 17, d. h. in über 70% zu einer deutlichen Besserung des Spermiogramms nach der Operation. Bei drei Patienten betrug die Änderung der Spermienzahl unter $\pm$ 20%, so daß sie als unverändert anzusehen ist, da die Spermiogenese großen Schwankungen unterliegt.

Bis auf einen Patienten, bei dem erneut eine Varicocele aufgetreten war, lag bei den übrigen ein gutes anatomisches Resultat vor. Die Varicocele, der Hodentiefstand und die subjektiven Beschwerden, sofern sie vorhanden waren, waren verschwunden. An postoperativen Komplikationen ist das Auftreten eines Scrotalhämatoms bekannt, das wir ebenfalls bei einem Patienten beobachteten.

Unter den 80 Patienten mit einer idiopathischen Varicocele, die wir seit 1959 nach Giuliani operierten, fanden sich bei 14 Patienten folgende zusätzliche Erkrankungen:

Gleichseitige Leistenhernie	bei 6 Patienten
Gleichseitige Hydrocele	bei 4 Patienten
Gleichseitige Spermatocele	bei 2 Patienten
Samenleiterobliteration beidseits	bei 1 Patienten
Hämangiome der gleichseitigen Scrotalhälfte	bei 1 Patienten

Diese Erkrankungen konnten bei der Verlagerung des Samenstrangs nach Giuliani mit beseitigt werden. Bei einem der Patienten wurde wegen eines verdächtigen Infiltrats am Nebenhodenkopf gleichzeitig eine Probeexcision entnommen, die eine Tuberkulose ergab.

Tabelle 1. *Gesamtzahl der aktiven, normal konfigurierten Spermien*

Ejaculatvolumen in ml × Spermienzahl/ml × Anteil der normal beweglichen Spermien × Anteil der normal konfigurierten Spermien

1200 bis 20 Mill.	Fertilität normal
unter 20 bis 5 Mill.	Fertilität eingeschränkt
unter 5 Mill.	hochgradig fertilitätsgestört bis infertil

Tabelle 2. *23 nach Giuliani operierte Patienten gruppiert nach der postoperativen Gesamtzahl der aktiven, normal konfigurierten Spermien*

Fertilität postoperativ	über 20 Mill.	20 bis 5 Mill.	unter 5 Mill.	Σ
gebessert	9	6	2	17
unverändert	1	0	2	3
verschlechtert	2	0	1	3
Σ	12	6	5	23

Die Varicocelenoperation nach Giuliani führt nach unseren Untersuchungen in über 70% zu einer wesentlichen Verbesserung der spermaanalytischen Werte [4]. Auf Grund der Angaben aus der Literatur sind die gleichen Ergebnisse, und zwar eine Besserung des Spermiogramms in 60 bis 80% auch mit der operationstechnisch einfacheren hohen Ligatur der Vasa spermatica interna zu erzielen. Dies entspricht auch den Spermiogrammbefunden der von uns bisher nachuntersuchten und nach Palomo operierten zehn Patienten. Bei der hohen Ligatur der Vasa spermatica nach Palomo kann man jedoch eine gleichseitige Leistenhernie, eine Hydrocele oder Spermatocele nicht mitversorgen, und eine gleichseitige Samenleiterplastik, Scrotumresektion oder Hoden- bzw. Nebenhodenbiopsie nicht durchführen. Auch stellen vorausgegangene Operationen am pelvinen Harnleiter oder im Leistenkanal keine Kontraindikation für die Verlagerung des Samenstrangs nach Giuliani dar.

Zusammenfassend können wir feststellen, daß zur Behandlung einer idiopathischen Varicocele heute nur noch die hohe Ligatur der Vasa spermatica nach Palomo und die Verlagerung des Samenstrangs nach Giuliani in Betracht kommen, die beide den für die Varicocele verantwortlichen retrograden Blutstrom in der Vena spermatica interna ausschalten. Wie postoperative Spermaanalysen ergaben, führen beide Methoden in etwa gleicher Häufigkeit zu einer Verbesserung des Spermiogramms, so daß beim Vorliegen einer unkomplizierten idiopathischen Varicocele die operationstechnisch einfachere hohe Ligatur der Vasa spermatica nach Palomo das Verfahren der Wahl ist. Eine Verlagerung des Samenstrangs nach Giuliani sollte man jedoch in all den Fällen vornehmen, bei denen neben einer idiopathischen Varicocele noch folgendes vorliegt:

1. Eine gleichseitige Leistenhernie, Hydrocele oder Spermatocele.
2. Erkrankungen, die eine Hoden- bzw. Nebenhodenbiopsie, Samenleiterplastik oder Scrotumresektion erfordern.
3. Vorausgegangene Operationen am pelvinen Harnleiter oder Leistenkanal der gleichen Seite.

Literatur

1. Giuliani, G. M.: Trasposizione del cordone o funicolo spermatico nel trattamento chirurgico del varicocele nell'uomo. Arch. ital. Chir. **80**, 51—79 (1955). — 2. Palomo, A.: Radical cure of varicocele by a new technique. J. Urol. (Baltimore) **61**, 604—607 (1949). — 3. Staehler, W., Völter, D.: Die Operationen an den männlichen Geschlechtsorganen. In: Chirurgische Operationslehre, 8. Aufl. (Bier, Braun, Kümmel, Hrsg.). Leipzig: Barth (im Druck). — 4. Völter, D., Knoth, W., Lüders, G.: Die Varikocelenoperation nach Giuliani. Dtsch. med. Wschr. **96**, 641—644 (1971).

Dr. D. Völter
Urolog. Abt. d. Univ.-Klinik
D-7400 Tübingen

P.-M. Klein: **Ergebnisse der operativen Therapie bei Infertilität des Mannes**

Die operative Therapie der Zeugungsunfähigkeit des Mannes umfaßt zwei Krankheitsbilder, die Verschlußaspermie und die Varicocele.

Die Diagnose Verschlußaspermie hat zur Voraussetzung eine Aspermie im Ejaculat bei normaler Spermiogenese. Eine weitere Diagnostik, wie die röntgenologische Darstellung der ableitenden Harnwege vor dem therapeutischen Eingriff, verschlechtert die Refertilitätschancen durch zwangsläufige Narbenbildung erheblich, so daß sie als kontraindiziert gelten kann. Diese Forderung hat zur Folge, daß die Operation einer Verschlußaspermie zunächst einmal die Situation der ableitenden Samenwege zu klären hat, um damit festzustellen, welche Art der Korrektur vorgenommen werden muß. Die Epididymovasostomie und die Reanastomose des Ductus deferens sind bislang die einzigen Operationsmethoden, die einen Erfolg versprechen.

Die Operation wird zunächst die Durchgängigkeit des Ductus deferens und das Vorhandensein von Spermatozoen im Nebenhoden zu klären haben, da beide Voraussetzung für eine erfolgreiche Refertilisierung sind.

Zur Operationstechnik: Nach Durchgängigkeitsprüfung des Ductus deferens wird dieser nebenhodennah abgesetzt, einseitig aufgeschlitzt und mit dem incidierten Nebenhodenkopf Seit-zu-Seit anastomosiert. Die innere Cylinderepithelschicht des Ductus deferens sollte dabei nicht gefaßt werden; zur Naht wird atraumatisches Chromcatgut oder Draht der Stärke 00000 verwandt. Isolierte Verschlüsse des Ductus deferens, z. B. nach Herniotomie, werden durch eine Reanastomose, es handelt sich um eine End-zu-End-Anastomose nach Resektion der vernarbten Ductusanteile, versorgt, die Technik entspricht im übrigen der der Epididymovasostomie.

Unter der Diagnose Verschlußaspermie wurden in Hamburg bisher 272 Patienten operiert. Bei 216 von ihnen wurde eine Rekonstruktion der ableitenden Samenwege vorgenommen.

Bei diesen 216 Patienten wurden, wie Sie der Operationstabelle entnehmen können, Epididymovasostomien beiderseits, einseitig und gekreuzt sowie Reanastomosen des Ductus deferens und Ductushodenimplantationen beiderseits durchgeführt.

Die restliche Gruppe von Patienten, es waren 56, zeigten Veränderungen, die eine Rekonstruktion der ableitenden Samenwege unmöglich machten, hierzu gehören in erster Linie Ductus deferens-Agenesien beiderseits oder teilweises Fehlen von Ductus deferens und Nebenhodenanteilen sowie die Obliteration des Ductuslumens. Bei elf von ihnen, die eine Ductusagenesie beiderseits hatten, versuchten wir, durch ein Vena saphena-Transplantat eine künstliche Spermatocele zu erzeugen. In keinem Fall kam es zur Ausbildung einer Spermatocele, die Trans-

Tabelle 1. *Operationstabelle*

	Operationen	Nachuntersuchte	Durchgängigkeit
Gesamtzahl	272	148	49 (33 %)
EV-Stomie beiderseits	148	102	38 (37,3 %)
EV-Stomie einseitig	46	31	8 (25,8 %)
EV-Stomie gekreuzt	6	4	0
Reanastomosen	13	9	3
Ductus-Hodenimplantationen	3	2	0
Anlage künstlicher Spermatocelen	11	Keine Spermatocelenbildung	
Kein therapeutischer Eingriff	45	—	—

Tabelle 2. *Ergebnisse der Nachuntersuchung*

Art der Operation	Operierte	Nachuntersuchte	Durchgängigkeit	
EV-Stomie bds.	148	102	38	9 Väter 3 Normospermien 5 Hypozoospermien 21 Oligospermien
EV-Stomie einseitig	46	31	8	1 Vater 7 Oligospermien
Reanastomosen	13	9	3	1 Vater 2 Oligospermien

Tabelle 3. *Spermiogrammbefunde vor und nach Operation einer Varicocele*[a]
Von 97 Operierten konnten 62 Patienten nachuntersucht werden

	Normospermie	Oligospermie
Präoperativ	10	52
Postoperativ	30	32
Geburten	7	9

[a] Die Spermiogramme wertete Herr Prof. Schirren von der Univ.-Hautklinik Hamburg-Eppendorf aus.

plantate waren, wie die operative Entfernung nach 1/2 Jahr zeigte, in allen Fällen narbig obliteriert unter Ausbildung von Granulationsgewebe.

Von den 216 Patienten mit einer Anastomosenoperation konnten 148 Patienten nachuntersucht werden. Eine Durchgängigkeit der ableitenden Samenwege war danach bei 49 oder 33% von ihnen festzustellen. Naturgemäß ist bei einer beidseits durchgeführten Epididymovasostomie mit einer höheren Erfolgsquote gegenüber einer einseitig durchgeführten Epididymovasostomie zu rechnen.

Bei 102 Patienten mit einer Epididymovasostomie beiderseits fand sich 38mal oder in 37,3% eine Durchgängigkeit der ableitenden Samenwege, 9 dieser Patienten wurden Väter, 3 weitere von ihnen hatten eine Normospermie erreicht, die übrigen zeigten eine Oligo- bzw. Hypozoospermie. Für die einseitig durchgeführte Epididymovasostomie und die Reanastomosen können Sie die entsprechenden Zahlen der Tabelle entnehmen.

Zu dieser Aufstellung muß ergänzend gesagt werden, daß sie nicht nur Operationen unter maximal günstigen Bedingungen enthält. Maximal günstige Bedingungen für eine Anastomosenoperation heißt, daß 1. der Ductus deferens sicher durchgängig ist und 2. im Abstrich des Nebenhodens zahlreiche, wenigstens über 50 Spermatozoen pro Blickfeld enthalten sind.

Die schlechtere Erfolgsquote unserer Statistik gegenüber den ausländischen Operateuren, die wie Bayle, Hanley und Schoysman eine Refertilisierung nur unter Maximalbedingungen vornehmen, kann darauf zurückgeführt werden, daß bei mehr als einem Drittel unserer Patienten die Spermienzahl im Nebenhoden gering war oder der Ductus deferens einer Seite nicht sicher durchgängig war.

Weiterhin hat sich gezeigt, daß bei erfolgreicher Operation nicht so sehr die Oligospermie, sondern die mangelnde Motilität der Spermien das Hauptproblem für die gewünschte Zeugung darstellt.

Über die Behandlung der idiopathischen Varicocele kann ich auf Ausführungen über Indikationsstellung und Operationstechnik verzichten.

In den letzten 5 Jahren wurde in unserer Klinik ausschließlich die Ligatur der Vena spermatica interna von einem hohen Pararectal- oder Wechselschnitt aus durchgeführt. Von 97 Operierten konnten 62 Patienten nachuntersucht werden.

Ein Vergleich der prä- und postoperativen Spermiogramme zeigt, daß bei 20 Patienten eine Normospermie nach der Operation zu verzeichnen war und eine Oligospermie zum großen Teil erheblich gebessert wurde, so daß 9 von ihnen Väter werden konnten.

Dr. P.-M. Klein
Urolog. Univ.-Klinik
D-2000 Hamburg

Diskussionsbemerkung

Man kann den Effekt der Ligatur der Vena spermatica zur Behandlung der Varicocele hämodynamisch mit der hohen Unterbindung der Vena saphena zur Behandlung der Varicosis cruris vergleichen. Die Saphenaligatur verhindert am stehenden Patienten den venösen Rückstrom von Blut aus der Vena femoralis, und in ähnlicher Weise wird durch die Spermatikaligatur der Rückfluß von Blut aus der linken Nierenvene in den Plexus pampiniformis verhütet. Bei solchen Parallelen liegt es nahe, den venösen Rückfluß auf ähnliche Ursachen zurückzuführen. Der Reflux in die Vena saphena wird einer Klappeninsuffizienz angelastet, und dementsprechend wird vielfach auch in der Vena spermatica interna ein Undichtwerden von Klappen angenommen, das dann eine Varicocele verursacht. Es gelang uns allerdings nie, bei Kontrastdarstellungen dieses Gefäßes anläßlich von Spermatikaligaturen einen Hinweis auf Venenklappen zu finden. Da die Angaben in der Literatur über die anatomischen Verhältnisse widersprüchlich sind, untersuchte mein Mitarbeiter Schach zusammen mit dem pathologischen Anatomen Girgenson die Venae spermaticae von 30 männlichen Leichen ohne Varicocele. Es wurde folgendes festgestellt: Die linke Vena spermatica interna war in allen Fällen einschließlich ihrer Einmündung in die Vena renalis klappenlos. Im Plexus pampiniformis und in kleinen, in die Spermatica einmündenden Gefäßen ließen sich Klappen nachweisen. Die rechte Vena spermatica interna war ebenfalls stets klappenlos, jedoch wurde konstant eine Klappe an der Einmündung dieses Gefäßes in die Vena cava caudalis nachgewiesen. Diese Klappe sorgt dafür, daß rechtsseitig eine Varicocele so gut wie nie auftritt. Die linksseitige Varicocele auf eine Klappeninsuffizienz zurückzuführen, ist nach diesen Untersuchungen nicht berechtigt.

Professor Dr. P. Mellin
Urolog. Klinik d. Ruhruniv.
D-4300 Essen

H. Baumgärtel und B. Riedel: **Die Durchblutung des Kaninchenhodens nach Ligatur der Vasa spermatica interna** (Diskussionsvortrag)

Wir haben auf der Jahrestagung der Vereinigung Norddeutscher Urologen in diesem Jahre über unsere Erfahrungen mit der hohen Ligatur der *Vena* spermatica interna berichtet und bei dieser Gelegenheit Bedenken gegen die Operation nach Palomo geäußert.

Die vorwiegend andrologische Indikation zur Operation — also eine Funktionseinschränkung des Hodens — setzt voraus, daß durch die operative Behandlung keine Minderung der

Blutversorgung des Hodens eintritt. Dieses Risiko besteht aber zweifellos, wenn eine Hauptarterie unterbunden wird. Dagegen muß der durch arterielle Drosselung bewirkte günstige Effekt im venösen Kreislaufschenkel allein auf Grund theoretischer Überlegungen als nicht evident beurteilt werden. Darüber hinaus sahen wir eben auch eine mögliche Gefährdung des

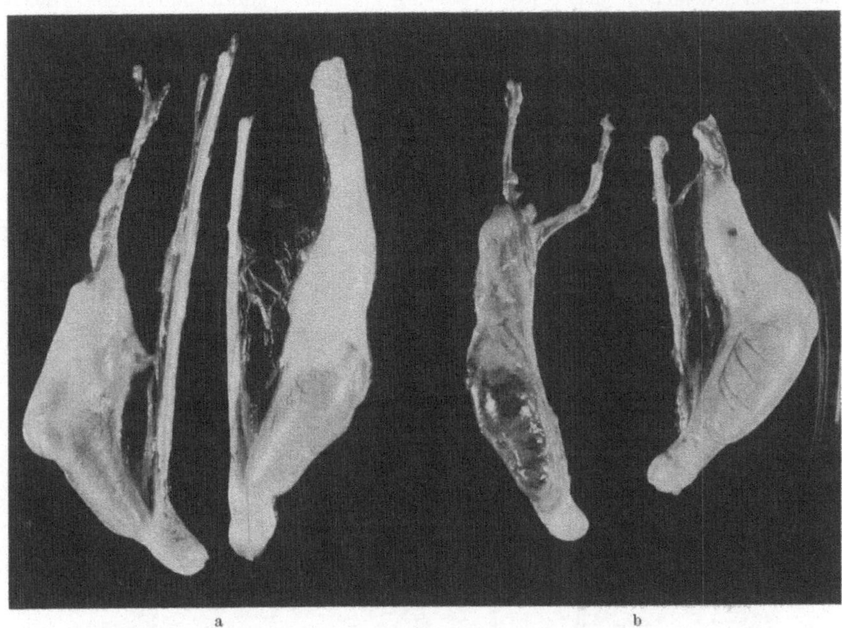

Abb. 1a u. b. Hoden der 4 Wochen nach Gefäßunterbindung kastrierten Tiere. a Der linke Hoden erscheint nach Unterbindung der Vena *und* Arteria spermatica interna etwas kleiner und deutlich verfärbt. b Keine Unterschiede zwischen linkem und rechtem Hoden 4 Wochen nach Unterbindung der *Vena* spermatica auf der linken Seite

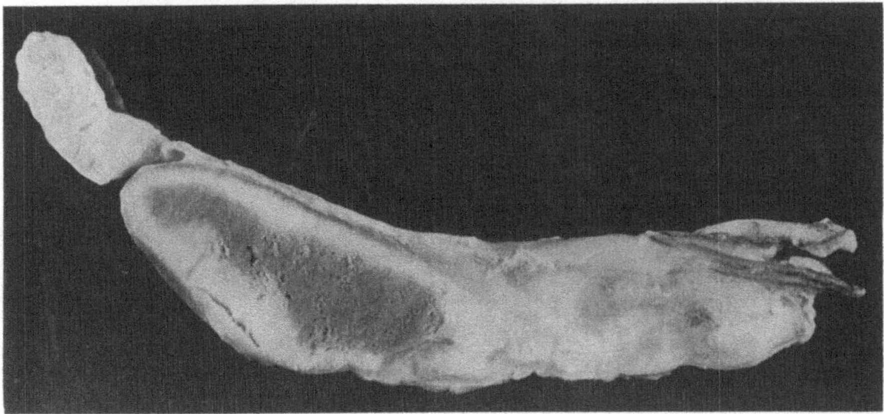

Abb. 2. Anfixierter und aufgeschnittener Kaninchenhoden 4 Wochen nach Unterbindung von Vena *und* Arteria spermatica interna. Makroskopisch deutlich erkennbare hämorrhagische Nekrose des Organs

Hodens. Inzwischen sind wir dieser Frage in einer einfachen tierexperimentellen Untersuchung weiter nachgegangen. Dabei lag uns eine Arbeit von E. Gohrbandt aus dem Jahre 1922 vor. Diese Untersuchung erfolgte unter einer anderen Fragestellung, nämlich ob die zur Operation der retentio testis damals häufig geübte Durchtrennung der spermatischen Gefäße schadlos vertragen würde. Als Versuchstiere dienten Kaninchen, und Gohrbandt stellt ausdrücklich fest, daß nach Befunden von Martini, die er selbst erneut kontrollierte, die arterielle Versorgung des Kaninchenhodens der des menschlichen Hodens entspricht.

Nach Unterbindung der *Arteria* spermatica interna bei Kaninchen kam es regelmäßig zum Untergang des Hodens, ohne daß dieser Befund palpatorisch imponierte. Wir unterbanden ebenfalls bei drei Kaninchenböcken die Arteria und Vena spermatica interna einer Seite. Zur Schonung der hodennahen Anastomose zwischen A. spermatica interna und A. ductus deferen-

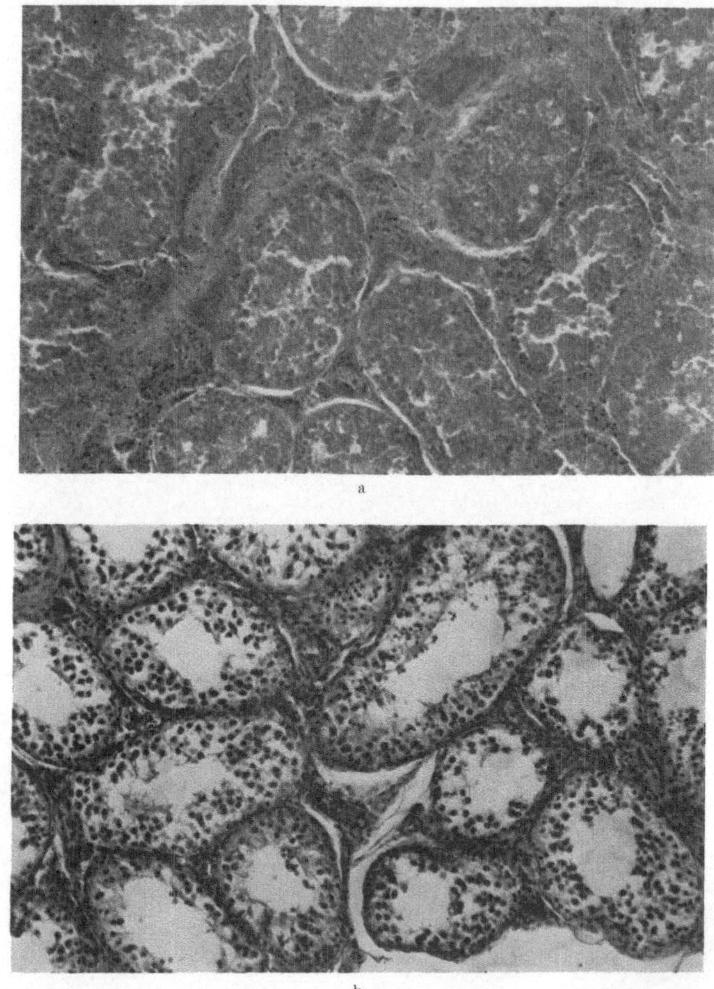

Abb. 3. a Linker Hoden 4 Wochen nach Ligatur der linken Arteria und Vena spermatica interna. Samenbildendes Epithel und Leydigsche Zellen sind nekrotisch geworden. Vergr.: 100fach. b Linker Hoden 4 Wochen nach Ligatur der linken Vena spermatica interna. Es finden sich lediglich frühe Vorstufen der Spermatiden (Spermatogonien und Spermatocyten, ganz vereinzelt Präspermatiden). Vergr.: 100fach. c Normaler Hoden der nichtoperierten Seite. Vergr.: 100fach

tialis, die nach Ansicht der Befürworter der Palomo-Operation eine suffiziente Versorgung des Hodens gewährleistet, erfolgte die Unterbindung hodenfern oberhalb des inneren Leistenringes, ohne Berührung des d. deferens und seiner Begleitgefäße und ohne den Hoden aus dem Scrotalfach zu luxieren.

Bei einem Kontrolltier wurde nur die V. spermatica unterbunden.

Zwei, 3 und 4 Wochen nach der Unterbindung wurden die Tiere kastriert, das Kontrolltier ebenfalls nach 4 Wochen und die Hoden histologisch untersucht. Als Vergleichsmaterial standen außerdem die unberührten Testes der Gegenseite zur Verfügung.

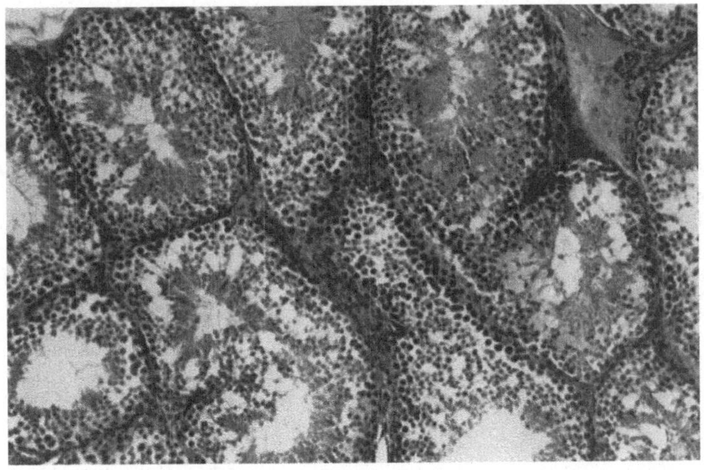

Abb. 3 c

Die Ergebnisse werden durch die Abbildungen demonstriert.

Diese Ergebnisse erfordern zunächst eine vergleichende Überprüfung der Gefäßanatomie des menschlichen Hodens und des Kaninchenhodens. Damit sind wir z. Z. beschäftigt.

Ob längerfristige Beobachtungen zu einer prinzipiell positiven Bewertung auch der Arterienunterbindung führen werden, erscheint uns sehr fraglich, selbst wenn Martini bei seinen Untersuchungen an normalen Hundehoden feststellte, daß es nach der Unterbindung beider Gefäße zunächst zu einer Schädigung bestimmter hochdifferenzierter Zellen kommt, später aber doch eine restitutio ad integrum eintritt.

Vorerst halten wir eine entschiedene Zurückhaltung gegenüber der Palomo-Operation für angebracht. Unsere klinischen Erfahrungen in der Behandlung der Varicocele mit der Venenunterbindung allein sind zudem so gut, daß wir keine Notwendigkeit sehen, auch den arteriellen Kreislaufschenkel des Hodens zu tangieren.

Dr. H. Baumgärtel
Urolog. Klinik u. Poliklinik der FU Berlin
Klinikum Steglitz
D-1000 Berlin 45
Hindenburgdamm 30

K. Siefker: Katamnestische Untersuchungen von Hodentumoren

Die Malignität der Hodentumoren und das zumeist jugendliche Alter der daran Erkrankten zwingen immer wieder, die uns verfügbaren therapeutischen Möglichkeiten zu überdenken, um die Prognose günstig beeinflussen zu können. An Hand eines nach unserer Ansicht recht großen Patientengutes glauben wir, insbesondere zur Prognose dieser Tumoren einige Aussagen machen zu können.

In der Urologischen Univ.-Klinik Hamburg wurden in den letzten 12 Jahren (1958 bis Frühjahr 1970) 101 Hodentumoren operiert. Innerhalb dieser Zeit ist eine ansteigende Tendenz der Tumoren pro Jahr erkennbar (Abb. 1).

Darunter wurden histologisch diagnostiziert:

I. Maligne Tumoren	
Seminome	42
Teratocarcinome	38
Chorionepitheliome	8
Retothelsarkom (Samenstrang)	1
Fibrosarkom (Nebenhoden)	1

II. Benigne Tumoren

Teratome	4
Leydig-Zelltumoren	3
Sertoli-Zelltumor	1
Lymphangiom	1
Hämangiom	1
Leiomyofibrome (Hodenhüllen)	1

Mischgeschwülste sind entsprechend den bösartigsten nachgewiesenen Strukturen eingeordnet.

Die Zunahme der Erkrankung an Hodentumoren geht auf die immer häufigere Diagnose von malignen Teratomen zurück, während Seminome mit Schwankungen in konstanter Zahl auftreten (Abb. 2). Es ist möglich, daß hier eine andere histologische Beurteilung durch den Untersucher eine Rolle spielt.

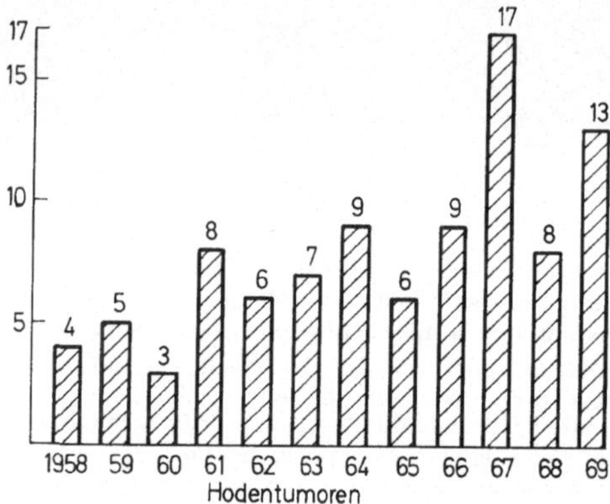

Abb. 1. Zunahme der pro Jahr operierten Tumoren

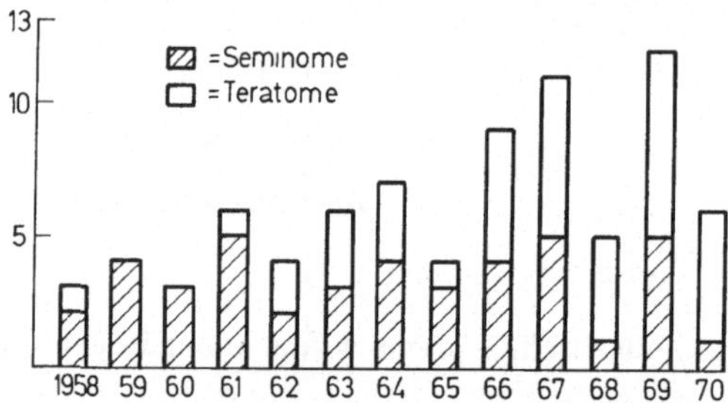

Abb. 2. Mengenverhältnis Seminome : Teratocarcinome

Außerdem fiel auf, daß Seminome 27mal links, 15mal rechts auftraten, also fast doppelt so oft links, Teratome dagegen 15mal links und 23mal rechts, also um 50% öfter rechts.

Das Lebensalter der Erkrankten lag bei Seminomen zwischen 22 und 70 Jahren, bei Teratomen zwischen 1,5 und 45 Jahren. Das ergibt ein Durchschnittsalter

von 35 Jahren bei Seminomen,
von 28 Jahren bei Teratomen,
von 24 Jahren bei Chorionepitheliomen.

Ein Hodentumor tritt also um so früher auf, je bösartiger er ist.

Als die Patienten in unsere Behandlung eintraten, waren

36 % der Seminome,
42 % der Teratome,
63 % der Chorionepitheliome

bereits metastasiert. Das liegt wohl an der zu weit zurückreichenden Anamnese, meist laufen seit Auftreten der ersten Erscheinungen mindestens 2 Monate, häufig mehr als 6 Monate ab.

Bei der Ermittlung der Überlebenszeiten erhielten wir von sechs ehemaligen Patienten keine Nachricht. Bei den erfaßten Patienten kamen wir zu folgenden Resultaten:

Schema. *Überlebenszeit*

I. Seminome			
nach 1 Jahr	37	(von 40)	93 %
nach 3 Jahren	30	(von 34)	88 %
nach 5 Jahren	21	(von 25)	84 %
nach 10 Jahren	7	(von 9)	78 %
II. Teratome			
nach 1 Jahr	22	(von 31)	71 %
nach 3 Jahren	11	(von 20)	55 %
nach 5 Jahren	4	(von 9)	44 %
nach 10 Jahren	1		
III. Chorionepitheliome			
nach 1 Jahr	4	(von 7)	
nach 3 Jahren	1	(von 7)	
nach 5 Jahren	0		

Dabei ließ sich kein Unterschied zwischen den in früheren Jahren und in den letzten Jahren behandelten Patienten feststellen. Auch fand sich bislang keine Abhängigkeit der Mortalität von den ergriffenen therapeutischen Maßnahmen, die individuell ausgewählt wurden. Bei Seminomen wurden im allgemeinen die Semikastration und die Bestrahlung der retroperitonealen Lymphknoten vorgenommen, bei Teratomen Semikastration und Bestrahlung der retroperitonealen Lymphknoten, gelegentlich Cytostatikabehandlung, in letzter Zeit Ausräumung der retroperitonealen Lymphknoten. Ebenso wurde bei Chorionepitheliomen verfahren, falls noch keine Lungenmetastasen bestanden.

Wir werden die Überlebenszeiten der an Hodentumoren erkrankten Patienten auch in Hinsicht auf den Effekt einer retroperitonealen Lymphknotenausräumung weiter verfolgen. Es sieht jedoch so aus, als ob bei den gegenwärtig zur Verfügung stehenden therapeutischen Möglichkeiten die Prognose für Patienten mit Hodentumoren fast ausschließlich von deren Malignität, also der histologischen Zuordnung abhängt. Denn bei der Mehrzahl der Patienten verstreicht zu viel wertvolle Zeit, ehe die fachgerechte Behandlung erfolgt.

Dr. med. K. Siefker
Facharzt für Urologie
Urolog. Univ.-Klinik Hamburg
D-2000 Hamburg 20
Martinistraße 52

A. Kelâmi, H. J. Kirstaedter, R. Kaden und K. Schmidt: **Hodenaspirationsbiopsie und ihre cytologische Beurteilung**

Die Aspirationsbiopsie mit feiner Nadel und ihre cytologische Beurteilung hat sich inzwischen für die Diagnose des Prostatacarcinoms in unserer Klinik sowie auch in anderen urologischen Kliniken sehr bewährt. Es war daher eine logische Folgerung, daß wir versuchten, auch bei anderen Organen diese Methode anzuwenden. Die erste Hodenpunktion stammt von Posner u. Cohn vom Jahre 1904 und 1905. Huhner publizierte 1913 eine Arbeit über die Aspirationsbiopsie, bei der er auch im Nativpräparat nach Spermien suchte.

Doepfmer lehnt die Hodenpunktion wegen Blutungsgefahr und irreparablen Schädigungen des Nebenhodens ab.

Obrant u. Persson in Göteborg waren aber die ersten, die die Hodenaspirationsbiopsie 1965 zur cytologischen Beurteilung der Spermiogenese an einem großen Krankengut angewandt haben. Dieselben Autoren haben 1969 in Sils-Maria auf dem Kongreß für Klinische Cytologie weitere Erfahrungen mitgeteilt.

Da die Aspirationsbiopsie keine allgemeine Anästhesie erfordert und damit ohne stationäre Aufnahme in der Poliklinik oder in Praxisräumen durchgeführt werden kann, bietet die Methode gewisse Vorteile.

Unsere Absicht war es, an eigenem Krankengut die blinde Aspirationsbiopsie mit der offenen Hodenbiopsie zu vergleichen.

Wir haben an 40 Patienten eine Aspirationsbiopsie sowie eine offene Biopsie am gleichen Hoden durchgeführt. 35 Patienten waren nicht wegen Fertilitäts-

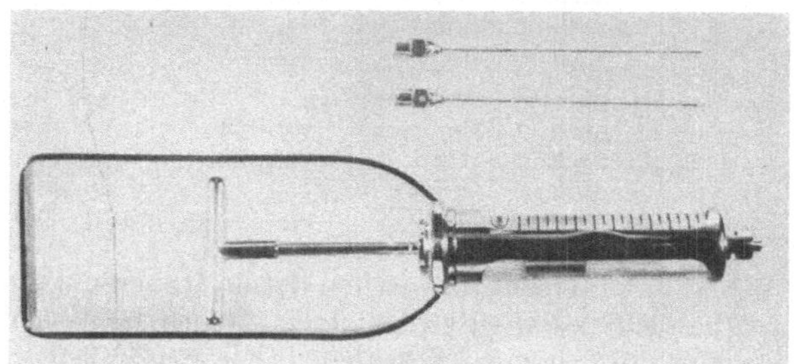

Abb. 1

Tabelle. *Hodenaspirationsbiopsie und ihre cytologische Beurteilung*

Von 40 Aspirationen — 29 cytologisch verwertbar; 11 cytologisch nicht verwertbar

	Anzahl	Übereinstimmung/Diskrepanz mit der Histologie	
Normale Spermiogenese	16	13	3
Gehemmte Spermiogenese	12	9	3
Keine Spermiogenese	1	1	—
Insgesamt	29	23	6

störungen biopsiert worden. Es handelte sich dabei um Patienten, bei denen aus verschiedenen Gründen eine Eröffnung der einen Scrotalhälfte erforderlich wurde, z. B. Hydrocelenoperation, Orchiektomie, Vasoresektion. Diese Patienten bekamen dann wegen der Grundoperation eine allgemeine Narkose. Fünf Patienten waren wegen Fertilitätsstörungen bereits bioptisch voruntersucht worden, ehe eine Aspirationsbiopsie ohne Anästhesie durchgeführt wurde. Auch in diesen Fällen wurden keine Klagen laut. Obrant u. Persson verwenden eine Leitungsanästhesie des Samenstranges.

Das Instrumentarium ist dasselbe, welches wir für die Prostataaspirationsbiopsie benutzen (Abb. 1): Eine Vakuumspritze und $2 \times 0{,}6$ mm dünne Nadeln.

Unter sterilen Kautelen wird der Hoden mit einer Hand fixiert und mit der anderen Hand führt man die Aspirationsbiopsie durch. Dabei ist zu beachten, daß das Organ nicht perforiert wird und der Nebenhoden verschont bleibt. Nach Hundeiker ist die Gefäßarchitektonik bekannt und verbietet wahllose Punktionen.

Um Blutungen zu vermeiden, wird die Nadel möglichst in die craniale Hodenhälfte dirigiert und mit der Vakuumspritze in Aspirationsstellung nach verschiedenen Richtungen hin vorgestoßen. Um das Aspirationsmaterial in der Nadel zu behalten, muß der Stempel vor Heraus-

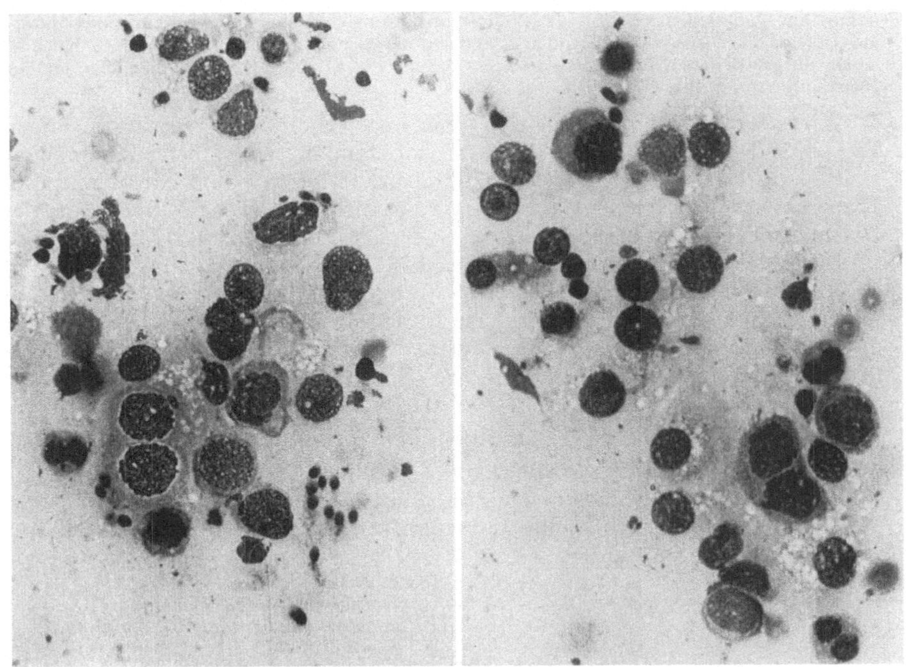

Abb. 2 Abb. 3

Abb. 2. Alle Stufen einer normalen Spermiogenese
Abb. 3. Viele Spermatocyten und Sertolizellen bei einer gehemmten Spermiogenese

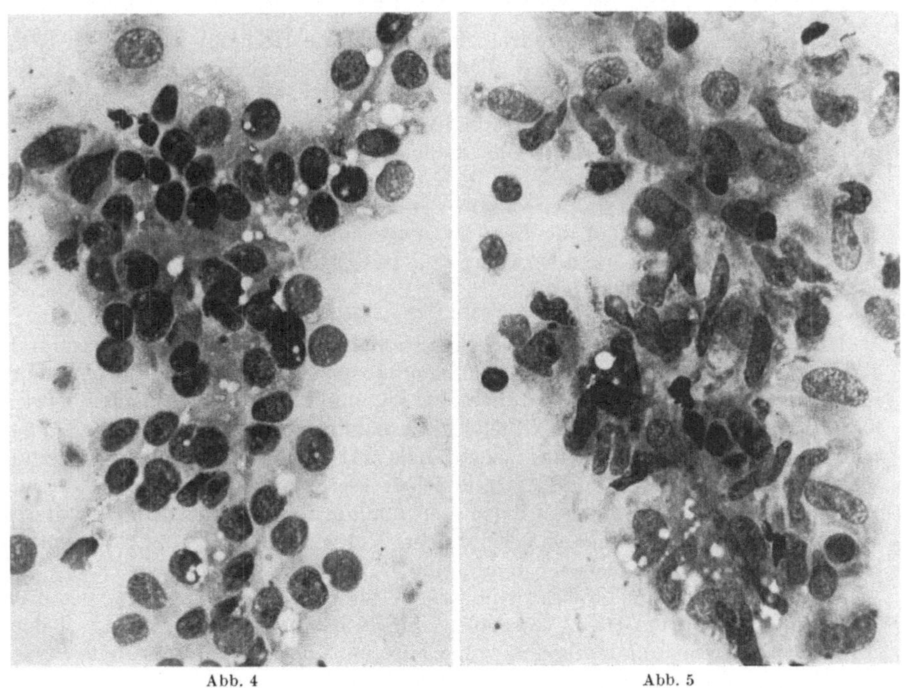

Abb. 4 Abb. 5

Abb. 4. Praktisch nur Sertolizellen. Keine Spermiogenese
Abb. 5. Fibroblasten und Fibrocyten bei fibrotischem Hoden

nahme der Nadel zurückgleiten. Jedes Mal wird zwei -bis dreimal aspiriert und das Material auf Objektträger ausgespritzt und wie anderes aspiriertes Gewebsmaterial, z. B. Knochenmark, ausgestrichen. Nach Lufttrocknung erfolgt die Färbung nach Pappenheim und die Beurteilung durch den Cytologen.

Wir haben die Aspirationsbiopsie 40mal angewandt, 23mal war mit der offenen Biopsie und damit mit der histologischen Befundung eine Übereinstimmung zu erzielen. Sechsmal haben wir eine Diskrepanz festgestellt und elfmal waren die Präparate cytologisch nicht auszuwerten, da meist zu wenig Material aus dem Hoden aspiriert wurde (Tabelle).

Die Abbildungen zeigen einige Beispiele (Abb. 2 — Abb. 5).

Mit unserer kleinen Zahl an Patienten wollten wir lediglich als vorläufige Mitteilung über unsere ersten Erfahrungen berichten.

Eine Blutung, die meist gefürchtetste Komplikation nach einer Biopsie, ist in keinem unserer Fälle aufgetreten. Die schwedische Gruppe hat bei ihren über 200 Fällen ebenfalls keine Blutung beobachtet.

Auch unser Material zeigt, daß durch die Hodenaspirationsbiopsie eine cytologische Aussage über die Spermiogenese möglich ist.

Da das Verfahren einfach in der Anwendung ist und eine stationäre Aufnahme nicht erforderlich erscheint, sollte die Aspirationsbiopsie bei geeigneter Indikation in Erwägung gezogen werden.

Dr. A. Kelâmi
Urologische Klinik und Poliklinik
im Klinikum Steglitz der FU Berlin
D-1000 Berlin 45
Hindenburgdamm 30

R. Kaden, A. Kelâmi und H. J. Kirstaedter: **Indikation zur Hodenbiopsie**

Mit der Ausweitung der Andrologie hat sich die Hodenbiopsie (Hb) zur anerkannten Standarddiagnostik etabliert. Der histologische Einblick in die Pathomorphologie des Hodenparenchyms hat zweifellos die Erkenntnisse über andrologische Störungen wesentlich gefördert und im Einzelfall praktische Bedeutung in diagnostischer und therapeutischer Hinsicht gefunden. Trotz übereinstimmend positiver Beurteilung der Hb sind die Meinungen über die Indikation zu diesem diagnostischen Eingriff geteilt. Adam u. Hock (1968) sowie Clavadetscher u. Hedinger (1970) verbinden die Beantwortung dieses Problems mit Erwägungen über Ausführung, Risiko, Aussagewert und Indikationsstellung.

Ausführung und Risiko

Hodenbiopsien sollten grundsätzlich stationär und in Allgemeinnarkose durchgeführt werden. Unter diesen Vorkehrungen haben sich am eigenen andrologischen Krankengut nennenswerte postoperative Komplikationen vermeiden lassen. Kurzfristige subjektiv unterschiedliche Hodenschmerzen oder geringfügige Hodenschwellungen kommen erfahrungsgemäß gelegentlich vor, anderweitige Mitteilungen über hin und wieder häufigere und schwerere Komplikationen sind bekannt, so daß man bei diesem generell harmlosen diagnostischen Eingriff doch mit womöglich unangenehmen Folgeerscheinungen rechnen sollte. Hinzu kommen die Ergebnisse spermatologischer Nachuntersuchungen beim Menschen (Rowley u. Mitarb, 1969) und beim Laboratoriumstier (Gasser u. Mitarb., 1970), wonach bei beidseitig ausgeführten Hb in etwa 40% eine zwar statistisch signifikante jedoch vorübergehende Spermadepression von mehreren Monaten nachgewiesen werden konnte.

Die Aufwendigkeit eines auch nur 3tägigen *Krankenhausaufenthaltes*, der operative *Eingriff* und der nicht immer komplikationslose *Verlauf* sind bestehende

Tatsachen, die eine kritische Überprüfung des Aussagewertes und der Indikation einer Hb angebracht erscheinen lassen.

Aussagewert

Die Histologie des Hodenschnittes gibt Auskunft über die Beschaffenheit des Tubulusapparates einschließlich seiner Wandveränderungen und über die Ausbildung der Spermiogenese. Fernerhin ist das interstitielle Gewebe mit Zahl und Entfaltungsgrad der Leydigschen Zwischenzellen, die Dichte des testalen Bindegewebes und die Mitbeteiligung des Gefäßapparates einer Beurteilung zugängig. Die differenzierte Befundung des Samenepithels kann bei pathologischen Veränderungen Schwierigkeiten bereiten und für die Deutung der Zellbilder sind große Sachkenntnisse erforderlich. Bandmann (1968) hat mit zwei Grundsätzen richtungsweisend die Auswertung der Samenepithelbilder umrissen: „Isomorphie ist nicht gleich Isogenie. Je ausdifferenzierter eine Zelle der spermiogenetischen Reihe ist, desto früher erliegt sie einer Schädigung." Die morphologische Unsicherheit ist bei Beurteilung von Einzelelementen, wie sie im Ejaculat vorliegen, noch

Tabelle 1. *Andrologische Diagnostik bei hochgradig pathologischem Spermiogramm*

Aussagewert der Hodenbiopsie	Ersatzdiagnostik — *gleichwertig* oder nur *ergänzend*
Spermiogenesenachweis bei Verschluß/Stenose	Röntgenologische Verschlußdarstellung Urinuntersuchung post ejaculationem Ejaculatuntersuchung auf Hyaluronidasemangel und sauren pH-Wert
Grad des Spermiogeneseschadens	*Mehrfache Ejaculatuntersuchung*
Pathol. Substrat im Hodenparenchym temporäre/progred. Veränderung prä/postpuberale Veränderung	Untersuchung der Genitalorgane Anamnese Bakterielle Ejaculatuntersuchung
Beurteilung der Leydig-Zellen	Inspektion auf Androgenmangel *Fructosebestimmung im Ejaculat* *Hormonanalysen* *Funktionstests*
Beurteilung der Blutgefäße	Allgemeine Arteriosklerose und Hypertonie
Gonadale Geschlechtsbestimmung	Cytologische bzw. chromosomale Geschlechtsdiagnostik

wesentlich größer als im Zellverband eines histologischen Schnittes. Trotz aller Verbesserungen der histologischen Darstellung durch Dünnschnittmethoden (Holstein, 1970) oder histochemische bzw. fermenthistochemische Untersuchungsmethoden (Breitenecker u. Mitarb., 1970) bedarf die Beurteilung der Korrelation mit den übrigen andrologischen Befunden.

Das häufigste aber auch überzeugendste Beispiel für den Aussagewert der Hb ist der komplette *Spermiogenesenachweis* bei Aspermie (Tabelle 1). In derartigen Fällen wird damit die Diagnose eines beidseitigen Verschlusses der samenableitenden Wege gesichert, es sei denn, es läßt sich durch Urinuntersuchung post ejaculationem eine retrograde Ejaculation diagnostizieren. Eine Ersatzdiagnostik durch die Ejaculatuntersuchung auf Hyaluronidasemangel oder auffällig saures Milieu hat nur ergänzenden Wert, die röntgenologische Verschlußdarstellung ohne vorherige Sicherung einer intakten Spermiogenese ist unzweckmäßig, da voreilig.

Der Grad des Spermiogeneseschadens läßt sich aus dem histologischen Hodenbild ablesen, wobei sich eine Grobeinteilung in *vier pathologische Grade* nach eigener Erfahrungsbildung (Kaden, 1970) bewährt hat. Verminderung bzw. fast Aufhebung der Spermatohistogenese wird als leichter bzw. mittlerer Grad, praktisch Aufhebung der Spermatocytogenese als schwerer Grad und fast völlige Tubulusatrophie als schwerster Grad der Hodenparenchymschädigung gewertet. Diese

Aussage dürfte zumindest bei Hypo- und Oligospermie I durch mehrfache Ejaculatuntersuchungen ebenfalls erhältlich sein (Heinke, 1960, Clavadetscher u. Hedinger, 1970), so daß in bezug auf diese Information die Hb sicher gleichwertig ersetzbar ist.

Dagegen ist in prognostischer Hinsicht die Darstellung des *pathologischen Substrats* im Hodenparenchym von großer Bedeutung, da sich dadurch temporäre von progredienten Veränderungen abgrenzen lassen. Die Erfahrung hat gezeigt, daß Fibrosierungen im Sinne von Narbenbildungen anstelle hochdifferenzierten Gewebes prinzipiell irreparable Schäden darstellen, und sich von temporären Spermadepressionen zumeist histologisch unterscheiden lassen. Erwachsene mit präpuberalem Hodenbild sind einer Substitionstherapie definitionsgemäß eher zugünglich als postpuberale Schädigungen. Diese groborientierenden Aussagen lassen sich weder durch Untersuchung der Genitalorgane noch sorgfältige Anamnese ersetzen.

Nicht so eindeutig schneidet der Wert der Hb hinsichtlich *Beurteilung der Leydig-Zellen* ab (Abb. 1). Zwar sprechen Anzahl und gute Entfaltung für reichliche Androgenproduktion, jedoch gibt es keine verbindlichen Kriterien für die

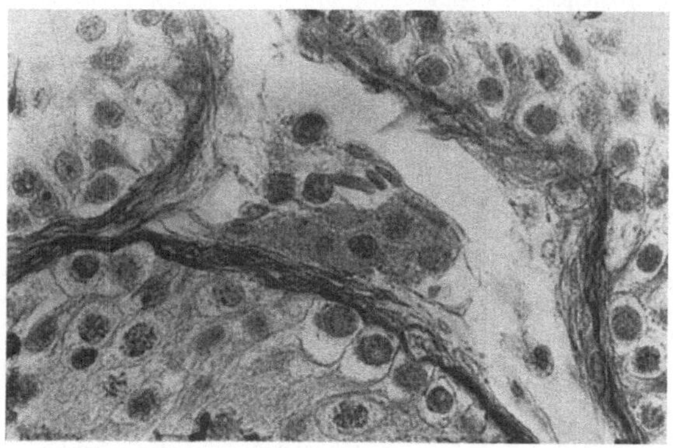

Abb. 1. Gruppe gut entfalteter Leydigscher Zwischenzellen mit Reinkeschen Kristalloiden im Zellplasma. Azan-Färbung; 190×. Mäßige Spermiogenesehemmung mit Vermehrung der basalen Stadien; unauffällige Tubuluswandung. Vermutlich temporäre Spermiogenesehemmung bei Varicocele

Beurteilung ihres Funktionszustandes. Durch klinische Fahndung auf Androgenmangelsyndrom, Fructosebestimmung im Ejaculat, Hormonanalysen in Form von Testosteron- oder Gonadotropinbestimmungen im Urin oder gegebenenfalls im Blutplasma sowie diverse Funktionstests läßt sich die Leydig-Zellfunktion für therapeutische Belange recht gut beurteilen.

Fibrosierung und Hyalinisierung der kleineren *Blutgefäße* kommen als Mitbeteiligung degenerativer fibrotischer Veränderungen bei verschiedenen andrologischen Störungen, vor allem bei Alterungserscheinungen vor. Eine derartige Aussage ist für die ursächliche Beurteilung der Potentia generandi et coeundi aufschlußreich und kaum durch andere Untersuchungsmethoden ersetzbar.

Bei cytologischen bzw. chromosomalen Hinweis auf Hermaphroditismus ist hodenhistologische Bestimmung des *gonadalen Geschlechts* zur Abklärung unumgänglich.

Diese allgemeine sicher nicht erschöpfende Übersicht soll darauf hinweisen, daß bei hochgradig pathologischem Spermiogramm einerseits der Aussagewert der Hb häufig nicht oder nur mangelhaft durch andere Diagnostik ersetzbar ist, andererseits sorfältige und wiederholte spermatologische und hormonanalytische Laborbefunde zur Beantwortung vieler Einzelfragen gleichwertige oder zumindest ergänzende Dienste leisten können.

Indikation

Ehe man sich zur Hb, sei es einseitig oder beidseitig, entschließt, soll unter Hinzuziehung aller andrologischen Befunde die Erforderlichkeit dieses Eingriffs sorgfältig abgewogen werden. Es bedarf keines besonderen Hinweises, daß eine Hb grundsätzlich nur nach mehrfachen Ejaculatuntersuchungen, bei wiederholt hochgradig pathologischen Spermiogrammbefunden sowie eingehender anamnestischer Exploration und klinischer Untersuchung durchgeführt werden darf. Unter diesen Voraussetzungen sind die Argumente und Gegenargumente *kritisch abzuwägen* (Tabelle 2). Man muß sich darüber klar sein, daß der histologische Befund ein *Zufallsergebnis* sein kann, da erfahrungsgemäß die pathologischen Veränderungen häufig den Hoden nicht homogen, sondern in wolkiger Verteilung befallen. Beidseitige oder überdurchschnittlich große Hodenexcisate ergeben zwar repräsentativere Resultate, erhöhen jedoch die *Komplikationsmöglichkeiten* oder mindern die verbliebene Hodenfunktion unangemessen schwer. Da im Einzelfall Komplikationen nicht mit Sicherheit auszuschließen sind, sollte man bestrebt sein, sich durch *Ersatzdiagnostik* die gleichen Informationen zu verschaffen.

Es gibt jedoch Situationen, in denen eine Hb zur Diagnostik unumgänglich ist. In erster Linie ist dabei der Nachweis eines Verschlusses bzw. einer Stenose der samenableitenden Wege zu nennen. In diesen Fällen ist das histologische Bild

Tabelle 2. *Abwägung der Indikation zur Hodenbiopsie*

Argument	Gegenargument
Verschlußnachweis	Zufälligkeit des histologischen Befundes
Stenosehinweis	Komplikationsmöglichkeit
Prognoseerstellung	Gleiche Informationen durch Ersatzdiagnostik
Hinweis auf Ejaculatstörung	
Forensische Begutachtung	
Intersexualität	
(Tumordiagnostik)	

einer intakten Spermiogenese die Voraussetzung für spätere röntgenologische Darstellung der samenableitenden Wege oder weiterer operativer Rekanalisation (zumeist Epididymovasostomie). Bei prognostischen Fragen bietet die Hodenhistologie wertvolle Anhaltspunkte. Sie hilft unvollständige Ejaculationen, die bei der umstrittenen Gewinnung per masturbationem häufiger als vermutet vorkommen, zu erkennen. Bei forensischen Begutachtungen ist eine sichere Beweisführung ohne Hb kaum denkbar, zumal dadurch Betrugsmanöver entlarvt und retrograde Fertilitätsbegutachtungen erst ermöglicht werden. Andrologische Raritäten oder Fälle von Intersexualität erfordern nicht nur zur diagnostischen Abklärung, sondern auch aus wissenschaftlichem Interresse eine, und zwar beidseitige Hb. Bei klinischem Verdacht auf Hodentumor ist Zurückhaltung geboten und im Einzelfall muß die Indikation zur Hb nach dem klinischen Bild entschieden werden

Quintessenz

Die Hb ist nach sorgfältiger Abwägung aller Überlegungen als ein *vertretbarer diagnostischer Eingriff* zu werten und gehört zum anerkannten Rüstzeug der andrologischen Diagnostik. Keinesfalls darf sie routinemäßig bei allen Fällen Verwendung finden. Im andrologischen Krankengut dürfte sie in etwa 5 bis 10% indiziert sein. Zur Vorbedingung für die Indikation einer Hb gehören wiederholte Ejaculatuntersuchungen, sorgfältige andrologische Anamnese und klinische Befundung, cytologische Geschlechtsdiagnostik sowie die Gewißheit, daß die erforderlichen Informationen nicht durch andere Untersuchungsmethoden ersetzbar sind.

In der Regel sollte man sich auf einseitige Ausführung beschränken. Nur in Ausnahmefällen — bei unterschiedlicher Testikelgröße sowie wissenschaftlicher Fragestellung — ist beidseitige Hb gerechtfertigt. Man sollte fernerhin prüfen, ob anstelle der verhältnismäßig aufwendigen Hb die cytologische Diagnostik durch Hodenaspiration zur Beurteilung herangezogen werden kann.

Literatur

Adam, W., Hock, U.: Zur Bedeutung der Hodenbiopsie bei andrologischen Erkrankungen. Z. Haut- u. Geschl.-Kr. **43**, 741 (1968). — Bandmann, H. J.: Neuere morphologische Untersuchungen an Hodenzellen. In: XIII. Congress Internat. Dermat. München; Sympos. Andrologie, Bd. 1. Berlin-Heidelberg-New York: Springer 1968. — Breitenecker, G., Ludvik, W., Lunglmayer, G.: Fermenthistochemische Untersuchungen von Hodenbiopsien bei pathologischen Ejakulatbefunden. Vortrag Deutsch. Gesell. Fertil. u. Steril., Hamburg (1970). — Clavadetscher, P., Hedinger, C.: Wert von Hodenbiopsien bei Fertilitätsstörungen und adultem Hypogonadismus. Schweiz. med. Wschr. **100**, 732 (1970). — Gasser, G., Binder, G., Holzner, H.: Tierexperimentelle Untersuchungen zur Hodenbiopsie. Vortrag Deutsch. Gesell. Fertil. u. Steril. Hamburg (1970). — Heinke, E.: Die Hodenbiopsie. In: Handbuch der Haut- u. Geschlechts-Krankheiten, Ergänzungswerk, Bd. VI/3. Berlin-Göttingen-Heidelberg: Springer 1960. — Holstein, A. F.: Zytologische Merkmale männlicher Keimzellen als Grundlage für eine detaillierte Diagnostik der Spermatogenese. Vortrag Deutsch. Gesell. Fertil. u. Steril. Hamburg (1970). — Kaden, R.: Diagnostik andrologischer Störungen in Praxis und Klinik. Urologe B **10**, 6 (1970); — Indikation zur Hodenbiopsie. Vortrag Gesell. Geburtshilfe u. Gynäkol., Berlin (1970). — Rowley, M. J., O'Keefe, K. B., Heller, C. G.: Decreases in sperm concentration due to testicular biopsy in man. J. Urol. (Baltimore) **101**, 347 (1969).

Professor Dr. R. Kaden
Hautklinik/Andrologie im Klinikum Steglitz
D-1000 Berlin 45
Hindenburgdamm 30

J. Mauss: **Zur Differentialdiagnose und Therapie der erniedrigten Spermaplasmafructose**

Die Spermaplasmafructose wird unter dem Einfluß des Testosterons in den Bläschendrüsen gebildet. Da sich die Testosteronproduktion mit steigendem Alter vermindert, sinkt die Spermaplasmafructose gleichfalls mit zunehmendem Lebensalter ab. Als Normwert für die Spermaplasmafructose gilt für die Altersgruppe der 21- bis 30jährigen 2800 γ/ml, für die 31- bis 40jährigen 2400 γ/ml, für die 41- bis 50jährigen dagegen nur noch 1800 γ/ml und für die 61- bis 70jährigen 1000 γ/ml (Nowakowski u. Schmidt, 1959, Schirren, 1969). Bei der Beurteilung eines Spermaplasmafructosewertes ist also stets von dem Normwert in der betreffenden Altersgruppe des Patienten auszugehen.

Nach unseren Erfahrungen ist bei etwa 15% der Patienten, die die andrologische Sprechstunde aufsuchen, mit einer erniedrigten Spermaplasmafructose zu rechnen. Auch wenn die übrigen Ejaculatkriterien normal ausfallen, besteht bei einer erniedrigten Spermaplasmafructose in der Regel eine Infertilität des betreffenden Patienten.

Wird eine erniedrigte oder sogar fehlende Spermaplasmafructose diagnostiziert, so gilt es zunächst festzustellen, ob dieser eine androgenabhängige oder androgenrefraktäre Bläschendrüseninsuffizienz zugrunde liegt. Die Differentialdiagnose gelingt leicht ex juvantibus. Bei der androgenabhängigen Bläschendrüseninsuffizienz kommt es unter der Einnahme eines Androgens, z. B. 2 × 25 mg Proviron täglich, rasch zu einem Anstieg bzw. einer Normalisierung des Spermaplasmafructosewertes. Bei der androgenrefraktären Bläschendrüseninsuffizienz bleibt die Einnahme von Androgenen dagegen auf die Spermaplasmafructose ohne Einfluß.

Man findet eine erniedrigte Spermaplasmafructose bei androgenabhängiger Bläschendrüseninsuffizienz z. B. im Klimakterium virile und auch bisweilen bei Potenzstörungen bei jüngeren Männern. Weiterhin bei der postpuberalen Leydig-

Zelleninsuffizienz. Bei diesem Krankheitsbild wird durch die Hypophyse zu wenig des die interstitiellen Zellen stimulierenden Hormons produziert. Dieser Mangel an ICSH führt seinerseits zu einer ungenügenden Stimulierung der Leydig-Zellen und damit zu einem Testosterondefizit. Außerdem kann eine erniedrigte Spermaplasmafructose bei androgenabhängiger Bläschendrüseninsuffizienz beim Hodenhochstand, beim Klinefelter-Syndrom, bei chronischen Lebererkrankungen und bei Patienten mit einem Diabetes mellitus zu finden sein.

Therapeutisch spricht, wie bereits erwähnt, die erniedrigte Spermaplasmafructose bei androgenabhängiger Bläschendrüseninsuffizienz auf die Gabe von Androgenen gut an. Durch wiederholte Kontrollen der Spermaplasmafructose unter dieser Therapie kann dann individuell ermittelt werden, wie hoch das gewählte Androgen dosiert werden muß, um die Spermaplasmafructose im Normalbereich zu halten.

Als häufigste Ursache der erniedrigten Spermaplasmafructose bei androgenrefraktärer Bläschendrüseninsuffizienz finden sich floride oder abgelaufene Entzündungen der Bläschendrüsen. Während einer akuten Vesiculitis seminalis läßt sich z. B. ein Absinken der Spermaplasmafructose beobachten. Oft steigt die Spermaplasmafructose auch nach Abklingen der entzündlichen Erscheinungen nicht wieder auf Normalwerte an, da eine irreversible Schädigung des sezernierenden Epithels eingetreten ist.

Therapeutisch kann bei einer erniedrigten Spermaplasmafructose bei androgenrefraktärer Bläschendrüseninsuffizienz dem Ejaculat als Fructoseersatz die glucosehaltige Bakersche Lösung zugegeben werden. Die Spermien können nämlich sowohl Fructose wie auch Glucose abbauen und als Energiequelle nutzen (Milbradt, 1969). Mit diesem Gemisch wird dann eine Insemination durchgeführt.

Fehlt die Spermaplasmafructose gänzlich und besteht gleichzeitig eine Parvisemie bei Aspermie, so deutet dieser Befund auf eine Aplasie im Bereich der samenableitenden Wege und der Bläschendrüsen hin. Zur Behandlung wird hierbei das operative Anlegen einer künstlichen Spermatocele empfohlen (Schoysman, 1969; Kaufmann, 1970).

Bydgeman u. Eliasson (1969) vermuten, daß in einigen Fällen mit erniedrigter Spermaplasmafructose ein spezifischer Defekt desjenigen Enzymsystems vorliegt, das in den Bläschendrüsen Glucose zu Fructose umwandelt. Ein Nachweis dieses Enzymdefektes ist bisher jedoch noch nicht gelungen. Auch wir konnten bei einigen Patienten als einzigen pathologischen Befund erniedrigte, nicht auf Androgenzufuhr ansteigende Spermaplasmafructosewerte feststellen. Die Anamnese ergab hierbei keinen Hinweis auf abgelaufene Entzündungen im Adnexbereich. Die Ejaculatmengen waren normal, so daß wenigstens mengenmäßig eine ungestörte Sekretion der Bläschendrüsen angenommen werden konnte.

Eine erniedrigte Spermaplasmafructose kann auch durch Fehler bei der Ejaculatgewinnung bedingt oder vorgetäuscht sein. Durch die psychische Belastung bei der Untersuchung und der nachfolgenden Ejaculatgewinnung kommt es gelegentlich zu einer unvollständigen Ejaculation, die meist zunächst von dem Patient verschwiegen wird. Die Ejaculatmenge liegt hierbei unter 1,5 ml, der pH-Wert beträgt um 6,2, es lassen sich keine Spermien nachweisen, die Spermaplasmafructose fehlt völlig. Es wird hier also lediglich Prostatasekret ejaculiert. Differentialdiagnostisch abzugrenzen ist von der unvollständigen Ejaculation die Aspermie bei Aplasie der samenableitenden Wege. Ein Kontrollspermiogramm klärt rasch die Diagnose, die Ejaculatgewinnung wird hierzu am besten zu Hause vorgenommen (Mauss, 1970).

Eine erniedrigte Spermaplasmafructose kann sich auch bei einer zu langen sexuellen Karenzzeit finden. Aus noch ungeklärten Gründen sinkt die Spermaplasmafructose mit zunehmender sexueller Karenzzeit kontinuierlich ab. Wir beobachteten mehrfach Patienten, die bei einer sexuellen Karenzzeit von mehr als

8 Tagen einen altersentsprechend zu niedrigen Spermaplasmafructosewert aufwiesen. Mehrfache Kontrolluntersuchungen nach 4- bis 5tägiger sexueller Karenz zeigten dagegen normale Werte.

Unter 700 eigenen Patienten fanden sich 109 oder 15% mit einer erniedrigten oder fehlenden Spermaplasmafructose. Ihre differentialdiagnostische Einordnung zeigt die Tabelle.

Tabelle. *Differentialdiagnose der erniedrigten oder der fehlenden Spermaplasmafructose* (n = 109 Patienten)

A. *Androgenabhängige Bläschendrüseninsuffizienz*	(n = 22)
Klimakterium virile	2
Potenzstörungen	1
postpuberale Leydig-Zelleninsuffizienz	11
Hodenhochstand	3
Klinefelter-Syndrom	1
chronische Lebererkrankungen	1
Diabetes mellitus	0
ungeklärt	3
B. *Androgenrefraktäre Bläschendrüseninsuffizienz*	(n = 37)
Aplasie	2
Verschluß	1
Entzündung	10
Enzymdefekt?	5
ungeklärt	19
C. *Fehler bei der Ejaculatgewinnung*	(n = 12)
unvollständige Ejaculation	3
verlängerte sexuelle Karenzzeit	9
D. *Ungeklärt*	(n = 38)
kein Kontrollspermiogramm	12
bei der Kontrolle normal	15
kein Androgentest durchgeführt	11

Literatur

Bygdeman, M., Eliasson, R.: Andrologie **1**, 5—10 (1969). — Kaufmann, J.: Diskussionsbemerkung 6. Tagung Dtsch. Ges. Fertil. u. Steril. Hamburg 1970. — Mauss, J.: Fortschr. Med. **88**, 1065—1070 (1970). — Milbradt, R.: Andrologie **1**, 81—86 (1969). — Nowakowski, H., Schmidt, H.: Schweiz. med. Wschr. **89**, 1204—1211 (1959). — Schirren, C.: Fortschr. Med. **87**, 916—918 (1969). — Schoysman, R.: Andrologie **1**, 33—38 (1969).

Dr. J. Mauss
Dermat. Klinik, Klinikum Essen
D-4300 Essen-Holsterhausen

K. Bandhauer: Unspezifische Entzündung der männlichen Adnexe als Ursache von Fertilitätsstörungen

Die entzündlichen Erkrankungen des männlichen Reproduktionsapparates, bzw. deren Folgen, sind die häufigsten Ursachen von Fertilitätsstörungen des Mannes.

Im Krankengut der Urologischen Univ.-Klinik Innsbruck fanden wir bei 1450 Patienten, die wegen einer kinderlosen Ehe untersucht wurden, in 421 Fällen (29%) chronische, unspezifische entzündliche Veränderungen im Bereich der männlichen Adnexe, die zu mehr oder weniger schweren Ejaculatsveränderungen geführt hatten. Nicht inbegriffen in dieser Zahl sind die Folgen entzündlicher Veränderungen des Hodens, wie z. B. die Orchitis im Rahmen der Parotitis epidemica und die tuberkulösen Entzündungen des männlichen Genitaltraktes, die bei 43 Patienten unseres Krankengutes zu finden waren. Gleichfalls nicht berücksichtigt sind die akuten Entzündungen im Bereich des Reproduktionsapparates, die in den meisten Fällen nur zu temporären und damit reversiblen Veränderungen des Ejaculates führten.

Die im folgenden zu besprechenden Fertilitätsstörungen als Folge unspezifischer, chronischer Entzündungen der männlichen Adnexe sind sowohl bezüglich Diagnostik als auch Therapie die unumschränkte Domäne des Urologen.

Vor diesem Forum erscheint es überflüssig, sich über die Diagnostik chronisch-entzündlicher Erkrankungen der männlichen Adnexe auszulassen. Auch die typischen Ejaculatsveränderungen im Rahmen solcher Entzündungen wurden wiederholt im Detail beschrieben (Marberger u. Marberger; Nagel u. Mitarb., u. a.). Dieses Referat soll vielmehr einige wichtige pathophysiologische Grundlagen aufzeigen, die zum Verständnis für den Zusammenhang zwischen chronisch-entzündlichen Erkrankungen des Nebenhodens, der Samenblasen und der Prostata und Fertilitätsstörungen beitragen.

Grundsätzlich beruhen die pathologischen Veränderungen des Samens auf vier verschiedenen Ursachen, die allerdings oft nicht scharf abgrenzbar sind und sich bezüglich ihrer Symptomatik überlagern können:

1. Veränderungen des Samenplasmas auf Grund gestörter Sekretionsverhältnisse der drüsigen Organe der Reproduktion.
2. Veränderte Resorptionsbedingungen im Bereich der männlichen Adnexe.
3. Beimengung corpusculärer Elemente (Leukocyten, Plattenepithelien, etc.) zum Samenplasma und
4. temporäre oder permanente Stenosierung im Bereich der ableitenden Samenwege.

Das Samenplasma stellt sowohl das Milieu als auch das Transportmittel für die Samenfäden dar. Es ist mit allen Stoffwechselvorgängen der Samenzelle eng verbunden. Abgesehen von diesen Funktionen üben aber einige Substanzen der Samenflüssigkeit noch zusätzlich eine chemotaktische Wirkung auf den weiblichen Genitaltrakt aus und tragen auch auf diese Weise zur Fertilität eines Ejaculates bei.

Eine grobe Übersicht über die wichtigsten bisher bekannten Fraktionen des menschlichen Samenplasmas und deren Sekretionsort ist Voraussetzung für das Verständnis von Fertilitätsstörungen bei entzündlichen Erkrankungen der männlichen Adnexe.

Tabelle 1

Nebenhoden	Sekretionsstörung (Lipoproteincoating) Resorptionsstörung Stenose	Reifungsstörung spermagglutinierende Antikörper Aspermie

1. Nebenhoden (Tabelle 1)

Die Bedeutung des Nebenhoden für den Reifungseffekt und die Resorption der Samenfäden ist durch zahlreiche Untersuchungen bekannt und wird unter anderem durch die relativ lange Transport-, bzw. Aufenthaltsdauer dokumentiert. Während für den Menschen noch exakte Zahlen über die Verweildauer der Samenzellen im Nebenhoden fehlen, beträgt sie z. B. bei Ratten 12 bis 16 Tage. Dabei wird besonders in der Cauda epididymidis eine Lipoproteinfraktion an das Samenplasma abgegeben, die sich fest an die Spermoberfläche bindet (Lipoprotein-Coating). Auf welche Weise diese Fraktion die Reifung der Samenfäden beeinflußt, ist nicht bekannt; es ist aber gesichert, daß Samenfäden aus dem Nebenhodenschwanz bezüglich ihrer Befruchtungsfähigkeit wesentlich bessere Voraussetzungen bieten als solche aus dem Nebenhodenkopf, eine Tatsache, die bei der Vasoepididymoanastomose berücksichtigt werden muß. Entzündliche Veränderungen des Nebenhodens führen zu einer Störung der Lipoproteinsekretion und lassen auf dieser Basis eine Fertilitätsstörung erwarten.

Abgesehen von dieser gestörten Sekretion führen entzündliche Erkrankungen des Nebenhodens, vor allem chronisch-rezidivierende Epididymitiden, zu pathologischen Resorptionsverhältnissen, die von einer Anhäufung von Spermiophagen in den Nebenhodenkanälchen, vor allem aber von einer extracanaliculären

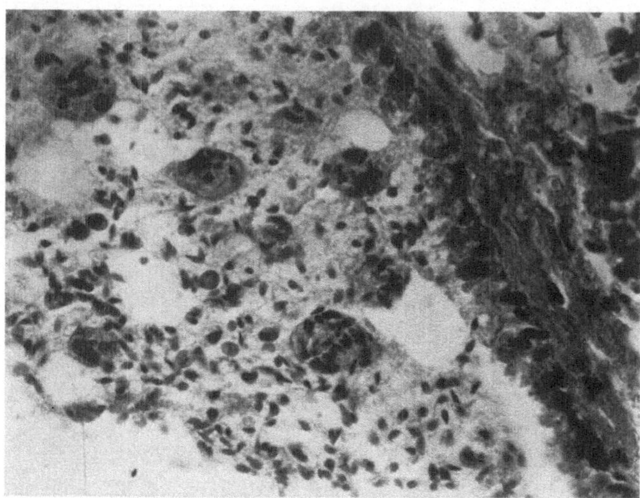

Abb. 1. Spermiophagen im ductus epididymidis bei chronischer Nebenhodenentzündung. Spermagglutinierende Antikörper nachweisbar — Titer 1:1024

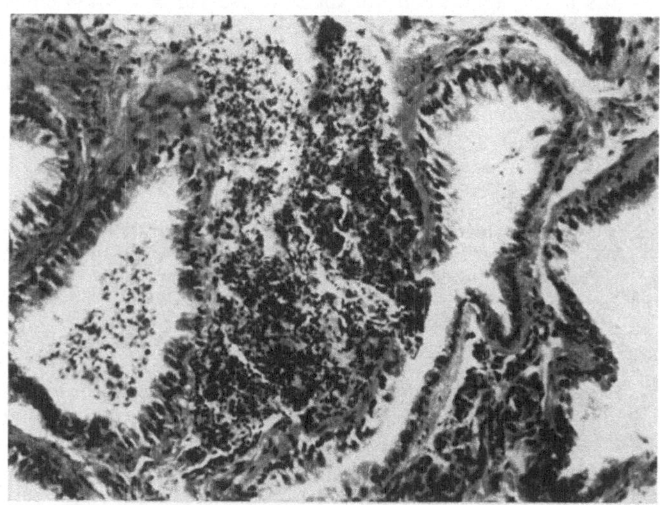

Abb. 2. Extracanaliculäre Spermansammlung im Nebenhodenkopf bei chronischer Epididymitis. Spermagglutinierende Antikörper nachweisbar — Titer 1:256

Spermansammlung im Sinne von Spermgranulomen gefolgt sein können (Abb. 1 u. 2). Diese fehlerhafte Resorption von Spermien führt in einzelnen Fällen nachweislich zu einer Autoantikörperbildung und damit zu immunologisch bedingten Fertilitätsstörungen. In dem untersuchten Krankengut konnten wir bisher bei 28 Patienten mit chronisch-rezidivierenden Nebenhodenentzündungen spermagglutinierende Antikörper im Serum nachweisen.

2. *Samenblasen* (Tabelle 2)

Während die Auswirkungen entzündlicher Veränderungen des Nebenhodens auf das Ejaculat mit unseren bisherigen Untersuchungsmethoden kaum exakt faßbar sind, können Ejaculatsveränderungen bei entzündlichen Erkrankungen der Samenblasen wesentlich leichter nachgewiesen werden.

Die Samenblasen, deren Funktion als Receptaculum von Samenfäden umstritten ist, sind die Produktionsstätte der Samenplasmafructose. Der Fructosespiegel hängt dabei einerseits von der Testosteronproduktion, andererseits von den intakten Epithelverhältnissen in den Samenblasen ab. Bei entzündlichen Erkrankungen der Samenblasen ist der Fructosespiegel des Samenplasmas durch die Schleimhautveränderungen meist deutlich erniedrigt (Marberger u. Marberger; Schirren, u. a.). Motilitätseinschränkungen bis zur völligen Akinetik sind als Folge solcher entzündlicher Schleimhautveränderungen mit Fructosemangel zu beobachten.

Neben der Fructose werden in den Samenblasen auch die sog. Prostaglandine gebildet, die eine chemotaktische Wirkung auf den Uterus ausüben. Sie führen zu Uteruskontraktionen, die unter anderem auf Grund einer dadurch entstehenden

Tabelle 2

Samenblasen	Sekretionsstörung (Fructose, Prostaglandine, etc.)	Motilitätsstörung
	Resorptionsstörung	spermagglutinierende Antikörper
	Stenose	Motilitätsstörung

Tabelle 3

Prostata	Sekretionsstörung (fibrinolytische Substanz, Citronensäure, saure Phosphatase, etc.)	fehlende Verflüssigung (Spermklumpen)
	Resorptionsstörung	spermagglutinierende Antikörper
	Stenose der ductus ejaculatorii	Aspermie

Saugwirkung den Durchtritt der Samenfäden durch die Cervix beschleunigen. Wir haben keine Erfahrungen bezüglich der Bestimmung der Prostaglandine im Samenplasma, und es sind mir bisher auch keine Angaben in der Literatur über Veränderungen der Prostaglandine bei entzündlichen Samenblasenveränderungen bekannt. Hier eröffnet sich sicher ein z. T. neu zu bearbeitendes Gebiet männlicher Fertilitätsstörungen.

Im Gegensatz zu den chronischen Entzündungen des Nebenhodens spielen bei den Samenblasenentzündungen immunologische Probleme nur eine untergeordnete Rolle. Wohl enthält das Samenblasensekret Antigene, die an die Samenflüssigkeit abgegeben werden; eine Resorption dieser Substanzen scheint aber auch im Rahmen entzündlicher Prozesse nur in einem sehr geringen Ausmaß zu erfolgen. So fanden wir in unserem Krankengut nur bei zwei Patienten mit chronisch-rezidivierenden Vesiculitiden spermagglutinierende Antikörper.

3. *Prostata* (Tabelle 3)

Die Beteiligung des Prostatasekrets an der Zusammensetzung des Samenplasmas ist weitgehend bekannt (Mann, u. a.). Neben fibrinolytischen, die Verflüssigung des Samens fördernde Substanzen werden vor allem die Citronensäure, die Transaminase, die saure Phosphatase und Spurenelemente wie Zink etc. an das Samenplasma abgegeben. Die tatsächliche Rolle des Prostatasekrets für die Fertilisierung eines Samens ist aber noch nicht gesichert. Wohl haben wir Veränderungen des

Citronensäurespiegels bei entzündlichen Erkrankungen der Prostata, die meist mit Samenblasenerkrankungen kombiniert auftreten, gefunden; die Bedeutung dieser Störungen für die Samenqualität ist aber noch unbekannt. Die auffallendsten Ejaculatsveränderungen in unserem Krankengut waren aber die Verzögerung oder das Fehlen der Ejaculatsverflüssigung. Zusammenballung und Verklumpung von Samenfäden, die gemeinsam mit der mangelnden Verflüssigung des Ejaculats beobachtet werden, dürften eine der Ursachen von Fertilitätsstörungen bei entzündlichen Erkrankungen der Prostata sein.

Die Bedeutung der Transaminase im Samenplasma für die Qualität eines Samens ist noch unbekannt. In einer von uns durchgeführten Untersuchung (Bandhauer u. Kövesdi) konnten wir bisher keine Zusammenhänge zwischen dem Transaminasespiegel im Samenplasma und Ejaculatsveränderungen finden.

Ähnlich wie bei den Samenblasen spielen auch bei den Prostataentzündungen immunologische Störungen nur eine geringe Rolle, obwohl gerade die Prostataphosphatase ein außerordentlich starkes Antigen darstellt. Bei zwei unserer

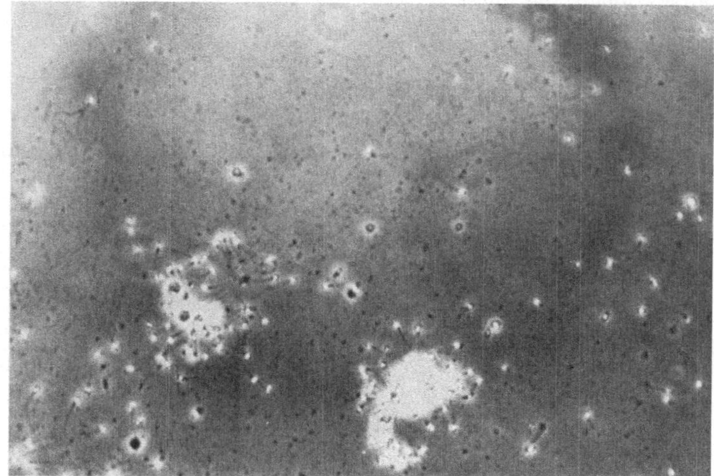

Abb. 3. Spermklumpen bei chronisch-rezidivierender Prostatavesiculitis mit starker Leukocytenbeimengung zum Samen

Patienten konnten wir bei chronisch-rezidivierenden Prostatitiden spermagglutinierende Antikörper nachweisen.

Abgesehen von diesen, auf Sekretionsstörungen beruhenden Ejaculatsveränderungen und den auf pathologischen Resorptionsbedingungen beruhenden immunologischen Phänomenen haben natürlich auch die im Rahmen von entzündlichen Erkrankungen der samenableitenden Wege im Ejaculat gehäuft auftretenden corpusculären Elemente wie Leukocyten und abgeschilferte Plattenepithelien eine Auswirkung auf die Samenfäden. Um diese Zellen kommt es zur Ansammlung von schlecht beweglichen Spermklumpen, die damit für die Befruchtung des Eies nicht mehr zur Verfügung stehen. Die Samenqualität wird auf diese Weise entscheidend vermindert (Abb. 3).

Wenn in diesem Referat die Veränderungen des Samenplasmas durch entzündliche Prozesse der männlichen Adnexe und ihre nachgewiesenen oder möglichen Folgen für die Fertilität eines Ejaculats relativ ausführlich dargelegt wurden, so sollte damit die große Bedeutung temporärer oder permanenter Stenosierungen der ableitenden Samenwege durch entzündliche Veränderungen keinesfalls vernachlässigt werden. Das in seinem Durchmesser stark wechselnde Röhrensystem bietet ideale Voraussetzungen für Stenosen, sei es nur vorübergehend bei entzündlichen Schleimhautschwellungen, sei es dauernd als narbige Verschlüsse nach wiederholten Entzündungen. Besondere Prädilektionsstellen für solche Stenosen sind der Nebenhoden, der Ausführungsgang der Samenblasen und der Ductus ejaculatorius, der die hintere Lamelle der Prostata auf eine Strecke von 20 bis 25 mm durchsetzt. Stenosen der samenableitenden Wege können zu Ejaculationsveränderungen ganz verschiedenen Ausmaßes führen. Sie reichen von vollständigen mechanischen Aspermien bis zu schwer nachweisbaren Veränderungen des Samenplasmas (z. B. mäßiges Absinken der Fructose).

Den hier angeführten zahlreichen Ursachen von Fertilitätsstörungen im Rahmen entzündlicher Erkrankungen der männlichen Adnexe stehen die relativ guten therapeutischen Möglichkeiten gegenüber. Durch eine konsequente Behandlung dieser entzündlichen Prozesse bietet diese Gruppe von Fertilitätsstörungen die bei weitem günstigsten Aussichten auf einen Therapieerfolg. Auf Einzelheiten dieser Therapie, die von rein konservativen Maßnahmen bis zu operativen Eingriffen reicht, kann im Rahmen dieses Referates nicht eingegangen werden.

Zusammenfassung: Den Samenveränderungen im Rahmen entzündlicher Erkrankungen der männlichen Adnexe liegen zahlreiche Ursachen zugrunde, die von einer pathologischen Zusammensetzung des Samenplasmas auf Grund gestörter Sekretionsverhältnisse über veränderte Resorptionsbedingungen mit immunologischen Folgen und eine stärkere Beimengung von Leukocyten und Plattenepithelien bis zu temporären oder permanenten Stenosierungen der ableitenden Samenwege reichen.

Während bei Nebenhodenentzündungen derzeit die immunologisch bedingten Fertilitätsstörungen auf Grund spermagglutinierender Autoantikörper und Stenosierungen des Ductus epididymidis überwiegen und der Einfluß von Sekretionsstörungen noch nicht sicher abgeklärt ist, stehen bei den Samenblasenentzündungen und der Prostatitis offensichtlich die Sekretionsstörungen und ebenfalls die Stenosierung der samenableitenden Wege im Vordergrund.

Anhand eines Krankengutes von 1450 Patienten, von denen 421 (ca. 30 %) entzündliche Veränderungen im Bereich der männlichen Adnexe aufwiesen, wurden die wichtigsten pathophysiologischen Zusammenhänge zwischen chronischen Entzündungen der drüsigen Organe der Reproduktion und Veränderungen der Samenqualität besprochen, wobei auf einige noch nicht abgeklärte, aber durchaus mögliche Sterilitätsursachen hingewiesen wurde.

Literatur

Bandhauer, K.: Urol. int. (Basel) **21**, 247 (1966). — Bandhauer, K., Marberger, H.: Z. Urol. **60**, 175 (1967). — Bandhauer, K., Kövesdi, S.: Urologe **9**, 4, 192 (1970). — Fjällbrant, B.: Sperm antibodies and sterility in men. Acta obstet. gynec. scand. **XLVII**, Suppl. 4. — Lunger, G., Bandhauer, K., Marberger, E.: Wien. klin. Wschr. **79**, 764 (1967). — Mann, T.: Biochemistry of semen and of the male reproductive tract. Methuen & Co. Ltd., London. INC-New York: J. Wiley & Sons 1964. — Marberger, E., Marberger, H.: Wien. med. Wschr. **113**, 7, 153 (1963). — Marberger, H.: Berl. Med. **16**, 148 (1965). — Molnar, J.: Allgemeine Spermatologie. Budapest: Akadémia Kiado 1963. — Nagel, R., Hauge, A., Buchberger, H. G.: Urologe **2**, 4, 268 (1963). — Risley, P. L.: Physiology of the male accessory organs. Mechanisms concerned with conception (Hartman, C. G., Ed.). Oxford, London, New York, Paris: Pergamon Press 1963. — Schirren, C.: Fertilitätsstörungen des Mannes. Stuttgart: Enke 1961.

Privatdozent Dr. K. Bandhauer
Urolog. Klinik am Kantonsspital
CH-9000 St. Gallen

C. Schirren und D. Schaller: **Nachweis von Antibiotica und Chemotherapeutica im Spermaplasma. — Ein Indicator für ihre Wirksamkeit bei Genitalerkrankungen**

Für den Nachweis der Wirksamkeit eines Medikamentes wird bei der Behandlung bakterieller Infektionen im allgemeinen der Blutspiegel als wichtiges Kriterium herangezogen. Seine Bestimmung dient dazu, um die Resorption der jeweiligen Substanz aus dem Darm bei peroraler Applikation bzw. aus dem Gewebe bei i.m. Gabe zu ermitteln.

Von besonderem Interesse muß der Nachweis von antibakteriell wirksamen Substanzen aus dem Bereich der Antibiotica und Chemotherapeutica in *den* Köperflüssigkeiten sein, in denen sie zur Wirkung kommen sollen. Das bedeutet für alle Infektionen an den sog. Adnexen des Mannes (Prostata, Bläschendrüsen, Nebenhoden) eine entsprechende Prüfung im Ejaculat. Über diese Untersuchung soll berichtet werden.

Methodik

Wir arbeiteten mit dem Reihenverdünnungstest unter Verwendung von:

1. Traubenzucker-Indicator-Bouillon (pH 7,5, 1 % Traubenzuckerlösung, 0,5 % alkoholische Phenolrotlösung),
2. 24stündige Bakterien-Bouillonkultur (B. Cereus für Reverin, sonst Staph. aureus Oxford),
3. Sperma,
4. wäßrige Antibiotica- bzw. Chemotherapeuticalösung für die Kontrollreihen.

Als *Grenzwert* wurde der Wert angegeben, bei dem die Traubenzucker-Indicator-Bouillon unverändert blieb. Dieser Wert legte also den Wert des letzten unveränderten Röhrchens im Hauptversuch fest.

Ergebnisse

Bei insgesamt 63 Patienten wurden 119 Bestimmungen durchgeführt. Als Prüfsubstanz dienten die in der Tabelle angegebenen Präparate.

Tabelle. *Übersicht der geprüften Substanzen und der durchgeführten Bestimmungen*

Substanz	Patientenzahl	Zahl der Bestimmungen
Eusaprim	25	42
Obserin	13	28
Reverin	10	21
Fucidin	15	28
Summe	63	119

Eusaprim zeigt nach zwei Tabletten als einmalige Dosis morgens eingenommen bereits nach 2 Std den Maximalspiegel von 80 γ/ml Wirkstoff im Sperma, der auch 4 Std nach Beginn noch vorhanden ist. 8 bis 12 Std nach Beginn sind Wirkstoffkonzentrationen von 50% des Maximalwertes vorhanden. Nach 24 Std sind noch 10 γ/ml im Sperma nachweisbar.

Obserin zeigt bei einer Anfangsdosis von 3000 mg per os nach 24 Std einen Maximalwert von 0,6 γ/ml, der bei Reduzierung der Tagesdosis auf 1500 mg auf 0,3 γ/ml abfällt und in dieser Höhe über 8 Tage erhalten werden kann, falls die Tagesdosis unverändert bleibt.

Reverin zeigt bei i.v. Gabe von 250 mg täglich am 2. Tag einen Maximalwert von 1,25 γ/ml, der bei unveränderter Tagesdosis bei insgesamt 14 Behandlungstagen abfällt und vom 5. bis 15. Tage 0,625 γ/ml beträgt.

Fucidin zeigt ein völlig anderes Bild. Bei einer unveränderten Tagesdosis von 1500 mg täglich wird das Maximum erst am 2. Tage mit 1,25 γ/ml erreicht. Dieser Maximalwert bleibt unverändert über 8 Tage bestehen.

Die vorgelegten Resultate sind unter verschiedenen Aspekten bedeutsam. Bei Vorliegen einer Entzündung im Bereich der Adnexe des Mannes kann nur dann mit einem schnellen Wirkungseintritt der zugeführten Substanz gerechnet werden, wenn diese in relativ hoher Konzentration und schnellstens am Orte der Infektion auftritt. Unter den vier geprüften Substanzen erreicht Eusaprim ganz zweifellos den höchsten Wirkungsspiegel mit 80 γ/ml bereits innerhalb von 2 Std nach Tabletteneinnahme und hält bis 12 Std nach Beginn noch 50% des Maximalwertes. Eine derartige Intensität wird von keinem anderen Medikament erreicht. Es muß für den Gebrauch in der Klinik bzw. in der Praxis hinzugefügt werden, daß man

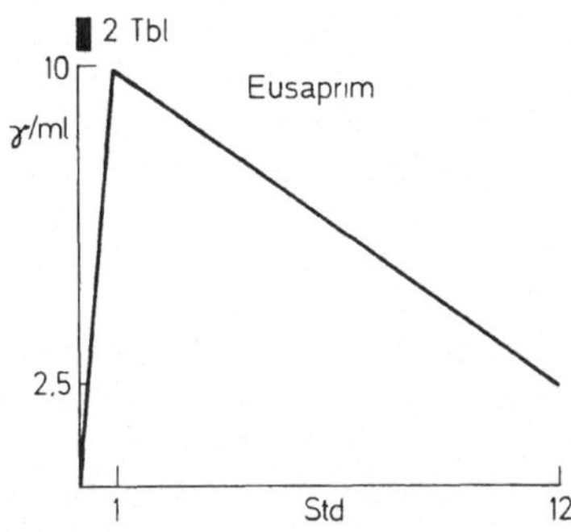

Abb. 1. Der Eusaprimgehalt bei wiederholter Bestimmung über 12 Std

grundsätzlich eine Austestung der für die Entzündung verantwortlichen Keime durchführen sollte, falls dieses möglich ist. Damit würde der Wert der Antibiotica- bzw. Chemotherapeutica steigen. Für alle jene Fälle, in denen auf Grund des Krankheitszustandes eine entsprechende Keimanalyse nicht möglich ist, empfiehlt sich die Anwendung *des* Medikamentes, das den höchsten Wirkungsspiegel erreicht.

Prof. Dr. C. Schirren, Dr. D. Schaller
Abteilung für Andrologie, Univ.-Hautklinik
D-2000 Hamburg 20

K. A. LENNERT, W. MONDORF und H. M. SCHRÖDER: **Quantitative Immunglobulinbestimmung im Exprimat und ihre Bedeutung für die Diagnose der chronischen Prostatitis**

Mit den herkömmlichen elektrophoretischen Methoden lassen sich die Serumproteine im Prostataexprimat nur grob als Albumine, Alpha-1-, Alpha-2-, Beta- und Gamma-Globuline erfassen. Die Aufteilung der einzelnen Proteinfraktionen, qualitativ mit der Immunelektrophorese und quantitativ mit der radialen Immundiffusion. erbrachte einen wesentlichen Fortschritt. Damit konnte man unter anderem Proteine identifizieren, die eine Antikörperspezifität besitzen. Zu diesen Proteinen gehören die drei großen Immunglobulinklassen A, G und M.

Wir untersuchten das Prostataexprimat von 33 Männern, die zwischen 33 und 64 Jahre alt waren. Sie wurden uns in die urologische Ambulanz zum Ausschluß einer Prostataerkrankung überwiesen. Das Exprimat wurde durch digitale Massage der Prostata gewonnen, in einem sterilen Gläschen aufgefangen und anschließend mit der Immunelektrophorese nach Scheidegger sowie mit der radialen Immundiffusion nach Mancini u. Mitarb. verarbeitet. Daneben wurde ein Tropfen des Exprimates auf einen Objektträger gebracht, gefärbt und mikroskopisch ausgewertet. Zum Ausschluß einer bakteriellen Prostatitis wurde außerdem vor und nach Expression der Prostata Strahlurin gewonnen und damit eine qualitative und quantitative Urinkultur angesetzt.

Bei fünf Männern zeigte das Exprimat mikroskopisch über 25 Leukocyten pro Gesichtsfeld, so daß eine katarrhalische Prostatitis vermutet wurde. In den übrigen Fällen enthielt das Exprimat keine pathologischen Bestandteile. Bis auf zwei Fälle fielen die Urinkulturen stets steril aus.

In der Immunelektrophorese fanden sich entsprechend der Häufigkeit folgende Proteinfraktionen: Albumin, Immunglobulin G, Transferrin, α_1-Antitrypsin, Immunglobulin A und M sowie Koeruloplasmin.

Bei der quantitativen Auswertung der gefundenen Proteinfraktionen mit der radialen Immundiffusion war Albumin und Immunglobulin G bei allen Männern konstant in verschiedener Konzentration vorhanden. Die übrigen Fraktionen zeigten quantitativ erhebliche Unterschiede oder lagen in nicht meßbarer Menge vor.

Zehnmal fand sich Ig A in größerer Menge, wobei diese Vermehrung gleichzeitig mit der Erhöhung von Ig G und den übrigen untersuchten Proteinen im Exprimat einherging.

Die Ig M-Fraktionen, die überwiegend im zirkulierenden Blut und nur in geringer Konzentration im Gewebe vorkommt, war erstaunlicherweise in den meisten Fällen nachweisbar. Sie zeigte jedoch in der Präcipitation schwache und bei den Wiederholungsmessungen sehr unterschiedliche Fällungsringe, so daß eine echte quantitative Aussage nicht gemacht werden konnte.

Der bedeutsamste Untersuchungsbefund war die sichere quantitative Bestimmung von Immunglobulin G im Exprimat. Dieses Protein ist bei subakuten bis chronischen Entzündungen in weit größerer Menge vorhanden als bei akuten. Es hat den Anschein, als ob stärkere Konzentrationen des Proteins Hinweise auf entzündliche Veränderungen der Prostata liefern. Nach den gefundenen Werten ließen sich zwei Gruppen unterscheiden:

Die *eine* mit 23 Patienten zeigte niedrige Werte. Diese lagen zwischen 6 und 40 mg-%/100 ml. Bei dieser Gruppe waren alle übrigen Fraktionen entweder kaum oder gar nicht meßbar. Bei der *zweiten* Gruppe von 10 Männern wurden neben den hohen Ig G-Werten, zwischen 48 und 1000 mg-%/100 ml, auch die übrigen Serumproteine quantitativ sicher erfaßt. Bemerkenswerterweise boten 6 dieser 10 Männer klinisch, mikroskopisch und bakteriologisch keine Anhaltspunkte für eine katarrhalische oder bakterielle Prostatitis. Sie wiesen aber die Proteinfraktionen in annähernd gleicher Konzentration auf wie die Patienten mit katarrhalischer oder bakterieller Prostatitis. Gleichzeitig vorgenommene Messungen der Proteine im Serum ergaben keine signifikante Beziehung zwischen den Serum- und den Exprimatimmunglobulinen.

Die nachweislich vermehrten Serumproteine im Prostataexprimat können einmal Ausdruck einer erhöhten Permeabilität des Prostatagewebes bei bestehender oder abklingender Entzündung sein. Zum anderen deuten sie auf immunologische Reaktionen innerhalb der Prostata hin. Möglicherweise wird durch den entzündlichen Reiz vermehrt Immunglobulin G in der Prostata gebildet.

Zusammenfassend läßt sich feststellen, daß die quantitative Bestimmung der Serumproteine im Exprimat, insbesondere die zahlenmäßige Erfassung von Immunglobulin G einen wichtigen Hinweis auf eine Prostatitis liefert.

Priv.-Doz. Dr. K. A. Lennert
Urolog. Abt. d. Chirurg. Univ.-Klinik
D-6000 Frankfurt am Main

J. Frick und M. Marberger jun.: **Wie soll das Klimakterium virile definiert werden?**

Das Klimakterium (*Κλιμαξ* = Stufe, Leiter) der Frau ist schon seit langem ein fest umrissener Begriff.

Nach Schröder, Martius, Kaiser u. a. soll unter dem Begriff Klimakterium bei der Frau die gesamte Phase der Umstellung von der Geschlechtsreife zum Senium verstanden werden.

Der Beginn des Klimakteriums der Frau wird gekennzeichnet durch wechselnde Anzeichen nachlassender Ovarialfunktion, dysfunktionelle Blutungen und vegetative Symptome. Mit dem Verschwinden der Blutungen und dem Absinken der Nebennierenrindenfunktion (darunter versteht man die sog. Adrenopause) tritt die Frau in die Ruhe des Seniums.

Nach statistischen Errechnungen aus den Veränderungen der Oestrogen- und Gonadotropinausscheidung ergibt sich eine durchschnittliche Dauer des Klimakteriums bei der Frau von 12 Jahren. Etwa in die Mitte dieses Zeitraumes fällt die Menopause. Das durchschnittliche Menopausenalter wurde mit 49,5 Jahren angegeben.

Der endokrine Ablauf des weiblichen Klimakteriums läßt sich schematisch in drei Abschnitte unterteilen:

1. Abschnitt: Nachlassende Ovarialfunktion (Corpus luteum-Hormon, gleichzeitig oder später auch Follikelhormon).
2. Abschnitt: Hypergonadotrope Phase.
3. Abschnitt: Adrenopause oder Senium.

Es ist schwierig, eine exakte Analogie dazu beim Mann zu finden. Wie man aus den relativ wenigen Publikationen, die sich mit dem Klimakterium virile befassen, ersehen kann, gibt es zwar gewisse gemeinsame Symptome im selben Lebensabschnitt von Mann und Frau, es sind dies vor allem vegetative und psychische Veränderungen, wie Schweißausbrüche, Hitzewallungen, Schlafstörungen, Gedächtnisschwäche auf der einen Seite, Nervosität und depressive Verstimmung andererseits.

In dem Punkt jedoch, der das wichtigste Kriterium in der Umbruchsperiode der Frau darstellt und der durch das Versiegen der Ovarialfunktion mit den daraus resultierenden Veränderungen des Steroidhaushaltes charakterisiert wird, unterscheiden sich das Klimakterium der Frau und des Mannes ganz wesentlich.

Bei jeder Frau ist im Durchschnitt mit dem 50. Lebensjahr die Ovarialfunktion erloschen, während beim alternden Mann die Regression der tubulären und Androgen produzierenden Anteile des Hodens sich über Jahrzehnte erstreckt, ja die

Tabelle 1. *Plasmatestosteron*
Klimakterium virile (15 Patienten)

Streubreite:	0,14 — 65 μg/100 ml	Plasma
Mittelwert:	0,413 ± 0,19 μg/100 ml	Plasma

Potentia generandi in einem relativ hohen Prozentsatz bis ins hohe Alter erhalten bleiben kann.

Das Ovar verliert weiterhin nach Erlöschen der Funktion seine Ansprechbarkeit auf Gonadotropin, währenddessen die Leydig-Zellen auch beim alternden Mann auf die Verabreichung von Gonadotropin mit einer vermehrten Ausschüttung von Testosteron antworten können.

Wir haben an 15 Männern zwischen dem 40. und 55. Lebensjahr eine Untersuchungsserie angestellt, um einige Charakteristika des Klimakterium virile erfassen zu können.

In unsere Untersuchungen einbezogen wurden: Anamnese, Lokalstatus, Blutbild, Harnbefund, EKG, Transaminasen, Serum-Ca, Serumharnsäure, Fettsäuren, Plasmatestosteron, Harnsteroidbestimmungen und das Spermiogramm.

Es war uns leider nicht möglich, bei allen Patienten Samenanalysen durchzuführen, da die Untersuchung von einigen der Probanden grundweg abgelehnt worden war.

Lokalstatus, Blutbild, Harnbefund, EKG, Transaminasen, Serum-Ca, Serumharnsäure, Cholesterin, Triglyceride, freie Fettsäuren und Phospholipide zeigten bei den 15 von uns untersuchten Männern keine signifikanten Veränderungen.

In der Anamnese gaben zwei Drittel der Untersuchten eine Abnahme der Libido und Erektionsschwäche an.

Tabelle 1 zeigt die Plasmatestosteronwerte unserer Probanden. Im Durchschnitt liegen sie an der unteren Normgrenze des Jugendlichen. Die Streubreite erstreckt sich jedoch vom Wert des Hypogonaden bis zum normalen Plasmatestosterongehaltes des 25jährigen.

Tabelle 2. *Spermiogramm*

	G. O.	H. F. (1925)	M. M.	M. W.	S. M.	D. W.	S. I.
Volumen	2 ml	4 ml	2,7 ml	2,3 ml	3 ml	3 ml	3,7 ml
Farbe	normal	normal	gelb	normal	normal	gelb	gelb
Verflüssigung	stark verzögert	erniedrigt	normal	normal	normal	normal	normal
Viscosität	erhöht	erniedrigt	normal	erhöht	normal	erhöht	normal
pH	7,3	7,7	8,0	7,5	7,9	über 8,0	8,0
Spermien/ml	12 Mio/ml	Aspermie	329 Mio/ml	72 Mio/ml	117 Mio/ml	27 Mio/ml	1 Mio/ml
Motilität	38 %		30 %	52 %	63 %	49 %	7 %
Vitalität	63 %		42 %	72 %	75 %	72 %	20 %
Abnorme Formen	29 %		36 %	26 %	20 %	17 %	32 %
Andere Zellen	—	Trichomonaden, Leuko, Vzt, Ery	—	—	unreifes Keimepithel, Leuko	Vzt, Leuko	unreifes Keimepithel, Leuko
Fructose	126 mg-% = 2,52 mg/Ej.	126 mg-% = 5,04 mg/Ej.	140 mg-% = 3,78 mg/Ej.	205 mg-% = 4,71 mg/Ej.	111 mg-% = 3,33 mg/Ej.	286 mg-% = 8,58 mg/Ej.	137 mg-% = 5,06 mg/Ej.

Auf Tabelle 2 sind die Spermiogramme von 7 der 15 untersuchten Männer zusammengestellt. Einmal fand sich eine Aspermie, zweimal eine Oligospermie, die Motilität war bei fünf Fällen eingeschränkt. Hingewiesen sei besonders auf die Tatsache, daß die Fructosewerte in mg/Ejaculat bei allen sieben Fällen erniedrigt waren.

Die Werte von zehn verschiedenen Harnsteroiden — von elf Fällen wurden die 24 h-Harnmengen gaschromatographisch aufgearbeitet — seien an dieser Stelle noch nicht eingehender diskutiert, da aus dem 4. und 5. Lebensjahrzehnt noch weitere Untersuchungen von sog. normalen Männern zum Vergleich ausgeführt werden müssen.

Diskussion

Unsere Untersuchungen wie auch die anderer Gruppen (Belonoschkin, Molnar, Lynch u. Scott) zeigen, daß es beim Mann jenseits des 40. Lebensjahrzehnt zu einem Nachlassen der gonadalen Funktion kommt. Damit in Verbindung stehen sehr häufig auch Störungen, die dem klimakterischen Syndrom der Frau entsprechen, wie sie vorhin schon angedeutet worden sind.

Im physiologischen Alterungsprozeß des Mannes bleiben die Hoden und das Hypothalmus-Hypophysensystem nicht unangetastet, zeigen aber sicher noch raschere Regressionserscheinungen, wenn sie zusätzlich durch Noxen geschädigt werden.

Wenn man bei der Frau das vollkommene Versiegen der Ovarialfunktion um das 50. Lebensjahrzehnt als das zentrale Geschehen des Klimakteriums betrachtet, so sollte man von dieser sicher auch beim Mann, jedoch in weit abgeschwächter Form — sowohl hinsichtlich der endokrinen als auch der vegetativ-psychischen Veränderungen — ablaufenden Umbruchsperiode nicht von einem Klimakterium sprechen.

Beim Mann setzt etwa um das 40. Lebensjahr eine langsam fortschreitende Abnahme der Hodenfunktion ein, aber nur in den seltensten Fällen — außer durch äußere Einwirkungen und Erkrankungen mitverursacht — steht am Ende dieses Prozesses ein vollkommener Funktionsausfall der Gonaden. Auf Grund von Hodenbiopsien und Plasmatestosteronbestimmungen wurde eindringlich gezeigt, daß auch noch beim 80jährigen eine vollkommen normale Hodenfunktion vorliegen kann (Tabelle 3).

In der Tabelle 3 wird der Plasmatestosterongehalt dem histologischen Bild der Hodenbiopsie gegenübergestellt. Die große Streubreite der Plasmatestosteronspiegel dieser Untersuchungsgruppe (0,15 bis 1,20 μg/100 ml Plasma) entspricht relativ exakt der Buntheit und Unterschiedlichkeit der jeweiligen Hodenmorphologie. Die Hodenhistologie einer scheinbar einheitlichen Gruppe alter Männer offenbart wesentlich größere morphologische Unterschiede, als dies bei einer ebensolchen Gruppe junger Männer der Fall ist. Auf Grund des histologischen Bildes ist es möglich, eine Aussage über den Testosterongehalt im Plasma des betreffenden Patienten zu machen oder umgekehrt kann man aus dem Plasmatestosteronspiegel die dazugehörige Hodenmorphologie relativ genau konstruieren.

Auch hinsichtlich der Stimulierbarkeit der Gonaden im zunehmenden Alter besteht ein deutlicher Unterschied zwischen Mann und Frau, was sicher in der Behandlung des sog. klimakterischen Syndroms seinen Niederschlag finden soll. Ist die Ovarialfunktion einmal erloschen, ist sie durch nichts wieder in Gang zu bringen, während z. B. eine Stimulierung der Leydig-Zellen durch Gonadotropin wie schon vorhin gezeigt wurde, bis ins hohe Alter möglich ist (Abb. 1).

Die Umbruchsperiode des Mannes, etwa beginnend nach dem 40. Lebensjahr, sollte als langsam sich entwickelnde Involutionsphase der Gonaden mit all den daraus resultierenden endokrinen, psychischen und vegetativen Alterationen verstanden werden.

Tabelle 3. *Gegenüberstellung Hodenmorphologie—Plasmatestosteron*

Name und Alter	Histologie der Hodenbiopsie	Plasmatestosteronspiegel in µg/100 ml Plasma
J. G. 69a	Spermatogene aktiv; Leydig-Zellen reduziert an Zahl, z. T. eingeengt durch hyaline Faserung	0,15
K. J. 72a	Spermatogenese aktiv; wenig Leydig-Zellen, z. T. atrophisch	0,16
B. K. 70a	Inkomplette Peritubularfibrose, vereinzelt Kanälchen mit Spermatogonien; vereinzelt funktionierende Leydig-Zellen	0,21
E. J. 64a	Kompletter Arrest auf der Stufe der Spermatocyten I. Ordnung; Leydig-Zellen verändert, z. T. atrophisch, z. T. Vacuolenbildung im Cytoplasma	0,34
E. V. 72a	Spermatogenese aktiv; Leydig-Zellen in Nestern angeordnet, z. T. von epitheloidem Typ, z. T. Vacuolenbildung	0,42
M. A. 85a	Aktive Spermatogenese, wenig Leydig-Zellen, aber cytologisch normal	0,46
K. J. 68a	Spermatogenese aktiv; Leydig-Zellen normal in Zahl und Cytologie	0,53
L. A. 70a	Spermatogenese aktiv; Leydig-Zellen normal in Zahl, Verteilung und Cytologie	0,81
G. E. 64a	Reduzierte Spermienbildung; Leydig-Zellen normal in Zahl und Cytologie	0,87
W. J. 62a	Spermatogenese aktiv; Leydig-Zellen in Nestern angeordnet, z. T. von epitheloidem Typ, manchmal Vacuolenbildung	0,87
A. G. 70a	Spermatogenese aktiv; Leydig-Zellen vermehrt, z. T. Vacuolenbildung	0,93
B. F. 60a	Spermatogenese normal; Cytologie, Zahl und Verteilung der Leydig-Zellen normal	0,98
G. J. 60a	Spermatogenese normal, Leydig-Zellen normal in Verteilung, Cytologie und Zahl	1,20

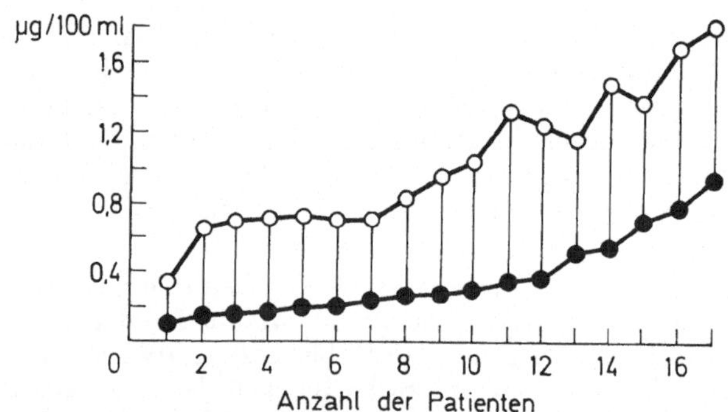

Abb. 1. Schematisch dargestellte Plasmatestosteronwerte bei 17 Männern über 60 Jahre vor (schwarze Punkte) und 24 Std nach Injektion von 5000 E Gonadotropin (weiße Punkte). Wir konnten nachweisen, daß die Leydig-Zellen signifikant auf die Verabreichung von Gonadotropin ansprechen und im Durchschnitt nach Stimulation doppelt so viel Testosteron produzieren. Bei länger dauernder Verabreichung oder höherer Dosierung würde der Effekt noch deutlicher sein

Literatur

Belonoschkin, B.: Männliches Klimakterium. Münch. med. Wschr. **98**, 1468—1470 (1956). — Lynch, M., Scott, W. W.: The lipid content of the Leydig cell and Sertoli cell in the human testis as related to age, benign prostatic hyperplasia and prostatic cancer. J. Urol. (Baltimore) **64**, 767 (1950). — Frick, J.: Darstellung einer Methode (Competitive Protein Binding) zur Bestimmung des Testosteronspiegels im Plasma und Studie über den Testosteronmetabolismus beim Mann über 60 Jahre. Urol. int. (Basel) **24**, 481—501 (1969). — Molnar, J.: Testicular activity in the older male. Med. Gynaec. Sociol. **1** (1966). — Dapunt, O.: Das klimakterische Syndrom. Zbl. Gynäk. **9**, 300—311 (1967). — Kinsey, A. C.: Sexual behaviour in the human male. London: Saunders 1948. — Staehler, W.: Das männliche Klimakterium aus geronto-physiologischer Sicht. Ärztl. Prax. **22**, 19 (1970).

Dr. J. Frick
Univ.-Klinik, Urolog. Abt.
A-6020 Innsbruck

J. Mauss, Th. Senge, R. Petry und J.-G. Rausch-Stroomann: **Die Bedeutung der Gonadotropinbestimmung im Hinblick auf die Therapie der Fertilitätsstörungen des Mannes**

Unter dem Einfluß des Hypothalamus werden im Hypophysenvorderlappen zwei gonadotrope Hormone gebildet: das die Follikel stimulierende und das die interstitiellen Zellen stimulierende Hormon, kurz FSH und ICSH genannt. Das FSH bewirkt anscheinend die Ausbildung und Reifung der Hodentubuli und des Samenepithels, während das ICSH die Leydigschen Zwischenzellen zur Produktion des Testosterons anregt.

Die Wirkung dieser beiden gonadotropen Hormone auf den Hoden kann am besten am hypophysektomierten Mann überprüft werden, da letzterer ja keine eigenen Gonadotropine mehr bildet. MacLeod et al. (1966) konnten bei einem solchen Patienten nachweisen, daß sich durch alleinige Substitution mit FSH ein normales histologisches Hodenbild entwickelt. Ein Ejaculat war jedoch nicht zu erhalten, obwohl eine normale Erektion und ein normaler Orgasmus bestand. Erst die zusätzliche Gabe von ICSH bewirkte durch Stimulierung der akzessorischen Geschlechtsdrüsen auch eine Ejaculation. Das Ejaculat zeigte eine normale Zahl und Motilität der Spermien.

Aus diesem Beispiel geht hervor, daß das FSH zur Entwicklung einer regelrechten Spermatogenese unentbehrlich ist, während die Rolle des ICSH bzw. des unter dessen Einfluß gebildeten Testosterons für die Spermatogenese noch nicht eindeutig geklärt ist.

Die Konzentration der Gonadotropine im Plasma oder im Urin kann nun dazu verwendet werden, die exokrine und bzw. oder endokrine Unterfunktion des Hodens — den sog. Hypogonadismus — in zwei Gruppen einzuteilen. Ist die Gonadotropinausschüttung gegenüber der Norm erhöht, so spricht man von einem hypergonadotropen oder auch primären Hypogonadismus, da primär der Hoden geschädigt ist. Der erhöhte Gonadotropinwert ist als Ausdruck des Versuches der Hypophyse anzusehen, die gestörte Hodenfunktion zu korrigieren. Bei einem erniedrigten Gonadotropinwert liegt ein hypogonadotroper bzw. sekundärer Hypogonadismus vor. Die Hypophyse ist nicht in der Lage, ausreichende Mengen an Gonadotropinen zu bilden, um eine normale Hodenfunktion zu gewährleisten.

Die Bestimmung der Gonadotropine ist einmal dadurch möglich, daß man die Gesamtgonadotropine, d. h. eine gewisse Summationswirkung von FSH und ICSH biologisch durch den Maus-Uterustest ermittelt. Zum anderen können ICSH und FSH auf biologischem, immunochemischem und radioimmunologischem Weg getrennt bestimmt werden. Die getrennte Bestimmung von FSH und ICSH ist der Gesamtgonadotropinbestimmung vorzuziehen, jedoch ist dabei der methodische Aufwand auch größer.

Die im Handel zu therapeutischen Zwecken zur Verfügung stehenden Gonadotropine besitzen entweder überwiegend ICSH-Wirkung, oder einen gewissen Anteil einer FSH-Wirkung. Nach Louwerens (1970) enthält z. B. das PMSG pro I.E. FSH-Wirkung 20 bis 40 I.E. ICSH-Wirkung. Das ICSH-Wirkung entfaltende Gonadotropin wird aus dem Harn schwangerer Frauen gewonnen und als humanes choriogenes Hormon (HCG) bezeichnet. Das FSH-Wirkung aufweisende Gonadotropin wird einmal aus dem Serum trächtiger Stuten isoliert, es heißt deshalb pregnant mare's serum gonadotropin oder PMSG, zum anderen kann es aus dem

Harn von Frauen in der Postmenopause gewonnen werden. Letzteres wird als humanes Menopausen-Gonadotropin (HMG) bezeichnet.

Die Gonadotropinbehandlung von männlichen Fertilitätsstörungen erscheint nur dann sinnvoll, wenn ein hypogonadotroper Hypogonadismus besteht, die Fertilitätsstörung also mit einer verminderten Gonadotropinausschüttung der Hypophyse einhergeht. Liegt die Gonadotropinproduktion im Normbereich, so ist der Wert einer Behandlung mit Gonadotropinen zumindest zweifelhaft, liegt er über der Norm, so ist eine Gonadotropinbehandlung nicht angebracht.

Wird bei einem Patienten eine erniedrigte Gonadotropinausschüttung festgestellt, so ist eine Gonadotropinbehandlung nur dann indiziert, wenn zusätzlich die folgenden Befunde vorliegen: (vgl. Hellinga, 1968)

1. Die Hoden müssen über walnußgroß sein. Kleinere Hoden sprechen auf eine Gonadotropinstimulation anscheinend nicht an.
2. Sekundäre Hodenveränderungen dürfen noch nicht eingetreten sein. Eine Tubulussklerose oder eine interstitielle Fibrose ist also bioptisch auszuschließen.
3. Es dürfen keine zusätzlichen Faktoren vorliegen, die die Spermatogenese negativ beeinflussen. Hierzu gehört z. B. eine Varicocele oder Hydrocele.
4. Eine etwa zusätzlich bestehende androgenrefraktäre Bläschendrüseninsuffizienz muß durch einen vorher durchzuführenden, positiv ausfallenden Androgentest ausgeschlossen werden.

Welche der oben erwähnten Gonadotropinpräparate — HCG, PMSG oder HMG — kommen für die Behandlung der Fertilitätsstörungen in Frage? HCG ist nur in solchen Fällen angebracht, in denen die Fertilitätsstörung mit einer verminderten ICSH-Ausschüttung und damit einer verminderten Androgenproduktion einhergeht. Das ist z. B. bei der postpuberalen Leydig-Zelleninsuffizienz der Fall. Hierbei besteht eine nach der Pubertät aufgetretene, verminderte ICSH-Produktion der Hypophyse, während die FSH-Ausschüttung normal ist (Nowakowski u. Schirren, 1956; Schirren, 1968). Bis auf eine erniedrigte Spermaplasmafruktose bestehen bei der postpuberalen Leydig-Zelleninsuffizienz normale Ejaculatkriterien. Bei den übrigen Fertilitätsstörungen, bei denen ja in der Regel kein Androgendefizit besteht, ist eine Therapie mit HCG zwecklos.

PMSG wird von den angloamerikanischen Andrologen zur Behandlung der Fertilitätsstörungen abgelehnt, auch wenn diese mit erniedrigter Gonadotropinausschüttung und sekundär nicht veränderten Hoden einhergehen. Da PMSG nicht artspezifisch ist, soll beim Menschen keine stimulierende Wirkung auf die Spermatogenese zu erwarten sein (Charny, 1968). Außerdem wird es durch die rasch einsetzende Antikörperbildung vom Organismus unwirksam gemacht. Andere, z. B. deutsche Autoren, sprechen dem PMSG in Kombination mit einem Androgen eine verbessernde Wirkung auf das Spermiogramm zu (Schirren, 1968; Niermann u. Nolting, 1966). Das HMG dagegen ist artspezifisch. Es steht erst seit kürzerer Zeit zur Verfügung und ist noch recht kostspielig. Erfahrungen im Ausland scheinen dafür zu sprechen, daß mit diesem Präparat bessere Erfolge zu erwarten sind (Actas del II. Coloquio Internacional sobre Gonadotrofinas Humanas. 1. Bd. Sociedad Española para el Estudio de la Esterilidad y la Fertilidad. Barcelona 1969).

Material und Methoden

Wir bestimmten bei 68, im Durchschnitt 32 Jahre alten Patienten mit pathologischem Spermiogrammbefund die Gesamtgonadotropine. Die Gonadotropine wurden im 48 Std-Sammelurin nach der Kaolin-Acetonfällungsmethode (Albert et al., 1958) in der Modifikation von Heinrichs u. Eulefeld (1960) gewonnen und durch den Maus-Uterustest bestimmt (Loraine u. Brown, 1956). Als Standard wurde ein Präparat entsprechend der II. International Reference Preparation for HMG verwendet. Fünf bis 25 Einheiten konnten bei unserer Methode als Normalwert angesehen werden. 52 der 68 Patienten zeigten eine normale, 10 eine erhöhte und 6 eine erniedrigte Gonadotropinausschüttung. Wir fanden also in 9,4 % der untersuchten Patienten eine erniedrigte Gesamtgonadotropinausscheidung. Von anderen Autoren wird ein höherer (Hilfrich u. König, 1970; Conti et al., 1969) oder ein niedrigerer Prozentsatz (Toyosi et al., 1970) genannt. Die Befunde dieser sechs, also 9,4 % der Patienten sind auf der Tabelle aufgezeichnet.

Der erste Patient (1) wies eine Azoospermie auf. Die Hodenbiopsien zeigten eine interstitielle Fibrose und eine Tubulussklerose. Eine Gonadotropinbehandlung war also nicht indiziert. Der folgende Patient (2) hatte beiderseits ausgesprochen harte, kirschgroße Hoden. Bei ihm war erst im 13. Lebensjahr eine beidseitige Orchidopexie durchgeführt worden. Da hier schon die Vorgeschichte und der klinische Befund auf irreversible Tubulusschäden hinwiesen, wurde keine Hodenbiopsie mehr durchgeführt, eine Behandlung mit Gonadotropinen kam nicht in Frage. Der dritte wie auch der vierte Patient (3, 4) zeigte neben einem pathologischen Spermiogramm eine erniedrigte bzw. fehlende Spermaplasmafructose. Unter hochdosierter Androgentherapie kam es bei beiden Patienten nicht zu einem Anstieg der Spermaplasmafructose, es lag also zusätzlich zu den übrigen Fertilitätsstörungen eine androgenrefraktäre Bläschendrüseninsuffizienz vor. Eine Behandlung mit Gonadotropinen erschien bei diesen beiden Patienten aus diesem Grunde von vornherein wenig sinnvoll. Bei dem folgenden Patienten (5)

Tabelle. *Die Bedeutung der Gonadotropinbestimmung im Hinblick auf die Therapie der Fertilitätsstörungen des Mannes*

Befunde bei sechs Patienten mit hypogonadotropem Hypogonadismus

Patient Alter	Anamnese	Genitalbefund	Spermiogramm	Gesamtgonadotropine normal: 5—25 HMG Einheiten
1. Go. S. 42 J.	o. B.	o.B. Hodenbiopsie: sekundäre Veränderungen	Azoospermie	3,6
2. Te. H. 24 J.	mit 13 Jahren doppelseitige Orchidopexie	Hoden kirschgroß, hart	Kryptospermie	2.6
3. Du. W. 33 J.	o. B.	o. B.	Oligo-Astheno-Teratospermie Initalfructose 900—1100/ml	[illegible]
4. Pa. H. 33 J.	o. B.	o. B.	Asthenospermie, Parvisemie Initalfructose: nicht nachweisbar	3,5
5. Pa. D. 34 J.	o. B.	linkss. Hydrocele Hodenbiopsie: keine sekundären Veränderungen	Oligo-Astheno-Teratospermie	3,4
6. We. H. 27 J.	o. B.	o. B.	Azoospermie	3,0

Anamnese, Genital- und Spermiogrammbefund sowie Gesamtgonadotropinausscheidung von sechs Patienten mit hypogonadotropem Hypogonadismus.

bestand eine ausgeprägte Hydrocele. Hier schien es zunächst angebracht, die Hydrocele operativ zu beseitigen und dann etwa 1 Jahr lang abzuwarten, in wie weit die Hodenschädigung sich als reversibel erwies. Die Operation wurde inzwischen durchgeführt, eine gleichzeitig vorgenommene doppelseitige Hodenbiopsie zeigte keine sekundären Veränderungen. Sollte nach Ablauf dieses Jahres keine Gravidität oder eine Besserung des Spermiogramms eintreten, so ist eine Gonadotropinbehandlung angebracht. Der letzte Patient (6) wies eine Azoospermie auf. Hier bestanden keine Kontraindikationen zur Durchführung einer Gonadotropintherapie. Es wurde eine kombinierte Serumgonadotropin/Mesterolonbehandlung durchgeführt. Eine Besserung des Befundes konnte dadurch jedoch nicht erreicht werden. Eine Wiederholung der Therapie mit HMG ist vorgesehen.

Nach diesen Untersuchungen sind wir der Meinung, daß z.Z. nur bei einem sehr kleinen Prozentsatz der Patienten, die einen pathologischen Spermiogrammbefund aufweisen, eine Behandlung mit Gonadotropinen indiziert ist. Möglicherweise wird man jedoch durch eine genauere Diagnostik diesen Prozentsatz erhöhen können. Dazu gehören z. B. die getrennt durchzuführenden Bestimmungen des

FSH, des ICSH (Mauss u. Böke, 1970) und des Plasmatestosterons sowie entsprechende Funktionstests.

Literatur

Albert, A., Kelly, S., Silver, L., Kobi, J.: J. clin. Endocr. 18, 600—610 (1958). — Charny, C. W.: Treatment of male infertility. In: Progress in infertility. Boston: Little, Brown & Co. 1968. — Conti, C., Fabbrini, A., Savioli, M.: Actas del II. Coloquio Internacional sobre Gonadotrofinas Humanas. 1. Band. Barcelona: Sociedad Española para el Estudio de la Esterilidad y la Fertilidad. 1969. — Heinrichs, H. D., Eulefeld, F.: Acta endocr. (Kbh.) Suppl. 53, (1960). — Hellinga, G.: XIII. Congressus Internationalis Dermatologiae 1967, S. 679—680. Berlin-Heidelberg-New York: Springer 1968. — Hilfrich, H.-J., König, A.: Klin. Wschr. 48, 947 bis 948 (1970). — Loraine, J. A., Brown, J. B.: J. clin. Endocr. 16, 1180 (1956). — Louwerens, B.: Acta endocr. (Kbh.) Suppl. 148, 46—51 (1970). — MacLeod, J., Pizianos, A., Ray, B. S.: Fertil. and Steril. 17, 7—23 (1966). — Mauss, J., Böke, R.: 6. Tagung Dtsch. Ges. Fertil. Steril. Hamburg 1970. — Niermann, H., Nolting, S.: 12. Symp. Dtsch. Ges. Endokr. Wiesbaden 1966. — Nowakowski, H., Schirren, C.: Klin. Wschr. 34, 19—25 (1956). — Schirren, C.: Therapiewoche 18, 77—81 (1968). — Toyosi, J. O., Starcevic, Z., Schirren, C.: 6. Tagung Dtsch. Ges. Fertil. Steril. Hamburg 1970.

Dr. J. Mauss
Dermat. Klinik, Klinikum Essen
D-4300 Essen-Holsterhausen

J. G. Moormann und F. Städtler: **Das Verhalten der 3β-ol-Steroiddehydrogenase im Hoden unter der Stimulation mit HCG bei tierexperimentellem Kryptorchismus und bei der Retentio testis des Menschen***

Histologische Untersuchungen bei der Retentio testis des Menschen sind in den letzten Jahren in größerem Umfang von verschiedenen Autoren durchgeführt worden (Charney, 1960; Hecker, Daum, Hienz u. Haiderer, 1964; Hecker, Hienz, Daum u. Hollmann, 1967; Robinson u. Engle, 1954; Städtler u. Moormann, 1970).

Demgegenüber wurden histochemische Reaktionen mit der 3β-ol-Dehydrogenase an kryptorchen Hoden nur in Einzelfällen und mit widersprechenden Ergebnissen durchgeführt (Jirasek u. Raboch, 1963; Ballie u. Mack, 1966).

Wir haben in einer Untersuchungsreihe von 53 Patienten im Alter von 3 bis 18 Jahren mit ein- und beidseitiger Retentio testis beidseitige Hodenbiopsien histologisch untersucht und vergleichend fermenthistochemische Reaktionen unter besonderer Berücksichtigung der 3β-ol-Dehydrogenase gleichzeitig durchgeführt. Unter diesen 53 Knaben befanden sich 31 mit einer unilateralen Retentio testis und 22 mit einem bilateralen Kryptorchismus.

Die morphometrischen Befunde bei der einseitigen Retentio testis lassen deutlich erkennen, daß die retinierten, aber auch die descendierten Hoden in diesem Krankengut gegenüber den Kontrollen deutlich erniedrigte Tubulusdurchmesser aufweisen. Die Anzahl der Spermatogonien ist erheblich herabgesetzt.

Die morphometrischen Befunde bei der doppelseitigen Retentio testis zeigen beiderseits deutlich herabgesetzte Tubulusdurchmesser im Vergleich zu den Kontrollgruppen und zusätzlich eine deutlich verminderte Spermatogonienzahl.

Die 3β-ol-Dehydrogenase ist ein Ferment, das in die Steroidbiosynthese eingreift. Die Inkubation der Gefrierschnitte erfolgte nach Wattenberg in einer Phosphatpufferlösung mit einem pH von 8 mit Dehydroepiandrosteron als Substrat. Dieses wird von der 3β-ol-Dehydrogenase in Anwesenheit von Nicotinamid-adenin-Dinucleotid (NAD) in Androsten-3-17-dio oder in Androstendiol und dann zum Testosteron umgewandelt.

Wattenberg (1958) hat erstmals zeigen können, daß man die Aktivität dieses Fermentes auch an histologischen Kryoschnitten beobachten kann.

Tierexperimentelle Untersuchungen an juvenilen B.D. II-Ratten mit einem linksseitigen experimentellen Kryptorchismus haben gezeigt, daß unter steigender

* Die Untersuchung wurde mit Unterstützung der Deutschen Forschungsgemeinschaft durchgeführt.

Dosierung von HCG ein Anstieg der 3β-ol-Dehydrogenaseaktivität histochemisch nachweisbar ist (Moormann, 1969; Moormann u. Städtler, 1970). Dieser Aktivitätsanstieg war jedoch nur bis zu einem gewissen Grade zu erzielen. Ab einer bestimmten HCG-Dosis kann keine weitere Fermentaktivitätszunahme erreicht werden. Nach Beendigung der Hormonapplikation nahm die Fermentaktivität wieder ab und lag 6 Wochen später wieder im Normbereich. Die Fermentaktivität war in beiden Hoden gleich groß. Eine Differenz zu den Befunden bei den Kontrolltieren ließ sich ebenfalls nicht nachweisen.

Wir gaben unseren Patienten HCG in therapeutisch wirksamen Dosen. Bei 42 Knaben, bei denen die Hormonkur nicht zum Descensus führte und bei 11 unbehandelten wurden im Abstand von 4 Tagen bis 5 Wochen nach der letzten

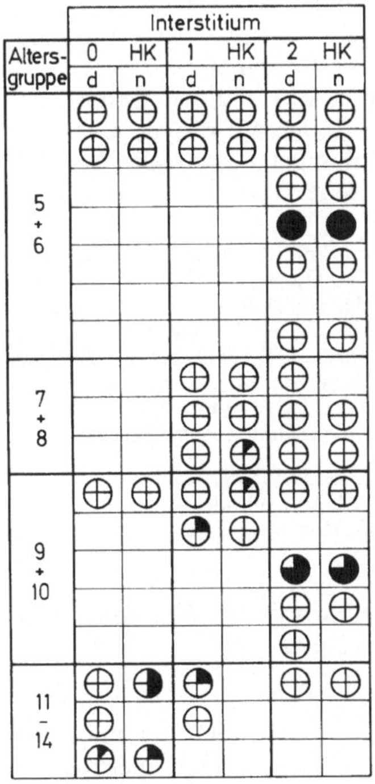

	Interstitium					
Altersgruppe	0 HK		1 HK		2 HK	
	d	n	d	n	d	n
5 + 6	⊕	⊕	⊕	⊕	⊕	⊕
	⊕	⊕	⊕	⊕	⊕	⊕
					⊕	⊕
					●	●
					⊕	⊕
					⊕	⊕
7 + 8			⊕	⊕	⊕	
			⊕	⊕	⊕	⊕
			⊕	◔	⊕	⊕
9 + 10	⊕	⊕	⊕	◔	⊕	⊕
			◔	⊕		
					◕	◕
					⊕	⊕
					⊕	
11 – 14	⊕	◑	◔		⊕	⊕
	⊕		⊕			
	◔	◔				

Abb. 1

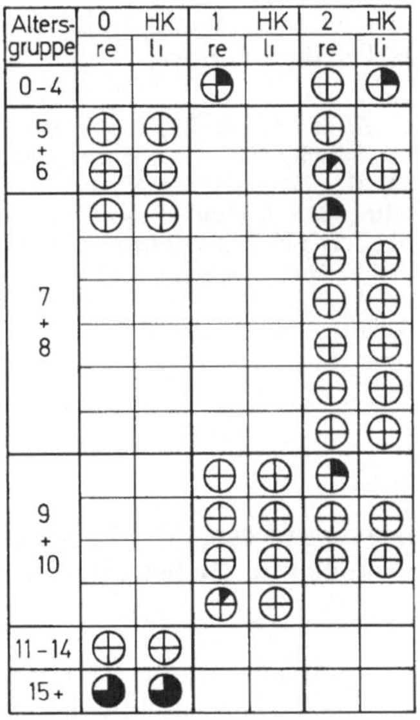

Altersgruppe	0 HK		1 HK		2 HK	
	re	li	re	li	re	li
0 – 4			◔		⊕	◔
5 + 6	⊕	⊕			⊕	
	⊕	⊕			◔	⊕
7 + 8	⊕	⊕			◔	
					⊕	⊕
					⊕	⊕
					⊕	⊕
					⊕	⊕
					⊕	⊕
9 + 10			⊕	⊕	◔	
			⊕	⊕	⊕	⊕
			⊕	⊕	⊕	⊕
			◔	⊕		
11 – 14	⊕	⊕				
15 +	◕	◕				

Abb. 2

HCG-Applikation die Orchidopexie und gleichzeitig die doppelseitige Hodenbiopsie durchgeführt. Sowohl bei der einseitigen wie auch bei der doppelseitigen Retentio testis ist die 3β-ol-Dehydrogenaseaktivität in beiden Kollektiven in der Regel negativ.

In der Gruppe der einseitigen Retentio testis findet man nur in Einzelfällen eine geringe Fermentaktivität vor dem 11. Lebensjahr. Einen Unterschied zwischen den nicht behandelten oder mit zwei Hormonkuren behandelten Hoden ergibt sich nicht (Abb. 1).

Auch bei der doppelseitigen Retentio testis findet man ein ähnliches Bild. Nur in Einzelfällen sieht man eine schwache beidseitige Fermentaktivität. Mit zunehmendem Alter und nach der Pubertät fällt der Fermentnachweis häufiger positiv aus (Abb. 2). Soweit es die bisherigen Befunde erkennen lassen, besteht keine Korrelation zwischen einem positiven Fermentnachweis und den histometrischen Ergebnissen.

Gegenüber der häufigen Retentio testis gibt es Einzelfälle von regelhaft entwickelten ektopen Hoden. Bei einem 6jährigen Knaben mit linksseitiger Hodenektopie wurden nach zwei Hormonkuren die Hodenverlagerung und eine doppelseitige Hodenbiopsie durchgeführt.

Im Gegensatz zu den Befunden an den kryptorchen Hoden fiel hier die 3β-ol-Dehydrogenase in beiden Hoden stark positiv aus. Die Tubulusmesser entsprechen mit 60 μ dem altersentsprechenden Normalwert. Die Zellen des Interstitiums zeigen eine eben beginnende Differenzierung zu Leydigschen Zwischenzellen. Damit wird deutlich, daß normale infantile Hoden auf HCG ansprechen können.

Insgesamt zeigen die vorgelegten Befunde, daß eine HCG-Behandlung die Morphologie und die Aktivität der 3β-ol-Dehydrogenase bei der Retentio testis nur in Einzelfällen und dann auch nur schwach beeinflußt.

Unsere histochemischen Befunde mit der praktisch fehlenden Reaktion der 3β-ol-Dehydrogenase bei der ein- und beidseitigen Retentio testis sind ein weiterer Hinweis auf die primäre Minderwertigkeit dieser Hoden.

Vergleichende Untersuchungen mit Patienten, die an einem isolierten Gonadotropinmangel litten und trotzdem descendierte Hoden aufwiesen, lassen vermuten, daß die Ursache des Kryptorchismus in einem mangelnden Ansprechen der Hoden auf HCG beruhen könnte.

Literatur

Ballie, A. H., Mack, W. S.: J. Endocr. **35**, 239 (1966). — Charney, Ch., W.: J. Urol. (Baltimore) **83**, 697 (1960). — Hecker, W. C., Daum, R., Hienz, H., Haiderer, O.: Dtsch. med. Wschr. **89**, 21—77 (1964). — Hecker, W. C., Hienz, H. A., Daum, R., Hollmann, G.: Dtsch. med. Wschr. **92**, 786 (1967). — Jirasek, J. E., Raboch, J.: Endokrinologie **44**, 39 (1963). — Moormann, J. G.: Habilitationsschrift 1969. — Moormann, J. G., Städtler, F.: Endokrinologie. Symp. Dtsch. Ges. Endokrin. **16**, 260 (1970). — Robinson, J. N., Engle, E. T.: J. Urol. (Baltimore) **71**, 726 (1954). — Städtler, F., Moormann, J. G.: Symp. Dtsch. Ges. Endokrin. **16**, 262 (1970). — Wattenberg, L. W.: J. Histochem. Cytochem. **6**, 225 (1958).

Priv.-Doz. Dr. J. G. Moormann
Urolog. Univ.-Klinik
D-6650 Homburg/Saar

G. Breitenecker, W. Ludvik und G. Lunglmayr: **Enzymhistochemische Untersuchungen im Hodengewebe beim Spermiogenesestop**

Einleitung

Der Spermiogenesestop ist eine relativ häufige Ursache der männlichen Infertilität. Das Krankheitsbild ist durch einen Stillstand der Spermiogenese auf einer bestimmten Entwicklungsstufe, am häufigsten im Stadium der Spermatocyten, gekennzeichnet. Histologisch sind an Stelle der normalen Differenzierung des Samenepithels nur Spermatogonien und reichlich Spermatocyten zu erkennen. Die Tubuluswand und das Interstitium (Leydig-Zellen) weisen keine morphologischen Veränderungen auf, so daß ein isolierter tubulärer Hodenschaden angenommen wird.

Die Ursache dieser Erkrankung ist zumeist nicht faßbar. Die vorliegenden enzymhistochemischen Untersuchungen wurden zur Abklärung evtl. vorhandener Störungen der Enzymaktivität im Hoden beim Spermiogenesestop durchgeführt. Histochemische Methoden schienen dafür geeignet, da sie eine Lokalisation der Enzyme im Organ ermöglichen.

Methodik

Bei der Hodenbiopsie von Patienten mit pathologischen Ejaculatbefunden wurde ein Teil des Gewebes sofort nach der Entnahme in CO_2-Schnee tiefgefroren und an Kryostatschnitten die in der Tabelle angeführten Enzymreaktionen durchgeführt. Die Aktivität und Lokalisation der Enzyme im Hoden beim Spermiogenesestop wurde mit normalem Hodengewebe (Hodenbiopsie bei Verschlußaspermie und im Rahmen der Vasektomie nach Prostatektomie) verglichen.

Ergebnisse

Die Lokalisation und Aktivität der Enzymreaktionen entsprach weitgehend den Befunden von Koudstaal et al. Die *saure Phosphatase* war besonders basal im Keimepithel und in den Leydig-Zellen mit mäßiger Intensität nachzuweisen. Die *Lactatdehydrogenase*, *Succinodehydrogenase*, *DPNH-Diaphorase* und *Glucose-6-Phosphatdehydrogenase* waren im Keimepithel und in den Leydig-Zellen festzustellen. Die Aktivität der *Adenosintriphosphatase* war auf die Tunica propria und

Tabelle

Ferment	Methode
Saure Phosphatase	Lojda
Alkalische Phosphatase	Gomori, Pearse
Adenosintriphosphatase	Wachstein u. Meisel
Succinodehydrogenase	Nachlas et al.
DPNH-Diaphorase	Scarpelli et al.
Lactatdehydrogenase	Nachlas et al.
Glucose-6-phosphatdehydrogenase	Lazarus et al.
Steroiddehydrogenase	Levy et al.
Primäre / Sekundäre } Alkoholdehydrogenase	Hardonk

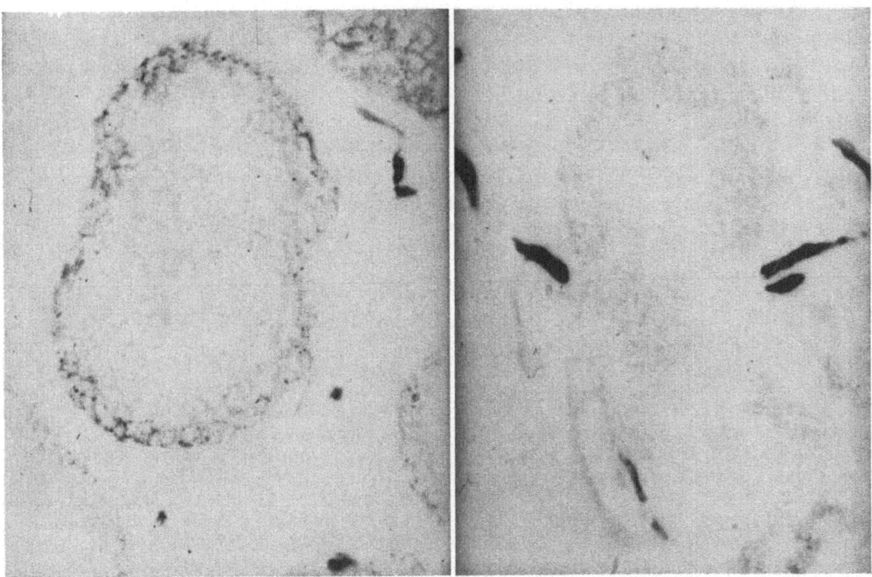

Abb. 1A u. B. Aktivität der alkalischen Phosphatase im Hodengewebe. A Normaler Hoden: Deutliche Aktivität im Tubulus und in den interstitiellen Gefäßen. B Spermiogenesestop: Hochgradig reduzierte Aktivität im Tubulus. Die Reaktion in den Gefäßen ist unverändert. Vergrößerung: 100mal

die Gefäße beschränkt. Im Keimepithel war keine Fermentaktivität vorhanden. Die *Steroiddehydrogenase* und *sekundäre Alkoholdehydrogenase* fielen deutlich positiv in den Leydig-Zellen aus. Die *primäre Alkoholdehydrogenase* war in den Leydig-Zellen und im Keimepithel nachzuweisen.

Während die bisher angeführten Enzymreaktionen auch beim Spermiogenesestop eine der Norm entsprechende Aktivität und Verteilung im Hodengewebe aufwiesen, fiel die Reaktion der alkalischen Phosphatase deutlich pathologisch aus. Das Ferment, welches im normalen Hoden eine mäßiggradige Aktivität im Keimepithe . und starke Reaktion in den interstitiellen Gefäßen aufwies, zeigte beim Spermiogenesestop eine hochgradig reduzierte Aktivität im Keimepithel (Abb. 1).

Diskussion

Unter Berücksichtigung der Schwierigkeit einer quantitativen Beurteilung von Fermentreaktionen beim histochemischen Nachweis ist als Ergebnis dieser Untersuchung eine isolierte Herabsetzung der alkalischen Phosphataseaktivität im Samenepithel beim Spermiogenesestop festzustellen. Diese Enzymveränderung wurde auch beim experimentell induzierten Spermiogenesestop der Ratte nach hochdosierter Furadantinbehandlung gefunden (Cieciura).

Die isolierte Verminderung der Aktivität der alkalischen Phosphatase weist auf keine bestimmte Störung im Zellstoffwechsel hin. Für die Erklärung dieses Befundes können folgende Zusammenhänge diskutiert werden:

1. Eine Verschiebung des intracellulären pH, so daß das optimale pH-Bereich für die Aktivität der alkalischen Phosphatase nicht erreicht wird. In diesem Zusammenhang sind Untersuchungen von Featherstone et al. zu erwähnen, die auf eine Störung der Citratbildung im Krebscyclus beim experimentell induzierten Spermiogenesestop hinwiesen. Ein Aufstau von Lactat und eine intracelluläre Acidose als Folge dieser Stoffwechselstörung wären denkbar.

2. Das Auftreten von Substanzen, die die alkalische Phosphataseaktivität hemmen, wie z. B. höhere Konzentrationen von anorganischem Phosphat.

3. Veränderungen der alkalischen Phosphataseaktivität im Zusammenhang mit chromosomalen Defekten, wie von Rosner et al. und Schuppisser et al. festgestellt wurde. Nach Sniffen, Howard und Simmonds wurden genetische Defekte in den Samenzellen für einen Teil der Fälle mit Spermiogenesestop verantwortlich gemacht.

Das Ergebnis dieser Untersuchung bietet Hinweise für weitere gezielte Studien zur Abklärung der Pathogenese der tubulären Hodenerkrankungen.

Zusammenfassung: Enzymhistochemische Untersuchungen im Hodengewebe beim Spermiogenesestop ergaben im Vergleich zum normalen Hoden eine hochgradige Herabsetzung der Aktivität der alkalischen Phosphatase im Samenepithel. Verschiedene Ursachen für diese Enzymstörung werden diskutiert.

Literatur

Barka, T., Anderson, P. J.: Histochemistry, p. 242. Hoeber Medical Division. London: Harper Row Publishers, Inc. 1963. — Cieciura, L.: Endokr. pol. **13**, 295—308 (1962). — Hardonk, M. J.: Histochemie **5**, 234—243 (1965). — Koudstaal, E., Frensdorf, L. J., Kremer, J., Mudde, J. M., Hardonk, M. J.: Acta endocr. (Kbh.) **55**, 415—426 (1967). — Levy, H., Deane, H. W., Rubin, B. L.: Endocrinology **65**, 6, 932—943 (1959). — Nachlas, M. M., Tsou, K. C., Souza, E. D., Chang, C. S., Seligmann, A. M.: J. Histochem. Cytochem. **5**, 420—436 (1957). — Nachlas, M. M.: In: Barka, T., Anderson, P. J., Histochemistry, p. 314. Hoeber Medical Division. London: Harper Row Publishers, Inc. 1963. — Pearse, A. G. E.: Histochemistry **1**, p. 713. Third Edition. London: J. A. Churchill Ltd. 1968. — Rosner, F., Ong, B. H., Paine, R. S., Mahanand, D.: New Engl. J. Med. **273**, 25, 1356—1361 (1965). — Scarpelli, D. G., Hess, R., Pearse, A. G. E.: J. biophys. biochem. Cytol. **4**, 747—752 (1958). — Schuppisser, R., Joss, E., Richterich, R.: Schweiz. med. Wschr. **97**, 46, 1540—1542 (1967). — Sniffen, H., Howard, P., Simmonds, S.: Arch. Path. **3**, 285—294 (1950). — Wachstein, M., Meisel, E.: Amer. J. clin. Path. **27**, 13—23 (1957).

Dr. G. Breitenecker
Urolog. Univ.-Klinik
A-1080 Wien

Th. Senge, K.-D. Richter und H.-E. Reis: **Morphologische und histochemische Veränderungen an Heterotransplantaten von menschlichem Prostatagewebe nach hormonaler Behandlung***

Mit dem Ziel, neue Voraussetzungen für experimentelle histologische und biologische Untersuchungen der menschlichen Prostata zu schaffen, haben wir

* Zusammenfassung des auf der 23. Tagung in Baden-Baden gehaltenen Vortrags.

humanes Prostataadenomgewebe in die Oberschenkelmuskulatur neonataler Ratten transplantiert. Die notwendige Immunsuppression erfolgte durch subcutane Injektionen von Antilymphocytenserum.

Drei Wochen nach der *Heterotransplantation* entsprach das histologische Bild des implantierten Prostataadenomgewebes weitgehend dem Original. Ebenso verhielten sich histochemischer Reaktionsausfall und Verteilungsmuster der sauren Phosphatase, der unspezifischen Esterase und der Succinodehydrogenase.

Dr. Th. Senge
Urolog. Klinik, Klinikum Essen
D-4300 Essen

G. Schaad: **Die therapeutische heterologe Insemination in Deutschland**

Im Bereiche der Urologie und der Andrologie entspricht es einem besonderen Wunsch nicht nur der Ärzte, sondern auch der betroffenen Patienten, daß die gestörte Zeugungsfähigkeit des Mannes in eben demselben Maße behandelt werden kann, wie es in der Gynäkologie bei den Fertilitätsstörungen der Frau der Fall ist. Bei androgener Infertilität, die mit keiner Hormonbehandlung oder operativem Eingriff behoben werden kann, ist die *heterologe Insemination* ein spezifisches Therapeuticum zur Heilung der an Kinderlosigkeit krankenden Ehe. Diese Therapie sollte nur in sorgfältig ausgewählten Fällen durchgeführt werden. Sie ist ein höchst individueller, bisher noch nicht ausreichend gesetzlich geregelter Eingriff.

Die heterologe Insemination basiert u. a. auf den von Knaus (Wien, 1943) niedergelegten Erkenntnissen. Ockel u. Hellmann haben in mehr als 15 Jahren diese Erfahrungen in Deutschland bestätigt. Schaad konnte wiederum in mehr als 150 erfolgreich durchgeführten heterologen Inseminationen die bisherigen guten Erfahrungen untermauern und hat 1968 auf dem 9. Internationalen Ärzteseminar in Westerland/Sylt die Auffassung vertreten, daß der Deutsche Ärztetag den Beschluß von 1959 revidieren sollte.

Grundlage für diese Forderungen waren die äußerst aufschlußreichen Arbeiten von Hallermann, Direktor des Institutes für Gerichts- und Sozialmedizin der Universität Kiel, und seinem Mitarbeiter Wille.

Ärztliches Denken siegte also über weltanschauliche Voreingenommenheiten, und *im Jahre 1970 hat der 73. Deutsche Ärztetag in Stuttgart das Verdikt von Lübeck aufgehoben.*

Demnach wird die Durchführung der instrumentellen heterologen Insemination nicht mehr als standeswidrig betrachtet. Der Beschluß wurde jedoch mit der Einschränkung versehen, daß „die künstliche heterologe Insemination mit so zahlreichen Problemen — insbesondere mit offenen rechtlichen Fragen — belastet sei, daß der Deutsche Ärztetag die Vornahme der künstlichen heterologen Insemination noch nicht empfehlen kann".

Der sorgfältig ausgewogenen Stellungnahme zum Problemkreis der heterologen Insemination, wie sie im Tätigkeitsbericht der Bundesärztekammer 1969/70 (D. Ä., Sonderausgaben 22a/1970, S. 1794) gegeben wurde, kann nach Dr. David (Zürich) auch der katholische Moraltheologe vorbehaltlos zustimmen (D. Ä., Heft 38/1970, S. 2780). Nunmehr sind von der Bundesärztekammer Bestrebungen im Gange, bei der Bundesregierung vorstellig zu werden, eine Änderung des BGB herbeizuführen derart, daß *jede Anfechtung der Ehelichkeit eines während bestehender Ehe auf Wunsch beider Ehegatten im Wege instrumenteller heterologer Insemination gezeugten Kindes gesetzlich ausgeschlossen wird.*

Diese Forderung ist insbesondere von Rose schon seit langem, nicht zuletzt vor den Evangelischen Akademien Hamburg und — zusammen mit Ockel und Schaad — in Bad Boll, vertreten worden.

Nach Rechtsanwalt Dr. Hess, dem Justitiar der Bundesärztekammer, der zu den Rechtsfragen der künstlichen Insemination im D. Ä., Heft 36/1970, S. 2641, eingehend Stellung genommen hat, ist diese *gesetzliche Regelung die einzige wirklich befriedigende Lösung* des Rechtsproblems.

Zu den *psychologischen Voraussetzungen:* Die Mitwirkung des Arztes bei der Vorbereitung einer heterologen Insemination erfordert im Rahmen einer ausführlichen psychologischen Exploration eine besondere Verantwortung, denn die emotionale Reaktionslage eines Hilfe suchenden Ehepaares muß richtig bewertet werden. Auch bei der Nachbetreuung und Weiterbeobachtung ist aufmerksam und gründlich vorzugehen.

In der Mehrzahl der Fälle ist der um die Insemination besonders bemühte Partner der Ehemann, dem durch das spätere Hineinwachsen in die Vateraufgabe erst die volle Bestätigung innerhalb der Familie und der Gesellschaft zuteil wird. Die beide Ehegatten stets quälende Situation der androgenen Kinderlosigkeit ist leichter und besser durch eine therapeutische heterologe Insemination zu überwinden, die der gesunden Ehefrau das Erlebnis eigener Mutterschaft gewährt, als durch eine Adoption. Das an seiner Kinderlosigkeit krankende Ehepaar, durch taktlose Hinweise und ständig wiederkehrende anzügliche Bemerkungen der Umwelt zur neurotischen Fehlhaltung gedrängt, erfährt mit der Möglichkeit des zu erwartenden Kindersegens eine große seelische Befreiung (Rose).

Zu den *psychologischen Beobachtungen:* In mehr als 100 Dankesbriefen, zu gleichen Teilen etwa von den betroffenen Ehemännern, wie auch von den Frauen und Männern gemeinsam abgefaßt, finden sich folgende Grundgedanken immer wieder:

1. Daß der Lebensinhalt ein völlig anderer geworden sei, nachdem das ersehnte Kind auf die Welt gekommen ist.
2. Daß anderen Hilfe suchenden Ehepaaren das gleiche Glück der Elternschaft zuteil werden möge wie dem betreffenden Ehepaar selbst.
3. Daß der seiner *Vater*persönlichkeit bewußt gewordene Ehemann schließlich die Identifikation vollzieht mit der Erzeugerschaft, d. h. völlig kompensiert, daß er nicht der leibliche Vater ist.
4. Daß die am Glück des Ehepaares teilhabende Umwelt unbefangen die Ähnlichkeit des Kindes mit seinen Eltern konstatiert.
5. Daß ein weiteres Kind gewünscht wird.

Bei den bisher erfolgreich behandelten Fällen ergab sich keine einzige Ehescheidung oder eine andere Komplikation, wie überhaupt der Prozentsatz an ehelichen Schwierigkeiten bei den Ehepaaren, die eine Insemination mit Erfolg haben vornehmen lassen, geringer zu sein scheint, als in einer gleichen Anzahl üblicher Eheverläufe.

Als *medizinische Voraussetzungen* zur Durchführung einer heterologen Insemination erscheinen folgende Punkte wichtig:

1. Bei der Ehefrau muß die Konzeptionsfähigkeit mit Wahrscheinlichkeit nachgewiesen sein. Sie darf nicht an Krankheiten leiden, die eine Schwangerschaft gefährden.
2. Die Zeugungs*un*fähigkeit des Ehemannes muß mit Wahrscheinlichkeit feststehen. Oder der Ehemann leidet an einer Erbkrankheit oder es besteht eine Rh-Incompatibilität.
3. Das Kind muß in eine intakte Familie hineingeboren werden und hineinwachsen.
4. Die Spender müssen sorgfältig und diskret ausgewählt werden.
5. Die manipulierte Menschenzüchtung, die von den Genetikern ohnehin als absurd erklärt wird, ist als Phantasieprodukt abzulehnen.

In Kürze *zur Technik:* Das in meiner gynäkologischen Fachpraxis entwickelte Inseminationsverfahren unter Anwendung einer perforierten Portiokappe wurde 1968 im Schleswig-Holsteinischen Ärzteblatt Nr. 6 beschrieben. Ein Verfahren, das der Patientin selbst die Entfernung der Kappe ermöglicht, ist neuerdings im Gebrauch. Die auf dem 2. Europäischen Sterilitätskongreß 1969 in Dubrovnik in der einschlägigen Sektion vorgetragenen Erfahrungen auf internationaler Ebene [Belonoschkin (Stockholm), Knaus (Wien), Norlander (Schweden), Roland (New

York), Rose (Obernkirchen), Schellen (Sittard), Wenner (Liestal)] sowie erste Erfahrungen auf dem Gebiete der Kryobiologie wurden veröffentlicht im S. H. Ä., Heft 1/1970.

Eigene Ergebnisse

In einem Zeitraum von 4 Jahren wurden insgesamt 512 Hilfe suchende Ehepaare betreut. Davon wurden 331 Frauen erfolgreich durch heterologe Insemination behandelt. Von diesen haben 152 gesunde Kinder entbunden. 14 Patientinnen von diesen wiederum sind zum 2. Male schwanger oder haben das 2. Kind geboren, wobei in 12 Fällen derselbe Donor herangezogen werden konnte. Die Zahl der noch laufenden Schwangerschaften beträgt 179.

181 Patienten (rund 35%) stehen noch in Behandlung oder die Therapie wurde aus verschiedenen Gründen abgebrochen.

Pro Cyclus wurden in 90% aller Fälle 3 Inseminationen durchgeführt. Der Rest verteilt sich auf 1 bis 4 Inseminationen innerhalb eines Cyclus. Analysiert man die Anzahl der Cyclen, in denen inseminiert wurde, dann scheinen die fettgedruckten Zahlen die leichtere Empfänglichkeit in jüngeren Jahren zu beweisen: Bei den 21- bis 25jährigen empfingen von 33 Patientinnen 21 innerhalb des 1. Cyclus, und in der Gruppe der 26- bis 30jährigen empfingen von 141 Patientinnen 77 im 1. Cyclus. Bei den 31- bis 35jährigen mußte bei einer Gesamtsumme von 92 Fällen 44mal im 2. Cyclus inseminiert werden und bei den 36- bis 40jährigen bei einer Gesamtzahl von 52 Fällen 30mal im 3. Cyclus. Die Anwendung von tiefgekühltem Sperma (Tk) bedingt einen erheblich größeren Aufwand an Inseminationen als die Verwendung von Nativsperma.

Mittels Verwendung von Nativsperma wurde 137 gesunden Kindern zum Leben verholfen. Durch Verwendung von Tiefkühlsperma konnten 17 Schwangerschaften erzielt werden. 15 Kinder davon sind geboren und ausnahmslos gesund. Interessant ist die Feststellung, daß nach einer instrumentellen Insemination öfters die Geburt eines Mädchens erfolgt. Ähnliche Beobachtungen veröffentlichte Raboch (Prag). Komplikationen während der Schwangerschaften, sowohl bei der Verwendung von tiefgekühltem Sperma wie auch bei Verwendung von Nativsperma, gingen nicht über die übliche Rate hinaus.

Tabelle 1. *Stand Oktober 1970*

Gesamtzahl der betreuten Fälle	512
Anzahl der Konzeptionen	331
Erfolgte Geburten (davon II. Gebärende: 14)	152
Noch Gravide	179

Tabelle 2. *Altersaufgliederung der durch heterologe Insemination gravide gewordenen Patientinnen sowie Anzahl der Inseminationscyclen*

Alter in Jahren	Fallzahl	Anzahl der Cyclen				
		1	2	3	4	5 und mehr
21—25	33	**21** davon 1 Tk	9	1	1	1
26—30	141	**77**	32	4	5	23 davon 12Tk
31—35	92	20	**44**	11	13	davon 3 Tk
36—40	52	—	17	**30**	3	2 davon 1 Tk
über 40	13	2	—	8	1	2
Total	331					

Tabelle 3. *Anzahl der durch Verwendung von Nativsperma und tiefgekühltem (Tk)-Sperma erzielten Schwangerschaften sowie Anzahl der Geburten, nach Geschlecht unterteilt*

Alter in Jahren	Anzahl der Graviditäten		Geburten			
	Nativ-sperma	Tiefkühl-sperma (Tk)	Nativsperma		Tiefkühlsperma	
			♂	♀	♂	♀
21—30	161	13	40	47	4	9
31—40	140	4	15	26	—	2
über 40	13	—	5	4	—	—
Total	314	17	137		15	

Über höhere Erfolgsquoten berichten weder im In- noch im Ausland tätige Ärzte (Boid, London; Dalsace, Paris; Halbrecht, Tel Aviv; Kleegman, New York; Levie, Amsterdam; Wenner, Liestal).

Ausblick

Die Durchführung einer instrumentellen Insemination — sei diese nun homolog oder heterolog — bedeutet sowohl für das Ehepaar, wie auch für den Arzt, eine erhebliche psychologische Belastung, wenn der Erfolg sich nicht gleich nach der ersten Behandlung einstellt. Je nach Alter und gynäkologischem Status der Patientinnen bleibt ein unterschiedlich großer Prozentsatz an Mißerfolgen, bis zu einem Drittel, und zuweilen tritt die erhoffte Konzeption aus organisch nicht erkennbaren Gründen trotz aller diagnostischen und therapeutischen Bemühungen nicht ein. In diesen Fällen spielen wohl auch seelische Vorgänge eine Rolle, deren Einfluß auf die Eireifung bekannt sind. Umgekehrt gibt es besonders glücklich gelagerte Fälle, in denen für das erste Kind nur zwei Inseminationen und für das Geschwisterchen (gleicher Donor!) gar nur eine Behandlung zum Ziele führten.

Großes Einfühlungsvermögen und psychologisches Fingerspitzengefühl wie auch echtes Mitleid und erheblicher Aufwand an Zeit führen schließlich in vielen Fällen zum erhofften Therapieerfolg. Die dankbare Reaktion der glücklichen Eltern beweist die Richtigkeit dieses ärztlichen Eingriffes.

Dr. med. G. Schaad
D-3280 Bad Pyrmont
Vogelreichsweg 16

G. Rose: **Grundsätzliche Bemerkungen zur heterologen Insemination**

Vor etwas mehr als 15 Jahren hat sich Ihre Gesellschaft auf der Hamburger Tagung mit der Insemination befaßt. Der einleitende Vortrag von Kimmig über die Fertilität des Mannes und die Beurteilung des menschlichen Spermas ist unverändert lesenswert, auch trotz neuerer Arbeiten (Lübke, Schirren).

Kimmig hat dargelegt, wie wichtig die Arbeit des Andrologen bei der Beurteilung der androgen unfruchtbaren Ehe und den begrenzten therapeutischen Möglichkeiten gegenüber der Zeugungsunfähigkeit ist.

Potenzschwäche und Zeugungsunfähigkeit des Mannes sind nicht nur ein Lieblingsgegenstand der Zote, sondern das Versprechen einschlägiger Hilfe ein ertragreiches Gebiet der Scharlatanerie. Dabei denke ich nicht nur an die Scharlatane ohne, sondern auch an die mit ärztlicher Approbation.

Angesichts dieser Lage kann der, der sich seit Jahren mit dem Problem der androgen kinderlosen Ehe befaßt, es nur begrüßen, daß die Andrologie sich zu einem leistungsfähigen Sonderfach der Medizin entwickelt hat.

Kimmig hat sich 1955 aber auch mit der rechtlichen und moralischen Seite der heterologen Insemination in der Ehe befaßt und sich auf die damals bekannten Stellungnahmen der Rechtstheoretiker, bedeutender evangelischer Theologen und des Papstes gestützt, die übereinstimmend die instrumentelle Insemination ablehnten. Die ärztlichen Gesichtspunkte, die schon vor 1955 Hellmann und später (nach Lübeck) Ockel und Schaad veranlaßten, auch in der BRD das durch Knaus Anfang der 40er Jahre auf exakte wissenschaftliche Grundlage gestellte Verfahren auszuüben, wurden überhaupt nicht erwähnt. So ist es wohl auch zu erklären, daß 4 Jahre später der Deutsche Ärztetag 1959 in Lübeck die Insemination mit einer zwar geringen, aber doch immerhin Mehrheit für standeswidrig erklärte. Es hat 11 Jahre gedauert, bis dieser in der Geschichte des ärztlichen Berufsstandes in aller Welt einmalige Beschluß in Stuttgart widerrufen wurde, dank der Bemühungen von Hallermann, Hellmann, Iversen, Kirchhoff, Ockel, Schaad, Wille u. a.

Ich darf für meine Freunde und mich ausdrücklich betonen, daß wir es für das selbstverständliche Recht eines jeden Kollegen halten, sich auch bei ärztlichen Maßnahmen durch die Ansichten kirchlicher Würdenträger oder bedeutender Juristen leiten zu lassen. Aber wir weisen unsererseits darauf hin, daß diese theologischen und juristischen Autoritäten mit großer Wahrscheinlichkeit nie vor der praktischen Aufgabe gestanden haben, ein androgen kinderloses Ehepaar zu beraten.

Diese Ehepaare sind trotz ihrer großen Zahl, etwa 4% aller Ehen, in ihrer anonymen Isolierung hilflos und zum Schweigen verurteilt. Sie bedürfen nicht nur individuell unserer ärztlichen Hilfe, sondern haben auch einen Anspruch darauf, daß wir als Ärzte in der Öffentlichkeit dem Juristen, Theologen und Gesetzgeber gegenüber als ihre Anwälte auftreten. Nur der Arzt, der in seiner Sprechstunde die Not der zeugungsfähigen, aber kinderlosen Ehefrau und die Probleme ihres Mannes kennengelernt hat, der erst in seiner Ehe von seiner Zeugungsunfähigkeit erfährt, weiß um die Schwere dieser Belastungen. Die Ärzte, die sich trotz des Irrtums des Lübecker Ärztetages mit der ärztlichen Hilfsmaßnahme der heterologen therapeutischen Insemination befaßt haben, wie Hellmann, Ockel, Schaad und Sokol, können Zeugnis dafür ablegen, welche positive Auslese moralisch und ethisch hochstehender Menschen die Ehepaare bilden, die sich zur heterologen Insemination entschließen, um ihre Ehe durch eigene Kinder der Frau zur Familie zu ergänzen (Semiadoption von seiten des Mannes).

Moralische Verurteilungen dieser Ehepaare, wie sie etwa in der Evangelischen Akademie in Bad Boll durch den Präses Beckmann in einer selbst für einen theologisch voreingenommenen Gegner dieses Verfahrens ungewöhnlichen Form geäußert wurden, sind auf entsprechenden Vorhalt erfreulicherweise an Ort und Stelle zurückgenommen worden.

Wir deutschen Ärzte haben nunmehr die Tatsache zu verzeichnen, daß auch wir die therapeutische heterologe Insemination in geeigneten Fällen anwenden können, ohne gegen Beschlüsse unserer Standesorganisation zu verstoßen.

Wir sehen uns dabei aber einem Restproblem der standesethischen Diskussion gegenüber. Es ist selbstverständlich, daß eine heterologe Insemination nur dem Arzt möglich ist, dem es gelingt, geeignete Männer als Samenspender zu gewinnen, oder der bereit ist, Humansperma von der bisher einzigen deutschen Spermabank des Dr. Sokol zu Bremen zu beziehen.

Die Verketzerung der Hilfe suchenden kinderlosen Ehepaare, die standespolitische Diskriminierung der hilfsbereiten Ärzte ist zum Schweigen gebracht. Jetzt richtet sich die emotionelle Propaganda der weltanschaulichen Gegner des Verfahrens massiert gegen die nun einmal unentbehrlichen Samenspender. Als besonders unerfreuliches Beispiel kann ich hier nur die Argumentation einer Kollegin auf dem Stuttgarter Ärztetag erwähnen.

Aber auch in objektiven Stellungnahmen zum Problem finden wir bedauerlicherweise terminologische Entgleisungen, die den humanitären Akt der Samenspende mit Ausdrücken bezeichnen, die nach allgemeinem Sprachgebrauch der sexuell-erotischen Handlung der Selbstbefriedigung vorbehalten sind.

Ich habe schon 1969 auf dem II. Esco in Dubrovnik ausführlich dargelegt, daß es ein sprachlicher Mißbrauch ist, die Auslösung des Samenergusses durch mechanische Reizung in der ärztlichen Sprechstunde oder in der Samenbank durch eine falsche Terminologie zu diffamieren. Genauso wie der Chirurg sich dagegen wehrt, den tödlichen Ausgang einer schweren Operation als Mord oder auch Körperverletzung mit tödlichem Ausgang bezeichnen zu lassen, müssen wir unsere Samenspender gegen bewußte und manchmal unbewußte Fehlbezeichnungen in Schutz nehmen.

Rein sachlich-medizinisch ist die Auslösung des Samenergusses durch mechanische Reizung das einfachste, sauberste, nahezu aseptische Verfahren zur Gewinnung menschlichen Spermas für medizinische Zwecke (ganz gleich, ob das Sperma für andrologische Untersuchungen, für eine Insemination oder wie in früheren Jahrzehnten in meiner bakteriologischen Praxis für die Gewinnung von Kulturen zur Bereitung einer Autovaccine benötigt wird).

Das Verfahren der Spermagewinnung durch einen Coitus condomatus halte ich aus sittlichen Erwägungen der dabei beteiligten Frau gegenüber für verwerflich, ganz abgesehen von der Deteriorierung des so gewonnenen Spermas.

Die Auslösung des Samenergusses durch elektrische Reizung, wie sie in der Veterinärpraxis und der Tierzucht angewandt wird, halte ich für unzumutbar. Als Beispiel, wie wenig die Auslösung der Ejaculation in der ärztlichen Praxis mit Erotik zu tun hat, kann ich aus eigener Erfahrung nur auf einen verheirateten Kollegen und Familienvater hinweisen, der aus ideellen Gründen zur Samenspende bereit war, aber die Hemmungen zur Auslösung eines Samenergusses in der Spendezelle der Samenbank nicht überwinden konnte.

Es ist bekannt, daß in der Inseminationspraxis in der BRD und im Auslande der gesunde verheiratete Familienvater mit gesunden Kindern als Samenspender bevorzugt wird.

Bei diesem Personenkreis wird eine vorherige andrologische Begutachtung für entbehrlich gehalten. Trotzdem erscheint es mir aus grundsätzlicher Erwägung wünschenswert, von jedem Samenspender durch einen Fachmann ein Spermiogramm anfertigen zu lassen, bevor man seine Hilfsbereitschaft in Anspruch nimmt.

Ebenso halte ich es für eine unabdingbare Voraussetzung, bevor ich einem kinderlosen Ehepaar die heterologe Insemination als therapeutische Maßnahme empfehle, daß ein Androloge die Diagnose der unheilbaren Zeugungsunfähigkeit des Ehemannes gestellt hat und der letztere sich nun mit dieser Tatsache abzufinden hat wie ein anderer Mensch mit irgendeinem anderen angeborenen oder erworbenen Defekt.

Entgegen den von gegnerischer Seite verbreiteten Vorstellungen muß aus der praktischen Erfahrung des Umgangs mit Samenspendern berichtet werden, daß die überwiegende Mehrzahl aus ähnlichen ideellen Motiven der Hilfsbereitschaft handelt, wie es die Mehrzahl der Blutspender tut, und daß ein Teil von ihnen selbst auf den Ersatz persönlicher Auslagen (Verdienstausfall, Reisekosten) verzichtet, die mit der Samenspende verbunden sind.

Die unsichere Rechtslage aller an einer heterologen Insemination in der BRD Beteiligten hat, wie bekannt, unser Syndikus Dr. Hess überzeugend dargelegt.

Ich habe meinen eigenen Vorschlag einer klaren gesetzlichen Regelung vor 2 Tagen der Mitgliederversammlung „Pro familia“ in Hamburg zugeleitet und will mich hier nicht wiederholen.

Mit Hess stimme ich überein bis auf seine Schlußfolgerung. Ich hoffe und bin überzeugt, daß sich auch weiterhin in dem derzeitigen gesetzlichen Niemandsland mutige, verantwortungsbewußte, hilfsbereite Ärzte und Samenspender finden werden, die durch praktische Vorarbeit den Weg für die gesetzliche Regelung bereiten.

Wir haben den Bannfluch von Lübeck nicht gescheut und lassen uns auch durch lebensfremde Gesetze nicht erschrecken.

Professor Dr. med. G. Rose
D-4962 Obernkirchen
Vor den Büschen 46, Postfach 1220

D. Völter und W. Staehler: **Die operative Behandlung der Induratio penis plastica**

Wie die in den letzten Jahren erschienenen zahlreichen Arbeiten über die Induratio penis plastica zeigen, herrscht über Ätiologie, Pathogenese und Therapie dieser Erkrankung immer noch Unklarkeit [9, 11]. Die *konservative Behandlung* der Induratio penis plastica ist bis heute unbefriedigend. Dies spiegelt sich in der großen Mannigfaltigkeit der bestehenden therapeutischen Vorschläge wider [22]. Bezüglich der *operativen Behandlung* der Induratio penis plastica divergieren die Ansichten stark. Ein Teil der Autoren lehnt eine Operation ganz ab, andere wiederum berichten über gute Ergebnisse [1, 2, 12]. Nach unserer Ansicht kommt die operative Behandlung nur in Betracht, wenn auf konservativem Weg mit Vitamin E, der Strahlentherapie [13], Cortison [3], Hyaluronidase, Ultraschall [8] und Kaliumparaaminobenzoat, dem Potaba [18, 16], keine Besserung zu erzielen ist. Wir haben in den letzten 5 Jahren bei sechs Patienten eine Excision der Indurationen durchgeführt. In allen Fällen war durch die Verkrümmung des Penis bei der Erektion die Potentia coeundi vermindert oder aufgehoben. Die erste Abbildung zeigt das Ausmaß der Verhärtungen von dorsal und von der Seite gesehen, wie wir es bei der Operation antrafen. Der excidierte Teil ist rot begrenzt. Die Abknickung des eregierten Penis erfolgte jeweils nach der Seite, auf welcher die Induration lag.

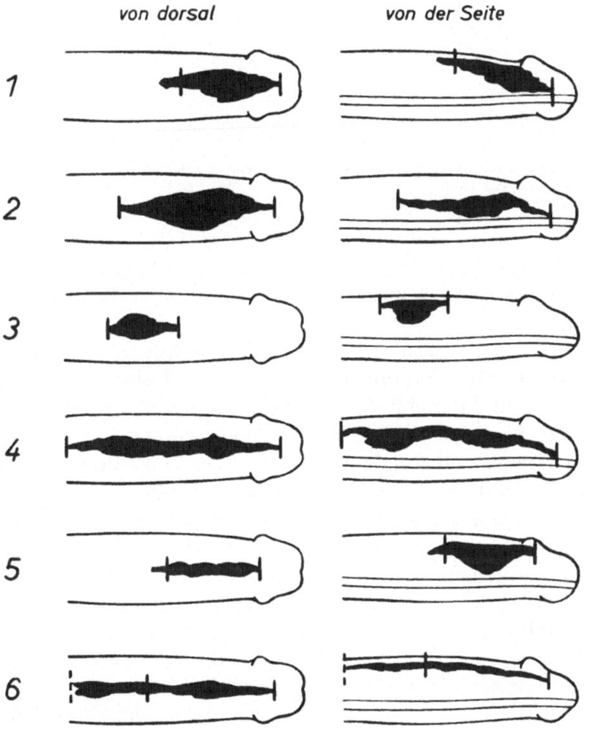

Abb. 1. Ausmaß der Indurationen von dorsal und von der Seite gesehen. Der excidierte Teil ist markiert

Bei drei Patienten fand sich gleichzeitig eine Dupuytrensche Kontraktur, bei einem davon lag außerdem eine Chondrosklerose der Ohrläppchen und ein Diabetes mellitus vor [4, 5, 20]. Zur Freilegung der Indurationen im Penis wurde die gesamte Penishaut zurückgestreift, nachdem zunächst das Präputium dicht an seinem Ansatz zirkulär abgetrennt wurde (Abb. 2). Dieses Vorgehen halten wir für günstiger als die Freilegung der Verhärtung von einem Längsschnitt am Penisrücken. Der Längsschnitt führt leichter zu Vernarbungen mit der Haut des Penisschaftes, die bei der Erektion stören und schmerzen. Durch das Zurückstreifen der Penishaut werden die Verhärtungen in ihrer ganzen Ausdehnung freigelegt und lassen sich gut palpieren, so daß wir ein präoperatives Kavernosogramm [7] zur Feststellung des Ausmaßes der Indurationen nicht für erforderlich halten. Die oftmals bis weit unter die Glans reichenden Verhärtungen werden, wie die Abb. 3 zeigt, fast in ihrer ganzen Ausdehnung in gleichem Ausmaß von beiden Schwellkörpern entfernt, wobei auch die im Septum liegenden Anteile excidiert werden müssen. Da die Indurationen meist bis in das kavernöse Gewebe reichen, ist die Gefahr der Nachblutung sehr groß. Es ist deshalb eine sorgfältige Blutstillung durch Naht der Tunica albuginea im Bereich der eröffneten Schwellkörper notwendig [21]. Bei einem isolierten Sitz der Indurationen auf der ventralen Seite des Penis wird die Incision

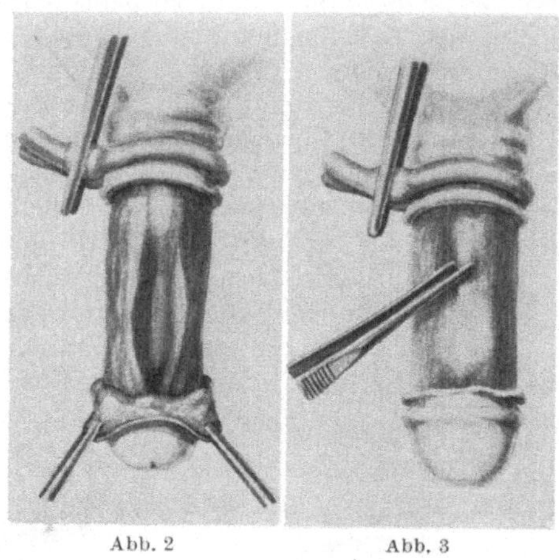

Abb. 2 Abb. 3

Abb. 2. Das Präputium ist an seinem Ansatz zirkulär abgetrennt und die Penishaut zurückgestreift, sodaß die Induration freiliegt

Abb. 3. Die Induration ist gleichmäßig von beiden Schwellkörpern entfernt. Auch die im Septum und unter der Glans liegenden Anteile wurden excidiert [Abb. 2 u. 3 aus: Staehler, W., Völter, D.: Die Operationen an den männlichen Geschlechtsorganen. In: Chirurgische Operationslehre von Bier, Braun, Kümmel, 8. Aufl. Leipzig: J. A. Barth (im Druck)]

von ventral empfohlen, wobei die Harnröhre mobilisiert und nach lateral weggehalten wird, um die darunter liegenden Verhärtungen excidieren zu können [10]. Wir selbst haben hiermit keine Erfahrungen.

Bei der jetzigen Kontrolluntersuchung der von uns operierten sechs Patienten fand sich viermal ein gutes Ergebnis. Schmerzen und eine Deviation des Penis bei der Erektion waren nicht mehr vorhanden. Bei einem Patienten wich der Penis postoperativ weiterhin nach dorsal ab und bei einem anderen Patienten war es postoperativ zu einem völligen Verlust der Erektionsfähigkeit gekommen. Der Verlust der Erektionsfähigkeit ist die Hauptkomplikation der operativen Behandlung der Induratio penis plastica. Betrachtet man einen Querschnitt durch den Penis, so ist verständlich, daß der für die Ejaculation notwendige Nervus dorsalis penis, der am Dorsum penis auf der Tunica albuginea verläuft, bei der Excision der oft in diesem Bereich sitzenden Verhärtungen leicht durchtrennt werden kann. Diese Gefahr besteht also vorwiegend bei den weit zur Seite reichenden Verhärtungen, deren Excision auch nach Lowsley und Boyce die schlechtesten postoperativen Ergebnisse liefert. Neben dem Nervus dorsalis penis sollte man auch möglichst die Vena dorsalis penis nicht verletzen, da es bei ihrer Unterbindung zu einem mehrere Wochen anhaltenden Ödem des Penis kommt. Sowohl bei der

Excision der Indurationen als auch bei der Naht der eröffneten Schwellkörper muß darauf geachtet werden, daß man auf beiden Seiten symmetrisch vorgeht. Andernfalls treten erneut Deviationen des Penis auf. Ein Ausfüllen der nach der Exstirpation zurückgebliebenen Vertiefungen mit frei transplantiertem Fett halten wir nicht für günstig [10]. Nur bei dem ersten von uns operierten Patienten legten wir einen suprasymphysär entnommenen Fettlappen ein, der nekrotisch wurde und den Heilverlauf verzögerte. Bei den folgenden Patienten wurde auf das Einlegen von Fettgewebe verzichtet.

Bei zwei Patienten entleerte sich mehrere Wochen nach der Operation an der Circumcisionsstelle ein kleiner Absceß, ohne Beeinflussung des guten späteren Ergebnisses.

Zur Verhütung von Rezidiven wird teilweise eine Nachbehandlung mit oralen Gaben von Cortison empfohlen. Wegen der Gefahr von Sekundärheilungen haben wir postoperativ kein Cortison gegeben. In den ersten 8 bis 10 postoperativen Tagen sollte man durch eine Sedierung mit Brompräparaten (z. B. Bromural) das Auftreten von Erektionen vermeiden.

Mußte die Vena dorsalis penis bei der Operation unterbunden werden, so ist zur Unterdrückung eines Ödems ein Roßkastanienextrakt, wie z. B. Reparil oder Venostasin in hohen Dosen anzuwenden.

Die konservative Therapie der Induratio penis plastica führt in etwa einem Drittel aller Fälle zu völliger Beschwerde- und Erscheinungsfreiheit, bei einem weiteren Drittel der Patienten zu einer mehr oder weniger deutlichen Besserung, während der Rest objektiv nicht beeinflußbar ist [14]. Im Verhältnis zu diesen spärlichen Ergebnissen der konservativen Behandlung führt die chirurgische Excision der Indurationen, soweit man dies bei der geringen Zahl der in der Literatur angegebenen Fälle beurteilen kann, zu besseren Ergebnissen [1, 2]. Lowsley und Boyce, die über 50 operierte Patienten berichten konnten, erzielten nur bei 4% keine Besserung. Bei 58% kam es zu einer vollständigen Heilung. Dennoch sollte die chirurgische Therapie wegen der Gefahr des Verlustes der Erektionsfähigkeit [15] und der Gefahr der Zunahme der Verkrümmung des Penis nur bei den sog. „ausgebrannten Fällen" angewandt werden, bei denen mit der konservativen Behandlung kein Erfolg zu erzielen war, oder wenn röntgenologisch Verkalkungen nachzuweisen sind [14].

Die operative Excision der Verhärtungen führen wir auch dann nur durch, wenn starke Beschwerden vorliegen und durch die Verkrümmung des Penis bei der Erektion Kohabitationsschwierigkeiten bestehen. Indurationen bei gerade gerichtetem Penis sollten nicht zur Operation kommen [19, 21].

Zusammenfassend möchten wir sagen, daß die Ergebnisse der operativen Therapie der Induratio penis plastica heute denen der konservativen Behandlung überlegen sind. Dennoch steht die operative Behandlung wegen der mit ihr verbundenen Komplikationen erst am Schluß einer erfolglosen konservativen Therapie.

Literatur

1. Babics, A.: Therapie der Induratio penis plastica. Urologia (Treviso) **33**, 160—161 (1966). — 2. Balogh, F., Köves, S.: Operativ geheilte Fälle von Induratio penis plastica. Z. Urol. **62**, 551—554 (1969). — 3. Chesney, J.: Plastic induration of the penis, peyronie's disease. Brit. J. Urol. **35**, 61—66 (1963). — 4. Furey, C. A.: Therapie der Induratio penis plastica. Urologia (Treviso) **33**, 145 (1966). — 5. Gallizia, F.: Natur, Begriffsbestimmung, Pathogenese der Induratio penis plastica, des Dupuytren und der Ohrläppchen-Chondrosklerose. Urologia (Treviso) **33**, 238 (1966). — 6. Hafferl, A.: Lehrbuch der Topographischen Anatomie, 2. Aufl. Berlin-Göttingen-Heidelberg: Springer 1957. — 7. Hirtl, H.: Die Induratio penis plastica. Urol. int. (Basel) **13**, 1—13 (1962). — 8. Kaczyński, A., Litwaket, A., Mika, T.: Remarques sur l'action de l'ultra-son et de la microonde dans le traitement de l'induration plastique du pénis. Urol. int. (Basel) **20**, 236—245 (1965). — 9. Krause, W.: Induratio penis plastica. Urologe B **10**, 17—18 (1970). — 10. Lowsley, O. S., Boyce, W. H.: Further experiences with an operation for the cure of peyronie's disease. J. Urol. (Baltimore) **63** 888—899 (1950). — 11. Ludvik, W., Wasserburger, K.: Die Radiumbehandlung der Induratio penis plastica.

Z. Urol. **61**, 319—325 (1968). — 12. Mileff, W.: Therapie der Induratio penis plastica. Urologia (Treviso) **33**, 184 (1966). — 13. Nikolowski, W.: Induratio penis plastica. In: Handbuch der Haut- und Geschlechtskrankheiten, Ergänzungswerk VI/1 (Jadassohn, J., Hrsg.). Berlin-Göttingen-Heidelberg: Springer 1964. — 14. Nikolowski, W.: Induratio penis plastica. Dtsch. med. Wschr. **94**, 1204—1205 (1969). — 15. Nikolowski, W.: Behandlung der Induratio penis plastica. Dtsch. med. Wschr. **95**, 652 (1970). — 16. Reuter, H. J.: Induratio penis plastica. Selecta **11**, 290—293 (1969). — 17. Schimpf, A., Nödl, F.: Induratio penis plastica. Urologe **1**, 253—256 (1962). — 18. Smith, D. R.: Allgemeine Urologie, 1. Aufl. München: Urban und Schwarzenberg 1968. — 19. Staehler, W.: Klinik und Praxis der Urologie, 1. Aufl. Stuttgart: Thieme 1959. — 20. Staehler, W.: Therapie der Induratio penis plastica. Urologia (Treviso) **33**, 192 (1966). — 21. Staehler, W., Völter, D.: Die Operationen an den männlichen Geschlechtsorganen. In: Chirurgische Operationslehre, 8. Aufl., Bd. V (Bier, Braun, Kümmel, Hrsg.). Leipzig: Barth (im Druck). — 22. Übelhör, R.: Therapie der Induratio penis plastica. Urologia (Treviso) **33**, 205 (1966).

Dr. D. Völter
Urolog. Abt./Univ.-Klinik
D-7400 Tübingen

V. Petronić: **Die operative Behandlung des Priapismus mit (durch) Vena Saphena-Corpus Cavernosum Shunt**

Der Priapismus ist eine seltene, aber den Urologen wohl bekannte Erkrankung. Nach seinem Ursprung kann man die Erregungsfaktoren, die zum Priapismus führen können, auf folgende Grundeinheiten zurückführen:

1. Infolge neurogen wirkender Reizungen kann es zu dauernder Vasodilatation der Arteriolen kommen, oder zu dauernder Vasoconstriction der ableitenden Venen (der neurogene und idiopathische Priapismus).

2. Durch Venenblutgerinnung und Thrombose ist der Venenblutablauf behindert, wenn keine gleichzeitige arterielle Dilatation dabei besteht (Blutdiskrasionen, entzündliche Vorgänge, Verletzungen usw.).

Auf Grund pathophysiologischer Kenntnisse ist die Mehrzahl der Autoren der Meinung, daß der größte Teil der Priapismusfälle abgesehen vom Ursprungsgrund ein Ergebnis inadequater Venenblutzufuhr in den Corpus cavernosum sei.

Befriedigende Heilung, die eine Gliedbefreiung erfordert und von der langwährenden krampfhaften Erektion befreit — mit gleichzeitig erhaltener späterer Aussicht auf willkürliche Erektionsmöglichkeit — ist sicherlich nicht leicht erzielbar.

Die Erschlaffung einer nichtgeheilten krampfhaften Erektion kann einige Wochen dauern. Dabei entwickelt sich eine Thrombosis der vasculären Räume der Corpora cavernosa, von einer Fibrosis der Trabecula begleitet, welche später zu einer Impotentia coeundi führt.

Die Heilung durch nichtoperative Mittel (durch Sedativa, Ganglienblockade, lokaler Heparinirrigation, Fibrolysis usw.) kann in einigen Fällen zu guten Ergebnissen führen, während sie in anderen erfolglos bleibt. Wenn sie erfolgreich ist, führt sie alsbald zu einer relativ schnellen Erschlaffung der krampfhaften Erektion, aber diese ist in den meisten Fällen später durch eine dauerhafte Impotenz ersetzt. Selten nur kann eine Wiederherstellung funktioneller Erektion durch Behandlung mit den genannten Mitteln erzielt werden. Über den Mißerfolg dieser Heilmethoden sagte Hinman folgendes:

> „Der Grund des Mißerfolges verschiedener Methoden liegt in dem Fehlen der Herstellung einer Venendrainage, verhindern dadurch die Beseitigung progressiven Schadens, die dem erektilen Mechanismus zugefügt wurden."

Die operative Heilung durch die von Grayhack vorgeschlagenen Vena-Saphena-Corpus cavernosum shunts oder corpus cavernosum-corpus spongiosum shunts, führt alsbald zur Beseitigung der krampfhaften Erektion, und wenn diese Methode unmittelbar nach der Entstehung des Priapismus durchgeführt wird, führt sie in den meisten Fällen zur Wiederherstellung einer funktionellen Erektion und dadurch auch zur Potentia coeundi.

R. Garret und D. Rhamy haben bereits 1966 berichtet, daß es bezüglich ihrer fünf Patienten, die durch Vena saphena-corpus cavernosum shunt behandelt wurden, bei vier zu einer Wiederherstellung der Potentia coeundi kam und damit zu zufriedenstellenden Begattungsverhältnissen.

D. Martin, A. Schapiro und G. Burkholder berichten 1969, daß von ihren drei Patienten durch Vena saphena-corpus cavernosum shunt durch Anastomose zwei befriedigende wiederhergestellte Begattungsverhältnisse nachweisen können.

Der Grund für die Entscheidung zur shunt-Methode liegt in der Wiederherstellung einer Venendrainage in Fällen von nichtadequater Venenblutzufuhr aus den Corpora cavernosa. Nach Beseitigung der pathophysiologischen Faktoren, die zum Priapismus führen, und die Wiederherstellung normaler Beziehungen des Blutzu- und -abführens in den Corpora cavernosa, kann man erwarten, daß der Venen saphena-Corpus cavernosum shunt thrombosiert.

Von der erwähnten Begebenheit sowie von den guten anderweitigen Erfahrungen ausgehend, haben wir diese Methode bei unseren vier letzten Patienten angewandt, die mit der Diagnose Priapismus in unsere Klinik aufgenommen wurden.

Die technische Herstellung der Anastomose Vena saphena-corpus cavernosum war nicht schwierig durchzuführen.

Bei allen vier Patienten kam es später zu einer Thrombose der Vena saphena, worüber Erfahrungen auch anderer Autoren berichten (Garrett u. Rhamy, 1966; Martin, Shapiro u. Bruckholder, 1969). Dies ist hingegen nicht ausschlaggebend zur Endbestimmung der Operation, da ihre Rolle zur Herstellung einer anbei bestehenden Venendrainage gedacht ist, was die nichtadequate Venenblutzufuhr über die Cavernosuskörper überbrückt. Dies ist vorübergehend notwendig, bis der pathophysiologische Faktor beseitigt und die normale Venenblutzufuhr wiederhergestellt ist.

Die ethiologischen Faktoren konnten nicht mit Sicherheit bestimmt werden. Es gibt hingegen genügend Grund anzunehmen, daß in einem Fall die neurogenen Faktoren Ursache sind, in den verbliebenen drei aber Adernveränderungen mitgespielt haben. Drei Patienten erwachten am Morgen mit krampfhafter Erektion, ohne vorangehende sexuelle Reizung. Beim vierten kam es nach dem Coitus dazu.

Bei all unseren Patienten war gleich nach der Operation die krampfhafte Erektion gewichen. Der Penis war noch einige Tage etwas gespannt, aber nicht rigid und ohne Krämpfe. Danach verschwand auch die Spannung, der Penis war weich, entspannt und ohne Krämpfe.

Bei unserem ersten Patienten verblieb eine partielle corporale Fibrosis. Beim anderen eine leichte Fibrosis in der Tiefe der Peniswurzel. Beim dritten und vierten war der Penis weich und keinerlei Zeichen einer verbliebenen Fibrosis wurden sichtbar. Die mehr oder weniger auftretende Fibrose war eine Folge der verlagerten Operation. Sie waren augenfälliger bei älteren Fällen. Bei unserem ersten Patienten wurde diese Operation am 20. Krankheitstag, beim zweiten und dritten am 5. Tag und beim vierten am 2. Tag nach Erkrankungserscheinung unternommen. Mit Ausnahme des letzten Patienten wurden die vorangehendeu drei erfolglos durch vorherige konservative Methoden behandelt. Die ersten drei Patienten blieben nach der Operation impotent, da die Zeitspanne von der Krankheitserscheinung bis zum operativen Eingriff groß genug war, um irreversible Vorgänge an den Trabecula abspielen zu lassen, die zur Impotenz führten. Unser vierter Patient, der am 2. Tag nach der Erkrankung operiert wurde, hat wiederhergestellte Potenz und zufriedenstellende Sexualverhältnisse.

Die von Garrett und Rhamy angeführten Fälle analysierend, die bei fünf operierten Fällen vier einer Wiederherstellung der Potenz zuführen konnten, kann man ersehen, daß zwei davon am vierten, einer 36 Std und einer 32 Std nach der

Tabelle. *Die operative Behandlung des Priapismus mit (durch) Vena saphena-corpus cavernosum shunt*

Patient	Alter	Vorangehende Episode		Angewandte konservative Therapie Vorangehend	Dauer der Erektion vor der Operation	Penislage unmittelbar nach der Operation	Spätere definitive Penislage	Erektion nach der Operation	Vergattung
		Vorkommen	Dauer						
C. Ž.	49	10 Jahre	10 Std	Anticoagulantien Nervenblockade Fibrinolysis	20 Tage	Gespannt aber nicht rigid	Mittlere Fibrose in ganzer Länge	keine	keine
R. A.	41	nein	nein	Sedativkoktel Spinalanästhesie	5 Tage	Gespannt aber nicht rigid	Leichte Fibrose in der Wurzel	keine	keine
D. D.	35	1 Jahr	12 Std	Heparin Sedative Lok. Nervenblockade	5 Tage	Gespannt aber nicht rigid	normal	keine	keine
T. F.	41	1 Jahr	1 Tag	keine	2 Tage	Gespannt aber nicht rigid	normal	gute	ja

Krankheitserscheinung operiert wurden. Bei den von Martin Schapiro und Brukholder angeführten Fällen ist ersichtlich, daß bei zwei Patienten die Potenz erhalten blieb und daß einer 21 Std nach Priapismuseintritt operiert wurde. Der dritte Fall wurde am 6. Erkrankungstag operiert und blieb impotent.

Wenn wir unsere Fälle und die der angeführten Autoren in ezug setzen, können wir annehmen, daß nach dem 4. Erkrankungstag irreversible Veränderungen hinsichtlich der Fibrose der Corporatrabekel eintreten und daher die angeführte Shuntoperation zu keiner Wiederherstellung der Potenz führen kann.

Auf Grund dessen kann man schließen, daß die Operation der Vena saphena-corpus cavernosum eine sehr erfolgreiche ist und einen nennenswerten Schritt weiter in der Priapismusbehandlung darstellt. Diese Methode führt alsbald zu einer Beseitigung der bestehenden krampfhaften Erektion, und wenn sie früh genug unternommen wird — solange noch keine irreversiblen Veränderungen im Cavernosum eingetreten sind — zur Wiederherstellung der Potentia coeundi. Die erwähnten fibrösen Veränderungen entstehen voraussichtlich am 4. Tage nach Krankheitseintritt; so kann durch Anwendung dieser Methode in den ersten 4 Tagen ab Krankheitseintritt eine Potenzerhaltung erwartet werden. Es liegt auf der Hand, daß bezüglich der Erhaltung der Potenz eine bessere Aussicht des Ausganges besteht, je früher der operative Eingriff unternommen wird. Darüber sind wir uns mit den meisten Autoren einig.

Wir sind der Meinung, daß diese Methode nach Möglichkeit innerhalb der ersten 48 Std nach Krankheitseintritt angewandt werden sollte. Deshalb sollte der Priapismus als Krankheit erfaßt werden, bei der ein rascher chirurgischer Eingriff vonnöten ist.

Wegen all der Vorteile, die diese Methode aufweist, dürfte mit Rücksicht auf das begrenzte Krankengut der geschilderten Behandlung eine endgültige Auswertung weiterer klinischer Erfahrungen erforderlich sein.

Zusammenfassung: Vier Fälle von Priapismus werden berichtet, die mit Anastomosis der Vena saphena-corpus cavernosum behandelt wurden. Gleich nach der Operation war die krampfhafte Erektion bei allen Patienten beseitigt. Ein Patient hatte funktionelle Erektion und Begattungsmöglichkeit dadurch wiedererworben. Die verbliebenen drei Patienten weisen keine Erektion auf und sind daher impotent. Die Wiederherstellungswahrscheinlichkeit zur funktionellen Erektion ist abhängig von der Zeitspanne zwischen Krankenbilderscheinung und operativem Eingriff. Daher wird empfohlen, diese Heilmethode möglichst früh nach Entstehung des Priapismus anzuwenden.

Literatur

Bailey, H.: Persistent priapism. Brit. J. Surg. **35**, 298 (1948). — Bolliger, G.: Priapismus. Z. Urol. **54**, 551 (1961). — Conti, G.: L'érection du pénis humain et ses bases morphologico-vasculaires. Acta anat. (Basel) **14**, 217 (1952). — Farrer, J. F., Goodwin, W. E.: Treatment of priapism: comparasion of methods in fifteen cases. J. Urol. (Baltimore) **86**, 768 (1961). — Garrett, R. A., Rhamy, D. E.: Priapism: management with corpus-saphenous shunt. J. Urol. (Baltimore) **95**, 65 (1966). — Grayhack, J. T., McCullough, W., O'Conor, V. J., Trippel, O.: Venous bypass to control priapism. Invest. Urol. **1**, 509 (1964). — Henderson, V. E., Roepke, M. H.: On mechanismus of erection. Amer. J. Physiol. **106**, 441 (1933). — Hinman, F., Jr.: Priapism; reasons for failuer of therapy. J. Urol. (Baltimore) **83**, 420 (1960). — Martin, D. C., Schapiro, A., Burkholder, G. V.: Corpus cavernosumvein anastomosis for priapism. J. Urol. (Baltimore) **102**, 221 (1969). — Money, J., Hirsch, S.: After priapism: orgasm retained, erection lost. J. Urol. (Baltimore) **94**, 152 (1965). — Pyrah, L. N.: Priapism in organic diseases, Handb. der Urologie, p. 199—207, Bd. XI/1. Berlin-Heidelberg-New York: Springer 1967. — Quackels, R.: Cure d'un cas de priapisme par anastomose cavernospongieuse. Acta urol. belg. **32**, 1 (1964). — Rutishauser, G., Schumtzler, R.: Eine neue Möglichkeit zur Behandlung des Priapismus. Praxis **56**, 563—566 (1967). — Wircke, G., Bauer, U. M.: Über die derzeitige Behandlung des Priapismus. Urologie **2**, 407 (1963).

Professor Dr. S. Petronić
Urolog. Univ.-Klinik, Med. Fakultät
Belgrad

F. Truss: Operativer Einsatz und therapeutischer Gewinn bei der Emaskulinisierungsoperation des Peniscarcinom

Das rechtzeitig und radikal operierte Peniscarcinom weist eine Fünfjahresheilungsquote von etwa 40% auf. Demgegenüber ist es um das Schicksal der zu spät oder nicht radikal operierten Patienten meist recht traurig bestellt. Der zur Geruchsbelästigung führende Tumorzerfall oder die evtl. auftretenden Harnfisteln haben zur Folge, daß die Kranken ihrer Umgebung und sich selbst zur Last werden.

Versucht man, eine derartig verzweifelte Situation auf operativem Wege zu bessern, so hat es wenig Sinn, sich der Illusion hinzugeben, den schicksalsmäßigen Ablauf des Leidens entscheidend beeinflussen zu können. Andererseits wäre es falsch, auf operativem Sektor völlig zu resignieren. Es ist bereits dann viel erreicht, wenn es nur gelingt, eine Lösung zu finden, die den Kranken zwar nicht heilt, aber für den Rest seines Lebens wieder gesellschaftsfähig macht. Ein weit verbreiteter Irrtum scheint in der Annahme zu liegen, daß die alleinige Röntgenbestrahlung in der Lage ist, etwas zur Erreichung dieses Zieles beizutragen. Demgegenüber hat es den Anschein, daß die Emaskulinisierungsoperation, also die Beseitigung des äußeren Genitales mit Verlagerung der Harnröhrenmündung in den Dammbereich, wesentlich mehr Möglichkeiten bietet, dem Patienten zu helfen.

In den Hand- und Lehrbüchern der Urologie sowie in einschlägigen Einzelpublikationen finden sich über dieses Behandlungsverfahren im wesentlichen nur Angaben zur Operationstechnik. Statistiken, die es gestatten, den operativen Einsatz gegen den erzielten therapeutischen Gewinn abzuwägen, ließen sich nicht finden. Es erschien daher sinnvoll, der Frage nach der Zweckmäßigkeit dieses Eingriffes selbst dann einmal nachzugehen, wenn, wie in unserem Fall, ein nur relativ kleines Kollektiv zur Analyse zur Verfügung steht.

Die 13 von uns operierten Patienten erreichten bezeichnenderweise die Urologische Abteilung über die Radiologische Klinik, der sie als inoperable Fälle „ut aliquid fieri" überwiesen worden waren. Im wesentlichen sind es zwei Ursachen, die schließlich zu der infausten Situation führten. Entweder hatten die Kranken aus Indolenz oder falscher Scham den Arzt zu spät aufgesucht, oder es wurde vom Operateur bei rechtzeitiger Diagnosestellung aus falscher Rücksichtnahme auf die Potentia coeundi zu wenig vom Penis entfernt. In dieser zweiten Gruppe kam es dann sehr bald zu Rezidiven. Bei drei Kranken war der Penis so in mehreren Sitzungen schließlich bis zur Wurzel abgetragen worden.

Die sich für unser Krankengut ergebende Ausgangssituation sei an einigen typischen Beispielen kurz demonstriert.

Das weitfortgeschrittene Carcinom eines alten Schäfers. Er hatte den Tumor etwa 1 Jahr lang selbst mit Puderzucker behandelt. Ein anderer, ähnlich indolenter Patient suchte seinen Arzt erst dann auf, als die Leistendrüsenmetastasen seines Peniscarcinoms begannen, die Haut zu perforieren. Eine besonders tragische Anamnese knüpft sich an die hier wiedergegebene Situation. Der Kranke war während des zweiten Weltkrieges wegen einer Induratio penis plastica röntgenbestrahlt worden. Es entwickelte sich zunächst ein Ulcus radiologicum und

Tabelle 1. *Klinische Daten von 13 an Peniscarcinom erkrankten und später emaskulinisierten Kranken*

Nr.	Patient	Alter	Metastasen			Emaskulinisierung	Bestrahlung
			Penis	Leistendrüsen			
				Lymph Ang.	palpabel		
1.	A. E.	63		+		+	
2.	G. H.	57		+		+	+
3.	F. G.	63		+		+	+
4.	W. M.	67			+	+	+
5.	A. R.	58		+		+	+
6.	W. Sch.	62		+		+	+
7.	G. Sch.	65	+			+	+
8.	K. K.	71	+			+	
9.	M. A.	67	+	+		+	+
10.	O. B.	60		+		+	
11.	H. Sch.	54	+			+	+
12.	W. H.	62		+		+	+
13.	G. L.	56			+	+	

später auf dessen Basis ein Peniscarcinom. Der Patient lehnte jede vorgeschlagene operative Behandlung so lange ab, bis der Tumor endlich als WdB anerkannt worden war. Inzwischen hatte sich ein ausgedehnter, bereits metastasierende Prozeß entwickelt.

Zur Technik der Emaskulinisierung ist nicht viel zu sagen. Es handelt sich dabei um ein recht einfaches, wenig belastendes und daher auch für alte und geschwächte Patienten zumutbares Verfahren. Über methodische Einzelheiten, die in Abhängigkeit vom Befund von Fall zu Fall etwas variiert werden müssen, berichtet jede Operationslehre. Bei dem Verfahren ist der Umstand als besonders günstig zu bewerten, daß sich auch nach ausgedehnter Excision des erkrankten Gewebes genügend Haut zur Deckung des entstandenen Defektes aus dem Scrotum gewinnen läßt. Um glatte Hautverhältnisse zu schaffen, werden die Hoden routinemäßig mitentfernt. Damit entfällt dann auch die meist nur störende Libido. Wünscht der Patient jedoch seine Testes zu behalten, wie es bei einem relativ jungen Patienten der Serie der Fall war, so kann man sie leicht unter die Bauchhaut verlagern.

Postoperativ ergab sich in nahezu allen Fällen ein dem äußeren weiblichen Genitale etwas ähnelndes Bild. Wir zeigten denselben Fall aus einer anderen Perspektive aufgenommen. Diese operative Lösung bietet am ehesten eine Gewähr dafür, daß es zu keiner durch Urin verursachten Hautreizung kommt.

Betrachtet man das gesamte Krankengut, so lassen sich aus seiner tabellarischen Zusammenfassung einige interessante Einzelheiten ablesen. Die überwiegend dem 6. und 7. Lebensjahrzehnt angehörenden Patienten zeigen alle in den inguinalen Lymphknoten oder den Corpora cavernosa unterschiedlich ausgeprägte

Metastasen, die sich entweder lymphangiographisch oder palpatorisch nachweisen ließen (Tabelle 1). In der Mehrzahl der Fälle wurde trotz des fraglichen Wertes dieser Maßnahme nachbestrahlt. Die später auftretenden Komplikationen sparten bis auf eine noch zu nennende Ausnahme die Urethrocutaneostomie aus (Tabelle 2). Somit konnten zwölf Patienten bis zu ihrem Ableben störungsfrei urinieren. Auch das übrige Operationsgebiet blieb weitgehend unauffällig. Lediglich in zwei Fällen entwickelten sich lokale Rezidive, die schließlich ulcerierten. Bei

Tabelle 2. *Postoperative Komplikationen und Todesursache nach Emaskulinisierung wegen Peniscarcinom*

Nr.	Patient	Miktion	Operationsgebiet	Todesursache
1.	A. E.	o. B.	o. B.	Kreislaufversagen bei gen. Reticulosarkom und perf. Stressulcus
2.	G. H.	o. B.	o. B.	gen. Metastasen (bes. Pleura)
3.	F. G.	o. B.	Ulcus rad. über A. femoralis	aus Ulcus rad. verblutet
4.	W. M.	o. B.	Sekundärnaht	gen. Metastasen (bes. Lunge)
5.	A. R.	o. B.	ulcerierendes Rezidiv	gen. Metastasen
6.	W. Sch.	o. B.	o. B.	gen. Metastasen (Ascites, Beinödeme)
7.	G. Sch.	o. B.	o. B.	gen. Metastasen
8.	K. K.	o. B.	lokales Rezidiv excidiert	gen. Metastasen
9.	M. A.	o. B.	o. B.	—
10.	O. B.	o. B.	o. B.	—
11.	H. Sch.	o. B.	Fadenabsceß excidiert	—
12.	W. H.	o. B.	o. B.	—
13.	G. L.	Blasenfistel	o. B.	—

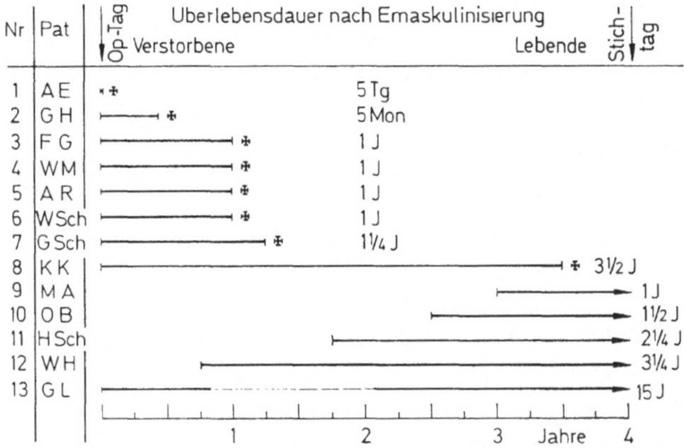

Abb. 1. Überlebensdauer von 13 an Peniscarcinom erkrankten Patienten nach ihrer Emaskulinisierung

einem Patienten mußte ein Fadenabsceß excidiert werden. Ein anderer Kranker verblutete aus einem in die A. femoralis eingebrochenen Ulcus radiologicum.

Bei dem Gros der verstorbenen Patienten dominiert als Todesursache jedoch die generalisierte Metastasierung. In dieser Gruppe der Verstorbenen betrug die Überlebenszeit dann, wenn man den unter Nr. 1 der Abb. 1 aufgeführten Frühtodesfall unberücksichtigt läßt, etwa 1½ Jahre. Von den mit Nr. 9 bis 13 bezeichneten fünf sich noch in klinischer Kontrolle befindenden Patienten überlebte bislang ein noch von Herrn Hasche-Klünder operierter Kranker mit 15 Jahren am längsten. Er kann allerdings nicht spontan urinieren und trägt einen Blasenfistelkatheter. Allen Kranken dieser Gruppe geht es klinisch gut. Läßt man auch in diesem

Kollektiv der noch Lebenden den extremen Fall unberücksichtigt, so ergibt sich in ihr eine durchschnittliche Überlebensrate von 2 Jahren. Der gute Allgemeinzustand dieser Kranken berechtigt jedoch zu der Hoffnung, daß die meisten von ihnen noch die Fünfjahresgrenze erreichen werden.

Versucht man aus den Überlebenszeiten der bereits verstorbenen und der Überlebenszeit sowie dem Gesundheitszustand der noch lebenden Patienten eine Richtzahl für die sich nach der Emaskulinisierung und Röntgenbestrahlung ergebenden Lebenserwartung zu konstruieren, so dürfte diese etwa zwischen 1 und $2\frac{1}{2}$ Jahren liegen. Zwar führt während dieser Zeit die fortschreitende Metastasierung bei zahlreichen Kranken zum allgemeinen Kräfteverfall. Das Miktionsvermögen bleibt jedoch normal, und bis auf wenige Ausnahmen kommt es nicht zu dem die Patienten gesellschaftsunfähig machenden jauchigen Tumorzerfall.

Zusammenfassend läßt sich somit sagen, daß die Ergebnisse der hier gezeigten statistischen Erhebungen gewiß nicht überwältigend sind. Das Resultat ist jedoch auch nicht so schlecht, als daß es sich nicht lohnen würde, eine Lanze für eine etwas großzügigere Indikationsstellung zur Emaskulinisierungsoperation zu brechen. Vergleicht man das Schicksal der operativ behandelten Gruppe mit dem traurigen Los derjenigen Patienten, bei denen von operativer Seite her resigniert wurde, so spricht doch vieles dafür, beim Peniscarcinom auch noch in anscheinend aussichtslosen Situationen operativ vorzugehen.

Professor Dr. med. F. Truss
Urolog. Abt. d. Chirurg. Univ.-Klinik
D-3400 Göttingen
Goßlerstraße 10

A. Kelâmi: **Alloplastischer Ersatz des Harntraktes**

Unter alloplastischem Ersatz verstehen wir den Ersatz mit Materialien, die nicht vom selben Organismus stammen und kein lebendes Gewebe darstellen.

Die folgende Zusammenstellung zeigt die Vorteile der Alloplastik:

1. Man ist vom lebenden Organismus völlig unabhängig.
2. Ein zweiter Eingriff am selben oder anderem Organismus ist nicht erforderlich, und damit verbunden
   a) Verminderung des Operationsrisikos,
   b) deutlicher Zeitgewinn.
3. Alloplastisches Ersatzmaterial ist
   a) zu jeder Zeit,
   b) injeder Größe,
   c) steril
   erhältlich.

In meinen Ausführungen werde ich die Hohlorgane des Harntraktes in craniocaudaler Reihenfolge vortragen.

Nun zu den einzelnen Organen

Zuerst der Harnleiter. Der Harnleiter ist wahrscheinlich schwieriger zu ersetzen als andere Organe des Harntraktes. Die ersten Versuche, den Harnleiter durch eine alloplastische Prothese zu ersetzen, stammen von Lord Jr. im Jahre 1942. Er hat über gute Resultate bis zu 9 Monaten mit Vitalliumröhrchen berichtet, Spätresultate fehlen.

Die nächsten Arbeiten kommen dann etwa 12 Jahre später, 1954 von Hardin, der Polyäthylenröhrchen verwendet hat. Um die Jahre 1955 bis 1956 stößt man in der Literatur auf mehrere Arbeiten, u. a. von Eidenmüller u. Rothauge, Merget, Sewell, Scher und Schmiedt. In den 60er Jahren berichtete Ulm, Kočuara und Zak sowie Warren Jr. über die Substitution des Harnleiters mit Teflonröhrchen. Ulm hat diese Methode sechsmal auch beim Menschen angewandt. Spätergebnisse fehlen bei allen Autoren. In den letzten Jahren war es ruhig um den Harnleiterersatz geworden. In unserem Berliner Kongreß vor 2 Jahren haben wir hauptsächlich über Blasenersatz gesprochen. Wie ich aber aus dem Programm sehe, ist dieses Mal Harnleiter und Harnröhre auch dabei.

Beim Harnleiter den wichtigsten Teil zu ersetzen, ist sicherlich der mittlere; da man nierenbecken- sowie blasenwärts den Harnleiter durch autoplastische Methoden ersetzen kann. Deshalb haben wir es selber auch versucht, den mittleren Anteil des Ureters etwa in 12 cm Länge (Abb. 1) zu resezieren und zu ersetzen. Als Prothese diente ein Kollagen-Dacronröhrchen, Kollagen aus Hammelsubmucosa mit einer Dacronaußenmanschette. Die Prothese wurde wie eine Manschette von außen an die gesamte Dicke des Harnleiters herangebracht. Wegen der Schienen hatten die meisten Tiere eine massive bakterielle Infektion und starben 1 bis 5 Wochen nach der Operation. Das Urogramm zeigte eine massive Dilatation des proximalen Harnleiters und Nierenbeckens. Die Sektion zeigte in allen Fällen eine Hydropyonephrose. Die Anastomose war in der Hälfte der Fälle intakt, in der anderen zeigte sich eine beginnende Stenose.

Nur an einem Hund hatten wir ein besseres Ergebnis. Das Urogramm zeigte lediglich eine leichte Harnstauung, Prothesenlumen war erhalten, keine sichtbare

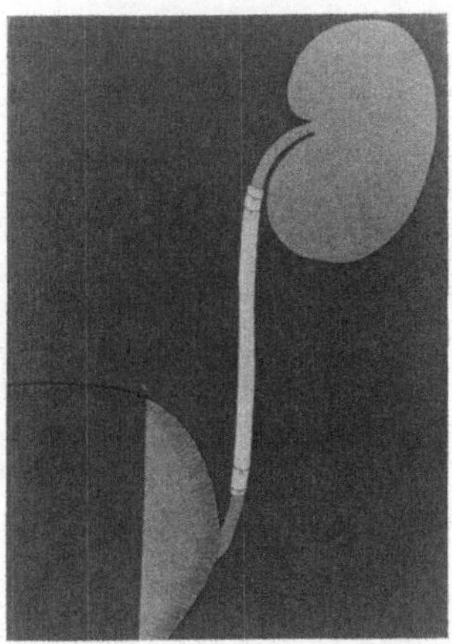

Abb. 1. Ureterersatz: Schematische Darstellung. Manschettentechnik: Prothese außen, Ureter innen

Stenose. Dieser Hund lebt jetzt 8 Monate nach Operation und ist klinisch unauffällig. Der Urin ist steril. Diese Versuche sind noch nicht beendet und wie schon erwähnt, schwieriger als bei anderen Hohlorganen des Harntraktes. Weitere Versuche ohne PVC-Schienen oder mit einer anderen Möglichkeit der Harnableitung sowie anderer Anastomosentechnik sind geplant.

Soviel über Harnleiter.

Die meisten Versuche wurden an der Harnblase durchgeführt. Der Erste, der einen Kunststoff verwendet hat, war Kudish im Jahre 1957. Bei sechs Hunden waren Blasendefekte mit Ivalon gedeckt, wobei alle ins Blasenlumen abgestoßen waren. Bogash versuchte 1960 eine Silasticblase zu konstruieren, ähnliches versuchte 1964 auch Friedman. In den 60er Jahren sind weitere Versuche mit Silastic, Teflon, Ivalon und Tetron gemacht, wobei Namen wie Swinney, McDonald und Deniz, Ashkar sowie Uhlir zu nennen sind. Formalin- und alkoholfixierte Blasen wurden von Tsuji sowie Zillmer angewandt. Tsuji hat wohl auf diesem Gebiet die vielseitigsten Experimente durchgeführt und die Ergebnisse auch in der Klinik angewandt. Er hat als alloplastisches Material auch Chromcatgutmembran und Gelatineschwamm verwendet. In Deutschland hat Simons als Blasenwandersatz zunächst Kollagenmembranen, dann auch lyophylisierte menschliche Dura genommen, zur ungefähr gleichen Zeit wie wir, allerdings mit verschiedener Versuchsanordnung. Ich bin auch über seine guten klinischen Ergebnisse informiert.

Über unsere eigenen Ergebnisse mit Teflonfilz hatten wir vor 2 Jahren auf unserem Berliner Kongreß berichtet. Heute möchte ich nur solche Untersuchungen erwähnen, die wir mit der lyophylisierten menschlichen Dura gemacht haben, die auch als Matrix für eine Regeneration dient, aber völlig resorbierbar ist.

Um die verschiedenen Resorptionszeiten zu studieren, haben wir teils ungegerbte, teils maximal gegerbte Dura verwandt. Es wurde Blasendachresektion, Vorderwandresektion und Resektion der seitlichen Wand mit dem Uretereinmündungsgebiet durchgeführt (Abb. 2).

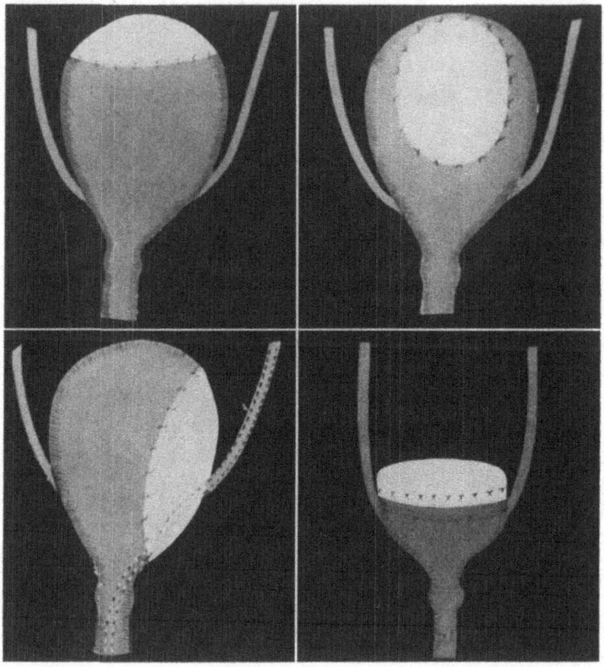

Abb. 2. Blasenwandersatz: oben links: Blasendachersatz; oben rechts: Blasenvorderwandersatz; unten links: Blasenseitenwandersatz mit Ureterreimplantation: unten rechts: Ersatz der subtotal resezierten Blase

Die Defekte wurden mit Dura, mit der von uns angegebenen Technik gedeckt, also die Dura wurde von außen an die gesamte Wanddicke mit Einzelknopf atraumatischem 4—0 Plaincatgut-U-Nähten angebracht. Im Falle der Seitenwandresektion wurde der Ureter in die Dura nach unserer Technik reimplantiert.

Resultate

1. Es war möglich, alle Defekte erfolgreich zu decken. Obwohl die Harnblase beim Hund extraperitoneal, aber doch intraabdominell liegt, haben wir nie eine urinöse Peritonitis beobachtet und keinen Hund verloren.

2. Die Gerbung hat auf die Resorption keinen Einfluß. In den meisten Fällen ist die vollständige Resorption in 6 bis 12 Wochen beendet. In einzelnen Fällen haben wir auch nach einem Jahr noch Durareste nachgewiesen.

3. Bereits nach 2 Wochen ist die Innenfläche der Dura vollständig epithelisiert.

4. Glatte Muskelfasern haben wir nur in einem Falle gesehen.

5. Bei den Hunden, wo der Ureter in Dura reimplantiert wurde, haben wir weder eine Stenose noch einen Reflux nachweisen können.

6. Es wurden keine Inkrustationen festgestellt.

7. In einigen Fällen wurde eine subepitheliale metaplastische Knochenbildung gesehen.

Als nächsten Schritt haben wir nun versucht, aus Dura eine Blasenform zu modellieren und damit subtotal resezierte Blase oder gar nach Cystektomie die ganze Blase zu ersetzen. Unsere Überlegungen waren so, daß wir sagten, wenn es gelingt, die Blase an verschiedenen Lokalisationen mit Dura erfolgreich zu ersetzen, dann müßte es auch gelingen, die gesamte Blase mit einer sog. „Dura-Blase" zu ersetzen. Zunächst wurde das Trigonum mit einer Durablase anastomosiert. Die Verlaufskontrollen zeigten, daß die Prothesen mit der Zeit kollabieren und das Trigonum sich maximal erweitert, was wir auch mit Teflonfilzprothesen feststellen konnten. Unsere Folgerung war dann so, daß wir auf die Blasenform verzichtet und einfach das Trigonum mit einem Durapatch (Abb. 2) gedeckt haben. Die Ergebnisse waren praktisch gleich, nur die Operationsmethode war einfacher.

Das Endziel all dieser Versuchsreihen ist natürlich, die gesamte Blase zu ersetzen. Das schwierigste erscheint uns, die Blasenform zu erhalten.

Um das zu gewährleisten und die Anastomose zu entlasten, haben wir einen 75 ml-Ballonkatheter benutzt. Der Katheter war aber eine Infektionsquelle. Bei manchen Tieren waren die Fäden früher resorbiert als Dura, so daß eine Peritonitis entstand, bei anderen kam es auf Grund der massiven bakteriellen Infektion praktisch zu einer Auflösung der Dura. Zur Zeit sind weitere Experimente im Gange, wobei die Durablasen mit einem anderen Material zusammengenäht werden und dabei kein Katheter benutzt wird.

Bevor ich auf die klinische Anwendung der sog. Duraplastik eingehe, möchte ich noch unsere letzte Versuchsserie erwähnen. Es wurde immer wieder gefragt, ob man nach einer Duraplastik die Patienten bestrahlen könnte.

Um diese Frage zu klären, haben wir bei Kaninchen eine Blasendachresektion durchgeführt und Defekte mit Dura gedeckt. Die eine Hälfte der Tiere wurde 4 Wochen nach der Operation mit 5500 R bestrahlt. Die andere Hälfte diente als Kontrolle. Es war erstaunlich zu sehen, wie gut die Kaninchen die Bestrahlung vertragen hatten. Bis zu 9 Monaten nach Bestrahlung zeigten die histologischen Untersuchungen keinen Anhalt für eine Schrumpfung. Weitere Langzeitkontrolltiere sind wohlauf.

Nun die sog. Duraplastik in der Klinik.

Wir haben an zehn Patienten diese Methode angewandt. Die Ergebnisse wurden dieses Jahr im Mai in Basel ausführlich diskutiert. Ich möchte hier nur zwei Fälle herausgreifen und demonstrieren.

1. 68jährige Patientin mit einem Blasencarcinom 0,5 cm oberhalb des linken Ostiums. Nach Vorbestrahlung mit 3.000 R und cytostatischer Therapie mit 12 g 5-Fluorouracil wurde eine Blasenwandresektion und eine Duraplastik sowie eine Reimplantation des linken Ureters in Dura durchgeführt. 3 Wochen nach Entfernung des Katheters Miktionsintervalle 2- bis 3stündlich, 4 Wochen nach Operation Wiedererlangen der präoperativen Kapazität von 250 ml.

Cystoskopisch konnte man die voll epithelisierte Innenfläche der Dura sehen, das neue Ostium machte rhythmische Kontraktionen. Im Ausscheidungsurogramm sieht man keine Unterschiede zwischen den präoperativen und postoperativen Bildern. Kein Anhalt für eine Stenose (Abb. 3). Es besteht jedoch ein vesico-renaler Reflux. Da die Patientin nach wie vor infektfrei ist, ziehen wir aus dem Reflux z. Z. keine Konsequenzen. Die Patientin ist jetzt 1½ Jahre nach der Operation in bestem Zustand.

2. Der nächste Fall, ein 62jähriger Patient, auch wegen Carcinom eine Blasendachresektion und Duraplastik. Das vergleichende Infusionsurogramm zeigt, daß der Patient bereits 10 Tage nach Operation seine präoperative Kapazität wieder aufweist (Abb. 4).

Das ist unseres Erachtens der größte Vorteil der Duraplastik, also die primär große Kapazität der Blase. Die sog. Duraplastik wird auch von Floth u. Zinner in Wien erfolgreich in der Klinik angewandt. Soviel über die Harnblase.

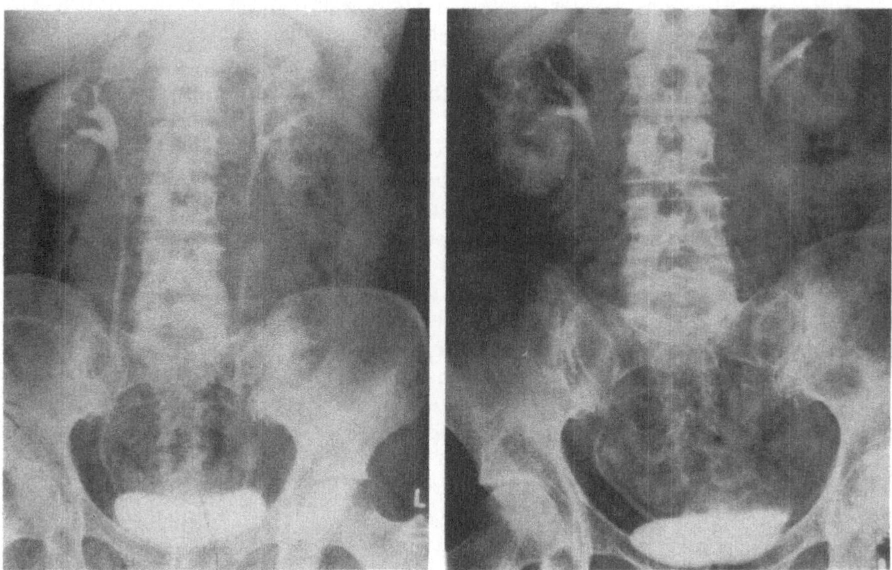

Abb. 3. Links: Infusionsurogramm präoperativ; rechts: Infusionsurogramm $1^1/_2$ Jahre postoperativ (Blasenseitenwandresektion und Ersatz mit Lyo-Dura mit Reimplantation des linken Ureters in Lyo-Dura. Zarte Ureteren bds.)

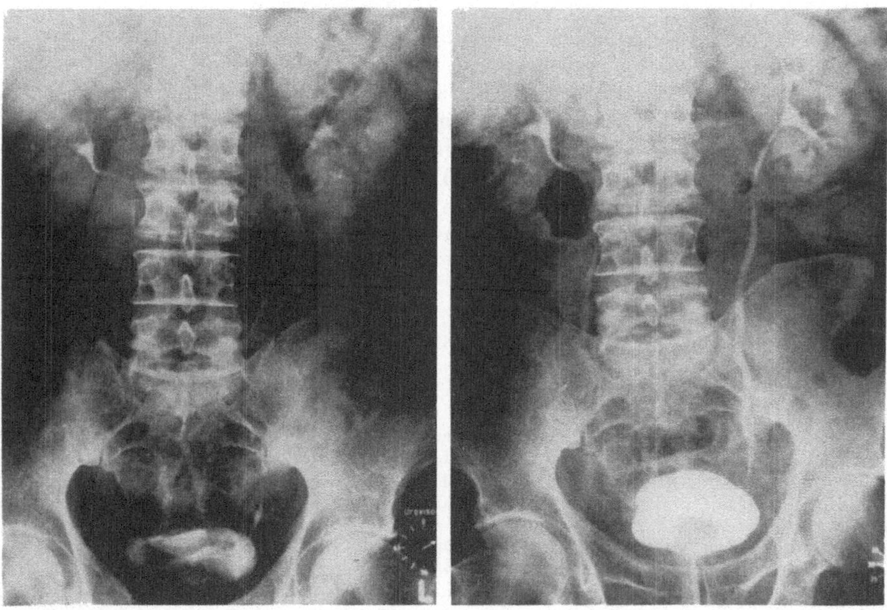

Abb. 4. Links: Infusionsurogramm präoperativ; rechts: Infusionsurogramm 10 Tage postoperativ bei abgestöpseltem Blasendauerkatheter (Zustand nach Blasendachresektion und Ersatz durch Lyo-Dura. Bereits 10 Tage nach Operation gleichgroße Blase)

Als letztes Kapitel „Alloplastischer Ersatz der Harnröhre".

An der Harnröhre ist sehr wenig über alloplastischen Ersatz bekannt geworden. 1950 benutzte De Nicola als erster Silastic als permanente Harnröhre. Die zweite Arbeit mit Silastic, allerdings in Patchform, stammt dann 15 Jahre später von

Heller, der dann 1967 mit Sankey zusammen auch über klinische Fälle berichtete. 1969 erschien eine weitere Arbeit von Gilbaugh u. Mitarb. aus der Mayoklinik, bei der über den partiellen Ersatz der Harnröhre mit Silasticprothesen berichtet wird. Ich bin sehr an den Ausführungen von Herrn Lichtenauer interessiert.

Wir haben bei den Versuchen für den Harnröhrenersatz zwei Methoden angewandt, über die wir dieses Jahr im Mai (1970) in Venedig ausführlich berichtet haben.

In einer Gruppe wurde aus der Harnröhrenwand ein ovales Stück reseziert, in einer anderen Gruppe eine totale Resektion der Harnröhre in einer Länge von 3 cm durchgeführt (Abb. 5).

Zunächst die Harnröhrenwandresektion: Die Defekte wurden mit Teflonfilz und Durapatch gedeckt, Urethrogramme zeigten keinen Anhalt für eine Obstruktion. Der Harnstrahl war und ist bei unseren Langzeitkontrollen nach 3 Jahren immer noch gut. Die Epithelisation war unterschiedlich, bei Teflonfilz konnten wir

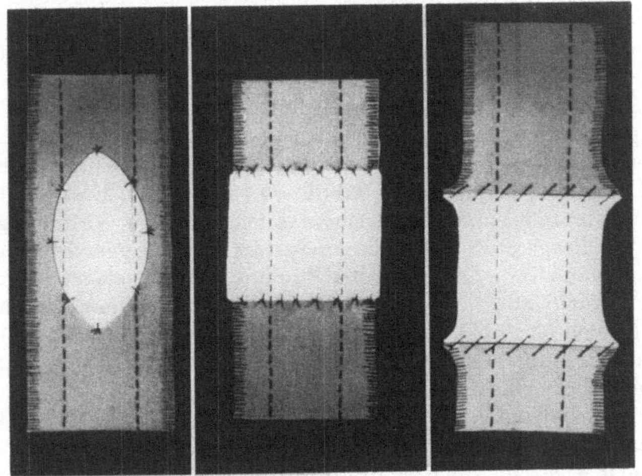

Abb. 5. Harnröhrenersatz. Links: Partielle (ovale) Resektion der Harnröhrenwand; Mitte: totale Resektion der Harnröhre (Anastomose mit Manschettentechnik: Prothese außen, Harnröhre innen bei Kollagen-Dakron-Röhrchen und Dura-Röhrchen); rechts: totale Resektion der Harnröhre (evertierende Anastomose bei Kollagen-Röhrchen)

nur in einzelnen Fällen eine Epithelschicht nachweisen, dagegen bei Dura war die Innenfläche immer voll epithelisiert. Nach 6 Monaten konnten wir keine Dura mehr nachweisen.

Wir glauben, daß man in der Klinik eine Harnröhrenstriktur spalten und ohne weiteres mit Durapatch erweitern kann.

Nun die totale Resektion der Harnröhre: Die Harnröhre wurde in einer Länge von 3 cm total reseziert und mit drei verschiedenen Arten von Röhrchen ersetzt.

Also Duraröhrchen, Kollagenröhrchen und Kollagen-Dacronröhrchen. Als Nahtmaterial wurde wiederum 4-0 atraumatischer Catgut verwandt. Bei Kollagenröhrchen wurde fortlaufend evertierende Nahttechnik angewandt, da Kollagen sehr leicht reißt. Bei den anderen beiden Röhrchen wurde unsere Manschettentechnik mit U-Nähten angewandt.

Zu den Ergebnissen

Kollagenröhrchen kollabierten, so daß eine Harnröhrenstriktur entstand. In dieser Gruppe haben wir lediglich einen Hund, jetzt nach 1½ Jahren noch lebend, mit einem normal erhaltenen Lumen. Die Anastomosenstellen zeigen jedoch eine

Striktur. Kollagen-Dacronröhrchen zeigten in keinem Falle einen Kollaps. Die Lumina sind erhalten, aber diese zeigen wiederum sog. pseudopapilläre Strukturen, die auch am Urethrogramm sichtbar sind. Die Anastomosenstellen sind glatt. Das Dacronnetz wird vom Granulationsgewebe integriert und diese hält wahrscheinlich die Form der Röhre fest. Mit Duraröhrchen leben noch zwei Hunde mit gutem Ergebnis. Wichtig erscheint bei allen die Länge der Schienung zu sein. Die Schwierigkeit beim Hund ist ja bekannt, wo die Schienen frühzeitig herausfielen, gab es einen Kollaps und dann eine Stenose der Prothese. Mindestens 3 Wochen sollte die Schiene liegen bleiben.

Bei den meisten Tieren beobachtete man eine Urinfistel, die nach 4 bis 8 Wochen wieder verschwand. Wir haben in keinem Falle eine Inkrustation gesehen.

Kollagenröhrchen scheinen ungeeignet zu sein, Kollagen-Dacronröhrchen sowie Duraröhrchen bieten einige Anhaltspunkte, die weiteres Experimentieren mit diesen Materialien rechtfertigen.

Abschließend möchte ich folgende Punkte herausstellen:

1. Der Versuch, den Harntrakt mit alloplastischen Prothesen zu ersetzen, ist nicht nur gerechtfertigt, sondern auf Grund ihrer Einfachheit und Vorteile den bisher angewandten Methoden in einzelnen Fällen bei guter Indikationsstellung vorzuziehen.

2. Der Harnleiter ist das schwierigste Organ vom ganzen System zu ersetzen. Weitere Experimente werden hier vielleicht mehr Klarheit bringen.

3. Teilresektion der Harnblasenwand und ihr Ersatz mit und ohne Reimplantation des Ureters ist bereits in die Klinik eingeführt. Als Ersatzmaterial stehen Gelatineschwamm und lyophylisierte menschliche Dura zur Verfügung. Wir arbeiten jetzt an der Frage des totalen Blasenersatzes, der uns gerechtfertigt erscheint, zumal verschiedene Teile der Blase einzeln ohne weiteres ersetzt werden können.

4. Harnröhrenersatz ist bisher mit Silastic, Teflon und Dura bekannt geworden. Ein Harnröhrenpatch mit Dura in Fällen der Harnröhrenstriktur ist möglich und für die Klinik zu empfehlen. Über die totale Resektion und ihren Ersatz können wir noch kein abschließendes Urteil abgeben.

Mein Referat hatte den Titel „Alloplastischer Ersatz des Harntraktes".

Die vielseitigen Experimente zeigen z. T. gute, z. T. schlechte Ergebnisse, aber z. T. auch wichtige Anhaltspunkte, wo wir unbedingt ansetzen müssen und werden.

Die Antwort auf die offenen Fragen können wir nur durch weiteres Experimentieren geben.

Dr. A. Kelâmi
Klinikum Steglitz der FU Berlin
Urolog. Klinik und Poliklinik
D-1000 Berlin 45
Hindenburgdamm 30

P. LICHTENAUER und U. BLEYL. **Harnröhrenersatz mit lyophilisierter Dura**

Die Harnröhrenchirurgie hat oft undankbare Ergebnisse. Bisher unerreichtes Ziel blieb eine einzeitige operative Korrektur von Urethrastrikturen mit einem technisch einfachen Verfahren.

Vor gut 10 Jahren wurde die lyophilisierte Dura (LD) in Forschung und Klinik eingeführt. Sie fand Verwendung als auto-, homo- und heterologes Transplantat. In der Mehrzahl hat sie in der Klinik als homologes Material (lyophilisierte, menschliche Dura, LMD) ihre Anwendung gefunden. Auf urologischem Sektor haben entsprechende Durasegmente als Harnblasen-(teil)ersatz gute Ergebnisse gezeigt. Nach Denaturisierung existiert dieses Material im Empfänger über 2 bis 3 Monate und soll dem körpereigenen Gewebe nur als Leitschiene und vorübergehenden Ersatz bis zur Regeneration des eigentlichen Gewebes dienen.

Material und Methode

Schema

An insgesamt 12 Hunden wurde das mittlere Harnröhrendrittel (d. h. direkt proximal vom Penisknochen bis zum Scrotalansatz) teilweise oder völlig von lyophilisierter Dura ersetzt. An 7 von 12 Hunden haben wir dieses Harnröhrensegment halbschalenförmig geteilt und den Defekt mit lyophilisierter Dura in Form eines Patches gedeckt. Die Seit-zu-Seit-Anastomose wurde mit einzelnen, atraumatischen Catgutknüpfnähten (4-0000) durchgeführt. An fünf anderen Hunden wurde die Harnröhre in diesem Bereich auf 4 bis 5 cm vollkommen excidiert, aus der Dura über einem Katheter eine röhrenförmige Prothese geformt und zwischen die Harnröhrenstümpfe interponiert. Die Seit-zu-Seit-Anastomose des Durastreifens zu einem Rohr wurde mit einer fortlaufenden, atraumatischen Catgutnaht (ebenfalls 4-0000) durchgeführt. Die End-zu-End-Anastomosen mit beiden Harnröhrenstümpfen erfolgte mit einzelnen Catgutknüpfnähten (4-0000).

Nach sorgfältiger Blutstillung wurde das periurethrale Gewebe schichtweise wieder über dem Operationsgebiet verschlossen. Die Hundeharnröhre blieb für

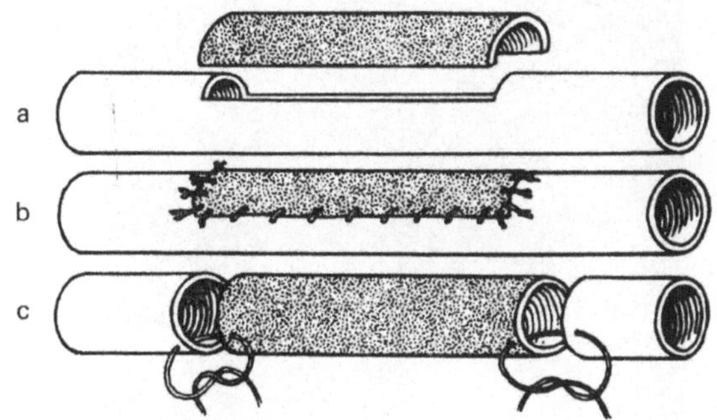

Abb. 1. Schema über den experimentellen Ersatz von Hundeharnröhrensegmenten mit lyophilisierter, menschlicher Dura

24 Std mit einem Katheter geschient. Der Urin wurde über 10 bis 14 Tage über eine suprapubische, paraurethrale Cystostomie drainiert, so daß der Operationsbereich Urin-trocken gelegt war.

Ergebnisse

An zwei Hunden entwickelte sich direkt postoperativ im Operationsbereich eine Harnröhrenstriktur mit proximaler Urinfistel. Diese Hunde starben innerhalb von 2 Monaten an Niereninsuffizienz mit Dilatation der oberen Harnwege. Histologisch zeigte sich zu diesem Zeitpunkt eine beginnende Epithelialisierung des Harnröhrenlumens im Transplantatbereich mit ausgeprägt entzündlichem Granulationsgewebe in der Umgebung sowie reichlichem Einsprossen von Gefäßen in die noch vorhandenen Kollagenfasern der Dura.

Die übrigen 10 Hunde leben seit der Operation ein halbes bis zu einem ganzen Jahr ohne sichtbare Beeinträchtigung des Allgemeinzustandes. Im Urethrogramm, 7 bis 11 Monate nach Deckung eines halbschalenförmigen Harnröhrendefektes durch einen Durapatch, zeigte sich jeweils eine spindelförmige, unregelmäßig begrenzte Harnröhrendilatation. Proximal davon erschienen die Harnwege röntgenologisch unauffällig. Nach vollständigem Ersatz eines Harnröhrensegmentes durch eine 4 bis 5 cm lange röhrenförmige Duraprothese entwickelte sich bei allen fünf

Hunden im Urethrogramm eine unregelmäßig begrenzte, mehr oder weniger stark ausgeprägte Harnröhrenenge, die teilweise bereits zu einer proximalen Dilatation der Harnwege mit beginnender Beeinträchtigung der Nierenfunktion geführt hatte.

Histologisch zeigte sich zu diesem Zeitpunkt (6 bis 10 Monate postoperativ) ein jeweils einheitliches Bild mit vollkommener Auskleidung des Harnröhrenlumens durch ein mehrschichtiges Plattenepithel. Das Implantat war unter Ausbildung eines reich vascularisierten Gewebes narbig konsolidiert, eine eigentliche Dura war nicht mehr nachweisbar.

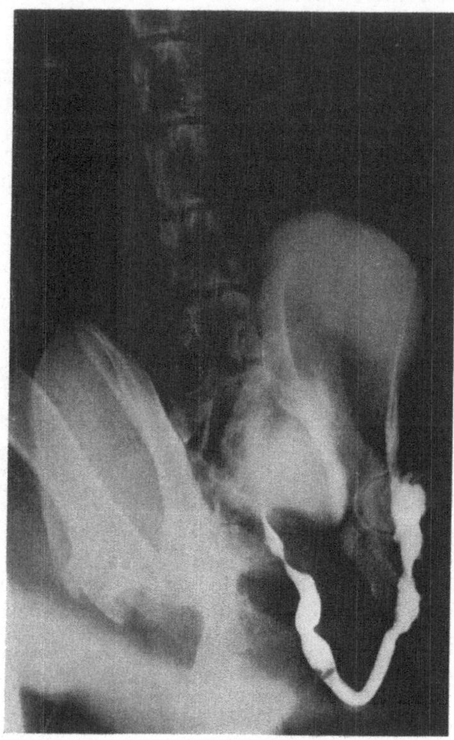

Abb. 2. Spindelförmige, unregelmäßige Dilatation der Hundeharnröhre 7 Monate nach Deckung eines halbschalenförmigen Defektes in diesem Bereich durch einen Dura-Patch

Diskussion

Nach Teilersatz der Harnröhre durch lyophilisierte, menschliche Dura (Braun-Melsungen) hat sich insgesamt ein klinisch befriedigender Status ergeben. Im Operationsbereich war die Harnröhre mehr oder minder weit gestellt und unregelmäßig begrenzt, ohne daß aber die proximalen Harnwege oder die Miktion der Hunde beeinträchtigt erschien. Nach vollkommenem Ersatz der Harnröhre durch eine röhrenförmige Duraprothese ergab sich in jedem Fall (5 Hunde) eine jeweils mehr oder minder stark ausgeprägte Harnröhrenenge bis -striktur, die teilweise bereits zu einer Dilatation der proximalen Harnwege mit beginnender Beeinträchtigung der Nierenfunktion geführt hatte.

Histologisch ließen sich ein halbes bis zu einem ganzen Jahr nach der erfolgten Operation die Kollagenfaserstreifen einer lyophilisierten Dura nicht mehr nachweisen. Stattdessen fanden wir ein konsolidiertes, reich vascularisiertes Narbengewebe, das zum Harnröhrenlumen hin von einer mehrschichtigen Plattenepithelmetaplasie ausgekleidet war. Demnach ist es innerhalb dieses Zeitraumes nicht zur Ausbildung eines gewebsspezifischen Materials wie Harnröhrenmuskulatur etc. gekommen. Stattdessen wurde das Duraimplantat durch unspezifisches Narbengewebe ersetzt. Nach persönlicher Rücksprache hat sich in entsprechenden Langzeitversuchen bei Blasenteilersatz nach mehr als einem Jahr in wenigen Fällen tatsächlich die Ausbildung einer Blasenmuskulatur nachweisen lassen.

Eine patho-physiologische Eigenschaft des narbigen Granulationsgewebes ist seine Schrumpfungstendenz innerhalb eines mehr oder weniger langen Zeitraumes.

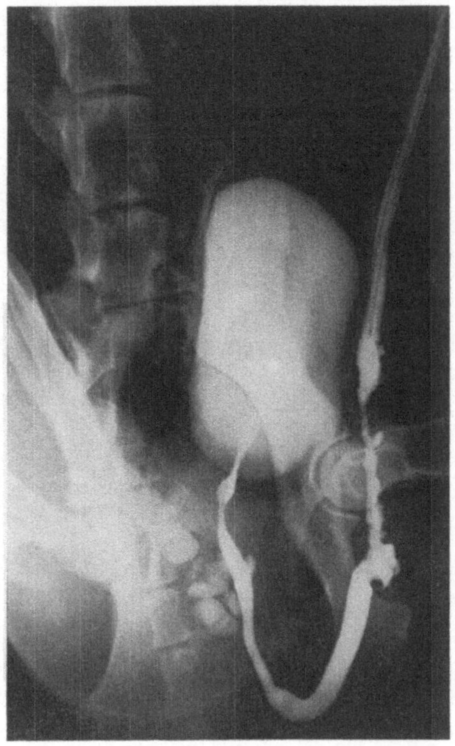

Abb. 3. Unregelmäßig begrenzte Harnröhrenenge 8 Monate nach vollkommenem Ersatz der Hundeharnröhre durch eine röhrenförmige Dura-Prothese im mittleren Harnröhrendrittel

Eine derartige Neigung zur Engstellung bzw. Striktur der Harnröhre fanden wir bei allen den Hunden, bei denen wir einen vollkommenen Harnröhrenersatz durch eine röhrenförmige Duraprothese vorgenommen haben. Andererseits zeigte sich nach Teilersatz der Harnröhre durch einen Durapatch in diesem Bereich jeweils eine mehr oder weniger ausgeprägte Dilatation der Harnröhre. Eine Erklärung hierfür ist möglicherweise in dem wiederholten Miktionsdruck zu suchen, der diesen Harnröhrenanteil in regelmäßigen Abständen voll entfaltet und das primär weiche Granulationsgewebe ausgeweitet hat.

Insgesamt wurde das Transplantat vom Wirtstier voll akzeptiert, aufgelöst und von körpereigenem, wenn auch unspezifischem Gewebe ersetzt. Im Gegensatz dazu stehen die Mitteilungen über entsprechende Harnröhrenversorgungen mit alloplastischem Material wie Teflonfilz oder Silikon-Gummiflecken, die im Bereich der Harnwege nicht epithelisiert und schließlich abgestoßen wurden. Ähnlich gute oder noch bessere Ergebnisse haben in der Klinik entsprechende Operationsmethoden mit Harnröhrenersatz durch autologe Transplantate wie Präputium oder Vene ergeben.

In unserem Material waren zwei Hunde, die postoperativ an Harnröhrenstriktur mit proximaler Urinfistel und Dilatation der Harnwege entwickelten. Dieser Mißerfolg ist mit Wahrscheinlichkeit auf technische Fehler während der Operation zurückzuführen. 2 Monate nach der Operation ließ sich histologisch noch Duragewebe nachweisen, das von reichlich entzündlichem Granulationsgewebe und Gefäßen infiltriert schien.

Als therapeutische Schlußfolgerung für die Klinik empfiehlt sich ähnlich wie an der Blase ein Teilersatz der Harnröhre durch einen Patch mit LMD. Das in diesem Bereich entwickelte unspezifische Granulationsgewebe erscheint funktionell für den Miktionsvorgang nicht von Bedeutung. Die histologisch beobachtete Aus-

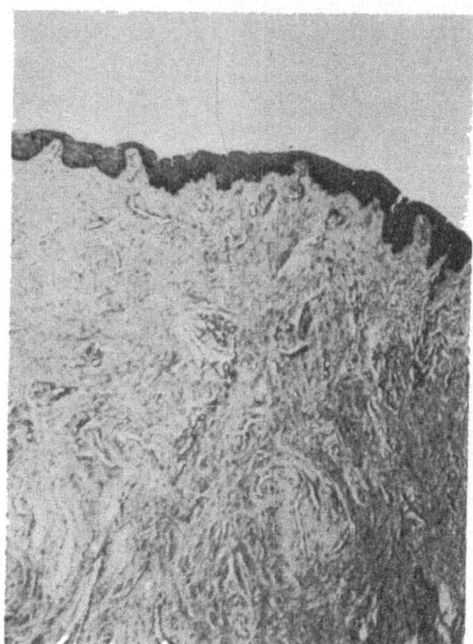

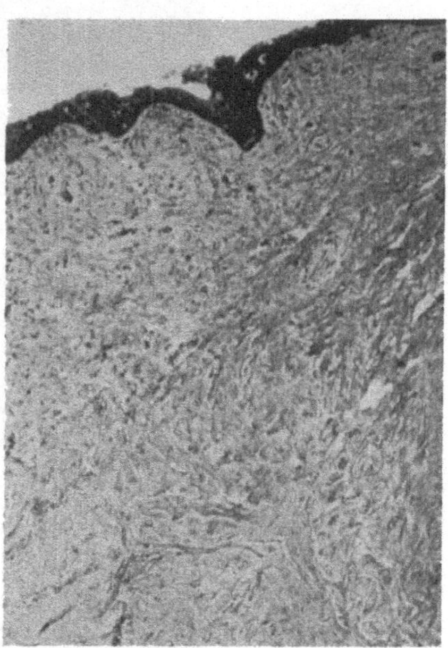

Abb. 4. Histologischer Vergleich zwischen Originalgewebe der Harnröhrenwandung (links) und unspezifischem Narbengewebe nach Dura-Harnröhrenplastik (rechts). Beide Harnröhrensegmente sind von einer mehrschichtigen Plattenepithelmetaplasie ausgekleidet

kleidung des Harnröhrenlumens mit einer mehrschichtigen Plattenepithelmetaplasie erscheint ebenfalls ohne wesentliche Bedeutung. Ähnliche Epithelumwandlungen haben sich wiederholt an der menschlichen Harnröhre nach chronisch-entzündlichen Prozessen oder rezidivierenden Bougierungen gefunden. Innerhalb unserer Untersuchungsreihe hat sich nach vollkommenem Harnröhrenersatz durch eine entsprechende Duraprothese eine mehr oder weniger stark ausgeprägte Harnröhrenenge ergeben, die patho-physiologisch durch die granulationsspezifische Tendenz zur Striktur erklärt werden kann. Demzufolge ist ein vollkommener Ersatz der menschlichen Harnröhre durch LMD auf Grund unserer experimentellen Ergebnisse noch verbesserungsbedürftig.

Literatur

Devine, P. C.: Use of full thickness skingrafts in repare urethral strictures. J. Urol. (Baltimore) **90**, 67 (1963). — Floth, H.: Vorläufige Mitteilung über die Verwendungsmöglichkeiten der lyophilisierten Dura in der Urologie. Melsunger med. Mitteil. **43**, H. 112, 239 (1969). — Kelâmi, A.: Experimentelle Untersuchungen mit lyophilisierter Dura an der Harnblase des

Hundes. Melsunger med. Mitteil. **43**, H. 112, 183 (1969); — Alloplastischer Ersatz des Harntraktes. Übersichtsreferat am Deutschen Kongreß für Urologie in Baden-Baden, 1970. — Pia, H. W.: Lyophilisierte Dura. Melsunger med. Mitteil. **43**, H. 112, 7 (1969). — Sankey, N. E.: The results of urethroplasty using a silicone-rubber-patch. J. Urol. (Baltimore) **97**, 309—313 (1967). — Yelderman, J. J.: The behavior and treatment of urethral strictures. J. Urol. (Baltimore) **97**, 1040—1044 (1967).

Dr. P. Lichtenauer
Urolog. Abt. Univ.
D-6900 Heidelberg

U. Fiedler, A Kelâmi und G. Korb: **Histoacryl und Lyo-Dura in der Nierenchirurgie**

Acrylklebstoffe sind seit Jahren bekannt, experimentell hinreichend erprobt und bereits in die Klinik eingeführt. Trotzdem finden sie bislang kaum Anwendung in der Nierenchirurgie. Aus der Literatur sind uns nur einzelne Fälle bekannt. Da wir an unserer Klinik über langjährige experimentelle und klinische Erfahrungen mit lyophylisierter menschlicher Dura verfügen, haben wir analog zu den Arbeiten von Thiel, Rathert und Simons die Kombination von Histoacryl mit Lyo-Dura im Tierversuch erprobt. Histoacryl ist ein Butyl-2-Cyanoacrylat.

An je zehn Kaninchen wurden plane Polresektionen und ausgedehnte Nephrotomien im Sinne eines Sektionsschnittes durchgeführt. Dazu wurde zunächst die gesamte Niere freipräpariert und der Gefäßstiel abgeklemmt.

Nach Resektion des unteren Nierenpols wurde das Hohlsystem durch 4×0-Catgutnähte verschlossen. Auf Blutstillung wurde verzichtet. Die zuvor in lauwarmer physiologischer Kochsalzlösung eingeweichte Dura wurde entsprechend zurechtgeschnitten, abgetrocknet, mit Histoacryl gleichmäßig dünn bestrichen und sofort auf die ebenfalls trockene Resektionsfläche aufgebracht. Gleichmäßiger Druck auf die zu klebenden Flächen von etwa 30 bis 60″ führte zur Polymerisation und damit festen Verbindung von Niere und Durapatch. Danach wurde der Blutstrom freigegeben und die Niere einige Minuten in situ beobachtet. Etwa noch vorhandene kleine Blutungen am Rande des Durapatchs wurden durch Aufbringen von Histoacryl sofort und zuverlässig gestillt. Eine Nachblutung wurde in keinem Fall beobachtet.

Zur Nephrotomie wurde ebenfalls die Niere freipräpariert und der Gefäßstiel abgeklemmt. Durch Sektionsschnitt wurde das Nierenbeckenkelchsystem weit eröffnet. Auf Verschluß des Hohlsystems wurde verzichtet. Nach einfacher Adaptation der Schnittflächen wurde ein in gleicher Weise vorbereiteter und mit Histoacryl bestrichener Durapatch aufgebracht.

Der postoperative Verlauf war in allen Fällen von seiten der Niere komplikationsfrei. Eine Spätblutung wurde nicht beobachtet. In keinem Fall trat eine Urinfistel auf. Die Versuchstiere wurden nach Beobachtungszeiten zwischen einer und 26 Wochen getötet. Vier weitere Tiere sind wohlauf und werden langzeitbeobachtet.

Makroskopisch zeigten die Nieren nur geringe Verwachsungen mit der Umgebung. Die Dura war in allen Fällen erhalten. Beim Aufschneiden der Niere fanden sich stets unauffällige Verhältnisse.

Die histologische Untersuchung der Präparate ergab folgende Befunde:

Die Organisation und Substitution der Dura erfolgt stets von der Außenseite bzw. von den seitlichen Rändern her. Bei der Polresektion entstehen in der Nierenrinde nur schmale Nekrosezonen, die frühzeitig durch Narbengewebe ersetzt werden. Bei der Nephrotomie bilden sich in der Umgebung des Schnittes flächenhafte totale oder subtotale Rindennekrosen. Im zunehmenden Abstand von dem eigentlichen Schnitt nimmt die Ausdehnung der Nekrosen ab. Hier herrschen offensichtlich nur leichte reversible Veränderungen vor.

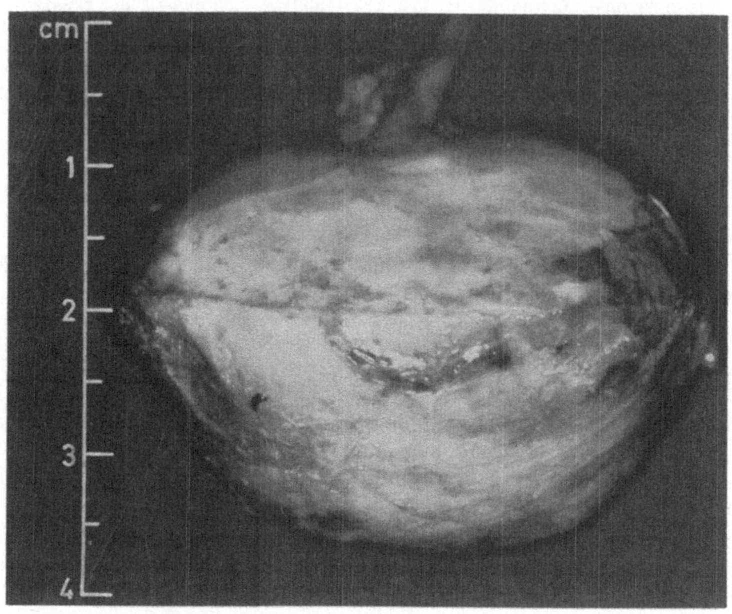

Abb. 1. Niere eine Woche nach Sektionsschnitt Nephrotomie. Die Dura ersetzt hier die Kapsel und gewährleistet einen zuverlässigen Parenchymverschluß ohne Naht

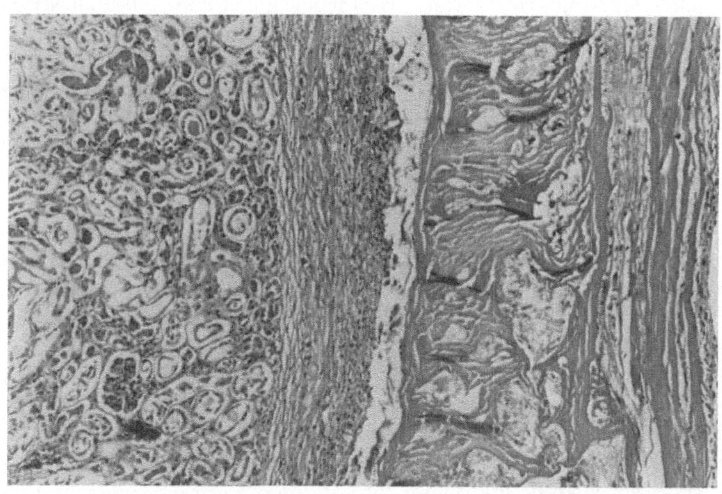

Abb. 2. Histologie eine Woche nach Nephrotomie. Die lyophylisierte Dura im Bilde rechts ist mit einer schmalen Granulationsgewebszone bedeckt. Zwischen Dura und Nierengewebe findet sich frisches z. T. jedoch bereits vernarbendes Granulationsgewebe

In keinem der Fälle ist eine Pyelonephritis entstanden. Auch entzündliche Veränderungen an den Glomerula liegen nicht vor. In allen Fällen sind größere Anteile des Nierenparenchyms trotz der mitunter flächenhaften Nekrosen histologisch intakt geblieben. Diese histologischen Befunde ermutigten uns, das Verfahren am Patienten zu erproben.

An zwei zu extirpierenden Schrumpfnieren haben wir Nephrotomien angelegt und mit Histoacryl und Lyo-Dura versorgt.

Nach Freigabe der Gefäße kam es jedoch zu einer Blutung aus den Schnittflächen.

Das entstandene „subdurale" Hämatom hob die Dura an, so daß sie sich leicht abziehen ließ.

In dieser Form kann das Klebeverfahren also nicht in die Klinik übernommen werden.

In einer neuen Versuchsreihe werden wir den Klebstoff direkt auf die Schnittebenen aufbringen und hoffen damit ähnlich gute histologische und bessere klinische Resultate zu erzielen.

Dr. U. Fiedler
Urolog. Klinik u. Poliklinik d. FU
im Klinikum Steglitz
D-1000 Berlin 45
Hindenburgdamm 30

E. Simons, A. Schiffer, H. Kiel und K. H. Pütz: **Harnleiterersatz im Experiment**

Seit fast 10 Jahren beschäftigen wir uns in mehreren Arbeitsgruppen mit dem Teil- und Totalersatz des Harnleiters.

Das Ziel ist die bleibende oder zeitlich begrenzte Möglichkeit, größere Ureterdefekte zu überbrücken.

Unter Beachtung der Forderungen der organerhaltenden Uro-Chirurgie und Berücksichtigung der statistischen Unterlagen ist die Nephrektomie bei den verletzten oder strikturierten Ureteren ein zu radikaler Eingriff, wenn nicht vorher durch die Wiedervereinigung der Harnleiterstümpfe mit Einschaltung eines Teilersatzes die Überbrückung des Defektes in irgendeiner Form versucht wurde.

Bei 50% aller Restnieren sind pathologische Veränderungen nachweisbar. Wenn auch bei den Verkehrsunfällen nur zu 3% Verletzungen des Harnleiters vorgefunden wurden, so ist die Mitbeteiligung der Niere bei stumpfen Bauchtraumen mit 35% sehr hoch. Zu unterschiedlich zur Einordnung sind die angegebenen Zahlen der Verletzungen des Harnleiters bei den abdominalen chirurgischen und gynäkologischen Operationen, die nämlich zwischen 3 und 30% liegen.

Die Zusammenfassung der Ergebnisse sind jedoch alarmierend und für die Wiederherstellungschirurgie eine Verpflichtung, die Verletzungen des Harnleiters nicht mit einer Nephrektomie zu lösen bzw. zu besiegeln.

Für die Erstversorgung der Harnleiterverletzungen oder Verlegungen gelten nach Mc Kay, Baird u. Justis folgende Grundregeln:

1. Einlegen eines Ureterkatheters mit oder ohne Incision und Drainage (wandständige oder Lochdefekte) und Lösung der Nahtligatur.
2. Ureterostomie und Pyelolithotomie.
3. Ureterocystoneostomie.
4. Uretero-ureterale Anastomosen.
5. Implantationen in den Dickdarm.
6. Neubildung des pelvinen Harnleiterabschnittes durch Blasenlappen oder ausgeschaltetem Dünndarm.

Nur als Ultima ratio ist die Nephrektomie als Lösung der gestellten Aufgabe anzusehen.

Die einzelnen Harnleiterabschnitte sind in der operativen Behandlung deutlich voneinander zu trennen. Während der Verlust der oberen 4 cm des Ureters durch Mobilisierung der Niere mit anschließender tiefer Nephropexie und Ureterolyse zu einer Neoimplantation in das Nierenbecken (Pyelo-Uretero-Neostomie) oder zum Kelch (Calico-Uretero-Neostomie) einen Ausweg bietet, können die unteren 5 cm durch die verschiedenen extra- und intraperitonealen Implantationsverfahren überbrückt werden.

Durch plastische Eingriffe mit Blasenmaterial gelingt es sogar, röhrenförmige Brücken bis 12 cm zu schlagen (transvesicale Uretero-Cysto-Neostomie).

Zwischen den adrenalen und pelvinen Harnleiteranteilen liegt aber sowohl physiologisch wie gefäßanatomisch die kritische Zone, der abdominale Harnleiter.

In der Wiederherstellungschirurgie des abdominalen Harnleiters gibt es zur Lösung solcher Aufgaben drei Möglichkeiten:

1. Die Wiederherstellung durch Naht.
2. Die Wiederherstellung durch Transplantat.
3. Die Wiederherstellung durch Regeneration.

Bei Abriß, Durchtrennung, Verletzung, Narbenbildung und Gewebsverlust des Harnleiters kommen die Ureterresektionen mit Naht, die gekreuzte transuretero-ureterale Anastomose oder Dünndarmersatz in Betracht.

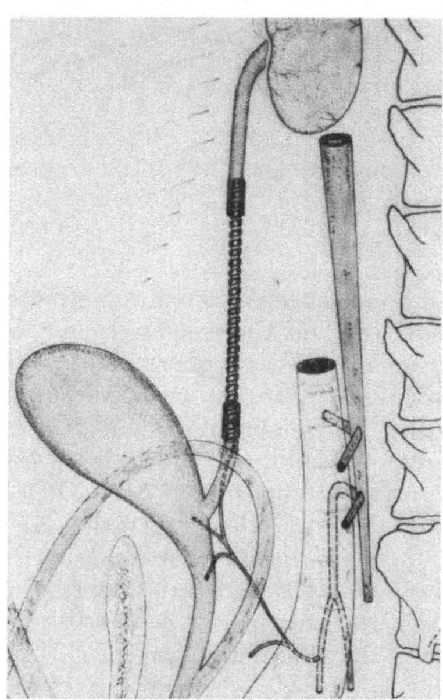

Abb. 1. Schematische Darstellung der Kollagenmetallspirale als Ureterteilersatz

Durch Regeneration ist die Wiederherstellung des Harnleiters bei Defekten bis zu 8 cm möglich, wenn ein Drittel eines schmalen Streifens erhalten blieb. Bei Querdefekten werden maximal 2 cm überbrückt bei exakter intraluminaler Schienung. Diese experimentellen Erfahrungen wurden von Davis, Hinman Jr. und Schmiedt klinisch mit gutem Erfolg erprobt.

Größere Defekte im mittleren Harnleiterabschnitt sollten zweckmäßig durch Harnleiterersatz überbrückt werden. Die Methodik und die Überprüfung der verschiedensten Prothesen ist eine Aufgabe der experimentellen Chirurgie.

Bei der Wiederherstellung des Harnleiters im abdominalen Bereich wurden folgende Zwischenstücke erprobt:

1. a) Alloplastische Kunststoffprothesen,
   b) Heteroplastische Kollagenprothesen.
2. Homologe und autologe (konservierte) Harnleitertransplantate.
3. Die Wiederherstellung des Harnleiters nach Resektion großer Segmente durch zirkuläre End-zu-End-Naht und Dauerschienung mit einer plastischen Prothese oder einem plastischen Katheter.
4. Die Implantation eines Ureters in den Ureter der Gegenseite, die sog. transuretero-ureterale Anastomose.

Wir haben unsere Experimente mit Ureterteilersatz in drei Versuchsreihen durchgeführt. Die Prothese bestand in der ersten Versuchsreihe aus Kollagen. Dabei wurde eine End-zu-End-Verbindung mit orthodoxer Nahtmethode durchgeführt. In der zweiten Versuchsreihe erfolgten die Verbindungen durch Verklebungen, und in der dritten und ausgedehntesten Untersuchungsfolge benutzten wir leicht oder schwer resorbierbare Kollagenröhrchen mit einer äußeren dünnen Metallspirale.

Durch die Metallspirale hatten wir den Vorteil einer biegsamen aber doch stabilen Verbindung, denn bei den ersten beiden Versuchsreihen hatte es sich gezeigt, daß die Kollagenröhrchen nach der Durchströmung des Harnes weich wurden und abknickten. Infolgedessen war ein kontinuierlicher und glatter Abfluß durch die Kollagenleitschiene nicht gegeben.

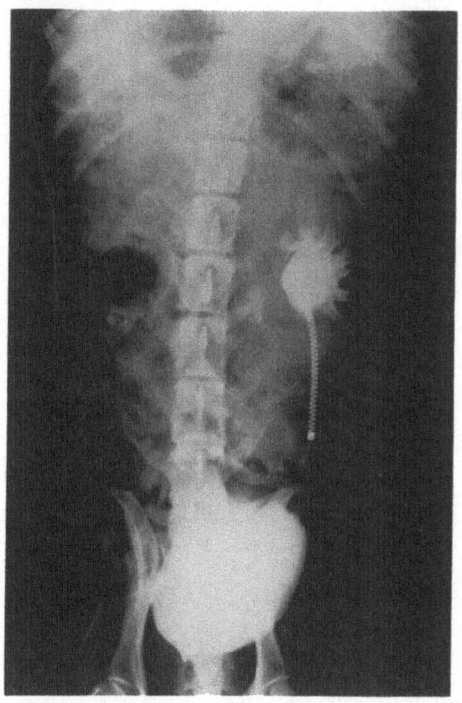

Abb. 2. Einseitiger Harnleiterersatz durch schwer resorbierbares Kollagenröhrchen mit Metallspirale

Der in 40 Fällen über 3 Jahre erprobte Harnleiterersatz mit einer Metallspirale als Stabilisator hat eine Länge von 8 cm bei einem Durchmesser von 6 bis 8 Charr. (Abb. 1 und 2).

Während der Erprobung ermittelten wir eine bessere Einheilung der schwer resorbierbaren Kollagenröhrchen, die von Braun (Melsungen) hergestellt wurden. Es trat keine Nahtinsuffizienz und damit auch keine Harnfistelbildung auf. In der Zeit der Kollagenresorption bildete sich ein neues Gewebe, das größtenteils aus Bindegewebe bestand, so daß nachfolgend die Zwischenräume der Spirale durch dieses Material ausgefüllt wurden.

Die Einpassung der Ureterprothese in den verschiedenen Abschnitten der Harnleiter erfolgte in halbjährigem Abstand (s. Abb. 3).

Alle Versuchstiere hatten beiderseits die beschriebenen Überleitungsbrücken, deren Enden in die Ureterstümpfe eingeschoben und atraumatisch verbunden wurden. Der Abfluß wurde in situ und röntgenologisch überprüft und erschien nach einem halben und auch noch nach einem Jahr regelrecht, obwohl wir uns im klaren waren, daß physiologisch von Beginn an unbiologische Abflußverhältnisse vorlagen.

Die unphysiologische Abflußmöglichkeit ist durch folgende Tatsachen gegeben:

Bei Durchtrennung des Harnleiters etwa in der Mitte liegt die Frequenz der Peristaltik im proximalen Harnleiter bei 10/min, während der distale Harnleiter eine Eigenfrequenz von etwa 4 peristaltische Wellen in der Minute aufweist. Dadurch muß es automatisch zu einer Stauung kommen. Erhöht wird die Fehlleistung durch das Fehlen jeglicher Peristaltik im Verlauf der Prothese, da das gebildete Bindegewebe von minderer Elastizität ist.

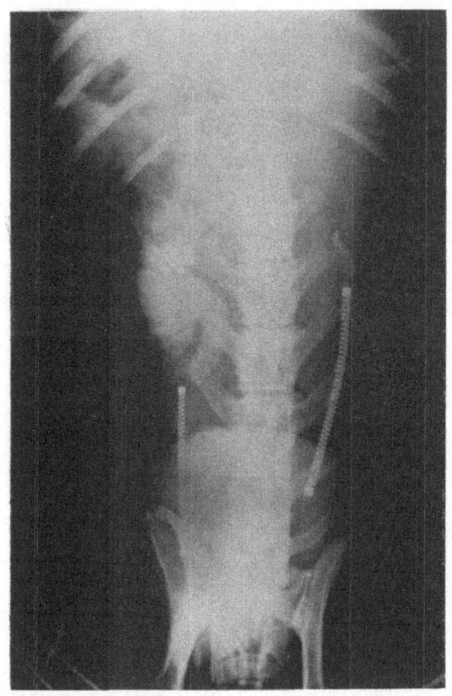

Abb. 3. Beidseitiger Harnleiterteilersatz nach 2 Jahren bei vorhandener rechtsseitiger Hydronephrose

Die Harnleiterperistaltik wird myogen weitergeleitet und nicht neurogen. In dem sich gebildeten bindegewebigen Abschnitt besteht, wie angeführt, keine Peristaltik und der Abfluß ist nur durch die Eigenfrequenz des unteren Harnleiteranteiles, wenn auch gestört, möglich.

Die auftretenden Fehlleistungen werden anfänglich durch Drucksteigerung ausgeglichen, denn der Druck im oberen Harnsystem steigt von dem normalen Wert von 6 bis 7 mm Hg bis zu einem Höchstdruck von 40 mm Hg und mehr. Durch die sich bildenden gestörten Abflußverhältnisse bei nicht gegebener physiologischer Hydrodynamik kommt es über die Ektasie des Hohlsystems zur Hydronephrose (s. Abb. 4).

Aus unseren Versuchsreihen ist zu erkennen, daß nach einer gewissen Zeit unausbleiblich eine Ektasie im oberen Harnsystem auftreten muß und wir bei den Versuchstieren, die beiderseits operiert wurden, nur eine Überlebenszeit von höchstens 3 Jahren erreichten.

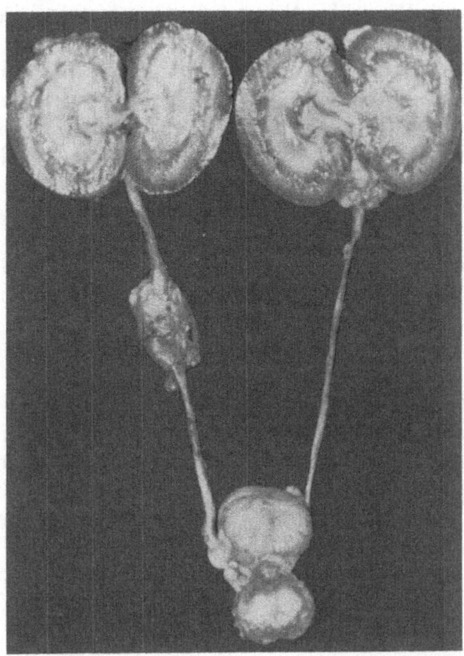

Abb. 4. Ektasie mit Steinbildung in der linken Niere und Granulationsveränderungen des rechten Ureters bei Kollageneinsatz ohne Metallspirale

Bei Berücksichtigung der Strömungsgesetze nach Naviér-Stokes und unter Verwendung der Formel für laminare Strömung (ohne Turbulenz) durch Rohre bei Zähigkeitsberücksichtigung nach Hagen-Poisseulle

$$W\left(\frac{cm^3}{sec}\right) = \frac{\pi\,(Pi - PO)\,a^4}{8\cdot\eta\cdot e}$$

müßten bessere Ergebnisse zu erreichen sein. Dadurch werden wir immer wieder zu neuen Versuchen angeregt. In der Medizin lassen sich jedoch nur mit Vorbehalt exakte Ausrechnungen mit den biologischen Resultaten in Einklang bringen.

Wir hoffen jedoch, mit den Versuchen und den ermittelten Ergebnissen zu zeigen, daß vorübergehend durch eine Harnleiterprothese ein Abfluß nach einem größeren Harnleiterdefekt gewährleistet ist.

Da alle Eingriffe in einer vertretbaren Relation zum Erfolg stehen sollten, ist die Harnleiterdefektdeckung auf Zeit der Autotransplantation der Niere überlegen.

Privatdozent Dr. E. Simons
Urolog. Klinik d. Elisabeth-Krankenhauses
D-4070 Rheydt
Hubertusstraße 100

K. Jurkovič und R. Tscholl: **Harnableitung mittels alloplastischer Prothese**

Im Tierversuch wurde die Harnableitung aus Darmkonduits mit in die Bauchdecken implantierten Rohrprothesen aus Kunststoff in verschiedenen Modifikationen geprüft. Anlaß sind die bekannten Schwierigkeiten bei der Versorgung nasser Stomatas. Dieses Programm wurde in drei Serien mit zwei grundsätzlich verschiedenen Prothesentypen an Kaninchen und Hunden aufgegliedert. Das Versuchsprinzip der Kaninchenserie war eine feste Verbindung des Darmsegmentes mit der harnableitenden Prothese, das Prinzip der Hundeserie lediglich eine Fixierung des Kunststoffrohres im Lumen des Konduits ohne direkte Verbindung beider Teile.

In einem Vorversuch an 30 Kaninchen wurde zunächst nur das Verhalten von Teflonfilzmanschetten im Kontakt mit Dünndarm geprüft: Nach Isolierung eines 5 cm langen Ileumsegmentes und Wiederherstellung der Darmkontinuität wurde das orale Konduitende stumpf verschlossen und um das aborale Ende eine Teflonfilzmanschette gelegt, durch seromuskuläre Einzelnähte fixiert und dieses Stoma durch die Bauchdecke pararectal herausgeleitet. Je zehn Tiere wurden nach 3, 6 und 8 Wochen getötet und das Implantat histologisch untersucht: Nach Bildung eines frischen Granulationsgewebes fand sich nach 8 Wochen als Endzustand eine völlige Durchwachsung der Manschetten mit zellarmem, faserreichen Bindegewebe.

Bei sämtlichen Tieren trat weder eine Proliferation von Darmwandanteilen im Bereich des Teflonfilzes noch eine Stomastenose auf, der intraabdominelle Situs war — abgesehen von geringfügigen lokalen Verwachsungen — unauffällig.

Der an der folgenden Kaninchenserie getestete komplette Prothesentyp besteht aus der beschriebenen Teflonfilzmanschette, die zusammen mit einer Teflonfilzplatte an einem Silastikrohr mit Silastikkleber befestigt ist. Das Silastikrohr dient zur eigentlichen Harnableitung. In das Filzrohr wurde ein ausgeschaltetes Ileumsegment eingezogen und mit Mersilenenähten befestigt, der Ileumkonduit wurde endständig an die Blase angeschlossen, die ganze Prothese pararectal implantiert und die Filzplatte auf der Externusaponeurose fixiert. Diese Versuchsserie wurde in zwei Gruppen angelegt, und zwar je fünf Kaninchen mit und ohne Anschluß des Konduits an die Blase.

Bei drei Tieren wurde das Rohr durch Lösung der Verklebung abgestoßen, bei zwei Tieren zeigten sich nach 8 Wochen ausgeprägte Steininkrustationen. Ansonsten sind diese Prothesen ebenfalls reaktionslos eingeheilt.

In einer dritten Serie wurde ein starrer Prothesentyp aus silikonisiertem Trokamid an drei Hunden angewendet: Die Fixierung des Rohrs in der Bauchdecke erfolgte mit starren perforierten Platten aus gleichem Material, eine Platte lag subserös, die zweite, an einem Außengewinde am Rohr aufschraubbare Platte suprafascial; bei den Hunden wurde ein Sigmakonduit mit einseitiger Harnleiterdarmimplantation — modifiziert nach Goodwin — angelegt, die aborale Konduitöffnung wurde endständig über dem frei in die Bauchhöhle ragenden Trokamidrohr an der inneren Bauchwand durch engstehende Einzelnähte fixiert. Die Prothese heilte zunächst regelrecht ein, das Urogramm nach 8 Wochen zeigte eine komplikationslose Harndrainage durch das gesamte System. Nach ca. 10 Wochen kam es überraschenderweise zur vollständigen Rückbildung der bindegewebigen Implantatkapsel und Sequestrierung des Trokamidrohres bei allen drei Tieren. Ursache waren massive Rohrinkrustationen und dadurch bedingte Drucksteigerungen im Konduit, so daß die Bindegewebskapsel durch eindringenden Harn destruiert wurde. Ein begünstigender Faktor für die Harninfiltration in das Implantatlager war offensichtlich die Prothesenfixierung mit soliden Platten, da schon ein kleiner Defekt der Bindegewebsbarriere eine Umspülung der gesamten Prothese mit Harn ermöglichte.

Um diese Komplikationen zu vermeiden, wird nun in der Hundeserie ein neuer Prothesentyp aus Teflon verwendet, der aus einem fest eingeheilten trockenen Außenteil und einem harnführenden auswechselbaren Innencylinder besteht, das Außenrohr wird in den Bauchdecken durch Filzscheiben fixiert, die zwischen kleinen soliden Scheiben am Außengewinde der Prothese festgehalten werden. Langzeitergebnisse dieser Versuchsanordnung liegen noch nicht vor.

Aus den bisherigen Ergebnissen konnten folgende Erfahrungen gewonnen werden: Eine Harnableitung ist nach beiden Modifikationen prinzipiell möglich, beide Prothesen heilen auch bei einzeitiger Operation regelrecht ein.

Problematisch ist in dieser Materialkombination die Verbindung einzelner Kunststoffteile mit polymerisierendem Klebstoff. Derzeit gibt es kein alloplastisches Material, das bei permanenter Harndrainage nicht inkrustiert; dies gilt auch für Silastik, was auch bei klinischen Untersuchungen festgestellt werden konnte. Unter den derzeitigen Bedingungen ist eine prothetische Harnableitung nur mit auswechselbarem harnführenden System möglich.

Dr. K. Jurkovič
Urolog. Univ.-Klinik
D-6500 Mainz
Langenbeckstraße 1

L. Ivancevič, K. Planz, I. Müller und J. Kutzner: **Harnleiterersatz in zweizeitigem Verfahren**

Der Ersatz des Harnleiters bis zu einer Höhe von etwa 12 cm ist technisch gelöst und findet nach der Methode Boari-van Houk in der Klinik bereits Anwendung.

Dagegen gehört der subtotale bzw. totale Ureterersatz zu den Kardinalproblemen der operativen Urologie. Wir haben in zweizeitigem Verfahren an der Kaninchenblase und Hundeblase den totalen und subtotalen Harnleiterersatz durchgeführt. Die schematischen Abbildungen zeigen die Operationsmethode (Abb. 1 u. 2).

In der ersten Sitzung wird aus der Vorderwand der Blase ein etwa 3 cm breiter Lappen gewonnen, der sich über die gesamte Vorderwand erstreckt, so daß er mit seinen Enden mit der Blasenwand in Verbindung bleibt. Dieser Lappen wird über eine Kunststoffschiene zu einem Rohr geformt und die Blase in gleicher Sitzung geschlossen.

Nach 6 bis 8 Wochen führten wir, nachdem sich die Ausgangskapazität der Blase wieder normalisiert hatte, den 2. Akt der Operation durch.

Nach erneuter Unterbauchlaparatomie wird die obere Insertion an der Vorderwand durchtrennt und mit einem zweiten Blasenlappen, wiederum aus der Vorderwand der Blase, der so neugebildete Harnleiter nach cranial verlängert. Die Harnblase und der Blasenlappen werden über einem Silastiksplint mit 3/0-Chromcatgut fortlaufende Naht genäht.

Die Anastomose mit dem Restureter wurde nach der Methode Politano-Leadbetter unter Beachtung des Antirefluxprinzipes durchgeführt. Bei Kaninchen wurde die Implantationsmethode nach Poggi-Boari praktiziert.

Bei einem Kaninchen wurde 4 Monate nach Anlage eines totalen Harnleiterersatzes ein Ausscheidungsurogramm durch Injektion von 30 ml Kontrastmittel (Conray 60) durchgeführt. dabei zeigte sich ein weitgestelltes Nierenhohlraum-

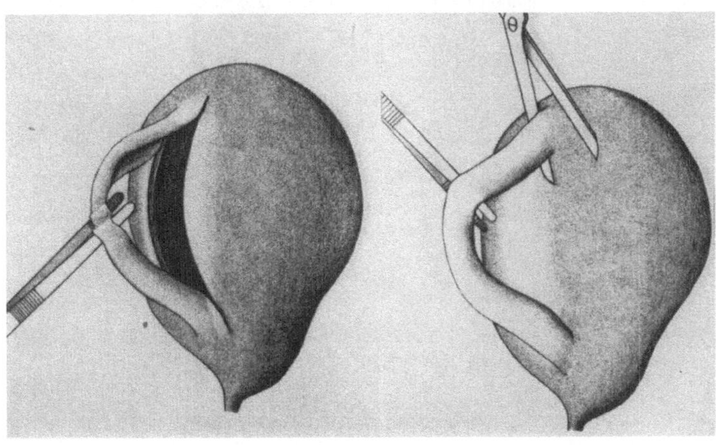

Abb. 1

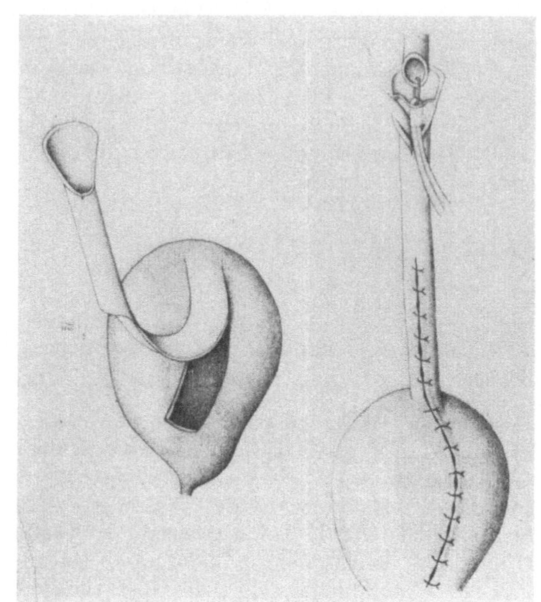

Abb. 2

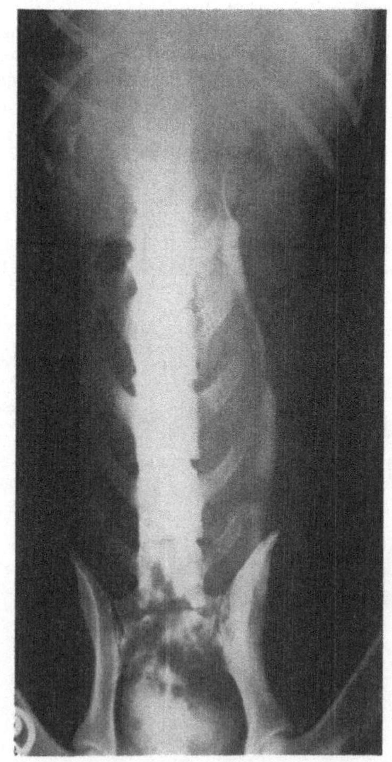

Abb. 3

system sowie ein weitgestellter proximaler Ureter, die Parenchymbreite ist jedoch normal.

Ein Ausscheidungsurogramm nach Injektion von 40 ml Kontrastmittel (Conray 60) bei einem Hund, 6 Wochen nach Durchführung der Zweitoperation, zeigt ebenfalls ein weitgestelltes Nierenhohlraumsystem, der durch die Plastik ersetzte Harnleiter läßt sich gut kontrastmittelgefüllt bis zur Anastomosenstelle abgrenzen.

Ein Kontrollurogramm bei diesem Hund nach 7 Monaten zeigt einen Rückgang der leichten Stauung, das Nierenhohlraumsystem der operierten Seite gegenüber der anderen Seite zeigt keinen Unterschied (Abb. 3).

Bei einem Refluxcystogramm kommt es zur Auffüllung der Harnleiterplastik bis zur Anastomosenstelle, ein Kontrastmittelübertritt in das Nierenhohlraumsystem ist nicht nachzuweisen, die Antirefluxplastik ist somit als suffizient zu bezeichnen.

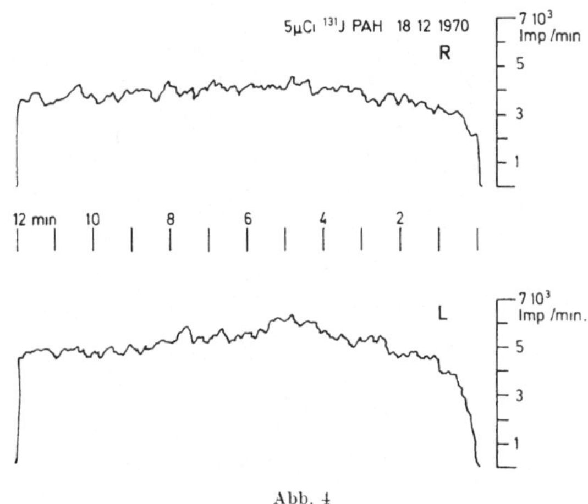

Abb. 4

7 Monate nach der Zweitoperation wurde ein Isotopennephrogramm bei dem gleichen Hund durchgeführt, um die Funktion der Nieren zu überprüfen. Es fand sich eine normale Nierenfunktion beidseits bei freien Harnabflußverhältnissen (Abb. 4).

Dr. L. Ivancevič
Urolog. Univ.-Klinik
D-6500 Mainz

G. Lunglmayr und R. Schiessel: **Tierexperimentelle Untersuchungen zur Rekonstruktion des Harnleiters mittels freiem Schleimhauttransplantat aus der Blase**

Einleitung

Nach den grundlegenden Untersuchungen von Davis ist eine spontane Regeneration des Harnleiters nach weitgehender Resektion möglich. Voraussetzung für die Regeneration ist die Erhaltung der Kontinuität durch einen schmalen Streifen von Harnleiterwand, der etwa ein Drittel der Circumferenz ausmachen soll. Von hier aus erfolgt im Laufe von 6 bis 8 Wochen die Neubildung von Urothel und glatter Muskulatur.

Hovnanian et al. wiesen erstmalig auf die Möglichkeit einer Regeneration nach kompletter Resektion des mittleren und unteren Ureterabschnittes hin, nachdem sie den entstandenen Defekt mit einem röhrenförmigen, autologen, freien Schleimhauttransplantat aus der Harnblase überbrückt hatten. Bemerkenswert an den Untersuchungsergebnissen der genannten Autoren war der Nachweis von neuentstandener glatter Muskulatur, die eine Kontraktilität des regenerierten Harnleiters ermöglichen sollte (Hovnanian; Hovnanian u. Bicoff).

Die eigene experimentelle Untersuchung wurde zu dem Zweck durchgeführt, das günstige Ergebnis dieser Autoren kritisch zu prüfen und besonders die Frage der Ätiologie der entstandenen Muskulatur zu studieren.

Methodik

Die Untersuchung wurde mit 18 weiblichen Bastardhunden (Gewicht: 10 bis 17 kg) durchgeführt. Die Tiere wurden in Penthotal-N_2O Intubationsnarkose median laparotomiert und der linke Harnleiter freigelegt. Bei 15 Tieren wurde im mittleren Drittel eine Resektion in der Ausdehnung von 6 bis 8 cm Länge vorgenommen. Drei Tiere wurden nach der von Hovnanian angegebenen Methode mit Resektion der caudalen Zweidrittel des Harnleiters operiert.

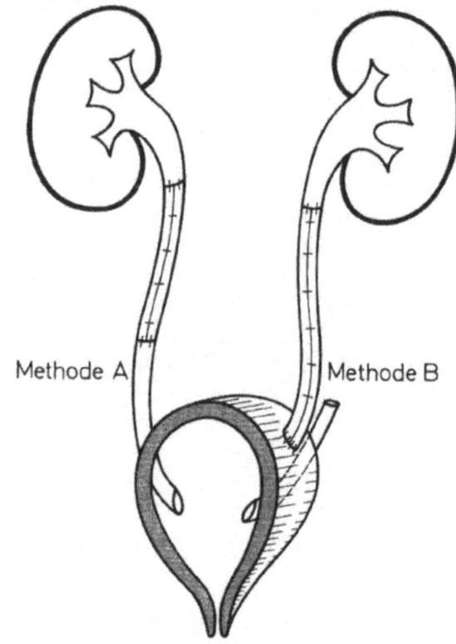

Abb. 1. Methode A wurde bei 15 Tieren durchgeführt, Methode B bei 3 Tieren

Die Überbrückung der entstandenen Defekte erfolgte mit einem aus der Harnblase entnommenen Mucosastreifen, der nach sorgfältigem Abpräparieren der Muscularis gewonnen wurde. Anschließend wurde der Schleimhautstreifen über ein Polyvinylrohr (Ch 5—6) mit dem Epithel nach innen zu einem schlauchförmigen Transplantat vernäht (Abb. 1). Dieses Transplantat wurde nach Entfernung des Fettgewebes retroperitoneal auf die Psoasfascie verlagert. Die Anastomose mit den beiden Harnleiterstümpfen, bzw. die Implantation in die Blase bei drei Tieren, erfolgte mit fünf Einzelknopfnähten (Catgut, atraumatisch 0000). Nach einschichtiger Blasennaht wurde die Bauchdecke schichtweise verschlossen.

Die Schienung wurde transurethral herausgeleitet. Die Fixierung erfolgte durch zwei Mersilennähte in der Blase und in der Vagina. Postoperativ wurden Antibiotica verabreicht und die Durchgängigkeit der Schienung regelmäßig kontrolliert. Diese wurde 3 Wochen belassen. Tiere, die sich das Polyvinylrohr vorzeitig entfernten, wurden aus dem Versuch ausgeschieden.

14 Tage nach Entfernung der Schienung wurde die erste Infusionsurographie durchgeführt. Bei fehlender Ausscheidung der linken Niere wurden die Tiere getötet. Jene Tiere, bei denen die Niere im Infusionsurogramm eine Funktion zeigte, wurden nach 3 und 6 Monaten neuerlich kontrolliert. Nach 6 Monaten wurden alle Tiere getötet und obduziert.

Das Transplantat wurde nach der Entnahme in 1 cm lange Blöcke geteilt, mit Formalin fixiert und in Paraffin eingebettet. Die Färbung von Serienschnitten erfolgte mit Hämatoxylin-Eosin, van Gieson, saurem Orcein, Versilberung nach Jabonero und zur Darstellung der glatten Muskulatur nach Goldner.

Ergebnisse

Von insgesamt 18 operierten Tieren waren 5 wegen vorzeitiger Entfernung der Polyvinylschiene nicht verwertbar. Das Infusionsurogramm 5 Wochen nach der Operation (14 Tage nach Entfernung der Schienung) zeigte bei 7 Tieren eine mäßiggradige Stauung des Nierenhohlraumes und bei 6 Tieren überhaupt keine

Tabelle 1

Zahl der operierten Tiere	18	
verwertbar	13	Methode A: 10
		Methode B: 3

Ergebnis der Infusionsurographie nach:

	5 Wochen	3 Monaten	6 Monaten
Stauung:	7	2	2
Keine Ausscheidung: danach getötet	6	5	—

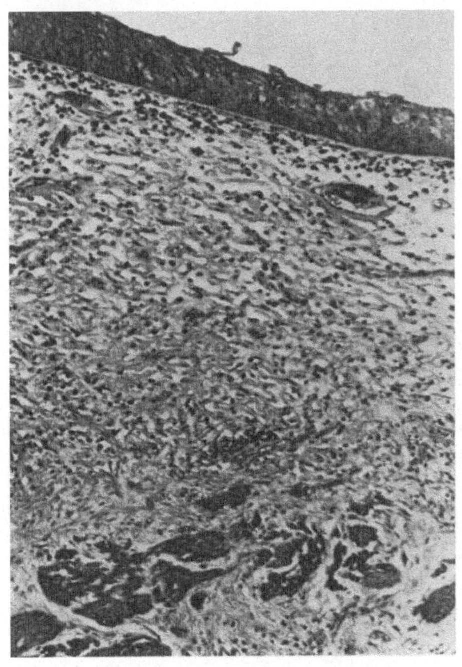

Abb. 2. Transplantat 5 Wochen postoperativ (mittlerer Anteil). Übergangsepithel, Granulationsgewebe, glatte Muskulatur (Färbung nach Goldner)

Ausscheidung. Die 6 Tiere mit fehlender Kontrastmittelausscheidung der linken Niere wurden getötet und obduziert.

Bei der Untersuchung 6 Monate nach der Operation war bei keinem einzigen Tier der rekonstruierte Harnleiter mehr durchgängig (Tabelle 1). Makroskopisch bestand eine starke Dilatation des Hohlraumsystems oberhalb des Transplantates, dessen Umgebung ausgedehnt fibrosiert war. Das Transplantat selbst war an der Innenseite in allen Fällen von intaktem Epithel überzogen, das Lumen unregelmäßig und sehr eng.

Bemerkenswert ist, daß die transplantierte Blasenschleimhaut nur bei einem einzigen Tier nicht angeheilt war. Bei allen anderen Tieren auch jenen, die später wegen Komplikationen frühzeitig aus dem Versuch genommen werden mußten, war es zu einer primären Anheilung am M. psoas gekommen.

Die histologische Untersuchung zeigte in allen Fällen ein gut ausgebildetes Übergangsepithel (Abb. 2). 5 Wochen nach der Operation konnte nur bei einem Tier glatte Muskulatur in der gesamten Ausdehnung des Transplantates nachgewiesen werden. Die Muskulatur war völlig regellos in das Granulationsgewebe ein-

Tabelle 2

Histologische Ergebnisse	5 Wochen	3 Monate	6 Monate
Vereinzelt glatte Muskulatur im überbrückten Harnleiterabschnitt nachweisbar	1	2	2
Keine Muskulatur	5	2	1

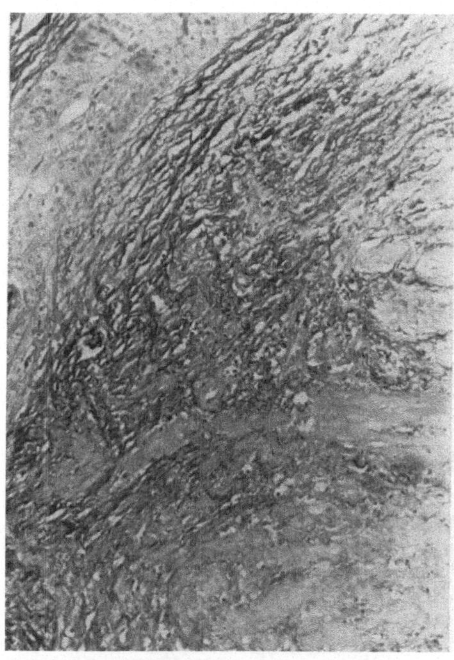

Abb. 3. Transplantat nach 3 Monaten. Inselförmig glatte Muskulatur in ein faserreiches Bindegewebe eingebettet (Färbung nach Gieson)

gelagert. 3 bzw. 6 Monate postoperativ war bei einem Teil der Tiere (Tabelle 2) ebenfalls Muskelgewebe inselförmig in allen Abschnitten des rekonstruierten Harnleiters in fibröses Bindegewebe eingelagert (Abb. 3). Auffallend war, daß die Muskelbündel wesentlich stärker in Nähe der Anastomosen mit dem Ureter bzw. der Harnblase anzutreffen waren. Die Muskulatur war jedoch nie im Bereiche der gesamten Circumferenz des Transplantates nachzuweisen. Mit der Elastikafärbung (saures Orcein) waren ganz spärlich elastische Netze in dem faserreichen Bindegewebe zu finden. Die Versilberungsreaktion ergab vereinzelt versilberbare Strukturen im Bereiche der Gefäße, die Nervenfasern entsprechen könnten.

3 Monate postoperativ waren subepithelial Verkalkungen und Knochenbildung zu sehen.

Diskussion und Schlußfolgerung

Für die Erklärung der Ätiologie der glatten Muskulatur in den Transplantaten kommen mehrere Möglichkeiten in Betracht:

1. Die Regeneration, ausgehend von überlebenden Muskelzellen, die mit der Schleimhaut mittransplantiert wurden.
2. Die Transformation von pluripotenten Mesenchymzellen in der transplantierten Schleimhaut bzw. von Bindegewebszellen in der Umgebung des Transplantates zu Muskulatur.
3. Eine Proliferation von glatten Muskelzellen, ausgehend vom Ureterstumpf, bzw. von der Harnblase.

Gegen das Überleben von glatter Muskulatur in den Transplantaten sprechen Untersuchungsergebnisse nach freier Transplantation von Schleimhaut auf den M. psoas. Nach 68 Wochen konnten wir niemals glatte Muskulatur nachweisen. Es bildeten sich lediglich mit flachem Epithel ausgekleidete Cysten. Eine Transformation von pluripotenten Bindegewebszellen in Muskelzellen in den Transplantaten ist nach den Untersuchungen von Harada et al. unwahrscheinlich. Am ehesten ist daher eine Regeneration der Muskulatur, ausgehend von den Ureterstümpfen, bzw. der Harnblase anzunehmen.

Aus den Ergebnissen dieser Untersuchung ist ersichtlich:

1. Nach partieller Rekonstruktion des Harnleiters mit einem freien Mucosatransplantat aus der Harnblase ist glatte Muskulatur im rekonstruierten Anteil nachzuweisen.
2. Die Muskulatur weist nie eine für die Funktion adäquate Anordnung auf.
3. Im Langzeitversuch wird eine zunehmende Fibrose mit Stenosierung und Knochenbildung beobachtet.
4. Die Funktion des neugebildeten Harnleiters ist nicht zufriedenstellend.

Literatur

Davis, D. M.: Surg. Gynec. Obstet. **76**, 513 (1943). — Harada, N., Koyama, J., Tzukazaki, Y., Iida, Y., Opa, K.: J. Urol. (Baltimore) **81**, 6, 754 (1959). — Hovnanian, A. P.: J. Urol. (Baltimore) **96**, 674 (1966). — Hovnanian, A. P., Kingsley, I. A.: J. Urol. (Baltimore) **96**, 167 (1966). — Hovnanian, A. P., Bicoff, J. P.: J. Urol. (Baltimore) **100**, 610 (1968).

Dr. G. Lunglmayr
Urolog. Univ.-Klinik
A-1090 Wien

W. Vahlensieck: **Zur Klebemethode bei Hypospadieoperationen**

Trotz zahlreicher Operationsmethoden sind die Ergebnisse plastischer Hypospadiekorrekturen oft unbefriedigend. Postoperative Ödeme und Infekte führen nicht selten zu Fistelbildung und Nahtdehiszenz. Wir versuchten — nach Anlegen einer artifiziellen Hypospadie bei Hunden — eine Wiederherstellung der Harnröhre ohne Doppelstoppnähte und ohne Katheterharnableitung durch Verklebung zu erreichen. Es wurden zwei Klebstoffe verwandt. Einmal der Acrylkleber der Fa. Braun, Melsungen, zum anderen der sog. Braunwald-Kleber. Letzterer besteht aus einer Gelatine-Resorcinmischung, die wir selbst anfertigten. Zu 45 Teilen Gelatine wurden 15 Teile Resorcin und 40 Teile Wasser gegeben und 20 bis 30 min verrührt, wobei der Behälter in kochendem Wasser stand, bis eine honigklare Lösung resultierte. Dieses Gemisch wurde dann — nach Abkühlung auf etwa 40 °C — auf die Wundfläche aufgetragen, die zuvor zur Vernetzung dünn mit Formalin bestrichen worden war. Bei einer beabsichtigten Schnellklebung wurden 10 Teile der Gelatine-Resorcinlösung direkt mit einem Teil Formalin versetzt.

46 Hunde wurden wie folgt operiert: In Combelen-Nembutalnarkose wurden das Präputium und anschließend die Urethra bis zur Peniswurzel eröffnet. Blutun-

gen aus dem eröffneten Spitzenschwellkörper wurden durch fortlaufende Naht mit atraumatisch Chromat Nr. 000 gestillt. Bei den folgenden Verklebungen wandten wir zwei Methoden an.

1. „*Adaptierende Verklebung*" (28 Fälle)
Dabei wurden die zu verklebenden Wundflächen durch Abtupfen und kurze Kompression bluttrocken gemacht und dann der Klebstoff möglichst dünn aufgetragen. Anschließend Adaptation der Wundränder und komprimierende Fixation für 3 bis 4 min mit dem Acryl-Kleber und 1 bis 2 min für den Braunwald-Kleber.

2. „*Überbrückende Verklebung*" (18 Fälle)
Dabei wurden die Wundränder getrocknet und sofort adaptiert. Auf der Haut seitlich der Wunde Aufstreichen des Klebers und Aufkleben einer die Wunde überbrückenden und fixierenden Kollagenfolie bzw. eines Mulläppchens, ohne daß Klebstoff in die Wunde selbst gelangte. Auch hier empfiehlt sich eine Kompressionsfixation von 3 bis 4 min beim Acryl-Kleber und von 1 bis 2 min beim Braunwald-Kleber.

Da bei Erektionen eine Gefährdung der Verklebung zu befürchten war, wurden am distalen Ende der Urethra zwei Chromcateinzelnähte Nr. 00 gelegt. Durch eine gleichmäßige Sedierung mit zwei- bis dreimal täglich 2 bis 4 ml Combelen konnten Erektionen fast völlig ausgeschaltet werden. Manipulationen der Tiere an der Wunde wurden durch spezielle Halskrausen verhindert. Das zu erwartende post-

Tabelle

Versuchsanordnung	Zahl der Versuche	Teildehiszenz	Totaldehiszenz	Dauererfolg
	Adaptierende Verklebung			
I. Acryl-Kleber	18	3	8	7
II. Gelatine-Resorcin-Formalin (Braunwald-Kleber)	10		10	
	Überbrückende Verklebung			
I. Acryl-Kleber	8			8
II. Gelatine-Resorcin-Formalin (Braunwald-Kleber)	10		10	
insgesamt	46	3	28	15

operative Ödem konnte durch Applikation von je 5 mg Reparil forte i.v. an den ersten 5 Tagen verhütet werden.

Wie die Tabelle zeigt, konnten wir mit dem sog. Braunwald-Kleber in keinem Fall ein befriedigendes Ergebnis erzielen.

Bei Verwendung des Acrylklebers kam es nach „adaptierender Verklebung" bei insgesamt 18 Fällen dreimal zu einer Teildehiszenz und achtmal zu einer vollständigen Dehiszenz. Dabei ist allerdings zu berücksichtigen, daß hier auch die Fälle eingeschlossen sind, bei denen anfängliche Schwierigkeiten mit der Klebetechnik Ursache des Mißerfolges waren.

Bei sieben Tieren wurde nach der adaptierenden Verklebung eine glatte Wundheilung beobachtet. Nach 12 bis 14 Tagen war die Wunde reizlos und fest, nach 1½ bis 2 Monaten kaum noch zu erkennen.

Nach der überbrückenden Verklebung mit einem freien Hauttransplantat (1mal), Mulläppchen (1mal) oder Kollagenfolie (6mal) waren bei allen acht Versuchstieren die Wundränder 10 bis 12 Tage nach der Operation reizlos und fest miteinander verwachsen.

Histologisch fand W. Wessel (Pathologisches Institut der Universität Bonn) in den ersten Tagen nach Verklebung mit Acryl leukocytäre Infiltrate im Bereich der Wundränder sowie kleine Nekrosen. Diese Veränderungen waren aber bereits ab 5. postoperativem Tag rückläufig und verschwanden im Verlauf völlig. Das

Ausmaß ist jedoch abhängig von der Menge des eingebrachten Klebers, so daß man mit dem Klebstoff möglichst sparsam umgehen sollte. Das gilt auch bei Verwendung des Braunwald-Klebers, der histologisch durch das Formalin zu einer Nekrose der gesamten Wunde und sekundär zu einer stärkeren Entzündung als der Acrylkleber führt.

Auch aus diesem Grunde ist also dem Acrylkleber der Vorzug zu geben, der außerdem auch gebrauchsfertig geliefert wird und trotz der notwendigen längeren Adaptationskompression einfacher zu handhaben ist.

Die hämostatische Wirkung ist bei beiden Klebern gleich gut. Auch die bactericide Wirkung ist bei beiden Klebern evident. Beim Acrylkleber wird das auf das Cyanradikal zurückgeführt, beim Braunwald-Kleber auf Resorcin und Formalin. Die Frage der toxischen Gewebsschädigung ist noch umstritten. Wir selbst konnten bei unseren Versuchen keine bleibende Gewebsschädigung oder Stoffwechselstörungen feststellen. Auch die Frage der Cancerogenität ist offen. Im Hinblick auf die nur kurz andauernden Resorptionsvorgänge im Gewebe wird eine cancerogene Wirkung bezweifelt, und sekundäre maligne Entartungen sind bisher noch nicht mitgeteilt worden.

Zusammenfassend lassen es unsere Tierversuche gerechtfertigt erscheinen, auch bei Patienten mit Hypospadien eine plastische Harnröhrenneubildung mittels überbrückender Verklebung unter Verwendung von Acryl-Kleber zu versuchen. Der Vorteil liegt darin, daß dabei auf Doppelstoppnähte wie eine Katheter-Harnableitung mit den daraus resultierenden Komplikationsmöglichkeiten verzichtet werden kann. Eigene erste klinische Erfahrungen bei überbrückenden Verklebungen mit Acryl-Kleber und Mulläppchen bestätigen diese Auffassung.

Professor Dr. W. Vahlensieck
Urolog. Univ.-Klinik
D-5300 Bonn

R. CHIARI und B. ZINNBAUER: **Belastbarkeit geklebter Blasenwunden im Tierexperiment**

Die Blasennaht ist für jeden Urologen ein Routineeingriff. Die Möglichkeit der temporären Fistelbildung auch bei exakter, ,,wasserdichter" Nahttechnik muß also nicht erst aus der Literatur belegt werden. Das gleichzeitige Bestehen verschiedener Nahtmethoden zeigt, daß keine diese Komplikation gänzlich ausschließt. Wir wollten nun prüfen, ob die Kombination der Gewebsklebung mit der Naht zu einer dauerhaften Erhöhung der Festigkeit des Blasenverschlusses führt.

Die folgenden zwei Punkte sprechen nach unserer Ansicht gegen die ausschließliche Klebung der Blase. Die zu vereinigenden Flächen müssen bei Verwendung eines Histoacrylklebers im Augenblick der Klebung blutfrei sein. In der Praxis läßt sich dies aber nicht für die gesamte Länge einer Blasenwunde, etwa bei der Prostatektomie, garantieren. Blutige Stellen wären Prädilektionsstellen für das Auftreten einer Fistel. Wird außerdem das Blasenlumen vor der Klebung nicht abgedichtet, kann Klebstoff eindringen und zur Steinbildung führen. Obwohl technisch durchführbar [8], haben wir die Klebung als alleinigen Blasenverschluß daher nicht geprüft.

Verlaufsuntersuchungen sind von der Haut [1] und vom Darm [6] bekannt. Diese zeigen bei Vergleich von Naht und ausschließlicher Klebung annähernd gleiche Höchstwerte der Belastbarkeit, der Ablauf der Festigkeitskurve unterscheidet sich jedoch deutlich. Bei der Haut fällt die Festigkeit geklebter Wunden nach wenigen Tagen rapide ab. Beim Darm tritt 4 Tage nach ausschließlicher Klebung die maximale Dehiszenzneigung auf. Diese Untersuchungen unterstreichen die derzeit wohl kaum widersprochene Meinung, daß Naht und Klebung einander nicht ausschließen sondern ergänzen [5]. Für die Blase sind uns quantitative Untersuchungen nur unmittelbar nach der Klebung bekannt [2, 7].

Methodik

Als Gewebskleber verwendeten wir monomeres Butyl-2-Cyanoacrylat (Histoacryl-N-blau der Firma Braun). Die Frage der Histotoxicität und Cancerogenität dieser Substanz ist soweit bearbeitet [3], daß die klinische Anwendung möglich ist.

In Thalamonalnarkose wurde an 26 Kaninchen durch eine kurze Unterbauchlaparotomie die Blase freigelegt. Nach Auffüllung mit 10 ml Kochsalzlösung wurde am Blasenscheitel median eine jeweils 15 mm lange Incision gelegt. Die Tiere wurden nun in drei Gruppen geteilt (Abb. 1). Bei Gruppe A wurde die Cystotomie durch eine fortlaufende Schleimhautnaht und eine zweite Reihe von Einzelknopfnähten versorgt. Als Nahtmaterial wurde atraumatisches Catgut 5/0 verwendet. Bei Gruppe B wurde die zweite Nahtreihe vorgelegt, die Fäden wurden aber erst nach Aufbringung des Klebers geknüpft. Klebstoffüberschuß wurde sofort durch feuchte Tupfer abgesaugt. Nach Abschluß der Polymerisation evtl. noch an die Oberfläche reichender Klebstoff wurde mit weiteren Nähten versenkt. Gruppe C wurde wie A zweischichtig genäht, anschließend wurde die Versiegelung der Naht durch einen Tropfen des Klebstoffes durchgeführt. Eine Versenkung desselben erfolgte nicht.

Unmittelbar postoperativ bzw. in neuerlicher Narkose nach 1, 2, 4, 5, 7 und 21 Tagen wurde jeweils bei einem Tier jeder Gruppe die Blasenfestigkeit geprüft. Zu diesem Zweck wurde bei Männchen ein Katheter am Penis eingeklebt, bei den Weibchen wurde er mit einer Ligatur am Blasenausgang fixiert. Nun erfolgte die langsame Auffüllung der Blase bis zum Undichtwerden der Naht. Dabei wurde der Druck über ein T-Stück gemessen. Um den Augenblick der Dehiszenz besser sichtbar zu machen, verwendeten wir Cystochrom zur Füllung. Druckwerte bei beginnender Dehiszenz wurden ebenso wie entsprechende Volumina aufgezeichnet.

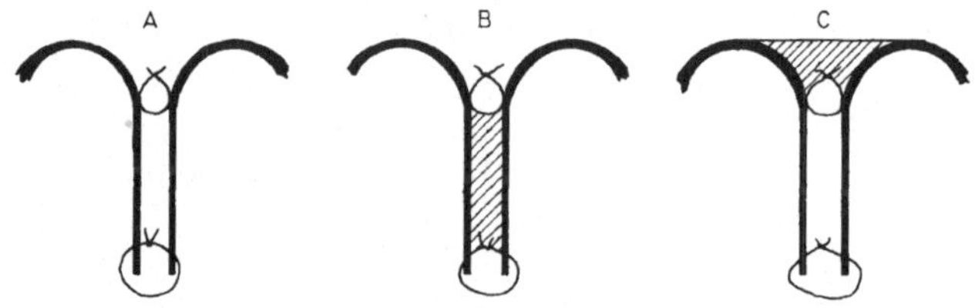

Abb. 1. Schema des Blasenverschlusses im Schnitt

Ergebnisse

Von den 26 Tieren verstarben 2 (Gruppe A und C) in der 1. Woche. Ihre Obduktion ergab keine Auffälligkeiten an Blase und Peritoneum. Bei den überlebenden Tieren zeigte die Relaparotomie makroskopisch keinerlei Unterschiede zwischen den einzelnen Gruppen. Zeichen einer Peritonitis oder ausgedehntere Verwachsungen konnten in keinem Fall gefunden werden.

In der Belastbarkeit bestand ein deutlicher Unterschied zwischen Gruppe A und den einander im Ergebnis sehr ähnlichen Gruppen B und C (Abb. 2). Bei Gruppe A war die Blase bis zum 4. Tag bei einem Druck von 15 bis 40 cm Wassersäule dicht, vom 5. Tag an stieg die Belastbarkeit auf 80 bis 120 cm. Gruppe B und C hingegen tolerierten von der Operation an mindestens 80 cm. Bei einem Tier kam es 2 Tage nach Versiegelung bei der Druckprüfung zum Zerreißen der Blase neben der unversehrten, dichten Naht.

Die entsprechenden Blasenvolumina (Abb. 3) waren in Gruppe A unmittelbar postoperativ und nach 24 Std mit 5 ml eindeutig verringert, schwankten aber ansonsten ohne faßbare Gesetzmäßigkeit zwischen 15 und 40 ml. Nach unserer Meinung hängt dieser Wert von der Größe des Tieres und der Blasengröße ab. Für die Beurteilung der Blasenfestigkeit ließ er sich nicht verwenden.

Ein Tier jeder Gruppe wurde nach 2 Monaten getötet. Von außen waren die drei Blasen unauffällig. Die Blase der Gruppe B zeigte innen an der Nahtstelle ein mäßig haftendes Konkrement. Dieses bestand aus Oxalat, Kleber konnte darin nicht nachgewiesen werden. Bei dem Tier der Gruppe C fanden wir an der Nahtstelle einen mit Oxalaten inkrustierten Catgutrest.

Histologisch konnten bei Gruppe A kleine Granulationsherde um Catgutreste gefunden werden. Gruppe B und C zeigten gleiche Herde um Reste des Klebers. Eine verstärkte Entzündung oder Granulation konnte nicht nachgewiesen werden.

Diskussion

Während der ersten 4 Tage ist die Blasennaht der kombinierten Naht- und Klebetechnik deutlich unterlegen. Vom 5. Tag an besteht in der Belastbarkeit kein Unterschied mehr. Unsere Untersuchung wurde im Hinblick auf die evtl. klinische Verwendung des Gewebsklebers bei der Prostatektomie durchgeführt. Gerade während der ersten Tage nach der suprapubischen Prostatektomie ist die Blase jedoch durch Verlegung des Katheters durch Coagula, eine evtl. Blasentamponade oder durch unvorsichtig durchgeführte Blasenspülungen besonderen Belastungen

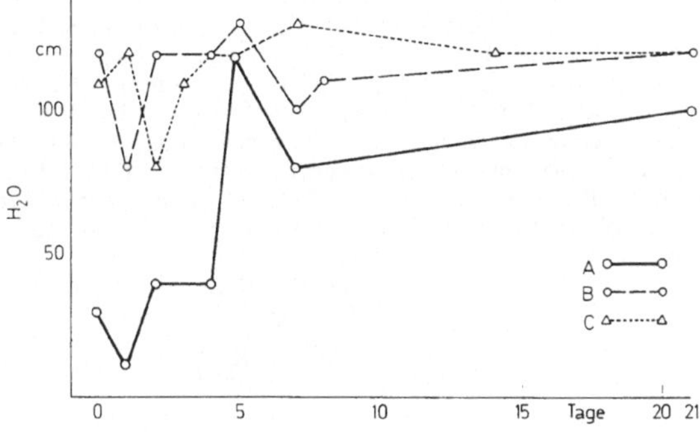

Abb. 2. Belastbarkeit nach Blasennaht (A) und bei Kombination mit Klebung (B, C)

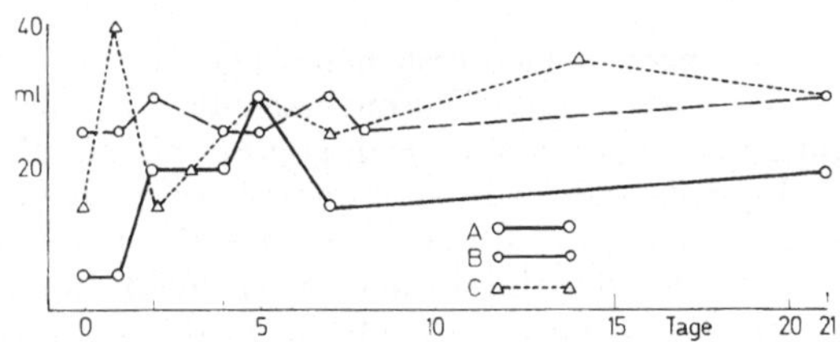

Abb. 3. Blasenvolumina im Moment der Dehiszenz bei Belastungsprüfung

ausgesetzt. Kleine Harnmengen, die die Blasennaht passieren, können die Grundlage zur Fistelbildung sein. Gruppe B und C lassen untereinander weder festigkeitsmäßig noch makroskopisch oder histologisch in ihrem Verlauf eindeutige Unterschiede erkennen.

Zur Frage der Konkrementbildung kann auf Grund unseres Materials nicht Stellung genommen werden, die Zahl der länger überlebenden Tiere ist zu gering. Berichte über die Auslösung von Konkrementbildung [4, 10] beruhen auf dem Einbringen des Klebstoffes in das Blasenlumen bzw. auf der bewußten Verwendung von Klebstoffüberschüssen. Andere Autoren [8, 9] verneinen diese Frage eher. Wir würden jedoch wegen dieser Gefahr die Methode der Gruppe C, also die Versiegelung des zweischichtigen Blasenverschlusses vorziehen. Der Abstand des Klebers von der Schleimhaut ist hier besonders groß und damit die Gefahr des Durchwanderns entsprechend geringer. Wir glauben abschließend, daß die Kombination des Gewebeklebens mit der Naht eine Verbesserung des üblichen Verschlusses einer Cystotomie darstellt.

Zusammenfassung: Es wird über Festigkeitsmessungen nach Blasenverschluß mit üblicher Nahttechnik und einer durch Gewebeklebung verstärkten Blasennaht bei Kaninchen berichtet. Verlaufskontrollen ergeben, daß während der ersten 4 Tage die Festigkeit nach dem kombinierten Verschluß deutlich höher ist als nach einfacher Naht. Auf Grund dieses Resultates müßte bei der suprapubischen Prostatektomie bei klinischer Anwendung eine Verringerung der Fistelrate zu erreichen sein.

Literatur

1. Berger, A., Millesi, H.: Experimentelle Untersuchungen zur Frage des Wundverschlusses durch Kleben. Chirurg. plast. reconstruct. **6**, 95 (1969). — 2. Bonchek, L. J., Fuchs, J. C. A., Braunwald, N. S.: Use of a cross-linked gelatin tissue adhaesive in surgery of the urinary tract. Surg. Gynec. Obstet. **125**, 1301 (1967). — 3. Contzen, H.: Der derzeitige Stand der Gewebevereinigung durch klebende Autopolymerisate. Melsunger med. Mitteil. **42**, 110 (1968). — 4. Floth, H., Zinner, G.: Erweiterungsplastik der Blase mit lyophilisierter Dura. Symposium über Kunststoffe in der Chirurgie, S. 101. Innsbruck: Verlag der Wiener Medizinischen Akademie 1969. — 5. Gaca, A.: Histo-acryl-Kleber bei urologischen Operationen. Symposium über Kunststoffe in der Chirurgie, S. 159. Innsbruck: Verlag der Wiener Medizinischen Akademie 1969. — 6. Krause, F., Rieckert, H.: Belastbarkeit von Naht- und Klebeanastomosen am Kaninchendünndarm. Symposium über Klebstoffe in der Chirurgie, S. 131. Wien: Verlag der Wiener Medizinischen Akademie 1967. — 7. Malament, M.: Experimental bladder closure with a tissue adhaesive. Invest. Urol. **3**, 429 (1967). — 8. Simons, E.: Gewebekleber in der Urologie. Melsunger med. Mitteil. **42**, 110 (1968). — 9. Truss, F., Thiel, K. H.: Experimentelle Ergebnisse des nahtlosen Nierenparenchymverschlusses. Urologe **4**, 139 (1965). — 10. Zinner, G., Streimel, G., Gottlob, R.: Nierenparenchymveränderungen und Steinbildung nach Applikation verschiedener Klebestoffe zur Versorgung von Polresektionen. Symposium über Klebestoffe in der Chirurgie, S. 241. Wien: Verlag der Wiener Medizinischen Akademie 1967.

Dr. R. Chiari und Dr. B. Zinnbauer
Urolog. Univ.-Klinik
A-1090 Wien
Alserstraße 4

M. Pecherstorfer, H. Wiltschke und B. Zinnbauer: **Belastbarkeit geklebter Blasenwunden im klinischen Bereich**

Wir haben die in den eigenen Tierversuchen [1] gewonnenen Erkenntnisse, betreffend einen sofortigen belastbaren Blasenverschluß, im klinischen Bereich an Hand der Versorgung der Blasenwunde nach suprapubischer Prostatektomie geprüft. Die Blase wird gerade während der ersten postoperativen Tage besonderen Belastungen ausgesetzt. Dies kann durch Verlegung des Katheters mit Coagula, eine evtl. Blasentamponade oder durch nicht sachgemäß durchgeführte Blasenspülungen der Fall sein. Es ist daher von entscheidender Bedeutung, sofort einen wasserdichten und vor allem belastbaren Blasenverschluß zu erzielen, um die Komplikationen einer undichten Harnblase, wie z. B. Gefahr der Fistelbildung und Entstehung von Infiltraten im paravesicalen Gewebe, auf ein Minimum herabzusetzen. Wenn man außerdem versucht, den Blasenkatheter möglichst früh zu entfernen, um auch alle jene Komplikationen zu vermeiden, die durch das lange Liegenbleiben des Katheters selbst ausgelöst werden, ist ein wirklich zuverlässiger Blasenverschluß die unbedingte Voraussetzung.

Es wurde immer wieder versucht, durch eine besondere Nahttechnik und durch Verwendung von speziellem Nahtmaterial, das die Blasenschleimhaut bzw. Blasenwand möglichst wenig traumatisiert, einen sofortigen wasserdichten Verschluß der Blasenwunde zu erzielen [2—5] oder durch eine besondere Drainage den Katheter zu ersetzen [6].

Die Anwendung von Gewebeklebern in der Urologie, speziell an Parenchymwunden der Niere, wurde bereits in mehreren Arbeiten beschrieben. Über den Verschluß von Blasenwunden mit Klebestoffen oder einem kombinierten Naht- und Klebeverfahren wird in verschiedenen Arbeiten berichtet [7—10]. Alle Autoren weisen darauf hin, daß die Klebestoffe vom menschlichen Organismus ohne wesentliche Reaktion vertragen werden.

Unsere Fälle sind in keiner Weise besonders ausgesucht worden, sondern bei einer Reihe von suprapubischen Prostatektomien, die von verschiedenen Operateuren der Klinik ausgeführt wurden, haben wir die kombinierte Naht- und Klebetechnik angewendet, um die Leistungsfähigkeit dieser Methode zu prüfen. Als Gewebekleber verwendeten wir monomeres Butyl-2-Cyanoacrylat (Histoacryl N blau der Firma Braun).

Die Technik bei unseren Operationen war folgende: Nach Beendigung der Enucleation und Anlegen der Logennähte führen wir durch die Harnröhre einen Flötenschnabelballonkatheter ein und mit ihm zugleich eine Spülleitung. Wir verwenden dazu ein Polyvinylrohr Charriere 10 mit zwei seitlichen Löchern, dessen Spitze in eine Öffnung des Katheters eingeführt wird. Beim Vorschieben des Katheters wird dann die Spülleitung wie mit einer Führungssonde gleichzeitig mitgenommen. Wir verschließen nun als erste Schichte die Blasenschleimhaut mit einer fortlaufenden Naht mit dünnem Chromcatgut (000). Damit soll verhindert werden, daß der Klebstoff in die Blase gelangen kann, da sonst die Gefahr einer Inkrustation und Konkrementbildung besteht. Dann werden entsprechende Muskelnähte gesetzt, die aber nicht geknotet werden, sondern mit Klemmen armiert liegen bleiben. Die Wunde selbst muß möglichst trocken sein, d. h. jede kleine Blutung soll exakt gestillt werden. Der Klebstoff wird dann in einer dünnen Schicht über die gesamte Breite der Blasenmuskulatur verstrichen und die bereitliegenden Nähte werden sofort geknüpft. Bei Bedarf setzen wir noch einige zusätzliche Nähte.

Tabelle. *Zahl der Patienten und Zeitpunkt der Katheterentfernung*

Gesamtzahl der Patienten 108	
Katheterentfernung bis zum 3. p.o. Tag	Katheterentfernung nach dem 3. p.o. Tag
67 Patienten = 62 %	41 Patienten = 38 %

Bei dünner Blasenwand bringen wir erst nach zweischichtiger Naht den Gewebekleber auf die Blasenwunde auf, um ganz sicher zu sein, daß der Klebstoff nicht ins Blasenlumen gelangen kann. Dann wird ein Blutungsdrain eingelegt und die Wunde schichtweise verschlossen. Noch während der Operation wird die Spülung in Gang gesetzt und eine geschlossene Harnableitung hergestellt, um jede Infektion auszuschließen. Das Polyvinylrohr bleibt solange liegen wie der Katheter selbst. Die Dauerspülung der Blase und die geschlossene Harnableitung haben sich uns ausgezeichnet bewährt.

Wir haben bisher nach dieser Methode 108 Patienten operiert und uns im postoperativen Verlauf bemüht, den Katheter so früh als möglich zu entfernen (Tabelle). Bei 67 Patienten, also etwa 62%, konnte der Katheter innerhalb der ersten 72 Std entfernt werden, ohne daß irgendwelche Komplikationen auftraten. Alle Patienten konnten beschwerdefrei urinieren. Unter diesen Fällen sahen wir auch nie eine Epididymitis, und zwar ohne vorherige Vasoligatur. Wir konnten auch bei keinem unserer Fälle eine besondere Wundinfiltration oder Sekretion, die über das normale Maß hinausging, feststellen. Erwähnenswert ist auch noch, daß es in dieser Gruppe bei sechs Fällen im Verlauf des ersten postoperativen Tages zu einer beträchtlichen Blasentamponade gekommen war, welche mehrmals entsprechende Spülungen erforderlich machte. Trotz sicherlicher Überdehnung der Blase ist die versiegelte Naht dicht geblieben. Es ist in keinem Fall zu einer Fistelbildung gekommen. Bei den übrigen 41 Patienten, entsprechend 38%, wurde der Katheter wegen einer stärkeren Blutung oder einer verzögerten Wundheilung am 4. Tag oder später entfernt. Bei vier Patienten kam es zu einer vorübergehenden Harnfistel. Dazu ist festzustellen, daß diese Fälle schon lange Zeit wegen eines schweren Harninfektes mit einem Dauerkatheter vorbehandelt werden mußten.

Zusammenfassung: Der Gewebekleber zur zusätzlichen Versiegelung der exakten Blasennaht nach suprapubischer Prostatektomie hat sich gut bewährt. Durch diese kombinierte Naht- und Klebetechnik kann ein sofort wasserdichter und belastbarer Blasenverschluß erzielt werden. Es ist somit möglich, den Katheter frühzeitig zu entfernen und damit alle seine Komplikationen zu vermeiden.

Literatur

1. Chiari, R., Zinnbauer, B.: Belastbarkeit geklebter Blasenwunden im Tierexperiment. Verh. dtsch. Ges. Urol. 1970 (im Druck). — 2. Harris, S. H.: Suprapubic prostatectomy with closure. Brit. J. Urol. **1**, 285 (1931). — 3. Hryntschak, Th.: Die suprapubische Prostatektomie. Wien: W. Maudrich 1951. — 4. Hryntschak, Th.: Suprapubic-transvesical prostatectomy with primary closure of bladder. J. int. Coll. Surg. **15**, 366 (1951). — 5. O'Conor, V. J., Jr., Bulkley, G. J., Sokol, J. K.: Low suprapubic prostatectomy: Comparison of results with the standard operation in two comparible groups of 142 patients. J. Urol. (Baltimore) **90**, 302 (1963). — 6. Bergmann, M., Hubmer, G.: Katheterlose transvesikale Prostatektomie. Urol. int. (Basel) **23**, 447 (1968). — 7. Yoho, A. V., Drach, G., Koletsky, S., Persky, L.: Experimental evaluation of tissue adhesives in urogenital surgery. J. Urol. (Baltimore) **92**, 56 (1964). — 8. Simons, E., Lutzeyer, W., Müssiggang, H.: Der nahtlose Wundverschluß bei uro-chirurgischen Operationen im Experiment. Langenbecks Arch. klin. Chir. **316**, 568 (1966). — 9. Malament, M.: Experimental bladder closure with a tissue adhesive. Invest. Urol. **3**, 429 (1966). — 10. Bonchek, L. J., Fuchs, J. C. A., Braunwald, N. S.: Use of a cross-linked gelatin tissue adhesive in surgery of the urinary tract. Surg. Gynec. Obstet. **125**, 1301 (1967).

Dozent Dr. M. Pecherstorfer
Dr. H. Wiltschke
Dr. B. Zinnbauer
Urolog. Univ.-Klinik
A-1090 Wien
Alserstraße 4

P. Rathert, H. Melchior und F. Roux: **Reanastomosierung des Harnleiters mit Acrylatklebern**

Mit Acrylatklebstoffen kann bei der Vereinigung durchtrennter Gewebe ein wasserdichter Verschluß erzielt werden. Diese Möglichkeit ist für die Harnleiterchirurgie von besonderem Interesse, da eine Komplikation der Harnleiternaht, die Urinfistel mit folgender periureteraler Bindegewebsneubildung, vermieden werden kann (Lutzeyer, 1962).

In 32 Versuchen an 18 Hunden reanastomosierten wir den Harnleiter durch n-butyl-Cyanoacrylat in Kombination mit lyophilisiertem Amniongewebe oder 5:0 Chromcatguteinzelnähten. Das Amniongewebe diente zur Sicherung der Anastomose und sollte periureterale Verwachsungen verhüten. Über die Aufbereitung des Gewebes und seine Verwendung in der Uro-Chirurgie wurde bereits berichtet (Rathert, 1968).

Nach querer Durchtrennung des transperitoneal freigelegten Harnleiters führten wir von der eröffneten Blase einen Kunststoffkatheter in den distalen und proximalen Ureterstumpf. Temporäre Nabelbandligaturen sicherten die Hämostase während der Applikation des Klebers. Mit einem Plastikpinsel wurde das Acrylat zirkulär etwa 5 mm zu beiden Seiten der sorgfältig adaptierten Schnittflächen auf den Ureter aufgetragen (Abb. 1). In der Gruppe I und II erfolgte die Sicherung der Anastomosen durch einen zirkulären schmalen Streifen Amniongewebe, in der Gruppe III und IV durch vier Chromcatgutnähte. In der Gruppe I und III wurde der PVC-Katheter nach 5 min entfernt. In der Gruppe II und IV verblieb er für 10 bis 13 Tage nach Fixation in der Blase (Tabelle).

Mit allen Verfahren gelang eine gut adaptierte wasserdichte Anastomose.

In den ersten 14 Tagen kam es jedoch in der Gruppe I in 6 von 8 Fällen und in je einem Fall der Gruppe III und IV zu einer Ruptur oder kompletten Stenose. Die restlichen 24 Anastomosen zeigten zu diesem Zeitpunkt im Ausscheidungsurogramm oder bei der intravitalen Beobachtung während der zweiten Operation ein gutes funktionelles Ergebnis (Abb. 2).

In den folgenden Wochen entwickelten sich bis zum 60. postoperativen Tag aber auch bei 23 der 24 restlichen Ureteren anatomische oder funktionelle Stenosen im Bereich der Anastomosen, die zur fortschreitenden Urämie führten. Eine Rückbildung der hydronephrotischen Veränderungen konnten wir auch nach 4 Monaten nicht beobachten.

Bei der Autopsie imponierte in der Gruppe II stets die äußerlich reizlose Anastomose mit fehlender Fibrosierung der Umgebung. In den Gruppen I, III

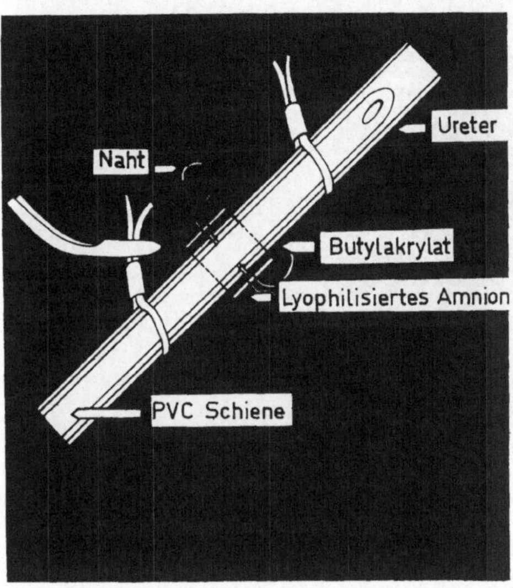

Abb. 1. Schema der angewandten Methoden zur Ureteranastomosierung (vgl. Tabelle)

Tabelle. *Ergebnisse der Ureterreanastomosierung mit verschiedenen Techniken*

Methode	Anzahl der Versuche	Bis 14 Tage p.o.		über 60 Tage p.o.	
		schlecht	gut	schlecht	gut
I. Amnion-Acrylat	8	6	2	8	
II. Amnion-Acrylat-Schiene	12		12	11	1
III. Naht (5:0)-Acrylat	2	1	1	2	
IV. Naht-Acrylat-Schiene	10	1	9	10	
	32	8	24	31	1

und IV bestand eine mäßige bis hochgradige periureterale Fibrosierung; in der Gruppe I durch Urinextravation, in Gruppe III und IV durch das Nahtmaterial und den Acrylatkleber. Das Amniongewebe wirkte als Schutz des Harnleiters vor Verwachsungen mit der Umgebung.

Insgesamt ergab nur eine Anastomose der Gruppe II ein gutes anatomisches und funktionelles Spätergebnis (Tabelle).

Auch kleine Partikel des Butylklebers konnten in den histologischen Präparaten durch das Phasenkontrastmikroskop oder die Anfärbung mit Sudanschwarz, Nilblausulfat oder Scharlachrot nachgewiesen werden. Hier fanden sich die Ursachen für die schlechten Ergebnisse, die teilweise in Gegensatz zu den Befunden von Kozak (1966, 1968) stehen.

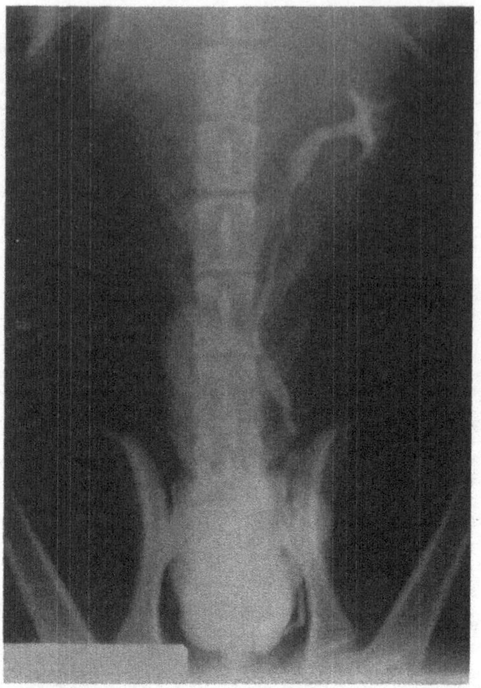

Abb. 2. Intravenöses Ausscheidungsurogramm 4 Wochen postoperativ, Gruppe II. Deutliche Stenose, noch keine Harnstauungszeichen

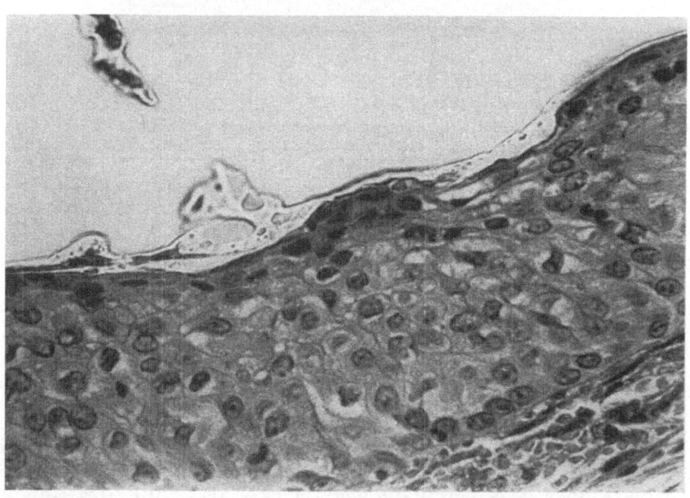

Abb. 3. Butylacrylat bedeckt das hypertrophische Harnleiterepithel. Gruppe IV, 70 Tage postoperativ, H.-E., Vergrößerung 250fach

Der Butylkleber war infolge seiner geringen Viscosität und langsamen Polymerisation auch bei Verwendung kleinster Mengen und sorgfältiger Adaptation entlang den Schnittflächen bis in das Ureterlumen gedrungen (Abb. 3).

Zwischen den Schnittflächen wirkte der Kleber als Barriere für die Fibroblasten und wegen des äußerst langsamen Abbaus hier wie intraluminal als leichter, aber chronischer Entzündungsreiz, der zur Stenosierung führte.

Literatur

Kozak, J. A., Watkins, W. E., Flanagan, M. J.: Ureteroureteral anastomosis using methyl-2-cyanoacrylate monomer. J. Urol. (Baltimore) **96**, 678—684 (1966). — Kozak, J. A., Flanagan, M. J., McDonald, J. H.: Combined suture and methyl 2-cyanoacrylate monomer for reanastomosis of the ureter. J. Urol. (Baltimore) **99**, 564—571 (1968). — Lutzeyer, W.: Grundsätze der chirurgischen Behandlung des Harnleiters. Urologe **1**, 139—150 (1962). — Rathert, P., Siemensen, H., Thiel, K. H.: Experimental and clinical use of cyanoacrylate adhesive and amniotic tissue in partial nephrectomy. J. Urol. (Baltimore) **100**, 427—435 (1968).

Dr. P. Rathert
Urolog. Abt. Med. Fak.
D-5100 Aachen

B. Riedel: Züchtung von Harnblasentumoren in vitro*

Entsprechend ihrem Wachstumsverhalten, das sich im histologischen Präparat morphologisch fassen läßt, unterscheiden wir zwischen gutartigen Harnblasenpapillomen und malignen Blasencarcinomen, die mehr oder weniger entdifferenziert sein können. Die menschliche Blasenschleimhaut besteht aus basalen Zellen, deren Kerne die normale, d. h. diploide Chromosomenzahl haben, und weiter oberflächlich gelegenen Zellen mit dem vier- bis achtfachen Chromosomensatz.

In malignen Blasentumoren kommen viele Zellen vor, deren Kerne einen Chromosomensatz haben, der zwischen dem diploiden und tetraploiden liegt (Cooper et al., 1969; Riedel et al., 1969).

Betrachtet man Harnblasenpapillome als Tumoren, die biologisch als Zwischenstufe vom normalen Übergangsepithel zum Blasencarcinom gewertet werden, so stellt sich die Frage nach deren Chromosomensatz.

Transurethral mit der Youngschen Zange excidierte Tumorfragmente von 40 Patienten wurden in Plastik-Petrischalen entsprechend unserer früher beschriebenen Methode kultiviert. Die Zellen wachsen dabei auf der Kunststoffoberfläche des Petrischalenbodens und bilden einen „Monolayer" genannten, also ganz flachen Zellrasen.

Die Züchtung im Plasmagerinnsel, wie sie von Röhl (1963) für Blasentumoren angegeben wurde, ist für die Herstellung von Chromosomenpräparaten weniger geeignet.

Mit Trypsin können die Zellen von ihrer Unterlage abgelöst werden, nachdem, zum Zweck der Arretierung der Mitosen im Stadium der Metaphase, Cholchizin („Colcemid" Ciba, 0.005 μg/ml) 12 Std lang dem Nährmedium zugesetzt worden war.

Zur Herstellung der Chromosomenpräparate werden die Zellen mit hypotonem Nährmedium zum Quellen gebracht, dann fixiert und auf Objektträger aufgetropft. Nach Trocknen der Präparate erfolgt eine Hydrolyse mit n-Salzsäure, dann die Färbung mit Giemsa-Lösung. Trotz Anwendung von Antibiotica (Penicillin, Streptomycin und Kanamycin) sowie Moronal im Gewebekulturwasch- und Nährmedium kommt es infolge bakterieller Infektion des Ausgangsmaterials in den meisten Fällen nicht zu einem Auswachsen der Fragmente.

Allein bei fünf Blasenpapillomen und zwei Blasencarcinomen konnte ein befriedigendes Wachstum erzielt werden.

Blasenpapillom- und Blasencarcinomzellen unterscheiden sich in vitro hinsichtlich ihres Wachstumsverhaltens. Erstgenannte wachsen schon während der ersten 24 Std nach der Explantation aus und bilden bald weitreichende Epithelmembranen. Deren Zellen sind großflächig und haben einen relativ kleinen Kern (Abb. 1).

* Die Untersuchungen wurden am Institut für experimentelle und klinische Virologie der Deutschen Forschungsgemeinschaft, Berlin-Tempelhof (Leiter: Prof. Dr. K.-O. Habermehl und Prof. Dr. W. Diefenthal) durchgeführt.

Die Wachstumstätigkeit sistiert jedoch nach etwa einer Woche; die Zellen überleben zwar noch eine Zeitlang, Teilungen sind jedoch sehr selten. Bindegewebszellen (Fibroblasten) fehlen fast völlig. Ein Passagieren, d. h. Herauslösen aus dem Züchtungsgefäß und Übertragen in ein neues, wird von den Zellen nicht überstanden. Anders verhalten sich die Carcinomzellen. Hier kommt es erst nach

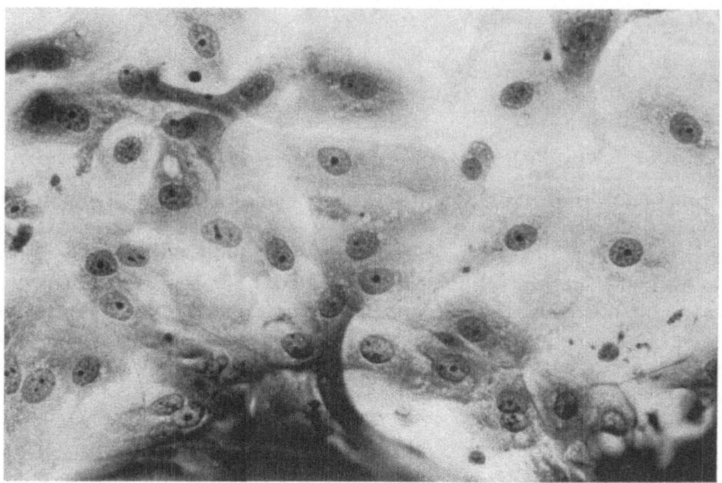

Abb. 1. Gewebekultur eines Harnblasenpapilloms. Die Epithelzellen besitzen einen großen flachen Zelleib. Vergrößerung: 100fach

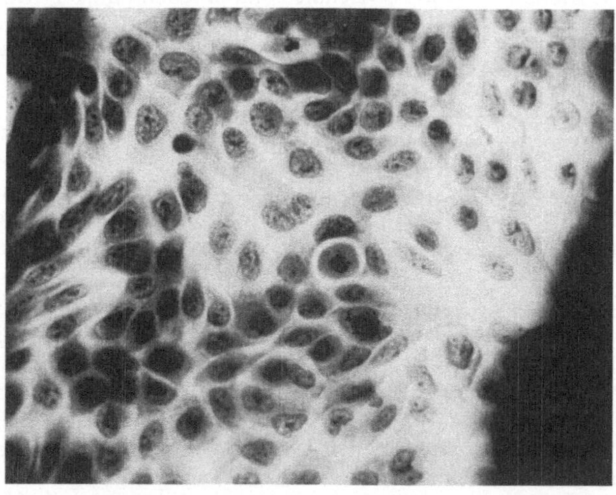

Abb. 2. Gewebekultur eines Harnblasencarcinoms. Das Verhältnis Kerngröße zu Zelleib ist zugunsten des Kernes verschoben. Man erkennt zwei Zellteilungen, eine in Bildmitte, eine andere in der Gegend des oberen Bildrandes. Vergrößerung: 100fach

mehreren Tagen zu einem Wachstum. Es dauert etwa 2 Wochen, bis die Explantate von breiten epithelialen Membranen umgeben sind. Verglichen mit den kultivierten Papillomzellen ist die Kernplasmarelation deutlich zugunsten der Kerne verschoben (Abb. 2).

Das Passagieren von gezüchteten Carcinomzellen ist möglich, jedoch erfolgt nach und nach ein Ersatz der Epithel- durch Bindegewebszellen.

Die Zählung der Chromosomen ergab im Falle der Blasencarcinome eine Aneuploidie mit Werten zwischen dem diploiden (2 n) und tetraploiden (4 n) Satz. Die Chromosomenzahl der Papillome betrug hingegen 2n, also 46 (Abb. 3). Gelegentlich fehlten zwei oder drei Chromosomen, was auf einen Verlust während der Präparation zurückzuführen ist.

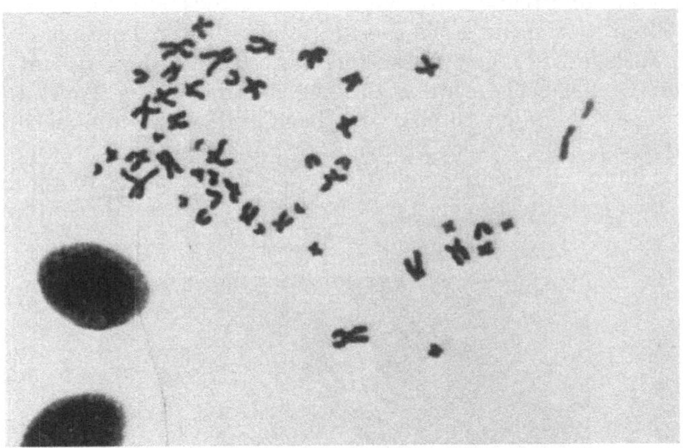

Abb. 3. Chromosomensatz einer Blasenpapillomzelle. Man zählt 46 Chromosomen. Die Zelle ist also euploid. Vergrößerung: 400fach

Es ist anzunehmen, daß beide Geschwulstarten von den basalen, diploiden Zellen des Übergangsepithel abstammen

Zusammenfassung: Harnblasenpapillome und -carcinome können in vitro als Monolayerkulturen gezüchtet werden. Die Zellen beider Tumorarten unterscheiden sich hinsichtlich ihres Wachstumsverhaltens und ihres Chromosomenbestandes. Die erstgenannten Tumoren wachsen kurz nach der Explantation bereits stark aus; die Zellteilungen sistieren jedoch nach einer Woche etwa fast völlig. Die Carcinomzellen fangen später an, Wachstumssäume zu bilden. Allmählich, im Laufe von Wochen, kommt es zu einem Ersatz der Epithelzellen durch Bindegewebszellen. Papillomzellen haben den normalen, also diploiden Chromosomensatz. Blasencarcinomzellen sind dagegen aneuploid mit Werten zwischen 2 n und 4 n.

Literatur

Cooper, E. H., Levi, B. A., Anderson, C. K., Williams, R. E.: Brit. J. Urol. **41**, 714 (1969). — Riedel, B., Habermehl, K.-O., Diefenthal, W., Baumgärtel, H.: Urologe **8**, 70 (1969). — Röhl, L.: Urologe **2**, 57 (1963).

Dr. B. Riedel
Klinikum Steglitz der FU Berlin
Urolog. Klinik und Poliklinik
D-1000 Berlin 45
Hindenburgdamm 30

B. Riedel und E. Löhe: **Heterotransplantation von Harnblasenpapillomen in die Hamsterbackentasche**

Das biologische Verhalten menschlicher Tumoren kann durch Explantation und Transplantation auf immunosupressiv behandelte Tiere erforscht werden. Lutz et al. (1950) fanden in der Hamsterbackentasche einen günstigen Ort für die Implantation menschlicher Tumoren. Kaufman u. Lichtenauer (1966, 1967) berichteten über ihre Erfahrungen mit der Transplantation menschlicher Blasencarcinome auf Hamster.

Uns interessiert insbesondere das Harnblasenpapillom, das wir biologisch zwischen das normale Übergangsepithel und das papilläre Blasencarcinom einreihen.

In diesem Zusammenhang wurden Teile von Harnblasenpapillomen in die Hamsterbackentasche implantiert, in einer kleineren Serie intraabdominal. Während im ersteren Falle die Gewebsfragmente in der Verschiebeschicht zwischen Mundschleimhaut und Backenmuskulatur, also im lockeren Bindegewebe zu liegen kommen, sollten sie sich im Falle der intraabdominalen Transplantation auf das Peritoneum auflagern. Es galt festzustellen, ob die Art der Implantation, einmal in das lockere Bindegewebe, einmal auf eine Oberfläche, die strukturelle Differenzierung des auswachsenden Implantates beeinflußt. Zur Immunosuppression erhielten die Tiere 2 Tage vor der Transplantation 60 mg/kg Körpergewicht Cyclophosphamid, dann, in zweitägigem Intervall, Prednisolon, 10 mg/kg Körpergewicht. Das von transurethralen Probeexcisionen stammende Material wurde in

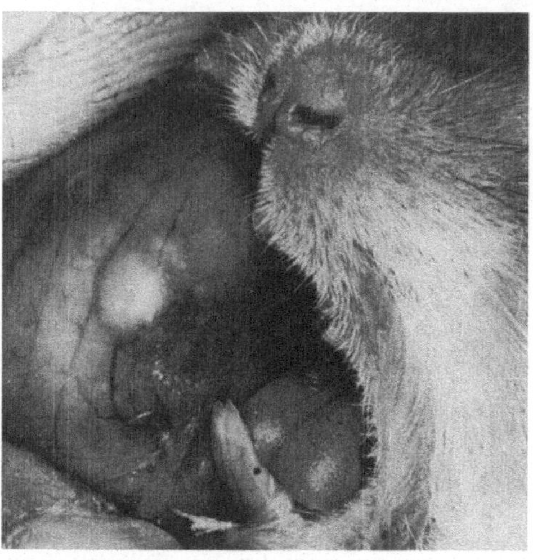

Abb. 1. Sechste Passage eines Harnblasenpapilloms in der Hamsterbackentasche

Eagle MEM Gewebekulturmedium mit 10% Kälberserum und Penicillin-, Streptomycin- sowie Moronalzusatz zerkleinert, dann in die Backentasche oder intraabdominal injiziert.

1. Nach *Implantation* der Fragmente *in die Backentasche* kommt es zu einem Wachstum, das nach etwa 14 Tagen seinen Höhepunkt erreicht. Danach ist das Verhalten der Implantate regressiv. Eine Überpflanzung auf andere, vorbehandelte Tiere muß während der ersten 2 Wochen erfolgen. So ist ein Passagieren dieser Tumoren möglich (Abb. 1). Maximal erreichten wir sechs Tierpassagen (Riedel u. Kult, 1970). Wir nehmen an, daß das Zerschneiden der auswachsenden bzw. ausgewachsenen Transplantate einen Wachstumsreiz darstellt; analoge Beobachtungen wurden an Gewebekulturen gemacht.

Transplantierte Blasenpapillome verhalten sich also grundsätzlich anders als Blasencarcinome, die nach 2 Wochen erst beginnen regelrecht auszuwachsen (Kaufman et al., 1969).

Im histologischen Bild der Papillomtransplantate können interessante Oberflächendifferenzierung gesehen werden. Es kommt zur Entwicklung cystenähnlicher Gebilde, deren Wand aus Übergangsepithel besteht (Abb. 2). Im zentral gelegenen Hohlraum finden sich desquamierte Epithelien, die zugrundegehen und ihn völlig ausfüllen können (Abb. 3).

Ähnliche Strukturen finden sich bei der Cystitis cystica und beim „inverted papilloma", einer papillomartigen Neubildung der Harnblasenschleimhaut, bei der sich das epitheliale Wachstum in Richtung der Submucosa entwickelt, ohne

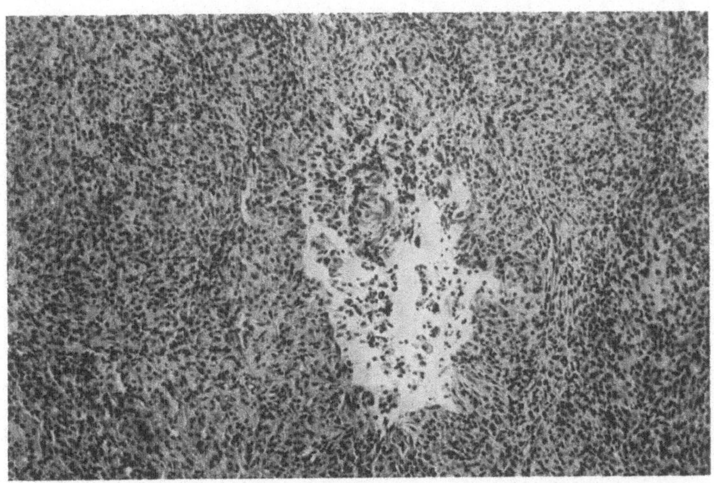

Abb. 2. Dritte Passage eines Harnblasenpapilloms in der Hamsterbackentasche. In Bildmitte ein cystenartiger Hohlraum, dessen Wand aus Übergangsepithel besteht. In dessen Zentrum finden sich abgeschilferte Zellen. Vergrößerung: 40fach

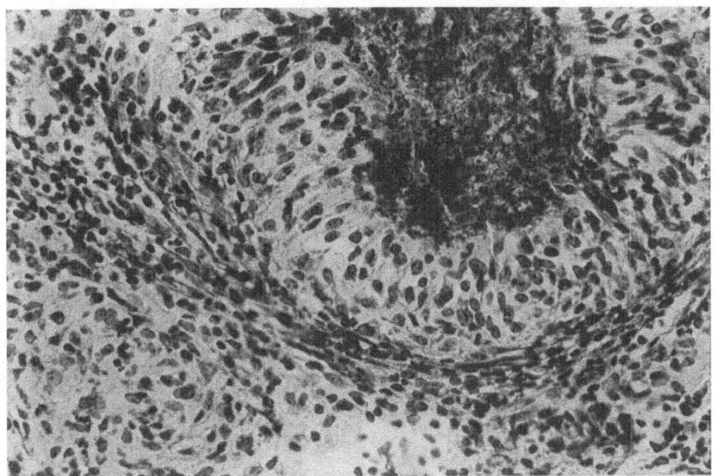

Abb. 3. Dritte Passage eines Harnblasenpapilloms in der Hamsterbackentasche. Man erkennt die Anordnung des Epithels. Im Zentrum desquamierte und zugrunde gegangene Zellen. Vergrößerung: 100fach

destruierend zu sein (Abb. 4). Hier finden sich cystenartige Oberflächendifferenzierungen des Epithels.

Ein derartiger Tumor wurde von Potts u. Hirst (1963) beschrieben, zwei weitere von Trites (1969). Während die erstgenannten Autoren der Ansicht sind, daß das „inverted papilloma" von den *Homeschen* Trigonumdrüsen ausgeht, möchten wir uns der Ansicht von Trites anschließen, der die umgekehrte Wachstumsform dieses Papilloms als eine biologische Variante ansieht. Aus unseren Beobachtungen an Backentaschentransplantaten von Blasenpapillomen wird wahrscheinlich, daß die Ausbildung kleiner, cystenähnlicher Hohlräume eine grundsätzliche Potenz des Übergangsepithels darstellt, die realisiert wird, sobald dieses in einer Bindegewebsschicht zu liegen kommt. Weiterhin ist zu erwähnen, daß das

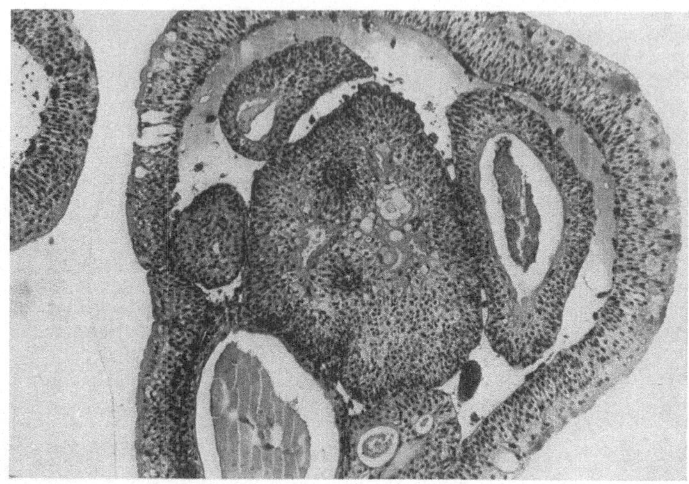

Abb. 4. „Inverted papilloma". Im Zottenstroma sieht man cystenartige Hohlraumbildungen, deren Wand aus Übergangsepithel besteht. Vergrößerung: 40fach

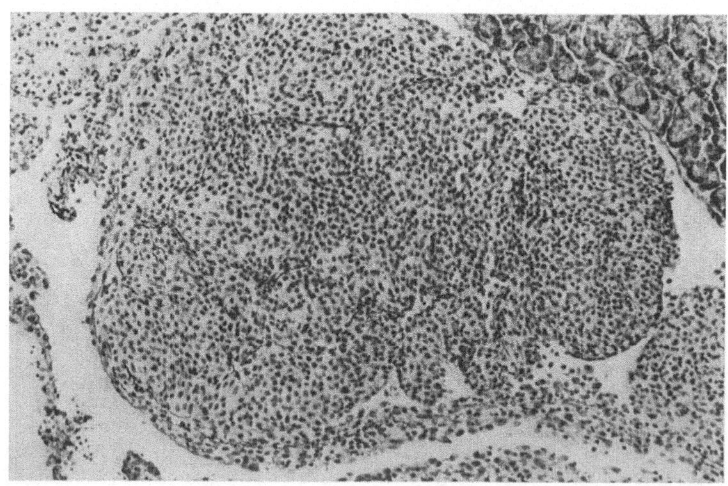

Abb. 5. Papillomtransplantat im Bauchraum. Das Gewebe ist annähernd papillär aufgebaut. Oben rechts erkennt man einen Teil des Pankreas. Vergrößerung: 50fach

von uns beobachtete „inverted papilloma" an der linken Blasenseitenwand in gehörigem Abstand vom Trigonum vesicae gelegen war.

2. Voraussetzung für die *intraabdominale Implantation* von Blasenpapillomen ist die Inoculation relativ großer Gewebsmengen. Die einzelnen Fragmente verteilen sich im Bauchraum. Andererseits scheint sicher, daß das Angehen der Transplantate von der am Implantationsort vorhandenen Gewebsmenge abhängt. Es kommt zur Entwicklung kleiner solider Epithelkomplexe, die angedeutet papil-

lär aufgebaut sind (Abb. 5). Das Wachstum ist exophytisch. Eine Invasion benachbarter Strukturen wird nicht beobachtet, auch nicht die Ausbildung eines Ascites.

Literatur

Kaufmann, J. J., Lichtenauer, P.: Urologe **5**, 286 (1966); — Brit. J. Urol. **39**, 490 (1967). — Kaufmann, J. J., Kaneshiro, W., Roux, F.: J. Urol. (Baltimore) **101**, 559 (1969). — Lutz, B. R., Fulton, G. P., Patt, D. J., Handler, A. H., Stevens, D. F.: Cancer Res. **10**, 231 (1950). — Potts, J. F., Hirst, E.: J. Urol. (Baltimore) **90**, 175 (1963). — Riedel, B., Kult, K.: Urologe **9**, 77 (1970). — Trites, A. E. W.: J. Urol. (Baltimore) **101**, 216 (1969).

Dr. B. Riedel
Urolog. Klinik und Poliklinik d. FU Berlin
im Klinikum Steglitz
D-1000 Berlin 45
Hindenburgdamm 30

K. König und A. S. Tranekjer: **Das Wachstumsverhalten von Hypernephromzellen in vitro und ihre Sensibilität gegen Cytostatica***

Bei der Behandlung der hypernephroiden Nierentumoren stimmen alle Autoren bisher lediglich darin überein, daß bei Operabilität die radikale Nephrektomie durchzuführen ist. Widersprüchliche Angaben liegen vor über eine evtl. Vor- und Nachbestrahlung sowie insbesondere über eine zusätzliche cytostatische Behandlung.

Auf Grund der Toxicität und der schweren Nebenwirkungen aller cytostatisch wirksamen Substanzen sollte eine Anwendung nur dann erfolgen, wenn ein antitumoröser Effekt eindeutig nachweisbar ist. Dieser Nachweis ist einmal zu führen durch kontrollierte klinische Studien, die beim Hypernephrom unseres Wissens bisher nicht erfolgt sind. Ein anderes Kriterium, das Anhaltspunkte geben kann über die Effektivität einer cytostatischen Substanz, ist die in-vitro Testung. Aus diesem Grunde explantierten wir mit dem von Limburg u. Krahe beschriebenen Verfahren mit Hilfe der Gewebekultur 20 Hypernephrome. Die Austestung verschiedener Cytostatica erfolgte an über 160 Einzelauspflanzungen und die Aufarbeitung des Gewebes wurde nach der Methode von Dulbecco u. Vogt (Trypsinierungsmethode) durchgeführt. Das von uns benutzte Medium wurde speziell für diesen Test entwickelt.

Tab. 1 zeigt diejenigen im Test benutzten Substanzen, die entsprechend ihrer Anwendungsweise in vivo in vier verschiedenen Konzentrationen geprüft wurden. Die Dosierungen

* Die Wiedergabe der histologischen Bilder, die in Diapositiven gezeigt wurden, ist leider aus technischen Gründen nicht möglich.

Tabelle 1. *Empfindlichkeitstestung mehrerer Cytostatica in vitro mit therapieadäquaten Konzentrationen in μg/ml*

Cytostaticum	Allgemeine Therapie	„Stoss"-Therapie	Metastasen-prophylaxe	Intrakavitäre Applikation
Endoxan	1:300000	1:40000	1:22500	1:11000
	6,6 μg/ml	50 μg/ml	89 μg/ml	180 μg/ml
Trenimon	1:300 Mill.	1:100 Mill.	1:25 Mill.	1:12,5 Mill.
	0,003 μg/ml	0,01 μg/ml	0,04 μg/ml	0,08 μg/ml
Thio-Tepa	1:1 Mill.	1:200000	1:170000	1:85000
	0,084 μg/ml	0,42 μg/ml	0,49 μg/ml	0,98 μg/ml
Proresid	1:200000	1:50000	1:5000	1:500
	5 μg/ml	20 μg/ml	200 μg/ml	2000 μg/ml
Velbe	1:3 Mill.	1:300000	1:250000	1:50000
	0,33 μg/ml	3,3 μg/ml	4 μg/ml	20 μg/ml
Methotrexat	1:6 Mill.	1:1 Mill.	1:500000	1:100000
	0,017 μg/ml	1 μg/ml	2 μg/ml	10 μg/ml

im Röhrchen sind therapieadäquat, bezogen auf ein durchschnittliches Körpergewicht von 60 kg und ein Blutvolumen von 5000 ml.

Dia 2: Die Sicherung der Diagnose erfolgte sowohl histologisch als auch cytologisch. Dieses Bild zeigte die typische Monolayerkultur eines Hypernephroms.

Am Beispiel eines Patienten, der wegen eines histologisch gesicherten Hypernephroms radikal nephrektomiert worden war, sollten an folgenden Bildern die einzelnen Reaktionen der Zellkulturen auf die verschiedenen Cytostatica demonstriert werden.

Dia 3: Die Kultur erwies sich gegenüber Proresid resistent. Im Vergleich mit der zuvor gezeigten unbehandelten Kontrolle ergaben sich keine Veränderungen. Zellkerne und Protoplasma blieben unbeeinflußt. Es fanden sich im unteren Bildrand einige Zellnekrosen. Der überwiegende Anteil aller Zellen proliferierte jedoch weiter, und es fand keine Beeinträchtigung des Gesamtwachstums der Kultur statt.

Dia 4: Ebenfalls Thio Tepa erwies sich als unwirksam.

Tabelle 2. *Zusammenfassung des Testergebnisses bei einem Patienten*

Histologische Diagnose:	Hypernephrom	
Getestete Substanz:	Endoxan	—
	Trenimon	+
	Thio-Tepa	—
	Proresid	—
	VM_{26}	+ +
	Methotrexat	—
	Velbe	+ +
	Norgestrel	+
	Progesteron	—
Therapievorschlag:	VM_{26}, Trenimon und Velbe	

Tabelle 3. *Sensibilität von Hypernephromzellen im Krebschemotherapie-Resistenztest*

Cytostaticum	Anzahl der Testkulturen	
	sensibel	resistent
Endoxan	9	10
Trenimon	5	15
Thio-Tepa	4	16
Proresid	16	4
VM_{26}	5	2
Methotrexat	1	18
Velbe	17	3
Norgestrel	2	6
Progesteron	8	9

Dia 5: Das Podophyllotoxinderivat VM 26 schädigte die Kultur. Sie sahen typische Kernverklumpungen und Metaphasenarretierungen. Gleichzeitig war eine Vacuolisierung des Cytoplasmas zu erkennen und

Dia 6: im Endzustand kam es zu einem vollkommenen Schrumpfen des Zellrasens.

Dia 7: Velbe erwies sich ebenfalls als wirksam, und es waren typische Kernpyknosen sowie eine Schädigung des Plasmas zu erkennen.

Dia 8: Von zwei Progesteronderivaten zeigte Norgestrel (Testung der Konzentration 20 und 2 γ/ml) einen cytostatischen Effekt mit deutlicher Cytolyse, während 17 α-Norhydroxyprogesteroncapronat (Testung der Konzentrationen von 1, 7 und 17 γ/ml) unwirksam war (zur in vitro Testung wurde als Lösungsvermittler Propylenglykol verwendet).

Die Tabelle 2 zeigt eine kurze Zusammenfassung des gesamten Testergebnisses. Es ist daraus zu ersehen, daß Velbe und VM 26 eine gute Wirkung auf die Tumorzellen hatten, während der Trenimoneffekt etwas schwächer war, ebenso die Wirkung von Norgestrel. Alle anderen getesteten Substanzen waren unwirksam.

Die Tabelle 3 zeigt abschließend eine Zusammenfassung über das Sensibilitätsverhalten aller getesteten Tumoren. Es wird deutlich, daß in vitro offenbar die beiden Substanzen Proresid und Velbe die höchste Wirksamkeitsquote aufweisen. Weiterhin ist ersichtlich, daß trotz nachgewiesener weitgehend einheitlicher Histologie und Differenzierungsgrad der getesteten Tumoren die spezifische Zuordnung eines oder mehrerer Medikamente nicht möglich ist.

Tabelle 4. *Dosierung der Cytostatica bei der Krebschemotherapie*

Cytostaticum	Dauertherapie	Stoßtherapie	lokale Applikation	Gesamtdosis
Endoxan	200 mg/die (i.v., oral)	25—30 mg/kg in 500 ml Intervall 48 h		
Trenimon	0,5 mg (oral) 2mal wöchentlich	0,01—0,02 mg/kg in 500 ml Intervall 4 Tage	0,4 mg/20 ml + Procain 2 % (intrapleural)	7 mg in 4 Wochen
Thio-Tepa	60—45 mg/die (i.v.)	3,75—5 mg/kg in 500 ml Intervall 8 Tage		
Proresid	600—800 mg/die (oral)	25—30 mg/kg in 500 ml Intervall 48 h		21—30 g in 4 Wochen
Velbe	0,1—0,3 mg/die (i.v.)	1,2—3,6 mg/die in 500 ml Intervall 48—72 h		
Methotrexat	5—30 mg/die (oral)	0,5—3 mg/kg in 500 ml	0,25—0,5 mg/kg intrathekal	
Depostat VM_{26}	200 mg/die	400 mg/die 50 mg/2. Tag		

Aus diesem Grunde und unter Berücksichtigung der erheblichen Toxicität praktisch aller Cytostatica ergeben sich folgende Konsequenzen für die Anwendung als sog. Tumorzusatztherapie.

1. Die generelle Empfehlung eines Cytostaticums für die Hypernephromtherapie ist nicht möglich.
2. Vor einer Behandlung sollte möglichst die in vitro-Testung erfolgen, um einen Anhaltspunkt für die Wirksamkeit zu haben.
3. Nach der Testung Auswahl der Medikamente entsprechend den Resistenzverhältnissen und unter Berücksichtigung der unterschiedlichen Toxicität der einzelnen Substanzen.

Es handelt sich hier nur um eine vorläufige Mitteilung über Cytostaticatestmethoden in vitro. Die Gesamtproblematik der Krebschemotherapie darf ich als bekannt voraussetzen. Klinische Ergebnisse liegen im urologischen Bereich noch nicht vor. Es geht bei diesen Versuchen im Prinzip darum, evtl. einen Weg zu finden, der eine medikamentös-chemotherapeutische Beeinflussung u. a. bei inoperablen Problemfällen ermöglicht.

Priv.-Doz. Dr. K. König
Oberarzt der Urolog. Univ.-Klinik
Priv.-Doz. Dr. A. S. Tranekjer
Oberarzt der Univ.-Frauenklinik
D-6650 Homburg (Saar)

F. H. Schröder, G. Sato und R. F. Gittes: **Gewebezucht des Prostatacarcinoms — morphologische und endokrinologische Untersuchungen**

Die gegengeschlechtliche Hormonbehandlung des Prostatacarcinoms war fast 30 Jahre lang in der ganzen Welt als Therapie der Wahl akzeptiert. Heute werden wir dazu gezwungen, sehr intensiv über diese Behandlung nachzudenken. Eine der großen, noch immer ungelösten Fragen ist, ob Östrogene wie Cytostatica einen direkten cellulären Angriffspunkt haben oder ob ihr Effekt lediglich auf der bekannten Suppression des Testosteronspiegels durch hypophysäre Rückkopplung beruht. Es ist unser langzeitiges Ziel, ein Zellkultursystem zu entwickeln, das es ermöglicht, diese und ähnliche Fragen zu beantworten. Dabei stehen wir noch ganz am Anfang, aber die bisherigen Ergebnisse sind sehr ermutigend.

Wenn man Gewebe von menschlicher Prostata, von Adenomen oder Carcinomen unter sterilen Bedingungen in kleinste Stücke zerschneidet und in geeignetem Medium bei 37 °C inkubiert, so kann man beobachten, daß zwischen dem 9. und 12. Tag die Gewebsstücke am Boden haften, und daß dann konzentrisch Zellen auswachsen.

Schema. *Zelltypen, die aus Prostatacarcinomgewebe anwachsen können*

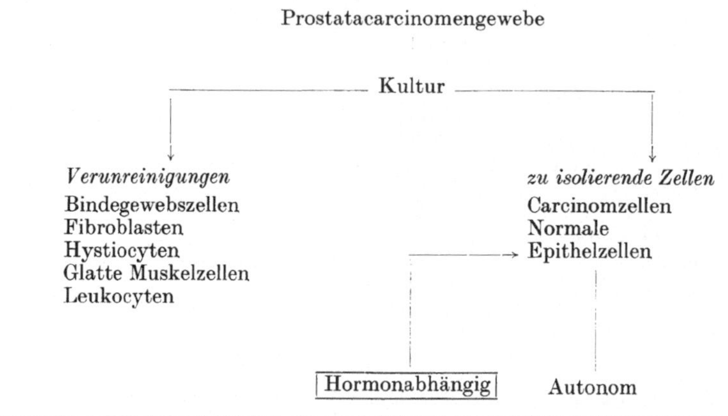

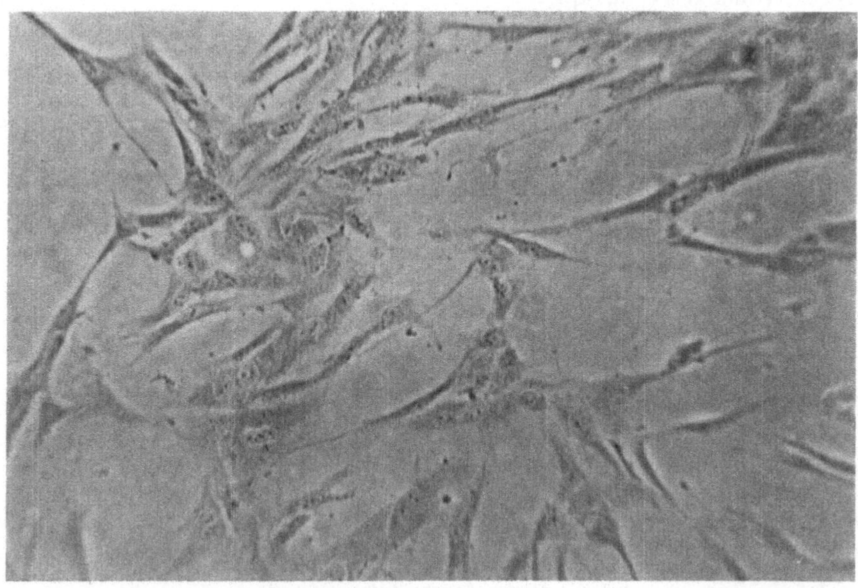

Abb. 1. Fibroblasten aus periprostatischem Gewebe in Monolayer, erste Subkultur. Die histochemisch angefärbte saure Phosphatase ist als dunkle cytoplasmatische Granulierung erkennbar

Moderne Zellkulturtechnik ermöglicht das Subkultivieren dieser Zellen, die sich nach Behandlung mit proteolytischen Fermenten abrunden, vom Boden lösen und dann gezählt und in gewünschter Menge quantitativ als eine neue Zellkultur angesetzt werden können. Wendet man diese Technik auf Primärkulturen von Prostatacarcinomen an, so stellt man fest, daß die Zellpopulation der Subkultur morphologisch inhomogen ist. Es lassen sich mindestens zwei Zelltypen unterscheiden. Die einen sind langgestreckt, haben lange Cytoplasmafortsätze und werden im folgenden als Fibroblasten bezeichnet. Die anderen sind mehr rundlich, wachsen in Kolonien und werden epitheliale Zellen genannt.

Aus der Tatsache, daß diese Subkulturen morphologisch inhomogen sind, muß geschlossen werden, daß auch die Primärkultur nicht homogen ist. Aus dem Schema ist ersichtlich, welche Zelltypen theoretisch aus einem Stück Prostatacarcinom auswachsen können. Sie sehen, daß die hormonabhängige Zelle, die unser eigentliches Versuchsobjekt sein soll, nur eine unter vielen ist. Es resultiert aus dem Phänomen der Inhomogenität der primären und sekundären Kulturen die Notwendigkeit, die gewünschten Zellen zu identifizieren.

Wir benutzten die Eigenschaft von Prostatazellen, große Mengen saurer Phosphatase zu bilden, zu ihrer Identifizierung in den Kulturen.

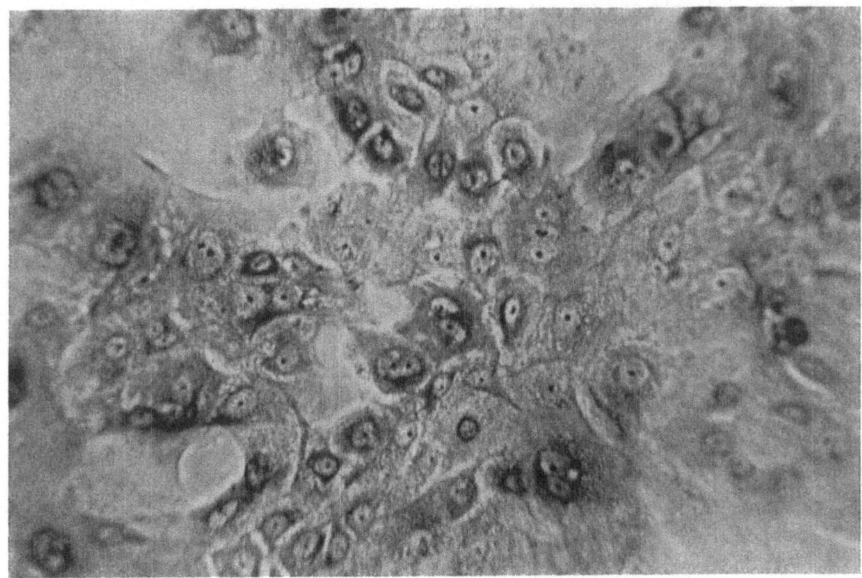

Abb. 2. Epitheliale Zellen aus Prostatacarcinom in Monolayer, erste Subkultur. Histochemische Darstellung der sauren Phosphatase, große Mengen in perinucleärer Anordnung

Die Abb. 1 zeigt eine Gruppe von Fibroblasten, die aus dem periprostatischen Bindegewebe eines Patienten wuchsen. Die dunklen Punkte, die diffus über das gesamte Cytoplasma verstreut sind, repräsentieren die histochemisch dargestellte saure Phosphatase.

Abb. 2 zeigt eine Gruppe von epithelialen Zellen, die mit der gleichen Technik behandelt wurden. Die Zellen sind rundlich oder polygonal. Die dunkel gefärbten Stellen im Cytoplasma repräsentieren wieder die Aktivität der sauren Phosphatase. Die intensivere Färbung entspricht einer weit größeren Menge des Enzyms als in den soeben verglichenen Fibroblasten. Außerdem ist in diesen Zellen das Enzym nicht diffus über das Cytoplasma verteilt, sondern bildet einen perinucleären Hof. In androgenfreiem Medium läßt sich zeigen, daß der größte Teil des Enzyms in Abwesenheit von Testosteron verschwindet.

Zusammenfassung: 1. Diese Experimente zeigen, daß es nicht sicher ist, Tumorzellen in Gewebekultur nur nach dem Ursprungsgewebe zu definieren.

2. Wir glauben, eine Technik gefunden zu haben, mit der es möglich ist, Prostataepithelzellen in Gewebekultur zu erkennen.

3. Der in vivo bekannte Effekt der Kastration auf die Aktivität der intracellulären sauren Phosphatase läßt sich in vitro reproduzieren. Es wurde Hormonabhängigkeit einer differenzierten Funktion der Prostatazelle in vitro demonstriert.

Dr. F. H. Schröder
Urolog. Univ.-Klinik
D-6650 Homburg (Saar)

F. Truss: Untersuchungen zur Frage der Nierenfrühschädigung durch Verbrennungstoxine

Für die im Rahmen der Verbrennungskrankheit zu beobachtenden renalen Frühschäden werden im allgemeinen Zirkulationsstörungen verantwortlich gemacht. Daneben finden sich in der Literatur jedoch auch Hinweise darauf, daß toxischen Komponenten eine pathogenetische Bedeutung zukommt. Da es bisher nicht gelungen ist, Verbrennungstoxine mit genügender Sicherheit nachzuweisen, sind derartige Mitteilungen regelmäßig auf heftigen Widerspruch gestoßen, der, wie die folgenden Untersuchungsergebnisse zeigen sollen, nicht berechtigt zu sein scheint.

Tabelle

Funktion	Nierenrindengewebe gesunde Ratte			Untersuchungsmethode
	n	$\bar{x}$	± s	
Zellatmung	31	8,54	1,29	Warburg Apparatur O_2-Verbrauch mm³/Std/mg G.Eiw.
PAH Aufnahme	25	0,486	0,06	Warburg Apparatur mg PAH/Std/g G.Eiw.
LDH	10	102400	9930	Millieinheiten/g Naßgewicht
Aldolase	9	3900	836	Millieinheiten/g Naßgewicht
GOT	10	39620	4730	Millieinheiten/g Naßgewicht
alk. P'tase	26	35600	4500	Millieinheiten/g Naßgewicht
an. Glykolyse	13	0,44	0,099	Warburg Apparatur mm² CO³/Std/mg G.Eiw.

Normalwerte (n), Mittelwerte ($\bar{x}$) und Schwankungsbreite (± s) der eingesetzten Untersuchungsmethoden.

Am Rücken von Albinoratten wurde ein Drittel der Körperoberfläche verbrüht. 24 Std später sind die Nieren entnommen und an Rindenschnitten Stoffwechselmessungen sowie fermentchemische Untersuchungen durchgeführt worden (Tabelle). Methodik und Schwankungsbreite gehen aus dieser Tabelle hervor. Die Verbrennungswunden blieben bei der einen Hälfte des Tierkollektivs unbehandelt, bei der anderen wurden sie 8 Std lang mit einer halbprozentigen Silbernitratlösung beträufelt.

Diese Graphik gibt die Ergebnisse der Stoffwechseluntersuchungen wieder (Abb. 1). Senkrecht schraffierte Säulen stellen die Werte unbehandelter Tiere und schräg schraffierte Säulen diejenigen der mit Silbernitratlösung beträufelten Ratten dar. Die gestrichelten Linien begrenzen den Normalbereich. Wie die oberste Graphik zeigt, ist in beiden Versuchsreihen die Zellatmung in der Frühphase der Verbrennungskrankheit noch unbeeinflußt. Demgegenüber lassen die Werte des in Bildmitte dargestellten Transportes der p-Aminohippursäure deutliche Unterschiede derart erkennen, daß bei den unbehandelten Ratten der Gruppe B schlechtere Werte gemessen wurden als in der behandelten Gruppe C.

Die anaerobe Glykolyse, deren Werte in der untersten Graphik dargestellt sind, wird von den Nieren immer dann eingesetzt, wenn es zu einer tubulären Schädigung kommt. Der Anstieg ihrer Werte bei den mit Silbernitratlösung behandelten

Tieren der Gruppe C kann als Folge einer schockbedingten Zirkulationsstörung angesehen werden. Demgegenüber fällt auf, daß die in Gruppe B dargestellten Meßwerte der unbehandelt gebliebenen und daher, wie aus den weiteren Untersuchungen noch hervorgehen wird, stärker geschädigten Tiere im Normalbereich verbleiben. Diese Konstellation legt nahe, daß sowohl die Reaktionsabläufe der anaeroben Glykolyse als auch die des PAH-Transportes durch Verbrennungstoxine gehemmt werden.

Das gezeigte Verhalten der anaeroben Glykolyse läßt sich nicht allein durch Zirkulationsstörungen erklären (Abb. 2). Reine Hypoxieschäden führen mit absoluter Sicherheit zu einem unterschiedlich starken Anstieg der anäroben Glykolyse. Unter IV finden sich z. B. die 24 Std nach einer 2stündigen Nierenischämie erhöhten Meßwerte dieses Stoffwechselvorganges. Bei III sind die zum gleichen Zeitpunkt nach 2stündigem hypovolämischen Schock erhaltenen Werte aufge-

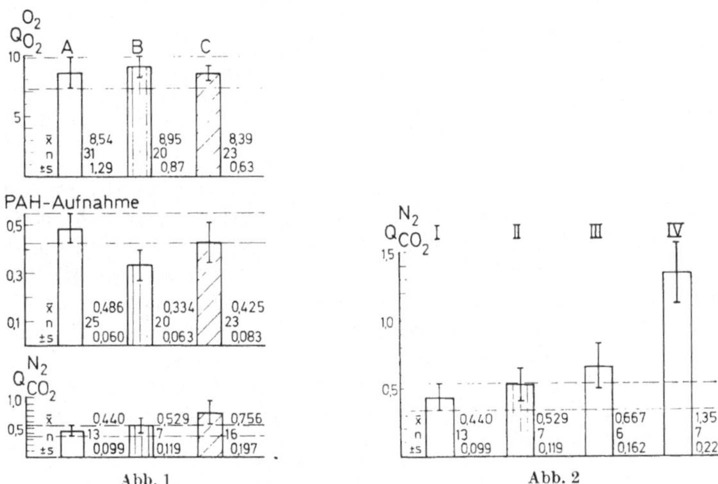

Abb. 1. Ergebnisse von Stoffwechseluntersuchungen an der Nierenrinde nach Hautverbrühung. $Q^{O_2}_{O_2}$ = Sauerstoffverbrauch. PAH-Aufnahme-Transport von p-Aminohippursäure, $Q^{N_2}_{CO_2}$ = anaerobe Glycolyse. Weitere Erklärung im Text

Abb. 2. Verhalten der anaeroben Glycolyse nach Einwirkung unterschiedlicher Traumen. Erklärung im Text

tragen. Sie erweisen sich als fast identisch mit denjenigen, die in der einer Silbernitratbehandlung unterzogenen Gruppe registriert wurden. Unter II finden sich die auffälligerweise noch im Normalbereich liegenden Werte der unbehandelt gebliebenen und damit am stärksten einer möglichen Toxinwirkung ausgesetzten Kontrolltiere.

Ein ähnliches Verhalten wie diese Stoffwechselleistungen zeigen die am Nierenrindengewebe registrierten Fermentaktivitäten (Abb. 3). Sie werden, wie die schräg schraffierten Säulen der Graphik erkennen lassen, bei den einer Silbernitratlösung ausgesetzten Tieren wenig oder gar nicht beeinträchtigt. Demgegenüber sinken sie in der unbehandelten Kontrollserie B deutlich ab. Ein scheinbar widersprüchliches Verhalten zeigt die in den Mitochondrien strukturgebundene Glutaminat-Oxalat-Transaminase. Sie kann die Zelle erst nach Zerstörung dieser Organellen verlassen. Die dadurch bedingte Verzögerung bedingt offenbar, daß sich 24 Std nach der Verbrennung das Gros dieses Fermentes noch im Zellplasma befindet, so daß der Aktivitätsanstieg ebenfalls als Schädigungsfolge angesehen werden kann.

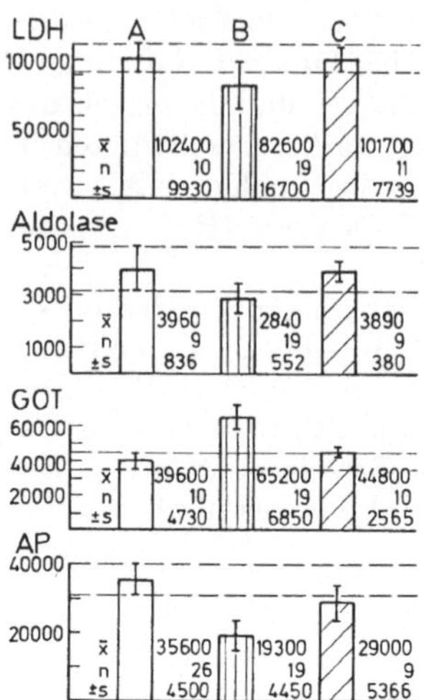

Abb. 3. Verhalten der Aktivität einiger Gewebsfermente im Nierenrindengewebe nach Hautverbrühung. Weitere Erklärung im Text

Zusammenfassend läßt sich somit sagen, daß die während der Frühphase der Verbrennungskrankheit an einer Fülle unterschiedlicher Untersuchungsverfahren zu registrierenden Schädigungen der Tubuluepithelien weitgehend dadurch verhindert werden können, daß im Bereich der Brandwunde eine Eiweißfällung durchgeführt wird. Dieser Umstand spricht entgegen der Lehrmeinung doch dafür, daß nicht nur Kreislaufstörungen, sondern auch aus der Brandwunde stammende Toxine während der Frühphase Nierenschäden verursachen können. Die klinische Beobachtung, daß Kinder, deren Brandwunden mit Silbernitratlösung behandelt wurden, gegenüber Kontrollgruppen eine erhöhte Lebenserwartunga aufweisen, könnte ihre Erklärung in den geschilderten Versuchsergebnissen finden.

Professor Dr. med. F. Truss
Urolog. Abt. d. Chirurg. Univ.-Klinik
D-3400 Göttingen
Goßlerstraße 10

P. May, K. Bihler, K. König und E. Schindler: **Das Verhalten der Nierenrindendurchblutung, der Nierenfunktion und des Kreislaufs bei akuter Harnstauung**

Seit den Anfängen der Nierenphysiologie ist die Harnstauungsniere Gegenstand zahlreicher Untersuchungen. Während die intrapelvinen Druckverhältnisse und die Harnleiterdynamik weitgehend geklärt sind, weichen die in der Literatur angegebenen renalen hämodynamischen und funktionellen Ergebnisse bei akuter Ureterobstruktion stark voneinander ab.

Unsere Tierversuche an 25 Bastardhunden sollten einerseits klären, wie sich eine akute einseitige Ureterblockade auf die Nierenrindendurchblutung und den arteriellen Blutdruck auswirkt. Eine weitere Frage lautete: Wie verändern sich unter den gleichen Versuchsbedingungen die Nierenpartialfunktionen?

Methodik

Die Versuche wurden an 25 nüchternen Bastardhunden unterschiedlichen Geschlechts mit einem Gewicht zwischen 15 und 38 kg in Rückenlagerung durchgeführt. Die Ergebnisse von 20 Tieren konnten ausgewertet werden.

Anästhesie

Nach Einleitung der Narkose mit 0,5 g Propanidid und endotrachealer Intubation führten wir unsere Untersuchungen in Neuroleptanalgesie-Typ 2 durch. Fentanyl wurde in einer Dosierung von 0,02 mg/kg Körpergewicht, Dehydrobenzperidol in einer Dosierung von 1 mg/kg Körpergewicht i.v. verabreicht. Die Tiere wurden automatisch mit Überdruck, Sauerstoff und Lachgas im Verhältnis 1:2 beatmet, wobei das Atemminutenvolumen so gewählt wurde, daß eine endexspiratorische CO_2-Konzentration zwischen 4 und 4,5 Vol. % resultierte.

Nach prävesicaler Freilegung und Sondierung beider Harnleiter zogen wir eine modifizierte Myokardsonde nach Hensel in das Rindengewebe der rechten Niere ein.

Durch einen Langsamschreiber wurde gleichzeitig der intrapelvine Harndruck und die lokale Rindendurchblutung der rechten Niere sowie der arterielle Blutdruck fortlaufend aufgezeichnet: bei der Mehrzahl der Versuche registrierten wir zusätzlich den zentralen Venendruck und die endexspiratorische CO_2-Konzentration. Über die Cubitalvenen wurden einerseits Ringerlösung zur Aufrechterhaltung der Wasserdiurese, andererseits die Clearancesubstanzen infundiert.

Ergebnisse

Diese schematische Abbildung gibt den typischen Verlauf einer Harnstauungsperiode von 120 min Dauer wieder. Entsprechend dem Verhalten der Nieren-

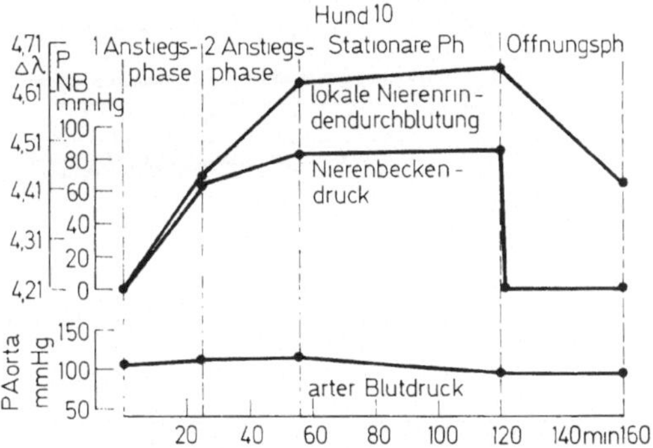

Abb. 1. Schematische Darstellung des Ablaufs einer akuten Harnstauungsperiode sowie der Öffnungsphase bei Hund 10

beckendruckkurve ließ sich eine erste und zweite Anstiegsphase von einer stationären und einer Öffnungsphase unterscheiden.

Bei allen Versuchen fanden wir nach einseitiger prävesicaler Ureterblockade von 20 bis maximal 184 min Dauer eine gesicherte positive Abhängigkeit der Nierenrindendurchblutungsänderung vom Nierenbeckendruckanstieg, wie sie auch das Schema zeigt. Der Durchblutungsanstieg in der Nierenrinde betrug im Mittel 12%, maximal 26% gegenüber dem Ausgangswert.

Bei einem Teil der Versuche kam es zu einem oft noch während der Harnstauungsperiode reversiblen Anstieg des arteriellen Blutdrucks. Bei allen Versuchen sank die Rindendurchblutung nach Öffnung der Harnsperre um maximal 24% ab, um sich nach z. T. zahlreichen kurzfristigen Schwankungen spätestens 40 min später wieder dem Ausgangswert zu nähern.

Typische Originalkurvenbilder sollen das Verhalten des arteriellen Blutdrucks, des Nierenbeckendrucks und der Nierenrindendurchblutung während einer akuten Harnstauungsperiode demonstrieren.

Die auf der Abbildung registrierte erste Anstiegsphase des Nierenbeckendrucks nach Ureterblockade zeigt deutlich eine synchrone Erhöhung der Nierenrindendurchblutung, keine Änderung des arteriellen Blutdrucks und des zentralen Venendrucks.

Zu Beginn der zweiten Anstiegsphase des gleichen Versuchs kommt es bei weiterem synchronen Anstieg des Nierenbeckendrucks und der Rindendurchblutung noch zu keiner signifikanten Blutdruckänderung.

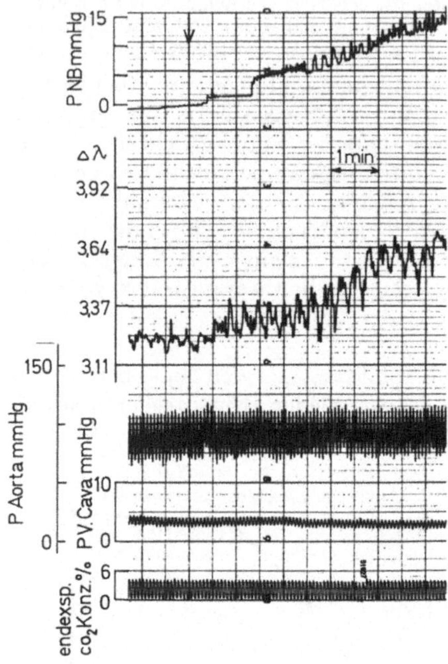

Abb. 2. Erste Anstiegsphase des Nierenbeckendrucks. Synchrone Erhöhung der lokalen Nierenrindendurchblutungskurve

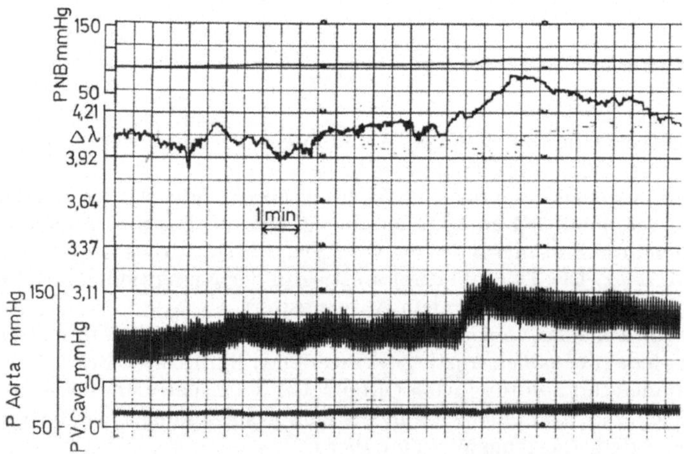

Abb. 3. Zweite Anstiegsphase des Nierenbeckendrucks mit Übergang in die stationäre Phase. Die zahlreichen Schwankungen unterworfene örtliche Nierenrindendurchblutungskurve zeigt eine deutliche Abhängigkeit vom stufenweise ansteigenden arteriellen Blutdruck

Erst mit dem Übergang in die stationäre Phase steigt der arterielle Blutdruck stufenweise an. Das deutlich sichtbare blutdruckabhängige Verhalten der Nierenrindendurchblutungskurve läßt darauf schließen, daß die Autoregulation der Niere in diesem Stadium akuter Harnstauung aufgehoben ist; diese Beobachtung bestätigen auch jüngste Ergebnisse aus dem amerikanischen Schrifttum.

Nach Beseitigung der Harnsperre fällt die Rindendurchblutung muldenförmig ab, um sich nach ca. 6 min wieder auf ein Niveau einzustellen, das noch etwa 12% unter dem Ausgangswert liegt.

Eine rechnerische Auswertung ergab eine statistisch gesicherte Abhängigkeit des Anstiegs der Nierenrindendurchblutung vom Nierenbeckendruck, d. h. von der intrarenalen Druckerhöhung.

Thurau und andere Autoren erklären diesen Effekt durch eine relative Weitstellung der präglomerulären Arteriolen, die evtl. durch einen Feed-back-Mechanismus zwischen den Macula-densa-Zellen des distalen Tubulus und den afferenten Arteriolen ausgelöst wird.

Ein gegensinniges Verhalten zur Durchblutungsgröße zeigten die bei 10 Hunden gleichzeitig bestimmten PAH- und Inulin-Clearancewerte. Bei neun Versuchen bestimmten wir zusätzlich die Harnosmolarität sowie die Urinkonzentration von

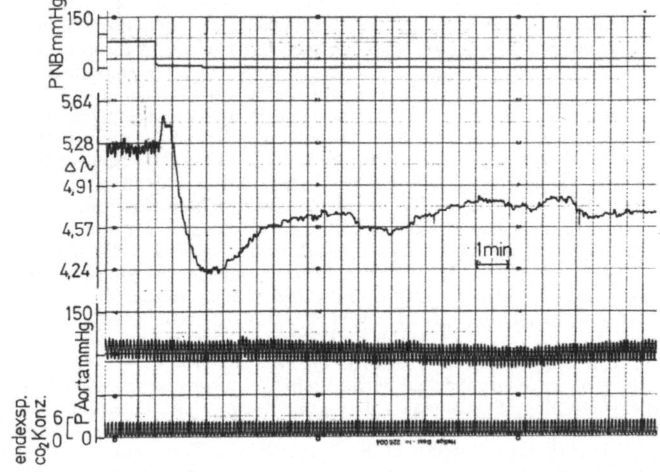

Abb. 4. Öffnungsphase nach Beseitigung der Ureterblockade

Natrium und Kalium vor, während und nach Stauungsperioden von 29 bis maximal 115 min Dauer. Dabei berechneten wir für die Elektrolytausscheidung jeweils das Verhältnis: Urinkonzentration zu Plasmakonzentration.

Der Abfall der Natriumkonzentration im gestauten Harn ist als empfindlicher Parameter für die Dauer der Ureterblockade zu werten.

Im Gegensatz zur Natriumkonzentration steigt der Kaliumgehalt im gestauten Urin ebenfalls abhängig von der Dauer der Ureterblockade deutlich an.

Der signifikante Konzentrationsverlust im gestauten Harn wird auch von zahlreichen anderen Autoren bestätigt.

Für die Ursache der veränderten Nierenpartialfunktion und der Ausscheidungsverhältnisse bei akuter Ureterdruckerhöhung finden sich im physiologischen Schrifttum zahlreiche Theorien, auf die hier nicht näher eingegangen werden kann. Im wesentlichen werden die geänderten Strömungs- und Resorptionsbedingungen in den Tubuli verantwortlich gemacht.

Zusammenfassung: Es wird über den Einfluß einseitiger, kurzfristiger, kompletter Ureterblockade von unterschiedlicher Dauer auf die Nierenrindendurchblutung, die Nierenpartialfunktionen und den Kreislauf berichtet.

25 experimentelle Versuche an Hunden zeigten nach akuter Ureterstauung eine positive Abhängigkeit der Nierenrindendurchblutung vom Nierenbeckendruck, eine arterielle Blutdruckerhöhung wurde nicht in allen Fällen beobachtet.

Zusätzlich wurden klassische Clearanceuntersuchungen vor und nach den Stauungsperioden durchgeführt. Außerdem wurde der Einfluß akuter Harnstauung auf die Elektrolytausscheidung sowie auf die Harnkonzentration kontrolliert. Die renalen pathophysiologischen Veränderungen bei akuter Harnstauung werden kurz diskutiert.

Literatur

Bartha, J., Harza, T.,Harsing, L.: Die intrarenale Verteilung der durch die Niere strömenden Blutmenge in osmotischer Diurese und unter Stop-Flow-Bedingungen. Pflügers Arch. ges. Physiol. **288**, 315 (1966). — Betz, E., Gayer, J., Weber, H.: Fortlaufende Registrierung der lokalen Nierenrindendurchblutung mit Hilfe von Wärmeleitsonden. Z. Kreisl.-Forsch. **53**, 524 (1964). — David, H.: Submikroskopische Strukturveränderungen der Niere bei akuter und subakuter Harnstauung (Hydronephrose). Acta biol. med. germ. **10**, 164 (1963). — Deetjen, P., Brechtelsbauer, H., Kramer, K.: Hämodynamik des Nierenmarks. III. Mitteilung. Pflügers Arch. ges. Physiol. **279**, 281 (1964). — Deetjen, P., Sonnenberg, H.: Der tubuläre Transport von Paraaminohippursäure. Pflügers Arch. ges. Physiol. **285**, 35 (1965). — Eigler, F. W.: Pathophysiologie der Niere im Rahmen chirurgischer Erkrankungen. Stuttgart: Enke 1968. — Goldblatt, H., Kahn, J. R., Lewis, H. A.: Studies on experimental hypertension, experimental observations on hypertension associated with unilateral renal disease: effect of occlusion of ureter on experimental hypertension due to unilateral renal ischemia. Arch. Surg. **43**, 327 (1941). — Golenhofen, K., Hensel, H., Hildebrandt, G.: Durchblutungsmessung mit Wärmeleitelementen. Stuttgart: Thieme 1963. — Gottschalk, C. W.: A comparative study of renal interstitial pressure. Amer. J. Physiol. **169**, 180 (1952). — Gottschalk, C. W., Mylle, M.: Micropuncture study of pressures in proximal tubules an peritubular-capillaries of the rat kidney and their relation to ureteral and renal venous pressures. Amer. J. Physiol. **185**, 430 (1956). — Govan, D. E.: Experimental hydronephrosis. J. Urol. (Baltimore) **85**, 432 (1962). — Harsing, L., Szanto, G., Bartha, J.: Renal circulation during stop flow in the dog. Amer. J. Physiol. **213**, 935 (1967). — Henne, G., Thurau, K.: Die Mehrdurchblutung der Niere bei Steigerung des intrarenalen Gewebedrucks. Pflügers Arch. ges. Physiol. **278**, 45 (1963). — Hensel, H.: Neue Wärmeleitsonden zur Durchblutungsregistrierung. Naturwissenschaften **50**, 155 (1963). — Kiil, F., Aukland, K.: Renal concentration mechanism and hemodynamics at increased ureteral pressure during osmotic and saline diuresis. Scand. J. clin. Lab. Invest. **13**, 276 (1961). — Kramer, K., Thurau, K., Deetjen, P.: Hämodynamik des Nierenmarks. I. Capilläre Passagezeit, Blutvolumen, Durchblutung, Gewebshämatokrit und O_2-Verbrauch des Nierenmarks in Situ. Pflügers Arch. ges. Physiol. **270**, 251 (1960). — May, P. Sökeland. J.: Druckveränderungen im Nierenbeckenkelchsystem bei urologischer Routinediagnostik. Z. Urol. **61**, 49 (1968). — May, P., Sökeland, J., Laubenberger, Th., Oberhausen, E.: Renovasographie und Radioisotopendiagnostik bei Harnstauungsnieren. 10. Tagg. Vereinig. Norddtsch. Urol. Urologe **7**, 360 (1968). — Murphy, G. P., Scott, W. W.: The renal hemodynamic response to acute and chronic ureteral occlusion. J. Urol. (Baltimore) **95**, 636 (1968). — Navar, L. G., Baer, P. G.: Renal autoregulatory an glomerular filtration responses to graduated ureteral obstruction. Nephron **7**, 301 (1970). — Rutishauser, G., Graber, P.: Beobachtungen bei akuter Ureterstauung im klinischen Modellversuch. Z. Urol. **55**, 537 (1962). — Schirmeister, J. Schmidt, L., Söling, H. D.: Die renale Extraction verschiedener Clearance-Substanzen beim Hund während maximal erhöhtem Ureterdruck. Naunyn-Schmiedebergs Arch. exp. Path. Pharmak. **237**, 473 (1959). — Selkurt, E. E.: Effect of ureteral blockade on renal blood flow and urinary concentrating ability. Amer. J. Physiol. **205**, 286 (1963). — Selkurt, E. E., Brandfonbrener, M., Geller, H. M.: Effects of ureteral pressure increase on renal hemodynamics and the handling of electrolytes and water. Amer. J. Physiol. **170**, 61 (1962). — Share, L.: Effect of increased ureteral pressure on renal function. Amer. J. Physiol. **168**, 97 (1952). — Sökeland, J., May, P.: Elektromanometrische Messungen in Nierenbecken und Harnleiter. Urologe **5**, 292 (1966). — Steinhausen, M.: Messungen des tubulären Harnstromes und der tubulären Reabsorption unter erhöhtem Ureterdruck. Pflügers Arch. ges. Physiol. **298**, 105 (1967). — Swann, H. G.: Some aspects of renal blood flow and tissue pressure. Amer. Heart J. **8**, 115 (1965). — Thurau, K.: Renal hemodynamics. Amer. J. Med. **36**, 698 (1964). — Thurau, K., Henne, G.: Die transmurale Druckdifferenz der Widerstandsgefäße als Parameter der Widerstandsregulation in der Niere. Pflügers Arch. ges. Physiol. **279**, 156 (1964). — Thurau, K., Schnermann, J.: Die Natriumkonzentration an den Macula-densa-Zellen als regulierender Faktor für das Glomerulumfiltrat (Mikropunktionsversuche). Klin. Wschr. **43**, 410 (1965). — Vander, A. J., Miller, R.: Control of renin secretion in anaesthetized dog. Amer. J. Physiol. **207**, 537 (1964). — Winton, F. R.: Hydrostatic pressures affecting the flow of urine and blood in the kidney. Harvey Lect. **47**, 21 (1951).

Privatdozent Dr. P. May
Urolog. Univ.-Klinik
D-6650 Homburg/Saar

H. Frohmüller: Nephrogene nicht-metastatische Leberdysfunktion

Maligne Nierentumoren können ein weites Spektrum von z. T. sehr ungewöhnlichen Symptomen hervorrufen. Die klassische Symptomtrias, nämlich Makrohämaturie, Flankenschmerz und palpabler Tumor sollte als Spätsymptom des Hypernephroms betrachtet werden, das eine ungünstige Prognose bedeutet. Die Skala nicht-urologischer und atypischer Symptome reicht andererseits von Gewichtsverlust und allgemeinem Schwächegefühl über Fieber unbekannter Genese, Anämie und Polycythämie bis zu pathologischen Frakturen, Angiomatosis retinae (M. von Hippel-Lindau) und Hypercalcämie ohne augenfällige Knochenveränderungen. Vor allem solche Fälle mit ungewöhnlichen Manifestationen eines Nierencarcinoms können differentialdiagnostisch größte Schwierigkeiten bereiten, weshalb Kiely das Hypernephrom als den ,,Tumor des Internisten" bezeichnet hat. Auch Creevy schrieb bereits 1935 im Hinblick auf die häufig außergewöhnliche Symptomatik, daß ,,bösartige Nierentumoren zusammen mit der Syphilis und der Tuberkulose zu den größten Imitatoren der klinischen Medizin gerechnet werden sollten".

Eine äußerst interessante Assoziation zwischen Nierentumoren und Leber wurde zu Beginn des letzten Jahrzehntes bekannt. Es handelt sich dabei weder um das sog. ,,hepatorenale Syndrom" — ein Begriff, der in letzter Zeit sehr fragwürdig geworden ist —, noch um die Metastasierung des Nierencarcinoms in die Leber — eine allgemein bekannte Form der Absiedlung von Tochtergeschwülsten —, sondern vielmehr um eine reversible, nicht-metastatische Dysfunktion der Leber bei Patienten mit Nierentumoren.

Zwar hatte bereits Creevy 1935 über drei Hypernephrompatienten berichtet, bei denen klinisch gleichzeitig der Hinweis auf eine Lebercirrhose gegeben war, jedoch machte erst Stauffer von der Mayo Clinic im Jahre 1961 auf dem Jahreskongreß der American Gastroenterological Association eindeutig auf dieses Symptom der ,,nephrogenen Hepatosplenomegalie", wie er es zunächst nannte, aufmerksam. Er berichtete bei dieser Tagung über fünf Patienten mit malignen Nierentumoren, die zuerst eine chronische Lebererkrankung mit Vergrößerung von Leber und Milz sowie eine ungewöhnliche Leberdysfunktion zu haben schienen. Seither wurden in der anglo-amerikanischen Literatur sporadisch weitere derartige Fälle publiziert und vor kurzem berichteten Utz u. Mitarb. von der Mayo Clinic über 60 solcher Fälle aus einer Serie von 400 Hypernephromen, d. h. bei 15% der Serie fand sich eine hepatische Dysfunktion.

Das Syndrom der nephrogenen nicht-metastatischen Leberdysfunktion ist, wie bereits Stauffer genau beschrieb, charakterisiert durch erhöhte Werte für die alkalische Phosphatase und die Thymoltrübungsreaktion, verlängerte Prothrombinzeit, veränderte Werte des Bromsulphaleintests und der Serumproteine (erhöhtes α-2-Globulin und erniedrigtes Albumin) sowie eine Hepatomegalie und häufig auch Splenomegalie. Utz u. Mitarb. stellten außerdem in 70% ihrer Fälle eine Erhöhung des indirekten Bilirubins fest. Dagegen finden sich keine charakteristischen histologischen Veränderungen in der Leber, sondern lediglich geringgradige unspezifische, chronisch-entzündliche Zellinfiltrationen. Nach Entfernung des Nierentumors können sich die pathologischen Leberfunktionen wieder normalisieren.

Die Ätiologie dieses ungewöhnlichen Syndroms ist bisher völlig ungeklärt. Mohamed sowie Summerskill nehmen auf Grund der spontanen Rückbildung der Leberzelldysfunktion und der bei nephrogener Polycythämie vorliegenden Blutveränderungen nach Nephrektomie eine gemeinsame Ätiologie für beide Abnormalitäten an, die möglicherweise durch die Sekretion toxischer Substanzen durch das Tumorgewebe bedingt sei. Chalmers schreibt dem Harnstoffcyclus und speziell gastrointestinalen Ureasen einen gewissen Einfluß auf die Ätiologie der nicht-metastatischen Hepatopathie beim Hypernephrom zu.

Bei einer Durchsicht der an der Chirurgischen Universitätsklinik Würzburg in den Jahren 1948 bis 1969 wegen eines Nierentumors behandelten 205 Fälle fand sich dreimal das Syndrom der „nephrogenen Leberdysfunktion". Dabei ist jedoch zu berücksichtigen, daß bei Patienten mit Nierentumoren bis vor kurzem Leberfunktionsproben nicht routinemäßig durchgeführt wurden, sondern im allgemeinen nur dann, wenn entsprechende Symptome von seiten der Leber vorlagen und somit bereits der Verdacht auf eine hepatische Dysfunktion bestand.

Bei allen drei Patienten, einem 64jährigen und einem 68jährigen Mann sowie einer 55jährigen Frau konnte ein Hypernephrom histologisch verifiziert werden. Bei dem einen Patienten wurde das Nierencarcinom erst bei der Autopsie diagnostiziert, und die beiden anderen Patienten verstarben bald nach der Diagnosestellung. Daher konnte bei keinem dieser Fälle die mögliche Reversibilität der funktionellen Beeinträchtigung der Leber untersucht werden.

Die große diagnostische und prognostische Bedeutung der nicht-metastatischen Leberdysfunktion bei malignen Nierentumoren liegt auf der Hand. Das Syndrom tritt sicher häufiger auf als bisher angenommen wurde und es ergibt sich somit die Forderung, bei allen Patienten mit einer ungeklärten Leberzelldysfunktion, mit oder ohne Hepatosplenomegalie, einen Nierentumor auszuschließen, wie umgekehrt auch bei allen Nierentumorpatienten die Leberfunktion zu untersuchen. Die Möglichkeit der Reversibilität der Hepatopathie nach Entfernung des Hypernephroms weist ferner darauf hin, daß ein Tumor der Niere bei gleichzeitigem Vorliegen einer solch eindrucksvollen Systemmanifestation mit biochemischen Anomalien nicht als inoperabel zu betrachten ist. Andererseits ist jedoch das Persistieren der Hepatomegalie und der pathologischen Leberfunktionsproben nach Nephrektomie oder das Wiederauftreten dieses Syndroms nach anfänglicher Rückbildung im Anschluß an die Entfernung des Nierentumors als ein ominöses prognostisches Zeichen anzusehen, wie aus einigen der von der Mayo Clinic mitgeteilten Fälle zu schließen ist. Aus diesem Grund sollten bei postoperativen Kontrolluntersuchungen von Hypernephrompatienten ebenfalls routinemäßig Bestimmungen der Leberfunktionsproben vorgenommen werden.

Zusammenfassung: Bei malignen Nierentumoren kann es zu einer Leberbeteiligung in Form von Metastasen, Metastasen und Dysfunktion sowie Dysfunktion ohne Metastasen kommen. Die nicht-metastatische nephrogene Hepatopathie ist erst seit 1961 bekannt, wobei die Ätiologie dieses ungewöhnlichen Syndroms bisher völlig ungeklärt ist. Das Syndrom ist charakterisiert durch pathologische Veränderungen der folgenden Leberfunktionsproben: des Bromsulphaleintests, der Thymoltrübungsreaktion, der alkalischen Phosphatase, der Serumproteine, der Prothrombinzeit und des Serumbilirubins. Außerdem findet sich in den meisten Fällen eine Hepatomegalie und häufig auch eine Splenomegalie. Es wird über drei eigene Fälle von nicht-metastatischer Leberdysfunktion bei Hypernephromen berichtet und schließlich auf die große diagnostische und prognostische Bedeutung dieses Syndroms hingewiesen.

Literatur

Chalmers, T. C.: Pathogenesis and treatment of hepatic failure. New Engl. J. Med. **263**, 23 (1960). — Creevy, C. D.: Confusing clinical manifestations of malignant renal neoplasms. Arch. intern. Med. **55**, 895 (1935). — Kiely, J. M.: Hypernephroma — the internist's tumor. Med. Clin. N. Amer. **50**, 1067 (1966). — McCormick, J., Amirana, M.: Fever as symptom in renal cell carcinoma. J. Urol. (Baltimore) **86**, 518 (1961). — Melicow, M. M., Uson, A. C.: Nonurologic symptoms in patients with renal cancer. J. Amer. med. Ass. **172**, 146 (1960). — Mohamed, S. D.: Reversible non-metastatic liver-cell dysfunction and thrombocytosis from a hypernephroma. Lancet **1965 II**, 621; — Nonmetastatic nephrogenic hepatosplenomegaly and epilepsy. Postgrad. med. J. **41**, 641 (1965). — Stauffer, M. H.: Nephrogenic hepatosplenomegaly. Gastroenterology **40**, 694 (1961). — Summerskill, W. H. J.: Hepatic failure and the kidney. Gastroenterology **51**, 94 (1966). — Summerskill, W. H. J., Shorter, R. G.: Progressive hepatic failure. Its association with undifferentiated renal tumor. Arch. intern. Med. **120**, 82 (1967). — Utz, D. C., Warren, M. M., Gregg, J. A., Ludwig, J., Kelalis, P. P.: Reversible hepatic dysfunction associated with hypernephroma. Mayo Clin. Proc. **45**, 161 (1970). — Warren, M. M., Kelalis, P. P., Utz, D. C.: Changing concept of hypernephroma. J. Urol. (Baltimore) **104**, 376 (1970).

Privatdozent Dr. H. Frohmüller
Urolog. Abt. d. Chirurg. Univ.-Klinik
D-8700 Würzburg

K. H. Bichler, K. Naber und D. Maroske: **Niereninsuffizienz beim Verschlußikterus: tierexperimentelle Untersuchungen am Hund**

Immer wieder wird in der Literatur über Nierenversagen nach operativen Eingriffen an den Gallenwegen berichtet (Dawson). Unter 136 Patienten, die wegen eines Verschlußikterus an der Chirurgischen Universitätsklinik Marburg a. d. Lahn in den letzten Jahren operiert wurden, sahen wir Nierenversagen nur bei gleich-

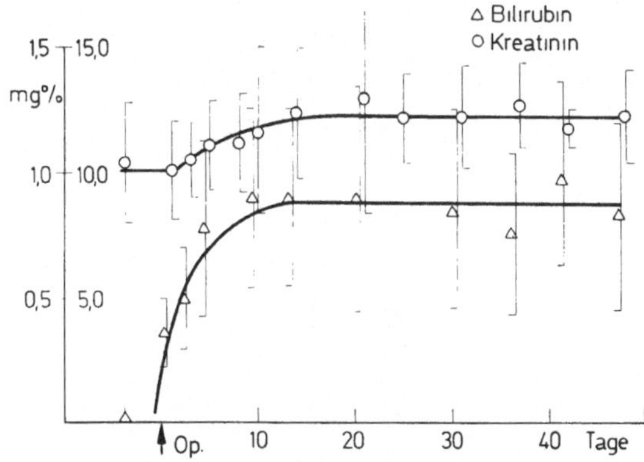

Abb. 1. Bilirubin und Kreatinin im Serum nach Verschluß des Ductus choledochus

zeitig schweren Schockzuständen. Im neueren Schrifttum wird überwiegend die Ansicht vertreten, daß es keinen direkten Zusammenhang zwischen Verschlußikterus und Nierenversagen gibt, sondern, daß das Nierenversagen die Folge eines zusätzlichen Schockzustandes ist (Martini, Zollinger). Diese Meinung ist jedoch noch nicht einheitlich.

Wir führten zur Klärung eines kausalen Zusammenhanges zwischen Verschlußikterus und Nierenfunktionsstörungen tierexperimentelle Untersuchungen durch. An zwölf Bastardhunden beiderlei Geschlechtes wurde durch Ligatur des Ductus choledochus ein Verschlußikterus erzeugt. Für die histologische Untersuchung wurde gleichzeitig eine Probeexcision aus der rechten Niere sowie aus dem rechten Leberlappen entnommen.

Nach Anlegen des Verschlusses kam es zu einem steilen Anstieg des Serum-Bilirubins, der sich um den 8. postoperativen Tag auf einen Wert von ca. 9 mg-% einstellte (Abb. 1). Gleichzeitig zeigt diese Abbildung das Verhalten des Serum-Kreatinins, das von einem präoperativen Wert von 1,0 auf 1,2 mg-% im gleichen postoperativen Zeitraum anstieg. Die Erhöhung des Serum-Kreatinins in der postoperativen Phase ist nicht signifikant. Bei den Serumelektrolyten fiel lediglich ein deutlich an der Grenze zur Signifikanz liegender Abfall des Natriums auf. Darüber hinausgehende Störungen im Elektrolyt- sowie im Säure-Basenhaushalt konnten während dieses Zeitraumes nicht festgestellt werden.

Clearanceuntersuchungen wurden 6 Tage präoperativ sowie am 6., 21. und 42. Tag nach Verschluß durchgeführt. Wie Abb. 2 zeigt, kommt es am 6. postoperativen Tag zu einem deutlichen Abfall der Kreatinin-, Inulin- und Paraaminohippursäureclearance. Der Flow ändert sich gegenüber dem präoperativen Wert nicht. Der Abfall der Clearance für Inulin, Kreatinin und Paraaminohippursäure ist weiterhin kontinuierlich. Am 42. Tag nach Beginn des Verschlußikterus kommt es dann zu einer deutlichen Änderung des Urinflow. Die Inulinclearance sinkt um 35%, die PAH-Clearance um 36% und die Kreatininclearance um 43% ab.

Bei der histologischen Untersuchung fanden sich eine cholämische Nephrose mit Ablagerungen von Bilirubin in den Tubuli und besonders in den abführenden Sammelrohren. Typische morphologische Zeichen eines akuten Nierenversagens wurden nicht beobachtet.

Wie die Clearanceuntersuchungen in verschiedenen postoperativen Zeiträumen zeigen, kommt es zu einer deutlichen Zunahme der Nierenfunktionsstörung, die

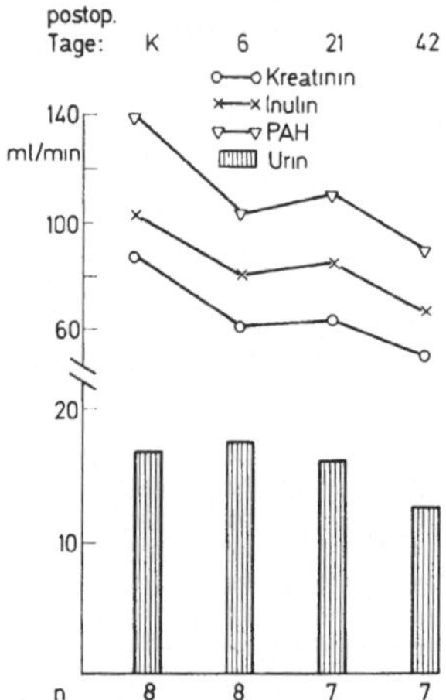

Abb. 2. Kreatinin-, Inulin- und PAH-Clearance sowie Urinflow nach Verschluß des Ductus choledochus

jedoch noch nicht so ausgeprägt ist, daß sie sich durch einen signifikanten Anstieg der Serum-Kreatininwerte bemerkbar macht. Bei länger dauerndem Verschlußikterus nehmen die Nierenfunktionsstörungen zu. Der Allgemeinzustand der Hunde wird aber nach 7wöchigem Verschlußikterus zunehmend schlechter, so daß sie an den Folgen eines Leberversagens ad exitum kommen.

In einer weiteren tierexperimentellen Untersuchungsreihe konnten wir zeigen, daß nach Beseitigung des Verschlusses am 21. postoperativen Tag eine völlige Normalisierung der Nierenfunktion auftritt. Diese Untersuchungen stimmen überein mit Literaturangaben von Koppel über Nierentransplantationen von Spendern mit Nierenfunktionseinschränkung bei sog. hepatorenalem Syndrom. Diese Transplantate heilten in der Mehrzahl komplikationslos ein und zeigten später eine normale Nierenfunktion.

Zusammenfassend ist festzustellen:

1. Die Nierenfunktionsstörungen bei bestehendem Verschlußikterus sind passager und durch eine frühzeitige Beseitigung des Verschlusses voll reversibel.

2. Die Untersuchungen zeigen fernerhin, daß eine erhebliche Empfindlichkeit der Niere bei bestehendem Verschlußikterus gegenüber einer Minderdurchblutung vorliegt, so daß diese Nieren schon auf geringste Blutdruckabfälle empfindlich reagieren.

3. Um ein Nierenversagen nach Eingriffen an den Gallenwegen zu vermeiden, ist daher eine optimale Flüssigkeitssubstitution erforderlich. Ein Blutdruckabfall bei Narkoseeinleitung sowie in der intra- und postoperativen Phase muß vermieden werden.

Literatur

Dawson, J. L.: The incidence of postoperative renal failure in obstructive jaundice. Brit. J. Surg. **52**, 663 (1965). — Koppel, M. H., Coburn, J. W., Mims, M. M., Goldstein, H., Boyle, J. D., Rubini, M. E.: Transpl. of cadav. kidney from pat. with hepatorenal Syndrome. New Engl. J. Med. **280**, 1367—1371 (1969). — Martini, G. A.: Gibt es ein hepatorenales Syndrom? Dtsch. med. Wschr. **87**, 2408—2419 (1962). — Zollinger, H. U.: Niere und ableitende Harnwege. In: Spezielle pathologische Anatomie, Bd. 3 (Doerr, W., Uehlinger, E., Hrsg.). Berlin-Heidelberg-New York: Springer 1966.

Dr. K. H. Bichler
Urolog. Univ.-Klinik
D-3550 Marburg/L.

P. Schabert und Ch. Kroemer: **Das Verhalten der Urin-Leucinaminopeptidase bei Ratten nach Gabe von verschiedenen Blutersatzlösungen**

Histologische Veränderungen an Nieren von Menschen und Tieren nach Gabe von verschiedenen Plasmaersatzlösungen sind schon seit längerem bekannt [8, 10, 12, 17, 18, 23, 33]. Übereinstimmend wird eine Verquellung der proximalen Tubulusabschnitte mit vacuoligen Einschlüssen in den Epithelien der proximalen Tubuli contorti beschrieben. In den gleichen Abschnitten wurde histochemisch die Leucinaminopeptidase (LAP) in hoher Konzentration gefunden [6, 9, 24].

Bei früheren Untersuchungen [29] fanden wir nach Verabreichung von verschiedenen Blutersatzlösungen eine gesteigerte LAP-Ausscheidung im Urin (Tabelle 1). Dieser Befund war am stärksten ausgeprägt bei Plasmaexpandern auf Dextranbasis, vor allem bei einem niedermolekularen 10%igen Dextran (Rheomacrodex). Unsere jetzigen Untersuchungen hatten zum Ziel, den Zeitpunkt der höchsten LAP-Ausscheidung im Urin zu ermitteln und wie sich die gesteigerte LAP-Ausscheidung im Harn durch gleichzeitige Diuretikagaben beeinflussen läßt.

Methodik

Die Versuche wurden an weiblichen 230 bis 310 g schweren Ratten durchgeführt. Während des 36 Std dauernden Versuchsablaufes saßen die Tiere einzeln in Stoffwechselkäfigen und erhielten alle 4 Std 10 ml einer Mischung von 5%iger Glucose mit Ringerlösung im Verhältnis 1:1 über eine Schlundsonde. Der Urin wurde in Perioden über je 8 Std gesammelt, der Harn der ersten 4 Std wurde verworfen. Im Anschluß an die erste 8 Std-Sammelperiode entnahmen wir in oberflächlicher Äthernarkose den Tieren Blut aus dem Schwanz. Die Menge betrug 1,2 bis 1,3% des Körpergewichtes, das entspricht etwa einem Viertel des Blutvolumens. Danach wurde den Ratten die gleiche Menge Plasmaersatzlösung in eine Schwanzvene injiziert. Die erste Gruppe erhielt Rheomacrodex allein, bei der zweiten verwandten wir das handelsübliche Rheomacrodex mit einem 20%igen Sorbitzusatz, bei der dritten Gruppe gaben wir Rheomacrodex mit einem 20%igen Mannitzusatz und bei der vierten Gruppe wurde Furosemid in einer Dosierung von 2 mg/kg Körpergewicht gleichzeitig mit dem Rheomacrodex injiziert. Die LAP-Bestimmung im nicht dialysierten Urin erfolgte mit Hilfe der Biochemikatestkombination der Firma Boehringer-Mannheim, als Substrat diente L-Leucyl-p-nitroanilid.

Ergebnisse

Das Ausscheidungsmaximum der LAP im Urin zeigte sich bereits in den ersten 8 Std nach der Injektion von Rheomacrodex, während die ausgeschiedene Urinmenge in diesem Zeitraum unter der der vergleichbaren Sammelperiode vor der Injektion lag (Tabelle 2). In den folgenden Sammelperioden stieg die Urinmenge über das Ausgangsvolumen, die absolute LAP-Ausscheidung nahm jedoch ab. In der letzten Sammelperiode lag sowohl die Urinmenge als auch die LAP-Ausscheidung im Harn wieder im Bereich der Vergleichsperiode vor der Injektion.

Bei der gleichzeitigen Gabe von Sorbit oder Mannit war die durchschnittliche Urinproduktion in den ersten 8 Std nach der Injektion von Rheomacrodex nur

Tabelle 1. *Ausscheidung von Leucinaminopeptidase im 24 Std-Urin von Ratten (Durchschnittswerte in mU LAP/kg Körpergewicht)*

Zahl der Tiere	Gewicht der Tiere	2. Tag vor der Injektion	1. Tag vor der Injektion	Injektion von	1. Tag nach der Injektion	2. Tag nach der Injektion	3. Tag nach der Injektion
10	360 g	364 ± 106	316 ± 51	Ringerlösung	293 ± 80	361 ± 100	324 ± 113
10	365 g	238 ± 77	259 ± 52	Rattenserum	310 ± 75	315 ± 109	249 ± 75
18	360 g	264 ± 121	330 ± 152	Gelatinelösung 3,5 % (Haemaccel)	583 ± 402	357 ± 83	250 ± 103
10	370 g	265 ± 72	264 ± 75	Dextranlösung 6 % (Macrodex)	3628 ± 1644	280 ± 66	304 ± 75
10	295 g	249 ± 90	230 ± 67	Dextranlösung 10 % (Rheomacrodex)	4273 ± 2360	208 ± 67	298 ± 124

Tabelle 2. *Urin und Leucinaminopeptidaseausscheidung (mU/kg Körpergewicht) vor und nach Injektion von Rheomacrodex ohne und mit Diuretikum*

Zahl der Tiere		1. Sammelperiode	Injektion von	2. Sammelperiode	3. Sammelperiode	4. Sammelperiode	Gesamtausscheidung in 24 Std nach der Injektion
9	Urinmenge	18,1 ± 3,0	Rheomacrodex	5,2 ± 2,7	25,4 ± 5,3	18,2 ± 2,1	48,8 ± 6,2
	LAP-Ausscheidung	172 ± 66		1716 ± 648	225 ± 65	160 ± 39	2101 ± 639
8	Urinmenge	16,1 ± 2,3	Rheomacrodex + Sorbit 20 %	7,0 ± 2,8	27,0 ± 1,9	18,8 ± 2,4	52,9 ± 4,9
	LAP-Ausscheidung	142 ± 58		680 ± 463	161 ± 41	142 ± 31	983 ± 518
9	Urinmenge	18,6 ± 1,8	Rheomacrodex + Mannit 20 %	7,7 ± 4,6	23,3 ± 2,5	17,8 ± 2,6	48,9 ± 5,3
	LAP-Ausscheidung	219 ± 59		678 ± 292	170 ± 33	224 ± 82	1072 ± 334
15	Urinmenge	18,7 ± 2,6	Rheomacrodex + Furosemid 2 mg/kg	11,8 ± 2,9	23,7 ± 3,3	17,3 ± 1,7	52,8 ± 3,6
	LAP-Ausscheidung	153 ± 49		959 ± 405	220 ± 77	146 ± 37	1325 ± 404

gering, durch die Gabe von Furosemid 2 mg/kg Körpergewicht jedoch signifikant erhöht gegenüber der Urinmenge des Kollektives, das Rheomacrodex allein erhalten hatte (Abb. 1). Die LAP-Ausscheidung in obiger Sammelperiode war durch Diuretikazusatz signifikant erniedrigt gegenüber der Vergleichsgruppe, die Rheomacrodex allein erhalten hatte, und zwar für Sorbit mit $p < 0,005$, für Mannit und Furosemid mit $p < 0,001$.

Die gesamte Urinausscheidung innerhalb von 24 Std nach der Injektion von Rheomacrodex war bei allen vier Kollektiven etwa gleich. Die Gesamtausscheidung der LAP konnte jedoch durch die Gabe von Diuretika signifikant gesenkt werden (Tabelle 2).

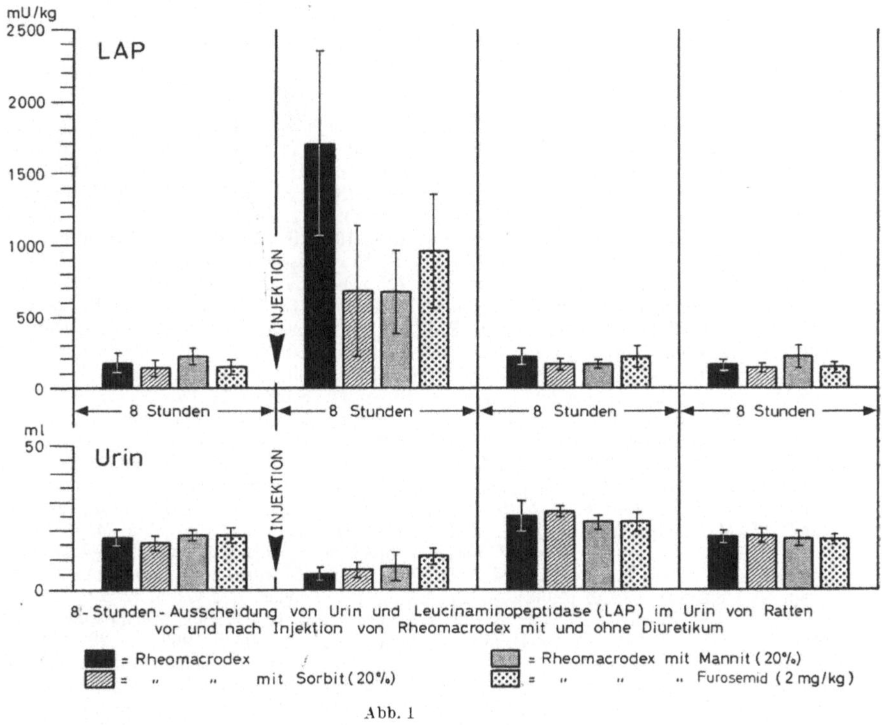

Abb. 1

Diskussion

Nach Gabe von Plasmaexpandern auf Dextranbasis mit niedrigem Molekulargewicht fanden mehrere Autoren [1, 11, 14, 20, 21] eine deutliche Abnahme der Urinausscheidung. Diese Reduktion der Urinproduktion war mit einer Viscositätszunahme des Urins verbunden, die teilweise sogar zu einer Stase des Harns in den Tubuli führt [32]. Wir haben versucht, durch Gabe von Diuretika die Dextrankonzentration und damit die Viscosität des Harns im Tubulus herabzusetzen.

Mannit und Sorbit wird von mehreren Autoren eine Schutzwirkung auf die Niere bei verschiedenen Noxen zugesprochen [3, 16, 19, 25, 26]. Der Mechanismus wird mit einer verbesserten Durchblutung der Niere erklärt [2, 13, 30].

Furosemid führt durch seine Wirkung auf das Glomerulumfiltrat und die proximalen und distalen Tubulusabschnitte zu einer gesteigerten Strömungsgeschwindigkeit im Tubulus [7, 28]. Wir konnten durch die Gabe von Diuretika die gesteigerte LAP-Ausscheidung nach Rheomacrodex bei Ratten verringern.

Nach Angaben in der Literatur [4, 22, 27, 31] ist eine gesteigerte LAP-Ausscheidung im Urin bei intaktem Glomerulum als Zeichen einer tubulären Schädigung zu werten und die Zunahme der LAP-Ausscheidung ein Maßstab für den Grad der Tubulusschädigung [5, 22]. Wenn wir diese Deutung auf unsere Ergebnisse übertragen, so muß man folgern, daß durch niedermolukulare Dextrane bei Ratten eine erhebliche Schädigung des Tubulusepithels erfolgt, die durch gleichzeitige Gabe von Diuretika deutlich verringert wird.

Zusammenfassung:

1. Es wird über die LAP-Ausscheidung im Urin in zeitlicher Abhängigkeit nach der Injektion von Rheomacrodex berichtet. Bereits in den ersten 8 Std nach der Injektion tritt das Ausscheidungsmaximum des Fermentes im Urin auf, bei gleichzeitiger Abnahme der Urinmenge.

2. Bei gleichzeitiger Gabe von Mannit, Sorbit und Furosemid zum Rheomacrodex kann die absolute LAP-Ausscheidung signifikant gesenkt werden.

3. Auf Grund von Literaturangaben wird die Schlußfolgerung gezogen, daß bei Ratten durch Rheomacrodex ein Tubulusschaden erzeugt werden kann, der durch gleichzeitige Gabe von Diuretika verringert wird.

Literatur

1. Arturson, G., Granath, K., Thorén, L., Wallenius, G.: Acta chir. scand. **127**, 543 (1964). — 2. Barry, K., Cohen, A., LeBlanc, P.: Surgery **50**, 335 (1961). — 3. Barry, K., Malloy, J. P.: J. Amer. med. Ass. **179**, 510 (1962). — 4. Bergmann, H., Scheler, F.: Klin. Wschr. **42**, 275 (1964). — 5. Bergmann, H., Truss, F.: Med. Welt (Stuttg.) **1964**, 1760. — 6. Burstone, M. S., Folk, J. E.: J. Histochem. Cytochem. **4**, 217 (1956). — 7. Deetjen, P.: Aus: Renal Transport and Duretics. International Symposion Feldafing 1968, S. 215. Berlin-Heidelberg-New York: Springer 1969. — 8. Goldenberg, M., Crane, R. D., Popper, H.: Amer. J. clin. Path. **17**, 939 (1947). — 9. Gomori, G.: Proc. Soc. exp. Biol. (N.Y.) **85**, 570 (1954). — 10. Griem, W., Czok, G., Lang, K.: Anaesthesist **13**, 324 (1964). — 11. Hallwachs, O., Lutz, H.: Langenbecks Arch. klin. Chir. **318**, 14 (1967). — 12. Hartmann, F. W.: Arch. Surg. **63**, 728 (1951). — 13. Heidland, A., Klütsch, K., Moormann, A., Hennemann, H.: Dtsch. med. Wschr. **94**, 1568 (1969). — 14. Hölscher, B.: Chirurg **39**, 178 (1968). — 15. James, J. A., Ashworth, C. T.: Amer. J. Path. **38**, 515 (1961). — 16. Kahn, D., Gerney, J., Lee, R., Sloan, H.: Surgery **57**, 676 (1965). — 17. Kief, H.: Bibl. haemat. (Basel) **34**, 367 (1969). — 18. Lindner, J.: Aus: Schock und Plasmaexpander, S. 23. Berlin-Heidelberg-New York: Springer 1964. — 19. Lungmayr, G., Wagner, O.: Urol. int. (Basel) **22**, 381 (1967). — 20. Lutz, H., Hallwachs, O.: Bibl. haemat. (Basel) **34**, 398 (1969). — 21. Lutz, H.: Z. ges. exp. Med. **146**, 383 (1968). — 22. Mason, E. E., Chemigoy, F. A., Gulesserian, H. P., Tector, A. J.: Surg. Gynec. Obstet. **122**, 333 (1966). — 23. Morgan, T. O., Little, J. M., Evans, W. A.: Brit. med. J. **1966 II**, 737. — 24. Nachlas, M. M., Monis, B., Rosenblatt, D., Seligman, A. M.: J. biophys. biochem. Cytol. **7**, 261 (1960). — 25. Peters, G., Brunner, H.: Amer. J. Physiol. **204**, 555 (1963). — 26. Powers, S. R., Boba, A., Hostnik, W., Stein, A.: Surgery **55**, 15 (1964). — 27. Raab, W., Kaiser, E.: Wien. Z. inn. Med. **47**, 327 (1966). — 28. Reubi, F.: Aus: Renal Transport and Diuretics. International Symposion Feldafing 1968, S. 381. Berlin-Heidelberg-New York: Springer 1969. — 29. Schabert, P.: Z. klin. Chem. **7**, 60 (1969). — 30. Scheler, F., Deetjen, P.: Aus: Normale u. pathologische Funktionen des Nierentubulus, S. 341. Bern-Stuttgart: Huber 1965. — 31. Scheler, F., Bergmann, H.: Verh. dtsch. Ges. inn. Med. **69**, 732 (1963). — 32. Steinhausen, M.: Aus: Genese und Therapie des hämorrhagischen Schocks, S. 189. Stuttgart: Thieme 1966. — 33. Vickery, A. L.: Amer. J. Path. **32**, 161 (1956).

Dr. P. Schabert
Urolog. Klinik d. FU
D-1000 Berlin 19

M. Schmidt-Mende, H. Seinfeld, W. Brenedl, Ch. Chaussy, H. W. Sollinger und V. Sitzberger: **Der Einfluß der Nucleinsäuren auf die allogene Nierentransplantation im Tierversuch**

Ein bis jetzt ungelöstes Problem ist die Ätiologie der irreversiblen vasculären Abstoßung, der ein Großteil der Nierentransplantate zum Opfer fällt.

Seit den heute schon klassischen Arbeiten von Askonas u. Rhodes [1] und Plescia u. Braun [2] drängte sich immer mehr der Verdacht auf, daß eine Konjugation von Nucleinsäuren und löslichen Antigenen innerhalb der monocytären lymphatischen Zellen eine wesentliche Rolle bei diesem Vorgang spielen dürfte.

1969 berichteten Seinfeld u. Brendel, daß Nucleinsäuren in allogenen Transplantaten zu einer Abstoßung führen. Dieser Befund war um so erstaunlicher, da während der letzten 10 Jahre verschiedene Autoren [4, 5, 6] über eine transplantatverlängernde Wirkung von RNA berichtet hatten.

Es war das Bemühen unserer Experimente, diese widersprüchlichen Befunde aufzuklären.

Material

RNA und DNA wurden wie schon früher beschrieben [7] gewonnen. Als Spender und Empfänger wurden erwachsene, nicht verwandte Bastardhunde von 18 bis 20 kg Körpergewicht verwendet.

Methode

Die Nierentransplantate wurden bei allen Hunden heterotop im Becken durch Seit-zu-End-Anastomose vorgenommen.

Im ganzen wurden die Versuchstiere in fünf Gruppen unterteilt, von denen eine die Kontrollgruppe war. Bei allen Gruppen wurde nach Entnahme der Spenderniere diese für 30 min bei Raumtemperatur mittels Gravidität mit einem Druck von 120 cm H_2O mit einer modifizierten Perfusionslösung (Fresenius) durchströmt, die neben Elektrolyten, Zucker und 40 %igem Dextran, Procain, Heparin und Puffer enthielt und 1970 von Largiader angegeben wurde. Direkt vor der Perfusion wurden 100 mg Nucleinsäuren der Perfusionslösung zugesetzt.

Die einzelnen Versuchsgruppen gliederten sich folgendermaßen:

Gruppe I (N = 5)

Die Spenderniere wurde nach der Entnahme bei Raumtemperatur in einem Zeitraum von ca. 30 min mit 1 l der beschriebenen Perfusionslösung mit RNA durchströmt. Postoperativ erhielten die Empfängertiere jeden 5. Tag 100 mg RNA intramuskulär.

Gruppe II (N = 5)

Die Empfängertiere erhielten 100 mg DNA jeden 5. Tag intramuskulär, die erste Injektion direkt nach der Nierentransplantation.

Gruppe III (N = 1)

Gleiches Verfahren wie Gruppe II, anstelle von DNA wurde dem Hund 100 mg RNA intramuskulär injiziert.

Gruppe IV (N = 5)

Eine einzige Dosis von 100 mg RNA wurde intramuskulär postoperativ dem Empfänger injiziert.

Gruppe V (Kontrollen N = 2)

Hier wurden die Nieren nach Entnahme lediglich mit der oben angegebenen Perfusionsösung ohne Nucleinsäuren durchströmt.

Resultate

Mit Ausnahme der postoperativen Komplikationen starben alle Tiere einschließlich der Kontrolltiere an den Folgen einer Urämie. Drei oder 4 Tage vor dem Tod begannen der Harnstoff-Stickstoff und das Serumkreatinin langsam anzusteigen, der mittlere Harnstoff-N-Spiegel lag kurz vor dem Tode der Tiere um 200 mg-%, der mittlere Serumkreatininspiegel bei 16 mg-%.

Überlebenszeit

Die Überlebenszeit in Gruppe I und II (s. Abb. 1) war verlängert auf 23,4 + 2,82 und 16,4 ± 0,58 Tage. In Gruppe III überlebte der Hund 14 Tage. Die mittlere Überlebenszeit in Gruppe IV war 12,2 ± 0,76 Tage gegenüber Gruppe V mit 12 Tagen.

Besprechung

Gruppe I

Vier von fünf Hunden zeigten die klassischen Zeichen einer spätakuten Abstoßung mit interstitieller Infiltration, insbesondere perivasculär ausgebildet. Wände und Mark sowie die Tubuli zeigten Nekrosen in verschiedenem Ausmaß.

Teilweise wurden örtlich begrenzte, teilweise generalisierte fibrinoide vasculäre Nekrosen beobachtet. Besonders auffällig waren hier extensive perivasculäre fibrinoide Ablagerungen, die sich primär in der Adventitia der Arteriae arcuatae und interlobares finden und von hier zur Media vordringen (Tabelle).

Gruppe II

Zwei Hunde zeigten das gleiche Bild wie Gruppe I. Bei drei Hunden jedoch fanden sich in den Nieren eine totale ischämische Nekrose von Rinde und Mark im Frühstadium, ohne Zeichen einer Infiltration. Mikroskopisch ließ sich kein Anhalt für eine Thrombose oder einen Infarkt finden.

Gruppe III

Die mikroskopischen Bilder gleichen denen in Gruppe I.

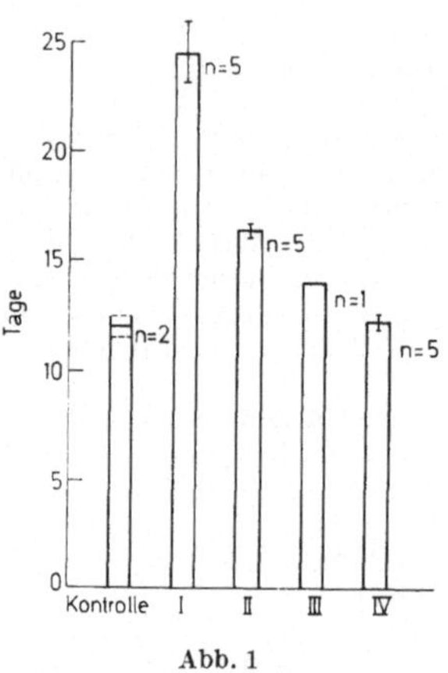

Abb. 1

Tabelle. *Histologische Resultate in den verschiedenen Gruppen nach Symptomen: Anzahl der betroffenen Nieren je Gruppe*

Gruppe	n	Infiltration		Nekrose				perivasculäre Fibrinoid-ablagerung	Bemerkungen
		peri-vasculär	inter-stitiell	tubulär	cortical	medullär	fibrinoid vasculär		
Kontrolle	2	2	2	2	2	2	2	∅	
I.	5	4	4	4	4	4	3	3	1 Nephrose
II.	5	2	2	3	3	3	2	2	
III.	1	1	1	1	1	1	1	1	
IV.	5	5	5	5	5	5 (Wochen)	5	(fraglich)	

Diskussion

Unsere Ergebnisse weisen darauf hin, daß bei der Behandlung der Allotransplantate mit Nucleinsäuren zwei gänzlich verschiedene Mechanismen zur Wirkung kommen:

1. Ein transplantatverlängernder Mechanismus, der anscheinend auf die Synthese eines unspezifischen Eiweißes zurückzuführen ist. Auf welche Weise diese Eiweiße die Transplantatfunktion verlängern, ist bis heute eine offene Frage.

2. Der zweite Mechanismus scheint tatsächlich auf einer Komplexierung der exogenen Nucleinsäure mit dem Eiweiß der Spenderniere zu beruhen. Es liegt der Verdacht nahe, daß dieser Mechanismus auch als Ursache für die anfangs erwähnte chronisch vasculäre Abstoßung verantwortlich ist. Hierfür spricht, daß bei der von uns gefundenen Abstoßung am meisten die intrarenalen Gefäße betroffen sind. Man könnte annehmen, daß die Verhinderung einer solchen Komplexierung uns vielleicht auch ein Mittel in die Hand geben würde, die klinisch beobachtete irreversible vasculäre Abstoßung zu kontrollieren.

Literatur

1. Askonas, B. A., Rhodes, J. M.: Immunogenicity of antigen-containing ribonucleic acid preparations from macrophages. Nature (Lond.) **205**, 470—474 (1965). — 2. Plescia, O. J., Braun, W.: Nucleic acids in immunology. Berlin-Heidelberg-New York: Springer 1968. — 3. Seinfeld, H., Brendel, W.: The influence of RNA on the immune response. In: Progr. Chirg. Trap., vol. 3 (Cortesini, R., Ed.). Rome: C.E.P.I. 1970. — 4. Ashley, F. L., McNall, E. G., Dutt, N. R., Garcia, E. N., Sloan, R. F.: The effects of nucleic acids on homograft tolerance. Ann. N.Y. Acad. Sci. **87**, 429—444 (1960). — 5. Jolley, W. B., Hinshaw, D. B.: Basic studies on homograft acceptance including early clinical results. Amer. J. Surg. **112**, 308—313 (1966). — 6. Largiader, F., Traebert, E., Senning, A., Humbel, R., Wegmann, W.: Retarded rejection of renal transplants pretreated with nucleic acid. Germ. med. Mth. **13**, 607—609 (1968). — 7. Seinfeld, H., Sitzberger, V., Chaussy, Ch., Sollinger, H. W., Schmidt-Mende, M., Brendel, W., Meyer, D.: Vascular changes due to exogenous nucleic acids in canine allografts. Europ. J. Exp. Surg. Res. **2** (1970) (im Druck). — 8. Largiader, F.: Organ transplantation, 2nd ed. Stuttgart: Thieme 1970.

Professor Dr. M. Schmidt-Mende
Urolog. Klinik d. Univ.
D-8000 München 15
Thalkirchner Straße 48*

H. Sommerkamp, K. H. Bichler und K. Naber: **Urovenöser Shunt. Eine neue tierexperimentelle Studie**

Das experimentelle Prinzip, den Harn einer Niere direkt oder indirekt in die Blutbahn abzuleiten, ist bereits vor über 50 Jahren am Tier durchgeführt worden. Durch eine direkte Ureter-Cavaanastomose versuchte Reid (1918) am Hund die harnpflichtigen Substanzen im Blut bei intakter kontralateraler Seite zu erhöhen. Die Versuche scheiterten meist an einer hochgradigen Stenosierung der Anastomose mit Ausbildung einer Harnstauungsniere. Als man erkannte, daß es beim Verbleib einer funktionstüchtigen Niere ohnehin nicht möglich ist, durch eine urovenöse Fistel eine Azotämie zu erzeugen, wurden die weiteren Experimente — meist als uro-peritoneale oder uro-duodenale Fistel — dahingehend ausgerichtet, die kompensatorische Hypertrophie der (durch den Kurzschluß der Gegenseite) funktionellen Restniere zu studieren (Bollmann u. Mann, 1935; Hartmann, 1933; Simpson, 1959, 1961). Einen technisch gangbaren Weg beschrieben Eckert u. Mitarb. (1969), die Stenose oder Reflux an der Ureter-Cavaanastomose dadurch vermieden, indem sie das intakte Ureterostium mit einem Teil des Blasentrigonums zur Anastomose verwendeten.

Unsere Überlegungen gingen davon aus, daß eine urovenös kurzgeschlossene Niere theoretisch über lange Zeit ohne Beeinträchtigung der Homöostase des Organismus in Funktion bleiben kann und bei geeigneter Versuchsanordnung als Modell einer reversiblen Nephrektomie angesehen werden kann. Nach zahlreichen technischen Fehlschlägen bei direkter Ureter-Cavaanastomose durch Thrombosierung des Shunts haben wir eine Modifikation des urovenösen Shunts entwickelt, die sich für unseren Zweck besser eignete (Abb. 1): Wir haben beim Hund zunächst eine operative Blasentrennung vorgenommen und dann die blind verschlossene rechte Blasenhälfte über ein Pudenz-Heyer-Ventil, wie es sonst zur Therapie des Hydrocephalus verwendet wird, über die V. femoralis an die Blutbahn angeschlossen.

Der gesamte Harn der rechten Niere wird somit erneut in den Kreislauf eingebracht und muß über die linke Niere ausgeschieden werden. Bei diesem Hund (Abb. 2) zeigt das Ausscheidungsurogramm normale Abflußverhältnisse beider Nieren 10 Tage nach Anlegen des rechtsseitigen urovenösen Shunts. Die Analyse der Blutchemie zeigt bei funktionierendem Shunt keine Veränderung der Elektrolyte, des Säure-Basenhaushalts oder der Kreatininkonzentration, lediglich intermittierend eine leichte Hämolyse und Verlängerung der Gerinnungszeit.

* Neue Anschrift: St. Bernwards-Krankenhaus, Urologische Klinik, 3200 Hildesheim.

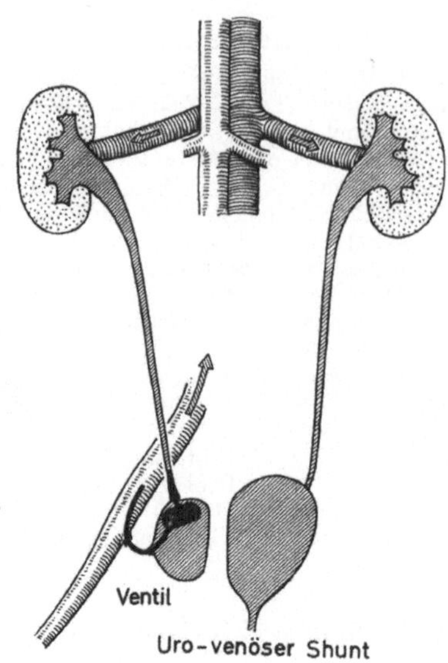

Abb. 1. Urovenöser Shunt. Nach Blasenteilung Ableitung des Harns einer Niere in das Venensystem über ein Pudenz-Heyer-Ventil

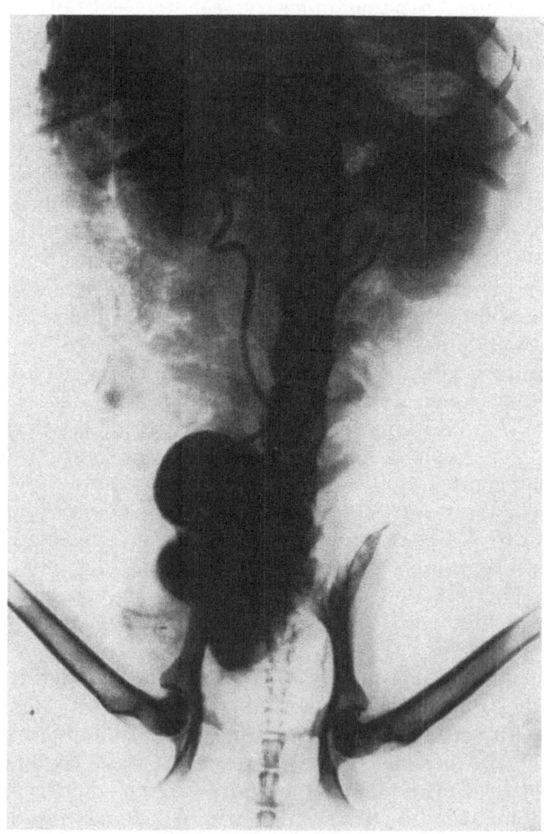

Abb. 2. Ausscheidungsurogramm eines Hundes mit rechtsseitigem urovenösen Shunt

Dieses Modell einer reversiblen, funktionellen Nephrektomie bietet einige experimentelle Möglichkeiten, die auf andere Weise nicht zu erreichen sind:

1. Durch experimentelle Schädigung der normalen (linken) Niere läßt sich eine akute oder chronische Niereninsuffizienz erzeugen und ermöglicht die Untersuchung des Urämieeinflusses auf Funktion und Morphologie einer *gesunden* (in diesem Falle der kurzgeschlossenen) Niere.

2. Die Beseitigung des Shunts und Ableitung des Urins aus der geteilten Blase stellt eine schnelle und wenig traumatische Form einer Autotransplantation dar.

3. Das Phänomen der „Entlastungsdiurese" nach Harnstauung kann mit diedem Modell selektiv untersucht werden. Unsere Experimente haben sich bisher vorwiegend mit diesem Problem befaßt:

Bekanntlich führt man die sog. „Entlastungsdiurese" mit Polyurie und gesteigerter Natriurese auf zwei Komponenten zurück: die stauungsbedingte Nierenschädigung und die Auswirkungen der prärenalen Veränderungen wie Azotämie und Natriumretention. Die isolierte Prüfung der Nierenschädigung durch die Harnstauung ist möglich, wenn ein Harnleiter ligiert wird, und durch die zweite

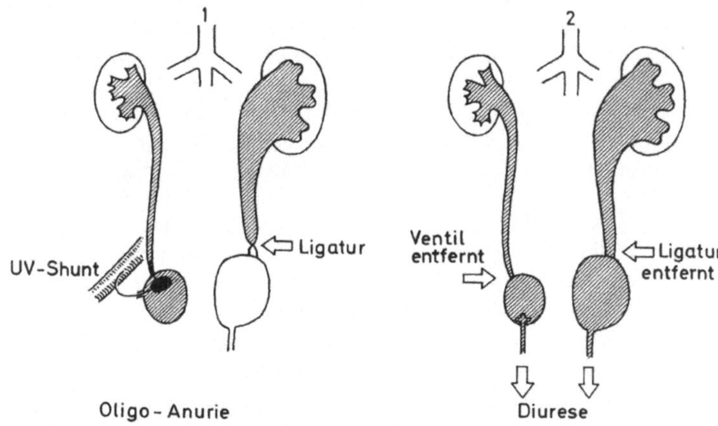

Abb. 3. Versuchsanordnung zur seitengetrennten Analyse der „Entlastungsdiurese" an der gesunden und stauungsgeschädigten Niere (s. Text)

Niere normale prärenale Verhältnisse garantiert werden. Die Kombination beider pathogenetischer Faktoren (Nierenschädigung und prärenale Stickstoff- und Natriumretention) kann am Modell der doppelseitigen Harnstauung untersucht werden. Wie die Entlastungsreaktion bei Urämie und *gesunder* Niere verläuft, läßt sich ausschließlich mit dem Modell des urovenösen Shunts analysieren.

Wir haben beim Hund nach Anlage des urovenösen Shunts den kontralateralen Harnleiter ligiert oder stenosiert (Abb. 3) und so eine Anurie oder eine Präurämie durch Ureterstenose erzeugt. Nach Lösen der Ligatur und gleichzeitiger Entfernung des Shunts läßt bei identischen prärenalen Verhältnissen seitengetrennt die Funktion der gesunden und der stauungsgeschädigten Niere prüfen. — Die vorläufigen Untersuchungen haben gezeigt, daß die Entlastungspolyurie im Frühstadium über die gesunde Niere abläuft und erst nach einer Latenz von etwa 20 Std auf der Harnstauungsseite einsetzt. Die Natriumverluste sind dagegen von Anfang an auf der gestauten Seite größer. Einzelheiten dieser Experimente hier darzulegen, würde den Rahmen dieses methodischen Beitrags überschreiten.

Wir glauben, daß es möglich ist, mit dem Modell des urovenösen Shunts eine Reihe von urologisch-nephrologischen Problemen anzugehen, die auf andere Weise nicht oder nur unvollständig gelöst werden können.

Literatur

Bollmann, J. L., Mann, F. C.: Arch. Path. **19**, 28 (1935). — Eckert, D., Kountz, S. L., Cohn, R.: J. surg. Res. **9**, 187 (1969). — Hartmann, F. W.: J. exp. Med. **58**, 649 (1933). — Reid, M. R.: Bull. Johns Hopk. Hosp. **29**, 55 (1918). — Simpson, D. P.: Clin. Res. **8**, 116 (1959); — Amer. J. Physiol. **201**, 517 (1961).

Privatdozent Dr. H. Sommerkamp
D-7800 Freiburg i. Br.
Urolog. Abteilung der Chirurg. Univ.-Klinik

R. Engelking und V. Norrenberg: Tierexperimentelle Untersuchungen über die Fortleitungsgeschwindigkeit elektrischer Erregungen im Harnleiter

In den letzten Jahrzehnten wurde bereits mehrfach versucht, die Elektroureterographie als klinisch-diagnostische Methode anzuwenden. Unter den Parametern der Aktionspotentiale des Harnleiters, die für eine genauere Auswertung infrage kommen können, erscheint die Fortleitungsgeschwindigkeit der elektrischen Erregungen im Harnleiter noch am geeignetsten zu sein.

Zur Registrierung und genauen Vermessung mittels Kathodenstrahloszillograph oder Direktschreiber bieten sich drei standardisierbare Verfahren an:

1. Eine bipolare Ableitung mit relativ großem Elektrodenabstand. Hierdurch erhält man ein biphasisches Aktionspotential, dessen negative und positive Auslenkung entsprechend dem Elektrodenabstand auseinandergezogen sind (1 Kanal).

2. Eine doppelte bipolare Ableitung mit geringem Elektrodenabstand. Bei dieser Ableitung ergibt sich ein biphasisches Aktionspotential, bei welchem die negative Auslenkung direkt in die positive Auslenkung übergeht (2 Kanäle).

3. Das „Trigger-Verfahren", bei dem das Aktionspotential bei Ankunft an der ersten Elektrode den Kippgenerator des Kathodenstrahloszillographen in Gang setzt, wodurch ein stehendes Bild mit einer beliebigen Anzahl von übereinander projizierten Aktionspotentialen gewonnen werden kann.

Die monopolare Ableitung erscheint uns wegen der Störanfälligkeit und des technischen Aufwandes für diese Methode noch ungeeignet zu sein.

Eine Reihe von Untersuchungen an Hunden zeigte, daß bereits unter „normalen" Bedingungen eine relativ große Streubreite der Erregungsfortleitungsgeschwindigkeit im Harnleiter besteht. Die individuellen Werte bei zwölf Tieren lagen zwischen 10 und 50 mm/sec.

Auch am Einzeltier fanden sich unterschiedliche Werte und verschiedene Bedingungen, die eine Änderung dieser Werte verursachen können. Einige Beispiele mögen dies erläutern:

1. Fast stets findet sich ein deutlicher Seitenunterschied in den Erregungsfortleitungsgeschwindigkeiten beim gleichen Tier.

2. Regelmäßig finden sich Unterschiede zwischen den einzelnen Abschnitten eines einzelnen Harnleiters, welche durch die unterschiedliche spiralige Anordnung der Muskelfasern in der Harnleiterwand bedingt sein dürften.

3. Zwischen der Erregungsfortleitungsgeschwindigkeit im Harnleiter und dem Potentialabstand besteht eine deutliche Abhängigkeit: Je kürzer der Potentialabstand — z. B. bei Doppelpotentialen oder Potentialgruppen —, desto langsamer wird die Fortleitungsgeschwindigkeit des 2. Potentials. Wenn der Potentialabstand größer als 3,5 sec wird, geht diese Beziehung wieder verloren.

4. Eine weitere, interessante Beziehung fand sich zwischen dem Harnleiterinnendruck und der Erregungsfortleitungsgeschwindigkeit im Harnleiter bei drei Stauversuchen: Je höher der Harnleiterinnendruck anstieg, desto stärker war der Anstieg der Erregungsfortleitungsgeschwindigkeit. So entsprach einem Druckanstieg im Harnleiter auf etwa 30 mmHg ein Anstieg der Fortleitungsgeschwindigkeit von etwa 35 mm/sec auf etwa 45 mm/sec. Einem Anstieg des Harnleiterinnendruckes auf Werte zwischen 60 und 80 mmHg entsprach ein Anstieg der Erregungsfortleitungsgeschwindigkeit auf 50 bis 55 mm/sec. Ein weiterer Druckanstieg oder ein längeres Fortbestehen des erhöhten Druckes führt jedoch nach kurzer Zeit zu einer Aufhebung der peristaltischen Aktionen.

Es gibt also eine Reihe von Faktoren, die einen erheblichen Einfluß auf die Erregungsfortleitungsgeschwindigkeit im Harnleiter ausüben können. Es gibt jedoch bisher noch keine festen Vergleichswerte. Dies bedeutet, daß auch die Erregungsfortleitungsgeschwindigkeit nur mit äußerster Zurückhaltung bei der Beurteilung von Elektroureterogrammen verwendet werden kann. Inwieweit sich die Bestimmung der Erregungsfortleitungsgeschwindigkeit für klinische Zwecke eignet, bleibt noch abzuwarten.

Dr. med. R. Engelking
Urolog. Abt. d. Chirurg. Univ.-Klinik
D-5000 Köln-Lindenthal

G. Ruedas und D. Britten: **Mechanik der Harnblase bei gesunden und querschnittsgelähmten Ratten**

Bei der Miktion hängt der Fluß vom Widerstand in der Harnröhre und vom Druck in der Blase ab. In den Untersuchungen wird der variable Widerstand des Blasenausganges durch ein ableitendes System mit bekanntem Widerstand ausgeschaltet. Damit kann der Blasenmuskel unabhängig vom Blasenhals untersucht werden. Die Dimension des Widerstandes ist cm/Fluß in ml/sec.

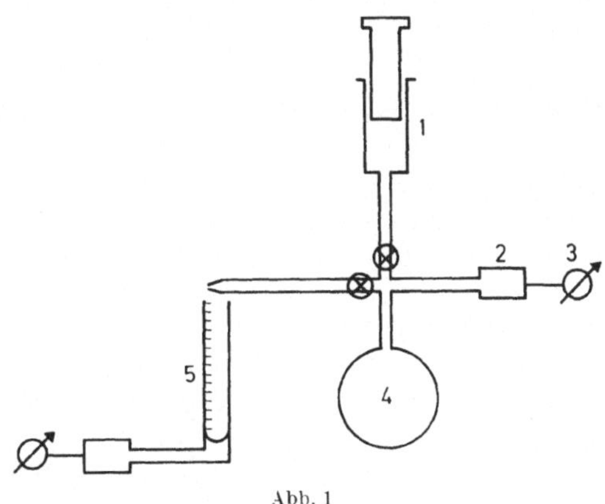

Abb. 1

Methode

Über eine in die Blase eingebundene Glaskanüle ist das Organ mit der Versuchsanordnung verbunden (Abb. 1). Sie besteht aus einem Vierwegehahn, der an die Blase, an eine Perfusionspumpe, an einen Druckmesser und an einen Flußmesser angeschlossen ist. Bei Füllung der Blase ist der Schenkel des Vierwegehahnes, der zum Flußmesser führt, geschlossen. Gleichzeitig wird der Blasendruck laufend registriert. Bei der Entleerung wird die Perfusionspumpe abgestellt und der Hahn zum Flußmesser geöffnet. Die Ausflußöffnung kann in ihrer Höhe variiert werden. Als Flußmesser wird ein linearer Druckumwandler benutzt, der das entleerte Volumen über die Zeit registriert. Füllungsgeschwindigkeit und Volumen werden standartisiert, da der Detrusor, wie alle glatten Muskeln, eine sehr große Hysterese nach Überdehnung besitzt. Die Blase wird mit einer Geschwindigkeit von 0,1 ml/min aufgefüllt. Dieser Wert entspricht einer starken Diurese. Das Blasenvolumen beträgt bei gesunden Ratten 0,4 ml/100 g Körpergewicht und bei gelähmten Ratten 0,6 ml/100 g Körpergewicht.
Untersucht wurde die isometrische Druckentwicklung bei Dehnung der Blase und die Entleerungsgeschwindigkeit.

Ergebnisse

Vergleichend ist in der Abb. 2 die isometrische Druckentwicklung bei gesunden und querschnittsgelähmten Ratten während der Dehnung der Blase aufgezeichnet. Im gesunden Tier dehnt sich die Blase zunächst ohne Druckanstieg (Abb. 2 I), bis ein Volumen von etwa 0,4 ml/100 g Körpergewicht erreicht ist. Dann steigt der Druck für etwa 15 bis 30 sec um 20 bis 40 cm WS steil an und fällt anschließend ebenso steil wieder bis zur Grundlinie ab. Diese Gipfel wiederholen sich in Ab-

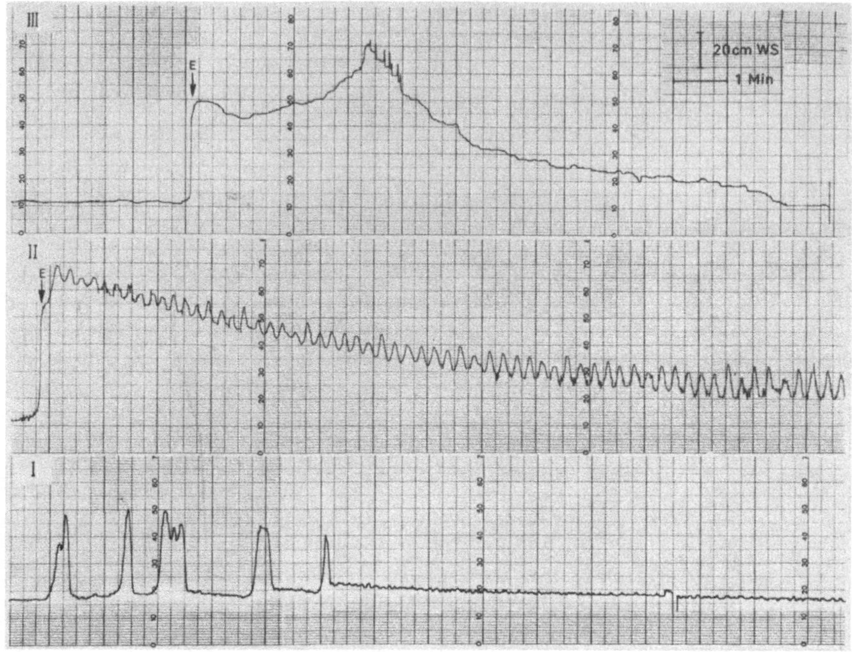

Abb. 2. Isometrische Druckentwicklung der Blase bei Dehnung. E = Entleerung. Weitere Angaben im Text

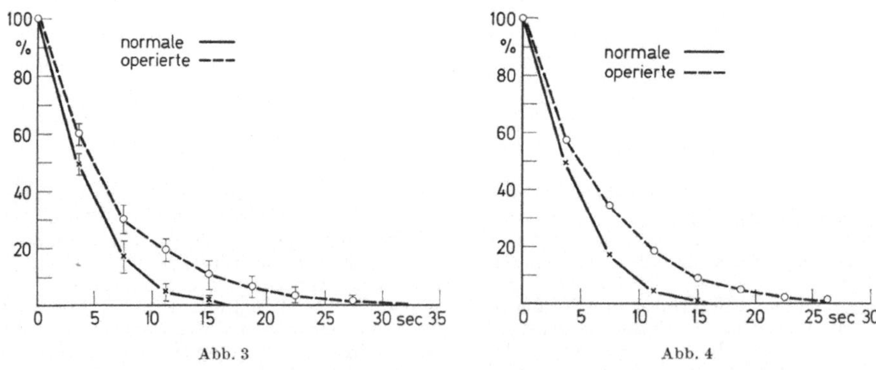

Abb. 3

Abb. 4

Abb. 3. Verringerung des Blasenvolumens in Prozent vom Ausgangswert während der Entleerung. ——— = gesunde Tiere; — — — — querschnittsgelähmte Tiere

Abb. 4. Abszisse und Ordinate wie in Abb. 3. Prozentuale Volumenabnahme bei gleichem Ausgangswert der gesunden (———) und der querschnittsgelähmten (— — — —) Blase. Weitere Angaben im Text

ständen von 40 bis 80 sec. Bei querschnittsgelähmten Ratten dagegen steigt der Blasendruck frühzeitig nach Beginn der Füllung stetig an (Abb. 2 II). Gleichzeitig werden ständige, kurzdauernde Druckschwankungen mit einer Frequenz von 3—4/min und einer Amplitude von 10 bis 20 cm WS in den ersten Wochen nach der

Querschnittslähmung beobachtet. Bei anderen Tieren treten diese Druckschwankungen mehr in Gruppen auf, mit dazwischen liegender ruhigerer Grundlinie. In einem späteren Stadium, etwa 12 Wochen nach der Querschnittslähmung, sind diese kleinen unregelmäßigen Druckschwankungen nicht mehr nachweisbar und man beobachtet etwas steilere Druckanstiege, die sich jedoch eindeutig von den Druckerhöhungen der gesunden Blase unterscheiden (Abb. 2 III).

Diese unterschiedliche Reaktion des Detrusors ist für die querschnittsgelähmte Blase typisch.

In der Abb. 3 ist die Volumenabnahme während der Entleerung der Blase in Prozent des Ausgangswertes dargestellt. Dabei entspricht die ausgezogene Kurve den Mittelwerten von 5 gesunden und die gestrichelte Kurve den Mittelwerten von 7 querschnittsgelähmten Tieren. Es geht daraus hervor, daß die Entleerungszeit bei den querschnittsgelähmten Tieren fast doppelt so lang ist wie bei den gesunden. Da das Blasenvolumen der gelähmten Tiere im Mittel größer ist als das der gesunden Tiere, könnte die verlängerte Entleerungszeit auf das größere Volumen zurückzuführen sein. Vergleicht man aber die Entleerungsgeschwindigkeit von dem Moment an (Abb. 4), in dem das Volumen der gelähmten dem der gesunden Blase gleich ist, wird ersichtlich, daß die Entleerungszeit der kranken Blase tatsächlich länger ist. Die Entleerungsgeschwindigkeit beider Blasen ist bis zur Hälfte der Entleerung praktisch gleich, erst dann wird der gelähmte Blasenmuskel langsamer.

Zusammenfassung: 1. Die querschnittsgelähmte Blase zeigt ein typisches Verhalten bei physiologischer Dehnung.

2. Die Entleerungszeit der querschnittsgelähmten Blase ist doppelt so lang wie bei der gesunden Blase. Die Verzögerung beruht auf einer langsameren Kontraktion des Detrusors in der letzten Miktionsphase.

Dr. G. Ruedas
Physiologisches Institut der Universität
Dr. D. Britten
Urolog. Klinik u. Poliklinik d. Universität
D-2000 Hamburg 20
Martinistraße 52

D. Britten und G. Ruedas: **Kontraktionsgeschwindigkeit der Blase bei querschnittsgelähmten Patienten**

Ein häufiges Merkmal der neurologisch gestörten Blase ist die Restharnbildung. Es ist nun außerordentlich schwierig zu entscheiden, ob der Restharn als Folge der Kontraktionsschwäche des Detrusors oder als Folge eines pathologisch erhöhten Widerstandes am Blasenausgang aufgefaßt werden muß. Sollen die Eigenschaften des Blasenmuskels durch Analyse des Flusses, wie bei der Uroflowmetrie untersucht werden, so ist das nur bedingt möglich, weil der Fluß abhängig ist vom Druck in der Blase und gleichzeitig vom Widerstand in der Harnröhre, der sich zudem während der Miktion ständig ändert. Es wurde also, wie im vorausgegangenen Vortrag Nr. 124 bereits angedeutet, der variable Widerstand des Blasenausganges durch einen konstanten Widerstand ausgeschaltet.

Es wird ein Katheter in die Blase eingelegt, über den die Blase mit der Versuchsanordnung verbunden wird (s. Abb. 1 des vorangegangenen Vortrages). Wegen der großen Hysterese der Blase bei zu rascher Dehnung wird sie mit einer Geschwindigkeit von 10 ml/min aufgefüllt, was einer großen Diurese entspricht. Als Füllungsvolumen wird das vorher ermittelte Miktionsvolumen genommen.

Es wird untersucht: Beim querschnittsgelähmten Menschen die isometrische Druckentwicklung der Blase während der Dehnung, die Entleerungsgeschwindigkeit und die Entleerung der Blase durch Auslösen eines konditionierten Reflexes.

Ergebnisse

Die Abb. 1 gibt die isometrische Druckentwicklung einer gesunden und dreier querschnittsgelähmter Blasen während der Dehnung wieder. Es sind typische Kurven, die deutlich an die Kurven gesunder und querschnittsgelähmter Tiere erinnern. Die gesunde Blase (Abb. 1 I) dehnt sich zunächst ohne wesentlichen Druckanstieg. Nach Erreichen des Miktionsvolumens steigt der Druck für ca.

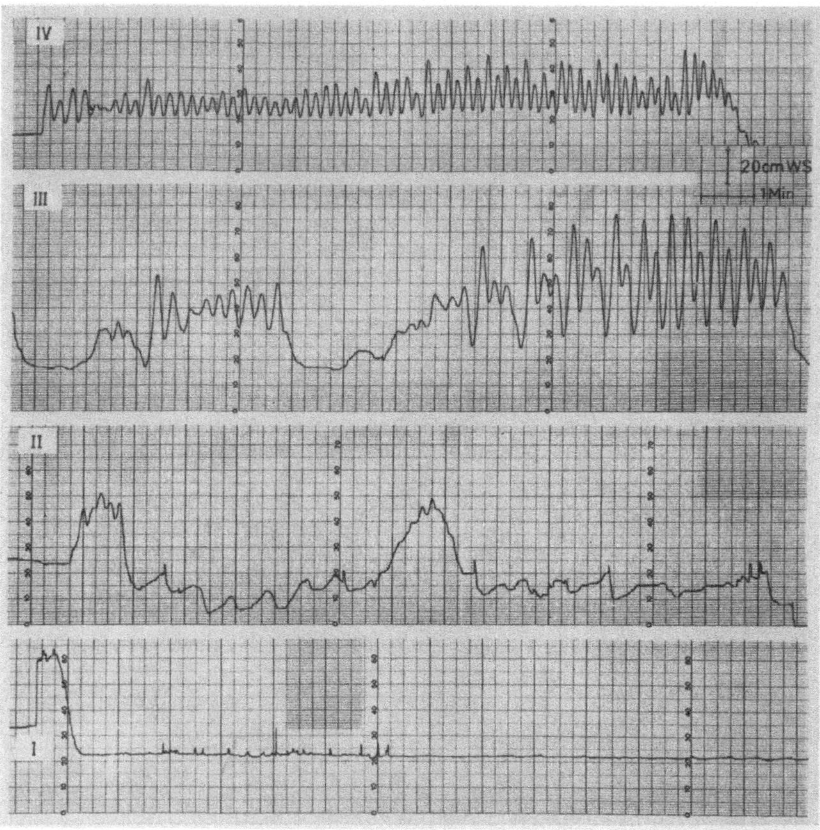

Abb. 1. Isometrische Druckentwicklung einer gesunden (I) und querschnittsgelähmten (II bis IV) Blasen bei Dehnung. Die Kurven sind von rechts nach links geschrieben

1 min um etwa 40 cm WS steil an und fällt ebenso steil wieder ab. Bereits vor dem Druckanstieg wird zunehmender Harndrang geäußert, der in den meisten Fällen auf dem Druckgipfel nicht mehr unterdrückt werden kann.

Bei querschnittsgelähmten Blasen (Abb. 1 IV) steigt der Druck unmittelbar nach Füllungsbeginn mit ständiger peristaltischer Tätigkeit an. In anderen Blasen (Abb. 1 III) wechseln Intervalle geringerer peristaltischer Tätigkeit mit Druckanstiegen, die von Druckschwankungen überlagert werden. Wieder andere Blasen (Abb. 1 II) haben aus einer mehr oder weniger ruhigen Grundlinie steilere Druckanstiege, die den Druckerhöhungen gesunder Blasen recht ähnlich sind. Kurven, wie in der Abb. 1 II, sind häufig bei gut trainierten Blasen.

Es ist bisher nicht gelungen, diese Druckverläufe bestimmten Querschnittsläsionen zuzuordnen.

Bei der Entleerung querschnittsgelähmter Blasen werden im wesentlichen zwei Verhaltensweisen beobachtet. Einmal atonische Blasen, die nicht oder nur stark verzögert entleeren. Im Gegensatz zu diesen auch klinisch nicht befriedigenden Blasen entleeren durch Klopfen der Bauchdecken trainierte Blasen wesentlich besser.

In der folgenden Abb. 2 ist dies an einer gut trainierten Blase dargestellt. In der unteren Kurve ist die Entleerung nur gegen den Widerstand des ableitenden Systems registriert, d. h. die Flußöffnung liegt genau in Höhe der Blase. Sie dauert unter diesen Versuchsbedingungen etwa 3 min gegenüber gesunden Blasen, bei denen die Entleerung etwa 1 bis 1,5 min dauert. In den beiden oberen Kurven findet die Entleerung gegen Drucke einer Wassersäule von 20 oder 40 cm Höhe

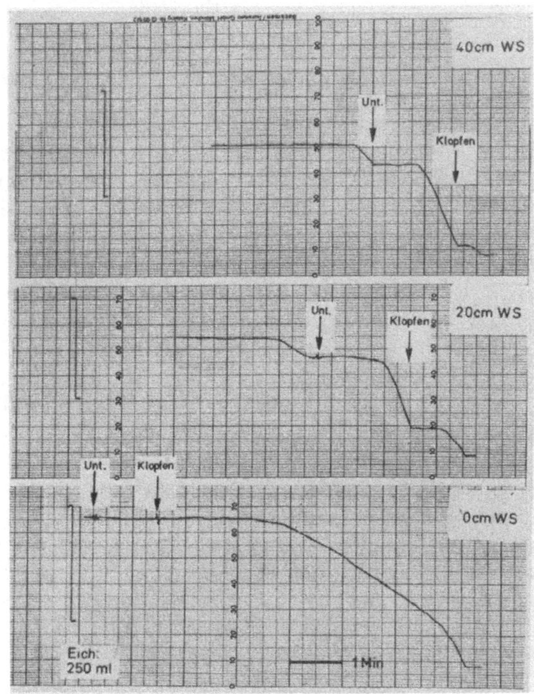

Abb. 2. Volumen-Zeit-Kurven einer trainierten querschnittsgelähmten Blase, geschrieben von rechts nach links. Entleerung gegen den Druck einer Wassersäule von 0 cm (untere Kurve) und 20 und 40 cm (obere Kurven). Bei „Klopfen ↓" Auslösen der reflektorischen Entleerung. Bei „Unterdruck ↓" passive Entleerung der Blase

statt. Sie hat zwei Phasen und entleert zunächst spontan, bis Blasentonus und Druck der Wassersäule im ableitenden System im Gleichgewicht sind (erstes Plateau). Wird die Blase jetzt durch den bereits konditionierten Klopfreiz erregt, dann folgt eine ausgedehnte Kontraktion, die zu einer ausgiebigen Entleerung führt.

Das Auslösen dieses konditionierten Klopfreflexes ist also für die Entleerung der querschnittsgelähmten Blase sehr wirksam. Sie kann gezielt und gewollt in Gang gebracht werden. Die Blase ist häufig auch in der Lage, sich gegen größere Drucke vollständig zu entleeren.

Da klinisch auch bei gut trainierten Blasen oft Restharne auftreten, obwohl — wie die Untersuchung zeigt — der Blasenmuskel sich ausreichend kontrahieren kann, sollte stets untersucht werden, in welchem Umfange der Blasenmuskel oder

der Blasenhals für die Restharnbildung verantwortlich ist. Das gilt besonders für den Fall, daß aktive therapeutische Maßnahmen geplant sind.

Zusammenfassung: 1. Durch die hier beschriebene Methode kann der Blasenmuskel unabhängig vom Blasenausgang untersucht werden.

2. Die isometrische Druckentwicklung der gesunden und querschnittsgelähmten Blase zeigt bei physiologischer Dehnung typische Verlaufsformen.

3. Die querschnittsgelähmte Blase entleert sich langsamer als eine gesunde Blase.

4. Die durch Klopfen bewirkte Entleerung ist auf eine reflektorische Kontraktion des Detrusors zurückzuführen.

Dr. D. Britten
Urolog. Klinik u. Poliklinik d. Universität
Dr. G. Ruedas
Physiologisches Institut d. Universität
D-2000 Hamburg 20
Martinistraße 52

P. Schwille: **Neuere Gesichtspunkte zur Genese der Oxalatsteinkrankheit**

Die bereits vor Jahren von Hammarsten u. Dulce beschriebenen Einflüsse sog. saurer Kost, d. h. im wesentlichen von Protein- bzw. Aminosäurenträgern auf die Oxalatsteinbildung, waren uns Gegenstand erneuter Untersuchungen unter dem Gesichtspunkt endokrin gesteuerter Mineralstoffprozesse. Hypercalciurie und relative bzw. absolute Hypomagnesiurie müssen heute als tragende pathogenetische Prinzipien für die Konkremententwicklung betrachtet werden; wenig oder nicht bekannt sind jedoch jene biologischen Mechanismen, die für deren möglicherweise nur intermittierendes Vorhandensein verantwortlich sind. Hierbei kommt nach unserem heutigen Wissen dem zweiten Pankreashormon, dem Glucagon, eine bedeutende Rolle als sog. prärenaler Faktor zu. Die von Unger und seiner Gruppe in Dallas vorgelegten Arbeiten zur *endogenen Stimulation* von Pankreasglucagon mittels Aminosäuren waren uns Anlaß zu einem Akutversuch am Hund und zur Präzisierung von für die Steinbildung wichtigen Kriterien.

Unterstellt man, daß folgende Aminosäurenmischung, postpylorisch instilliert, um die 40. bis 55. min im Blut (v. pancreaticoduodenalis) ein Glucagonpeak provoziert, so erscheinen im unter Inulinclearance fraktionierten Urin, d. h. bezogen auf jeweils 100 ml Inulinclearance (als GFR bezeichnet) folgende Werte (Abb. 1):

Sie sehen die Ca/P-Ausscheidung in µg/min/100 ml GFR aufgetragen gegen die Zeit, dick gezeichnet sind an der Abszisse die Dauer der Aminosäuren- und einer später sich anschließenden *exogenen Glucagongabe.*

a) *Normaltiere:*

Ca- und P-Anstieg bis zum Maximum in der 50. min, dann kommt es zur Kreuzung der Kurvenläufe von Ca und P, welches Phänomen später kurz gedeutet wird. *Exogenes Glucagon* wurde zusätzlich zugeführt, insbesondere um seine qualitativen Wirkungen unter einer allerdings größeren Dosis als der Menge, die endogen freigesetzt werden kann, zu studieren.

b) *Parextiere:*

Der P-Spiegel bleibt über die ganze Versuchsdauer etwa im Ausgangsniveau, Ca fällt sogar noch unter dieses ab. Da der Versuchsablauf nahezu natürliche Verhältnisse imitiert, ausgenommen die Narkose, erlauben diese Befunde folgende Deutung:

1. Bei den Normaltieren kommt es entweder zu einer glucagonvermittelten Calcitoninstimulation aus der Schilddrüse und konsekutiver Ca/P-Mehrausscheidung oder das Glucagon bedarf zu seiner Wirkung in vivo der Vermittlung von Calcitonin auf tubulocellulärer Ebene, etwa über die Schaltstelle des cyclischen 3′-5′-Adenosinmonophosphats.

2. Bei den Parextieren kommt es zum Nulleffekt infolge Fehlens von einem oder der beiden genannten Faktoren.

3. Ab der 50. min kommt es offenbar zur gegenregulatorischen Ausschüttung von Parathormon mit Verkleinerung der Ca-Clearance.

c) *Pankreaslose Tiere:*

Der Kurvenverlauf dieser Versuche — es waren allerdings nur drei Tiere — steht im Einklang mit der Tatsache, daß beim pankreaslosen Hund noch ein kleiner Rest darmwandständigen Glugacons freigesetzt wird.

H^+ und NH_4^+-Ausscheidungen nehmen zu, offensichtlich unabhängig von hormonellen Faktoren, das Urin-pH entsprechend ab und in Abhängigkeit davon

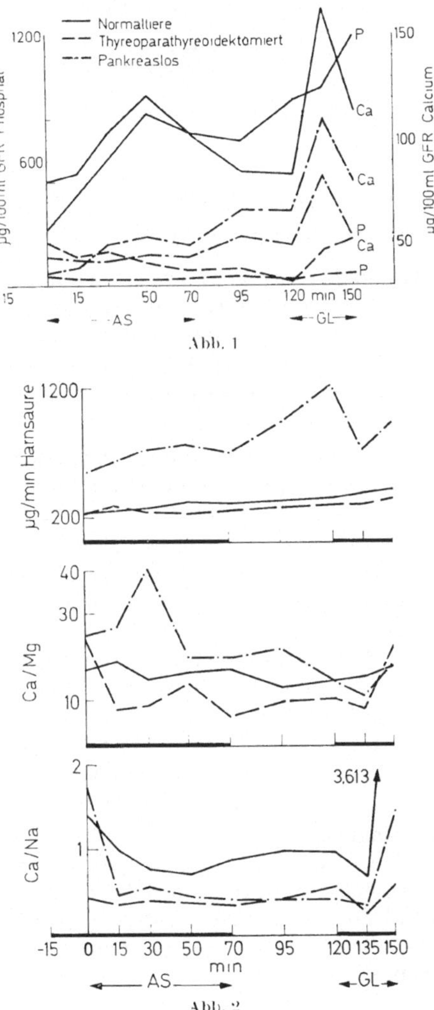

Abb. 1

Abb. 2

auch das Urincitrat. Damit verarmt der Urin unter diesen Versuchsbedingungen an dem neben Magnesium wichtigsten Lösungsvermittler für Oxalat. Bei genauer Betrachtung der gegenüber der Steinbildung als Schutzfaktoren postulierten Quotienten Ca/Na und Ca/Mg wird ersichtlich, daß letzterer im Ausgangsniveau verbleibt, d. h. es kommt zu einer relativen Minderausscheidung für Magnesium bei gleichzeitigem Anstieg des biologisch aktiven Calciumanteils im Urin, dies infolge niedrigem pH und deutlich angestiegener Ionenstärke (allgemeiner Glucagoneffekt). Zusätzliche Harnsäuremehrausscheidung (Abb. 2), wenn auch gering in absoluter Zahl, sowie sehr wahrscheinliche Oxalsäuremehrausscheidung erlauben folgende Zusammenfassung:

1. Aminosäuren-Eiweißkost führt im Akutversuch zur endokrin vermittelten *Hypercalciurie* und relativer Hypomagnesiurie, unabhängig davon zur Urinsäuerung,

2. alle für die Steinbildung wichtigen Größen des Harns werden unter den genannten Versuchsbedingungen in Richtung Steindiathese beeinflußt und — soweit es die Matrixsubstanzen betrifft —

3. die in Nebenbefunden erhobene Enzymmehrausscheidung unter Glucagon bedarf weiterer Untersuchungen, ihre Eiweißnatur käme jedoch auch der zweiten Grundvoraussetzung der Steinbildung, dem Vorhandensein von Matrix, weit entgegen.

Dr. P. Schwille
Chirurg. Univ.-Klinik
D-8520 Erlangen
Krankenhausstraße 12

J. Kaufmann und O. Medenwald: **Einfluß der Magnesiumtherapie auf die Calcium- und Phosphorausscheidung im Urin**

Die Rezidivprophylaxe oxalathaltiger Nierensteine mit Magnesium ist für den Kliniker deshalb so interessant, weil die Substanz eine große therapeutische Breite besitzt und Unverträglichkeitserscheinungen praktisch nicht vorkommen.

Magnesium geht mit den im Urin enthaltenen Oxalaten eine Komplexbindung ein. Dadurch wird dem Calcium der wesentliche Reaktionspartner zur Steinbildung entzogen.

In der Literatur des Magnesiumstoffwechsels finden sich Hinweise dafür, daß Magnesium die tubuläre Rückresorption von Calcium hemmt, weil möglicherweise ein gemeinsamer Transportmechanismus für Calcium und Magnesium vorliegt [1].

Wenn dem so ist, dann müßte ein vermehrtes Magnesiumangebot in der Niere zu einer Hypercalzurie führen. Rugendorff [2] hat zwar 1965 eine gleichbleibende oder verminderte Calciumausscheidung festgestellt und auch Terhorst [3] hat sich in diesem Sinne geäußert. Uns schien jedoch die theoretische Möglichkeit einer Hypercalzurie unter der Rezidivprophylaxe calciumhaltiger Steine bedeutsam genug, die entsprechenden Parameter während der Behandlung noch einmal zu überprüfen.

Bei einer Gruppe von neun Patienten mit Calcium-Oxalat-Phosphat-Mischsteinen, die täglich 2 × 420 mg Magnesium peroxydatum über ca. 6 Wochen erhielten, konnten folgende Befunde festgestellt werden:

Die Serumwerte für Magnesium, Calcium und Phosphat blieben während der Therapie im Normbereich. Im Urin stieg die Magnesiumausscheidung nach 3 Wochen um 67% und nach 6 Wochen um 81% an. Die Calciumausscheidung stieg von 200,5 mg/24 Std auf Werte einer echten Hypercalzurie von im Schnitt 604 mg/24 Std. Die Phosphatexkretion zeigte keine statistisch zu sichernden Unterschiede (vgl. Tabelle).

Tabelle. *Magnesiumbehandlung bei Ca-Oxalat-Phosphatsteinen*
N = 9

	Serumwerte in mg-% von			Ausscheidung im Urin					
				in mg/24 Std			in mg-%		
	Mg	Ca	PO_4	Mg	Ca	PO_4	Mg	Ca	PO_4
vor Therapie	2,25	9,4	3,43	97,5	200,5	1046,3	7,13	15,2	68,1
nach 3 Wochen	2,43	9,8	3,21	132,5	288,4	835,6	9,75	21,3	52,5
nach 6 Wochen	2,4	10,0	3,07	160,2	406,0	976,5	8,71	23,2	54,0

Als praktische Nutzanwendung sollte man folgende Schlußfolgerung aus den Befunden ziehen:

Die Magnesiumtherapie oxalathaltiger Steine ist auf Grund der Magnesium-Oxalatkomplexbildung grundsätzlich gerechtfertigt. — Die mögliche Hypercalzurie unter der Therapie zwingt zur regelmäßigen Kontrolle der Urinreaktion und gegebenenfalls zur Ansäuerung, um die Ausfällung von Calciumphosphaten zu vermeiden. Eine alkalische Harnreaktion verbietet jegliche Magnesiumtherapie.

Literatur

1. Fleisch, H., Bisaz, S.: Pathophysiologie und Therapie der Urolithiase. Z. Urol. **59**, 785 (1966). — 2. Rugendorff, E. W., Covaliu, T.: Zur Calcium-Oxalat-Harnsteinprophylaxe mit Magnesium. Z. Urol. **58**, 341 (1965). — 3. Terhorst, B.: Referat auf der 12. Tagung der Vereinigung Norddeutscher Urologen Berlin, 8. und 9. Mai 1970.

Privatdozent Dr. J. Kaufmann
Urolog. Abt. d. Chirurg. Univ.-Klinik
D-2000 Hamburg-Eppendorf

A. Gaca, B. Hartje und J. Otto: **Experimentelle Untersuchungen zur Pathogenese der Harnkonkremente durch Strukturanalyse**

Die Kenntnis der Kausal- und Formalgenese von Harnkonkrementen stellt den Schlüssel für die klinische Erforschung des komplexen Krankheitsbildes der Urolithiasis dar. Die aus diesem Sachverhalt entstehenden Probleme sind jedoch nicht vom Urologen allein zu lösen, sondern bedürfen der Unterstützung durch verschiedene naturwissenschaftliche Disziplinen. Unsere Untersuchungen wurden in Zusammenarbeit mit Mineralogen und Kristallographen durchgeführt.

An einer großen Zahl von Harnkonkrementen sollte geprüft werden, ob die Ablagerung der verschiedenen Harnsteinkomponenten *morphologischen Gesetzmäßigkeiten* unterliegt und ob substratspezifische Struktureigentümlichkeiten die Möglichkeit geben, Rückschlüsse auf die Abscheidungsmodi der Kristalle zu ziehen.

Neben einer makroskopischen Beurteilung der Strukturen bedienten wir uns eines eigens für unsere Zwecke *modifizierten Dünnschliffverfahrens* (Abb. 1), das zur Darstellung von Struktur und Textur der kristallinen und amorphen Materie eine mikroskopisch-kristalloptische Untersuchung erlaubte, sowohl im gewöhnlichen, als auch im polarisierten Durchlicht. Dieses Verfahren konnte durch Mehrfacheinbettung der Steine in Kunstharz so sicher und durch spezielle Schnittführung des bereits geklebten, einseitig polierten Rohlings so materialsparend gemacht werden, daß die Anfertigung von 10 μ dicken Schliffen möglich war. Die Serienschliffe ließen eine gute Beurteilung der räumlichen Strukturen zu.

Zur diagnostischen Kontrolle der mikroskopisch dargestellten kristallinen Substanzen diente die *Zählrohr-Diffraktometrie* (Abb. 2), die auf der Darstellung der Röntgeninterferenzen kristalliner Substanzen beruht.

Dieses Verfahren ermöglichte nicht nur den zuverlässigen Nachweis der kristallinen Steinbestandteile in kleinsten Mengen, sondern bewährte sich auch gerade dann, wenn einzelne Komponenten kryptokristallin zur Ausfällung gekommen waren. Oft konnte sogar der kristalline Charakter von optisch amorphem Steinmaterial nach dem Erhitzen mit Hilfe des Zählrohr-Diffraktometers nachgewiesen werden. Für die Röntgen-Kristallgitteranalyse verwenden wir jetzt ein Gerät von Toshiba (Abb. 3). Zusätzlich wurde die *Immersionsmethode* zur Einzelkristall- und zur Schnelldiagnostik eingesetzt. Ihre Aussagekraft beruht darauf, daß mikroskopisch die Lichtbrechung der zu untersuchenden Harnsteinsubstanz mit der vorher exakt bestimmten Lichtbrechung einer bekannten Flüssigkeit verglichen wird (Refraktometrie).

Mit diesen drei vergleichenden Methoden konnten wir (Tabelle) die Harnsteinsubstanzen Whewellit, Weddellit, Struvit, Harnsäure, Ammoniumhydrogenurat, Apatit, Cystin, Whitlockit und organische Detritussubstanzen nachweisen

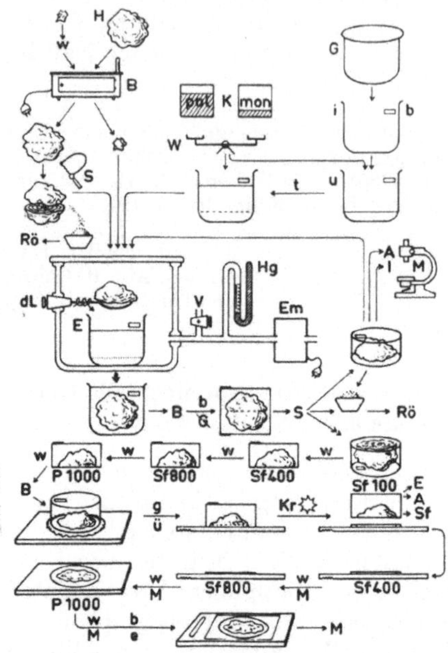

Abb. 1. Verfahren zur Herstellung von Harnstein-Dünnschliffpräparaten, *A* Strukturanalyse, *B* Brutschrank *b* Beschriftung, *dL* drehbarer Löffel, *E* Einbettung, *e* Eindeckung, *Em* Elektromotor, *G* Glasgefäß, *g* Gravur, *H* Harnstein, *Hg* Manometer, *I* Immersion, *i* Isolierung, *K* Kunstharz, *Kr* Kreissäge, *M* Mikroskop, *mon* Monomer, *P* Politur, *pol* Polymer, *Rö* Röntgenanalyse, *S* Säge, *Sf* Schliff, *t* Zeit, *u* Unterschichtung, *ü* Überschuß entfernen, *V* Ventil, *W* Waage, *w* Wäsche

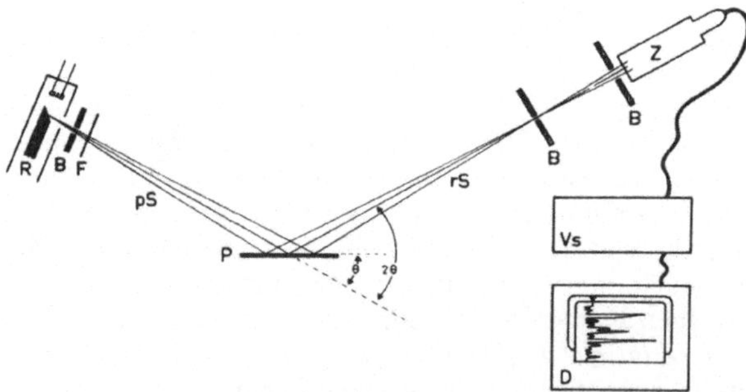

Abb. 2. Aufnahmetechnik Zählrohrdiffraktometer. *R* Röntgenröhre mit Cu-Anode (36kV/28mA od. 30kV/16mA) *B* Blende, *F* Ni-Filter (Cu Kα-Strahlung), *P* Präparat (Drehung 0,5°/Min.), *pS* primäre Strahlung, *rS* reflektierte Strahlung, *Z* Geiger-Müller-Zählrohr (1600 V; Drehung 1°/Min.), *Vs* Verstärker, *D* Registriergerät mit Diagrammschreiber (Papiervorschub 40 mm/3 Min., Meßbereich 100 Imp/Min. oder 50 Imp/Min., Abschwächung $\times$ 2, Dämpfung 4)

und bei ihnen eine Reihe typischer, substratspezifischer Struktureigentümlichkeiten entdecken, die wir systematisiert haben.

Daneben fanden wir eine Anzahl gemeinsamer Charakteristika, die sich schwer deuten lassen.

1. Einige Steinkomponenten (Abb. 4) werden fast stets gemeinsam in Harnsteinen gefunden. Diese Substanzen sind dann meist miteinander vermengt. Sie kommen offenbar ge-

meinsam und gleichzeitig zur Ausfällung (z. B. Weddellit — Whewellit — Apatit — organische Substanzen).

2. Andere Komponenten (Abb. 5) treten nur selten gemeinsam in den Konkrementen auf. Werden sie doch gemeinsam gefunden, so sind sie stets in deutlich trennbaren Schichten ab-

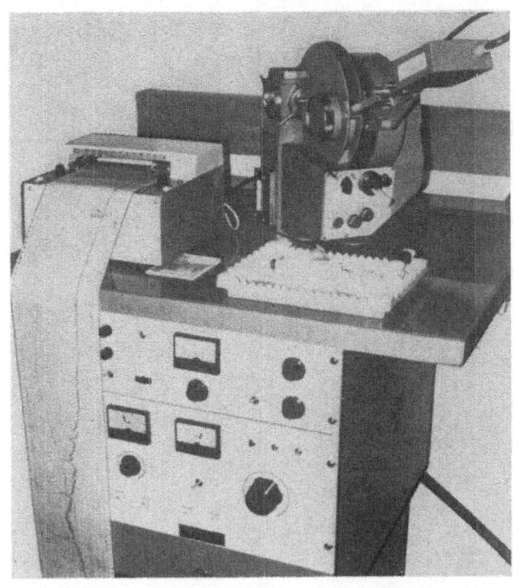

Abb. 3

Tabelle. *Systematik der Harnsteinmorphologie*

Whewellit	*Harnsäure*
1. xenomorph-körniger Typ	1. unstrukturiert regelloser Typ
2. idiomorph-großkristalliner Typ	2. teilstrukturierter Typ
3. kurzsäulig-ordomorpher Typ	3. geordnet strukturierter Typ
4. langsäulig-radialstrahliger Typ	4. Mischformen
5. Mischformen	
Weddellit	*Apatit*
1. radialfasrig-foliomorpher Typ	1. glebulomorph-sphärolithischer Typ
2. ordomorpher Typ	2. locker aggregierter ordomorpher Typ
3. polynucloid strukturierter Typ	3. kompakt aggregierter ordomorpher Typ
4. tabulomorpher Typ	4. Mischformen
5. Mischformen	
Struvit	*Ammoniumhydrogenurat*
1. ordomorpher Typ	1. glebulomorph-sphärolithischer Typ
(locker aggregierte Ausprägung)	2. granulomorpher Typ
(kompakt aggregierte Ausprägung)	3. Mischformen
(tabulomorphe aggregierte Ausprägung)	
2. radialfasriger Typ	
3. glebulomorpher Typ	
4. Mischformen	

Bei *Cystin* und *Whitlockit* wurden noch keine Typen systematisiert

gelagert. Für eine solche Ablagerung sind nur zeitlich trennbare, voneinander verschiedene Ausfällungsbedingungen denkbar (z. B. Oxalat — Harnsäure).

3. Heterogen strukturierte Steine (Abb. 6) treten wesentlich häufiger auf als homogen strukturierte. Die Entstehung der homogenen Steine scheint in vielen Fällen nur über den Gelzustand möglich und erklärbar (z. B. Harnsäure).

4. Die ordomorphe Ablagerungsform (Abb. 7, Struvit), d. h. die Abscheidung in verschiedenen Schichten, überwiegt gegenüber der radialfasrigen Kristallisationsform.

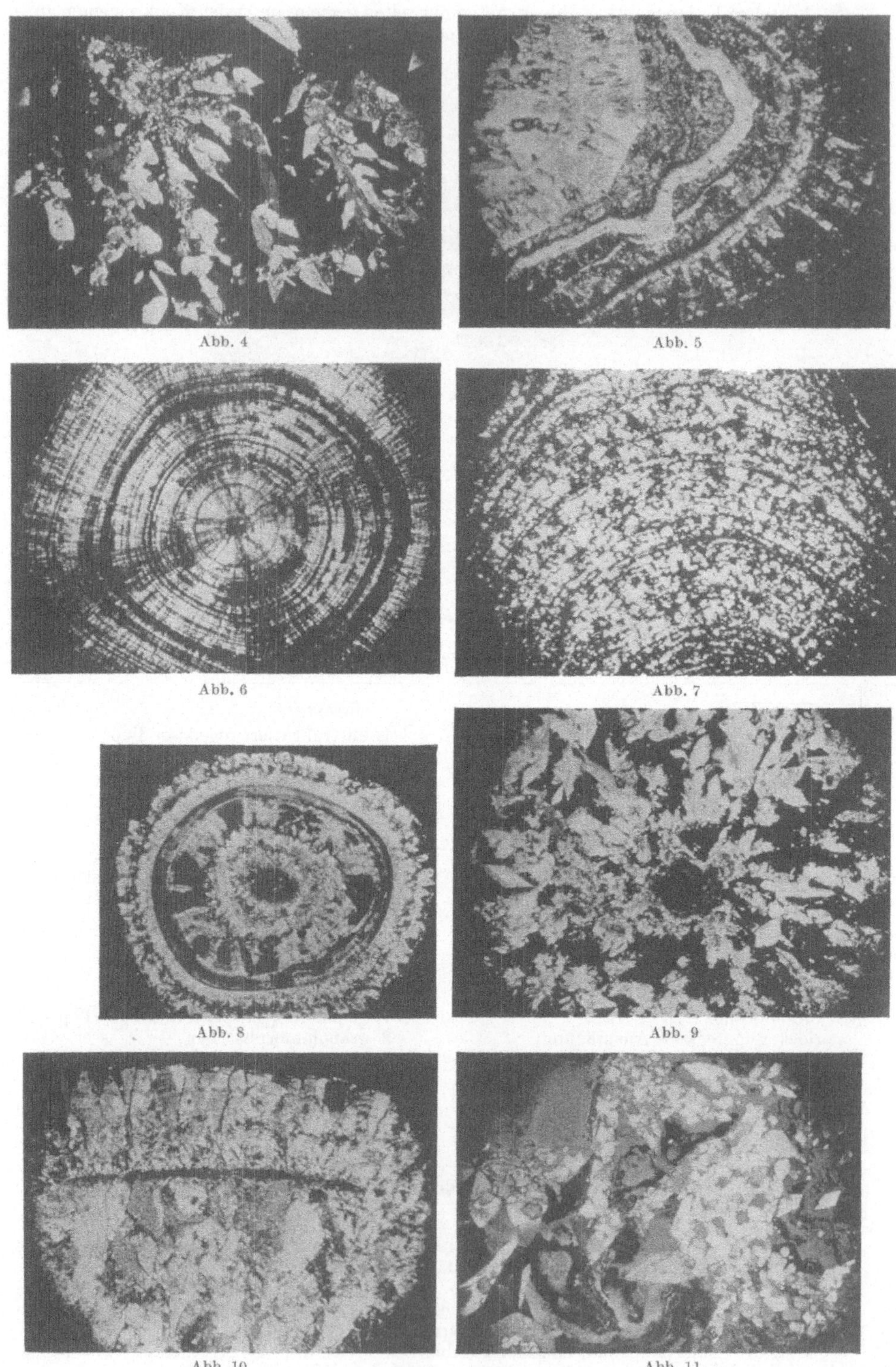

Abb. 4

Abb. 5

Abb. 6

Abb. 7

Abb. 8

Abb. 9

Abb. 10

Abb. 11

5. Fast alle steinbildenden Substanzen können in sehr großen Kristallen zur Ablagerung kommen, alle aber auch in lichtoptisch nicht mehr auflösbaren Dimensionen.

6. Kleinkristalline Steine sind meist strukturell ungeordneter als großkristalline Konkremente. Es muß bei ersteren eine schnellere Entstehung angenommen werden. Dieses Problem muß durch in vivo-Markierung mit fluorescierenden Substanzen (z. B. Tetracyclinen) geklärt werden.

7. Steinrandpartien (Abb. 8) sind bei gleichem Material häufig anders strukturiert als die zentralen Bereiche. Die Steinränder enthalten oft die größeren Kristalle.

8. Steinrandpartien enthalten häufig andere kristalline Komponenten, als für den Steintyp charakteristisch sind.

9. Fast alle Steine haben einen deutlichen Kernbezirk. Primäre Kristallisationskerne konnten als wahrscheinlich festgestellt werden.

Die Frage eines primären Kristallisationskernes (Abb. 9) läßt sich unseres Erachtens wegen der vielen Unsicherheitsfaktoren noch nicht absolut sicher klären. Hier können nur experimentelle in vivo- und in vitro-Untersuchungen weiterhelfen. Kristallisations- und Matrixtheorie als steinauslösende Prinzipien müssen im Hinblick auf ihre Priorität auch weiterhin als unbewiesen gelten.

10. Detritusbestandteile und Pigmente (Abb. 10) von überwiegend organischer Natur werden bei allen Steintypen in wechselnder Ausprägung gefunden.

11. Sekundäre Umlagerungen, wie sie besonders bei Weddellitkonkrementen (Abb. 11) häufig vermutet werden, sind auf Grund unserer Untersuchungen möglich. Wir halten die gemeinsame Ausfällung von Weddellit mit Whewellit ohne sekundäre Umkristallisation jedoch für die wesentlich häufigere Ablagerungsform.

Wir glauben, daß Elektronenmikroskop und Mikrosonde einen noch größeren Einblick in die Morphopathogenese der Harnsteine geben können.

Professor Dr. A. Gaca*
Deutsche Klinik für Diagnostik (DKD)
Sektion Urologie — Nephrologie
D-6200 Wiesbaden
Aukammallee 33

* früher Urolog. Abtlg. Chir. Univ.-Klinik Freiburg.

Dr. B. Hartje, Univ.-Zahn- und -Kieferklinik Freiburg; J. Otto, Mineralog. Institut d. Univ. Freiburg.

E. Löhe, W. Brosig und B. Riedel: **Zur Frage der Persorption von Calcium-Oxalatkristallen im Magen-Darm-Trakt und ihrer Ausscheidung im Urin**

1. Neben der *Resorption* gelöster Substanzen im molekularen Größenbereich durch die Epithelzelle des Dünndarms gibt es noch den Begriff der *Persorption*. Hierunter versteht man den intercellulären Übertritt von 20 bis 120 μ großen Partikeln aus dem Darmlumen in die subepitheliale Zellschicht, ihren Weitertransport in die tiefer gelegene Mucosa sowie den chylösen Abtransport. Herbst hat diesen Vorgang 1844 erstmals für Stärkezellen beschrieben, der seitdem unter dem Begriff Herbst-Effekt in die Literatur eingegangen ist. Rahel Hirsch entdeckte 1905 den Übertritt solcher Partikel aus der Blutbahn in den Harn. Seitdem haben Volkheimer u. Mitarb. (1964, 1968) die Persorption zahlreicher Korpuskeln und ihre unveränderte Ausscheidung im Urin nachgewiesen.

Zunächst wurde den Calcium-Oxalatkristallen in der Nahrung für die Harnsteinbildung keine Bedeutung zugemessen, da sie wegen ihrer schlechten Löslichkeit als physiologisch unwirksam gelten. Von Sengbusch u. Timmermann (1957) zeigten jedoch, daß es nach der Aufnahme stark oxalathaltiger Nahrungsmittel wie Rhabarber und Spinat zu einer gesteigerten Ausscheidung von Calcium-Oxalat-Mono- und Dihydraten in kristalliner Form im Harn kommt. Diese Kristalle haben die Fähigkeit sich zu Mikrosteinen zu verbinden.

Unsere Überlegungen gingen dahin, daß die erhöhte Calcium-Oxalatausscheidung im Urin nicht allein auf freie Oxalsäure und das im Magen gelöste Calcium-

Oxalat zurückzuführen ist, sondern möglicherweise auch auf eine Persorption ungelöster Kristalle im Dünndarm.

Es ist schwierig, die Identität der im Urin gefundenen Kristalle mit den oral zugeführten nachzuweisen. Wichtig war es deshalb, charakteristische Kristalle herzustellen.

2. Die Versuche wurden an männlichen Ratten durchgeführt. Den Tieren wurde das Ausgangsmaterial mit einer Knopfkanüle in den Magen instilliert. Nach 4 Std wurde die Harnröhre unterbunden und nach weiteren 4 Std unter sorgfälti-

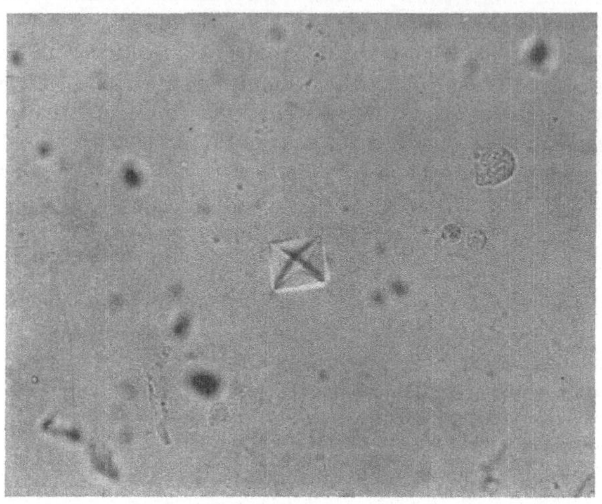

Abb. 1. Calcium-Oxalat-Dihydratkristall im Harnsediment einer Ratte 8 Std nach Instillation einer Calcium-Oxalatkristallsuspension in den Magen. Vergrößerung: 100fach

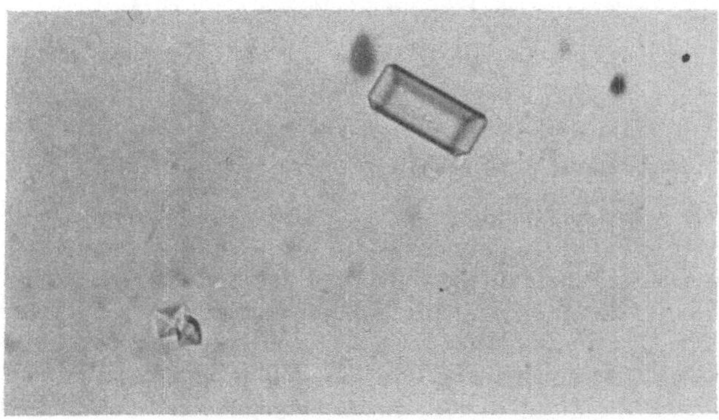

Abb. 2. Calcium-Oxalat-Dihydrat- und Calciumphosphatkristall im Harnsediment. Vergrößerung: 100fach

ger Vermeidung von Verunreinigungen der Blaseninhalt abpunktiert und zentrifugiert. Die Sedimente wurden im Hellfeld und polarisationsmikroskopisch untersucht. In einer anderen Versuchsserie wurde das Material von einer Gastrotomie aus in den Dünndarm instilliert.

3. a) Zunächst wurde Ratten gekochter Spinat in den Magen instilliert. Da der Spinat reich an polymorphen Monohydraten ist, war die Identifizierung seiner Kristalle im Urin unmöglich.

b) Um unverwechselbare Kristalle zur Verfügung zu haben, stellten wir Calcium-Oxalat aus Di-Natrium-Oxalat und Calciumchlorid her. Gelöstes Calciumchlorid wurde ausgewaschen und der pH-Wert auf über 7 eingestellt.

Nach Instillation dieser Kristallsuspension in den Magen wurden eindeutige Calcium-Oxalat-Dihydratkristalle in den Sedimenten gefunden (Abb. 1 u. 2). Im Vordergrund steht jedoch eine Vielzahl von Calciumphosphatkristallen. Gelegentlich finden sich Calcium-Oxalat-Dihydratkristalle, die an Phosphatkristallen angelagert sind (Abb. 3).

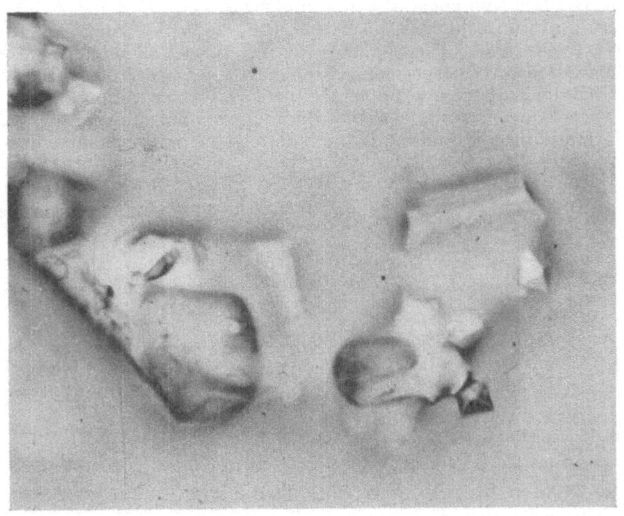

Abb. 3. Calcium-Phosphatkristalle mit vereinzelt angelagerten Calcium-Oxalat-Dihydratkristallen. Vergrößerung: 40fach

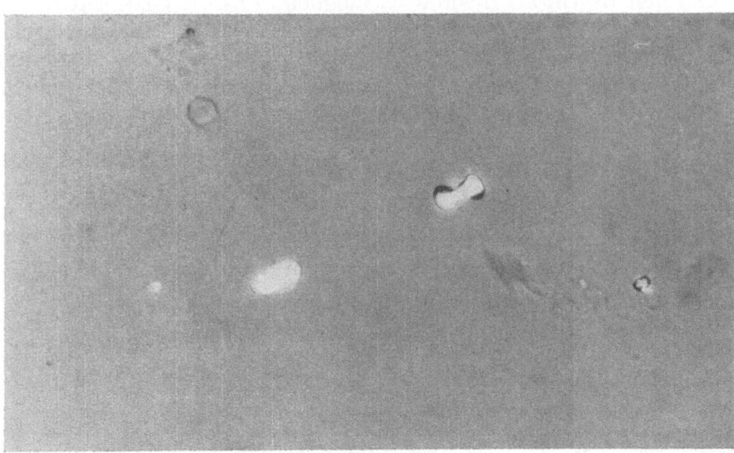

Abb. 4. Calcium-Oxalat-Monohydratkristalle im Harnsediment im halbpolarisierenden Licht. Vergrößerung: 100fach

In den Sedimenten von Kontrollratten und den Sedimenten von Ratten, die Spinat erhalten hatten, fehlten solche Kristalle regelmäßig.

Nach Instillation der Kristallsuspension in die obersten Dünndarmschlingen finden sich in den Sedimenten auffallend viele Monohydratkristalle (Abb. 4) und vereinzelt Dihydratkristalle. Calciumphosphatkristalle fehlen fast völlig.

In Anbetracht dieser Versuchsergebnisse ist es wahrscheinlich, daß peroral zugeführte Oxalatkristalle z. T. im Magen gelöst und zu einem kleineren Teil unverändert persorbiert und mit dem Urin ausgeschieden werden. Das dissoziierte Calcium wird wahrscheinlich z. T. als Calciumphosphat eliminiert.

Welche Bedeutung der Persorption und Ausscheidung ganzer Oxalatkristalle für die Harnsteinbildung zukommt, kann z. Z. noch nicht entschieden werden.

Literatur

Herbst, E. F. G.: Das Lymphgefäßsystem und seine Verrichtungen, S. 333—337. Göttingen: Vandenhoeck und Ruprecht 1844. — Hirsch, R.: Das Vorkommen von Stärkekörnern im Blut und im Urin. Z. exp. Path. Ther. **3**, 390—392 (1906). — Volkheimer, G.: Durchlässigkeit der Darmschleimhaut für großkorpusculäre Elemente. Gastroenterology **2**, 57—64 (1964). — Volkheimer, G., Schulz, F. H.: The phenomen of persorption. Digestion **1**, 213—218 (1968). — Sengbusch, R. von, Timmermann, A.: Die Bildung von Kalzium-Oxalat-Mikrosteinen im menschlichen Harn und ihre Veränderung durch diätetische und medikamentöse Maßnahmen. Urol. int. (Basel) **5**, 218—231 (1957).

Dr. E. Löhe
Urolog. Klinik u. Poliklinik d. FU Berlin
im Klinikum Steglitz
D-1000 Berlin 45
Hindenburgdamm 30

A. Timmermann † und G. Kallistratos: **Experimentelle und klinische Untersuchungen zur oralen Nierensteinprophylaxe und Therapie**

Die empirisch gewonnenen Kenntnisse über die Steinentstehung im menschlichen Harnsystem sowie die Ergebnisse experimenteller Untersuchungen über die Nephrolithiasis wurden von Hodgkinson u. Nordin in ein System geordnet, in welchem steinbildende und die Steinformierung hemmende chemische Faktoren des Urins zueinander in rechnerische Beziehung gebracht wurden. Die Autoren haben diese Relation als Kristallisationsneigung, als ,,cristallizing propensity" bezeichnet und den Begriff als theoretisch mögliche Basis der Harnsteinentstehung angenommen. Bei der Überprüfung des Zusammenwirkens dieser verschiedenen chemischen Verbindungen hat unsere Arbeitsgruppe durch Einbeziehung des physikalisch-chemischen Prinzips der Aussalzung (salting-out-effect) einen weiteren klärenden Faktor für diese Vorgänge gefunden (Tabelle).

Tabelle

1. Kristallisationsneigung des Harns

$$\mathrm{CPa} = \frac{\text{(Calcium) (Magnesium) (Orthophosphat) (Harnsäure) (Oxalat) (Cystin) (Infekt)}}{\text{(Citrat) (Kalium) (Magnesium) (Pyrophosphat ?)}}$$

2. Überschreitung der Sättigungsgrenze
   a) Wasserentzug
   b) Erhöhte Ausscheidung schwerlöslicher Komponente, z. B. Orthophosphatmedikation

3. Harn-pH (Abnahme der Löslichkeit)

pH	schwerlöslich	wenig löslich	leichtlöslich
5,5	Harnsäure	< Oxalat	< Phosphat
6,0	Oxalat	< Harnsäure	< Phosphat
6,5	Oxalat	< Phosphat	< Harnsäure
7,0	Phosphat	< Oxalat	< Harnsäure

4. Aussalzeffekt $\log s/so = k \cdot c$

Für die Kristallbildung in einem Lösungsgemisch verschiedener schwerlöslicher Substanzen, wie sie z. B. im Harn im allgemeinen vorliegen, bringt dieser Begriff eine grundlegende Erklärung. Im besonderen wird das gehäufte Vorkommen von kristallinen Calcium-Oxalatsedimenten in einem pH-Bereich zwischen 6 und 6,5 verständlich.

Diese experimentell gesicherten Feststellungen wurden gemeinsam mit anderen, bekannten physikalischen Prinzipien der Kristallbildung als Grundlage der Entwicklung einer Chemoprophylaxe bzw. Therapie der Nephrolithiasis angewandt. Hierbei bildeten die neugewonnenen Kenntnisse über den Aussalzeffekt die Basis der Therapie im Sinne eines Anti-Aussalzeffektes und bewirken damit generell eine Erhöhung der Lösungskapazität im Harn für schwerlösliche Verbindungen. Durch eine extreme Senkung z. B. der Harnsäurekonzentration im Urin können solche Bedingungen geschaffen werden. Dies wird z. Z. in einer im wesentlichen oralen Medikation praktisch angewandt.

Die Dosierung der Medikationen wird in Abhängigkeit von einer engmaschigen Prüfung der Elektrolyte im Blut und der steinbildenden Harninhaltsstoffe während eines klinischen Beobachtungszeitraumes von 14 Tagen aufgebaut und anschließend ambulant kontrolliert.

Röntgenaufnahmen der Konkremente sind z. Z. noch die alleinige Möglichkeit, eine Wirkung der Therapie beurteilen zu können. An einem einfachen chemischen Prüfverfahren zur Bestimmung der Lösungskapazität des Harns für steinbildende Stoffe wird in diesem Zusammenhang gearbeitet.

Bei der routinemäßigen Prüfung der Elektrolyte im Serum und Harn konnte festgestellt werden, daß bei unserem unausgewählten und bisher nicht medikamentös behandelten Patientengut von annähernd 250 Fällen fast ausnahmslos eine eindeutige Hypokaliurie bestand, bei gleichzeitiger Verlagerung der Kaliumwerte des Serums in die untere Hälfte des Normbereiches. In Ergänzung dieser Beobachtung wurde bei einem willkürlich ausgewählten Teil dieser Krankengruppe (ca. 130) der Gesamtkaliumgehalt im Organismus durch Messung des ^{40}K-Gehaltes mittels Human Counter bestimmt. In Parallele zu den Harnbefunden konnte ebenfalls ein Kaliumdefizit im intracellulären Raum des Gesamtorganismus gefunden werden. Diese Befunde waren unabhängig von Alter und Geschlecht der Patienten sowie von dem begleitenden Infektionsgrad des Harnsystems oder der Krankheitsdauer bzw. dem Umfang der Konkrementbildung.

Durch experimentelle Untersuchungen konnte nachträglich in vitro die Wirkung des Kalium für das Lösungsvermögen des Harns bestätigt werden. Auf Grund dieser Untersuchungen wurde eine Kaliumsubstitution als Zusatzfaktor in unser Behandlungssystem eingebaut.

An einem Kollektiv von 220 bisher medikamentös unbehandelten Steinkranken wurde im Rahmen einer nachgehenden Krankenfürsorge das nachstehend näher erläuterte Therapieschema entwickelt und angewandt. Es setzt sich aus folgenden Einzelmaßnahmen zusammen:

1. Der Xanthin-Oxidasehemmer Allopurinol.

Die Pharmakologie und die klinische Bedeutung dieses Harnsäureantagonisten und seine Bedeutung für alle Formen der Hyperurikämie sind hinlänglich bekannt. Das Allopurinol ist z. Z. in unserem Behandlungssystem der wichtigste Steuerungsfaktor im Sinne des Antiaussalzeffektes. Die Harnsäurewerte im Serum werden auf Werte von nahezu 1 mg-% und niedriger gesenkt. Entsprechend erfolgt eine Reduzierung der Harnsäureausscheidung im Urin. Die Zyloric-Dosierung bewegt sich zwischen 600 und 1000 mg/Tag. Das Medikament wird auch über längere Zeit gut vertragen. Unverträglichkeitserscheinungen im Sinne von allergischen Hautveränderungen haben wir unter 250 Patienten nur in drei Fällen in einem Zeitraum von 3 Jahren beobachtet. Xanthinsteinbildungen als mögliche Folge der langfristigen und hochdosierten Allopurinolmedikation wurden bei unserem Patientengut nicht gesehen. Es soll ausdrücklich betont werden, daß Allopurinol neben seiner primären spezifischen Eigenschaft als Prophylaktikum von Harnsäurekonkrementen im Rahmen einer generellen Steinvorbeugung als unspezifischer Faktor über den Aussalzeffekt bzw. Antiaussalzeffekt zur Wirkung kommt.

2. Die Kaliumsubstitution.

Die Medikation erfolgt oral durch Tabletten oder Granulate als Kaliumchlorid. Von besonderer Wirksamkeit scheint die Darreichung in Infusionsform zu sein, da im Zusammenhang mit den ungeklärten Ursachen des Kaliummangels eine absolut kontrollierbare Aufnahme der

Stoffmenge gewährleistet ist und ferner durch die hohe Flüssigkeitszufuhr einem weiteren Faktor des Therapieschemas entsprochen wird.

Wir verwenden die Elektrolytlösung Darrow II, Dr. Fresenius, 500 bis 1000 ml/Tag, mit einer Häufigkeit bis zu 6mal/Woche. Die Behandlungen erfolgen im allgemeinen ambulant.

3. Der H^+-Ionenaustauscher Dowex 50 W $\times$ 8.

Die durch Literaturhinweise erwartete calciumsenkende Wirkung des Austauschers im Harn konnte nicht bestätigt werden. Untersuchungen an 300 Patienten über einen Zeitraum von ca. 3 Jahren mit über 10000 Harnanalysen haben keinen sicheren Wirkungseffekt gezeigt, auch bei Tagesdosen in einzelnen Fällen bis zu 30 g Austauscher. Ein fast ausnahmslos gesteigertes Wohlbefinden der Patienten bei einer durchschnittlichen Tagesmenge von 6 g veranlaßte jedoch, diese Medikation weiter zu verabfolgen. Der günstige therapeutische Allgemeineffekt ist möglicherweise in einer vermehrten H^+-Ionenabgabe im Verdauungstrakt zu suchen, ohne daß gleichzeitig eine Belastung durch Anionen erfolgt. Weitere Untersuchungen über diese Frage werden durchgeführt.

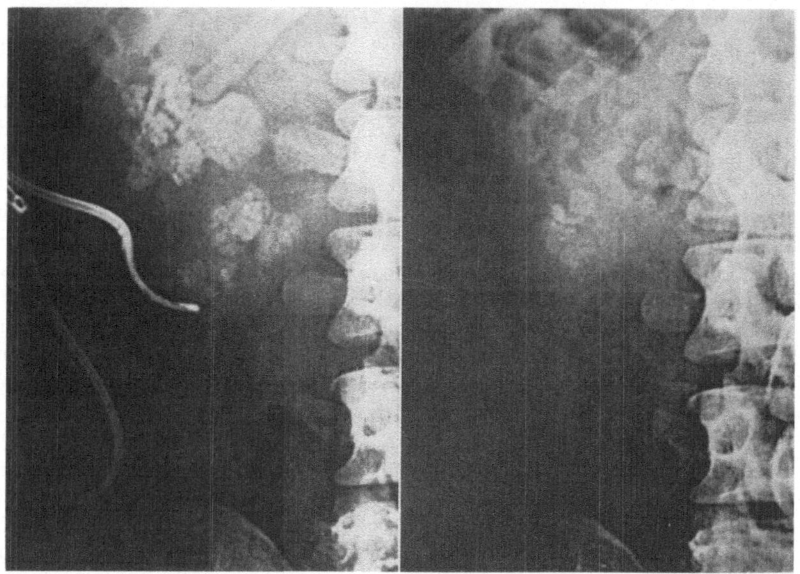

Abb. 1. S., Wilfried, geb. 16. 10. 41. Aufnahme. 94/70. *Diagnose.* Hufeisenniere. Zustand nach mehrmaliger Steinoperation beiderseits. Nierendauerfistel links. Harnleiterfistel rechts. Chron. Pyelonephritis. Niereninsuffizienz. Hypokaliurie. Sekundäre Anämie. Hyperurikämie. Steinanalyse: Magnesiumammoniumphosphat + Magnesiumhydrogenphosphat. Zustand nach 10 Monaten konservativer Behandlung

4. Eine vermehrte, über 24 Std verteilte Flüssigkeitszufuhr mit dem Ziel einer Harnausscheidung nicht unter 1500 ml.

5. Eine Antibiotika-Langzeitmedikation (entsprechend dem Antibiogramm).

6. Polyvitaminmedikationen.

7. Ammoniumchlorid bzw. Furosemidmedikation zum Zwecke der Verschiebung des Harn-pH in den sauren Bereich.

Die in dem klinischen Begriff der Nephrolithiasis enthaltene Vielzahl unterschiedlicher anatomischer, biochemischer und pathophysiologischer Parameter erlaubt z. Z. noch keine Aufstellung einer exakten vergleichenden Zahlenstatistik der erzielten therapeutischen Ergebnisse, so daß wir lediglich eine allgemein gehaltene Erfolgsübersicht abgeben können.

Die klinisch bzw. ambulant durchgeführten Behandlungen ergeben folgende Befunde und Feststellungen:

1. Eine Reduzierung der Rezidivhäufigkeit der Konkrementbildung nach einer operativen Entfernung oder nach dem Spontanabgang von Steinen.

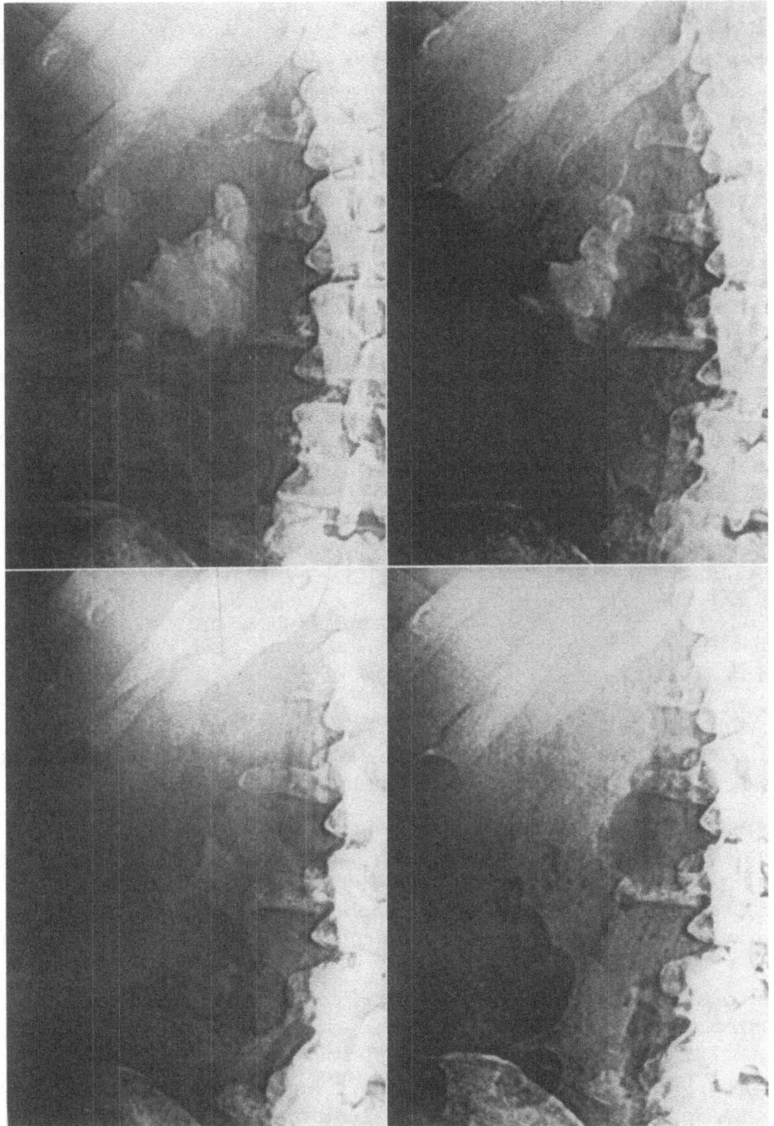

Abb. 2. F., Hannelore, geb. 22. 5. 25. Aufnahme. 157/70. *Diagnose:* Einzelniere rechts. Zustand nach Nephrektomie links wegen Steinerkrankung 1966. Zweimalige Operation der Restniere wegen rezidivierender Steinbildung (1966). Korallenförmiger Ausgußrezidivstein seit 1966. Chron. Pyelonephritis. Hypokaliurie. Sekundäre Anämie. Hyperurikämie. Steinanalyse: Magnesiumammoniumphosphat. Totalauflösung eines korallenförmigen Ausgußkonkrementes nach $2^1/_2$ Monaten konservativer Behandlung (oral + Infusionen)

2. Kein weiteres Größenwachstum von Konkrementen, ausgenommen in Fällen mit mechanischer Behinderung der Entleerungsfunktion in Teilen oder des gesamten Nierenbeckenkelchsystems bzw. bei reduzierter Funktionsleistung des Nierenparenchyms.

3. Positive Veränderung der pathologischen, pyelonephritisch bedingten Blut- und Harnbefunde, und zwar Harnstoff, Kreatinin und BKS-Werte sowie ferner

Rückgang der Leukocytenzahlen im Harn, Verschiebung der pH-Werte weiter in den Säurebereich.

Außerdem eine Änderung der Keimarten im Harn mit Abnahme der Pathogenität durch Verminderung des Vorkommens von Coli-Proteus und Klebsiella bei vermehrtem Auftreten von Staphylokokken, vorwiegend Var. Staph. albus.

4. Fortschreitende Zerfalls- und Auflösungserscheinungen an vermutlichen Magnesiumammonium-Phosphatkonkrementen bei insgesamt 18 Krankheitsfällen mit zwischenzeitlich erzielten Totalauflösungen bei drei Patienten.

Aus diesem Krankengut darf ich Ihnen einige besonders eindrucksvolle Fälle an Hand der Krankheitsgeschichte und der Röntgenaufnahmen berichten.

(Demonstration der Krankengeschichten und Röntgenbilder von drei charakteristischen Fällen von Nephrolithiasis mit Auflösungserscheinungen der Steine nach oraler Therapie.)

In einer epikritisch zusammenfassenden Betrachtung des Referates glauben wir sagen zu dürfen, daß durch die Koordinierung einer Anzahl bekannter prophylaktisch wirkender Faktoren der Nephrolithiasis ergänzt durch zwei neue, therapeutisch wichtige Momente ein weiterer Schritt, speziell für Phosphatsteine, getan wurde, um eine konservative medikamentöse Behandlung des Nierensteinleidens zu entwickeln. Wir gaben damit eine Übersicht über die Grundlagen und Ergebnisse unserer experimentellen und klinischen Arbeiten zu diesem Thema. Auf keiner wissenschaftlichen Veranstaltung und in keiner Veröffentlichung ist von unserer Arbeitsgruppe etwas anderes mitgeteilt worden. Wir bedauern es sehr, wenn hieraus Schlüsse gefolgert wurden, die zu Mißverständnissen und Ärgerlichkeiten führten, für die wir glauben, nicht verantwortlich zu sein.

Dr. Dr. G. Kallistratos
Forschungsinstitut Borstel
Institut f. Experimentelle Biologie
und Medizin
D-2061 Borstel

Dr. A. Timmermann†
Abt. Urolog. d. Minerva-Ges.
für Forschung m.b.H.
D-2070 Großhansdorf
(verstorben am 19. 11. 1970)

W. Brosig, B. Riedel und B. Heinz: **Experimentelle Pyelonephritis durch Persorption pathogener Keime im oberen Dünndarm**

Corpusculäre Elemente können vom Dünndarmlumen aus in die Lymphe übertreten, im Blut erscheinen (Herbst, 1844) und über die Nieren ausgeschieden werden (Hirsch, 1906; Volkheimer, 1960—1963). Der Vorgang der corpusculären Aufnahme solcher Teilchen in die Darmlymphe wird Persorption genannt. Er betrifft Stärkezellen, Kunststoffkörner wie auch wasserunlösliche Kristalle (Löhe et al., 1970).

Es interessierte nun, ob pathogene Bakterien persorbiert werden, dann in der Darmlymphe und im Venenblut nachweisbar sind, und ob sie eine Rolle bei der Entstehung einer experimentellen Pyelonephritis spielen.

Die Versuche wurden mit E. coli 025, Pseudomonas aeroginosa und Proteus mirabilis an Sprague-Dawley-Ratten durchgeführt. Dabei zeigte sich bald, daß nach Instillation von E. coli 025 in den Magen Bakterien in der Dünndarmlymphe kulturell nicht nachweisbar sind. Es ist anzunehmen, daß die Keime im Rattenmagen entweder in ihrer Vitalität geschädigt worden sind, oder aber die Konzentration, mit der sie in den Dünndarm gelangten, für den Keimnachweis nicht ausreicht. Gab man die Bakterien dagegen direkt in den Dünndarm, so erhielt man folgende Ergebnisse:

1. Nach Instillation der Bakteriensuspension in die oberste Dünndarmschlinge wurde der diese Schlinge drainierende Lymphgang abgeleitet mit dem Ziel, evtl. vorhandene Bakterien kulturell nachzuweisen.

Es zeigte sich, daß in den meisten Fällen die applizierten Bakterien in der Lymphe vorhanden waren (Tabelle 1). Nach Gabe einer keimfreien Lösung blieb die Lymphe steril.

2. Nach Instillation der Bakteriensuspension in die oberste Dünndarmschlinge wurde die Vena cava punktiert und versucht, die Bakterien im Blut kulturell nachzuweisen. In allen Fällen fanden sich die Bakterien im Blut der Vena cava inferior

Tabelle 1. *Lymphfistel etwa 2 Std lang nach Instillation der Bakteriensuspension in die oberste Dünndarmschlinge abgeleitet*

Bakterienstamm	Dosis	Zahl der Versuchstiere	Ergebnis	
			positiv	negativ
E. coli 025	ca. 10^8 Keime	10	4	6
	ca. 10^{10} Keime	10	7	3
Pseudomonas aeroginosa	ca. 10^8 Keime	10	6	4
	ca. 10^{10} Keime	10	9	1
Proteus mirabilis	ca. 10^8 Keime	10	4	6
	ca. 10^{10} Keime	10	10	—
Leerversuch	—	20	—	20

Tabelle 2. *Instillation der Bakteriensuspension in die oberste Dünndarmschlinge; Punktion der Vena cava nach 2 Std; Bakteriennachweis im Blut*

Bakterienstamm	Dosis	Zahl der Versuchstiere	Ergebnis	
			positiv	negativ
E. coli 025	ca. 10^{10} Keime	5	5	—
Pseudomonas aeroginosa	ca. 10^{10} Keime	5	5	—
Proteus mirabilis	ca. 10^{10} Keime	5	5	—
Leerversuch	—	10	—	10

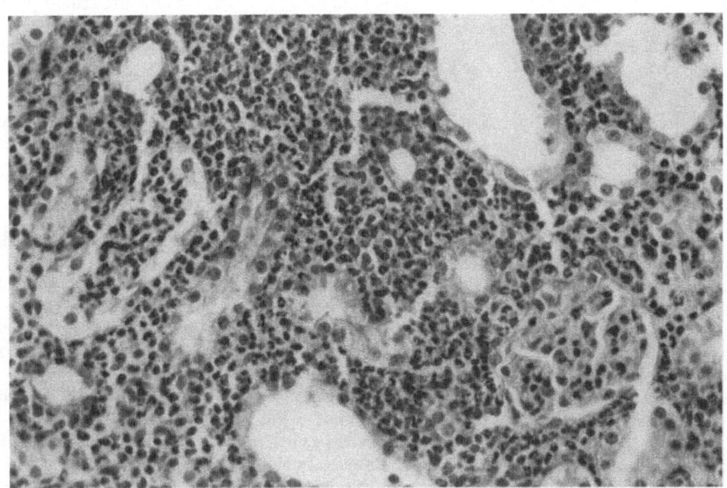

Abb. 1. Hochgradige leukocytäre Infiltration des interstitiellen Bindegewebes der Niere eine Woche nach Instillation einer E-coli-Suspension in die oberste Dünndarmschlinge und Ligatur des linken Ureters. Verschiedene Tubuli weisen degenerative Veränderungen auf, die bis zu ihrem Untergang reichen. Vergrößerung: 40fach

(Tabelle 2). Bei Anwendung einer sterilen Lösung war auch das Vena cava-Blut steril.

3. An zehn Ratten wurde die Vena femoralis freigelegt und eine Suspension von 10^8-Coli 025-Keimen in das Gefäß instilliert. Anschließend wurde die Harnröhre ligiert und nach 4 Std der Blasenurin steril entnommen. Dieser war regelmäßig keimfrei.

4. Zur Erzeugung einer experimentellen Pyelonephritis kann die Vorschädigung einer Niere durch Ureterligatur herbeigeführt werden. Diese hat die Entwicklung einer Harnstauungsniere zur Folge. Injiziert man zusätzlich E. coli in die Vena femoralis, so kommt es in der Regel zur Ausbildung einer abscedierenden Pyelonephritis in der vorgeschädigten Niere.

Es interessierte nun, ob E. coli nach Instillation in den Dünndarm bei sonst gleicher Versuchsanordnung eine Pyelonephritis verursachen

Eine Woche nach Instillation von 10^{10}-Keimen in den Dünndarm und linksseitiger Ureterligatur wurden die Tiere getötet. In allen Fällen fanden sich neben den Zeichen der Harnstauungsniere mit Abflachung des Parenchymmantels mehr oder weniger ausgeprägte pyelonephritische Herde (Abb. 1). Verwandte man jedoch anstelle der Bakteriensuspension sterile Kochsalzlösung, so fehlten solche Entzündungszeichen (Tabelle 3).

Tabelle 3. *Experimentelle Pyelonephritis nach linksseitiger Ureterligatur und Bakterieninstillation in den Dünndarm*

Bakterienstamm	Applikationsart	Zahl der Versuchstiere	Ergebnis
E. coli 025	Injektion in die oberste Dünndarmschlinge	5	re. Niere in allen Fällen frei li. Niere makroskopisch: 2mal unauffällig 3mal Pyelonephritisherde mikroskopisch: 5mal Zeichen der interstitiellen Nephritis
E. coli 025	Injektion in die V. femoralis	5	re. Niere in allen Fällen frei li. Niere makroskopisch und mikroskopisch in allen Fällen starke pyelonephritische Veränderungen bis zu Abscessen
Leerversuch	Injektion phys. Kochsalzlösung in die oberste Dünndarmschlinge	5	re. und li. Niere in allen Fällen frei von Entzündungszeichen

Zusammenfassend kann festgestellt werden, daß im Tierexperiment pathogene Bakterien vom Dünndarmlumen aus persorbiert werden. Sie sind in der Dünndarmlymphe und im Blut nachweisbar. Im Falle der Vorschädigung einer Niere können sie zur Entstehung einer hämatogenen Pyelonephritis Anlaß geben.

Ohne Vorschädigung kommt es auch bei intravenöser Applikation der Bakteriensuspension nicht zu morphologisch faßbaren Veränderungen an den Nieren (Cotran, 1969) und nicht zu einer Bakteriurie.

Die Ergebnisse unserer Versuche stehen im Einklang mit den schon 1905 von Ficker publizierten Befunden. Nach Verfütterung von Bakterien an hungernde Kaninchen konnten jene im Blut und in verschiedenen Organen nachgewiesen werden. Außerdem traten Darmbakterien im Blut und in den Organen auf. Zuletzt berichteten Krause et al. (1969) über die Ausscheidung von Candida albicans mit dem Urin nach peroraler Einnahme dieser Pilze durch Menschen. Auch die aktive Vaccination gegen Typhus mit *Typhoral* beruht auf dem Prinzip der Persorption von Bakterien.

Ob die Persorption von Darmbakterien eine Rolle für die Entstehung der Pyelonephritis beim Menschen spielt, kann z. Z. noch nicht entschieden werden, wäre aber denkbar.

Literatur

Cotran, R. S.: 4. Experimental Pyelonephritis. In: The Kidney, Bd. 2 (Rouiller, Ch., Muller, A. F., Eds.). New York, London: Academic Press 1969. — Ficker, M.: Arch. Hyg. (Berl.) **54**, 354 (1905). — Herbst, E. F. G.: Das Lymphgefäßsystem und seine Verrichtungen. S. 333. Göttingen 1844. — Hirsch, R.: Z. exp. Path. **3**, 390 (1906). — Löhe, E., Brosig, W., Riedel, B.: Zur Frage der Persorption von Calcium-Oxalat-Kristallen im Magen-Darm-Trakt und ihrer Ausscheidung im Urin. Vortrag gehalten auf der XXIII. Tagung der

Deutschen Gesellschaft für Urologie, 1970. — Krause, W., Matheis, H., Wulf, K.: Lancet **1969 I**, 598. — Volkheimer, G.: Dtsch. Gesundh.-Wes. **15**, 1298 (1960). — Volkheimer, G., John, H.: Dtsch. Gesundh.-Wes. **17**, 620 (1962); — Z. ges. inn. Med. **18**, 949 (1963).

Professor Dr. W. Brosig
Urolog. Klinik u. Poliklinik d. FU
D-1000 Berlin 45
Hindenburgdamm 30

K. A. Lennert: **Immunologische Untersuchungen zur Frage der chronischen Prostatitis**

1963 stellten Barnes u. Mitarb. die Hypothese auf, daß bei der Entstehung der chronischen Prostatitis Autoantikörper der Prostata eine ursächliche Rolle spielen. Um dies zu prüfen, immunisierten wir Kaninchen mit heterologem Prostatahomogenat, das von Patienten mit Prostatahypertrophie herstammte.

Dem Homogenat wurde Freundsches Adjuvans zugefügt, um die Antikörperbildung zu verstärken und zu verlängern. In 14tägigen Abständen injizierten wir 1 ccm des Homogenates subcutan in die rasierte Rückenhaut der Kaninchen. Nach 4, 6, 8 und 10 Wochen töteten wir jeweils ein Tier, um Blut und Prostata zur Untersuchung zu entnehmen.

Den Nachweis einer spezifischen immunologischen Reaktion führten wir im Prostataschnitt mit der Immunfluorescenzmikroskopie und im Serum mit der Geldiffusion nach Ouchterlony.

Das Prinzip der indirekten *Immunfluorescenzmethode* besteht darin, daß man antikörperhaltiges Serum mit einem bekannten Antigen zusammenbringt und die Antikörperbindung mit fluorescein-markiertem Antiglobulin ermittelt. Bei der *Geldiffusionsmethode* werden aus einem mit Reinagar bedeckten Objektträger Löcher ausgestanzt. In diese Löcher werden dann die Antigen- bzw. Antikörperlösungen gefüllt. Nach einwöchiger Aufbewahrung im Eisschrank und anschließender Färbung der Präparate mit Amidoschwarz 10 B können die aufgetretenen Präcipitatlinien beobachtet werden.

Fluorescenzmikroskopisch zeigte die normale Kaninchenprostata nach Behandlung des Schnittes mit normalem Kaninchenserum und markiertem Kaninchen-Gamma-Immunglobulin eine mäßiggerade Eigen- bzw. Begleitfluorescenz. Annähernd das gleiche Ergebnis wurde erzielt nach Behandlung der normalen Kaninchenprostata mit heterologem Kaninchenantiprostataserum.

Nach 4, 6, 8 und 10 Wochen Immunisierung sah man auf allen Schnitten, die mit heterologem Kaninchenantiprostataserum behandelt wurden, eine sichtbare Fluorescenz des Drüsen- und Bindegewebes.

Mit Hilfe der Geldiffusion gelang es weiterhin, durch heterologe Immunisierung 1 bis 3 deutliche, isolierte Präcipitatlinien im Serum der Kaninchen nachzuweisen. Diese waren am stärksten 6 Wochen nach Immunisierung zu beobachten.

Der auffälligste Befund bei den Tierversuchen ist somit die Tatsache, daß einmal in Prostataschnitten von heterolog immunisierten Kaninchen prostataspezifische Immunfluorescenzen nachweisbar sind, in Prostataschnitten von normalen Kaninchen dagegen nicht, und daß zum anderen ab der 4. Immunisierungswoche 1 bis 3 Präcipitatlinien auftreten, die offensichtlich von verschiedenen Gewebeantigenen der Prostata erzeugt wurden.

Unsere vorliegenden Untersuchungsergebnisse erlauben in Verbindung mit den Literaturmitteilungen folgende Annahme der Pathogenese der chronischen Prostatitis:

Durch Bakterientoxine und andere Noxen wird Drüsenepithel der Prostata zerstört, so daß Antigene frei werden. Bei wiederholtem Auftreten des schädigenden Agens kommt es durch die Antigenwirkung des Prostatagewebes allmählich zur spezifischen Antikörperbildung und evtl. zur Induktion von Immunzellen. Diese Immunreaktionen rufen auch ohne Mitwirkung anderer Noxen den weiteren Untergang von Prostatagewebe hervor. Je nach Ausmaß der Noxe bzw. der Menge der vorhandenen Antigen-Antikörperkomplexe werden kleinere oder größere Bezirke der Prostata zerstört und bindegewebig ersetzt, so daß schließlich als Endzustand die Prostataatrophie mit oder ohne Sphinctersklerose resultiert. Die mehr oder weniger zahlreichen rundzelligen Infiltrate, wie sie bei der chronischen Prostatitis und Prostatahypertrophie zu beobachten sind, können somit Ausdruck sekundärer Autoimmunreaktionen sein.

Priv.-Doz. Dr. K. A. Lennert
Urolog. Abt. d. Chirurg. Univ.-Klinik
D-6000 Frankfurt/Main

W. Staehler und W. Müller: **Ultraschalluntersuchungen an der Niere** (Diskussionsvortrag)

Wir prüfen z. Z. an unserer Klinik ein diagnostisches Verfahren, das in anderen medizinischen Fachgebieten bereits seine Brauchbarkeit erwiesen hat. Es handelt sich um Ultraschalluntersuchungen an der Niere, die beim derzeitigen Entwicklungsstand Grobstrukturen, wie Cysten, Parenchym, Pyelon, Tumoren und Steine darstellen. Tumoren können nach amerikanischen Angaben ab einer Mindestgröße von etwas unter 3 cm Durchmesser mit einer Sicherheit von 95 % erkannt werden. Veränderungen der Feinstrukturen im Parenchym sind bisher nicht mit Sicherheit festzustellen.

Die Ultraschalldiagnostik wird seit 1955 im Bereich des Schädels als Echoencephalographie angewandt, seit 1956 wird sie in der Ophthalmologie benützt. Die Kardiologie bedient sich hier der Diagnostik der Mitralstenose und in der Gynäkologie gehören Ultraschalluntersuchungen in vielen Kliniken bereits zur Routinediagnostik von Kindslagen, Zwillingsschwangerschaften, Blasenmolen und intraabdominellen Tumoren. Von besonderer Bedeutung gerade auf diesem Fachgebiet ist die Unbedenklichkeit, mit der die Methode eingesetzt werden kann. Ausgedehnte Tierversuche haben gezeigt, daß nach Beschallung mit weitaus höheren Intensitäten als die in der Ultraschalldiagnostik üblich sind, weder bei den Muttertieren noch Föten irgendwelche Gewebs- oder genetischen Schäden aufgetreten sind. Die Methode wird unseres Wissens z. Z. außer an der Niere auch noch an Lunge, Leber und Milz — speziell bei Tumoren — erprobt.

Die Ultraschalldiagnostik basiert darauf, daß von einem Sendegerät, das an der zu untersuchenden Region auf dem Körper aufgesetzt wird, Ultraschallstrahlen in das Gewebe hineingeschickt werden. Diese Strahlen werden scharf gebündelt, in kurzen Impulsen von Mikrosekundendauer in den Körper geschickt und breiten sich dort gradlinig aus. An den Grenzflächen zweier verschiedener Gewebe wird die Schallwelle gebrochen und reflektiert. Die Stärke der Reflexion ist abhängig von dem Unterschied in der Dichte der Gewebe, Pyolonstrukturen und Tumorgewebe sind dichter als Parenchym, das seinerseits dichter als Cysteninhalt ist. Die reflektierten Schallwellen, die Echos, fallen zurück auf den Sender, der jetzt als Empfänger arbeitet, und werden über einen Verstärker intensiviert und auf einem Oszilographen sichtbar gemacht. Hier erscheinen sie entweder als Kurve beim eindimensionalen Verfahren oder als Lichtpunkte, aus denen sich ein ganzes Schnittbild ergibt, beim zweidimensionalen Verfahren. Die Kurven des eindimensionalen Verfahrens sind sehr schwierig zu interpretieren und setzen große Erfahrung bei dem Untersucher voraus.

Wir bedienen uns des anschaulicheren zweidimensionalen Verfahrens, bei dem ein Körpersegment von der Breite von 14 cm von oben nach unten oder von rechts nach links bis zur Tiefe von 16 cm abgetastet wird. Dieses Segment wird auf dem Leuchtschirm dargestellt, jedes Echo erscheint als Lichtpunkt und aus den Lichtpunkten setzt sich ein Tomogramm der betreffenden Körperregion zusammen. Hierbei entsteht ein echtes Schnittbild im Gegensatz zum Summationsbild bei der normalen Röntgenaufnahme. Zur Dokumentation kann dieses Leuchtschirmbild von einer Polareut- oder herkömmlichen Kleinbildkamera fotografiert werden. Die Deutung der Tomogramme ist anfangs schwierig und setzt gewisse Erfahrungen in der Anwendungstechnik des Gerätes und in der Interpretation der Bilder voraus. Es ist bei diesen Leuchtbild-Schirmaufnahmen ähnlich wie bei der Röntgendurchleuchtung, wo auch die Zielaufnahmen vom Durchleuchter selbst am besten gedeutet werden können.

Es empfiehlt sich zunächst, etliche Normalbefunde zu deuten und sich dabei mit der Darstellung der verschiedenen Schnittebenen vertraut zu machen.

Zur Veranschaulichung werden nun einige Bilder demonstriert.

1. Das Gerät (Vidoson d. Fa. Siemens) rechts der Applikator, der den als Sender und Empfänger arbeitenden Impulsgeber enthält. An der Unterseite ein Wasserkissen, das mit einer Kontaktpaste versehen wird und auf die Haut aufgesetzt wird. Links im Bild der Verstärker mit dem Leuchtschirm, auf dem das Bild sichtbar wird. Hier ist die Polaroidkamera aufgesetzt, mit der das Bild fotografiert werden kann.

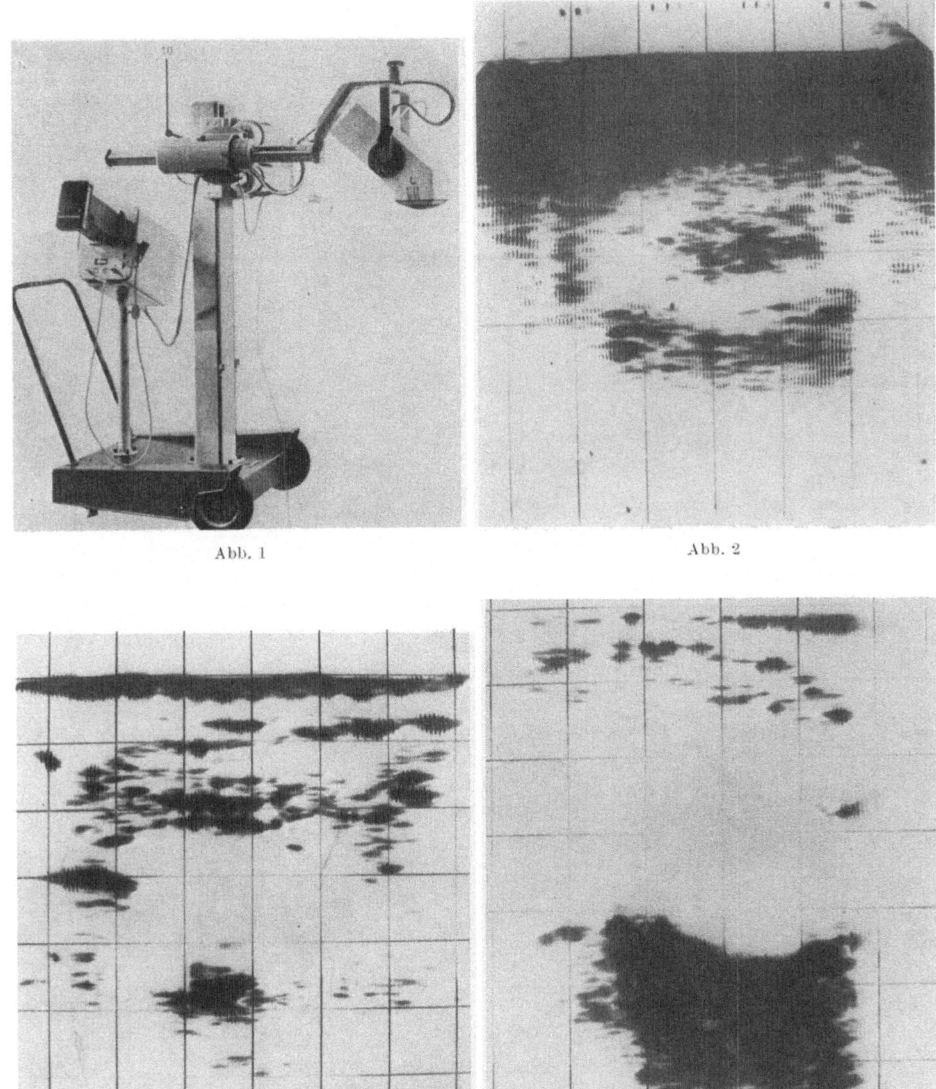

Abb. 1

Abb. 2

Abb. 3

Abb. 4

2. Längsschnitt durch eine normale Niere, aufgenommen in Bauchlage des Pat. Das Parenchym gibt wenig Echos im Gegensatz zum strukturdichteren Pyelon. Eine Rasterscheibe ist vorgeschaltet mit der Kantlänge 2 × 2 cm. Damit ist die Größe der dargestellten Strukturen zu objektivieren.

3. Ein kleiner Tumor am unteren Nierenpol erscheint als Echoverstärkung an der Unterkontur des Parenchyms.

4. Eine große Solitärcyste am unteren Nierenpol. Es handelt sich um einen Querschnitt durch die Cyste. Typisch ist die Verstärkung der Echos hinter dem unteren Cystenrand. Sie kommt zustande durch die verminderte Strahlenabsorption des strukturarmen Cysteninhalts.

Prof. Dr. W. Staehler
Chirurg. Univ.-Klinik
D-7400 Tübingen
Calwerstraße

Generalversammlung

am Freitag, dem 30. Oktober 1970, im Kongreßsaal 2. Kongreßhaus Baden-Baden

Der Vorsitzende eröffnet die Tagung mit der Feststellung, daß sie satzungsgemäß einberufen wurde.

Der Kassenwart berichtet über die finanzielle Lage der Gesellschaft. Sie wird nach Prüfung durch zwei Mitglieder für richtig befunden.

Der Kassenwart wird entlastet.

Der Schriftführer gibt die Namen all derer bekannt, die sich um die Mitgliedschaft in der Deutschen Gesellschaft für Urologie beworben haben:

Da ein Teil der Herren sich erst während der Tagung beworben hat, müssen deren Unterlagen noch geprüft werden. Dem Schriftführer wird Vollmacht gegeben, die Herren, bei denen keine Gegengründe bestehen, noch auf dieser Tagung als ordentliche Mitglieder aufzunehmen.

Außerdem wird über die Austritte, insbesondere aus der Ostzone, berichtet.

Die Deutsche Gesellschaft für Urologie besteht z. Zt. unter Einschluß der bereits aufgenommenen Mitglieder, der Ehrenmitglieder und der korrespondierenden Mitglieder aus 560 Mitgliedern.

Um den erfreulichen Zuwachs zu fördern, erinnert Herr ALKEN noch einmal daran, daß die Chefärzte für ihre Assistenten die Mitgliedsbeiträge zahlen sollten.

Wahl des neuen Vorsitzenden:

Der Vorstand der Deutschen Gesellschaft für Urologie schlägt dem Plenum als neuen Vorsitzenden Herrn BÜSCHER, Hannover, vor.

Herr RUMMELHARDT, Wien, erinnert daran, daß die Deutsche Gesellschaft für Urologie von Zeit zu Zeit stets österreichische Vorsitzende gehabt habe und plädiert warm für die Wahl von Herrn BIBUS, Wien. Anschließend findet die Wahl durch Handaufheben statt:

Herr BÜSCHER erhält 60 Stimmen,
Herr BIBUS 16 Stimmen,
Enthaltungen 2 Stimmen.

Damit ist Herr BÜSCHER, Hannover, zum Präsidenten der Deutschen Gesellschaft für Urologie für die Periode 1970/72 gewählt worden. Herr BÜSCHER nimmt mit Dankesworten die Wahl an.

Die Neuwahl des 1. Schriftführers wird nach Vorschlag Herrn ZOEDLERS, Düsseldorf, durch den Vorstand durch Akklamation einstimmig vollzogen.

Die Wahl des 2. Schriftführers:

Auf Vorschlag des Vorstandes wird Herr NAGEL, Berlin, durch Akklamation einstimmig gewählt.

Wahl von drei nichtständigen Mitgliedern:

Dem Vorschlag des Vorstandes, die Herren

ALBRECHT,
BLEICKEN,
HUBMANN,
MAUERMAYER,
SACHSE,
STOLL

und den Vorschlägen aus dem Plenum, die Herren

LOEBENSTEIN,
HASCHEK,

folgend, werden in geheimer Wahl je drei Herren gewählt.

Nach Auszählung sind die Herren

ALBRECHT, Wuppertal,
HASCHEK, Wien,
MAUERMAYER, München

zu nichtständigen Mitgliedern des Vorstandes für zwei Kongreßperioden gewählt.

Herr STAEHLER stellt die Frage — die jedoch nicht zum Gegenstand einer Satzungsänderung gemacht werden kann, da sie vorher nicht angemeldet wurde — ob, entsprechend vielfältigem Wunsch, Baden-Baden als ständiger Kongreßort gewählt werden solle. In der allgemeinen Diskussion wird die Wahl Baden-Badens als ständiger Kongreßort zunächst nicht ins Auge gefaßt, jedoch findet Baden-Baden als nächster Tagungsort zahlreiche Befürworter. Eine Entscheidung über den Ort der nächsten Tagung ist damit jedoch nicht gefallen, da erst Verhandlungen wegen Terminen geführt werden müssen. Herr BÜSCHER behält sich die Auswahl des Kongreßortes vor.

Herr ARNHOLDT, Stuttgart, gibt bekannt, daß eine Arbeitsgemeinschaft der Chefärzte urologischer Kliniken, soweit sie hauptamtlich tätig sind, gegründet wird. Interessenten mögen sich bei Herrn ARNHOLDT melden.

Der Vorsitzende schließt die Versammlung.

Verzeichnis der Mitglieder der Deutschen Gesellschaft für Urologie

(1. Juli 1971)

I. Organe der Gesellschaft

Vorsitzender: Prof. Dr. H. K. BÜSCHER, D-3000 Hannover
Stellvertretender Vorsitzender: Prof. Dr. W. STAEHLER, D-7400 Tübingen
1. Schriftführer: Dr. D. ZOEDLER, D-4000 Düsseldorf
2. Schriftführer: Prof. Dr. R. NAGEL, D-1000 Berlin
Kassenführer: Prof. Dr. F. ARNHOLDT, D-7000 Stuttgart
Archivar: Dr. F. SCHULTZE-SEEMANN, D-1000 Berlin

Ständige Ausschußmitglieder

Prof. Dr. C. E. ALKEN, D-6650 Homburg a. d. Saar
Prof. Dr. P. BISCHOFF, D-2000 Hamburg
Prof. Dr. H. BOEMINGHAUS, D-4000 Düsseldorf
Prof. Dr. W. BROSIG, D-1000 Berlin
Prof. Dr. P. DEUTICKE, A-1000 Wien
Prof. Dr. K. HEUSCH, D-5100 Aachen
Prof. Dr. R. ÜBELHÖR, A-1000 Wien 8

Nichtständige Ausschußmitglieder

Prof. Dr. K. F. ALBRECHT, D-5600 Wuppertal-Barmen
Dr. W. BRACHMANN, D-2000 Hamburg
Doz. Dr. H. HASCHEK, A-1000 Wien
Dr. W. KNIPPER, D-2000 Hamburg-Altona, als Vorsitzender des Berufsverbandes der Deutschen Fachärzte für Urologie
Prof. Dr. W. MAUERMAYER, D-8000 München

Ehrenmitglieder

Prof. Dr. BABICS, ANTAL, Budapest VIII (Ungarn), Ulloi Ut 78/B.
Prof. Dr. BOEMINGHAUS, HANS, D-4000 Düsseldorf, Beikbuschstraße 18.
Prof. Dr. BOSHAMMER, KURT, Facharzt für Chirurgie u. Urologie, priv.: D-6702 Bad Dürkheim, Hugo-Bischoff-Straße 16
Prof. Dr., Drs. h. c. DERRA, ERNST, Facharzt für Chirurgie, priv.: D-4000 Düsseldorf, Himmelgeisterstraße 226
Prof. Dr. DEUTICKE, PAUL, Facharzt für Urologie, A-1030 Wien III (Österreich), Metternichgasse 7.
Prof. Dr. FORSSMANN, WERNER, Facharzt für Chirurgie u. Urologie, Chefarzt der Chirurg. Abt. des Ev. Krankenhauses, D-4000 Düsseldorf, Kirchfeldstraße 40
Prof. Dr. GIERTZ, GUSTAV, Facharzt für Urologie, Karolinska sjukhuset, S-10401 Stockholm 60 (Schweden).
Prof. Dr. DE GIRONCOLI, FRANCO, priv.: Primario Urologo, Florenz (Italien), 119, Via S. Niccolò.
Prof. Dr. ICHIKAWA, TOKUJI, Director of the First National Hospital of Tokyo, Tokyo (Japan), 1, Toyamacho, Shinjuku-ku.

Prof. Dr. Kielleuthner, Ludwig, priv.: D-8000 München 22, Ludwigstraße 19 I.
Prof. Dr. Ljunggren, Einar, Sahlgrenska Sjukhuset, S-Göteborg (Schweden).
Prof. Dr. May, Ferdinand, Facharzt für Chirurgie u. Urologie, priv.: D-8000 München 81, Pienzenauerstraße 125.
Prof. Dr. Mayor, Georges, Facharzt für Chirurgie u. Urologie, Ord. Prof. f. Chirurg. Urologie Universität Zürich u. Direktor der Urolog. Univ.-Klinik, Kantonspital, CH-8006 Zürich Rämistraße 100.
Prof. Dr. de la Pena, Alfonso, priv.: Madrid (Spanien), Padilla 22.
Prof. Dr. Rosenstein, Paul, priv.: Rio de Janeiro (Brasilien), Rua das Acacias 90.

Korrespondierende Mitglieder

Prof. Dr. Alwall, Nile, Direktor der Med. Univ.-Klinik (Nierenklinik), S-22005 Lund 5.
Dr. Angeloff, Angel, priv.: Sofia (Bulgarien), Alabinstraße 3.
Prof. Dr. Balogh, Ferenc, Facharzt für Urologie, Direktor der Urolog. Univ.-Klinik, Pécs (Ungarn), Munkécsy Mihály u. 2.
Dr. Band, David, priv.: Edinburgh (Schottland).
Prof. Dr. Bartrina, José, priv.: Barcelona (Spanien), Diagonal 419.
Doz. Dr. habil. Belonoschkin, Boris Alexander, Facharzt für Frauenheilkunde, Stellvertr. Chefarzt der Frauenklinik, 10064 Sodersjukhuset, S-10401 Stockholm.
Prof. Dr. Bibus, Bertrand, Facharzt für Urologie, Abteilungsvorstand Urolog. Abt. des Franz-Josef-Spitals, A-1180 Wien, Währingerstraße 134.
Priv.-Doz. Dr. Biedermann, Günther, Chrirurg. Univ.-Klinik, A-6020 Innsbruck.
Prof. Dr. Bodechtel, Gustav, D-8000 München, Med. Univ.-Klinik.
Prof. Dr. Bruni, Pasquale, Libero Docente in Urologia, Primario Urologo, Ospedale S. Gennaro, priv.: I-80122 Napoli, 9, Via Giovenale.
Prof. Dr. Dr. h. c. Bürkle de la Camp, Heinrich, priv.: D-7801 Dottingen u. Freiburg.
Prof. Dr. Couvelaire, Roger, priv.: F-75 Paris, 44, Rue Boileau.
Prof. Dr. Darget, Raymond, Urolog. Klinik der Universität, F-Bordeaux, Rue Castéja 17
Prof. Dr. Defoort, René, priv.: Antwerpen (Belgien), Belgiëlei, 199.
Prof. Dr. Dix, Victor Wilkinson, priv.: Kent (England), Tunbridge Wells, 8 Shandon Close.
Dr. Duff, Francis, Arthur, Lecturer Urology, Vice-President, Royal College of Surgeons, Ireland, Dublin (Irland), 9. Fitzwilliam Place.
Doz. Dr. Enfedjieff, Michael, Facharzt für Chirurgie u. Urologie, Vorstand der Urolog. Klinik, Staatskrankenhaus „Dr. H. Angeloff“, Sofia (Bulgarien).
Prof. Dr. Ercole, Ricardo, priv.: Rosario (Argentinien), Br. Oronno 755.
Dr. Garcia, Alberto E., priv.: Buenos Aires (Argentinien), Paraguay 1352.
Dr. Hanley, Howard, priv.: London (England), Devonshire Street, Portland Place W 1.
Dr. Hjort, Erling, Akershus Fylke, Kirurkisk avdeling, Midstuen, Oslo (Norwegen).
Dr. Howald, Rudolf, Facharzt für Urologie u. Chirurgie, CH-4000 Basel, Leimenstraße 57.
Prof. Dr. Küss, René, priv.: F-75 Paris XVII, 63 Avenue Niel.
Dr. Leander, Gösta, Rote-Kreuz-Krankenhaus, priv.: S-10401 Stockholm, Nybrogatan 34.
Dr. Mandel, J. V., priv.: London W 1 (England), 79, Harley Street.
Prof. Dr. Marchionini, Alfred, priv.: D-8000 München 15, Frauenlobstraße 11.
Prof. Dr. Neuwirth, Karl, priv.: Brno (ČSSR), Kvetna 1.
Dr. Patton, John, Walter Reed Army Hospital, Washington 12, D.C., USA.
Prof. Dr. Petković, Sava, Direktor der Urolog. Klinik, Ord. Prof. für Chirurgie u. Urologie, Urolog. Klinik, Belgrad (Jugoslawien), Višegradska 26.
Prof. Dr. Pytel, Anton, Member Corr. Akademie Med. Sciences, Scientific Advisor of the Urological Klinik 2, Moskauer Med. Institute, Moskau-240 (UdSSR), Kotolnitscheskaja náber. I/15, w. 49.
Dr. Raposo-Montero, Luis, Facharzt für Urologie (Privatklinik), Santiago de Compostela (Coruña [Spanien]), Huérfanas, 15.
Dr. med. univ. Rauchenwald, Karl, Facharzt für Urologie und Chirurgie, Vorstand der Urolog. Abt. am Landeskrankenhaus, A-9010 Klagenfurt, St. Veiterstraße 47.
Dr. Ravasini, Giorgio, Facharzt für Urologie, Chefarzt der Urolog. Univ.-Klinik, Clinica Urologica-Monoblocco Ospedaliero, I-35100 Padova.
Doz. Dr. Sarafoff, Dimiter, priv.: Sofia (Bulgarien), Uliza Asparuch 52.
Prof. Dr. Serav, Kesal, priv.: Ankara (Türkei).
Prof. Dr. Serralach, priv.: Barcelona (Spanien), Pelayo 40.

Dr. Šestić, Zlatko, priv.: Zagreb (Jugoslawien), Trg M. Oreškovića 2.
Prof. Dr. Sorrentino, Michangelo, priv.: I-Neapel, Riviera di Chiaia 207.
Doz. Dr. Schaffhauser, Franz, priv.: CH-8000 Zürich, Bleicherweg 2
Prof. Dr. Weber, Herbert, Facharzt für Urologie, priv.: A-4020 Linz, Goethestraße 35/I.
Prof. Dr. Wesolowski, Stefan, Facharzt für Urologie, Leiter der Urolog. Univ.-Klinik, Warschau (Polen), Oczki 6.
Prof. Dr. Weyeneth, Richard, Chef du Service d'Urologie de l'HC de Genève, Service d'Uroloque, Hospital cantonal-Genève.
Prof. Dr. Wildbolz, Egon, priv.: CH-3000 Bern, Sulgeneckstraße 25.
Dr. Williams, Roger Lester, London NW 1 (England), 1 E Hyde Park Mansions.

Ordentliche Mitglieder

Dr. Aberle, Albrecht, Facharzt für Urologie u. Chirurgie, Niedergelassener Urologe, Belegarzt, D-6800 Mannheim, Kaiserring 24.
Dr. Adam, Oswald, Facharzt für Chirurgie u. Urologie, Niedergelassener Chirurg u. Belegarzt im Michaeliskrankenhaus Hamburg, priv.: D-2000 Hamburg 13, Schlpüterstraße 6 III.
Dr. Albrecht, Dieter, Wiss. Assistent, D-1000 Berlin 19, Freie Universität Berlin, Westendkrankenhaus, Urologie.
Prof. Dr. Albrecht, Karl-Friedrich, Facharzt für Urologie u. Chirurgie, Direktor der Urolog. Klinik der Städt. Krankenanstalten, D-5600 Wuppertal-Barmen, Heusnerstraße 40.
Dr. Albring, Helmut, Facharzt für Urologie, Leitender Arzt der Urolog. Abt. am Josef-Krankenhaus, D-4690 Herne.
Dr. Alfermann, Friedhelm, Facharzt für Urologie u. Chirurgie, Leitender Arzt der Urolog. Abt. des Elisabeth-Krankenhauses, D-3500 Kassel, Weinbergstraße 7.
Prof. Dr. Alken, Carl-Erich, Chefarzt der Urolog. Univ.-Klinik, D-6650 Homburg (Saar).
Dr. v. Allesch, Wilhelm, Facharzt für Urologie, Chefarzt der Urolog. Abt. Krankenhaus Seepark, D-2850 Debstedt, Bremerhaven.
Dr. Almstedt, Ulrich, Facharzt für Urologie, Niedergelassener Urologe, D-3100 Celle (Hann.), Bahnhofstraße 30a, Eingang Fuhsestraße.
Dr. Altvater, Gerhard, Facharzt für Urologie, Chefarzt der Urolog. Abt. des Johanniter-Krankenhauses, D-4200 Oberhausen-Sterkrade.
Prof. Dr. Arnholdt, Fritz, Facharzt für Urologie, Chefarzt der Urolog. Abt. des Katharinenhospitals, D-7000 Stuttgart.
Dr. Bacher, Karl, Facharzt für Urologie u. Chirurgie, Leiter der Urolog. Abt. Städt. Krankenanstalten, D-6700 Ludwigshafen (Rhein), Bergmannstr. 1.
Priv.-Doz. Dr. Bandhauer, Klaus, Facharzt für Urologie, Chefarzt der Urolog. Klinik am Kantonspital, CH-9006 St. Gallen.
Dr. Bargenda, Bernhard, Facharzt für Urologie, Oberarzt der Urolog. Univ.-Klinik, Städt. Krankenhaus Westend, D-1000 Berlin 19, Spandauer Damm 130.
Prof. Dr. Bauer, Karl-Michael, Facharzt für Urologie, Chefarzt der Urolog. Abt. u. Ärztl. Direktor, Städt. Krankenhaus, D-8200 Rosenheim.
Dr. Bauermeister, Hermann, priv.: D-2000 Hamburg 52, Hemmingstedter Weg 6.
Prof. Dr. Baumbusch, Friedrich, Facharzt für Urologie u. Chirurgie, Direktor der Urolog. Klinik der Städt. Krankenanstalten, D-4150 Krefeld, Lutherplatz 40.
Dr. Baumgärtel, Hermann, Facharzt für Urologie u. Chirurgie, Oberarzt der Urolog. Klinik der Freien Universität Berlin im Klinikum Steglitz, D-1000 Berlin 45, Hindenburgdamm 30.
Dr. Baumgart, Rolf, Facharzt für Urologie u. Chirurgie, Chefarzt der Urolog. Abt. der Städt. Krankenanstalten, D-2900 Oldenburg, An den Voßbergen 79/99.
Dr. Baur, Alfons, Facharzt für Urologie, Niedergelassener Urologe, D-5000 Köln-Lindenthal 41, Laudahnstraße 33.
Dr. Beck, Matthias, Facharzt für Urologie, Chefarzt des St. Elisabeth-Krankenhauses, Urolog. Abt., D-5000 Köln, Hohenstaufenring 53/55.
Dr. Beckendorf, Fritz, Facharzt für Chirurgie, Chefarzt des Stadt- u. Kreiskrankenhauses, D-3352 Einbeck.
Dr. Becker, Wolfgang, Facharzt für Urologie, Leitender Arzt der Urolog. Abt. der Fachklinik Wildeshausen, D-2900 Oldenburg, Huntestraße 17.
Dr. Behr, Jürgen, Facharzt für Urologie, Chefarzt der Urolog. Abt. des Ev. Krankenhauses, D-3450 Holzminden, Forster Weg 34.
Dr. Berglin, Thorwald, Sahlgrenska Krankenhaus, S-Göteborg, Götebergsgatan 22.

Doz. Dr. BERGMANN, MAX, Leiter der Urolog. Abt. im Allg. Krankenhaus, A-1020 Linz (Donau).

Dr. BERNDT, RUDOLF, Facharzt für Urologie u. Chirurgie, Chefarzt der Urolog. Abt., Städt. Krankenhaus Neukölln, D-1000 Berlin 47, Rudowerstraße 56.

Dr. BICHLER, KARL-HORST, Facharzt für Urologie, Wiss. Assistent, Urolog. Univ.-Klinik, D-3550 Marburg (Lahn).

Dr. BIEBERBACH, JOACHIM, Facharzt für Urologie, Niedergelassener Urologe, D-3000 Hann.-Linden, Minister Stüve-Straße 6.

Dr. BIERNAT, WALTER, Facharzt für Erkrankungen der Harnwege, Niedergelassener Urologe, D-3110 Uelzen, Ringstraße 3.

Prof. Dr. BISCHOFF, PETER, Facharzt für Urologie, Chefarzt der Urolog. Abt. des Elisabeth-Krankenhauses, D-2000 Hamburg.

Med.-Dir. Dr. BLASCHE, PAUL, Facharzt für Urologie u. Chirurgie, Chefarzt der Urolog. Abt. am Städt. Stiftungskrankenhaus, D-6720 Speyer.

Prof. Dr. BLASUCCI, PAOLO, priv.: I-Rom, 46 Via dell Umilta.

Dr. BLEICKEN, HANS GERD, Facharzt für Urologie u. Chirurgie, Chefarzt der Urolog. Abt. der Ev.-luth. Diakonissenanstalt, D-2390 Flensburg

Prof. Dr. BLUMENSAAT, CARL, priv.: D-8992 Wasserburg (Bay.), Nr. 18.

Dr. BLUMENSTOCK, Ulrich, Facharzt für Urologie, Niedergelassener Urologe, D-1000 Berlin 65, Müllerstraße 143.

Dr. BLUMENTHAL, ERICH, Chefarzt der Chirurg. Abt. des Allg. Krankenhauses Rissen, D-2000 Hamburg-Blankenese, Grotiusweg 35/37.

Dr. BODEN, OTTO, Facharzt für Urologie, Chefarzt der Urolog. Abt. des St. Hildegardis-Krankenhauses, D-5000 Köln-Lindenthal, Bachemer Straße 29—33.

Dr. BÖHMER, WALTER, Facharzt für Urologie, Chefarzt der Urolog. Abt. des St. Marien-Hospitals, D-4660 Gelsenkirchen-Buer, Mühlenstraße 5.

Dr. BÖHRINGER, KONRAD, Facharzt für Urologie u. Chirurgie, Niedergelassener Urologe, D-4800 Bielefeld, Friedrich Verleger-Straße 5.

Dr. BÖTTGER, PAUL, Facharzt für Urologie, priv.: D-6050 Offenbach, Frankfurter Straße 77—79.

Dr. BOFINGER, GÜNTHER, Facharzt für Urologie, Niedergelassener Urologe, D-7000 Stuttgart 31, Kimmichstraße 2.

Dr. BOGDAN, ROMAN, priv.: D-1000 Berlin 12, Kantstraße 33.

Dr. BRACHMANN, WERNER, Facharzt für Urologie u. Chirurgie, Chefarzt der Urolog. Abt. Allg. Krankenhaus Hamburg-Barmbeck, D-2000 Hamburg 33, Rübenkamp 148.

Dr. BRANDENBERG, OTTO WILHELM, Facharzt für Urologie, Niedergelassener Urologe u. Leitender Arzt einer Urolog. Krankenhausabt., D-3300 Braunschweig, Wilhelmitorwall 4.

Dr. BRANDSTÄTER, PETER, Facharzt für Urologie u. Chirurgie, Chefarzt der Urolog. Abt. des Kreiskrankenhauses, D-7140 Ludwigsburg, Posilipostraße.

Dr. BRANDT, HERMANN, Facharzt für Urologie u. Chirurgie, Chefarzt der Chirurg. Abt. des Landeskrankenhauses, D-4930 Detmold, Hans Heinrich-Straße 34.

Dr. BRAUER, ROBERT, Facharzt für Urologie, Wiss. Assistent an der Urolog. Klinik der Freien Universität Berlin im Klinikum Westend, D-1000 Berlin 19, Spandauer Damm 130.

Dr. BRAUN, ERNST, Facharzt für Urologie, priv.: D-6200 Wiesbaden, Schöne Aussicht 37.

Dr. BRAUN, HANS-PETER, Facharzt für Urologie, Oberarzt der Urolog. Klinik der Städt. Krankenanstalten, D-7100 Heilbronn, Jägerhausstraße.

Doz. Dr. BRAVETTA, GIOVANNI, Primario Urologo Ospedale Bassini-Milano, Ospedale Bassini, I-20131 Milano, Via Ricordi 1.

Dr. BRENNER, WERNER, Facharzt für Urologie u. Chirurgie, Chefarzt der Urolog. Abt. der Städt. Krankenanstalten, D-5650 Solingen, Frankenstraße 33.

Dr. BRESSEL, MAX, Facharzt für Chirurgie u. Urologie, Chefarzt der Urolog. Abt. im Allg. Krankenhaus Hamburg-Harburg, D-2100 Hamburg 90, Eißendorfer Pferdeweg 52.

Prof. Dr. BRINKMANN, WOLF, Facharzt für Chirurgie, Chefarzt, priv.: D-4690 Herne (Westf.), Kaiserstraße 11.

Dr. BROEGGER, KARL-JOSEF, Facharzt für Urologie u. Chirurgie. Niedergelassener Urologe, D-4000 Düsseldorf, Louise Dumont-Straße 1.

Dr. BROICH, JOHANNES, Facharzt für Urologie, Niedergelassener Urologe, D-5090 Leverkusen 2, Am alten Schafstall 10.

Prof. Dr. BROSIG, WILHELM, Facharzt für Chirurgie u. Urologie, Direktor der Urolog. Univ.-Klinik der Freien Universität Berlin, D-1000 Berlin 45, Hindenburgdamm 30.

Dr. Bross, Heinrich, Facharzt für Chirurgie, Chefarzt der Chirurg. Abt. des Marienhospitals, D-4000 Düsseldorf, Sternstraße 91.

Priv.-Doz. Dr. Brühl, P., Urolog. Univ.-Klinik, D-6650 Homburg (Saar).

Prof. Dr. Brütt, Henning, Facharzt für Chirurgie u. Urologie, bis 1957 Ärztl. Direktor des Hafenkrankenhauses, D-2000 Hamburg.

Dr. Brunzema, Friedrich, Facharzt für Urologie, Oberarzt der Urolog. Univ.-Klinik, D-4000 Düsseldorf, Moorenstraße 5.

Dr. Bünz, Werner, Facharzt für Chirurgie u. Urologie, Niedergelassener Urologe, D-2000 Hamburg 19, Eichenstraße 54.

Prof. Dr. Büscher, Hans-Kaspar, Facharzt für Urologie, Leitender Arzt der Urolog. Abt. Friederikenstift, D-3000 Hannover, Humboldtstraße 5.

Dr. Burwick, Peter, priv.: D-6650 Homburg (Saar), Semmelweisstraße 14.

Dr. Busch, Hans-Gerhard, Facharzt für Urologie u. Lungenkrankheiten, Niedergelassener Urologe, D-2000 Hamburg 63, Wolkausweg 4.

Dr. van Camp, Koenraad, Facharzt für Urologie, Niedergelassener Urologe, B-2000 Antwerpen, Lovelingstraße 70.

Prof. Dr. Christoffersen, Jens C., Facharzt für Urologie u. Chirurgie, Direktor der Urolog. Abt. Bispebjerg Hospital, DK-2400 Kopenhagen NV, Bispebjerg Bakke 21.

Dr. Cifuentes, Delatte, Luis, Facharzt für Urologie, Leiter der Urolog. Abt. der Clinica de Nuertia Senora de la Concepsion, Madrid (Spanien), Reyes Catolicos 2.

Dr. Class, Gerhard, Facharzt für Urologie, Niedergelassener Urologe, D-7900 Ulm (Donau), Dreikönіggasse 17.

Dr. Cohausz, Josef, Facharzt für Urologie, Leitender Arzt der Urolog. Abt. der Raphaels-Klinik, D-4400 Münster (Westf.), Fürstenbergstraße 5.

Dr. Crona, Hugo, Lasarettet, S-Uddevalla.

Dr. Crone-Münzebrock, Helmut, Niedergelassener Urologe, D-3140 Lüneburg, Am Schifferwall 5.

Dr. Danger, Wilhelm, Facharzt für Chirurgie u. Urologie, Niedergelassener Urologe, D-4800 Bielefeld, Alter Markt 2.

Dr. Dathe, Günter, Facharzt für Urologie u. Chirurgie, Oberarzt der Urolog. Abt. der Chirurg. Univ.-Klinik, D-6000 Frankfurt (Main).

Dr. Daut, Hans, Chefarzt des Sanatoriums Reinhardsquelle, D-3590 Bad Wildungen-Reinhardshausen.

Doz. Dr. habil. Dege, Hans-Albert, priv.: D-2862 Worpswede, Am Schmidtberg.

Dr. Deilmann, Friedrich-Wilhelm, Facharzt für Chirurgie u. Urologie, Chefarzt des Krankenhauses der Barmherzigen Brüder, Urolog. Abt. D-5500 Trier, Nordallee 1.

Dr. Deisting, Werner-Hermann, Facharzt für Chirurgie u. Urologie, Chefarzt, Suderø Krankenhaus, Tuøoyri, Faroeer Inseln (Dänemark).

Prof. Dr. Dettmar, Hermann, Facharzt für Urologie, Direktor der Urolog. Univ.-Klinik, D-4000 Düsseldorf, Moorenstraße 5.

Dr. Dewes, Rudolf, Facharzt für Urologie, priv.: D-2800 Bremen.

Dr. Diener, Wolfgang, Facharzt für Urologie u. Chirurgie, Chefarzt der Urolog. Abt. des Ev. Jung-Stilling-Krankenhauses, D-5900 Siegen.

Dr. Dietz, Paul, Facharzt für Urologie, Niedergelassener Urologe, D-4330 Mülheim (Ruhr), Leineweberstraße 55.

Dr. Dührig, Herbert, Facharzt für Urologie u. Chirurgie, Niedergelassener Urologe, D-2000 Hamburg 33, Fuhlsbüttler Straße 104.

Dr. Ebbinghaus, Klaus Dieter, Facharzt für Urologie u. Chirurgie, Chefarzt der Urolog. Abt. an den Krankenhäusern des Kreises, D-5880 Lüdenscheid-Hellersen.

Prof. Dr. Ebhardt, Klaus, priv.: D-7530 Pforzheim, Humboldtstraße 51.

Dr. Eckardt, Georg, Facharzt für Chirurgie u. Urologie, Niedergelassener Urologe, D-3590 Bad Wildungen, Richard Kirchner-Straße 22.

Med.-Dir. Dr. Edelhoff, Julius, Facharzt für Chirurgie, Chefarzt der Chirurg. Klinik des Städt. Krankenhauses Süd Lübeck, D-2400 Lübeck, Kronsforder Allee 69—73.

Doz. Dr. Edsman, Gunnar, Facharzt für Röntgendiagnostik, Oberarzt, S-44200 Kungälv, Fontinvägen 30.

Prof. Dr. Eggers, Hartwig, Facharzt für Chirurgie u. Urologie, priv.: D-3340 Wolfenbüttel, Jahnstraße 28.

Dr. EICHLER, HEINZ, Facharzt für Urologie, Niedergelassener Urologe, D-6230 Ff-Höchst, Kasinostraße 2a.

Dr. EISENBERGER, FERDINAND, Facharzt für Urologie, Wiss. Assistent, Urolog. Klinik der Universität, D-8000 München, Thalkirchnerstraße 48.

Doz. Dr. EKMANN, HANS, Facharzt für Chirurgie u. Urologie, Sahlgrenska Sjukhuset, Göteborg SV (Schweden), Linnéplatsen 4.

Dr. ELSÄSSER, ERICH, Facharzt für Chirurgie u. Urologie, Oberarzt der Urolog. Univ.-Klinik, im Städt. Krankenhaus Thalkirchnerstraße, D-8000 München 15, Thalkirchnerstraße 48.

Dr. ENGEHAUSEN, PAUL, Facharzt für Urologie, Niedergelassener Urologe, D-4630 Bochum, Libellenweg 10.

Dr. ENGELKING, RÜDIGER, Facharzt für Urologie, Oberarzt der Urolog. Abt. der Chirurg. Univ.-Klinik, D-5000 Köln-Lindenthal.

Dr. ERKENS, HELMUT, Facharzt für Chirurgie u. Urologie, Chefarzt der Urolog. Abt. St. Vinzenz-Hospital, D-5000 Köln-Nippes (60), Merheimer Straße 217.

Prof. Dr. EUFINGER, HARTWIG, Facharzt für Chirurgie u. Urologie, Chefarzt der I. Chirurg. Klinik der Städt. Krankenanstalten, D-6600 Saarbrücken, Theodor Heuss-Straße

Dr. FABIAN, PETER, Facharzt für Urologie, Niedergelassener Urologe, D-2800 Bremen, Utbremerstraße 100.

Dr. FANIZADEH, ALIREZA, Assistenzarzt, D-3590 Bad Wildungen, Stadtkrankenhaus.

Dr. FARWICK, HELMUT, Facharzt für Urologie u. Chirurgie, Leitender Arzt der Urolog. Abt. St. Agnes-Hospital, D-4290 Bocholt, Nobelstraße 26.

Dr. FEDERSCHMIDT, KLAUS, Facharzt für Urologie, Chefarzt der Urolog. Abt. Ev.-Johannes-Krankenhaus, D-4800 Bielefeld, Schildescher Straße 99.

Dr. FIEDLER, HELMUT, Facharzt für Chirurgie u. Urologie, Oberarzt der Chirurg. Abt., Städt. Aguste-Vikoria-Krankenhaus, D-1000 Berlin 41, Rubensstraße 125.

Dr. FISCHER, JOHANNES, Facharzt für Urologie, priv.: D-2000 Hamburg-Altona, Hohenzollernweg 5.

Dr. FLICK, HANS, Facharzt für Urologie, Niedergelassener Urologe, D-7220 Schwenningen (Neckar), Karlstraße 36.

Dr. FORNER, LOTHAR, Facharzt für Urologie u. Chirurgie, Niedergelassener Urologe, D-2940 Wilhelmshaven, Marktstraße 31.

Dr. FRAUBOES, ROLF, Facharzt für Urologie, priv.: D-2000 Hamburg 33, Fuhlsbüttler Straße 127.

Dr. FREI, ALBERT, Facharzt für Urologie, Chefarzt der Urolog. Klinik, Städt. Krankenhaus, D-7700 Singen (Hohentwiel).

Dr. FRICKE, OTTO, Facharzt für Urologie, priv.: D-4830 Gütersloh, Eickhoffstraße 5.

Dr. FRIEDRICH, CAROLA, Fachärztin für Urologie, Niedergelassene Urologin, D-8500 Nürnberg, Naumburger Straße 2.

Dr. FRIEDRICH, HERMANN, Facharzt für Urologie, Niedergelassener Urologe, D-8500 Nürnberg, Naumburger Straße 2.

Dr. FRIELING, HORST, Facharzt für Urologie, Chefarzt der Urolog. Abt., St. Elisabeth-Hospital, D-5860 Iserlohn.

Dr. FRINK, PETER, Assistenzarzt, Urolog. Univ.-Klinik, D-6650 Homburg (Saar).

Dr. FRITJOFSSON, AKE, Chirurg. Univ.-Klinik I, Sahlgrensk-Krankenhaus, Göteborg (Schweden).

Priv.-Doz. Dr. FROHMÜLLER, HUBERT, Leiter der Urolog. Abt. der Chirurg. Univ.-Klinik u. Poliklinik im Staatl. Luitpoldkrankenhaus, D-8700 Würzburg.

Prof. Dr. FUCHS, HUGO KARL, priv.: D-7320 Göppingen, Wolfstraße 34.

Dr. FUNFACK, HANS-JOACHIM, Facharzt für Urologie u. Chirurgie, Niedergelassener Urologe, D-7470 Ebingen, Marktstraße 53.

Dr. FUNK, KLAUS, Facharzt für Urologie, Chefarzt, Knappschaftskrankenhaus, D-4650 Gelsenkirchen.

Prof. Dr. GACA, ADALBERT, Facharzt für Urologie, Chefurologe, Deutsche Klinik für Diagnostik, D-6200 Wiesbaden.

GARCIA, MARTINEZ, priv.: Murcia (Spanien), J. Polo de Medina 1.

Doz. Dr. GASSER, GEORG, Facharzt für Urologie, Vorstand der Urolog. Abt. des. Krankenhauses der Barmherzigen Brüder, Wien 2 (Österreich), Gr. Mohrengasse 9.

Dr. GEISTER, HELMUT, Facharzt für Urologie u. Chirurgie, Chefarzt der Urolog. Klinik der Städt. Krankenanstalten, D-2160 Stade.

Dr. GERECHT, WOFGANG, Assistenzarzt der Urolog. Univ.-Klinik., D-6650 Homburg (Saar).

Dr. GIESSELMANN, WALTER, Facharzt für Urologie u. Chirurgie, Niedergelassener Urologe, D-3000 Hannover, Bödekerstraße 90.

Dr. GLAVICKI, STEVAN, Facharzt für Urologie, Assistenzarzt, Urolog. Abt., Krankenhaus Siloah, D-3000 Hannover, Auestraße 46.

Dr. GLEISSNER, OTTO, Leit. des Sanat. „Westf. Hof", 359 Bad Wildungen-West, Masurenallee 9.

Dr. GLOEDE, HORST, Facharzt für Urologie u. Chirurgie, Niedergelassener Urologe, D-2000 Hamburg 1, Steindamm 14.

Priv.-Doz. Dr. GÖDDE, STEFFEN, Facharzt für Urologie, Chefarzt der Urolog. Klinik des St. Johannis-Hospitals, D-4100 Duisburg-Hamborn, An der Abtei 7—11.

Dr. GOEDERT, JEAN, Facharzt für Urologie, priv.: Luxemburg, Rue de Plébiscite 1.

Dr. GÖTZ, HEINRICH, Facharzt für Urologie, priv.: D-6400 Fulda, Goethestraße 3.

Dr. GOLDMANN, KONRAD, Facharzt für Urologie, priv.: D-7800 Freiburg i. Br., Berthold-straße 45.

Dr. GONNERMANN, HORST, Facharzt für Urologie, Niedergelassener Urologe, D-2000 Hamburg 70, Wandsbeker Marktstraße 24.

Dr. GRABNER, FRIEDRICH, Urolog. Abt. der Chirurg. Univ.-Klinik, D-3400 Göttingen.

Prof. Dr. GRIESSMANN H. Facharzt für Chirurgie u. Urologie Chefarzt der Chirurg. Abt. u. Ärztl. Dircktor dcs Städt. Krankenhauses D-2350 Neumünster.

Dr. GRÖNINGER KARL-HEINZ Facharzt für Chirurgie priv.: D-8500 Nürnberg, Hefnerplatz 4.

Dr. GRUBE, ERICH, Facharzt für Chirurgie u. Urologie, Niedergelassener Urologe, D-2000 Hamburg 19, Osterstraße 16.

Prof. Dr. GÜTGEMANN, ALFRED, Facharzt für Chirurgie u. Urologie, Direktor der Chirurg. Univ.-Klinik, D-5300 Bonn-Venusberg.

Dr. GUMBRECHT, HANS, Facharzt für Urologie, Chefarzt der Urolog. Abt., Missionsärztl. Klinik, D-8700 Würzburg, Salvatorstraße.

Dr. GUNST, WERNER, Facharzt für Urologie, Niedergelassener Urologe u. Leitender Arzt der Urolog. Abt. des Kreiskrankenhauses, D-7950-Biberach (Riß).

Dr. GUTWINSKI, ERHARD, Facharzt für Urologie, Niedergelassener Urologe, D-7000 Stuttgart, Neckarstraße 36.

Dr. HABIB, HENRY M., priv.: Kansas City, Missouri (USA), 24th and Cherry Streets.

Dr. HAGENMÜLLER, ALBRECHT, Facharzt für Urologie, Leitender Arzt der Urolog. Abt. des Hospitals zum Heiligen Geist, D-6000 Frankfurt (Main), Börsenstraße 19.

Dr. HAIDLEN, WOLFGANG, Facharzt für Chirurgie u. Urologie, Oberarzt der Urolog. Abt. der Klinik Golzheim, D-4000 Düsseldorf, Friedrich Lau-Straße 11.

HAKIMI, FAKHREDDIN, priv.: Khiaban Shapoor, Khiaban Alborz, Teheran (Iran).

Priv.-Doz. Dr. HALLWACHS, OTTO, Facharzt für Urologie, Oberarzt der Urolog. Abt. der Chirurg. Univ.-Klinik, D-6900 Heidelberg, Jahnstraße 1

Prof. Dr. HAMMEL, HEINER, Facharzt für Chirurgie u. Urologie, Chefarzt der Chirurg. u. Urolog. Abt. des Städt. Krankenhauses, D-6730 Neustadt (Weinstr.), Höhenstraße 17.

Priv.-Doz. Dr. HANSCHKE, HANNS JÜRGEN, Facharzt für Urologie u. Chirurgie, Chefarzt der Urolog. Klinik im Stadtkrankenhaus, D-2190 Cuxhaven.

Dr. HANSEN, FRITZ HELMUTH, Facharzt für Urologie, Leiter der Urolog. Abt. im Stadtkrankenhaus Rendsburg, priv.: D-2370 Rendsburg, Bastion 2.

Dr. HARTIG, DIETER, Facharzt für Urologie, Chefarzt der Urolog. Abt. Albert Schweitzer-Krankenhaus, D-3410 Northeim.

Prof. Dr. HASCHE-KLÜNDER, RÜTGER, Facharzt für Urologie, Chefarzt der Urolog. Abt. des Robert Koch-Krankenhauses, D-3011 Gehrden.

Doz. Dr. HASCHEK, HORST, Facharzt für Urologie, Abteilungsvorstand der Urolog. Abt. der Wiener allg. Poliklinik, Wien IX (Österreich), Mariannengasse 10.

Dr. Dr. HASSE, ERICH, Facharzt für Urologie, priv.: D-6451 Froschhausen, Haus am Wald.

Prof. Dr. HAUGE, ALEXANDER, Facharzt für Urologie, Oberarzt der Urolog. Klinik der Freien Universität Berlin im Klinikum Westend, D-1000 Berlin 19, Spandauer Damm 130.

Dr. HAUTKAPPE, WILHELM, Facharzt für Urologie, Chefarzt der Urolog. Abt., Karolinen-Hospital, D-5760 Neheim-Hüsten.

Dr. HECK, DIETER, Facharzt für Urologie, priv.: D-6800 Mannheim 1, Tullastraße 3.

Dr. HEINRICH, WERNER, Facharzt für Urologie, Chefarzt der Urolog. Abt. am Städt. Krankenhaus Moabit, D-1000 Berlin 21, Turmstraße 21.

Dr. HEINZELMANN, KARL GERHARD, Oberarzt der Chirurg. Abt. der Ev. Diakonissenanstalt, D-7170 Schwäbisch-Hall, Emil Kost-Weg 34.

Dr. HELLENSCHMIED, RUDOLF, Chefarzt u. Ärztl. Direktor des Krankenhauses Moabit, D-1000 Berlin NW 21, Turmstraße 21.

Dr. HENFTLING, THEO, Facharzt für Urologie, Inhaber u. Leiter einer Privatklinik, D-7100 Heilbronn (Neckar), Oststraße 24.

Prof. Dr. HENNIG, OTTO, Facharzt für Chirurgie u. Urologie, priv.: D-8900 Augsburg, Burgkmairstraße 20.

Dr. HERAVI, PETER BAGHER, Assistenzarzt an der Urolog. Univ.-Klinik, D-6650 Homburg (Saar).

Dr. HERRBERG, WERNER, Facharzt für Urologie, Niedergelassener Urologe mit Belegabt., D-7300 Esslingen (Neckar), Ebershaldenstraße 22.

Prof. Dr. HERTEL, ENGELHARD, priv.: D-6400 Fulda, Görresstraße 16.

Prof. Dr. HEUSCH, KARL, Facharzt für Urologie u. Chirurgie, Chefarzt der Urolog. Klinik Aachen, D-5100 Aachen, Kaiser Friedrich-Allee 39.

Dr. HEUSCH, PAUL, Facharzt für Urologie, Niedergelassener Urologe, D-4000 Düsseldorf, Wagnerstraße 13.

Dr. HEUSS, HEINRICH, Facharzt für Chirurgie u. Urologie, Chefarzt i. R., priv.: D-6000 Frankfurt 50, Kurhessenstraße 133.

Dr. HEUSTERBERG, KARL-HEINZ, Facharzt für Urologie, priv.: D-8000 München 2, Neuhauserstraße 4.

Prof. Dr. HILGENFELDT, OTTO, Facharzt für Chirurgie, priv.: D-4630 Bochum, Parkstraße 17.

Dr. HOCHBERG, KLAUS, Facharzt für Urologie, Oberarzt der Urolog. Abt. der Chirurg. Univ.-Klinik, D-6900 Heidelberg.

Prof. Dr. HOELTZENBEIN, JOSEF, Facharzt für Chirurgie, Chefarzt der Chirurg. Abt. St. Franziskus-Hospital, D-4400 Münster (Westf.).

Dr. HÖRENZ, GERHARD, Facharzt für Urologie, Niedergelassener Urologe u. Belegarzt, D-3100 Celle (Hann.), Rauhe Gasse 23.

Dr. HOERR, ERNST, Facharzt für Urologie, Niedergelassener Urologe u. Belegarzt, Ev. Diakonissenanstalt, D-717 Schwäbisch Hall.

Dr. HOFFMANN, GÜNTER, Facharzt für Urologie, Assistenzarzt, Friederikenstift, Urolog. Abt., D-3000 Hannover, Humboldtstraße 5.

Prof. Dr. HOHENFELLNER, RUDOLF, Direktor der Urolog. Univ.-Klinik, D-6500 Mainz, Langenbeckstraße 1.

Prof. Dr. HOLDER, ERICH, Facharzt für Chirurgie u. Urologie, Vorstand der 1. Chirurg. Klinik der Städt. Krankenanstalten, D-8500 Nürnberg, Flurstraße.

Dr. HORN, ARNIM, priv.: D-1000 Berlin-Wilmersdorf, Ahrweiler Straße 34.

Dr. HOŠEK, MILAN, Facharzt für Urologie, Ordinarius für Urologie, Oúnz Prostějov-nemocnice, Krankenhaus, priv.: Brno-Mendlovo nám 6 (CSSR).

Dr. HUBMANN, PAUL, Facharzt für Chirurgie, Krankenhauschefarzt i. R., priv.: D-3340 Wolfenbüttel, Campestraße 14.

Priv.-Doz. Dr. HUBMANN, ROLF, Chefarzt, Allg. Krankenhaus St. Georg, D-2000 Hamburg 1, Lohmühlenstraße 5.

Prof. Dr. HÜDEPOHL, FERDINAND, Facharzt für Chirurgie u. Urologie, Chefarzt des Franziskus-Krankenhauses, D-1000 Berlin-West.

Dr. HÜSCH, PAUL, Facharzt für Urologie u. Chirurgie, Niedergelassener Urologe, D-4500 Osnabrück, Hasetorwall 20.

Dr. HUHN, K. H., Facharzt für Urologie, priv.: D-6580 Idar-Oberstein, Hauptstraße 380.

Dr. HUNTGEBURTH, WILHELM, Facharzt für Urologie, Niedergelassener Urologe u. Belegarzt, D-4790 Paderborn, Ludwigstraße 29.

Dr. HUTH, EBERHARD, Facharzt für Urologie, Niedergelassener Urologe u. Belegarzt, D-8300 Landshut, Ludmillastraße 15a.

Priv.-Doz. Dr. ISHIYAMA, SHUJI, Facharzt für Urologie, Department of Urology, Tokyo-tu Bankyo-ku, priv.: Saitama (Japan), Kawagoe-shi, Naka-cho 13—11.

Dr. JACOBI, WALTER, Facharzt für Urologie u. Chirurgie, Leiter i. R. des Staatl. Sanatoriums Dr. Schlagintweit für Erkrankungen der Harnorgane, D-8789 Bad Brückenau (Unterfr.).

Dr. JÄPPELT, MANFRED, Facharzt für Urologie, Leitender Arzt der Urolog. Abt. Städt. Marienkrankenhaus, D-7615 Zell-Harmersbach.

Dr. JANCA, KOSTA, priv.: Novi Sad (Jugoslawien), Magaresevida 3 II ulaz.

Prof. Dr. JÖNSSON, GÖSTA, Facharzt für Urologie, Direktor der Urolog. Klinik, Lasarettet, S-22362 Lund.

Dr. Jooss, Theodor, Facharzt für Urologie, Diakonissenanstalt, D-8000 München, Heßstraße 22.

Jüngling, Robert, priv.: D-8500 Nürnberg, Güntherstraße 18a.

Dr. Jung, Hans-Peter, Facharzt für Urologie, Leitender Arzt der Urolog. Abt. am Thurgauischen Kantonspital, CH-8596 Münsterlingen.

Dr. Junker, Hans, priv.: D-6200 Wiesbaden, Idsteiner Straße 5.

Dr. Jurković, Kurt, Facharzt für Urologie, Oberarzt der Urolog. Univ.-Klinik, D-6500 Mainz, Langenbeckstraße 1.

Prof. Dr. Karcher, Günther, Facharzt für Urologie, Chefarzt der Urolog. Abt. des Stadtkrankenhauses, D-6050 Offenbach (Main).

Prof. Dr. Dr. Karel, Uhlír, Facharzt für Chirurgie u. Urologie, Direktor der Urolog. Klinik Universität Brno, Brno (CSSR), Pekarská 53.

Priv.-Doz. Dr. Kaufmann, Joachim, Facharzt für Urologie, Oberarzt der Urolog. Univ.-Klinik u. Poliklinik, D-2000 Hamburg 20, Martinistraße, 52.

Kelâmi, Alpay, priv.: D-1000 Berlin 33, Patschkauer Weg 55.

Dr. Kemper, Klaus, Assistenzarzt der Urolog. Univ.-Klinik, 665 Homburg (Saar).

Dr. Kesslinger, Johann, Facharzt für Chirurgie u. Urologie, Belegarzt u. Niedergelassener Urologe, D-8940 Memmingen, Maximilianstraße 10.

Prof. Dr. Keutel, Hans Jürgen, Facharzt für Urologie u. Chirurgie, Universitätsangestellter (Fakultätsmitglied), University of Utah, Medical Center, Department of Surgery, Salt Lake City, Utah 84112 (USA).

Dr. Keutner, Heinz, Facharzt für Urologie u. Chirurgie, Leitender Arzt der Urolog. Abt. der Städt. Kliniken, D-6200 Wiesbaden, Schwalbacher Straße 62.

Prof. Dr. Kindler, Karl, Facharzt für Chirurgie, Ärztlicher Direktor des Krankenhauses Bethanien, D-5860 Iserlohn, Hugo-Fuchs-Allee 2.

Dr. Kirsch, Heinz, Facharzt für Urologie u. Chirurgie, Niedergelassener Urologe, D-5160 Düren, Markt 25.

Dr. Klein, Alan Lewis, San Clemente, California 92672 (USA), 150 Avenida del Mar.

Dr. Kleinefenn, Otto, Facharzt für Urologie, Leitender Arzt der Urolog. Abt. St. Marienhospital, D-4200 Oberhausen-Osterfeld.

Prof. Dr. Kleinschmidt, Karl, priv.: D-4330 Mülheim (Ruhr), Friedrichstraße 30a.

Dr. Kletschke, Hans-Gottfried, Facharzt für Urologie, Chefarzt der Urolog. Abt. des DRK-Krankenhauses Jungfernheide, D-1000 Berlin 10, Tegeler Weg 28—33.

Dr. Klimpel, Konrad, Facharzt für Urologie, Niedergelassener Urologe, D-1000 Berlin 46, Leonorenstraße 95.

Prof. Dr. Klosterhalfen, Herbert, Direktor der Urolog. Univ.-Klinik, D-2000 Hamburg 20, Martinistraße 52.

Dr. Knauth, Horst, Facharzt für Urologie, Urolog. Klinik, Städt. Krankenanstalten, D-7900 Ulm (Donau).

Dr. Kneise, Gerhard, Facharzt für Chirurgie, Chefarzt des Kreiskrankenhauses, D-7118 Künzelsau (Württb.).

Dr. Knipper, Wolfgang, Facharzt für Chirurgie u. Urologie, Chefarzt der Urolog. Abt. des Marienkrankenhauses, D-2000 Hamburg 22, Alfredstraße 9.

Dr. König, Karl, Facharzt für Urologie, Oberarzt der Urolog. Univ.-Klinik, D-6650 Homburg (Saar).

Priv.-Doz. Dr. Körner, Friedrich, Facharzt für Urologie u. Chirurgie, Leitender Arzt der Urolog. Abt. des Bundeswehrkrankenhauses, D-2000 Hamburg 70, Lesserstraße 180.

Dr. Kötzschke, Gustav-Hermann, Facharzt für Urologie, priv.: D-7070 Schwäbisch Gmünd, Stuifenstraße 7.

Dr. Kollberg, Stig Wilhelm, Facharzt für Urologie, Chefarzt der Urolog. Klinik, Centrallasarettet, S-1970 Boden.

Priv.-Doz. Dr. Kolle, Peter, Facharzt für Urologie, Leitender Oberarzt der Urolog. Univ.-Klinik, D-8000 München 15, Thalkirchnerstraße 48.

Priv. Doz. Dr. Kollwist, Arne-Andreas, Oberarzt der Urolog. Klinik der Freien Universität Berlin im Städt. Krankenhaus Westend, D-1000 Berlin 19, Spandauer Damm 130.

Dr. Koujetzny, Karl-Heinz, Facharzt für Urologie, Leiter der Urolog. Abt. des Krankenhauses Maria-Hilf in Hamburg 90, Niedergelassener Kassenarzt, D-2100 Hamburg 90, Schwarzenbergstraße 12.

Dr. Kornbeck, Eberhard, Facharzt für Urologie, D-3500 Kassel, Obere Königstraße 13.

Dr. KORTE, HERMANN, Facharzt für Chirurgie u. Urologie, Chefarzt der Urolog. Abt. im Heilig-Geist-Krankenhaus Köln, D-5000 Köln, Graseggerstraße 105.

Dr. KOWOHL, KLAUS, Assistenzarzt der Urolog. Univ.-Klinik, D-6650 Homburg (Saar).

Dr. KRACHT, HEINZ, Facharzt für Urologie, Oberarzt der Urolog. Abt. des Friederikenstiftes, D-3000 Hannover, Humboldtstraße 5.

Dr. KRAFT, KARL, Facharzt für Urologie, Urologe und Kurarzt, D-3590 Bad Wildungen, Dr. Bornstraße 3.

Dr. KRAFT, KLAUS, Facharzt für Urologie, Chefarzt des Urolog. Krankenhauses St. Liberios, D-3590 Bad Wildungen, Liboriusstraße

Dr. KRASSEL, BERTHOLD, Facharzt für Urologie u. Chirurgie, Belegarzt u. eigene Praxis, D-7140 Ludwigsburg, Myliusstraße 6.

Dr. KRESS, LOTHAR, Facharzt für Chirurgie u. Urologie, Chefarzt der Urolog. Abt., D-6730 Neustadt a. d. Weinstraße, Städt. Krankenhaus „Hetzelstift".

Dr. KROEMER, CHRISTIAN, Wiss. Assistent der Urolog. Univ.-Klinik, Klinikum Westend, D-1000 Berlin 19, Spandauer Damm 130.

Prof. Dr. KRÖNKE, ERNST, Facharzt für Chirurgie u. Urologie, Chefarzt der Chirurg. Klinik am St. Markus-Krankenhaus, D-6000 Frankfurt (Main), Wilhelm Epstein-Straße 2.

Dr. KRONSBEIN, HINRICH, Facharzt für Urologie, Niedergelassener Urologe, D-3000 Hannover, Hamburger Allee 18.

Dr. KÜHNEL, GERHARD, Facharzt für Urologie, Oberarzt u. Leiter der Urolog. Abt. der Chirurg. Klinik des Nordwestkrankenhauses, D-6000 Frankfurt (Main)-Praunheim, Steinbacherstraße 2—26.

Dr. KÜHNER, W. H., Facharzt für Urologie, priv.: D-6900 Heidelberg, Dantestraße 18.

Dr. KULT, KLAUS, Wiss. Assistent an der Urolog. Klinik im Klinikum Steglitz der Freien Universität Berlin, D-1000 Berlin 45, Hindenburgdamm 30.

Dr. KUNSTMANN, HELMUT, priv.: D-8500 Nürnberg, Munkerstraße 7.

Dr. VON KUSSEROW, HANS-JOCHEN, Facharzt für Urologie, Niedergelassener Urologe, D-4000 Düsseldorf-Benrath, Humperdinckstraße 25

Dr. LAHM, WILHELM, Facharzt für Chirurgie u. Urologie, Niedergelassener Urologe, D-4812 Brackwede (Kr. Bielefeld), Treppenstraße 3/7.

Dr. LANG, HEINER, Facharzt für Urologie, priv.: D-6680 Neunkirchen, Bahnhofstraße 31.

Dr. LANGE, HELMUT, Facharzt für Urologie, D-3200 Hildesheim, Bahnhofsallee 11.

Prof. Dr. LANGREDER, WILHELM, Chefarzt der Städt. Frauenklinik, 4070 Rheydt, Gartenstraße 66/68.

Dr. LAUSCHKE, WOLFGANG, Facharzt für Urologie, priv.: D-5070 Bergisch-Gladbach, Römerfeld 16.

Dr. LECHNIR, JOSEF, Facharzt für Urologie, priv.: D-2850 Bremerhaven-M, Bürger 12.

Dr. LEGNER, CHRISTOPH, Facharzt für Urologie, priv.: D-6660 Zweibrücken, Kaiserstraße 7.

Dr. LEHMANN, HANS-DIETER, Facharzt für Urologie u. Chirurgie, Leitender Abteilungsarzt, Städt. Krankenhaus Merheim, Urolog. Abt. der II. Chirurg. Univ.-Klinik, D-5000 Köln-Merheim.

Dr. LEYH, CLEMENS, Facharzt für Urologie, Niedergelassener Urologe, D-8000 München 80, Wiener Platz 7/3 re.

Prof. Dr. LICHTENAUER, FRIEDRICH, priv.: D-2000 Hamburg-Harburg, Eissendorfer Pferdeweg 48a.

Priv.-Doz. Dr. LICHTENAUER, PETER, Facharzt für Urologie, Chirurg. Klinik der Med. Akademie, D-2400 Lübeck, Ratzeburger Allee 160.

Dr. LICHTENBERG, JOHANNES, Facharzt für Urologie, Eigene Praxis, D-4100 Duisburg-Meiderich, Von der Mark-Straße 7.

Dr. LIEBERKNECHT, FRITZ, Facharzt für Urologie u. Chirurgie, priv.: D-3550 Marburg (Lahn), Universitätsstraße 38.

Dr. LIENKAMP, HEINRICH, Facharzt für Urologie, Leitender Arzt der Urolog. Abt. St. Vinzenz-Hospital, D-4100 Duisburg-Mitte.

Dr. LIMMER, HEINZ, priv.: D-4150 Krefeld, Ostwall 100.

Dr. LINDE, FRITZ, Facharzt für Chirurgie u. Urologie, Niedergelassener Urologe, D-3550 Marburg (Lahn), Dörfflerstraße 12.

Dr. LINDNER, ARNULF, Facharzt für Urologie, Leiter der Urolog. Abt. am Allg. Krankenhaus, D-5800 Hagen (Westf.).

Dr. LITOS, MICHAEL, Facharzt für Urologie, priv.: Neophyton Deuka 10, Athen/Griechenland.

Dr. LITZ, KARL, Facharzt für Chirurgie u. Urologie, Chefarzt des Krankenhauses, D-7932 Munderkingen.

Priv.-Doz. Dr. LJUBOVIĆ, ESAD, Facharzt für Chirurgie u. Urologie, Priv.-Doz. der Chirurg-Univ.-Klinik, Sarajevo (Jugoslawien), M. Pijade 23.

Dr. LOEBENSTEIN, HEINRICH, Facharzt für Urologie, Vorsteher der Urolog. Abt. der Kranken. anstalt Rudolfstiftung, A-1030 Wien, Boerhaavegasse 8.

Prof. Dr. habil. LOEWENECK, MAX, Facharzt für Chirurgie u. Orthopädie, priv.: D-8110 Murnau, Asamallee 23.

Dr. LOHMANN, RAIMUND, Facharzt für Urologie, D-5450 Neuwied (Rhein), Hofgründchen 23.

Dr. LOHMÜLLER, WALTER, Facharzt für Urologie, Niedergelassener Urologe, D-8500 Nürnberg, Hallerstraße 26.

Dr. LOMPA, HELMUTH, Facharzt für Urologie u. Chirurgie, Niedergelassener Urologe, D-6100 Darmstadt, Weyprechtstraße 5.

Dr. LORD, HEINZ, priv.: Braneville, Ohio (USA), 109 Bell-Street.

Dr. LORENZ, GÜNTHER, priv.: D-4060 Viersen, Löhstraße 25.

Dr. LURZ, HANS, Facharzt für Urologie, Chefarzt der Urolog. Abt.i m Diakonissenkrankenhaus, D-6800 Mannheim, Speyerstraße 96.

Prof. Dr. LURZ, LEONHARD, Facharzt für Urologie, priv.: D-6800 Mannheim 1, Mollstraße 51.

Dr. LUTZ, GEORG, Facharzt für Urologie, Chefarzt der Urolog. Abt. Kreiskrankenhaus, D-6114 Groß Umstadt.

Prof. Dr. LUTZEYER, HANS WOLFGANG, Facharzt für Chirurgie u. Urologie, Vorstand der Abt. Urologie der Med. Fakultät, D-5100 Aachen, Goethestraße 27/29.

Priv.-Doz. Dr. LYMBEROPOULOS, STAVROS, Facharzt für Urologie, Oberarzt der Urolog. Abt. der Med. Fakultät der RWTH, D-5100 Aachen, Colynshofstraße 47.

Prof. Dr. MADSEN, PAUL O., Chief of Urology Service, Veterans Administration Hospital, Madison, Wisconsin 53705 (USA).

Dr. MAKRIGIANNIS, DIMITRIOS, priv.: D-7800 Freiburg i. Br., Falkenbergerstraße 41.

Dr. MAKSIMOVIĆ, PETAR, Wiss. Assistent, D-1000 Berlin 19, Spandauer Damm 130.

Dr. MALATINSKY, ERVIN, Facharzt für Urologie, priv.: Bratislava (ČSSR), Kostlivéki.

Prof. Dr. MARBERGER, JOHANNES, Facharzt für Urologie, Lehrstuhl für Urologie, Urolog. Abt. Chirurg. Univ.-Klinik, A-6020 Innsbruck, Anichstraße 35.

Dr. MARQUARDT, HANS-DIETER, Facharzt für Urologie u. Chirurgie, Chefarzt der Urolog. Klinik der Städt. Krankenanstalten, D-7900 Ulm (Donau), Michelsberg.

Dr. MARQUARDT, HENNING, Facharzt für Urologie, Wiss. Assistent, Urolog. Klinik im Klinikum Westend, D-1000 Berlin 19, Spandauer Damm 130.

Prof. Dr. MATHISEN, WILLY, Facharzt für Urologie u. Chirurgie, Rikshospitalet, Oslo 1 (Norwegen.

Prof. Dr. Dr. MATOUSCHEK, ERICH, Facharzt für Urologie u. Chirurgie, Direktor der Urolog. Klinik, D-7500 Karlsruhe 1, Moltkestraße 14.

Dr. MATZ, JOACHIM, Facharzt für Urologie u. Chirurgie, Niedergelassener Urologe, D-2820 Bremen 70, Bermpohlstraße 19a.

Prof. Dr. MAUERMAYER, WOLFGANG, Facharzt für Urologie, Direktor der Urolog. Klinik u. Poliklinik der Techn. Universität, Klinikum rechts der Isar, D-8000 München 80, Ismaninger Straße 22.

Priv.-Doz. Dr. MAY, PETER, Facharzt für Urologie, Oberarzt der Urolog. Univ.-Klinik, D-6650 Homburg (Saar).

Dr. MEINERTZ, OTTO, Facharzt für Chirurgie u. Urologie, Niedergelassener Urologe, D-6500 Mainz, Gärtnergasse 11—15.

Dr. MELLER, WALTER, priv.: D-5172 Linnich (Kr. Jülich), Altwyk 23.

Prof. Dr. MELLIN, PAUL, Direktor der Urolog. Univ.-Klinik, D-4300 Essen.

Dr. MENSE, GERHARD, Facharzt für Urologie, Niedergelassener Urologe u. Belegarzt am Kurhessischen Diakonissenhaus, D-3500 Kassel-Wilhelmshöhe, Landgraf Karl-Straße 10.

Dr. MENZEL, ELMAR, Facharzt für Urologie, Chefarzt der Urolog. Abt. am Knappschafts-Krankenhaus, D-4250 Bottrop, Osterfelderstraße 157.

Dr. MERIDIES, REINHARD, Facharzt für Urologie, Oberarzt an der Urolog. Univ.-Klinik, D-4000 Düsseldorf, Moorenstraße.

Dr. MERK, CLAUS, Facharzt für Urologie, priv.: D-4650 Gelsenkirchen, Wittekindstraße 25.

Dr. MEURER, OTTO, Facharzt für Urologie, Wiss. Assistent, Urolog. Abt. der Chirurg. Univ.-Klinik, D-5000 Köln-Lindenthal.

Dr. Meuser, Herbert, Facharzt für Urologie, Niedergelassener Urologe, Wien I (Österreich), Biberstraße 10.

Dr. Meyer, Erich, Facharzt für Urologie, priv.: D-8500 Nürnberg, Schwanhäußerstraße 15.

Dr. Meyer, Karl Oskar, Facharzt für Urologie u. Chirurgie, Niedergelassener Urologe, Klinische Tätigkeit, Klinik für Nieren- u. Blasenkrankheiten, D-3400 Göttingen, Wagnerstraße 3—5.

Dr. Meyer-Delpho, Walter, Facharzt für Urologie, priv.: D-3500 Kassel, Sophienstraße 2.

Dr. Michel, Hubert, Facharzt für Urologie, Niedergelassener Urologe, D-6100 Darmstadt, Wilhelminenstraße 20.

Dr. Michel, Rainer, Wiss. Assistent der Urolog. Abt. des Krankenhauses Westend, D-1000 Berlin 19, Spandauer Damm 130.

Dr. Miller, Fritz, Facharzt für Urologie, Niedergelassener Urologe, D-7900 Ulm (Donau), Neue Straße 3.

Prof. Dr. Minder, Julius, Facharzt für Urologie, o. ö. Prof. der Urologie an der Universität Budapest, jetzt Facharzt für Urologie FMH, Zürich (Schweiz), Börsenstraße 16.

Dr. Mira Llinares, Antonio, Facharzt für Urologie u. Chirurgie, Niedergelassener Urologe, Alicante (Spanien), C/. Pascual Perez.

Dr. Möllhoff, Helmut, Facharzt für Urologie, Chefarzt der Urolog. Abt. des Marien-Hospitals, D-4370 Marl.

Dr. Moissidis, Perikles, Facharzt für Urologie, Eigene Praxis, Serrai (Griechenland), Vasiders Trakliou 2.

Dr. Molitor, Walter, Facharzt für Urologie, Chefarzt der Urolog. Abt. des Krankenhauses St. Trudpert, D-7530 Pforzheim, Wolfsbergallee 50.

Dr. Moonen, W. A., priv.: Vught (Holland), Kleine Gent 11.

Priv.-Doz. Dr. Moormann, J. G., Facharzt für Urologie, Leitender Oberarzt der Urolog. Univ.-Klinik, D-6650 Homburg (Saar).

Dr. Müller, Kurt, Facharzt für Urologie, Niedergelassener Urologe, D-7000 Stuttgart 50-Bad Cannstatt, König Karl-Straße 38.

Dr. Müller-Beissenhirtz, Peter, Chirurgische Klinik, D-3300 Braunschweig, Salzdahlumerstraße 90.

Dr. Müller-Marienburg, Hatto Wilhelm Ludwig, Facharzt für Urologie, 1. Oberarzt der Urolog. Klinik der Stadt Stuttgart im Katharinenhospital, D-7000 Stuttgart 1, Kriegsbergstraße 60.

Dr. Müssiggang, Städt. Krankenanstalten, D-5100 Aachen.

Dr. Müssiggang, Hartwig, Facharzt für Urologie u. Chirurgie, Leiter der Urologie der Poliklinik Univ. München, D-8000 München 8, Pettenkoferstraße 8a.

Dr. Mukherjee, Kajad Kumar, Facharzt für Chirurgie u. Urologie, Assistent Oberlege, Fylkessjukehuset i Sogn og Fjordane, Florø (Norwegen).

Dr. Mund, Erich, Facharzt, priv.: D-5810 Witten (Ruhr), Mozartstraße 11.

Dr. Naber, Kurt, Wiss. Assistent an der Urolog. Univ.-Klinik, D-3550 Marburg (Lahn).

Dr. Nagel, Heinz, Facharzt für Urologie, Chefarzt der Urolog. Abt. Marien-Hospital, D-5000 Köln 1, Kunibertskloster.

Prof. Dr. Nägel, Reinhard, Facharzt für Urologie, Ordinarius für Urologie, Freie Universität Berlin, Urolog. Klinik u. Polilinik im Klinikum Westend, D-1000 Berlin 19, Spandauer Damm 130.

Dr. Nagels, Heinz, Facharzt für Urologie, Niedergelassener Urologe, D-4300 Essen, Kettwiger Straße 2—10.

Dr. Neide, Ernst-Leo, Assistent der Urolog. Univ.-Klinik im Klinikum Westend, D-1000 Berlin 19, Spandauer Damm 130.

Dr. Nuri, Mehdi, Facharzt für Urologie, Oberarzt der Urolog. Klinik der Städt. Krankenanstalten, D-6800 Mannheim.

Dr. Obe, Gerhard, Facharzt für Urologie, Niedergelassener Urologe u. Belegarzt, D-6600 Saarbrücken 3, Sulzbachstraße 28.

Dr. Obmann, Karl-Heinz, Facharzt für Urologie, Niedergelassener Urologe, D-6800 Mannheim 1.

Prof. Dr. Obrant, Karl-Olaf, Sahlgrenska Sjukhuset, Göteborg (Schweden).

Dr. Özege, Engin, Facharzt füı Urologie, Oberarzt im St. Josef-Hospital, Urolog. Abt., D-4690 Herne, Widumerstraße 8a.

Dr. OFFERMANN, HERIBERT, Facharzt für Chirurgie, Chefarzt der Chirurg. Abt. des St. Willehad-Hospitals, D-2940 Wilhelmshaven, Ansgaristraße 12.

Dr. OHLER, ERNST, Facharzt für Urologie, Niedergelassener Urologe, D-6700 Ludwigshafen (Rhein), Kaiser Wilhelm-Straße 14.

Prof. Dr. OLSSON, OLLE, Facharzt für Röntgendiagnostik, Med. Direktor der Univ.-Kliniken Röntgendiagnostiska centralavdelningen, Lasarettet, S-22005 Lund 5

Dr. ORESTANO, FAUSTO, Wiss. Assistent, Urolog. Klinik der Universität, D-6500 Mainz, Langenbeckstraße 1.

Dr. OSWALD, KARL, Facharzt für Urologie.

Prof. Dr. PAČES, VÁCLAR, Facharzt für Urologie, Vorstand der Urolog. Klinik des Institutes für die ärztliche Fortbildung in Prag, Praha 8-Libeu (CSSR), Nemecnice Bulorka.

Dr. PAETZEL, WALTER, Facharzt für Urologie, priv.: D-8018 Grafing, Bürgerlingstraße 15.

Dr. PALMLÖV, ANDREAS, Facharzt für Urologie, Chefarzt der Urolog. Klinik, Erika Sjukhus Stockholm, Box 12600, S-11282 Stockholm.

Doz. Dr. PAPADIMITRIOU, DEMETRE, Facharzt für Urologie, Klinik „Timios Stavros", Athen 136 (Griechenland), Voukourestiou-Str. 35b.

Dr. PAPMEYER, KORD, Assistenzarzt der Urolog. Abt. im Friederikenstift, D-3000 Hannover, Humboldtstraße 5.

Doz. Dr. PECHERSTORFER, MARTIN, Facharzt für Urologie, Oberarzt der Urolog. Univ.-Klinik, A-1090 Wien, Alserstraße 4.

Dr. PECZAT, ROLF, Facharzt für Urologie, Niedergelassener Urologe, D-3200 Hildesheim, Zingel 5.

Prof. Dr. PENITSCHKA, WILFRIED, Facharzt für Chirurgie u. Urologie, Chefarzt der Chirurg. Abt. des Neuen St. Vincentius-Krankenhauses, D-7500 Karlsruhe, Südendstraße 32.

Prof. Dr. PEREZ, CASTRO, ENRIQUE, Facharzt für Urologie, Abteilungschef der Servico de Urologia de la Cuidad, Sanitaria Provincial Francisco Franco, Madrid 2 (Spanien), Calle Doctor Esquerdo, 46.

PFAFFEL, REGINA, Wiss. Assistentin an der Urolog. Univ.-Klinik u. Poliklinik, Klinikum Westend, D-1000 Berlin 19, Spandauer Damm 130.

Dr. PFEIFFER, Hans, Facharzt für Chirurgie, Niedergelassener Arzt, D-7120 Bietigheim (Württ.), Uhlandstraße 24.

Dr. PFITZNER, HANS, Facharzt für Urologie, priv.: D-5800 Hagen-Haspe, Talstraße 16.

Dr. PILZ, LOTHAR, Facharzt für Urologie, Niedergelassener Urologe u. Belegarzt, D-4350 Recklinghausen, Königswall 6.

Priv.-Doz. Dr. POTEMPA, JOACHIM, Facharzt für Urologie, Direktor der Urolog. Klinik der Städt. Krankenanstalten Mannheim, Klinikum der Universität Heidelberg, D-6800 Mannheim.

Dr. PRAETORIUS, MICHAEL, Facharzt für Urologie u. Chirurgie, Niedergelassener Urologe, D-8000 München 21, Agnes Bernauer-Straße 71.

Prof. Dr. PUIGVERT GORRO, ANTONIO, priv.: Barcelona (Spanien), 345 Provenza.

Prof. Dr. RAABE, SIEGFRIED, Facharzt für Chirurgie u. Urologie, Chirurg. Univ.-Klinik, D-7800 Freiburg i. Br.

Dr. RANGE, ROLF, Facharzt für Urologie, Niedergelassener Urologe, D-7200 Tuttlingen, Königstraße 15.

Dr. RAPP, WALTER, Facharzt für Chirurgie u. Urologie, Oberarzt des Stadtkrankenhauses, D-6090 Rüsselsheim, Ernst Reuter-Str. 70.

Dr. RAVE, BERNHARD, Facharzt für Urologie u. Chirurgie, Chefarzt der Urolog. Abt. des Prosper-Hospitals, D-4350 Recklinghausen, Hohenzollernstraße 13.

Dr. REDECKER, KLAUS-DIETRICH, Facharzt für Urologie u. Chirurgie, Chefarzt der Urolog. Abt. des Krankenhauses, D-7520 Bruchsal.

Dr. REH, NORBERT, Facharzt für Chirurgie u. Urologie, Niedergelassener Urologe, D-4070 Rheydt, Mühlenstraße 83.

Dr. REUTER, HANS-JOACHIM, Facharzt für Urologie, priv.: D-7000 Stuttgart-S, Paulinenstraße 10.

Dr. REUTER, ULRICH-HEINZ, Facharzt für Urologie u. Chirurgie, Chefarzt der Urolog. Klinik, D-4950 Minden (Westf.), Marienstraße 72.

Dr. RICHTER, FRITZ M., D-2942 Jever (Oldbg.), Neue Straße 14.

Dr. RILLING, JOHANN GEORG, Facharzt für Urologie, Niedergelassener Urologe, D-7730 Villingen, Niedere Straße 52.

Prof. Dr. Rodeck, Chefarzt der Urolog. Klinik, D-3550 Marburg (Lahn), Robert Koch-Straße 8.

Prof. Dr. Röhl, Lars, Facharzt für Urologie, Direktor der Urolog. Abt. der Chirurg. Univ.-Klinik, D-6900 Heidelberg.

Dr. Roemer, Leo, Facharzt für Urologie, priv.: D-4000 Düsseldorf, Sternstraße 72.

Dr. Rohrbach, Klaus, Facharzt für Urologie, Niedergelassener Urologe in Hildesheim, priv.: D-3201 Ochtersum, Agnes Miegel-Straße 46.

Dr. Rossbach, Adolf Friedrich, Facharzt für Urologie, Niedergelassener Urologe u. Belegarzt, D-7990 Friedrichshafen, Friedrichstraße 21.

Prof. Dr. Rothauge, Carl Friedrich, Facharzt für Urologie, Lehrstuhlinhaber u. Leiter der Abt. für Urologie der Justus-Liebig-Universität, D-6300 Gießen, Klinikstraße 37.

Dr. Roxlau, Bernd, Facharzt für Urologie, Niedergelassener Urologe, D-4600 Dortmund Hiltropwall 2.

Dr. Rudzewski, B., Facharzt für Chirurgie, Chefarzt des Städt. Krankenhauses, D-7107 Neckarsulm, Neuenstadterstraße 27.

Dr. Rugendorf, Erwin Walter, Facharzt für Urologie, Niedergelassener Urologe, D-6300 Gießen, Westanlage 62.

Dr. Ruile, Kurt, Facharzt für Urologie, Urolog. Abt. der Chirurg. Univ.-Klinik, D-6300 Gießen, Klinikstraße 37.

Prof. Dr. Rummelhardt, Sepp, Facharzt für Urologie, Vorstand der Urolog. Abt. des Krankenhauses der Stadt Wien-Lainz, A-1130 Wien, Wolkersbergenstraße 1.

Prof. Dr. Rutishauser, Georg, Facharzt für Urologie u. Chirurgie, Leiter der Urolog. Klinik der Chirurg. Abt. der Universität Basel im Bürgerspital, CH-4000 Basel, Spitalstraße 21.

Prof. Dr. Sachse, Facharzt für Urologie, Chefarzt der Urolog. Klinik der Krankenanstalten, D-8500 Nürnberg, Flutstraße 17.

Dr. Sadeghi, Esmail, priv.: Sari (Iran), Passage Hefezadeh.

Dr. Sallinen, Aune Elina, Fachärztin für Chirurgie u. Urologie, Abteilungsärztin am Koskela Krankenhaus, Helsinki, Käpyläntie 11 (Finnland).

Dr. von Scanzoni, Curt, Facharzt für Urologie, Niedergelassener Urologe, D-3300 Braunschweig, Jasperallee 19.

Dr. Soultéty, Sendor, Facharzt für Urologie u. Chirurgie, Chefarzt der Urolog. Abt. des Stadtkrankenhauses, Szeged (Ungarn), Postfach 455.

Dr. Sedlaczek, Erik, Facharzt für Urologie, Chirurgie u. Lungenfacharzt, Niedergelassener Urologe, D-8000 München 2, Theatinerstraße 38.

Dr. Seidl, Peter, Facharzt für Urologie, Niedergelassener Urologe u. Belegarzt, D-8400 Regensburg, Turfweg 4.

Dr. Seiferth, Jürgen, Wiss. Assistent der Urolog. Abt. der Chirurg. Univ.-Klinik, D-5000 Köln 41-Lindenthal, Josef Stelzmann-Straße. 9

Dr. Semmelroth, Hermann, Facharzt für Chirurgie, Chefarzt der Chirurg. Abt. u. Direktor des Stadtkrankenhauses, D-8458 Sulzbach-Rosenberg.

Dr. Sichert, Wolfram, priv.: D-4650 Gelsenkirchen-Buer, Goldbergstraße 72.

Dr. Sickinger, Kurt, priv.: D-2000 Hamburg 13, Rotenbaumchaussee 179.

Prof. Dr. Sigel, Alfred, Facharzt für Chirurgie u. Urologie, Ordinarius für Urologie u. Leiter der Urolog. Abt. der Chirurg. Klinik der Universität, D-8520 Erlangen, Krankenhausstraße 12.

Dr. Simmet, Johann, Facharzt für Urologie, Niedergelassener Urologe u. Belegarzt, D-6638 Dillingen, Odilienplatz 1.

Priv.-Doz. Dr. habil. Simons, Erich, Facharzt für Urologie, Chefarzt der Urolog. Klinik, Elisabeth-Krankenhaus, D-4070 Rheydt, Hubertusstraße 100.

Dr. Smeler, Hans, Facharzt für Urologie, Niedergelassener Urologe u. Belegarzt am Städt. Krankenhaus Isny, D-7972 Isny, Wassertorstraße 51.

Dr. Socha, Paul, Facharzt für Chirurgie u. Urologie, Niedergelassener Urologe u. Belegarzt, D-4660 Gelsenkirchen-Buer, Königswiese 19.

Dr. Soder, Erich, Facharzt für Chirurgie u. Urologie, Chefarzt der Chirurg. Abt. des Städt. Krankenhauses, D-6740 Landau (Pfalz).

Prof. Dr. Sökeland, Jürgen, Direktor der Urolog. Klinik, D-4600 Dortmund, Westfalendamm 403—407.

Priv.-Doz. Dr. Sommerkamp, H., Leiter der Urolog. Abt. der Chirurg. Univ.-Klinik, D-7800 Freiburg i. Br.

Dr. SPARWASSER, HERBERT, Facharzt für Urologie u. Chirurgie, Leitender Arzt der Urolog. Abt. der Städt. Krankenanstalten Kemperhof-Koblenz, Fachurologische Praxis: D-5400 Koblenz, Kurfürstenstraße 10.

Dr. SPECKMANN, Friedrich, Facharzt für Urologie, Direktor i. R. der Urolog. Klinik der Städt. Krankenanstalten, D-4600 Dortmund.

Dr. SCHABERT, PETER, Facharzt für Urologie, Oberarzt der Urolog. Klinik der Freien Universität im Klinikum Westend, D-1000 Berlin 19, Spandauer Damm 130.

Dr. SCHENDZIELORZ, FRITZ, Facharzt für Chirurgie u. Urologie, Leitender Arzt der Urolog. Abt. des St. Josefskrankenhauses, D-5400 Koblenz, Kardinal Krementz-Straße 1—5.

Dr. SCHILLER, MANFRED, Facharzt für Urologie u. Chirurgie, Niedergelassener Urologe u. Belegarzt, D-8000 München 2, Promenade Pl. 10.

Dr. SCHIMATZEK, ANTON, Facharzt für Urologie, Oberarzt der Urolog. Poliklinik der Stadt, A-1090 Wien, Mariannengasse 10.

Dr. SCHINDLER, ECKEHARD, Assistenzarzt der Urolog. Univ.-Klinik, D-6650 Homburg (Saar).

Dr. SCHINDLER, ERNST, Facharzt für Urologie u. Chirurgie, Med.-Direktor, Chefarzt der Versorgungskuranstalt (Land Hessen) u. des Sanatoriums Bellevue, D-3590 Bad Wildungen, Langemarckstraße 9.

Dr. SCHLICHT, LEO, priv.: D-8000 München, Laplacestraße 32.

Dr. SCHMANDT, WERNER, priv.: D-4000 Düsseldorf, Bilker Allee 57.

Dr. SCHMIDT, JOACHIM, Facharzt für Chirurgie u. Urologie, Oberarzt der Urolog. Klinik Stadtkrankenhaus Singen Hohentwiel, priv.: D-7700 Singen, Ob den Reben 3.

Dr. SCHMIDT, WALTER, Facharzt für Urologie, priv.: D-3550 Marburg (Lahn), Gottfried Keller-Straße 7.

Priv.-Doz. Dr. SCHMIDT-MENDE, MANFREDI, Facharzt für Urologie u. Chirurgie, Oberarzt der Urolog. Univ.-Klinik, D-8000 München, Thalkirchnerstraße 48.

Prof. Dr. SCHMIEDT, EGBERT, Facharzt für Chirurgie u. Urologie, Direktor der Urolog. Klinik u. Poliklinik der Universität München im Städt. Krankenhaus Thalkirchner Straße, D-8000 München 15, Thalkirchner Straße 40.

Doz. Dr. SCHMITZ, WERNER, Oberarzt der Urolog. Klinik der Universität, D-4000 Düsseldorf.

Prof. Dr. SCHNEIDER, HERMANN, priv.: D-7500 Karlsruhe, Devrientstraße 3.

Dr. SCHNEIDER, KURT, Facharzt für Urologie u. Chirurgie, Chefarzt der Urolog. Abt. des Krankenhauses der Barmherzigen Brüder, D-8000 München 19, Romanstraße 93.

Dr. SCHÖNBORN, HUGO, Facharzt für Urologie u. Chirurgie, Niedergelassener Urologe, D-7500 Karlsruhe 1, Douglasstraße 34.

Dr. SCHÖNGART, KLAUS, Facharzt für Chirurgie u. Urologie, Chefarzt der Urolog. Abt. des Kreiskrankenhauses Burgdorf D-3006 Großburgwedel, Fuhrbergerstraße.

Dr. SCHREINER, HELLMUTH, Facharzt für Urologie u. Chirurgie, Niedergelassener Urologe u. Belegarzt, D-6930 Eberbach, Bahnhofsplatz 6.

Prof. Dr. habil. SCHRÖDER, CARL-HEINZ, Facharzt für Chirurgie, Leitender Arzt der Chirurg. u. Urolog. Abt. des Städt. Krankenhauses, D-4540 Lengerich (Westf.), Tecklenburger Straße 4.

Dr. SCHRÖDER, FRITZ HEINRICH, Facharzt für Urologie, Assistent der Urolog. Univ.-Klinik, D-6650 Homburg (Saar).

Dr. SCHROETER, HEINZ, Facharzt für Urologie, D-7500 Karlsruhe 1, Poststraße 4.

Dr. SCHÜTZE, RICHARD, Facharzt für Urologie, priv.: D-2000 Hamburg-Sasel, Stadtbahnstraße 21.

Doz. Dr. SCHULTHEIS, THEODOR, Chefarzt der Chirurg. u. Urol. Abt. des St. Barbarahospitals, D-4390 Gladbeck (Westf.).

Dr. SCHULTZE-SEEMANN, FRITZ, Facharzt für Urologie u. Chirurgie, Niedergelassener Urologe, D-1000 Berlin 21, Alt Moabit 62.

Dr. SCHULZE, WALTER, Facharzt für Urologie, Niedergelassener Urologe, D-2000 Hamburg 50, Museumstraße 18.

Dr. SCHWANDER, GOTTFRIED, Facharzt für Urologie, Niedergelassener Urologe u. Belegarzt, D-6000 Frankfurt (Main), Falkstraße 35.

Dr. SCHWARTZ, LOTHAR, Facharzt für Urologie, Chefarzt der Urolog. Abt., D-5940 Lennestadt-Altenhundem, Krankenhaus.

Dr. STÄHLER, HARTMUT, Facharzt für Urologie u. Chirurgie, Chefarzt der Urolog. Klinik der Städt. Krankenanstalten, D-8900 Augsburg, Krankenhausstraße 1.

Prof. Dr. STAEHLER, WERNER, Facharzt für Urologie u. Chirurgie, Lehrstuhlinhaber, Abteilungsvorstand, D-7400 Tübingen, Calwer Straße 7.

Dr. Stagge, Fritz, Facharzt für Urologie u. Chirurgie, Niedergelassener Urologe, D-4500 Osnabrück, Möserstraße 38.

Dr. Stammel, Ulrich, Facharzt für Urologie, Niedergelassener Urologe u. Belegarzt, D-4230 Wesel, Kaiserring 23.

Dr. Stapf, Arthur, priv.: D-1000 Berlin-Tegel, Gabrielenstraße 34.

Dr. Steffens, Ludwig, Facharzt für Urologie, Chefarzt der Urolog. Abt. des St. Antonius-Krankenhauses, D-5180 Eschweiler.

Dr. Steffens-Krebs, Dieter, Facharzt für Urologie u. Chirurgie, Chefarzt des Stadtkrankenhauses, D-3590 Bad Wildungen.

Dr. Stieber, Karl-Hans, Facharzt für Chirurgie, Wiss. Assistent der Freien Universität Berlin im Klinikum Westend, Urolog. Klinik, D-1000 Berlin-Charlottenburg.

Dr. Stiehler, Günter, Facharzt für Urologie, priv.: D-4400 Münster (Westf.), Warendorfer Straße 97.

Dr. Stoll, Hans G.: Facharzt für Chirurgie u. Urologie, Direktor der Urolog. Klinik, Kliniken der Freien Hansestadt Bremen, Zentralkrankenhaus St. Jürgenstraße, D-2800 Bremen, St. Jürgenstraße.

Prof. Dr. Stotz, Wilhelm, Facharzt für Chirurgie, Chefarzt der Chirurg. Abt. am Ev. Krankenhaus Bethesda, D-4100 Duisburg, Heerstraße 219.

Dr. Straube, Winfried, priv.: D-6650 Homburg (Saar), Karlstraße 10.

Dr. Strauss, Heinz, Facharzt für Urologie, priv.: D-3500 Kassel-Wilhelmshöhe, Im Druseltal 12.

Dr. Strauss, Wolfgang, Facharzt für Urologie u. Chirurgie, Leitender Arzt des St. Georg-Ritter-Ordens-Krankenhauses, D- 8788 Bad Brückenau 2, Ernst-Putz-Straße 4.

Priv.-Doz. Dr. Strohmenger, Paul, Facharzt für Urologie, 1. Oberarzt der Urolog. Klinik, Klinikum Essen der Ruhruniversität, D-4300 Essen, Hufelandstraße 55.

Dr. Strothotte, Erich, Facharzt für Urologie u. Chirurgie, Niedergelassener Urologe, D-5600 Wuppertal-Barmen, Kleine Flurstraße 9.

Dr. Strube, Herbert, Leitender Arzt der Chirurg. u. Urolog. Abt., Rot-Kreuzkrankenhaus, D-5450 Neuwied.

Dr. Studemund, Hartwig, Facharzt für Urologie, Niedergelassener Urologe u. Belegarzt, priv.: D-2300 Kiel-Wik, Weimarer Straße 9.

Dr. Tanev, Tanu Stefanoff, Facharzt für Urologie, Chefarzt, priv.: Sofia (Bulgarien), Bld. Patriarch Eftimi 12.

Prof. Dr. Taupitz, Artur, Facharzt für Urologie, Chefarzt der Urolog. Klinik des Städt. Krankenhauses, D-6750 Kaiserslautern.

Prof. Dr. Thelen, Anton, Facharzt für Chirurgie u. Urologie, Leitender Arzt der Chirurg. u. Urolog. Abt. im Lorettokrankenhaus, D-7800 Freiburg i. Br., Mercystraße 6—14.

Dr. Thelen, Paul, Facharzt für Urologie, Niedergelassener Urologe, D-5000 Köln 1, Im Klapperhof 52.

Dr. Thiel, Karl Heinz, Facharzt für Chirurgie u. Urologie, Chefarzt der Urolog. Klinik, Städt. Krankenanstalten, D-7100 Heilbronn, Jägerhausstraße 26.

Dr. Thiele, Rudolf, Facharzt für Urologie, Oberarzt der Urolog. Klinik der Städt. Krankenanstalten, D-8900 Augsburg.

Dr. Timmermann, H. W., Facharzt für Urologie, Chefarzt Stadtkrankenhaus, D-2380 Schleswig, Möwenweg 18.

Dr. Tittel, Hans, Facharzt für Urologie, priv.: D-2800 Bremen, Sielwall 18.

Dr. Tramoyeres Cases, Alfredo, Facharzt für Urologie, Chef der Urolog. Abt. Ciudad Sanitaria La Fe, Valencia (Spanien), Avda. Alferez Provisional, s/n.

Dr. Trevisini, Attilio, Primario Urologo, priv.: Trieste (Italien), Via Coroneo 6.

Prof. Dr. Truss, Friedrich, Facharzt für Urologie, Abteilungsvorsteher der Urolog. Abt. der Univ.-Kliniken, D-3400 Göttingen, Goßlerstraße 10.

Dr. Tschervenakov, Anton, Facharzt für Chirurgie u. Urologie, Vorstand des Lehrstuhls für Urologie am Institut für ärztliche Fortbildung, Sofia (Bulgarien), Belo More 8.

Prof. Dr. Übelhör, Richard, Facharzt für Urologie, Vorstand der Urolog. Univ.-Klinik, Wien (Österreich), Alserstraße 4.

Prof. Dr. Uhlír, Karel, Direktor der Urolog. Univ.-Klinik, Brno (CSSR), 53, Pekařská.

Dr. Ulrich, Heinz Jürgen, Facharzt für Urologie, Niedergelassener Urologe u. Belegarzt, D-2400 Lübeck, Hüxtertorallee 47.

Dr. Ultzmann, Harald, Facharzt für Urologie, Niedergelassener Urologe, Consilarius im Ev. Krankenhaus, priv.: A-1040 Wien, Plösslgasse 6.

Dr. Unger, Victor, Facharzt für Urologie u. Chirurgie, Niedergelassener Urologe u. Belegarzt, D-6600 Saarbrücken, Viktoriastraße 2.

Prof. Dr. Vahlensieck, Winfried, Facharzt für Urologie, Direktor der Urolog. Univ.-Klinik, D-5300 Bonn-Venusberg.

Dr. Voegele, Ulrich, Assistenzarzt der Urolog. Univ.-Klinik, D-6650 Homburg (Saar).

Dr. Voigt, Konrad, Facharzt für Urologie, Niedergelassener Urologe, D-1000 Berlin 24, Alt Moabit 86b.

Doz. Dr. Vouros, Demetrios, Facharzt für Urologie, Oberarzt der Urolog. Univ.-Klinik, Stellvertreter des Urolog. Lehrstuhls, Universität, Urolog. Klinik, Thessaloniki (Griechenland).

Dr. Wagener, Carl, Facharzt für Blasen- u. Nierenleiden, Niedergelassener Urologe, D-3590 Bad Wildungen, Hufelandstraße 1a.

Dr. Wagener, Klaus, Facharzt für Urologie, Chefarzt im Sanatorium Hartenstein, D-3590 Bad Wildungen-Reinhardshausen.

Dr. Waldhubel, Ernst, Facharzt für Urologie u. Chirurgie, Niedergelassener Urologe u. Belegarzt, D-6550 Bad Kreuznach, Josef Schneider-Straße 10.

Priv.-Doz. Dr. Wand, Heribert, Facharzt für Urologie u. Chirurgie, Oberarzt der Chirurg. Univ.-Klinik, Leiter der Urolog. Arbeitsgruppe, D-2300 Kiel, Hospitalstraße 40.

Dr. Wasmuth, Klaus, Facharzt für Urologie u. Chirurgie, Medizinaldirektor, Chefarzt der Chirurg.-Urolog. Abt. des Krankenhauses, D-8832 Weißenburg.

Priv.-Doz. Dr. Weber, Wolfgang, priv.: D-6000 Frankfurt (Main) Süd, Ludwig Rehn-Straße 14.

Dr. Wehner, Walter, Facharzt für Urologie, Chefarzt der Urolog. Klinik, D-7000 Stuttgart-S, Hohenzollernstraße 7—9.

Dr. Weigele, Günter Norbert, Facharzt für Urologie, Niedergelassener Urologe, D-7410 Reutlingen, Marktplatz 1.

Dr. Wenderoth, Heinz, Facharzt für Urologie u. Chirurgie, Chefarzt der Urolog. Klinik für die Stadt Hagen, D-5800 Hagen, Buscheystraße 15a.

Dr. Werner, Horst, Facharzt für Urologie u. Chirurgie, Chefarzt der Urolog. Abt. des St. Elisabeth-Krankenhauses, D-5000 Köln-Hohenlind, Werthmannstraße 1.

Dr. Wicher, Willibald, Facharzt für Urologie, priv.: D-8000 München 2, Schützenstraße 2.

Dr. Widen, Torsten, Allmänna Sjukhuset, Malmö (Schweden).

Dr. Wiebe, Walter, Facharzt für Urologie, priv.: D-2940 Wilhelmshaven, Hegelstraße 64

Dr. Wigger, Curt, Facharzt für Urologie, Niedergelassener Urologe u. Belegarzt, D-4930. Detmold, Gartenstraße 14.

Dr. Wilbert, Heinz, Facharzt für Urologie u. Chirurgie, Niedergelassener Urologe u. Belegarzt, D-6520 Worms (Rhein), Siegfriedstraße 31.

Prof. Dr. Wille-Baumkauff, Horst, Niedergelassener Urologe u. Belegarzt, D-3300 Braunschweig, Moltkestraße 1.

Dr. Winkelmann, Claus, Facharzt für Urologie u. Chirurgie, D-7220 Schwenningen (Neckar), Karlstraße 36.

Dr. Winz, Richard, Facharzt für Urologie, Chefarzt der Urolog. Abt. am Krankenhaus der Missionsschwestern, D-4403 Hiltrup, Hammerstraße.

Dr. Witzel, Reinhold, Facharzt für Urologie, Chefarzt der Urolog. Abt., St. Markusstift, Bad Godesberg, D-5300 Bonn, Lennéstraße 9a.

Dr. Wladika, Rudolf, Facharzt für Chirurgie u. Urologie, Niedergelassener Urologe, D-8000 München 2, Dachauer Straße 4.

Dr. Woelk, Eberhard, Facharzt für Urologie, Leitender Arzt der Urolog. Abt. St. Vincenz-Hospital, D-4100 Duisburg.

Dr. Wohlrabe, Kurt, Facharzt für Urologie, Niedergelassener Urologe, D-4300 Essen, Altendorfer Straße 288.

Dr. Wolff, Otto, Facharzt für Urologie, priv.: D-2800 Bremen 1, Schleifmühle 26.

Dr. Wolterhoff, Hermann, Facharzt für Urologie, Niedergelassener Urologe, D-4010 Hilden, Benrather Straße 26.

Dr. Wossidlo, Diether, Facharzt für Urologie, priv.: D-1000 Berlin-Spandau, Markt 12/13.

Dr. Wricke, Gerhard, Facharzt für Urologie u. Chirurgie, Niedergelassener Urologe u. Belegarzt, D-6500 Mainz, Bonifatiusplatz 7.

Dr. Wulff, Hans Diederich, Facharzt für Urologie, Oberarzt der Urolog. Univ.-Klinik, D-6500 Mainz, Langenbeckstraße 1.

Dr. WURDAN, HORMIS, Facharzt für Urologie, Niedergelassener Urologe, D-4040 Neuß, Theodor Heuss-Platz 1—3.

Dr. ZEISS, PETER, Facharzt für Urologie, Leitender Chefarzt der Urolog. Klinik des Sanatoriums Reinhardsquelle, D-3590 Bad Wildungen, Dr. Born-Straße 7.

Doz. Dr. ZEMAN, EMIL, Facharzt für Urologie, Oberarzt im Sanatorium „Westfälischer Hof", D-3590 Bad Wildungen, Masurenallee 2.

Prof. Dr. ZENKER, RUDOLF, Facharzt für Chirurgie, o. Prof. für Chirurgie in der Med. Fakultät der Universität München, Direktor der Chirurg. Univ.-Klinik, D-8000 München 15, Nußbaumstraße 20.

Dr. ZIEGLER, WILHELM, Facharzt für Urologie, Niedergelassener Urologe, D-7600 Offenburg (Baden), Schillerstraße 10.

Dr. Dr. ZIKIC, priv.: D-4930 Detmold, Beneckestraße 11.

Prof. Dr. ZINGG, ERNST, Facharzt für Chirurgie u. Urologie, Direktor der Urolog. Univ.-Klinik, Bern (Schweiz).

Dr. ZOEDLER, DIETMAR, Facharzt für Urologie, Chefarzt der Urolog. Abt. der Klinik Golzheim, D-4000 Düsseldorf, Friedrich Lau-Straße 11.

Dr. ZORN, DIETRICH, Facharzt für Chirurgie u. Urologie, Chefarzt der Urolog. Klinik des Städt. Krankenhauses Siloah, D-3000 Hannover, Auestraße 46.

Dr. ZURBORG, CLEMENS, Facharzt für Urologie, Chefarzt der Urolog. Abt. des Krankenhauses Maria-Hilf, D-4150 Krefeld.

ISBN 3-540-05457-X
ISBN 0-387-05457-X